外科疾病诊疗进展与实践

主编◎ 董林波　等

U0335464

吉林科学技术出版社

图书在版编目（CIP）数据

外科疾病诊疗进展与实践 / 董林波等主编. -- 长春：
吉林科学技术出版社，2021.7
ISBN 978-7-5578-8475-8

Ⅰ.①外… Ⅱ.①董… Ⅲ.①外科-疾病-诊疗
Ⅳ.①R6

中国版本图书馆CIP数据核字(2021)第157144号

外科疾病诊疗进展与实践

主　　编　董林波　等
出 版 人　宛　霞
责任编辑　李　征　李红梅
排　　版　山东道克图文快印有限公司
封面设计　山东道克图文快印有限公司
开　　本　185mm×260mm　1/16
字　　数　731千字
印　　张　30.75
印　　数　1-1500册
版　　次　2021年7月第1版
印　　次　2022年5月第2次印刷

出　　版　吉林科学技术出版社
发　　行　吉林科学技术出版社
地　　址　长春市净月区福祉大路5788号
邮　　编　130118
发行部电话/传真　0431-81629529　81629530　81629531
　　　　　　　　　81629532　81629533　81629534
储运部电话 0431-86059116
编辑部电话 0431-81629518
印　　刷　保定市铭泰达印刷有限公司

书　　号　ISBN 978-7-5578-8475-8
定　　价　98.00元

前　言

　　随着现代医学的迅猛发展,临床外科的进展日新月异,许多新理论、新机制、新观点、新技术和新疗法不断问世,诊疗方法不断改进,诊疗理念不断更新,诊疗技术不断进步。临床诊疗正逐渐通过微创和无创的方式,实现从单纯解决病灶、延长生存时间到提高生活质量的追求。这就要求专业医师要坚持不懈地努力学习、刻苦钻研,更快更好地掌握有关领域的新知识,以提高诊疗水平。本书介绍了常见外科疾病的诊疗的新观点和新进展。作为一部临床外科学著作,其内容翔实丰富,观点新颖,结构严谨,论述全面系统,突出介绍了现代外科学新知识、新理论、新技术及新方法,符合当前实际工作的需要,具有学术和应用的双重价值。

　　由于编者分头执笔,写作经验和水平有限,编写时间仓促,加之急危重症医学的发展非常迅猛,书中难免有不足和欠妥之处,恳请读者提出宝贵意见。

编　者

目　　录

第一章　肝胆疾病 …………………………………………………………（1）

　第一节　肝囊肿 …………………………………………………………（1）

　第二节　胆囊结石 ………………………………………………………（3）

　第三节　胆总管结石 ……………………………………………………（9）

　第四节　肝胆管结石 ……………………………………………………（14）

　第五节　急性胆囊炎 ……………………………………………………（20）

第二章　胰腺疾病 …………………………………………………………（25）

　第一节　解剖生理概要 …………………………………………………（25）

　第二节　胰腺先天性疾病 ………………………………………………（26）

　第三节　急性胰腺炎 ……………………………………………………（28）

　第四节　慢性胰腺炎 ……………………………………………………（34）

　第五节　胰腺囊肿 ………………………………………………………（36）

　第六节　胰腺恶性肿瘤 …………………………………………………（40）

　第七节　胰腺内分泌性肿瘤 ……………………………………………（45）

　第八节　胰腺的手术要点 ………………………………………………（48）

第三章　脾脏疾病 …………………………………………………………（52）

　第一节　脾脏脓肿 ………………………………………………………（52）

　第二节　游走脾 …………………………………………………………（53）

　第三节　脾功能亢进 ……………………………………………………（53）

　第四节　脾脏肿瘤 ………………………………………………………（57）

　第五节　脾脏外伤 ………………………………………………………（62）

第四章　胃肠疾病 …………………………………………………………（70）

　第一节　胃、十二指肠憩室 ……………………………………………（70）

　第二节　十二指肠内瘘 …………………………………………………（76）

第五章　肛肠疾病 …………………………………………………………（83）

　第一节　肛管直肠周围脓肿 ……………………………………………（83）

　第二节　直肠脱垂 ………………………………………………………（89）

　第三节　溃疡性结肠炎 …………………………………………………（97）

　第四节　克罗恩病 ………………………………………………………（109）

第五节　结直肠肛管损伤 ……………………………………………………（118）

第六节　下消化道出血 ………………………………………………………（132）

第七节　先天性巨结肠症 ……………………………………………………（140）

第八节　一穴肛 ………………………………………………………………（148）

第九节　直肠阴道瘘 …………………………………………………………（153）

第六章　甲状腺与甲状旁腺疾病 ……………………………………………（158）

第一节　甲状腺炎 ……………………………………………………………（158）

第二节　单纯性甲状腺肿 ……………………………………………………（168）

第三节　结节　性甲状腺肿 …………………………………………………（170）

第四节　甲状腺腺瘤 …………………………………………………………（171）

第五节　甲状腺癌 ……………………………………………………………（172）

第六节　甲状腺功能亢进症 …………………………………………………（178）

第七节　甲状旁腺功能亢进症 ………………………………………………（196）

第七章　乳腺疾病 ……………………………………………………………（209）

第一节　乳腺腺病 ……………………………………………………………（209）

第二节　乳腺囊肿 ……………………………………………………………（210）

第三节　积乳囊肿 ……………………………………………………………（211）

第四节　急性乳腺炎 …………………………………………………………（213）

第五节　乳房结核 ……………………………………………………………（215）

第六节　乳头炎 ………………………………………………………………（218）

第七节　乳腺囊性增生病 ……………………………………………………（219）

第八节　单纯性乳腺上皮增生症 ……………………………………………（222）

第九节　慢性乳房痛 …………………………………………………………（223）

第十节　少见特异性乳腺炎 …………………………………………………（225）

第十一节　乳腺导管内乳头状瘤 ……………………………………………（230）

第十二节　乳房平滑肌瘤 ……………………………………………………（233）

第十三节　乳腺纤维腺瘤 ……………………………………………………（233）

第十四节　乳腺分叶状瘤 ……………………………………………………（237）

第十五节　乳腺癌 ……………………………………………………………（238）

第八章　泌尿外科疾病 ………………………………………………………（251）

第一节　肾结石 ………………………………………………………………（251）

第二节　输尿管结石 …………………………………………………………（265）

第三节　膀胱结石 ……………………………………………………………（270）

第四节　肾损伤 ………………………………………………………………（275）

第九章　颅脑疾病 ……………………………………………………………（283）

第一节　头皮损伤 ……………………………………………………………（283）

第二节　脑损伤 ……………………………………………………………（290）

第三节　颅内血肿 …………………………………………………………（296）

第四节　颅内血管畸形 ……………………………………………………（319）

第五节　脑室内出血 ………………………………………………………（335）

第六节　蛛网膜下隙出血 …………………………………………………（337）

第七节　高血压性脑出血 …………………………………………………（339）

第八节　先天性颈内动脉异常 ……………………………………………（346）

第九节　颅骨骨髓炎 ………………………………………………………（349）

第十节　脑型阿米巴病 ……………………………………………………（351）

第十一节　脑囊虫病 ………………………………………………………（352）

第十二节　脑肺吸虫病 ……………………………………………………（355）

第十三节　脑血吸虫病 ……………………………………………………（356）

第十四节　脑蛛网膜炎 ……………………………………………………（358）

第十五节　脑真菌性肉芽肿 ………………………………………………（361）

第十六节　颅缝早闭 ………………………………………………………（363）

第十章　胸部疾病 ……………………………………………………………（367）

第一节　食管烧伤 …………………………………………………………（367）

第二节　食管穿孔 …………………………………………………………（373）

第三节　贲门失弛缓症 ……………………………………………………（378）

第四节　肺大疱 ……………………………………………………………（386）

第五节　早期肺癌 …………………………………………………………（389）

第六节　小细胞肺癌 ………………………………………………………（396）

第十一章　椎管内麻醉 ………………………………………………………（405）

第一节　椎管内麻醉的解剖与生理基础 …………………………………（405）

第二节　硬膜外间隙阻滞 …………………………………………………（408）

第三节　蛛网膜下隙阻滞 …………………………………………………（416）

第四节　脊椎硬膜外联合麻醉 ……………………………………………（421）

第五节　骶管麻醉 …………………………………………………………（422）

第十二章　局部麻醉 …………………………………………………………（424）

第一节　局部浸润麻醉 ……………………………………………………（424）

第二节　表面麻醉 …………………………………………………………（424）

第三节　静脉局部麻醉 ……………………………………………………（426）

第四节　神经及神经丛阻滞 ………………………………………………（427）

第十三章　眼部美容整形 ……………………………………………………（444）

第一节　美容性重睑术 ……………………………………………………（444）

第二节　内眦赘皮矫正术 …………………………………………………（454）

　　第三节　上睑松弛 ……………………………………………………………………（456）

　　第四节　眼袋整复术 ……………………………………………………………………（458）

　　第五节　睑下垂矫正术 …………………………………………………………………（463）

第十四章　鼻部美容整形 ……………………………………………………………………（473）

　　第一节　隆鼻术 …………………………………………………………………………（473）

　　第二节　鼻尖整形术 ……………………………………………………………………（477）

　　第三节　鼻翼整形术 ……………………………………………………………………（479）

参考文献 ………………………………………………………………………………………（481）

第一章　肝胆疾病

第一节　肝囊肿

一、病因与病理

肝囊肿临床上较为常见,分先天性与后天性两大类,后天性多为创伤、炎症或肿瘤性因素所致,以寄生虫性如肝包虫感染所致最多见,先天性肝囊肿又称真性囊肿,最为多见,其发生原因不明,可由先天性因素所致,可能与肝内迷走胆管与淋巴管在胚胎期的发育障碍,或局部淋巴管因炎性上皮增生阻塞,导致管腔内分泌物滞留所致。可单发,亦可多发,女性多于男性,从统计学资料来看,多发性肝囊肿多有家族遗传因素。

肝囊肿多根据形态学或病因学进行分类,Debakey 根据病因将肝囊肿分为先天性和后天性两大类,其中先天性肝囊肿又可分为原发性肝实质肝囊肿和原发性胆管性肝囊肿,前者又可分为孤立性和多发性肝囊肿;后者则可分为局限性肝内主要胆管扩张和 Caroli 病。后天性肝囊肿可分为外伤性、炎症性和肿瘤性,炎症性肝囊肿可由胆管炎性或结石滞留引起,也可与肝包囊病有关。肿瘤性肝囊肿则可分为皮样囊肿、囊腺瘤或恶性肿瘤引起的继发性囊肿。

孤立性肝囊肿多发生于肝右叶,囊肿直径一般从数毫米至 30 厘米不等,囊内容物多为清晰、水样黄色液体,呈中性或碱性反应,含液量一般在 500mL 以上,囊液含有清蛋白、黏蛋白、胆固醇、白细胞、酪氨酸等,少数与胆管相通者可含有胆汁,若囊内出血可呈咖啡样,囊壁表面平滑反光,呈乳白色或灰蓝色,部分菲薄透明,可见血管走行。囊肿包膜通常较完整,囊壁组织学可分三层:①纤维结缔组织内层:往往衬以柱状或立方上皮细胞。②致密结缔组织中层:以致密结缔组织成分为主,细胞少。③外层为中等致密的结缔组织,内有大量的血管、胆管通过,并有肝细胞,偶可见肌肉组织成分。

多发性肝囊肿分两种情况,一种为散在的肝实质内很小的囊肿,另一种为多囊肝,累及整个肝脏,肝脏被无数大小不等的囊肿占据。显微镜下囊肿上皮可变性扁平或阙如;外层为胶原组织,囊壁之间可见为数较多的小胆管和肝细胞。多数情况下合并多囊肾、多囊脾,有的还可能同时合并其他脏器的先天性畸形。

二、临床表现

由于肝囊肿生长缓慢,多数囊肿较小且囊内压低,临床上可无任何症状。但随着病变的持续发展,囊肿逐渐增大,可出现邻近脏器压迫症状,如上腹饱胀不适,甚至隐痛、恶心、呕吐等,少数患者因囊肿破裂或囊内出血而出现急性腹痛。晚期可引起肝功能损害而出现腹腔积液、黄疸、肝大及食管静脉曲张等表现,囊肿伴有继发感染时可出现畏寒、发热等症状。体检可发现上腹部包块,肝大,可随呼吸上下移动、表面光滑的囊性肿物以及脾大、腹腔积液及黄疸等相应体征。

肝囊肿巨大时 X 线片可有膈肌抬高,胃肠受压移位等征象。

B 超检查见肝内一个或多个圆形、椭圆形无回声暗区,大小不等,囊壁菲薄,边缘光滑整齐,后方有增强效应,囊肿内如合并出血、感染,则液性暗区内可见细小点状回声漂浮,部分多房性囊肿可见分隔状光带。

CT 表现为外形光滑、境界清楚、密度均匀一致。平扫 CT 值在 0~20Hu 之间,增强扫描注射造影剂后囊肿的 CT 值不变,周围正常肝组织强化后使对比更清楚。

MRI 图像 T_1 加权呈极低信号,强度均匀,边界清楚;质子加权多数呈等信号,少数可呈略低信号;T_2 加权均呈高信号,边界清楚;增强后 T_1 加权囊肿不强化。

三、诊断

肝囊肿诊断多不困难,结合患者体征及 B 超、CT 等影像学检查资料多可做出明确诊断,但如要对囊肿的病因做出明确判断,需密切结合病史,应注意与下列疾病相鉴别。①肝包虫囊肿:有疫区居住史,嗜伊红细胞增多,Casoni 试验阳性,超声检查可在囊内显示少数漂浮移动点或多房性、较小囊状集合体图像。②肝脓肿:有炎症史,肝区有明显压痛、叩击痛,B 超检查在未液化的声像图上,多呈密集的点状、线状回声,脓肿液化时无回声区与肝囊肿相似,但肝脓肿呈不规则的透声区,无回声区内见杂乱强回声,长期慢性的肝脓肿,内层常有肉芽增生,回声极不规则,壁厚,有时可见伴声影的钙化强回声。③巨大肝癌中心液化:有肝硬化史以及进行性恶病质,B 超,CT 均可见肿瘤轮廓,病灶内为不规则液性占位。

四、治疗

对体检偶尔发现的小而无症状的肝囊肿可定期观察,无须特殊治疗,但需警惕其发生恶变,对于囊肿近期生长迅速,疑有恶变倾向者,宜及早手术治疗。

(一)孤立性肝囊肿的治疗

1.B 超引导下囊肿穿刺抽液术

B 超引导下囊肿穿刺抽液术适用于浅表的肝囊肿,或患者体质差,不能耐受手术,囊肿巨大有压迫症状者。抽液可缓解症状,但穿刺抽液后往往复发,需反复抽液,有继发出血和细菌感染的可能。近年有报道经穿刺抽液后向囊内注入无水酒精或其他硬化剂的治疗方法,但远期效果尚不肯定,有待进一步观察。

2.囊肿开窗术或次全切除术

囊肿开窗术或次全切除术适用于巨大的肝表面孤立性囊肿,在囊壁最菲薄、浅表的地方切除 1/3 左右的囊壁,充分引流囊液。

3.囊肿或肝叶切除术

囊肿在肝脏的周边部位或大部分突出肝外或带蒂悬垂者,可行囊肿切除,若术中发现肝囊肿较大或多个囊肿集中某叶或囊肿合并感染及出血,可行肝叶切除。此外,对疑有恶变的囊性病变,如肿瘤囊液为血性或黏液性或囊壁厚薄不一,有乳头状赘生物时,可即时送病理活检,一旦明确,则行完整肝叶切除。

4.囊肿内引流

术中探查如发现有胆汁成分则提示囊肿与肝内胆管相通,可行囊肿空肠 Roux-en-Y 吻合术。

（二）多发性肝囊肿的治疗

多发性肝囊肿一般不宜手术治疗,若因某个大囊肿或几处较大囊肿引起症状时,可考虑行一处或多处开窗术,晚期合并肝功能损害,有多囊肾、多囊膜等,可行肝移植或肝、肾、膜多脏器联合移植。

第二节　胆囊结石

一、发病情况

胆囊结石是世界范围的常见病、多发病,其发病总体呈上升趋势,而且近些年的研究提示胆囊结石与胆囊癌的关系密切,因而,对胆囊结石的发病研究越来越重视,目的是找出与其发病相关的因素,以便更好地预防其发生,同时减少并发症,也可能对降低胆囊癌的发病率起到一定作用。我国胆结石的平均发病率为8%左右,个别城市普查可高达10%以上,而且胆结石中80%以上为胆囊结石。

胆囊结石的发病与年龄、性别、肥胖、生育、种族和饮食等因素有关,也受用药史、手术史和其他疾病的影响。

（一）发病年龄

大多的流行病学研究表明,胆囊结石的发病率随着年龄的增长而增加。本病在儿童期少见,其发生可能与溶血或先天性胆管疾病有关。一项调查表明,年龄在40~69岁的5年发病率是低年龄组的4倍,高发与低发的分界线为40岁,各国的报道虽有一定差异,但发病的高峰年龄都在40~50岁这一年龄段。

（二）发病性别差异

近年来超声诊断研究结果男女发病之比约为1∶2,性别比例的差异主要体现在胆固醇结石发病方面,胆囊的胆色素结石发病率无明显性别差异。女性胆固醇结石高发可能与雌激素降低胆流、增加胆汁中胆固醇分泌、降低总胆汁酸量和活性,以及黄体酮影响胆囊动力、使胆汁淤滞有关。

（三）发病与肥胖的关系

临床和流行病学研究显示,肥胖是胆囊胆固醇结石发病的一个重要危险因素,肥胖人发病率为正常体重人群的3倍,肥胖人更易患胆囊结石的原因在于其体内的胆固醇合成量绝对增加,或者比较胆汁酸和磷脂相对增加,使胆固醇过饱和。

（四）发病与生育的关系

妊娠可促进胆囊结石的形成,并且妊娠次数与胆囊结石的发病率呈正相关,这种观点已经临床和流行病学研究所证明。妊娠易发生结石的原因有:①孕期的雌激素增加使胆汁成分发生变化,可增加胆汁中胆固醇的饱和度。②妊娠期的胆囊排空滞缓,B超显示,孕妇空腹时,胆囊体积增大,收缩后残留体积增大,胆囊收缩速率减小。③孕期和产后的体重变化也影响胆汁成分,改变了胆汁酸的肠肝循环促进了胆固醇结晶的形成。

(五)发病的地区差异

不同国家和地区发病率存在一定差别,西欧、北美和澳大利亚人胆结石患病率高,而非洲的许多地方胆结石罕见,我国以北京、上海、西北和华北地区胆囊结石发病率较高。国家和地区间的胆石类型亦也不同,在瑞典、德国等国家以胆固醇结石为主,而英国则碳酸钙结比其他国家发病率高。

(六)发病与饮食因素

饮食习惯是影响胆石形成的主要因素,进食精制食物、高胆固醇食物者胆囊结石的发病率明显增高。因为精制糖类增加胆汁胆固醇饱和度。我国随着生活水平提高,即胆囊结石发病已占胆结石的主要地位,且以胆固醇结石为主。

(七)发病与遗传因素

胆囊结石发病在种族之间的差异亦提示遗传因素是胆结石的发病机制之一,即凡有印第安族基因的人群,其胆石发病率就高。以单卵双胎为对象的研究证明,胆石症患者的亲属中发生胆石的危险性亦高,而胆结石家族内的发病率,其发病年龄亦提前,故支持胆结石可能具有遗传倾向。

(八)其他因素

胆囊结石的发病亦与肝硬化、糖尿病、高脂血症、胃肠外营养、手术创伤和应用某些药物有关,如肝硬化患者胆结石的发病率为无肝硬化的 3 倍,而糖尿病患者胆结石的发病率是无糖尿病患者的 2 倍。

二、病因及发病机制

胆囊结石成分主要以胆固醇为主,而胆囊结石的形成原因至今尚未完全清楚,目前考虑与脂类代谢、成核时间、胆囊运动功能、细菌基因片段等多种因素密切相关。

人类对于胆囊结石形成机制的研究已有近百年历史,并且在很长的一段时间内一直处于假说的水平。20 世纪 60 年代 Small 等人提出胆囊结石中胆固醇的主要成分是其单水结晶,胆囊结石的形成实际上是单水结晶形成、生长、凝固和固化的结果。他们并对胆汁中胆固醇的溶解过程进行了详细的研究,最终发现胆固醇与胆盐、磷脂酰胆碱三者以微胶粒的形式溶解于胆汁中,并且于1968 年提出了著名的"Admri-and-Small"三角理论。1979 年 Holan 等在实验中将人体胆汁进行超速离心,用偏光显微镜观察胆汁中出现单水结晶所需的时间即"成核时间",发现胆囊结石患者胆汁的成核时间要明显短于正常胆汁成核时间,在正常的胆囊胆汁其成核时间平均长达 15d,因而胆汁中的胆固醇成分可通过胆管系统而不致被析出;相反,胆囊结石患者的胆汁,其成核时间可能缩短至 2.9d。目前显示胆汁中的黏液糖蛋白、免疫球蛋白等均有促成核的作用。至于抑制成核时间的物质可能与蛋白质成分有关,多为小分子蛋白质,但具体性质尚未确定。因而初步发现胆囊结石的形成与胆汁中胆固醇过饱和的程度无关。其实验结果明显与 Small 等研究结果相矛盾,这样使胆石成因的研究工作一度处于停顿状态。

在以后的胆石成因探讨中,人们发现胆囊结石的形成不仅与胆固醇有关,而且与细菌感染存在一定的联系,细菌在胆石形成中的作用开始被重视。过去的结果显示细菌在棕色结石的病因发生中具有至关重要的作用,较典型的证据是细菌多在胆总管而非胆囊中发生。然而形成鲜明对照的是进行胆囊结石手术的患者 10%～25% 可得到胆汁阳性细菌培养结果,并发胆囊炎时则更高。但由于过去人们把研究目标集中到胆囊结石中的主要成分胆固醇上,细菌在其发生中的作用被忽略了。Vitetta终于注意到了这一点,并在胆囊结石相关胆汁中发现了胆色素沉积,他通过进一步研究发现近半数的胆囊结石尽管胆固醇是其主要成分,但在其核心都存在着类似胆色素样的沉积,这其中一部分甚至是胆汁细菌培养阴性的患者。Stewart用扫描电镜也发现细菌不仅存在于色素型胆囊结石中,而且也存在于混合型胆囊结石中。在这诸多探讨中,Goodhart的研究应当说是最为接近的,在他实验中约半数无症状胆囊结石患者的胆石、胆汁及胆囊壁培养出有丙酸杆菌生长,但最为可惜的是当时由于培养出的细菌浓度较低和缺乏应有的生物学性状,最终把实验结果归结于细菌污染而没有进行更深入的探讨。

无论前人的研究如何接近,由于受研究方法的限制一直没有从胆囊结石中可靠地繁殖到大量细菌,而且用传统方法所培养出来的细菌往往不能代表原始的菌群,因此只有在方法上改进才能使这一研究得以深入。现代分子生物学的飞速发展为胆囊结石成因的探讨提供了新途径,尤其是具有细菌"活化石"之称的16S rRNA的发现,为分析胆囊结石形成中的细菌序列同源性提供了有力手段。Swidsinsk通过对20例胆汁培养阴性患者的胆囊结石标本行PCR扩增,结果在胆固醇含量70%～80%的17例患者中16例发现有细菌基因片段存在,而胆固醇含量在90%以上的3例患者则未发现细菌DNA。此后细菌在胆囊结石形成中的作用才真正被人们所关注,有关该方面的报道日渐增多。由此认为细菌是胆石症患者结石中一个极其重要的分离物,初步揭示了细菌在胆囊结石的形成初期具有重要作用。然而由于16S rRNA的同源性分析仅适合属及属以上细菌菌群的亲缘关系,因此该方法并不能彻底确定细菌的具体种类,也就无法确定不同细菌在胆囊结石形成中的不同作用。因此确定胆囊结石形成中细菌的种类成为胆石成因研究中的关键问题。而目前只有在改良传统培养方法的基础上,确定常见的胆囊结石核心细菌菌种,才能设计不同的引物,进行更深入的探讨。

国内学者通过对胆固醇结石与载脂蛋白B基因多态性的关系研究,发现胆固醇组X$^+$等位基因频率明显高于对照组,并且具有X$^+$等位基因者其血脂总胆固醇、低密度脂蛋白胆固醇及ApoB水平显著高于非X$^+$者,提示X$^+$等位基因很可能是胆固醇结石的易感基因。

三、临床表现

约60%的胆囊结石患者无明显临床表现,于查体或行上腹部其他手术而被发现,当结石嵌顿引起胆囊管梗阻时,常表现为右上腹胀闷不适,类似胃炎症状,但服用治疗胃炎药物无效,患者多厌油腻食物,有的患者于夜间卧床变换体位时,结石堵塞于胆囊管处暂时梗阻而发生右上腹和上腹疼痛,因此部分胆囊结石患者常有夜间腹痛。

因胆囊结石多伴有轻重不等的慢性胆囊炎,疼痛可加剧而不缓解,可引起化脓性胆囊炎或胆囊坏疽、穿孔,而出现相应的症状与体征,胆囊结石可排入胆总管而形成继发性胆总管结石、胆管炎。

当胆囊结石嵌顿于胆囊颈或胆囊管压迫肝总管和胆总管时,可引起胆管炎症、狭窄、胆囊胆管瘘,也可引起继发性胆总管结石及急性重症胆管炎,这是一种少见的肝外梗阻性黄疸,国外报道其发生率为0.7%～1.8%,国内报道为0.5%～0.8%。

四、鉴别诊断

(一)慢性胃炎

慢性胃炎主要症状为上腹闷胀疼痛、嗳气、食欲减退及消化不良史。纤维胃镜检查对慢性胃炎的诊断极为重要,可发现胃黏膜水肿、充血、黏膜色泽变为黄白或灰黄色、黏膜萎缩。肥厚性胃炎可见黏膜皱襞肥大,或有结节并可见糜烂及表浅溃疡。

(二)消化性溃疡

有溃疡病史,上腹痛与饮食规律性有关,而胆囊结石及慢性胆囊炎往往于进食后疼痛加重,特别进高脂肪食物。溃疡病常于春秋季节急性发作,而胆石性慢性胆囊炎多于夜间发病。钡餐检查及纤维胃镜检查有明显鉴别价值。

(三)胃神经官能症

虽有长期反复发作病史,但与进食油腻无明显关系,往往与情绪波动关系密切。常有神经性呕吐,每于进食后突然发生呕吐,一般无恶心,呕吐量不多且不费力,吐后即可进食,不影响食欲及食量。本病常伴有全身性神经官能症状,用暗示疗法可使症状缓解,鉴别不难。

(四)胃下垂

本病可有肝、肾等其他脏器下垂,上腹不适以饭后加重,卧位时症状减轻,立位检查可见中下腹部胀满,而上腹部空虚,有时可见胃型并可有振水音,钡餐检查可明确诊断。

(五)肾下垂

常有食欲不佳、恶心呕吐等症状,并以右侧多见,但其右侧上腹及腰部疼痛于站立及行走时加重,可出现绞痛,并向下腹部放射,体格检查时分别于卧位、坐位及立位触诊,如发现右上腹肿物因体位改变而移位则对鉴别有意义,卧位及立位肾X线片及静脉尿路造影有助于诊断。

(六)迁延性肝炎及慢性肝炎

本病有急性肝炎病史,尚有慢性消化不良及右上腹不适等症状,可有肝大及肝功不良,并在慢性肝炎可出现脾大,蜘蛛痣及肝掌,B超检查胆囊功能良好。

(七)慢性胰腺炎

慢性胰腺炎常为急性胰腺炎的后遗症,其上腹痛向左肩背部放射,X线片有时可见胰腺钙化影或胰腺结石,纤维十二指肠镜检查及逆行胆胰管造影对诊断慢性胰腺炎有一定价值。

(八)胆囊癌

本病可合并有胆囊结石。本病病史短,病情发展快,很快出现肝门淋巴结转移及直接侵及附近肝组织,故多出现持续性黄疸。右上腹痛为持续性,症状明显时多数患者于右上腹肋缘下可触及硬性肿块,B超及CT检查可帮助诊断。

(九)肝癌

原发性肝癌如出现右上腹或上腹痛多已较晚,此时常可触及肿大并有结节的肝脏。B超检查,放射性核素扫描及CT检查分别可发现肝脏有肿瘤图像及放射缺损或密度减低区,甲胎蛋白阳性。

五、治疗

胆囊结石的治疗方法很多,自1882年Langenbuch在德国实行了第一例胆囊切除术治疗胆囊结石以来,已延用了一百多年,目前仍不失为一种安全有效的治疗方法。

(一)胆囊切开取石术

简化手术方法的同时治疗外科疾病,一直是外科医师努力奋斗的目标。胆囊切开取石与胆囊切除相比确实创伤小、简便,但对于胆囊结石的治疗是一个不可取的方法。因为胆囊结石的形成是多因素作用的结果,一是胆汁成分的改变,二是胆囊运动功能的障碍,三是感染因素。另外胆囊本身分泌的黏蛋白等多种因素导致胆石的形成,胆囊切开取石术后胆囊周围的粘连无疑增加了胆囊运动功能的障碍,影响胆囊的排空,同时增加了感染因素,所以切开取石术后胆石复发率较高。因此,有学者认为胆囊切开取石只适用于严重的急性胆囊结石,胆囊壁的炎症和周围粘连,导致手术时大量渗血,胆囊三角解剖关系不清,易造成胆管损伤。这种患者可采用切开取石胆囊造瘘,待手术 3 个月到半年后再次行胆囊切除术。目前随着影像学的发展,有人采用硬质胆管镜在 B 超定位下经皮肝胆囊穿刺取石,虽然手术创伤进一步缩小,但仍存在着上述缺点,且操作难度大,故不易推广,适应证与胆囊切开取石相同。

(二)开腹胆囊切除术

1.适应证

胆囊结石从临床症状上大致分为三类:第一类为无症状胆囊结石;第二类具有消化不良表现,如食后腹胀、剑下及右季肋隐痛等症状的胆囊结石;第三类具有典型胆绞痛的胆囊结石。从临床角度上讲,除第一类无症状的胆囊结石外,第二、第三类患者均为手术适应证。所谓无症状胆囊结石是指无任何上腹不适的症状,而是由于正常查体或其他疾病检查时发现胆囊结石的存在,这一类胆囊结石的患者是否行切除术具有一定的争议。无症状胆石可以不采用任何治疗,包括非手术疗法在内,但是随着胆囊结石病程的延长,多数患者所谓无症状胆石会向有症状发展,加之近年来胆囊结石致胆囊癌的发病率有增高趋势,故无症状胆囊结石是否需要手术治疗是一值得探讨的问题。胆囊结石并发症随着年龄增长而升高,故所谓"静止"的胆囊结石终生静止者很少,70%以上会发生一种或数种并发症而不再静止,且随着年龄的增长,癌变的风险增加。

胆囊结石并发胆囊炎很少有自行痊愈的可能,因此,现在比较一致的意见是有条件地施行胆囊切除术,即选择性预防性的胆囊切除术。综合国内外的研究,以下胆石患者应行预防性胆囊切除术:年龄大于 50 岁的女性患者;病程有 5 年以上者;B 超提示胆囊壁局限性增厚;结石直径在 2cm 以上者;胆囊颈部嵌顿结石;胆囊萎缩或囊壁明显增厚;瓷器样胆囊;以往曾行胆囊造瘘术。

2.手术方法

有顺行胆囊切除术、逆行胆囊切除术、顺逆结合胆囊切除术之分。对 Calot 三角粘连过多、解剖不明者,多采用顺逆结合法进行胆囊切除,既能防止胆囊管未处理而导致胆囊内的小结石挤压至胆总管,又能减少解剖不清造成的胆管或血管损伤。下面以顺逆结合法为例介绍胆囊切除术。

麻醉和体位:常用持续硬膜外腔阻滞麻醉,对高龄、危重以及精神过于紧张者近年来选择全身麻醉为妥。患者一般取仰卧位,不需背后加垫或使用腰桥。

切口:可采用右上腹直或斜切口。多选用右侧肋缘下斜切口,此种切口对术野暴露较满意、术后疼痛轻,而且很少发生切口裂开、切口疝或肠粘连梗阻等并发症。切口起自上腹部中线,距肋缘下 3～4cm 与肋弓平行向右下方,长度可根据患者的肥胖程度、肝脏高度等具体选择。

显露胆囊和肝十二指肠韧带。

游离胆囊管:将胆囊向右侧牵引,在 Calot 三角表面切开肝十二指肠韧带腹膜,沿胆囊管方向解剖分离,明确胆囊管、肝总管和胆总管三者的关系。穿过 4 号丝线靠近胆囊壁结扎胆囊管,并用作牵引,胆囊管暂不离断。

游离胆囊动脉:在胆囊管的后上方 Calot 三角内解剖分离找到胆囊动脉,亦应在靠近胆囊壁处结扎;若局部炎性粘连严重时不要勉强解剖胆囊动脉,以防不慎离断回缩后出血难止或损伤肝右动脉。

游离胆囊:自胆囊底部开始,距肝脏约 1cm 切开胆囊浆膜层,向体部用钝性结合锐性法从肝床上分离胆囊壁,直至胆囊全部由胆囊窝游离。此时再明确胆囊动脉的位置、走行,贴近胆囊壁离断胆囊动脉,近心端双重结扎;另外,仅剩的胆囊管在距胆总管约 0.5cm 处双重结扎或缝扎。

对于胆囊结石并慢性炎症很重及肥胖的病例,胆囊壁明显水肿、萎缩或坏死,Calot 三角处脂肪厚、解剖关系难辨,胆囊从肝床上分离困难,可做逆行切除或胆囊大部切除术。逆行切除游离胆囊至颈部时不必勉强分离暴露胆囊动脉,在靠近胆囊壁处钳夹、切断、结扎胆囊系膜即可,只留下胆囊管与胆囊和胆总管相连时较容易寻找其走行便于在适当部位切断结扎。有时胆囊炎症反复发作后 Calot 三角发生明显的纤维化,或胆囊壁萎缩纤维化与肝床紧密粘连愈着,不适宜勉强行常规的胆囊切除术,可行胆囊大部切除术,保留小部分后壁,用电刀或用石炭酸烧灼使黏膜坏死。胆囊管距胆总管适当长度予以结扎,留存的胆囊壁可缝合亦可敞开。

胆囊床的处理:慢性胆囊炎的胆囊浆膜层往往较脆,切除后缝合胆囊床困难,是否缝合存在争议。主张缝合的理由是防止出血和预防术后粗糙的胆囊床创面引起粘连性肠梗阻,但是依作者的经验,胆囊去除后对胆囊窝创面认真地用结扎或电凝止血、用大网膜填塞创面,数百例患者不缝合胆囊床无一例发生此类并发症。

放置引流管:在 Winslow 孔处常规放置双套管引流,自右侧肋缘下腋中线处引出体外。对于病变较复杂的胆囊切除术,应常规放置引流,这样可减少渗出液吸收,减轻局部和全身并发症。另外胆囊切除术后大量渗胆和胆外瘘仍有发生的报道,引流在其诊治方面可起重要作用。

部分胆囊结石患者同时合并胆管结石,当有下列指征时,应在胆囊切除术后行胆总管探查术:既往有梗阻性黄疸病史;有典型的胆绞痛病史,特别是有寒战和高热病史;B 超、MRCP、PTC 检查发现胆总管扩张或胆总管结石;手术中扪及胆总管内有结石、蛔虫或肿瘤;手术中发现胆总管扩张大于 1.5cm,胆管壁炎性增厚;术中行胆管穿刺抽出脓性胆汁、血性胆汁,或胆汁内有泥沙样胆色素颗粒;胰腺呈慢性炎症而无法排除胆管内有病变者。

(三)腹腔镜胆囊切除术

自 1987 年法国 Mouret 实行了第一例腹腔镜胆囊切除术,短短的十余年间腹腔镜胆囊切除术迅速风靡全世界,同时也促进了微创外科的发展。腹腔镜胆囊切除术有创伤小、恢复快、方法容易掌握等优点,其手术适应证基本同开腹胆囊切除术。但是必须清楚地认识到腹腔镜不能完全代替开腹胆囊切除术,有些报道腹腔镜胆囊切除术合并胆管损伤率明显高于开腹手术,所以腹腔镜胆囊切除术是具有一定适应证的,特别是对于初学者应选择胆囊结石病程短.B超提示胆囊壁无明显增厚的胆囊结石患者。腹腔镜探查时若发现胆囊周围粘连较重,胆囊三角解剖不清,应及时中转开腹手术。即使对于熟练者也应有一定的选择,对于老年、病程长、胆囊壁明显增厚,不排除早期癌变者,最好不要采用腹腔镜手术,以免延误治疗。

第三节　胆总管结石

一、概况

胆总管结石多位于胆总管的中下段,但随着结石增多、增大和胆总管扩张、结石堆积或上下移动,常累及肝总管。胆总管结石的含义实际上应包括肝总管在内的整个肝外胆管结石。胆总管结石的来源分为原发性和继发性。原发性胆总管结石为原发性胆管结石的组成部分,它可在胆总管中形成,或原发于肝内胆管的结石下降落入胆总管。继发性胆总管结石是指原发于胆囊内的结石通过胆囊管下降到胆总管。

继发性胆总管结石的发生率,各家报道有较大的差异。国内报道胆囊及胆总管同时存在结石者占胆石病例的 5%～29%,平均 18%。国外报告胆囊结石患者的胆总管含石率为 10%～15%,并随胆囊结石的病程延长,继发性胆总管结石相对增多。

原发性胆总管结石,西方国家很少见,东方各国多发。这与我国 20 世纪 80 年代以后生活水平提高、饮食结构改变和卫生条件改善密切相关。我国幅员辽阔、人口众多,地理环境、饮食结构和卫生条件的差异很大,其发病构成比亦有较大差别。总的状况为我国南方地区和农村的原发性胆管结石发病率要比西北地区和城市的发病率高。因此目前我国原发性胆管结石仍然是肝胆外科的重要课题。

原发性胆总管结石,可在胆总管内形成或原发于肝内胆管的结石下降至胆总管。全国 4197 例肝内胆管结石病例同时存在肝外胆管结石者占 78.3%。提示在诊治胆总管结石过程中要高度重视查明肝内胆管的状况。

二、病因

(一)继发性胆总管结石

形状、大小、性状基本上与同存的胆囊结石相同或相似。数量多少不一,可为单发或多发,若胆囊内多发结石的直径较小、并有胆囊管明显扩张者,结石可以大量进入胆总管、肝总管或左右肝管。

(二)原发性胆总管结石

原发性胆总管结石是发生在胆总管的原发性胆管结石。外观多呈棕黑色、质软、易碎、形状各异、大小及数目不一,有的状如细沙或不成形的泥样,故有"泥沙样结石"之称。这种结石的组成是以胆红素钙为主的色素性结石。经分析其主要成分为胆红素、胆绿素和少量胆固醇以及钙、钠、钾、磷、镁等矿物质和多种微量元素。在矿物质中以钙离子的含量最高并易与胆红素结合成胆红素钙。此外尚有多种蛋白质及黏蛋白构成网状支架。有的在显微镜下可见寄生虫的壳皮、虫卵和细菌聚集等。

原发性胆管结石的病因和形成机制尚未完全明了。目前研究结果认为这种结石的生成与胆管感染、胆汁淤滞、胆管寄生虫病有密切关系。

胆总管结石患者,绝大多数都有急性或慢性胆管感染病史。胆汁细菌培养的阳性率达80%～90%,细菌谱以肠道细菌为主。其中85%为大肠埃希菌,绝大多数源于上行感染。带有大量肠道细菌的肠道寄生虫进入胆管是引起胆管感染的重要原因。这是我国农民易发胆管结石的主要因素。此外,Oddi 括约肌功能不全,肠内容物向胆管反流,乳头旁憩室等都是易发胆管感染的因素。胆管炎症水肿,特别是胆总管末端炎症水肿,容易发生胆汁淤滞。感染细菌和炎症脱落的上皮可以成为形成结石的核心。

肠道寄生虫进入胆管,一方面引起感染炎症,另一方面虫卵和死亡的虫体或残片可以成为形成结石的核心。有研究先后报告胆石解剖结果,以蛔虫为核心者占69.86%～84.00%。

胆汁淤滞是结石生成和增大、增多的必需条件。如果胆流正常通畅,没有足够时间的淤滞积聚,即使胆管内存在感染、寄生虫等成石因素,胆管内的胆红素或胆红素钙等颗粒,可随胆流排除,不至增大形成结石病。反复胆管感染,胆总管下段或乳头慢性炎症,管壁纤维组织增生管腔狭窄,胆管和 Oddi 括约肌功能障碍等因素都可影响胆流通畅,导致胆总管胆汁淤滞,利于结石形成。但临床常可遇见胆总管结石患者经胆管造影或手术探查,虽有胆总管扩张而无胆总管下段明显狭窄,有的患者 Oddi 括约肌呈松弛状态,通畅无阻甚至可以宽松通过直径 1cm以上的胆管探子。此种情况,可能与 Oddi 括约肌功能紊乱,经常处于痉挛状态有关。胆管结石形成之后又容易成为胆管梗阻的因素。因此,梗阻－结石－梗阻,互为因果,致使结石增大、增多甚至形成铸形结石或成串堆积。

三、临床表现

胆总管结石的临床表现比较复杂,其临床症状和体征主要表现为胆管梗阻和炎症并存的特征。由于结石的生成、增大和增多为一缓慢过程,其病史往往长达数年、数十年之久。在长期的病理过程中,多为急、慢性的梗阻、炎症反复发生。病情和表现的轻、重、缓、急,均取决于胆管梗阻是否完全和细菌感染的严重程度。

胆总管结石患者的典型临床表现多为反复发生胆绞痛、梗阻性黄疸和胆管感染的症状。常为餐后无原因的突然发生剧烈的胆绞痛,疼痛以右上腹为主,可向右侧腰背部放散,多伴恶心呕吐,常需口服或注射解痉止痛类药物才能缓解。绞痛发作之后往往伴随出现四肢冰冷、寒战、高热等感染症状,体温可达 39℃～41℃。持续数小时后全身大汗,体温逐渐降低。一般在绞痛发作后 12～24h 出现黄疸、尿色深黄或浓茶样。如不及时给予有力的抗感染等措施,则可每天发作寒战、高热,甚至高热不退、黄疸加深、疼痛不止。有的很快发展成急性梗阻化脓性重症胆管炎、胆源性休克、肝脓肿、器官衰竭等严重并发症,预后凶险。

结石引起胆总管梗阻,除非结石嵌顿,则多属不完全性。梗阻发生后,胆管内压力增高,胆总管多有不同程度扩张,随着炎症消退或结石移动,胆流通畅,疼痛减轻,黄疸很快消退,症状缓解,病情好转。

继发性胆总管结石的临床表现特点,一般为较小的胆囊结石通过胆囊管进入胆总管下端,突然发生梗阻和 Oddi 括约肌痉挛,故多为突然发生胆绞痛和轻中度黄疸,较少并发明显胆管炎。用解痉挛、止痛等对症处理,多可在 2~3d 左右缓解。如果结石嵌顿于胆总管下端或壶腹部而未并发胆管感染者,疼痛可以逐渐减轻,但黄疸加深。若长时间梗阻,多数患者将会继发胆管感染。

原发性胆总管结石由于胆管感染因素长期存在,一旦急性发作,多表现为典型的疼痛、寒战高热和黄疸三联征(Charcot's triad)等急性胆管炎的症状。急性发作缓解后,可呈程度不同的慢性胆管炎的表现。常为反复出现右上腹不适、隐痛、不规则低热、消化紊乱,时轻时重,并可在受冷、疲劳时症状明显,颇似“感冒”。有的患者可以从无胆管炎的病史。在体检或首次发作胆管炎进行检查时发现胆总管多发结石并胆管扩张,或已明确诊断后数年无症状。这种情况可能因为 Oddi 括约肌功能良好,结石虽多但间有空隙、胆管随之扩张,没有发生明显梗阻和感染。说明胆总管虽有结石存在,若不发生梗阻或感染,可以不出现临床症状。

腹部检查在胆总管梗阻、感染期,多可触及右上腹压痛、肌紧张或反跳痛等局限性腹膜刺激征。有时可扪到肿大的胆囊或肝脏边缘或肝区叩击痛。胆管炎恢复后的缓解期或慢性期,可有右上腹深部压痛或无明显的腹部体征。

实验室检查在急性梗阻性胆管炎时主要为白细胞增多和中性粒细胞增加等急性炎症的血液像,血胆红素增高和转氨酶增高等梗阻性黄疸和肝功受损的表现。若较长时间的胆管梗阻、黄疸或短期内反复发作胆管炎肝功明显受损,可出现低蛋白血症和贫血征象。

四、治疗

胆总管结石患者多因出现疼痛、发热或黄疸等急性胆管炎发作时就诊,急性炎症期手术,难以明确结石位置、数量和胆管系统的病理改变,不宜进行复杂的手术处理,需要再手术的机会较多。但若梗阻和炎症严重,保守治疗常难以奏效。因此急诊情况下恰当掌握手术与非手术治疗的关系,具有重要性。

一般情况下,应尽量避免急诊手术。采用非手术措施,控制急性炎症期,待症状缓解后,择期手术为宜。经强有力的抗感染、抗休克、静脉输液保持水、电解质和酸碱平衡、营养支持和对症治疗,PTCD 或经内镜乳头切开取石,放置鼻胆管引流减压,多能奏效。经非手术保守治疗 12~24h,不见好转或继续加重,如持续典型的 Charcot's 三联征或出现休克,神志障碍等严重急性梗阻性化脓性重症胆管炎表现者,应及时行胆管探查减压。

胆总管结石外科治疗原则和目的主要是取净结石、解除梗阻,胆流通畅,防止感染。

(一)经内镜 Oddi 括约肌切开术或经内镜乳头切开术

经内镜 Oddi 括约肌切开术(endoscopic sphincterotomy,EST)或经内镜乳头切开术(endoscopic papillectomy,EPT)适于数量较少和直径较小的胆总管下段结石。特别是继发性结石,多因结石小、数量少,容易嵌顿于胆总管下段、壶腹或乳头部。直径 1cm 以内的结石可经 EPT 或 EST 取出。此法创伤小,见效快,更适于年老、体弱或已做过胆管手术的患者。

经纤维内镜用胆管子母镜取石,需先行 EST,然后放入子母镜,用取石网篮取石,若结石较大,应先行碎石才能取出。此法可以取出较高位的胆管结石,但操作比较复杂。

(二)开腹胆总管探查取石

目前仍然是治疗胆总管结石的主要手段,采用右上腹经腹直肌切口或右肋缘下斜切口都能满意显露胆总管。开腹后应常规触扪探查肝、胆、胰、胃和十二指肠等相关脏器。对于择期手术,有条件者在切开胆总管之前最好先行术中胆管造影或术中B超检查,进一步明确结石和胆管系统的病理状况。尤其原发性胆总管结石,多数伴有肝内胆管结石或胆管狭窄等改变,需要在术中同时解决。

切开胆总管取出结石后,最好常规用纤维胆管镜放入肝内外胆管检查和取石。直视下观察肝胆管系统有无遗留结石、狭窄等病变并尽可能取净结石。然后用F10~12号导尿管,若能顺利通过乳头进入十二指肠并从导尿管注入10mL左右的生理盐水试验无误,表明乳头无明显狭窄。如果F10导尿管不能进入十二指肠,可用直径2~3mm的Bakes胆管扩张器试探。正常Oddi乳头可通过直径3~4mm以上的扩张器,使用金属胆管扩张器应从直径2~3mm的小号开始,能顺利通过后逐渐增大一号的扩张器。随胆总管的弯度轻柔缓慢放入,不可猛力强行插入,以免穿破胆总管下端形成假道,发生严重后果。胆总管明显扩张者可将手指伸入胆总管探查。有时质软、泥样的结石可以黏附在扩张胆管一侧的管壁或壶腹部,不阻碍胆管探子和导尿管通过,此时手感更为准确。还应再次强调,无论采用导尿管、Bakes扩张器,或手指伸入探查,都不能准确了解有无胆管残留结石或狭窄,特别是肝内胆管的状况,而术中胆管镜观察和取石,可以弥补这一不足,有效减少或避免残留结石。

胆总管切开探查后,是否放置胆管引流意见不一致。目前认为不放置胆管引流,仅适于单纯性胆总管内结石(主要是继发结石),胆管系统基本正常。确切证明无残留结石、无胆管狭窄(特别是无胆总管下段或乳头狭窄)、无明显胆管炎等少数情况。可以缩短住院时间,避免胆管引流的相关并发症。严格掌握适应证的情况下可以即期缝合胆总管。在缝合技术上最好使用无创伤的带针细线,准确精细严密缝合胆总管切口,预防胆汁溢出,但应放置肝下腹腔引流,以便了解和引出可能发生的胆汁溢出。

胆总管探查取石放置"T"形管引流,是多年来传统的方法。可以有效防止胆汁外渗,避免术后胆汁性腹膜炎和局部淤胆感染,安全可靠,并可在术后通过"T"管了解和处理胆管残留结石等复杂问题。特别是我国原发性胆管结石发病率高,并存肝内胆管结石和肝内外胆管扩张狭窄等复杂病变者较多,很难保证胆总管探查术中都能完善处理。因此大多数情况下仍应放置"T"形管引流为妥。"T"形管材料应选择乳胶管,容易引起组织反应,一般在2~3周可因周围粘连形成窦道。用硅胶管或聚乙烯材料的T形管,组织反应轻,不易形成窦道,拔管后发生胆汁性腹膜炎的机会较多,不宜采用。"T"形管的粗细,应与胆总管内腔相适应。经修剪后放入胆总管的短臂直径不宜超过胆管内径,以免缝合胆管时有张力。因为张力过大、过紧,有可能导致胆管壁血供不足或裂开、胆汁溢出和日后发生胆管狭窄。若有一定程度胆总管扩张者,最好选用22~24F的"T"管,以便术后用纤维胆管镜经窦道取石。缝合胆总管切口,以00或000号的可吸收线为好。因为丝线等不吸收线的线结有可能进入胆总管内成为结石再发的核心。胆总管缝合完成后,可经T管长臂,轻轻缓慢注入适量生理盐水试验是否缝合严密,若有漏水应加针严密缝合,以免术后发生胆汁渗漏。关腹前将"T"管长臂和肝下腹腔引流管另戳孔引出体外,以免影响腹壁切口一期愈合。

(三)腹腔镜胆总管探查取石

腹腔镜胆总管探查取石主要适于单纯性胆总管结石,并经术前或术中胆管造影证明确无胆管系统狭窄和肝内胆管多发结石者。因此这一方法多数为继发性胆总管结石行腹腔镜胆囊切除术时探查胆总管。切开胆总管后多数需要经腹壁戳孔放入纤维胆管镜用取石网篮套取结石,难度较大,需要有熟练的腹腔镜手术基础。取出结石后可根据具体情况决定直接缝合胆总管切口或放置"T"形管引流。

(四)胆总管下段狭窄、梗阻的处理

无论原发性或继发性胆总管结石并胆总管明显扩张者,常有并存胆总管下端狭窄梗阻的可能。术中探查证实胆总管下端明显狭窄、梗阻者,应同时行胆肠内引流术,建立通畅的胆肠通道。

1.胆总管十二指肠吻合术

手术比较简单、方便、易行,早期效果较好,过去常被采用。但因这一术式不可避免发生胆管反流或反流性胆管炎,反复炎症容易导致吻合口狭窄,复发结石,远期效果欠佳。特别是吻合口上端胆管存在狭窄或肝内胆管残留结石未取净者,往往反复发生严重胆管炎或胆源性肝脓肿。有学者总结 72 例胆总管十二指肠吻合术后平均随访 5 年半的效果,优良仅占 70.8%,死于重症胆管炎或肝脓肿者占 6.3%。分析研究远期效果不良的原因:吻合口上端胆管存在不同程度的狭窄或残留结石占 52.7%,吻合口狭窄占 21%,单纯反流性胆管炎占 26.3%。因此,胆总管十二指肠吻合术今已少用。目前多主张仅用于年老、体弱、难以耐受较复杂的手术并已明确吻合口以上胆管无残留结石、无狭窄梗阻者。吻合口径应在 2～3cm 以上,防止日后回缩狭窄。

2.胆总管十二指肠间置空肠吻合术

将一段长 20～30cm 带血管的游离空肠两端分别与胆总管和十二指肠吻合,形成胆总管与十二指肠间用空肠架桥式的吻合通道。虽然在与十二指肠吻合处做成人工乳头或延长空肠段达 50～60cm,仍难以有效防止胆管反流并易引起胆汁在间置空肠段内滞留、增加感染因素。手术过程也比较复杂,远期效果和手术操作并不优于胆总管空肠吻合术。目前较少采用。

3.胆总管空肠 Roux－en－Y 吻合术

利用空肠与胆总管吻合,容易实现 3～5cm 以上的宽大吻合口,有利于防止吻合口狭窄。空肠的游离度大、操作方便、灵活,尤其并存肝总管、肝门以上肝胆管狭窄或肝内胆管结石者,可以连续切开狭窄的肝门及左右肝管乃至 Ⅱ 级肝胆管,解除狭窄,取出肝内结石,建立宽畅的大口吻合。适应范围广、引流效果好。辅以各种形式的防反流措施,防止胆管反流和反流性胆管炎,是目前最常用的胆肠内引流术式。

4.Oddi 括约肌切开成形术

早年较多用于胆总管末端和乳头狭窄患者,切开十二指肠行 Oddi 括约肌切开、成形。实际上如同低位胆总管十二指肠吻合,而且操作较十二指肠吻合复杂、较易发生再狭窄,远期效果并不优于胆总管十二指肠吻合术。特别是近年来 EST 成功用于临床和逐渐普及,不开腹、创伤小、受欢迎,适于 Oddi 括约肌切开的病例,几乎均可采用 EST 代替,并能获得同样效果,因此开腹 Oddi 括约肌切开成形术已极少采用。

第四节　肝胆管结石

　　肝胆管结石(intrahepatic lithiasis)亦即肝内胆管结石,是指肝管分叉部以上原发性胆管结石,绝大多数是以胆红素钙为主要成分的色素性结石。虽然肝内胆管结石属原发性胆管结石的一部分,有其特殊性,但若与肝外胆管结石并存,则常与肝外胆管结石的临床表现相似。由于肝内胆管深藏于肝组织内,其分支及解剖结构复杂,结石的位置、数量、大小不定,诊断和治疗远比单纯肝外胆管结石困难,至今仍然是肝胆系统难以处理疗效不够满意的疾病。

一、病因和发病情况

　　原发性肝内胆管结石的病因和成石机制,尚未完全明了,目前比较肯定的主要因素为胆系感染、胆管梗阻、胆汁淤滞、胆管寄生虫病、代谢因素,以及胆管先天性异常等。

　　几乎所有肝胆管结石患者都有不同程度的胆管感染,胆汁细菌培养阳性率达 95% ～ 100%。细菌谱以大肠埃希菌、克雷白菌属和脆弱类杆菌等肠道细菌为主。这些细菌感染时所产生的细菌源性 β－葡萄糖醛酸苷酶(β－glucuronidase,β－G)和由肝组织释放的组织源性 β－G,可将双结合胆红素分解为单结合胆红素,再转变成非结合胆红素。它与胆汁中的钙离子结合,形成不溶解的胆红素钙。当胆管中的胆红素钙浓度增加处于过饱和状态,则可沉淀并形成胆红素钙结石。在胆红素钙结石形成的过程中,尚与胆汁中存在的大分子物质－黏蛋白、酸性黏多糖和免疫球蛋白等形成支架结构并与钙、钠、铜、镁、铁等金属阳离子聚合有关。

　　胆管寄生虫病与肝胆管结石形成的关系,已得到确认。已有许多资料证实在一些胆管结石的标本内见到蛔虫残体。显微镜下观察,在结石的核心中找到蛔虫的角质层残片或蛔虫卵等。推测蛔虫或肝吸虫的残骸片段、虫卵等为核心,由不定形的胆色素颗粒或胆红素钙沉淀堆积,加上炎症渗出物、坏死组织碎片、脱落细胞、黏蛋白和胆汁中其他固定成分沉淀形成结石。

　　胆管梗阻、胆流不畅、胆汁淤滞是发生肝内胆管结石的重要因素和条件。胆汁淤滞、积聚或流速减慢,一方面为成石物质的聚集、沉淀提供了条件,另一方面也是发生和加重感染的重要因素。正常情况下,胆管内胆汁的流动呈层流状态。胆汁中的固体质点沿各自流线互相平行移动,胆汁中的固体成分不易发生聚合。当肝胆管发生狭窄或汇合异常等因素,上端胆管扩张,胆汁停滞;胆管狭窄或扩张后胆汁流动可出现环流现象,有利于成石物质集结,聚合形成结石。胆汁淤滞的原因,多为胆管狭窄、结石阻塞、胆管或血管的先天异常,如肝内胆管的解剖变异,血管异位压迫胆管导致胆流不畅。结石和炎症往往并发或加重狭窄,互为因果,逐渐加重病理和病程进展。

　　我国各地肝内胆管结石的调查结果,农民所占的比例较多,达 50% ～70%,提示肝内胆管结石的发生可能与饮食结构、机体代谢、营养水准和卫生条件等因素有关。

二、病理生理改变

　　肝胆管结石的基本病理改变是由于结石引起胆管系统的梗阻、感染,导致胆管狭窄、扩张,肝脏纤维组织增生、肝硬化、萎缩,甚至癌变等病理改变。

　　肝内胆管结石约 2/3 以上的患者伴有肝门或肝外胆管结石。据全国调查资料 78.3% 合并肝外胆管结石,有研究559例肝内胆管结石的资料中有3/4(75.7%)同时存在肝外胆管结石。因此有2/3～3/4的病例可以发生肝门或肝外胆管不同程度的急性或慢性梗阻,导致梗阻以上的胆管扩张,肝脏淤胆,肝大、肝功损害,并逐渐加重肝内汇管区纤维组织增生。胆管梗阻后,胆管压力上升,当胆管内压力高达2.94kPa(300mmH$_2$O)时肝细胞停止向毛细胆管内分泌胆汁。若较长时间不能解除梗阻,最后难免出现胆汁性肝硬化、门静脉高压、消化道出血、肝功障碍等。若结石阻塞发生在肝内某一叶、段胆管,则梗阻引发的改变主要局限于相应的叶、段胆管和肝组织。最后将导致相应的叶、段肝组织由肥大、纤维化至萎缩,丧失功能。相邻的叶、段肝脏可发生增生代偿性增大。如左肝萎缩则右肝代偿性增大。由于右肝占全肝的2/3,右肝严重萎缩则左肝及尾叶常发生极为明显的代偿增大。这种不对称性的增生、萎缩,常发生以下腔静脉为中轴的肝脏转位,增加外科手术的困难。

感染是肝胆管结石难以避免的伴随病变和临床主要表现之一。炎症改变累及肝实质。胆管结石与胆系感染多同时并存,急性、慢性的胆管炎症往往交替出现、反复发生。若结石严重阻塞胆管并发感染,即成梗阻性化脓性胆管炎,并可累及毛细胆管,甚至并发肝脓肿。较长时间的严重梗阻、炎症、感染的胆汁、胆沙、微小结石,可经小胆管通过坏死肝细胞进入肝中央静脉,造成胆沙血症、败血症、肺脓肿和全身性脓毒症、多器官衰竭等严重后果。反复急慢性胆管炎的结果,多为局部或节段性胆管壁纤维组织增生,管壁增厚。逐渐发生纤维瘢痕组织收缩,管腔缩小,胆管狭窄。这种改变多发生在结石部位的附近或肝的叶、段胆管汇合处,如肝门胆管、左右肝管或肝段胆管口等部位。狭窄部位的上端胆管多有不同程度的扩张,胆汁停滞,进一步促进结石的形成、增大、增多。往往在狭窄、梗阻胆管的上端大量结石堆积,加重胆管感染的程度和频率。肝胆管结石的病情发展过程中结石、感染、狭窄互为因果,逐渐地不断地加重胆管和肝脏的病理改变,肝功损毁,最终导致肝叶或肝段纤维化或萎缩。

长期慢性胆管炎或急性炎症反复发生,有些病例的整个肝胆管系统,直至末梢胆管壁及其周围组织炎性细胞浸润,胆管内膜增生,管壁增厚纤维化,管腔极度缩小甚至闭塞,形成炎性硬化性胆管炎的病理改变。

肝内胆管结石合并胆管癌,是近年来才被广泛重视的一种严重并发症。其发生率各家报告的差别较大,从0.36%～10%不等。这可能与诊断和治疗方法不同、病程长短等因素有关。

三、临床表现

肝胆管结石虽然以30～50岁的青壮年多发,但亦可发生在不满10岁儿童等任何年龄。女性略多于男性,男∶女约为0.72∶1。50%以上的病例为农民。

(一)合并肝外胆管结石表现

肝内胆管结石的病例中有2/3～3/4与肝门或肝外胆管结石并存。因此大部分病例的临床表现与肝外胆管结石相似。常表现为急性胆管炎、胆绞痛和梗阻性黄疸。其典型表现按严重程度,可出现Charcot三联征(疼痛、畏寒发热、黄疸)或Reynolds五联征(前者加感染性休克和神志改变)、肝大等。有些患者在非急性炎症期可无明显症状,或仅有不同程度的右上腹隐痛,偶有不规则的发热或轻、中度黄疸,消化不良等症状。

(二)不合并肝外胆管结石表现

不伴肝门或肝外胆管结石,或虽有肝外胆管结石,而胆管梗阻、炎症仅发生在部分叶、段胆管时,临床表现多不典型。常不被重视,容易误诊。单纯肝内胆管结石、无急性炎症发作时,患者可以毫无症状或仅有轻微的肝区不适、隐痛,往往在 B 超、CT 等检查时才被发现。

一侧肝内胆管结石发生部分叶、段胆管梗阻并急性感染,引起相应叶、段胆管区域的急性化脓性胆管炎(acute obstructive suppurating hepatocholangitis,AOSHC)。其临床表现,除黄疸轻微或无黄疸外,其余与急性胆管炎相似。严重者亦可发生疼痛、畏寒、发热、血压下降、感染性休克或神志障碍等重症急性胆管炎的表现。右肝叶、段胆管感染、炎症,则以右上腹或肝区疼痛并向右肩、背放散性疼痛和右肝大为主。左肝叶、段胆管梗阻、炎症的疼痛则以中上腹或剑突下疼痛为主,多向左肩、背放散,左肝大。由于一侧肝叶、段胆管炎,多无黄疸或轻微黄疸,甚至疼痛不明显,或疼痛部位不确切,常被忽略,延误诊断,应于警惕。一侧肝内胆管结石并急性感染,未能及时诊断有效治疗,可发展成相应肝脏叶、段胆管积脓或肝脓肿。长时间消耗性弛张热,逐渐体弱、消瘦。

反复急性炎症必将发生肝实质损害,肝包膜、肝周围炎和粘连,急性炎症控制后,亦常遗留长时间不同程度的肝区疼痛或向肩背放散痛等慢性胆管炎症的表现。

(三)腹部体征

非急性肝胆管梗阻、感染的肝内胆管结石患者,多无明显的腹部体征。部分患者可有肝区叩击痛或肝大。左右肝内存在广泛多发结石,长期急慢性炎症反复交替发作者,可有肝、脾大,肝功能障碍,肝硬化,腹腔积液或上消化道出血等门静脉高压征象。

肝内胆管急性梗阻并感染患者,多可扪及右上腹及右肋缘下明显压痛、肌紧张或肝大,同时存在胆总管结石和梗阻,有时可扪及肿大的胆囊或 Murphy 征阳性。

四、诊断

由于肝内胆管解剖结构复杂,结石多发,分布不定,治疗困难,因此对于肝内胆管结石的诊断要求极高。应在手术治疗之前全面了解肝内胆管解剖变异,结石在肝内胆管具体位置、数量、大小、分布以及胆管和肝脏的病理改变。如肝胆管狭窄与扩张的部位、范围、程度、肝叶、段增大、缩小、硬化、萎缩或移位等状况,以便合理选择手术方法,制订手术方案。

肝内胆管结石常可落入胆总管,形成继发于肝内胆管的胆总管结石或同时伴有原发性胆总管结石,故所有胆总管结石患者都有肝内胆管结石可能,均应按肝内胆管结石的诊断要求进行各种影像学检查。

(一)病史

要详细询问病史,重视临床表现。

(二)实验室检查

慢性期可有贫血、低蛋白血症。急性感染期多有白细胞增高,血清转氨酶、胆红素增高。严重急性感染菌血症者,血液培养常有致病菌生长。

(三)影像学检查

最后确定诊断并明确结石和肝胆系统的病理状况,主要依靠现代影像学检查。

1.B 超检查

简便、易行、无创。对肝内胆管结石的阳性率为 70% 左右。影像特点是沿肝胆管分布的斑点状或条索状、圆形或不规则的强回声、多数伴有声影,其远端胆管多有不同程度的扩张。

但不足之处是难以准确了解结石在胆管内的具体位置、数量和胆管系统的变异和病理状况,并易与肝内钙化灶混淆,难以满足外科治疗的要求。

2.CT 扫描

肝内胆管结石 CT 检查的敏感性和准确率平均 80% 左右,略高于超声波检查。一般结石密度高于肝组织,对于一些含钙少,散在、不成型的泥沙样胆色素结石可成低密度。在扩张胆管内的结石容易发现,但不伴胆管扩张的小结石不易与钙化灶区别。对于伴有肝内胆管明显扩张、肝脏局部增大、缩小、萎缩或并发脓肿甚至癌变者,CT 检查有很高的诊断价值。但不能准确了解肝胆管的变异和结石在肝胆管内的准确位置和分布。

3.经皮肝穿刺胆系造影(PTC)和经内镜逆行胆胰管造影(ERCP)

PTC 成功后肝胆管的影像清晰,对肝胆管的狭窄、扩张、结石的诊断准确率达 95% 以上。伴有肝胆管扩张者穿刺成功率 90% 以上,但无胆管扩张者成功率较低,约 70% 左右。此检查有创,平均有 4% 左右较严重并发症及 0.13% 的病死率。不适于有凝血机制障碍、肝硬化和腹腔积液的病例。ERCP 的成功率在 86%～98% 之间,并发症约 6%,但一般比 PTC 的并发症轻,病死率约 8/10 万。相比之下,ERCP 比 PTC 安全,但若肝门或肝外胆管狭窄者,肝内胆管显影不良或不显影。因此 ERCP 还不能完全代替 PTC。

阅读分析胆系造影片时应特别注意肝胆管的正常典型分支及变异,仔细辨明各叶段胆管内结石的具体位置、数量、大小、分布以及肝胆管狭窄、扩张的部位、范围、程度和移位等。若某一叶段胆管不显影或突然中断,很可能因结石阻塞或严重狭窄,应在术中进一步探明。因此显影良好的胆系造影是诊断肝内胆管结石病不可缺少的检查内容。

4.磁共振胆系成像(MRC)

磁共振胆系成像可以清楚显示肝胆管系统的影像,无创。用于胆管肿瘤等梗阻性黄疸的影像诊断很有价值。但对于胆固醇和钙质含量少的结石,仅表现为低或无 MR 信号的圆形或不规则形阴影和梗阻以远的胆管扩张。对肝胆管结石的诊断不如 PTC 和 ERCP 清晰。

5.影像检查鉴别结石和钙化灶

目前 B 超和 CT 已广泛用于肝胆系统的影像诊断,或一般体检的检查内容。由于肝内胆管结石和钙化灶在 B 超和 CT 的影像表现相似,常引起患者不安,需要鉴别。一般情况下肝内钙化无胆管梗阻、扩张及感染症状,鉴别不难,但遇无明显症状和无明显胆管扩张的肝内胆管结石或多发成串排列的钙化灶,在 B 超、CT 影像中难于准确区别。ERCP 显示钙化灶在肝胆管外、结石在肝胆管内,钙化灶多可在 X 线片上显示肝内胆管结石 X 线片为阴性,因此最终需要显影良好的胆系造影和(或)X 线片才能区别。

6.术中诊断

由于肝内胆管的解剖结构、结石状况复杂病情因素或设备条件限制,有时未能在术前完成准确定位诊断的检查。有的术前虽已进行 ERCP 或 PTC 等影像检查,但结果并不满意,或术中发现新的病理状况或定位诊断与术前诊断不相符合等情况时,则需在术中进行胆系影像学检查,进一步明确诊断。胆管探查取石后,不能确定结石是否取净或疑有其他病理因素者,最好在术中重复影像检查,以求完善术中措施。

术中常用的影像检查方法有术中胆管造影、术中胆管镜检查和术中 B 超检查,可根据具体情况和设备条件选择。一般常用术中胆管造影,影像清晰,准确率高。术中胆管镜检查发现结石,可随即取出,兼有诊断与治疗两者的功能。

五、手术治疗

由于肝内胆管的解剖结构和结石的部位和分布复杂多样,并发胆管狭窄的发生率高,取石困难。残留和再发结石率高,迄今治疗效果尚不够满意。目前仍然是肝胆系统难治性疾病之一。

(一)术前准备

肝内胆管结石,特别是复杂性肝内胆管结石病情复杂,手术难度大,时间长,对全身各系统功能的影响和干扰较大,除按一般常规手术的术前准备外,还应特别注意下列问题。

1.改善全身营养状况

肝内胆管结石常反复发作胆管炎或多次手术,长期慢性消耗,多有贫血、低蛋白等营养状况不佳。术前应给予高蛋白、高糖类饮食,补充维生素。有低蛋白血症或贫血者应从静脉补充入体清蛋白、血浆或全血,改善健康状况,提高对手术创伤的耐受性和免疫功能。

2.充分估计和改善肝、肾功能、凝血机制

术前要求肝、肾功能基本正常,无腹腔积液,凝血酶原时间和凝血酶时间在正常范围。

3.重视改善肺功能

肝胆系统手术,对呼吸功能影响较大,易发生肺部并发症。术前应摄胸片,必要时检查肺功能。有慢性支气管炎或肺功能较差,应在术前治疗基本恢复后进行手术。

4.抗感染治疗

肝内胆管结石,多有肠道细菌的感染因素存在,术前应使用对革兰阴性细菌和厌氧菌有效的抗菌药物,控制感染。

(二)麻醉

可根据病情、术前诊断、估计手术的复杂程度选择麻醉。若为单纯切开肝门或肝外胆管取石,连续硬膜外麻醉多可完成手术。但肝内胆管结石多为手术复杂、时间较长,术中需要严密监控呼吸、循环状况,选择气管内插管全身麻醉比较安全。

(三)体位和切口

一般取仰卧位或右侧抬高 20°～30°左右的斜卧位。若遇体形宽大或肥胖患者,适当垫高腰部或升高肾桥便以操作。切口最好选择右肋缘下斜切口,必要时向左肋缘延伸呈屋顶式。如果术前能够准确认定右肝内无胆管狭窄等病变存在,手术不涉及右肝者,也可采用右上腹经腹直肌切口,必要时向剑突方向延长,亦可完成左肝切除或左肝内胆管切开等操作。

(四)手术方式的选择

肝内胆管结石手术治疗的原则和目的是:取净结石、解除狭窄、去除病灶、胆流通畅和防止感染。为了达到上述目的,需要根据结石的部位、大小、数量、分布范围和肝胆管系统、肝脏的病理改变以及患者的全身状况综合分析,选择合理、效佳的手术方式。

治疗肝内胆管结石的术式较多,目前较常用的主要术式有:胆管切开取石、引流,胆管整形,胆肠吻合,肝叶、肝段切除等基本术式和这几种术式基础上的改进术式,或几种术式的联合手术。

1.单纯肝外胆管切开取石引流术

仅适用于不伴肝内外胆管狭窄,Oddi 括约肌功能和乳头正常,局限于肝门和左右肝管并容易取出的结石。取石后放置 T 形管引流。

2.肝外胆管切开、术中、术后配合使用纤维胆管镜取石引流术

适用于肝内Ⅱ、Ⅲ级以上胆管结石并有一定程度的胆管扩张,允许胆管镜到达结石部位附近,而无明显肝胆管狭窄或肝组织萎缩者。取石后放置 T 形管引流。若术后经 T 形管造影发现残留结石,仍可用纤维胆管镜通过 T 形管的窦道取石。

3.肝叶、肝段切除术

1957 年我国首次报道用肝叶切除术治疗肝内胆管结石,今已得到确认和普遍采用,肝切除可以去除病灶,效果最好,优良达 90%～95%。其最佳适应证为局限性的肝叶肝段胆管多发结石,合并该叶段胆管明显狭窄或已有局部肝组织纤维化、萎缩者。对于肝内胆管广泛多发结石或合并多处肝胆管狭窄者,则需与其他手术方法联合使用,才能充分发挥其优越性。

4.狭窄胆管切开取石、整形

单纯胆管切开取石、整形手术,不改变胆流通道,保留 Oddi 括约肌的生理功能为其优点。但此法仅适于肝门或肝外胆管壁较薄、瘢痕少、范围小的单纯环状狭窄。取石整形后应放置支撑管半年以上。对于狭窄部胆管壁厚或其周围结缔组织增生、瘢痕多、狭窄范围大者,日后瘢痕收缩、容易再狭窄。因此大多数情况下,胆管狭窄部整形应与胆肠吻合等联合应用,才能获得远期良好的效果。

5.胆管肠道吻合术

胆肠吻合的目的是为了解除胆管狭窄、重建通畅的胆流通道,并有利于残留或再发结石排入肠道,目前已广泛应用于治疗肝胆管结石并狭窄者,胆肠吻合的手术方式包括胆总管十二指肠吻合、胆管空肠 Roux－en－Y 吻合、胆管十二指肠空肠间置三种基本形式,或在此基础上设置空肠皮下盲瓣等改进的术式。

胆总管十二指肠吻合术:不可避免地发生明显的十二指肠内容物向胆管反流。此术式用于肝内胆管结石的优良效果仅为 42%～70%。不适于难以取净的肝内胆管结石或合并肝门以。上的肝内胆管狭窄、肝萎缩者。对于无肝门、肝内胆管狭窄或囊状扩张、不伴肝纤维化、肝萎缩、肝脓肿,并已确认结石取净无残留结石,仅单纯合并胆总管下段狭窄者,可以酌情选用。总之肝内胆管结石在多数情况下不宜采用这一术式,应当慎重。

胆管空肠 Roux－en－Y 吻合术:空肠祥游离性好、手术的灵活度大,几乎适用于各部位的胆管狭窄。无论肝外、肝门和肝内胆管狭窄段切开,取出结石后均可将切开的胆管与空肠吻合。可以达到解除狭窄、胆流通畅的目的。辅于各种形式的防反流措施,可以减轻胆管反流,减少反流性胆管炎。优良效果 85%～90% 左右。

胆管十二指肠空肠间置术:适应证和效果与胆管空肠 Roux－en－Y 吻合相近,但其胆管反流和胆汁淤积比 Roux－en－Y 吻合明显,较少采用。

6.游离空肠通道式胆管造口成形术

切取带蒂的空肠段 12～15cm,远侧端与切开的肝胆管吻合,近端缝闭成盲瓣留置于腹壁皮下。既可解除肝胆管狭窄又保留 Oddi 括约肌的正常功能。日后再发结石,可通过皮下盲瓣

取石。适于胆总管下段、乳头无狭窄和 Oddi 括约肌正常者。

7.肝内胆管结石并感染的急诊手术

肝内胆管结石并发梗阻性的重症急性胆管炎,出现高热、休克或全身性严重中毒症状,非手术治疗不能缓解者,常需急诊手术,急诊情况下,不宜进行复杂手术。一般以解除梗阻、疏通胆管引流胆汁为目的。应根据梗阻部位选择手术方式。肝外胆管、肝门胆管或左右肝管梗阻,一般切开肝外或肝门胆管可以取出结石,放置 T 管引流有效。肝内叶、段胆管梗阻,切开肝外或肝门胆管取石困难者,可在结石距肝面的浅表处经肝实质切开梗阻的肝胆管,取出结石后放置引流管。待病情好转、恢复后三个月以上再行比较彻底的根治性手术为妥。

第五节　急性胆囊炎

急性胆囊炎(acute cholecystitis)是胆囊发生的急性炎症性疾病,在我国腹部外科急症中位居第二,仅次于急性阑尾炎。

一、病因

多种因素可导致急性胆囊炎,如胆囊结石、缺血、胃肠道功能紊乱、化学损伤、微生物感染、寄生虫、结缔组织病、过敏性反应等,急性胆囊炎中 90%～95% 为结石性胆囊炎,5%～10% 为非结石性胆囊炎。

二、病理生理

胆囊结石阻塞胆囊颈或胆囊管是大部分急性结石性胆囊炎(acute calculous cholecystitis)的病因,其病变过程与阻塞程度及时间密切相关。结石阻塞不完全且时间较短者,仅表现为胆绞痛,阻塞完全且时间较长者,则发展为急性胆囊炎,按病理特点可分为四期:水肿期为发病初始 2～4 天,由于黏膜下毛细血管及淋巴管扩张,液体外渗,胆囊壁出现水肿;坏死期为发病后 3～5 天,随着胆囊内压力逐步升高,胆囊黏膜下小血管内形成血栓,堵塞血流,黏膜可见散在的小出血点及坏死灶;化脓期为发病后 7～10 天,除局部胆囊壁坏死和化脓,病变常波及胆囊壁全层,形成壁间脓肿甚至胆囊周围脓肿,镜下见有大量中性粒细胞浸润和纤维增生。如果胆囊内压力持续升高,胆囊壁血管因压迫导致血供障碍,出现缺血坏疽,则发展为坏疽性胆囊炎,此时常并发胆囊穿孔;慢性期主要指中度胆囊炎反复发作以后的阶段,镜下特点是黏膜萎缩和胆囊壁纤维化。

严重创伤、重症疾病和大手术后发生的急性非结石性胆囊炎由胆囊的低血流量灌注引起,胆囊黏膜因缺血缺氧损害和高浓度胆汁酸盐的共同作用而发生坏死,继而发生胆囊化脓、坏疽甚至穿孔,病情发展迅速,并发症率和病死率均高。

三、临床表现

(一)症状

急性结石性胆囊炎患者以女性多见,起病前常有高脂饮食的诱因,也有学者认为与劳累、精神因素有关,其首发症状多为右上腹阵发性绞痛,可向右肩背部放射,伴恶心、呕吐、低热。当胆囊炎病变发展时,疼痛转为持续性并有阵发性加重。出现化脓性胆囊炎时,可有寒战、高热。在胆囊周围形成脓肿或发展为坏疽性胆囊炎时,腹痛程度加剧,范围扩大,呼吸活动及体位改变均可诱发腹痛加重,并伴有全身感染症状。约 1/3 患者可出现轻度黄疸,多与胆囊黏膜受损导致胆色素进入血液循环有关,或因炎症波及肝外胆管阻碍胆汁排出所致。

(二)体征

体检可见腹式呼吸受限,右上腹有触痛,局部肌紧张,Murphy 征阳性,大部分患者可在右肋缘下扪及肿大且触痛的胆囊。当胆囊与大网膜形成炎症粘连,可在右上腹触及边界欠清、固定压痛的炎症包块。严重时胆囊发生坏疽穿孔,可以出现弥散性腹膜炎体征。

(三)实验室检查

主要有白细胞计数和中性粒细胞比值升高,程度与病情严重程度有一定的相关性,当炎症波及肝组织可引起肝细胞功能受损,血清 GPT、GOT 和碱性磷酸酶(AKP)升高,当血总胆红素升高时,常提示肝功能损害较严重。

(四)超声检查

超声检查是目前诊断肝胆道疾病最常用的一线检查方法,对急性结石性胆囊炎诊断的准确率高达 85%～90%。超声检查可显示胆囊肿大,囊壁增厚,呈现"双边征",胆囊内可见结石,胆囊腔内充盈密度不均的回声斑点,胆囊周边可见局限性液性暗区。

(五)CT

CT 可见胆囊增大,直径常>5cm;胆囊壁弥散性增厚,厚度>3mm;增强扫描动脉期明显强化;胆囊内有结石和胆汁沉积物;胆囊四周可见低密度水肿带或积液区。CT 扫描可根据肝内外胆管有无扩张、结石影鉴别是否合并肝内外胆管结石。

(六)核素扫描检查

可应用于急性胆囊炎的鉴别诊断。经静脉注入^{99m}Tc－EHIDA,被肝细胞摄取并随胆汁从胆道排泄清除。因急性胆囊炎时多有胆囊管梗阻,故核素扫描时一般胆总管显示而胆囊不显影,若造影能够显示胆囊,可基本排除急性胆囊炎。

四、诊断

结合临床表现、实验室检查和影像学检查,即可诊断。注意与上消化道溃疡穿孔、急性胰腺炎、急性阑尾炎、右侧肺炎等疾病鉴别。当合并黄疸时,注意排除继发性胆总管结石。

五、治疗

(一)非手术治疗

为入院后的急诊处理措施,也为随时可能进行的急诊手术做准备,包括禁食,液体支持,解痉止痛,使用覆盖革兰阴性菌和厌氧菌的抗生素,纠正水电解质平衡紊乱,严密观察病情,同时处理糖尿病,心血管疾病等并发症。60%～80%的急性结石性胆囊炎患者可经非手术治疗获得缓解而转入择期手术治疗。而急性非结石性胆囊炎多病情危重,并发症率高,倾向于早期手术治疗。

(二)手术治疗

急性结石性胆囊炎最终需要切除病变的胆囊,但应根据患者情况决定择期手术、早期手术或紧急手术,手术方法首选腹腔镜胆囊切除术,其他还包括开腹手术、胆囊穿刺造瘘术。

1.择期手术

对初次发病且症状较轻的年轻患者,或发病已超过 72 小时但无紧急手术指征者,可选择先行非手术治疗。治疗期间密切观察病情变化,尤其是老年患者,还应注意其他器官的并存疾病,如病情加重,需及时手术。大部分患者通过非手术治疗病情可获得缓解,再行择期手术治疗。

2.早期手术

对发病在 72 小时内的急性结石性胆囊炎,经非手术治疗病情无缓解,并出现寒战、高热、腹膜刺激征明显、白细胞计数进行性升高者,应尽早实施手术治疗,以防止胆囊坏疽穿孔及感染扩散,对于 60 岁以上的老年患者,症状较重者也应早期手术。

3.紧急手术

对急性结石性胆囊炎并发穿孔应进行紧急手术,术前应尽量纠正低血压、酸中毒、严重低钾血症等急性生理紊乱,对老年患者还应注意处理高血压、糖尿病等并发症,以降低手术病死率。

(三)手术方法

1.腹腔镜胆囊切除术

腹腔镜胆囊切除术(laparoscopic cholecystectomy,LC)为首选式式。术前留置胃管、尿管,采用气管插管全身麻醉。患者取头高脚低位,左倾 15°。切开脐部皮肤 1.5cm,用气腹针穿刺腹腔建立气腹,CO_2 气腹压力 12~14mmHg。经脐部切口放置 10mm 套管及腹腔镜,先全面探查腹腔。手术采用三孔或四孔法,四孔法除脐部套管外,再分别于剑突下 5cm 置入 10mm 套管,右锁骨中线脐水平和腋前线肋缘下 5cm 各置入 5mm 套管,三孔法则右锁骨中线和腋前线套管任选其一。

探查胆囊,急性胆囊炎常见胆囊肿大,呈高张力状态。结石嵌顿于胆囊颈部,胆囊壁炎症水肿,甚至化脓、坏疽,与网膜和周围脏器形成粘连。先用吸引器结合电钩分离胆囊周围粘连,电钩使用时一定要位于手术视野中央。

胆囊减压,于胆囊底部做一小切口吸出胆汁减压,尽可能取出颈部嵌顿的结石。

处理胆囊动脉,用电钩切开胆囊浆膜,大部分急性胆囊炎的胆囊动脉已经栓塞并被纤维束包裹,不需刻意骨骼化显露,在钝性分离中碰到索条状结构,紧贴壶腹部以上夹闭切断即可。

处理胆囊管,沿外侧用吸引器钝性剥离寻找胆囊管,尽量远离胆总管,确认颈部与胆囊管连接部后,不必行骨骼化处理,确认"唯一管径"后,靠近胆囊用钛夹或结扎锁夹闭胆囊管后离断。对于增粗的胆囊管可用阶梯施夹法或圈套器处理。胆囊管里有结石嵌顿则需将胆囊管骨骼化,当结石位于胆囊管近、中段时,可在结石远端靠近胆总管侧胆囊管施夹后离断;当结石嵌顿于胆囊管汇入胆总管部时,需剪开胆囊管大半周,用无创伤钳向切口方向挤压,尝试将结石挤出,不能直接钳夹结石,以避免结石碎裂进入胆总管。确认结石完整挤出后,夹闭胆囊管远端。处理胆囊壶腹内侧,急性炎症早期组织水肿不严重,壶腹内侧一般容易剥离。但一些肿大的胆囊壶腹会延伸至胆总管或肝总管后壁形成致密粘连无法分离,此时不能强行剥离,可试行胆囊大部分或次全切除,切除的起始部位应选择壶腹-胆囊管交接稍上方,要保持内侧与后壁的完整,切除胆囊体和底部。残留的壶腹部黏膜仍保留分泌功能,需化学烧灼或电灼毁损,防止术后胆漏,电灼时间宜短。

剥离胆囊,胆囊炎症可波及肝脏,损伤肝脏易出现难以控制的出血,应"宁破胆囊,勿损肝脏",可允许部分胆囊黏膜残留于胆囊床,予电凝烧灼即可。剥离胆囊后胆囊床渗血广泛,可用纱块压迫稍许,然后电凝止血。单极电凝无效可改用双极电凝。

取出胆囊,将胆囊及结石装入标本袋,由剑突下或脐部套管孔取出,亦可放置引流管后才取出胆囊,遇到巨大结石时,可使用扩张套管。

放引置流管,冲洗手术创面,检查术野无出血、胆漏,于 Winslow 孔放置引流管,由腋前线套管孔引出并固定。解除气腹并缝合脐部套管孔。

术中遇到下列情况应中转开腹:①胆囊组织质地偏硬,不排除癌变可能。②胆囊三角呈冰冻状,组织致密难以分离,或稍作分离即出现难以控制的出血。③胆囊壶腹内侧粘连紧密,分离后出现胆汁漏,怀疑肝总管、左右肝管损伤。④胆囊管—肝总管汇合部巨大结石嵌顿,有Mirrizi 综合征可能。⑤胆肠内瘘。⑥胆管解剖变异,异常副肝管等。

术后处理包括继续抗生素治疗,外科营养支持,治疗并存疾病等。24～48 小时后观察无活动性出血、胆漏、肠漏等情况后拔除引流管。

2.其他手术方法

(1)部分胆囊切除术:术中胆囊床分离困难或可能出现大出血者,可采用胆囊部分切除法,残留的胆囊黏膜应彻底电凝烧灼或化学损毁,防止残留上皮恶变、形成胆漏或包裹性脓肿等。

(2)超声或 CT 引导下经皮经肝胆囊穿刺引流术(percutaneous transhepatic gallbladder drainage,PTGD):适用于心肺疾患严重无法接受胆囊切除术的急性胆囊炎患者,可迅速有效地降低胆囊压力,引流胆囊腔内积液或积脓,待急性期过后再择期手术。禁忌证包括急性非结石性胆囊炎、胆囊周围积液(穿孔可能)和弥散性腹膜炎。穿刺后应严密观察患者,警惕导管脱落、胆汁性腹膜炎、败血症、胸腔积液、肺不张、急性呼吸窘迫等并发症。

六、几种特殊类型急性胆囊炎

(一)急性非结石性胆囊炎

指胆囊有明显的急性炎症但其内无结石,多见于男性及老年患者,病因及发病机制尚未完全清楚,推测发病早期由于胆囊缺血及胆汁淤积,胆囊黏膜因炎症、血供减少而受损,随后细菌经胆道、血液或淋巴途径进入胆囊内繁殖,发生感染。急性非结石性胆囊炎往往出现在严重创伤、烧伤、腹部大手术后、重症急性胰腺炎、脑血管意外等危重患者中,患者常有动脉粥样硬化基础。

由于并存其他严重疾病,急性非结石性胆囊炎容易发生漏诊。在危重患者,特别是老年男性,出现右上腹痛和(或)发热时,应警惕本病发生,及时行 B 超或 CT 检查有助于早期诊断。B超影像特点:胆囊肿大,内无结石,胆汁淤积,胆囊壁增厚>3mm,胆囊周围有积液。当存在肠道积气时,CT 更具诊断价值。

本病病理过程与急性结石性胆囊炎相似,但病情发展更快,易出现胆囊坏疽和穿孔。一经确诊,应尽快手术治疗,手术以简单有效为原则。在无绝对禁忌证时,首选腹腔镜胆囊切除术,若病情不允许,在排除胆囊坏疽、穿孔情况下,可考虑局麻行胆囊造瘘术,术后严密观察炎症消退情况,必要时仍需行胆囊切除术。术后给予抗休克、纠正水、电解质及酸碱平衡紊乱等支持治疗,选用广谱抗生素或联合用药,同时予以心肺功能支持,治疗重要脏器功能不全等。

(二)急性气肿性胆囊炎

临床上不多见,指急性胆囊炎时胆囊内及其周围组织内有产气细菌大量滋生产生气体积聚,与胆囊侧支循环少、易发生局部组织氧分压低下有关。发病早期,气体主要积聚在胆囊内,随后进入黏膜下层,致使黏膜层剥离,随病情加重气体可扩散至胆囊周围组织,并发败血症。本病易发于老年糖尿病患者,临床表现为重症急性胆囊炎,腹部 X 线检查及 CT 有助诊断,可发现胆囊内外有积气。注意与胆肠内瘘,十二指肠括约肌功能紊乱引起的胆囊积气,及上消化道穿孔等疾病相鉴别。气肿性胆囊炎患者病情危重,可并发坏疽、穿孔、肝脓肿、败血症等,病死率较高,15%~25%,应尽早手术治疗,手术治疗原则与急性胆囊炎相同。注意围术期选用对产气杆菌有效的抗生素,如头孢哌酮与甲硝唑联用。

(三)胆囊扭转

指胆囊体以胆囊颈或邻近组织器官为支点发生扭转。胆囊一般由腹膜和结缔组织固定于胆囊床,当胆囊完全游离或系膜较长时,可因胃肠道蠕动、体位突然改变或腹部创伤而发生顺时针或逆时针扭转。病理上主要以血管及胆囊管受压嵌闭为特征,病变严重性与扭转程度及时间密切相关。扭转180°时,胆囊管即扭闭,胆汁淤积,胆囊肿大。超过180°为完全扭转,胆囊静脉受压回流受阻,表现为胆囊肿大,胆囊壁水肿增厚,继而动脉受累,胆囊壁出现坏疽、穿孔。当扭转达360°时,胆囊急性缺血,胆囊肿大,呈暗红甚至黑色,可有急性坏疽,但穿孔发生率较低。

本病临床罕见,误诊率高,扭转三联征有助提示本病:①瘦高的老年患者,特别是老年女性,或者合并脊柱畸形。②典型的右上腹痛,伴恶心、呕吐,病程进展迅速。③查体可扪及右上腹肿块,但无全身中毒症状和黄疸,可有体温脉搏分离现象。扭转胆囊在 B 超下有特殊影像:胆囊锥形肿大,呈异位漂浮状,胆囊壁增厚。由于胆囊管、胆囊动静脉及胆囊系膜扭转和过度伸展,在胆囊颈的锥形低回声区混杂有多条凌乱的纤细光带,但后方无声影。CT 检查见胆囊肿大积液,与肝脏分离。磁共振胆道成像(MRCP)可清晰显示肝外胆管因胆囊管扭转牵拉呈"V"形。

高度怀疑或确诊胆囊扭转均应及时手术,首选腹腔镜胆囊切除术。因胆囊扭转造成胆囊三角解剖关系扭曲,可先复原正常胆囊位置,以利于保护胆总管。

第二章　胰腺疾病

第一节　解剖生理概要

一、解剖概要

(一)外形和位置

胰腺位于腹膜后,形似手枪状,枪柄为胰头,被十二指肠 C－襻环抱,枪身伸向左上腹。胰腺平均重 85g,长 12～15cm。正常胰头部前后厚度小于 2.5cm,颈部 1.5cm,体部 2cm,尾部 2.5cm。

(二)毗邻

1.胰头的前面与横结肠起始部、十二指肠球部、胃相邻;后面则与下腔静脉,右肾静脉邻近。胆总管在胰头后方的沟内穿过。胰头上缘紧贴胃十二指肠动脉。胰头与十二指肠 C－襻内侧壁的血供来源相同,在此区域十二指肠浆膜面与胰包膜的关系也很密切。

2.肠系膜上静脉在胰颈后方与脾静脉合成门静脉,胰头钩突位于肠系膜上静脉后方、下腔静脉前方。

3.胰体后方有下腔静脉、腹主动脉及两者之间的胸导管起始部及其后方的第一腰椎椎体,在腹部钝器伤时胰体易受伤。胰体的前面有小网膜囊后壁的腹膜覆盖,与胃后壁相邻。胰体上缘与腹腔动脉紧密相邻,腹腔神经丛也位于该动脉周围。

4.胰尾的各面均有腹膜覆盖,有一定活动度,胰尾与脾和副脾的关系很密切,脾动、静脉位于胰尾后上缘的沟内或被包在胰尾中。

(三)胰管

胰管将胰分泌液引流入十二指肠,胰管由两个部分组成。

1.Wirsung 管

Wirsung 管是胰液排出的主要管道。Wirsung 管与胆总管汇合后形成 Vater 壶腹,然后开口于十二指肠主乳头。胆胰管共同开口的长度在 1～14mm 不等,75% 的人≤5mm。Wirsung 管在胰头部的直径 4～5mm。十二指肠主乳头位于十二指肠第二段的后内侧壁,距幽门 7～10cm。从十二指肠黏膜面观,主乳头位于一横形皱襞和一纵形皱襞所形成的"T"形皱襞交界处,这是十二指肠镜下寻找乳头的重要标志。

2.Santorini 管

Santorini 管是胰液排出的小管道。在主乳头前上方 2cm 左右进入十二指肠,开口于副乳头。副乳头周围无特征性的黏膜皱襞。10% 的人仅有副胰管,无主胰管。小乳头在大乳头前上方 2cm,不易发现,唯一的标志是胃十二指肠动脉,在该动脉的右下方就是副胰管和小乳头。"桥下有水"不仅用于描述子宫动脉与输尿管的关系,也适用于描述胃十二指肠动脉与副胰管的关系。

(四)血供

1.胰头部的血供来自胰十二指肠上动脉的前、后分支及胰十二指肠下动脉的前、后分支，脾动、静脉在胰体尾的后，上方行走进入脾门。

2.胰体的血供来自胰背动脉(由腹腔动脉、脾动脉或肝动脉发出)，在脾静脉上方分成左右两支，右支与胰十二指肠血管弓吻合，分布于胰头和胰颈部；左支称胰横动脉，向左行，与胰大动脉右支吻合，供给胰体。

3.胰大动脉是脾动脉发出至胰腺的最大一支动脉，分左右两支，左支向左行，与脾动脉在胰尾的分支吻合，供给胰尾。

二、生理概要

(一)外分泌

脂肪、蛋白和酸进入十二指肠后刺激胰液分泌，胰液 pH 为 8，含胰糜蛋白酶原、胰蛋白酶原、脂肪酶、淀粉酶、羧基肽酶，消化蛋白、脂肪和糖类。十二指肠黏膜分泌胆囊收缩素－促胰酶素和促胰液素。CCK 增加胰液中的酶量，促胰液素促使 HCO_3^-、电解质和水的分泌。

(二)内分泌

胰岛素(β 细胞)，胰高血糖素(α 细胞)，胃泌素(δ 细胞)。

第二节　胰腺先天性疾病

一、环状胰腺

胚胎 5 周时腹侧原基旋转异常，使得正常胰腺呈薄的、扁平带状环绕十二指肠第二段，其内有胰管与主胰管相通。胰腺组织可以完全与十二指肠分开，也可以深入十二指肠肌层。环状胰腺在宫内引起十二指肠梗阻者，表现为羊水过多。

(一)诊断

1.由于环状胰腺所造成的十二指肠梗阻多为不全性，因此大多在成年(30～70 岁)后才出现症状。

2.多数患者有多年的恶心、呕吐、上腹疼痛不适史，胆管受累时可出现胆管扩张或黄疸，易被诊断为胆疾或胃疾。

3.上消化道钡透的典型影像是十二指肠降部向心性狭窄，长度达 2～4cm，狭窄位于十二指肠凸面，狭窄处黏膜正常，狭窄近侧十二指肠扩张。内镜检查可发现相应部位狭窄和胃分泌增多，还可排除溃疡病。

(二)治疗

开始可用少渣食物、止酸剂和 H_2－受体阻断剂。如果经内科治疗症状无改善，应考虑手术。手术方式有十二指肠十二指肠吻合或十二指肠空肠吻合术，一般不主张行环状胰腺切除或断开，但术后可发生胃排空延迟。胃空肠吻合术的并发症是吻合口溃疡。

二、胰腺分裂

胰腺由腹侧和背侧两个胚芽在胚胎 6 周发育中融合而成,大部分背侧胰管与腹侧胰管也汇合成主胰管。胰管不融合称胰腺分裂,发生率约 5%,此时,细小的 Santorini 管成为引流胰液的主要管道,其中 25% 的患者因为胰管梗阻或狭窄会发生胰腺炎,但是,胰腺炎与胰腺分裂的关系仍然未定论。

(一)诊断

临床特点是反复发作急性胰腺炎。ERCP 检查有确诊价值。Vater 乳头插管造影示胆管正常,胰管造影仅有胰头和钩突部一小段胰管显示,与主胰管不汇合。偶尔,在 Vater 乳头的头侧 1～2cm 处可见到另一个小乳头,在该处插管造影显示主胰管并分布至胰体尾。

(二)治疗

手术方式是剖腹行小乳头(Santorini 管)的括约肌成形术(将小乳头的黏膜和黏膜下切开1.0～1.5cm)加胆囊切除术,手术前要除外其他病因所致的胰腺炎。

(三)手术要点

①Vater 壶腹大乳头通常可以通过十二指肠壁扪到,即使没有胆总管插管(如:经胆囊管插管)时也可以扪到;②小乳头位于大乳头的头侧,距幽门仅 3cm,在小乳头的十二指肠侧壁常可见到一根显眼的血管;③与纵切相比,横向切开十二指肠不仅显露好,而且不容易发生术后十二指肠狭窄;④小乳头一般是十二指肠面的细小突起,肉眼很难看到,需要通过手术轻轻地在十二指肠内侧壁扪诊(似小瘤或乳头状)寻找;⑤在十二指肠黏膜上涂亚甲蓝有助于胰管开口的定位,因为胰液会冲走管口的染料,注射胰泌素后更明显;⑥小乳头插管后要避免脱落,因为这种细小的乳头口在受伤后更难寻找和定位;⑦Wirsung 管是斜行穿过十二指肠壁的,而Santorini 背侧胰管呈直角穿越十二指肠壁,因此,其十二指肠壁内段很短,也增加了括约肌成形术的难度。

三、异位胰腺(副胰)

异位胰腺多见于胃壁、十二指肠壁或回肠壁、Meckel 憩室和脐,少数也可以位于结肠、阑尾、胆囊、网膜和肠系膜。绝大部分异位胰腺组织是有功能的,胰岛组织主要存在于胃和十二指肠。异位胰腺可以导致幽门梗阻、蠕动通过障碍、消化性溃疡,甚至新生物。

四、囊纤维化

囊纤维化是一种常染色体隐性遗传病,病变累及体内大多数外分泌腺和黏液分泌组织,患者最终死于呼吸衰竭或腹部疾病,由于外分泌腺纤维化,患者可继发胰内分泌障碍。

(一)诊断

在新生儿可表现为胎粪性肠梗阻,吐出物含胆汁。在成人,也可表现为反复发作的小肠梗阻,原因是异常黏液粪块阻塞。用黏液溶解剂有效。

(二)治疗

尽可能不手术,因为术后易发生肺部并发症。

第三节 急性胰腺炎

一、病因

胰腺炎发病的确切机理仍停留在理论阶段,约 90% 的胰腺炎发病可能与胆道疾病或酗酒有关,此外高脂血症、高钙血症、药物、外伤和缺血也与胰腺炎的发病有关。

(一)胆源性胰腺炎

胆源性胰腺炎是指结石经共同通道排出时引起胰腺的炎症。

1.胰管和胆管开口于同一乳头,胆石排出时使乳头受伤。

2.结石较大时可嵌顿于乳头部阻塞共同通道,使胆汁逆流入胰管。实验证实这种逆流可造成胰腺炎,但人体是否确实存在这种逆流还不清楚。

(二)酒精

酒精可能通过增加胃酸分泌引起胰腺炎。

1.酒精和胃酸均可使胰腺分泌增加并引起 Oddi 括约肌痉挛。

2.胰管内压增加和括约肌痉挛可能引起胰腺炎。

(三)药物

占 5%。确定的相关药有异烟肼和雌激素;可能的相关药有:噻嗪类(HCTZ)、呋塞米、磺胺类、四环素和皮质激素。

(四)特发性

占 5%,如 ERCP 后的胰腺炎、蝎螫伤、高脂血症(尤见于 I 型和 IV 型)、高胆固醇血症、高钙血症、感染性疾病(腮腺炎、睾丸炎、Coxsackie 病毒 B、巨细胞病毒、风疹、甲型肝炎、乙型肝炎、非甲非乙型肝炎蛔虫和肺炎支原体)、肿瘤、创伤以及特发性因素。然而,在临床诊断的特发性胰腺炎中,很常见的原因是微小胆囊结石。

二、诊断

急性胰腺炎最重要的诊断依据是三联诊断:中上腹痛、血淀粉酶水平升高和 CT 影像。

(一)典型病象

患者常有暴饮暴食史,典型的疼痛发作在餐后 1～4 小时,患者取坐位前倾时疼痛可减轻。

(二)轻重不一

临床表现随炎症的严重程度而定,轻重不一。

1.轻者为轻度腹部不适,重者有严重休克伴低血压和低氧血症。90% 以上的患者有中上腹痛,呈持续性,向背部放射,伴恶心和呕吐。30% 为弥散性腹痛。一般来讲,酒精性胰腺炎比胆石性重;男性胰腺炎比女性重;肥胖者胰腺炎比消瘦者重。

2.发热 37.8～39℃,心率 100～140 次/分钟。

3.多数患者有轻至中度的腹部压痛,重者可有腹部肌紧张、上腹肌卫、反跳痛和腹部剧痛。

4.重症胰腺炎和胰腺坏死可引起腹膜后出血,大量液体丢失于第三间隙,出现低容量血症、低血压、心动过速和 ARDS。血液沿各层组织间隙外渗。①血液渗入腰部组织时,左腰部出现淤斑,此称 Grey－Turner 征;②血液沿肝圆韧带外渗时,脐部出现淤斑,此称 Cullen 征。

5.急性胰腺炎的胰源性腹腔积液见于急性胰腺炎恢复期,以左右胸腔积液为主,诊断中要与低蛋白血症或急性肝衰竭相鉴别。术前要行胰管造影判断胰瘘部位,这种手术死亡率高,术前要仔细计划。

(三)腹胀

胰腺炎症严重、渗出增多时可在上腹部扪及肿块,X 线可发现左侧胸腔积液、横膈抬高。

(四)黄疸

有些患者可因结石阻塞胆管或水肿的胰头压迫胆管而表现为黄疸。

(五)血淀粉酶(AMS)

95％的急性胰腺炎患者有 AMS 水平升高。AMS 是急性胰腺炎最有价值的单项检查项目。AMS 一般在症状出现后 1～12 小时内升高,2～5 天后降至正常。AMS 持续处于高水平超过 10 天提示有并发症,如假性囊肿形成。AMS 值与病因、预后及严重程度无必然联系。

1.在腹痛伴血 AMS 升高的患者中,仅有 75％为急性胰腺炎。

2.血 AMS 的高低与胰腺炎的严重程度无相关关系。①血 AMS 在 500～1000IU/L 高度提示急性胰腺炎,>1000IU/L 通常表明胆源性胰腺炎;②血 AMS 在 200～500 单位常提示酒精性胰腺炎,然而,血 AMS 在此值范围的患者中有 17％无胰腺炎的其他证据。

3.胰腺必须有完整的结构和功能才能合成 AMS 并将其释入循环中,因此,在慢性胰腺炎的基础上发生的急性胰腺炎,患者 AMS 可以不升高。

4.血 AMS 的升高不一定都来自胰腺,腮腺也是 AMS 的重要来源,血 AMS 升高的其他原因有肾衰竭、唾液腺疾病、肝硬化、肝炎、胆总管结石、急性胆囊炎、穿透性溃疡病、肠梗阻、输入襻综合征、糖尿病酮症酸中毒肺癌、胰腺癌、腮腺肿瘤、异位妊娠破裂、子宫内膜炎、卵巢囊肿破裂、卵巢囊肿以及卵巢癌。AMS 同工酶检查结合临床表现有助于高 AMS 血症的鉴别诊断。

5.淀粉酶:肌酐清除比值(A.C.C.R)比 AMS 更敏感,正常值<4％。①A.C.C.R 在 5％以上强烈提示胰腺炎;②有时血 AMS 测定本应阳性,但由于肾对 AMS 的清除迅速,因而血 AMS 并不高,测 A.C.C.R 可避免这种情况;③肾功能不良者对肌酐清除率的影响要比对 AMS 的影响出现快,在这种病情下,若能收集 1 小时以上的尿液,测定 A.C.C.R 要比测血 AMS 更敏感。

A.C.C.R＝(尿淀粉酶值÷尿肌酐值)×(血肌酐值÷血淀粉酶值)×100

(六)血脂肪酶

对急性胰腺炎的特异性比较高,一般在 3～5 天后降至正常。

(七)尿淀粉酶

在急性胰腺炎也增高,通常>5000IU/24 小时。

(八)血钙

在急性胰腺炎降低,原因是脂肪酶激活,钙与脂肪酸络合(皂化作用)。

(九)X 线检查

1.腹部 X 线片(AXR)

对诊断急性胰腺不够敏感,可以显示胰腺钙化(最佳投照体位是仰卧位或俯卧位倾斜15°)、胆结石、局限性小肠扩张、腹腔积液和上腹部肿块,胸部 X 线片(CXR)可以显示两侧或单侧胸膜腔积液、基底段肺不张和左侧膈肌抬高。主要影像有下列几项:

(1)小网膜和胰腺区钙化影提示慢性胰腺炎,主要指酒精性胰腺炎。

(2)小网膜囊内有积气提示胰内或胰周有脓肿形成。

(3)腹膜后胰腺坏死时,X 线片上腰大肌阴影消失。

(4)由于小网膜囊及胰周组织积液水肿,X 线片示一些软组织影及含气内脏发生移位。

(5)由于节段性肠麻痹,小肠积气形成"哨兵襻"征;横结肠近侧积气,因而 X 线片上可见到横结肠内气体突然中断现象("结肠截断"征)。

(6)胰腺邻近的十二指肠和空肠出现局限性麻痹性梗阻,X 线片上示"反 3"征。

2.钡餐检查

示上消化道异常。

(1)由于胰腺水肿,十二指肠 C一襻增宽。

(2)由于胰腺水肿和十二指肠 C一襻内侧壁对炎症的反应,十二指肠黏膜皱襞消失,在低张十二指肠造影上表现为"布垫"征。

3.血管造影

在手术前做血管造影,有助于了解胰腺和肝的血供,如今血管造影对胰腺炎的诊断作用已被增强 CT 和 MRT 所取代。

4.CT

CT 不受肠道气体的干扰,分辨率比超声高,因而,在胰腺疾病诊断中的地位优于 US。CT 平扫可显示胰腺轮廓不清、肿胀、胰周水肿及积液情况;增强 CT 对急性胰腺炎的敏感性为90%,特异性接近 100%,CT 增强可判断胰腺坏死范围,对胰腺炎的诊断很有帮助,为预后提供信息,还可为外科医生拟定手术方案提供许多宝贵的影像细节。急性胰腺炎的 CT 表现是胰腺实质肿胀、坏死、脂肪层模糊、胰周积液、肠道扩张和肠系膜水肿。在血容量不足的情况下,血管造影检查容易发生造影剂性肾病,因此,在急性胰腺炎治疗的早期,在容量复苏满意之前,不要急于做增强 CT 检查。MRI T_2一加权相对积液和水肿程度的诊断甚至优于 CT。

(十)ERCP

急性胰腺炎时一般不常规做 ERCP,有下列指征时可以考虑行 ERCP:①创伤性胰腺炎的术前评估,判断主胰管有无断裂;②考虑为胆源性胰腺炎,且病情重笃,入院 24 小时后病情无好转,需要在内镜下行括约肌切开或取石术;③患者>40 岁,胰腺炎的病因不明,需要排除胆总管隐性结石、胰腺或壶腹部肿瘤或其他原因造成的梗阻;④患者<40 岁,有胆囊切除史,既往有原因不明的胰腺炎发作史。

(十一)US 检查

对胰腺炎诊断的敏感性为 62%～95%,特异性>95%。由于急性胰腺炎时肠道气体的干扰,高达 40%的胰腺不能显示。

1.可看出胰腺的正常解剖改变和血管分布改变：①胰的前后厚度增加以及胰与脾血管之间的组织间隙消失提示胰腺水肿，即急性胰腺炎；②其他改变还有胰管大小改变及钙化点；③慢性胰腺炎在超声像上的表现有钙化或含液体的假性囊肿；④慢性胰腺炎不一定有腹腔积液，但腹腔积液很容易在超声下识别。

2.各种胰腺疾患都有超声图像改变：①大多数胰腺疾病，由于胰的水肿和炎症，超声上呈低回声图像，肿瘤常常也呈低回声图像；②高回声图像一般见于气体或钙化。

3.位于胰腺内的液体提示囊肿、脓肿或淋巴瘤。

4.超声检查还可发现胆囊疾病，如：胆囊炎、胆石症或胆总管扩张。

5.在肠麻痹时，结肠内有大量气体，此时，超声的作用受到很大限制。

三、预后

一般来说，胰腺坏死量越大，感染的发生率越高，病死率也越高。急性胰腺炎的预后受某些指标影响，这些指标与病死率有关，最常用的是 APACHE Ⅱ 评分系统和 Ranson 指标。此外，Friess 认为血清 C－反应蛋白可反映急性胰腺炎的轻重程度。

1.48 小时的 6 项指标与胰腺炎所致的第三间隙液体丢失和出血有关，即与胰腺炎的局部严重程度有关。在 Ranson 预后指标中有一项为：48 小时液体潴留大于 6 升，多数医生是根据液体出入量来计算该指标的，我们认为根据体重的增减来计算该指标可以消除非显性失水的影响。

2.休克和低氧血症等全身反应可能是胰腺释出的炎性因子或循环毒素的结果。

3.急性胰腺炎入院 7 天内死亡称为早期死亡，其中 95％死于肺水肿和肺充血；入院 7 天后死亡称为后期死亡，其中 77％死于感染（胰周脓肿及其并发症 MODS）。

4.90％胰腺炎呈轻中症发作，10％为重症。有 Grey－Turner 征或 Cullen 征的患者不足3％，但病死率达 30％～50％。

四、并发症

(一)胰周脓肿

胰周脓肿总发生率约为 2％～5％，在重症胰腺炎为 34％。细菌来源于肠道菌群移位、血源性或胆源性。脓肿一般发生于病后第 2～3 周，定性诊断依据是 CT 或超声导引下的胰腺积液穿刺涂片 Gram 染色或细菌培养。穿刺液涂片 Gram 染色尤为重要，不仅具有获取细菌学结果快捷的优点，而且假阴性和假阳性率低。此外，X 线腹部 X 线片或 CT 显示腹膜后积气（肥皂泡征）也提示产气菌的存在。定位诊断依据 CT 或超声对积液的定位。

(二)假性囊肿

2cm 以下的可自行吸收，大的不能吸收的 6 周后行内引流。

(三)胰源性腹腔积液

一般治疗无效，需手术做内引流。

(四)其他

胰腺炎腐蚀周围的血管壁形成假性血管瘤、腹内大出血或腹膜后大出血或坏死，此外还有胰瘘、肺功能不全、胰的内分泌或外分泌功能不全。

五、治疗

(一) 非手术治疗

急性胰腺炎的非手术治疗要点是保证胰腺"休息"、对症治疗,同时辅以支持治疗。

1.禁食、胃肠减压

目的是减少神经体液对胰腺分泌的刺激,缓解恶心呕吐,减轻肠麻痹所致腹胀。胃肠减压可使患者更舒适,但不缩短住院时间。恢复进食的指征是急性炎症消退(胃肠减压量明显减少、肠鸣音恢复、腹痛明显减轻、腹部体征明显改善、AMS下降)。过早进食,胰腺炎会复发。

2.输液

由于大量液体积聚于胰周、丢失于第三间隙,因此输液一般用晶体液。

(1)要像低血容量性休克或烧伤那样监测心率、血压、插入 Foley 尿管监测尿量,防止输液过量,同时注意监测电解质。

(2)重症患者血液动力学不稳时,应插 Swan-Ganz 导管或中心静脉压管对体液状态进行精确监测。

3.抗生素

抗生素并不能降低胰腺脓肿发生率,因此不主张对轻中度胰腺炎用抗生素。但对急性胰腺炎有坏死的患者要预防用抗生素。引起感染的大多数病原体是大肠埃希菌、假单胞菌、克雷白杆菌和变形杆菌等 Gram 阴性菌,有时也可能存在 Gram 阳性细菌(如金黄色葡萄球菌)、厌氧菌和真菌。对急性坏死性胰腺炎预防用抗生素可降低急性胰腺炎的感染发生率和病死率,并且可使手术时间由原来的平均 15 天推迟至 28 天。此时坏死的境界更为清楚,坏死组织的清除更为方便,有利于一次手术成功。

(1)早期用抗生素可促使积液局限形成假性囊肿,而不易发展成脓肿。

(2)胰头肿胀压迫胆管时,抗生素可预防胆管炎的发生。

(3)胆石性胰腺炎,胆汁有细菌污染,应该用抗生素。

(4)并非所有抗生素都能进入胰腺,可进入胰腺的抗生素包括喹诺酮类、第三代头孢菌素和亚胺培南。对重症胰腺炎,也有人主张早期预防用氟康唑(400mg/d 维持),既可以预防真菌感染,又有抗感染功效。

4.呼吸支持

50%的急性胰腺炎有肺部并发症。重症胰腺炎患者可因肺不张、肺炎或胸膜渗出而发生呼吸窘迫综合征,这种患者在入院的最初 3 天应每 12 小时监测 1 次 PaO_2、摄 CXR。治疗措施有吸氧、抗感染、防止输液过多,必要时行气管插管加呼气末正压通气。

5.代谢和营养支持

纠正低钙和高糖血症。全肠外营养支持主要适用于少数症状持续时间长(超过 1 周)、有脓肿或蜂窝织炎等并发症需要推迟进食的患者。急性胰腺炎用鼻空肠管营养也很安全。

6.抑制胰腺分泌

如抗胆碱药、生长抑素、胰高血糖素、抑肽酶、加贝脂。尚无统计学依据证明这些药物可降低急性胰腺炎病死率或并发症发生率。

7.预防应激性溃疡

用 H_2 -受体阻断剂、止酸剂和质子泵抑制剂。

(二)手术治疗

1.手术适应证

(1)外科并发症:胰周感染、上消化道大出血(应激性溃疡或门静脉血栓形成所致门静脉高压)、穿孔和假性胰腺囊肿等并发症常需手术处理。其中胰周脓肿是急性胰腺炎手术的主要指征,也是唯一被全世界公认的胰腺炎手术指征,此时,需要开腹清创引流,经皮置管引流是徒劳的。急性胰腺炎手术,在影像上和手术清创中要注意胰头后方、结肠沟后方、肠系膜、盆腔,甚至下纵隔等部位有无坏死。

无菌性坏死,经内科治疗,病情仍然恶化,但没有感染依据,是否需要积极手术,存在争议。实践证明,在胰腺炎感染前进行预防性胰腺及小网膜囊引流有害无益。若胰腺炎及胰周积液有感染,此时行引流术可降低病死率。

(2)诊断不明:重症急性胰腺炎的腹痛症状与内脏穿孔、肠系膜动脉闭塞及肠扭转等疾患有许多相似之处。若诊断中不能排除这些疾病,则有必要进行手术明确诊断,因为内脏穿孔和肠系膜血管绞窄等疾病一旦诊断治疗延误,病情将不可逆。

(3)胆管或胰管梗阻:①在重症胰腺炎早期,胆道手术可能会增加病死率。若病情允许,手术应推迟至胰腺炎症状缓解后2～3天进行,此时90%以上患者的胆管下段结石已排出体外。②若病情进行性加重,则必须手术探查胆管,行胆总管取石或 Oddi 括约肌成形术。也可在内镜下取石。若十二指肠和壶腹周围炎症严重,可先行胆囊造瘘或胆总管引流术,以后再考虑二次手术切除胆囊或解除胆管梗阻。

(4)严重腹胀:腹腔渗液、腹内脏器水肿甚至肠壁水肿和肠麻痹是急性胰腺炎时腹胀的主要原因。腹腔内压力增高可导致一系列全身病理生理变化:下腔静脉受压,回心血量减少,血压降低;膈肌升高压迫肺,影响气体交换;心排出量下降、肾动脉灌注不足、肾静脉回流受阻,表现少尿或无尿。此称腹腔室综合征(ACS)。ACS 在临床上并不少见,预后差,虽经腹腔减压等处理,其病死率仍然高达60%。

2.手术方式

重症急性胰腺炎外科治疗的方法很多。一般不主张行规则性胰腺切除术,这种术式不降低并发症发生率,甚至有研究认为反增加病死率。最成功的方法之一是坏死组织清除术。它要求依据术前 CT 所示的积液区和坏死范围小心地用手指清除坏死组织,但保留其他组织("桥"组织往往是肠系膜血管,不要离断),不用剪刀,不做切除,手术尽可能简化,尽量不加重全身炎症反应。在开放填塞和封闭式灌洗方面目前人们青睐后者。

(1)微创清创:根据影像检查和经验积累可以采用腹腔镜、胃镜或电切技术(像前列腺电切一样)对坏死的胰腺组织进行清除。清创中要注意胰头后方、结肠沟后方、肠系膜、盆腔,甚至下纵隔等部位有无坏死,置入通畅的引流后关腹。除非近侧胰管有梗阻,胰瘘一般多能自愈。治疗方法有禁食、抑制胰腺分泌和营养支持。

(2)开放填塞的最大优点是可以改善 ACS,此外,还有利于后继大块坏死组织的再次清除;缺点是炎症区容易出血,加重全身炎症反应,愈合时间长,住院时间长,易发生切口疝。

（3）封闭式灌洗由 Bichler 倡用，它要求插入 35F～40F 大口径的管子至小网膜囊，用大量液体冲洗，每天可达 24～48L。灌洗的平均时间为 34 天，平均住院时间为 2 个月，再手术率为 25％，病死率约为 20％。

第四节　慢性胰腺炎

一、病因

在西方 75％的慢性胰腺炎与长期酗酒有关，其余 25％为特发性、代谢性（高钙血症、高甘油三酯血症、高胆固醇血症、甲状旁腺功能亢进、囊性纤维病）、药物、创伤以及先天性畸形（Oddi 括约肌功能失调或胰腺分裂）所致胰管梗阻。

二、病理

病理检查可见整个胰腺弥散性纤维化和钙化，病变常为进行性。慢性胰腺炎一旦出现了糖尿病，提示 90％的胰腺已经被破坏。①早期小胰管内有大量蛋白与嗜酸性白细胞的混合物；②随着病情发展，钙化更趋明显，许多区域出现胰管扩张；③后期胰管呈"串珠"状扩张；④在病变晚期，由于炎症累及邻近组织，表现为胰腺局灶性炎性肿块（多位于胰头部），可压迫胆总管、门静脉或十二指肠出现相应的梗阻，很容易与胰头癌相混淆。

三、诊断

（一）糖尿病

慢性胰腺炎严重者可引起内分泌功能障碍，表现为糖耐量障碍或糖尿病。胰岛比外分泌腺的抗损伤能力强，因此，出现糖尿病时，必然有外分泌功能障碍和脂肪痢。胰岛素和胰高血糖素缺乏则出现脆型糖尿病。

（二）消化不良

胰外分泌功能障碍时表现为吸收不良、消瘦、脂肪痢、维生素缺乏、代谢性骨病和凝血功能障碍，提示 90％的胰腺实质被破坏。慢性胰腺炎脂肪痢的特点是油腻恶臭的软便，72 小时粪脂肪检查有助于诊断。D－木糖试验正常，Schilling 试验对慢性胰腺炎诊断不敏感。

（三）顽固性腹痛

严重的慢性胰腺炎常有难以忍受的腹痛。

（四）压迫症状

慢性胰腺炎可伴有炎性肿块，引起压迫症状。胰头部炎性肿块在临床表现上酷似胰头癌，可压迫胆管、胰管、十二指肠、门静脉引起相应症状。

（五）腹腔积液

慢性胰腺炎患者可出现胰源性腹腔积液。胰源性腹腔积液的特点是 AMS 高，清蛋白＞30/L。

（六）胰管结石

30％～50％的病例腹部 X 线片可显示胰管中的钙化结石影，并可显示邻近组织炎症的范围。

四、鉴别诊断

US、ERCP 或 MRCP 与动脉造影联用大多能在术前将胰头癌与慢性胰腺炎鉴别开。

慢性胰腺炎与胰头癌的鉴别要点：①胰管突然中断，其余的主胰管正常。②主胰管被包裹一长段，另一端的胰管正常。③胰实质内有坏死的肿瘤区域。④胰管和胆总管同时受累的双管征。⑤胰液、十二指肠液或细针穿刺（CT－引导、US－引导或 ERCP 刷片和活检）细胞学检查。经皮活检主要用于估计不能切除的病例，仅为了获取诊断依据。⑥胰腺癌患者常有 CA19－9 升高，但是，小肿瘤很少升高，少数胰腺炎也可升高。因此，该指标不能用于无症状患者的筛选。CEA、TPA（组织多肽抗原）和 CA125 在胰腺囊性新生物也可以升高，但不能用于壶腹周围癌。

五、治疗

（一）非手术治疗

1.止痛。

2.有内分泌功能障碍时，可用替代治疗。

3.外分泌替代可用胰脂肪酶、胰酶或胆囊收缩素。大剂量胰酶（5.0g 每日 4 次）可反馈性抑制胰腺分泌。

4.其他治疗措施有忌酒、改善营养。

（二）手术治疗

手术适应证是顽固性疼痛和压迫症状。手术前应行 ERCP 检查，了解胰管情况。如无条件行 ERCP 或 MRCP 检查而且手术又必须进行，可在术中行胰管穿刺造影。

1.Puestow 手术

①仅适用于粗胰管（≥5mm）患者，通过扪诊或术中超声确定胰管的位置；②避免在门静脉或脾静脉的前面切开胰实质，切开胰实质后，用手挤压胰体尾观察有无胰液外溢，顺此找到胰管；③在胰腺前面沿其长轴纵向切开串珠状扩张的胰管，长 10～12cm，切开狭窄，清除结石，使胰管敞开；④空肠切开的长度要略短于胰管切开的长度，以免吻合后发生胰漏；⑤将胰管与空肠行 Roux－en－Y 吻合，一般行侧侧吻合，也可将胰腺套入空肠内行套入式吻合。

2.保留幽门的 Whipple 手术

①慢性胰腺炎止痛的关键在于严格按照解剖准则切除胰腺。②过多的出血会增加术后并发症的发生率，因此所有知名血管都应该用不可吸收线双重结扎，超声刀主要用于胃网膜右静脉和十二指肠上静脉等小静脉的止血。③横断胰颈，将肠系膜上静脉的右侧壁与胰头分开。在离断胰头后方与肠系膜上动脉之间的血管淋巴管时，位于患者左侧的外科医生可以用左手捏住胰腺的钩突，减少出血。组织离断后，患者侧结扎，标本侧仅用手捏住，不扎。④保留大网膜，减少术后腹内感染。胰管很细时，最好能用放大镜（12.5 倍更好）做胰管－空肠黏膜吻合，较少吻合口漏。⑤胆总管－空肠吻合的线结要打在外面，避免发生结石。⑥结肠前十二指肠空肠吻合后胃排空延迟明显少于结肠后。

3.胰体尾切除术

主要用于胰管远端梗阻。

4.Duval 手术

在胰头部胰管梗阻时,切除胰尾,将尾部胰管与空肠吻合,胰液逆流入空肠。

5.Beger 手术

又称保留十二指肠的胰头切除术,适用于慢性胰腺炎伴胰头部炎性肿块并有压迫症状者。本术式在胰颈部的切断方式同 Whipple 手术,在胰头部距十二指肠 0.5～1cm 切开胰腺,切除增大的炎性胰头;胆总管梗阻者,应该切开其周围造成梗阻的炎性纤维组织,此时,可以从胆囊管或胆总管上端切开插入 Bakes 探子作引导,避免损伤胆总管。然后行双口胰肠 Roux－en－Y 吻合术(胰体断面与空肠行端端吻合,胰头残留缘与空肠行端侧吻合)。

6.Frey 手术

又称保留十二指肠不断离胰腺的胰头切除术。本术式与 Beger 手术很相似,方法是在胰腺前面沿其长轴纵向切开串珠状扩张的胰管,挖除胰头部炎性肿块,但不断离胰腺,然后行单口胰管空肠侧侧 Roux－en－Y 吻合术。

7.对疼痛剧烈,胰管纤维化不扩张

对疼痛剧烈,胰管纤维化不扩张者可考虑:①Whipple 手术或保留幽门的胰十二指肠切除术,切除 95％的胰腺。②腹内脏神经或胸内脏神经切断术。内脏神经切断仅能解除疼痛,不治疗胰腺病变。内脏神经切断后,若发生阑尾炎或其他急腹症,其疼痛症状可被掩盖,最终造成误诊。

8.胰源性腹腔积液

术前要行胰管造影判断胰瘘部位,这种手术死亡率高,术前要仔细计划。

第五节　胰腺囊肿

真性胰腺囊肿的内壁都衬有上皮,囊肿与胰管不通,囊液中淀粉酶不高。

一、胰腺假性囊肿

大多数胰腺假性囊肿继发于急性胰腺炎,其中多数为酒精性急性胰腺炎,少数为胰腺外伤的后期并发症。

(一)定义

在急性胰腺炎最初 4 周的积液称为急性积液,4 周后称为急性假性囊肿。25％的急性胰腺炎有胰腺积液。这种积液是急性炎症所致,液体混浊,囊壁边界不清,坏死组织无细菌。这种积液会自行吸收。事实上,大多数"假性囊肿"属于这一类。

(二)病理

①开始时是液体在小网膜囊内积聚,积液被周围脏器包裹之后囊壁发生纤维化和机化。囊壁内无上皮细胞,但有炎症反应;②囊壁由胃、十二指肠、结肠和结肠系膜构成,其中主要的部分是胃,胃主要构成囊肿前壁;③囊肿完全机化需要 3～5 周,才能形成坚固的囊壁;④假性囊肿的结局取决于囊肿大小,小囊肿可自行吸收,大囊肿若囊壁已完全机化,一般不能自行吸收。

(三)诊断

1.在胰腺炎恢复期表现为淀粉酶居高不降,低热、白细胞轻度升高及慢性腹痛。50%的患者表现为血淀粉酶高,上腹不适,上腹肿块可有可无。

2.1/3的假性囊肿可并发感染、出血、破裂或梗阻。破裂口小时出现胰源性腹腔积液。假性囊肿侵蚀脾血管,可引起腹痛和肿块,甚至破裂出血。也可压迫脾静脉,造成门静脉高压。假性囊肿内持续小出血,使血红蛋白和红细胞比容逐渐降低。

3.CT和US不但可明确囊肿的位置,还可显示毗邻关系,首选CT检查,US主要用于随访。ERCP可以了解胰管的解剖,为手术提供信息。ERCP可以发现半数假性囊肿有胰管近端梗阻、狭窄或与囊肿相通等改变,不过,ERCP本身可以导致假性囊肿的感染。

二、并发症

直径小于6cm,在6周之内的假性囊肿很少有并发症出现;假性囊肿在6周后很少会自行吸收,并发症发生率也急剧上升。

1.感染

5%~20%的假性囊肿会发生感染,需要行外引流。

2.出血

7%的假性囊肿会侵蚀周围的内脏血管发生出血。最常见的是脾动脉(45%),其次是胃十二指肠动脉(18%)和胰十二指肠动脉(18%)。应该立即行血管栓塞术。

3.梗阻

囊肿可以压迫胃至结肠的任何部位,导致肠梗阻。也可压迫腔静脉或门静脉,以及压迫输尿管致肾积水。压迫胆管致黄疸、胆管炎或胆汁性肝硬化。

4.囊肿破裂

3%的假性囊肿会自发破裂,其中半数可以保守治疗。

三、治疗

(一)早期用非手术治疗,等待假性囊肿完全机化

(1)用全静脉营养或要素膳3~4周,因为过早进普食可加重胰腺炎。

(2)如遇脓毒症或假性囊肿内出血,上述治疗应停止。

(3)小囊肿(<4cm)经保守治疗可自行吸收。

(二)直径>6cm的假性囊肿、厚壁假性囊肿以及完全机化或钙化的假性囊肿

都应手术。

四、手术要点

(一)确诊

①一定要避免将肿瘤性囊肿误诊为假性囊肿进行内引流手术。术中都应送,快速病理检查明确囊肿有无上皮覆盖。假性囊肿一般都有胰腺炎史,而囊性肿瘤则很少有胰腺炎史。假性囊肿的液体一般是清亮的、乳白色的或咖啡色的,而囊性肿瘤的液体多为黏液性。②急性坏死性胰腺炎后可以因血栓形成发生巨大的脾静脉曲张或胃静脉曲张,若将这种曲张的静脉误诊为"假性囊肿"切开可能发生大出血。

(二)术式选择

原则是仅做内引流,不宜强行切除。术中超声有助于了解囊肿与周围脏器的关系,以及胆管和胰腺的情况。

1.内引流

一般尽可能行内引流术,常用的是囊肿胃吻合术或囊肿空肠 Roux－en－Y 吻合术。①囊肿胃吻合,仅适用于假性囊肿前壁紧贴胃后壁的患者。由于大多数假性囊肿都与胃后壁紧密粘着,因此囊肿胃吻合是胰假性囊肿患者最常用的一种术式。术中切开胃前壁探查胃后壁,在胃后壁上找坚硬的区域,该区域即为假性囊肿所在区,在此处穿刺抽取囊液检查,穿刺针留在原位,沿穿刺针切开胃后壁进入假性囊肿,取囊肿壁活检,缝合胃后壁切开缘止血,如此假性囊肿即引流入胃内。囊肿胃吻合也可以在腹腔镜或胃镜下进行。②若囊肿与胃关系不密切,无法行囊肿胃吻合术,则可行囊肿空肠 Roux－en－Y 吻合术。要求空肠的囊肿襻长 50cm,吻合口 5cm。Roux－en－Y 吻合术的优点是万一吻合口裂开,溢液少,不会像胃或十二指肠液那样具有强烈消化作用,甚至危及生命。③囊肿十二指肠吻合术仅适合用胰头部假性囊肿,囊肿紧贴十二指肠者。

术中应注意囊肿有无搏动,排除腹主动脉瘤和脾动脉假性动脉瘤。

2.外引流

外引流仅适用于假性囊肿壁还未完全纤维化、假性囊肿破入游离腹腔、并发感染的假性囊肿或手术风险高的患者,或者假性囊肿经切开缝合后不可靠,则应行外引流。外引流可能形成胰瘘,需用全肠外营养支持后才能愈合。经皮置管引流由于引流效果不理想,引流时间长(一般需要 3~4 周),因此,仅适用于与胰管不相通的假性囊肿以及手术风险高的患者。

3.假性囊肿切除术

一般很少采用,仅限于体积小或位于胰尾部的假性囊肿。Frey 报道假性囊肿术中脾动脉造影有 10% 存在假性动脉瘤,随时都可因破裂致死。对这种患者在炎症的囊壁上行血管结扎极不可靠,应该将远侧胰腺及其所附假性囊肿一并切除。胰头部的假性动脉瘤应行胰十二指肠切除术。

二、胰腺真性囊肿

胰腺真性囊肿比假性囊肿少见,体积比假性囊肿小,呈圆形。常见的胰腺真性囊肿有潴留性囊肿、肿瘤性囊肿和感染性囊肿 3 种。其他少见囊性病灶还有真性胰腺囊肿(先天性疾病,不是癌前病变,通常无症状)和 vonHippel－Lindau 综合征(胰腺的囊性病灶,属胰腺无功能性胰岛细胞瘤)。

(一)潴留性囊肿

潴留性囊肿可见于胰腺的任何部位,常伴有慢性胰腺炎。大多数囊肿与胰管相通,囊液清亮。囊肿可以多发。

1.诊断

依靠 US 和 CT,部分患者 ERCP 可显示囊肿及慢性胰腺炎的胰管影像。若 ERCP 未显示囊肿,术中应行穿刺抽部分囊液做生化检查和脱落细胞检查,然后注入等量造影剂行囊肿造影。

2.治疗

同慢性胰腺炎。若囊肿很大,可在术中切取部分囊壁送活检排除肿瘤,然后行囊肿空肠吻合术。

(二)肿瘤性囊肿

囊腺瘤和囊腺癌均多见于胰头部和胰尾部,多见于老年人。一般没有急性胰腺炎或慢性胰腺炎的病史。由于囊腺瘤和囊腺癌生长缓慢,因而早期大多无症状或仅有,上腹不适,晚期才出现上腹肿块,囊液清亮或为陈旧血性,AMS阴性。

1.病理

浆液性囊性肿瘤的恶性率很低,而黏液性囊性肿瘤的恶性率很高。浆液性囊腺癌常见于胰头部,黏液性囊腺瘤常见于胰体尾部。其他囊性肿瘤还有导管内乳头状黏液瘤(为癌前病变)、囊腺癌、腺泡细胞囊腺癌、囊性绒毛膜癌、囊性畸胎瘤以及血管瘤。

2.诊断

US或CT可证实多囊肿物与胰腺相连。ERCP不能显示肿物,血管造影或上消化道钡餐可显示血管或十二指肠被推压。

(1)囊性肿瘤的放射学特点①有包膜,边界清楚;②有多个囊腔,其间有隔;③中央有散在钙化和多个细小囊肿提示浆液囊腺瘤;④周围钙化和大囊肿提示黏液囊腺瘤;⑤超声可以显示混合回声液体以及间隔;⑥血管造影可以显示不规则的肿瘤血管、血管丰富和动静脉分流。

(2)实验室检查和囊液检查

1)癌胚抗原(CEA):黏液性囊肿有CEA增高,浆液性囊肿和假性囊肿囊液的CEA不高。

2)CA125:CA125升高提示恶性肿瘤,假性囊肿CA125不高,黏液性囊腺瘤和浆液性囊腺瘤则不定。

3)CA19-9:CA19-9在胰腺囊性肿瘤的鉴别中无意义。

4)CA72-4:浆液性囊肿和假性囊肿囊液的CA72-4很低,良性黏液性囊腺瘤则升高,恶性黏液性囊腺瘤很高。

5)淀粉酶:假性囊肿囊液的淀粉酶很高,而囊性肿瘤很低。

6)脂肪酶:假性囊肿囊液的脂肪酶很高,而囊性肿瘤很低。

7)囊液黏度:黏液性肿瘤囊液的黏度高,而浆液性囊肿和假性囊肿囊液很低。

8)经皮穿刺细胞学检查:可以用于判断是否为恶性肿瘤,但是,很难区别假性囊肿与浆液性囊腺瘤。

3.治疗

治疗方法是完整切除肿瘤。手术的范围取决于肿瘤的位置和范围。胰头部肿瘤性囊肿可行胰十二指肠切除术,胰尾部可行胰尾和脾切除术。即使有转移也不要轻易放弃手术。化疗的效果不肯定。

4.预后

黏液性囊腺癌治愈性切除后5年生存率>60%。

(三)感染性囊肿

感染性囊肿多为寄生虫性,并且多伴有其他器官寄生虫性囊肿,X线片上可见到囊壁钙化,治疗同肝包虫病。

第六节　胰腺恶性肿瘤

一、胰腺腺癌

胰腺腺癌的发病率在逐年上升,尤其在男性,主要见于 50～70 岁的患者。发病率的上升与吸烟、酗酒、饮咖啡、糖尿病和石棉接触有关。胰腺腺癌常为多灶性,2/3 在胰头,1/3 在胰体尾部,体尾部的胰癌出现症状更晚。Whipple 手术切除率为 10%～20%。确诊后总 5 年生存率不足 5%,化疗和放疗都不敏感。

(一)诊断

目标是尽可能避免胰腺癌的姑息性手术,贵在早期诊断,但谈何容易。即使是 2～3cm 大的肿瘤,在目前的条件下大多也无法治愈,因为早期胰癌的诊断极为困难。

1.早期无特征性表现

胰腺癌早期无明显临床症状和体征,因此,诊断容易延误。后期症状有上腹痛、消瘦、腰背痛和乏力,但都不具有特征性。腰背痛以夜间尤甚。

2.表现取决于肿瘤的位置

胰腺癌可以分为胰头癌和胰体尾癌,胰体尾癌又可分为导管腺癌和其他癌。患者就诊时的症状与肿瘤在胰腺内的位置有关。

(1)胰头癌最常见,占胰腺癌的 2/3。①75% 胰头癌的患者有消瘦和阻塞性黄疸,一般为无痛性黄疸。胰头或钩突部的肿瘤压迫肝外胆管时可出现黄疸,相对其他症状来说,黄疸是胰腺癌比较早期的症状,提示有切除的可能。50% 的胰腺癌是因为黄疸而得以确诊的。②进展期胰腺癌的另一个局部特征性表现是疼痛,为持续性钝痛,原因是肿瘤侵犯腹腔神经节和肠系膜神经丛。25% 的患者有腰背痛或上腹不适感。③乏力、消瘦、畏食、消化不良及脂肪痢等外分泌不足的表现也很常见。④20% 左右的患者可扪及肿瘤,这提示肿瘤已无法切除。Courvoisier 征(在无痛性阻塞性黄疸的患者上腹部扪到一肿大、无触痛的胆囊)提示胰头肿瘤压迫胆总管。在胰头癌患者,能触及胆囊者不足 50%。要求先做 CT 或 MRI,然后才考虑是否行 ERCP,因为 ERCP 会引起胰腺炎。影像有助于肿瘤以及肿瘤与血管关系的辨认。

(2)胰体尾癌较少见,并且常在晚期才出现临床表现,仅有 10% 的患者有阻塞性黄疸。主要表现为腰背痛、腹部肿块和消瘦。发现时大多已无法行治愈性切除。

3.血栓性静脉炎

Trousseau 游走性浅静脉血栓性静脉炎可以成为胰癌患者就诊时的主要症状,约 10% 的患者有血栓性静脉炎。

4.肝功能

阻塞性黄疸、凝血酶原时间延长、CEA 升高、CA19－9 升高。血 C－反应蛋白绝对值能够预测某些癌症(胰腺癌、肾透明细胞癌)的手术预后以及术后 1 年的转移或病死率。

5.US 检查

很有价值,可查出 2~3cm 大小的肿瘤。US 检查对瘦患者的诊断准确率尤其高,US 的主要缺点是易受肠内气体干扰。近年的内镜超声(EUS)检查诊断准确率更高。EUS 的最大优点是缩短了探头与靶器官的距离,因而图像更清晰,对肿瘤分期的正确度为 60%。对肥胖者和肠内气体干扰者可选 CT 检查,并可进一步通过增强 CT 了解肿块与门静脉或下腔静脉的关系。

6.逆行胰胆管造影(ERCP)或磁共振胆胰管显像(MRCP)

胰头癌在 ERCP 和 MRCP 影像上的典型特征是胰头部的胰管和胆管同时受压狭窄,称为"双管征"。梗阻远端的胰胆管正常,近侧胰胆管扩张。慢性胰腺炎多为不全性梗阻,且远侧胰管多有病变。

对大于 2cm 的病灶来讲,CT 的敏感性接近 100%;而对于小于 2cm 的病灶来讲,CT 的敏感性仅 70%。就分期来讲,CT 对肿瘤扩展和血管侵犯的正确率大于 90%。MRCP 在胰腺肿块的评估方面与 CT 等价,其优势是所提供的肝转移信息的敏感性更高,提供的管道结构解剖更清晰。

ERCP 还可取活检,对不能切除的胰头癌还可置入内支架管。胰头癌术前是否要常规置内支架管仍有争议,支持者认为梗阻引流后可恢复肝内皮细胞的功能、胆管减压、胆汁流入肠道有利于凝血功能的恢复。作者认为只要患者能耐受手术,就不必强求行胆管内置管术。但如果手术因为其他原因需要延迟,可考虑暂时行胆道引流。

7.增强 CT 检查

增强 CT 对胰腺癌不能切除的预测正确率几近 100%,但仍有外科医生认为只有在手术中才能最后确定肿瘤能否切除,也有人主张利用腹腔镜、EUS 或动脉血管造影。增强 CT 要求层厚小于 3mm;按 3~5mL/s 静脉注射造影剂(120~150mL),连续 30 秒。开始注射后 40 秒摄胰实质相(胰实质强化的顶峰期)观察胰腺;70 秒摄门静脉相(肝实质强化的顶峰期)观察肝转移以及肠系膜静脉、脾静脉和门静脉有无受累。在胰腺癌,重要的是注意胰实质相和门静脉相,而非动脉相。还应该加冠状位和矢状位重建。大多数胰腺癌为低血供肿瘤,在动脉相和胰实质相上为低密度病灶,在门静脉相上可以为低密度,也可以为等密度。从增强 CT 上你应该重点判读下列血管有无受累:腹腔动脉干、肠系膜上动脉、肝总动脉、脾动脉、门静脉主干、门静脉主要属支(胃结肠干、第一支空肠静脉和回结肠静脉),以及有无胰外转移病灶。据此将胰腺癌分为下列 3 类:有远处转移;无远处转移,但局部大血管或邻近器官有广泛侵犯无法切除;无远处转移,也无局部广泛侵犯可切除。

8.上消化道钡透

可发现胰头癌所致十二指肠变形,但这是胰腺癌的一种晚期表现。

9.经皮肝穿刺胆管造影(PTC)

主要用于明确阻塞性黄疸的病因和部位。胰头癌在 PTC 上的特征是胆管完全梗阻,梗阻处胆管呈光滑的弧形外压迹。慢性胰腺炎胆管为不完全性梗阻。结石嵌顿在 PTC 上表现为反向弧状"杯口"。

10.动脉造影

胰头癌在动脉造影上的特征:动脉被包裹、动脉支突然中断、静脉闭塞及肿瘤血管。

11.术前腹腔镜分期

对判断胰腺癌的转移和侵犯情况有重要价值。腹腔镜主要用于 CT 诊断为胰腺癌但未发现胰外病灶的患者,作为 CT 检查的补充,判断切除的可能性。只要没有十二指肠梗阻或胆管炎,一般首选腹腔镜检查,腹腔镜除可发现腹腔内肿瘤种植外,还可了解胆管周围、腹腔动脉周围及腹主动脉周围等区域淋巴结情况,可以对肝表面或经超声引导对肝深面的病灶进行活检,了解 PV 和 SMV 的侵犯情况,从而可减少不必要的剖腹,减少费用和并发症。在腹腔镜超声引导下,用细针穿刺肿块,吸引做脱落细胞检查。脱落细胞诊断的正确率取决于病理医生的经验。

12.术中肿块穿刺脱落细胞检查或活组织检查诊断

13.可切除性的判断

(1)显然可切除的胰头癌(即:AJCC Ⅰ期和Ⅱ期)是指无明显转移灶、无明显淋巴结肿大,最重要的是无明显血管接触(胰头癌累及胃十二指肠动脉除外,因为该动脉在 Whipple 手术切除范围内)。也就是说,肿瘤的毗邻血管(包括肠系膜上动脉、腹腔动脉干和肝总动脉)完整,未受累,周围有清晰的脂肪间隙。与胰头毗邻的其他血管(如肠系膜上静脉)仅仅,通过正常胰腺实质或借脂肪组织与肿瘤有接触,血管没有因为肿瘤侵犯发生变形或狭窄。

(2)显然不可切除的胰头癌(即:AJCC Ⅲ期和Ⅳ期)是指有明显远侧转移(Ⅳ期)、手术野之外有明显淋巴结肿大或肿瘤包绕(>180°)肠系膜上动脉、腹腔动脉干和肝总动脉起始部(无法采用动脉切除重建手术)。

(3)临界可切除的胰头癌是随着治疗手段(手术、放疗和化疗)的进步而发展起来的,该类患者的界定存在一定难度。一般认为,临界可切除的定义是无远处转移,主要血管(肠系膜上静脉、门静脉、肝动脉和肠系膜上动脉)受累闭塞的长度很短,闭塞血管的近远侧适合行切除重建。肠系膜上动脉和腹腔动脉干的受累仅限于贴壁(未达该血管周径的 180°,也称血管部分受累),肝总动脉受累至多是一小段包绕(达该血管周径的 180°以上,也称血管环周受累),但肝总动脉起始部未受累(有足够的长度可供做动脉旁路术)。但是,NCCN 指南认为任何程度的静脉贴壁都被认为是临界可切除。如今,我们把这类患者称为解剖临界可切除(A 型),此外,还有 B 型和 C 型。B 型临界可切除是指可能存在胰外转移病灶的患者,也就是说,CT 提示可疑转移灶(但不确定)和(或)N1 淋巴结转移(剖腹术或内镜超声加细针穿刺细胞学检查证实)。C 型临界可切除是指那些先前存在夹杂症(这些夹杂症可能造成手术禁忌,但评估还不够充分),或患者的体能状态可逆(临界体能状态)。

由于 60%的胰腺癌位于胰头部,因此,胃十二指肠动脉受侵犯是常见情况。如果肿瘤向头侧生长,就会沿胃十二指肠动脉累及肝总动脉。另一种需要考虑的情况是起源于肠系膜上动脉的副右肝动脉或替代右肝动脉,这种变异肝动脉的典型行程是紧贴胰头后方,因此,在胰头癌患者很容易受累,不过如果副右肝动脉或替代右肝动脉受累,切断后一般不必重建。

动脉优先法(AFA):以前,胰头癌的"可切除性"主要依据门静脉-肠系膜上静脉是否受累,随着静脉切除术的安全性提高,门静脉-肠系膜上静脉受累已经不再被看作 Whipple 手术的禁忌证。人们意识到决定预后的重要因素是胰腺后内侧切缘(其边界是肠系膜上动脉右侧缘)的状态,因而逐渐把肠系膜上动脉和肝总动脉是否受累或包裹看作"可切除性"的主要判断指标。这一认识上的变迁要求人们在走出"无回头路"这一步之前对可切除性做出判断,从而提出了"动脉优先入路"这一理念,即:先解剖肠系膜上动脉,而不是先分离胰颈部。虽然术前影像检查对胰腺癌可切除性的判断有很满意的正确率,但是,在新辅助治疗患者,胰周脂肪的局部炎症很难与肿瘤局部侵犯区别。因此,AFA 在局部晚期和临界可切除性胰腺癌就显得特别重要,尤其在当今新辅助治疗越来越普遍的情况下。临界可切除性胰腺癌是指有胃十二指肠动脉包裹和一小段肝动脉包裹,但没有腹腔动脉干侵犯的病例。晚近,Ferrone 的研究表明 FOLFORINOX 新辅助治疗后尽管血 CA19－9 显著下降和(或)肿瘤显著缩小,但是,在重要血管周围见不到清晰的脂肪层。因此,获取动脉周围组织送冰冻切片就成了区别肿瘤与肿瘤周围炎症纤维化的重要手段。人们已经搞清楚肠系膜上动脉环周(360°)清扫会增加术后顽固性腹泻风险,虽然处理顽固性腹泻的药物有多种。

SMA 缘又称为"后内侧缘""腹膜后缘""钩突缘""肠系膜缘"和"内侧缘",最正确的描述应该是"后内侧缘",但是,一般推荐用"SMA 缘"这个词。

(二)治疗

手术切除是目前唯一有希望根治胰腺癌的措施,然而,切除后的患者 5 年生存率仅 20%。在过去几十年中,手术技巧的提高和手术范围的扩大都未能进一步提高 5 年生存率。

1.根治手术

目前,腹膜癌细胞种植和肝转移灶已经是公认的胰腺癌根治术的禁忌证,但是,淋巴结转移和血管侵犯是否适合根治术仍然存在争议。

(1)胰头癌若有可能切除,其标准式是胰十二指肠切除术(Whipple 手术)。该手术要求切除胰头、十二指肠和 15～20cm 的近侧空肠、胆总管远端、胆囊和胃窦。然后行胃肠道重建术,即胃空肠吻合、胆总管空肠吻合和胰空肠吻合。Whipple 手术的适应证是胰头部肿瘤、能推动、腹腔动脉周围和肠系膜血管根部淋巴结无转移迹象。

1)Whipple 手术在有经验的专科医师手中围手术期死亡率为 5%,并发症发生率为 25%。

2)Whipple 手术并发症发生率很高,主要并发症有出血、脓肿和胰瘘。

3)大宗病例调查胰头癌的切除率为 15%。切除的可能性取决于:术前全身情况、有无远处转移(肝、肺、淋巴结)、肿块的邻近侵犯情况(下腔静脉和肠系膜上静脉),最终能否切除仅在剖腹术中才能断定(肝、肝门部胆管、腹腔结、肠系膜上结、小肠系膜根结、横结肠系膜根结)。探查符合下列几点时,是行 Whipple 手术的依据:①腹腔外无转移;②肝门部无转移,胰颈后方的门静脉和肠系膜上静脉未受侵犯;③肝脏和腹内其他脏器未受累。

(2)对胰体尾癌可行胰体尾切除,加脾切除和淋巴结清扫。远侧胰腺切除的适应证是胰体尾部肿瘤,无转移迹象。

(3)全胰切除很少应用,主要用于肿瘤累及胰腺的大部分,但无转移迹象。

1)该术式的优点:①切除了有可能存在的多中心肿瘤灶(发生率高达 40%);②无吻合口胰漏之虞。

2)该术式的缺点:①内分泌紊乱,胰岛素依赖性糖尿病和因胰高血糖素缺乏发生严重的低血糖危象;②外分泌功能不足、消化不良,需要服用酶制剂和长期口服要素饮食,生活质量很不满意;③生存率不高。

2.姑息手术

胰头癌的切除率仅 10%~20%,因此,绝大多数为姑息手术。手术目的是解除:①胆道梗阻;②疼痛;③十二指肠梗阻。

(1)一般利用胆总管与空肠进行 Roux-en-Y 吻合,行胆道减压,以改善肝功能。不主张行胆囊空肠吻合术,因为胆囊管与胆总管汇合部位低时,易被肿瘤侵犯而发生引流不畅。

(2)若第一次手术仅行胆肠吻合,约 20% 的患者会发生十二指肠梗阻,需要再次手术行胃肠吻合,因此有些医院主张在第一次手术时同时进行胃肠吻合和胆肠吻合。

(3)经内镜置入内支架管或经皮肝穿刺途径置入内支架管至阻塞区域,可达到胆汁内引流、解除阻塞性黄疸之效果,并且不需剖腹手术。

3.化疗

也可以用于治疗胰腺癌。吉西他滨是一种 Ara-c 阻滞剂,是目前治疗晚期胰腺癌的标准疗法,但其单药疗效有限,人们寄希望于吉西他滨联合卡培他滨、吉西他滨联合埃罗替尼或卡培他滨联合埃罗替尼治疗。

4.放疗

一般来讲,放疗对胰癌无效,目前人们寄希望于兆电子伏放疗,并在 CT 导引下和屏蔽剂的作用下把放疗野缩至很精确,从而达到最佳疗效。对不能切除的胰癌也可用术中放疗。此外,可于术中将具有放射活性的铱 192 丝插入肿瘤组织中,可延长生存时间,对无法切除的肿瘤患者,中位生存期达 13 个月。

(三)预后

如今,Whipple 手术的围手术期死亡已经罕见,在患者量大的中心该数字是 2%。然而,其并发症发生率依旧在 30%~50%。

(1)总 5 年生存率不足 5%,基本不可能治愈,绝大多数患者在 1 年内死亡。胰腺癌患者在外科手术切除加辅助治疗后的中位生存时间约为 22 个月,5 年生存率为 15%~20%。大多数患者死于出现转移(85%),少数患者死于局部复发(40%)。

(2)局部晚期病例不做手术仅采用姑息化疗可以存活 10~12 个月,而转移病例则罕有存活超过 6 个月。

(3)胰腺癌患者之所以预后不良,其主要原因是早期诊断困难,在确诊时能手术切除的患者仅 10% 左右。

二、胰腺的其他恶性肿瘤

胰腺其他恶性肿瘤比较少见,其中有囊腺癌(主要见于女性)、无功能性胰岛细胞瘤以及内分泌性肿瘤,如:胰岛素瘤和 Zollinger-Ellison 瘤(胃泌素瘤)。

第七节　胰腺内分泌性肿瘤

胰岛细胞瘤分为功能性(产生激素)和非功能性(不产生激素),还分为良性和恶性。

1.非功能性胰岛细胞瘤

非功能性胰岛细胞瘤大多位于胰头部,且为恶性,临床表现有腹痛、背痛、体重下降和腹部包块,偶有黄疸。诊断依赖组织学检查,但病变是否为恶性,需根据其浸润性和转移性,而不是细胞学形态。确诊时约80%已有转移,仅有半数患者能选择胰十二指肠切除术。治疗同胰头癌。

2.功能性胰岛细胞瘤

最常见的功能性胰岛细胞瘤是β细胞瘤,又称胰岛素瘤,分泌胰岛素,表现为低血糖症状。δ或α_1细胞瘤分泌胃泌素,表现为Zollinger－Ellison综合征。α_2细胞瘤分泌胰高血糖素,表现为高血糖症状。

胰岛素瘤、胰高血糖素瘤和血管活性肠肽瘤几乎都位于胰腺内,而胃泌素瘤几乎都在十二指肠内。75%的胃泌素瘤、胰多肽瘤和生长抑素瘤多见于肠系膜上动脉右侧的胰周组织、十二指肠和胰头部;而75%的胰岛细胞瘤和胰高血糖素瘤位于肠系膜上动脉左侧的胰体尾部。MEN－1综合征的特点是甲状旁腺肿瘤、垂体肿瘤和胰腺肿瘤,偶尔还有肾上腺肿瘤。这种患者的处理原则是先切除甲状旁腺肿瘤。

一、胰岛素瘤

胰岛素瘤是最常见的功能性胰腺肿瘤,一般<2cm,70%为单发并且为良性,10%为恶性,15%为多灶性。病变肉眼观为褐色或暗红色。7%～8%的患者是MEN－1。

(一)诊断

主要依据是空腹低血糖和血胰岛素值升高。

1.Whipple三联征

①空腹低血糖症状周期性发作,有神经性低血糖表现(焦虑、震颤、意识模糊和反应迟钝)和低血糖的交感反应(饥饿、冷汗和心悸);②症状发作时血糖低于2.78mmol/L(50mg/dL);③口服或注射葡萄糖后症状缓解。

2.血糖对大脑的损伤程度

根据血糖对大脑的损伤程度不同可表现为行为异常、记忆力减退和意识障碍。

3.实验室

血糖、糖耐量、48小时饥饿试验、血浆胰岛素值升高($>5\mu U/mL$)、血浆胰岛素($\mu U/mL$)与血糖(mg/dL)比值大于0.3。空腹血胰岛素和C－肽是确诊指标。

4.定位诊断

US、CT、MRI、DSA、内镜超声检查。术中游离十二指肠和胰腺下缘后对胰腺仔细触诊和术中US检查是目前胰岛素瘤最可靠的定位诊断方法。

(二)鉴别诊断

肝癌、肺癌等某些癌瘤可分泌胰岛素样生长因子,引起低血糖,其特点是血浆胰岛素值不高,且有原发瘤表现。

(三)治疗

1.低血糖发作时可口服食糖或静脉注射葡萄糖。二氮嗪、维拉帕米或生长抑素加饮食调整可以防治低血糖。

2.本病的根本治疗措施是手术切除。手术要点是定位,防止遗漏,防止残留。术中监测血糖很重要,如血糖未上升,提示肿瘤未切除或肿瘤为多灶性。

二、胃泌素瘤

胃泌素瘤(Zollinger－Ellison 综合征)是第二常见的胰岛细胞瘤,最常见的症状性恶性内分泌瘤。本病为高胃酸分泌,对胃酸刺激剂无进一步反应,胃和十二指肠甚至小肠弥散性溃疡。恶性胃泌素瘤在组织学上无判断依据,主要根据转移情况来判断。

(一)诊断

75%的患者主诉是腹痛,2/3 患者有腹泻(鼻胃管引流后腹泻停止),1/3 患者有反流性食管炎。MEN－1 综合征(垂体、甲状旁腺腺瘤和肾上腺皮质增生)可以在胰十二指肠有散在多灶性微小腺瘤。δ 细胞肿瘤很小(<1cm),1/3 是恶性,随着时间推移,几乎都会变成恶性。

1.定性诊断:BAO 明显升高(>15mmol/h 或溃疡病手术后>5mmol/h),酸刺激不升高。血空腹胃泌素升高(≥100pg/mL),静脉注射促胰液素后胃泌素反而增加(促胰液素试验)。

2.定位诊断困难,60%～90%的胃泌素瘤位于"胃泌素瘤三角"(胆囊管与胆总管汇合点、十二指肠降部与横部汇合点、胰头与胰颈汇合点);半数胃泌素瘤在十二指肠,其中 70%在球部;也可存在于十二指肠周围淋巴结中。90%的胃泌素瘤有生长抑素受体,因此,用放射性核素标记生长抑素进行示踪有助于定位。

(二)治疗

①质子泵抑制剂控制胃酸相当有效,因此,外科的着眼点是对肿瘤的远期控制,不要做胃切除控制症状;②尽管胃泌素瘤的恶性率很高,但是它比腹腔内脏任何癌症的治愈率都高,因此,外科医生应该努力通过手术来治愈;③散发性胃泌素瘤有半数可以通过手术根治,MEN－1 患者几乎不可能做到根治性切除,多位于胰腺内,是否有手术适应证仍然存在争议;④一般不做 Whipple 手术。

(三)手术要点

1.不要走捷径,无论术前定位检查如何,都按照同一模式进行每例手术。

2.术前通过询问家族史和内分泌疾病史排除 MEN－1 的可能性。切记 Zollinger－Ellison 综合征和 MEN－1 一般都会有多发性胰腺和十二指肠神经内分泌肿瘤,治愈率很低。如果患者有原发性甲状旁腺功能亢进症,先做甲状旁腺手术,或许术后 Zollinger－Elli－son 综合征的表现会改善。

3.造就一个善于献身的团队,其中耐心的术中超声医生最重要。

4.进腹后,先探查肝脏转移灶;然后,切开胃结肠韧带,显露胰腺,用触诊和超声探查;Kocher 手法游离十二指肠和胰头,用触诊和超声探查十二指肠和胰头;借助内镜光源有助于术中对十二指肠壁肿瘤的寻找;最后切开十二指肠扪查肿瘤。对有经验的外科医生来说,生化检测表明即刻手术成功率为 40%~90%,遗憾的是,其中半数会在 5 年内复发。

5.在十二指肠内侧壁处要注意避免将壶腹和胰管误认为十二指肠壁内肿瘤。如果对壶腹的定位存在疑问,可以切除胆囊,经胆囊管插入一导管至十二指肠。偶尔,也可以在术中用胰泌素,促使胰腺分泌,帮助胰腺开口的判断。

6.若术中未能找到胃泌素瘤,可以做高选择迷走神经切断术。对胃泌素瘤原发瘤无法切除或转移灶可以做肿瘤减量手术,有助于随后的内科治疗、延长生命。

7.围手术期和术后继续用强止酸剂。

三、血管活性肠肽瘤

血管活性肠肽瘤又称胰性霍乱。这是一种分泌血管活性肠肽的神经内分泌腺瘤,多见于胰尾部,可引起严重分泌性腹泻(禁食时排便>1L/d)、低钾血症、胃酸缺乏、面部潮红、心动过速、高糖血症、高钙血症(水泻、低钾血症和胃酸缺乏合称为 Verner—Morrison 综合征)。空腹血管活性肠肽值增高(>190pg/mL),定位诊断依靠 CT 和内镜超声。生长抑素皮下注射可有效控制腹泻。对无转移的患者,可行肿瘤切除术;转移患者(占 50%)也可以做肿瘤减量术以缓解症状。

四、高血糖素瘤

高血糖素瘤分泌大量胰高血糖素,导致糖尿病。20% 的患者是 MEN—1。

(一)诊断

高血糖素瘤的特征是游走性坏死性皮炎,多见于下肢和会阴部,还有消瘦、口腔炎、低氨基酸血症、贫血以及 Ⅱ 型糖尿病。女性多见。对任何年龄大于 60 岁,近期发生糖尿病伴随典型皮肤病变时,应警惕本病。血高血糖素值增高(一般>1000pg/mL,正常值<50pg/mL)。CT 有助于肿瘤的定位和侵犯程度估计。

本病几乎全部为恶性,确诊时仅 25% 局限于胰腺内,其余患者已有肝、肾上腺或脊椎转移。

(二)治疗

生长抑素可控制高血糖素瘤的症状,无效者可静脉用氨基酸注射液。在营养支持后,尽可能行原发灶和继发灶的切除。围手术期要用小剂量的肝素,防止深静脉血栓形成和肺栓塞。无法切除的肿瘤可用链脲佐菌素和达卡巴嗪联合化疗。

五、生长抑素瘤

生长抑素瘤是最少见的胰岛细胞瘤,表现为糖尿病、脂肪痢和胆石症。肿瘤多位于胰头部,就诊时常已经有转移。

六、胰多肽瘤

胰多肽细胞主要位于胰头部和钩突,胰多肽的生理作用还不清楚。胰多肽瘤多数为恶性,体积大。患者血中胰多肽水平高,缺乏特异性症状,也有表现为水泻和皮疹。治疗是手术切除。

第八节　胰腺的手术要点

一、Whipple 手术要点

(一)确诊和切除的可行性

1.切除的可行性判断主要依据术前高清晰 CT。影响肿瘤切除可行性的局部因素是肿瘤与腹腔动脉干、与肠系膜上动脉以及与肠系膜上静脉－门静脉的关系,这 3 种关系在剖腹后、胃和胰颈离断前很难做出准确判断,因此,术前的肿瘤－血管关系的判断极为重要。高清晰增强 CT 对胰腺癌能否切除的预测正确率高达 85%。可切除胰头癌的增强 CT 标准:①无胰外病灶;②肠系膜上静脉和门静脉通畅;③腹腔动脉干或肠系膜上动脉未受侵犯。

2.许多在影像上判断可切除的肿瘤,还可因腹腔癌细胞种植,微小肝转移和局部侵犯而无法切除。因此,许多学者建议对影像上判断可切除胰头癌术前进行腹腔镜加腹腔镜超声检查。

3.术前或术中行细针穿刺细胞学检查,有恶性肿瘤依据。对胰头部腺癌,不必常规行术前脱落细胞检查,但需要根据影像检查判断切除之可能性。

(二)寻找肠系膜上静脉

沿胃网膜右静脉或中结肠静脉找胃结肠干,即可追寻到肠系膜上静脉。切开肝十二指肠韧带前面的腹膜,向下分离十二指肠可以显露胃十二指肠动脉及其后方的门静脉。

(三)控制出血

1.Kocher 手法游离胰头至腹主动脉,要求从十二指肠球部顺势向下游离,离断横结肠与十二指肠和胰腺的附着,然后一直游离至十二指肠升部与肠系膜上静脉交汇处。

2.游离门静脉是手术中风险最大的一个步骤。一旦肿瘤与门静脉粘连,很容易发生门静脉撕裂、出血。此时,术者应将左手置于胰头后,左拇指在胰头前方,将门静脉和肠系膜上静脉向前顶起,压迫止血;一边在门静脉左前方切断胰颈,显露门静脉破口用 5－0 Prolene 线进行修补。若门静脉受侵犯广泛,有时还需游离和暂时阻断脾静脉、肠系膜下静脉、肠系膜上静脉、冠状静脉和门静脉,从而控制门静脉破口,上、下游的血流,用大隐静脉片修补或静脉移植。

3.在肠系膜上静脉与脾静脉汇合前,有一支较粗大的胰十二指肠下静脉汇入其右侧壁,应注意处理。

4.钩突的处理:胰腺钩突有 3～5 支小静脉直接注入肠系膜上静脉或门静脉的右后壁,甚至左后侧壁,在切断结扎这些静脉时极易发生撕裂,血管回缩后止血极为困难(所以,在断离钩突时,近心端最好采用缝扎处理)。此时,术者可将左手伸入胰头后方,用食指和中指将胰钩突连同肠系膜上静脉顶起、压迫止血,腾出右手进行缝合修补。若将肠系膜上静脉和门静脉的左侧壁完全游离,也有利于从肠系膜上静脉左侧缝合破裂口。

5.血管结扎前必须分掉血管周围的组织,用不吸收线结扎,血管断端距结扎线要有一定长度。

6.充分游离肠系膜上静脉和门静脉交汇处,显露肠系膜上动脉,在直视下不容易损伤该动脉。

(四)防止损伤或误扎

肠系膜上动脉或静脉、副肝动脉、门静脉多数副肝动脉从肠系膜上动脉发出，经胰腺背面进入肝十二指肠韧带，在分离胰腺钩突上部时仔细触诊有助于判断该动脉的存在。在切断胃十二指肠动脉前，一定要先夹闭该动脉，然后扪查肝固有动脉的搏动，在确定肝动脉来自肝总动脉后才能切断。

断钩突时要注意防止损伤肠系膜上动脉，损伤的原因是钩突肿瘤侵犯动脉或断钩突时牵拉过度。

(五)胃十二指肠动脉的处理

此时要注意是否存在肝动脉变异。不要钝性游离胃十二指肠动脉根部，以免发生肝动脉闭塞。肿瘤与胃十二指肠动脉根部关系密切时，可以在上、下游分别控制肝动脉，锐性离断胃十二指肠动脉根部，用 6－0 Prolene 线缝合动脉残端。

(六)根治肿瘤

提高 5 年生存率的关键是早期诊断和根治肿瘤。胰头癌切除时应强调在肠系膜上静脉或门静脉的左侧切断胰颈和钩突，以防癌肿残留。

(七)预防吻合口漏

胰肠吻合的方法很多，要点是保证吻合质量并且确保吻合部血供良好。目前，国际上应用较多的是胰管－空肠黏膜吻合。

为了便于术后行内镜检查(术后内镜检查可观察到胰管和胆管的开口，早期发现局部复发)，可以先做十二指肠－空肠段侧吻合。距十二指肠－空肠吻合门口以远 2～3cm 的位置行胰腺－空肠端侧吻合。

1.残胰断面的处理

以 5－0 或 6－0 血管缝线对胰腺断面进行缝扎止血。残胰断面的主胰管不必留长。

2.切除空肠浆膜

按残胰断面大小，切除一块椭圆形空肠浆膜，目的是在吻合后有利于空肠黏膜下层与主胰管周围组织形成侧枝吻合。

3.胰管－空肠黏膜吻合

以 5－0 或 6－0 的单股可吸收线(主胰管不扩张者用 6－0 单股可吸收线，主胰管扩张者用 5－0 单股可吸收线)，在胰管周围间断缝 6 针预置缝线，均为内进外出，边距 2mm。然后，与空肠黏膜和黏膜下层做胰管－空肠黏膜吻合，后壁 3 针缝合完成后，开始打结，结打在管腔内。

4.胰实质－空肠浆肌层缝合

用 5－0PDS 缝线从胰腺表面进针，从主胰管附近胰腺断面出针，再与空肠浆肌层缝合，线结打在浆膜外。针距 3mm，前壁间断缝合 6～7 针。然后，向左侧翻转吻合口，完成后壁的胰实质－空肠浆肌层缝合。

胰液是无色透明的，术中很难引起注意。胰漏患者的术后引流液因含胰液而溶血呈现特有的酒红色或暗红色，淀粉酶值可高达 1 万至数十万 IU/L。纯胰漏对周围组织无太大损害，若能保持引流通畅，对患者也无威胁，可等待其自行愈合。

若胰漏伴胆漏或肠漏,胰蛋白酶将被激活,对周围组织有消化作用,可引起血管破裂、腹腔内出血以及腹腔感染,这是 Whipple 手术后主要的死亡原因。处理方法是冒风险将残留胰腺切除。

(八)保留幽门的胰十二指肠切除术(PPPD)

离断胃窦或距幽门 1cm 离断十二指肠。PPPD 的优点是术后营养状态好,没有胃切除后的一些并发症,患者生活质量好,尤其腹泻发生率降低。但术后胃排空延迟发生率高。标准 Whipple 手术的优点是切除的范围更广泛。

(九)门静脉切除问题

怀疑胰头周围肿瘤浸润门静脉时,应该积极做门静脉合并切除术。手术要点是尽可能缩短门静脉阻断时间,必要时可以使用暂时分流,充分游离肠管侧,不要因缝线过紧致使吻合口狭窄。门静脉切除 5cm 后一般不需要间置血管,只需将血管对端吻合。门静脉受侵犯只是手术的相对禁忌证,但需要经验丰富的胰腺外科医师进行手术。

(十)淋巴结清扫问题

尽管区域性淋巴结清扫确可提高部分淋巴结转移患者的疗效,但广泛的腹膜后淋巴结清扫和腹腔动脉干、肝动脉及肠系膜上动脉完全骨骼化会增加手术并发症和死亡率,尤其是顽固性腹泻,严重影响患者的生活质量。为此,作者对广泛淋巴结清扫持保守态度。在清扫肠系膜上动、静脉周围含神经丛的淋巴脂肪组织时,应该至少保留肠系膜上动脉一侧的神经丛,尽可能减少术后顽固性腹泻的发生。

二、胰体尾切除手术要点

1.诊断:胰体尾癌可考虑做胰体尾切除,加脾切除和淋巴结清扫。由于胰体尾的导管腺癌在确诊时多已侵犯了局部重要结构、淋巴转移或远处转移,因此都不具有切除价值。对胰体尾部的实质性肿块,术前应做腹腔镜下或经皮穿刺脱落细胞检查。若证实为导管腺癌,我们建议放弃手术。对其他类型的胰体尾肿瘤,根据全身及局部情况,可考虑手术处理。

2.体位:适度的倒 trendelenburg 位,左侧躯干略抬高,有利于胰腺和脾脏离开左膈,也有利于结肠脾曲下移,提供良好的术野。

3.避免血管损伤出血

(1)如有可能,先分离脾动脉,套阻断带;然后游离脾脏和胰尾,以免游离过程中脾脏撕裂出血。

(2)如有可能,找到肠系膜上静脉,在胰颈与肠系膜上静脉前壁之间分离,判断该静脉是否已经被肿瘤侵犯,同时也为出血时紧急断离胰颈、移去标本、显露术野做准备。

(3)胰体尾切除术中最大的危险是肿瘤侵犯脾静脉或门静脉,在肿瘤没有完全游离前、肿瘤与脾静脉或门静脉关系不清楚的情况下,将胰体尾与肿瘤一并抬起,造成脾静脉与门静脉汇合点撕裂,出现难以控制的出血。此时应立即用手压迫门静脉和损伤血管,迅速确认胰颈与门静脉之间的平面,横断胰颈后显露门静脉和肠系膜上静脉,对损伤处进行修补。为避免这种并发症,术前应认真阅读 CT 片,了解血管与肿瘤的关系,在抬起胰尾前还要仔细检查肿瘤与脾静脉和门静脉汇合区的关系,若肿瘤的侵犯超过该汇合点,则不宜行手术切除。

(4)该手术中脾脏容易损伤出血。若出血多,可以先将预先分出的脾动脉阻断带收紧,或将脾脏切除;若出血不多,可以用纱垫压迫止血,因为在该手术中脾脏是一个良好的"抓持"部位。

(5)在邻近脾门的胰尾部假性囊肿或严重的慢性胰腺炎,有时几乎不可能、也不适合做由外向内的游离。此时,可以先断离胰颈部,在胰腺后面找到分离平面,进行由内向外的分离。不过,要注意紧贴胰腺后方分离,不能太深,以免损伤肾静脉。

4.脾动脉和脾静脉应该分别缝合结扎,不要大块缝合结扎,以免发生术后脾动静脉瘘。

5.尽可能用单股缝线闭合胰腺断端,不要用丝线,因为单股缝线摩擦系数小,组织损伤小,抗感染能力强。

三、全胰切除手术要点

多数学者不主张做全胰切除术,全胰切除后需常规用胰酶和胰岛素替代。

1.全胰切除时切断了胃十二指肠动脉和脾动脉,所以大网膜应一并切除。由于胃短动脉和胃左动脉也切断,因此胃右动脉是残胃血供的唯一动脉。

2.全胰切除术后最重要的是糖尿病的控制,最大危险是胰岛素用量太大造成低血糖。但与糖尿病相比,胰岛素的用量不大。全胰切除的患者多死于低血糖。①一般每4小时给胰岛素2～5U,通常不超过10～20U/d。术后最初几天应每3～4小时测血糖一次,务使血糖勿低于11.1mmol/L(200mg/dL)。切记低血糖远比糖尿病酸中毒危险。②得每通(Creon)300mg,每日3次。

四、姑息手术要点

(一)解除胆道梗阻

标准术式是肝胆管空肠 Roux-en-Y 吻合,其优点是通畅性可维持终生,再梗阻率很低。缺点是需要剖腹,因而有一定并发症、术后疼痛和住院时间长。作者主张用可吸收单股缝线行一层吻合。不主张做胆囊空肠吻合术,因为胆囊管与胆总管汇合部位低时易被肿瘤侵犯而发生引流不畅。

最近几年更常用内镜下置入支架管引流,如此不需剖腹手术,胆汁即可引流入肠道。支架管2两种,塑料(临时)支架和金属(永久)支架。塑料支架的优点是价廉、放置简单,但其通畅性仅能维持3～6个月,易发生胆管炎。金属支架有多种,要求放置者有一定技术,价格高昂。

(二)解除疼痛

可通过手术或经皮穿刺行化学腹腔神经切除术(用纯酒精)。术中化学腹腔神经切除术的操作是在胰腺上缘明确腹腔动脉根部的位置,用手指护住主动脉,在主动脉两侧每隔1～2cm注射纯酒精5mL,注意酒精不能注入主动脉壁,也不能注入食管壁,以防坏死。也可在CT导引下经皮穿刺行化学腹腔神经切除术。

(三)解除肠梗阻

胰头癌压迫十二指肠造成梗阻是剖腹手术的绝对指征。若第一次手术仅行胆肠吻合,约20%的患者会发生十二指肠梗阻,需要再次手术行胃肠吻合,因此有些医院主张在第一次手术时同时进行结肠后、胃后壁空肠侧一侧吻合加胆肠吻合。

第三章　脾脏疾病

第一节　脾脏脓肿

一、概述

脾脏脓肿是脾脏的化脓性感染。某些引起脾大的感染性疾病或败血症、创伤及邻近器官的蔓延都可导致脾脓肿。临床上将脾脓肿分为三类：转移性脾脓肿、脾脏外伤和梗死引起的脓肿、邻近脏器化脓性感染直接侵袭脾脏所致的脾脓肿。脾脓肿中较多见的是厌氧菌和革兰阴性需氧菌感染，可有复合细菌感染。脓肿早期脾脏与周围组织无粘连，随炎症向脾表面波及，常与周围脏器发生致密粘连，还可穿入其他脏器，导致腹膜炎和内、外瘘的形成。也可穿破膈肌引起脓胸，或导致其他部位的转移性脓肿。

二、临床表现

1.寒战高热及左上腹疼痛，可伴恶心、呕吐及食欲缺乏等症状。

2.脓肿向腹腔破溃后，可产生腹膜炎和感染中毒性休克的表现。

3.脓肿向腹壁穿破时，则与腹壁脓肿极易混淆。

三、诊断要点

1.有败血症、脾外伤史或邻近器官的化脓性感染，临床表现为寒战、高战及左上腹疼痛。

2.局部明显的压痛、反跳痛及肌紧张，可触及肿大的脾脏。

3.血白细胞及中性多核白细胞分类计数均明显升高，出现核左移。

4.超声检查显示脾内多发或单发液性暗区；CT显示脾内低密度灶；脾动脉造影及放射性核素扫描亦有助于诊断。

5.X线胸片可见左侧膈肌抬高、活动受限、左下肺肺炎、胸腔积液等表现。

四、治疗方案及原则

(一)全身支持治疗

给予充分的营养，纠正水及电解质平衡紊乱，高热时物理降温，对疼痛及呕吐给予对症处理。纠正贫血或低蛋白血症，必要时小量多次输新鲜血或血浆。

(二)抗生素治疗

首选广谱抗生素及抗厌氧菌抗生素，如有条件行脓液细菌培养或血培养检查，则根据细菌培养及抗生素敏感试验结果选用有效的抗生素。

(三)局部病变的处理

1.及早行包括脓肿在内的脾切除术。

2.对于脾脏周围粘连严重、行脾切除有困难，或全身情况较差不能耐受脾切除术者，可行脾脓肿切开引流术。

3.对于症状重、全身状况极差、手术风险较大者,可考虑行 CT 或 B 超引导下经皮脾脓肿穿刺置管引流术。

第二节　游走脾

脾不在正常位置而在腹腔其他位置者,称为异位脾。如其随体位改变而有大幅度移位者,称为游走脾。此症较少见,女性较男性多见,尤以中年经产妇多见。

一、病因

以下原因可引起此症。

1.先天性脾蒂及支持脾的各韧带过长或韧带阙如。

2.脾大,因重力牵引作用致韧带松弛、拉长。

3.腹壁肌肉薄弱或体弱脂肪少合并其他内脏下垂。

二、临床表现

主要临床表现为腹部肿块,脾如无原发性或继发性疾病又无并发症者,仅表现为无痛性肿块。游走性肿块,肿块上可扪及脾切迹,因牵及或压迫邻近器官而出现胀满、不适和隐痛,立位加重,平卧消失;如压迫胃部可有恶心、呕吐、嗳气及消化不良;压迫肠道,可引起腹胀、梗阻症状;压迫盆腔器官,可出现排便、排尿异常,腰痛,如为女性则可引起月经失调。约 20％的患者并发脾蒂扭转,其症状因扭转程度不同而异,轻度及慢性扭转,因脾淤血肿大,出现腹部不适、胀痛、腹块增大、压痛等。如为急性扭转,且有脾出血、坏死等,临床表现为急剧腹痛、腹腔渗液、腹膜炎征象,甚至休克。急性期后,脾可发生炎症、粘连、坏死或脓肿形成。

三、诊断

游走脾的诊断并不困难,必要时可做辅助检查,B 超可发现左膈下脾消失而腹腔内其他部位出现脾反射;放射性核素扫描,可发现腹块有核素积聚,并能明确腹块轮廓;CT 检查可确定其位置和形态,选择性腹腔动脉造影,可发现腹块的血管来自脾动脉。

四、治疗

无论游走脾已经扭转或尚未扭转,均应行脾切除术,若再辅加自体脾片移植,更为有益。育龄妇女更应尽早手术,因游走脾可致月经失调。脾托及腹带支托效果不佳,仅适用于有手术禁忌证者。

第三节　脾功能亢进

脾功能亢进最早由 Chauffard 于 1907 年开始使用,用以描述因脾脏功能过度增强而不适当地隔离和破坏血液成分所引起的一组症状。主要表现为以下四个特点:①一种或多种末梢血细胞减少。②减少的血细胞的前体细胞在骨髓中增生或正常。③大多数病例合并脾大。④脾切除术后,上述症状多数能缓解或恢复正常。

一、发病机制

(一)脾内阻留学说

正常情况下脾内阻留有大量血小板和红细胞,而脾脏肿大时血小板阻留可达全身总数的 $60\%\sim90\%$,红细胞可达 30%。以 ^{51}Cr 标记患者的红细胞或血小板,回输后发现脾区 ^{51}Cr 量远超过肝脏及其他脏器。此外,脾大后血液在脾内循环时间明显延长,正常脾血循环时间平均为 2min,而脾大者可延长至 1h 以上。脾血循环时间延长不仅使细胞阻留增多,而且经实验证实病变脾每单位体积中的摄氧量也下降,脾血的葡萄糖浓度降低,酸度增高,在此恶劣环境下,血细胞活力下降,细胞膜稳定性差,易被吞噬破坏。

(二)体液抑制学说

1946 年 Dameshek 首先提出,脾脏在正常情况下会分泌一种抑制骨髓造血功能的内分泌激素,一旦此激素分泌过多,可过度抑制骨髓细胞的成熟和释放,并增加血细胞破坏。

(三)自身免疫学说

患者体内免疫系统产生针对自身血细胞抗原的抗体,对自身血细胞进行攻击,使血细胞破坏增加。Verheugt 等人已检测到抗红细胞抗体、抗血小板抗体和对各种中性粒细胞敏感的自身抗体。这些抗体多为 IgG,也可是 IgM 或 IgA。还有研究发现 IPH 患者淋巴细胞功能受抑制,OKT4/OKT8 比例增高,血液中抗核抗体和抗淋巴细胞抗体等自身抗体升高。在脾切除术后这些异常可消失。

(四)稀释学说

Blending 发现脾大时,血浆总容量明显增加,且与末梢血细胞减少呈显著相关性,因而推测脾大时循环血细胞减少与血液稀释有关。

二、病因和分类

脾功能亢进分原发性和继发性两大类。继发性脾功能亢进相对多见,是因某种原发病引起脾大后继之出现的脾功能亢进。门静脉高压是继发性脾功能亢进最常见的原因。而原发性脾功能亢进是指通过仔细检查(包括脾脏的病理检查),排除了可能引起继发性脾功能亢进的因素后的一类脾功能亢进。临床上多先有某种血细胞减少,然后才发现脾脏肿大,并在骨髓涂片中有相应的血细胞增生。但大多数原发性脾功能亢进(如先天性红细胞形态或代谢异常类疾病)的原发病因为异常的血细胞在脾脏破坏过多,脾脏功能代偿性增强。真正源于脾脏自发性功能亢进的疾病实为少数。

三、脾大的病理改变

充血性脾大的脾脏基本病理改变为红髓增生,脾窦扩大,脾索变窄,脾窦内皮细胞孔隙大小不等,血细胞在脾窦长时间停留,因缺氧红细胞脆性增加,红细胞和血小板在脾脏破坏明显增多。白髓也有增生,但远不如红髓增生明显。动脉树出现异常的重排,动脉终末支延长,毛细血管增生。动脉周围淋巴鞘范围扩大,巨噬细胞被激活,皮质下见到网状纤维增生和髓纤维样增生。与特发性门静脉高压症(IPH)相比,肝硬化患者的脾脏红髓的脾索狭窄更甚。在光镜下 IPH 患者脾脏小动脉周围呈纤维性变,在电镜下,这些纤维性变结构中含网状细胞。脾索中也有增厚的网状细胞层占据。研究发现,IPH 脾脏病理改变类似于再生的脾脏。脾窦内皮细胞增生,向腔内凸出。

四、临床表现

脾功能亢进本身的表现主要是脾大和血细胞减少。脾大多为轻度和中度,少数可达脐下。一些患者自觉左上腹饱满或不适。脾大程度与脾功能亢进程度不成正相关。红细胞减少者可出现皮肤黏膜苍白、头晕、乏力、心悸等贫血症状。若血小板显著减少,则有出血倾向如皮肤瘀点、瘀斑、紫癜、黏膜出血等。粒细胞减少者易发生感染。在继发性脾功能亢进病例中同时合并有原发病表现。巨脾者偶有发生自发性脾梗死和自发性脾破裂的可能。前者表现为突然左上腹疼痛,一般有发热,梗死范围过大时可并发后期梗死灶细菌感染。后者则表现为突发的腹腔内出血和失血性休克。

五、诊断

(一)确定有无脾功能亢进

1.诊断依据

如下,其中以前三条最为重要。

(1)脾脏肿大。

(2)末梢血细胞减少:外周血中红细胞、白细胞和血小板单一或同时减少。

(3)增生性骨髓象:以外周血中减少的血细胞过度增生为主,部分病例可同时出现成熟障碍。

(4)放射性核素扫描:脾肝摄取率比大于 2∶1 和(或)红细胞、血小板半衰期缩短。

(5)脾切除术的效果:脾切除后可以使血细胞数接近或恢复正常。

2.鉴别诊断

脾功能亢进需与再生障碍性贫血、阵发性睡眠性血红蛋白尿(PNH)、巨幼细胞性贫血及血细胞减少性白血病等可以引起全血细胞减少的疾病鉴别。通过病史、体检、骨髓象检查及酸溶血试验等,一般不难区别。

(二)明确是原发性还是继发性脾功能亢进

根据病史、脾功能亢进合并的其他临床表现及辅助检查(包括组织活检),逐一寻找可引起继发性脾功能亢进的病因,若均排除,则脾功能亢进为原发性。

(三)脾脏大小的评估

1.触诊

一般脾大 2～3 倍时才能在肋下触及,因此肋缘下未触得脾脏并不能否定脾大,但增大的脾脏在能被触及前就有左侧肋缘上叩浊。临床上根据触诊结果常将肿大的脾脏分为三级:深呼吸时,脾脏在肋下不超过 3cm 者为轻度肿大;自 3cm 至脐水平线称为中度肿大;超过脐水平线以下则为重度肿大。

2.B超

不仅能对脾脏大小进行定量测量,还可以观察脾脏轮廓及内部结构,且测量脾脏各径线极为方便,对诊断脾大很敏感。由于脾脏大小、形态个体差异甚大,目前尚无统一标准,一般认为正常人脾脏最大长径小于 10～11cm,厚径小于 3.5cm。若:①最大长径＞12cm。②厚径＞4.5cm;③脾面积(长×厚)＞25cm²,三者具备其一,则考虑为脾大。

3.CT

CT 仅显示脾脏横切面图像,对评估脾脏大小与 B 超相比并无优势,但对定性有较大帮助。CT 判断脾大的标准如下。

(1)脾脏厚度>4.5cm。

(2)脾脏下缘超过肝脏下缘,即扫描层面已见不到肝脏,但仍能见到脾脏。

(3)脾径大于 5 个肋单元。

4.核素^{99m}Tc 或 ^{113}In 扫描

对区别是脾脏还是其他腹腔内脏器,以及证实脾脏肿大或脾脏内部病变非常有用。

(四)脾脏功能的评估

脾功能亢进的程度能通过测定标记红细胞在循环中半衰期的缩短和脾、肝对其摄取比例的增加而得到定量的表示。以核素^{51}Cr 标记红细胞、血小板后回输体内。①测定其半衰期,若红细胞半衰期小于 25d、血小板半衰期小于 6d,则有诊断意义,半衰期越短,说明血细胞破坏速度越快。②分别于体外测得脾与肝摄取率,求其比值,正常脾与肝摄取率之比为 1:1,若大于2:1 则提示脾脏阻留作用明显,重者可达(3~4):1。

六、治疗

(一)药物治疗

临床上常用的治疗脾功能亢进的药物有促红细胞生成素、氨肽素、维生素 B_1、泼尼松和某些中药。但从总体来讲,药物治疗的效果不肯定,即使有作用,持续时间也较短暂,常有许多不良反应,有些药物价格昂贵,来源困难,因此只适用于某些轻度的血细胞减少者。输血或成分输血有时对治疗脾功能亢进有效,但同样持续时间太短,并容易发生反应,笔者医院既有因输血小板发生反应而死亡者。

(二)脾切除术

既往人们认为全脾切除对机体无太大影响,因而对脾外伤或其他脾脏疾病患者主张脾切除治疗。近 20 年,人们对脾脏的功能有了新的了解,发现脾脏在机体微观免疫中具有多方面的重要作用,如婴幼儿时期的脾脏在免疫系统的发生、成熟、产生特异性抗体和免疫调节过程中发挥重要影响;脾脏参与多种免疫球蛋白、补体、调整素以及免疫因子 tuftsin 的产生;脾脏对机体内血源性颗粒性抗原(如细菌)有过滤、廓清作用并可阻抑癌肿扩散性转移以及抗癌作用等。脾切除术后凶险性感染(OPSI)的发生与患者年龄和原发病有关。1 岁以内儿童脾切除后 OPSI 发生率高达 50%,而 1 岁以上儿童则降为 2.8%。原发病中,以遗传性红细胞增多症、地中海贫血、网状内皮细胞疾病等患者脾切除术后 OPSI 的发生率高。本病起病急骤,病情凶险,患者病死率在 50%以上。因此,对 4 岁以内的儿童不应作全脾切除术。有统计资料表明,成人肝硬化门静脉高压症患者脾脏切除后严重感染发生率达 6.1%。保脾手术在肝硬化门静脉高压症患者当中有逐年增加的趋势,但对保留多少体积脾脏既能保存脾脏的免疫功能又不致引起脾功能亢进复发,目前还没有统一的说法。

(三)脾栓塞术

为了使不能手术的患者得到治疗,有人曾用自身血凝块为一例肝硬化门静脉高压伴脾功能亢进的患者行脾栓塞,结果脾脏缩小及周围血细胞升高。还有人用明胶海绵栓塞肝硬化患者的脾动脉所有终末分支,使脾实质完全梗死,称全脾梗死。但因并发症和病死率极高,此方法很快被放弃,目前仅用于治疗脾脏的恶性肿瘤。20 世纪 70 年代末,国外学者试行脾动脉主干栓塞术,用于治疗创伤性脾破裂效果较好。因其远端存在侧支循环,脾脏不会梗死,并发症少。1979 年 Spigos 首先将部分脾栓塞术应用于临床,产生部分脾切除效应,不仅削弱了脾脏破坏血细胞的能力,同时也削弱了产生血细胞相关抗体的功能,达到消除部分脾脏功能的作用。而且该手术后机体仍然维持正常的免疫功能和破血功能,避免了切脾后潜在感染和高黏滞血症的危险,这是与全脾切除和全脾栓塞最有意义的区别。其治疗脾功能亢进无严格禁忌证,用于门静脉高压症时,以肝功能 Child A 级或 B 级,脾中度大小,年轻患者效果满意。对于肝功能 C 级,代偿功能差,巨脾,年龄大,全身情况差,肾功能损伤严重者,效果较差。该术式是目前公认的治疗脾功能亢进的最好方法。在 X 线电视监测下行选择性脾动脉插管,栓塞脾实质的 20%～70%,可多次重复栓塞。栓塞后 3～4 个月,栓塞部分被吸收,残脾体积可保留数年不变。如首次栓塞脾实质达 80%,可不需重复栓。

(四)经皮脾内注射无水酒精

有学者提出对肝硬化脾功能亢进患者经皮脾内注射无水酒精治疗脾功能亢进。动物实验结果表明,经皮脾内注射无水酒精可造成脾实质的坏死,术后动物存活良好。临床操作时首先以超声波测量患者腹壁和脾脏厚度,确定进针部位和深度。然后在常规消毒和局部麻醉下,用 7 号腰穿针经皮刺入脾内,拔出针芯,套入装有无水酒精的注射器抽吸无回血即可缓慢注射,一般注射时间 2～5min,其间应多次抽吸针管,如有回血应调整针刺深度,无回血后方再注射。每次注射剂量为 5～10mL,注射后局部按压半小时可起床活动。在治疗的第二周白细胞和血小板开始上升,而红细胞和血红蛋白上升不明显。治疗结束后一个月脾脏开始回缩,以中度脾大者回缩明显,而巨脾者效果较差。治疗后所有患者的肝功能及腹腔积液均没有加重,部分患者肝功能有所改善,症状好转,腹腔积液减轻,未发现出血现象。注射后的不良反应主要为左上腹疼痛和发热,一般可自行缓解,少数症状明显者给予对症治疗后均缓解。

第四节　脾脏肿瘤

一、脾脏良性肿瘤

(一)分类

脾脏良性肿瘤临床罕见。根据起源组织的不同,主要分为三大类型。

1.脾错构瘤

极罕见,在脾切除术中发生率约 3/20 万,国内报道不足 10 例。其构成成分和脾正常成分相一致,又称脾内副脾、脾结节状增生,也有文献称之为脾脏缺陷瘤,其病因是脾脏胚基的早期发育异常,使脾正常构成成分的组合比例发生混乱,瘤内主要是由失调的脾窦构成,脾小体很少见到,脾小梁阙如或偶尔可见。肉眼见瘤体切面呈圆形或椭圆形,边界清楚,无包膜,呈灰白色和浅红色。文献中脾错构瘤既有单发也有多发的报道。

2. 脾血管瘤

由海绵样扩张的血管构成,又称海绵状血管瘤、脾海绵状错构瘤、脾末梢血管扩张性血管瘤及脾血管瘤病,其发生基础系脾血管组织的胎生发育异常所致,亦罕见。

3. 脾淋巴管瘤

在三种良性肿瘤中常见,占 2/3。脾淋巴管瘤系由囊性扩张的淋巴管构成,又称脾海绵状淋巴管瘤或脾囊性淋巴管瘤。其发生基础是先天性局部发育异常,阻塞的淋巴管不断扩张。

(二)临床表现与诊断

脾良性肿瘤常常单发,大小不一,形态各异,因其症状隐匿,临床诊断较困难,常常在尸检或剖腹探查时偶然发现,少数病例因巨脾引起左上腹肿块、疼痛、食后饱胀、气急及心悸等症状,或因脾功能亢进引起贫血及出血倾向而就诊时发现,也有部分病例因肿块囊性变及钙化而被临床检查发现。

影像诊断在脾肿瘤的诊断及鉴别诊断中具有重要价值。腹部 X 线片可发现脾影增大及局部压迫征象,如左膈上抬、胃底及大弯受压、结肠脾曲右移等;肾盂静脉造影可显示左肾下移;B 超显示脾实质不均或结节状的低回声改变;CT 扫描可显示肝、肝圆韧带、镰状韧带、脾门及脾本身的变化;选择性脾动脉造影可显示周围组织的压迫性改变,亦可显示脾实质的缺损。

脾良性肿瘤应与寄生虫性脾囊肿、原发性恶性脾肿瘤及转移性脾肿瘤相鉴别。寄生虫性脾囊肿常系包囊虫性,X 线检查易见囊壁钙化,血常规示嗜酸性粒细胞增多及特异性血清试验阳性可确诊。原发性恶性肿瘤往往症状较良性肿瘤突出,肿块增长速度快,全身进行性消瘦等有助于鉴别。转移性脾肿瘤常源于肺癌、乳腺癌、恶性黑色素瘤及脾周围脏器癌等,只要详细检查,不难发现原发癌灶及多脏器损害的表现。

(三)处理

由于脾脏的良恶性肿瘤临床鉴别较为困难,目前主张一经发现,即应施行全脾切除术。对于肯定系良性肿瘤者,亦可考虑节段性脾切除或全脾切除后予以健康脾组织自体异位移植,尽可能保留脾脏的功能。也有人认为对于脾良性肿瘤可不做任何治疗,但应密切随访,定期复查。脾良性肿瘤预后良好,但部分病例,尤其是脾血管瘤,因其动静脉交通的作用,易发生自发性脾破裂,引起致死性腹腔内出血。也有少数病例可发生恶变(如脾血管瘤恶变),引起肿瘤播散而导致患者死亡。

二、脾脏原发性恶性肿瘤

脾原发性非淋巴网织细胞恶性肿瘤非常罕见。文献大多为脾脏原发淋巴瘤的报告。据统计脾原发性恶性肿瘤仅占恶性肿瘤的 0.64%。

(一)病因与发病

脾脏肿瘤的起因至今尚未完全阐明。但近 30 年的研究发现了一些脾肿瘤发生的可能相关因素,如感染因素(某些病毒、分枝杆菌、疟原虫等)、遗传因素及其他脾脏慢性疾病等。Cecconi 等研究一组病例,认为 57% 的脾脏淋巴瘤与感染有关,特别是与分枝杆菌的流行有关,也就是说它们的 B 超下表现一部分是结节状的,另一部分是非典型的。Wakasugi 报告一例慢性丙型肝炎病毒感染患者暴发 B 细胞淋巴瘤;Ozaki 等也证实,乙型肝炎病毒感染与脾脏 T/8T 细胞淋巴瘤相关;Kraus 报告一例心脏移植患者在 EB 病毒感染致淋巴组织异常增生后发生

T/δT 细胞淋巴瘤;Bates 等报告,在西非具绒毛状淋巴细胞的脾脏淋巴瘤和高度反应性疟疾性脾大有许多临床和免疫学的共同点,这一点为淋巴瘤发病机制的研究提供了线索。有学者在综合这些文献后分析认为,脾脏在受到病毒、细菌等病原体感染后,发生了非特异性的免疫反应,刺激了脾脏炎症区域内 B 淋巴细胞或 T 淋巴细胞的积聚和增生,在身体内部某些因素失去平衡的情况下,这种增生可能会变得不受限制而发展成肿瘤。另外,遗传因素及脾脏的一些慢性疾病与脾脏肿瘤的发病也可能有一定的关系。

(二)分类与病理

根据起源组织的不同,脾脏恶性肿瘤分为三大类。

1.脾血管肉瘤

系脾窦内皮细胞呈恶性增生所形成的肿瘤,又称恶性血管内皮瘤或内皮肉瘤。有研究表明,男与女比为 1.4:1,一般见于成年人,平均年龄 52 岁。多数患者于就诊时就有脾脏的肿大且常同时有肝脏的肿大。约 1/3 的患者发生脾破裂伴有血性腹腔积液,其中多数病例发生肝、肺、骨或局部淋巴结的转移。

肉眼:脾脏肿大,被膜紧张,脾脏实质内有多个结节。结节紫红色、坚实、并可见出血、坏死、囊性变以及纤维化的区域。

镜下:组织学变化多端,有的区域呈实性的梭形细胞或多角形细胞的增生,其中可见被挤压的裂隙样管腔。有的区域可见相互吻合的小血管结构。在血管的腔内见有成堆的内皮细胞向管腔呈乳头样增生,内皮细胞胞体肥大,向管腔内突出呈钉突状。核大,富含染色质。核染色质和核仁呈粗团块状。核分裂象多见。肿瘤组织内可见出血和坏死,有时在原发肿瘤内见到髓外造血现象。

2.纤维肉瘤、梭形细胞肉瘤和恶性纤维组织细胞瘤

在脾原发性恶性肿瘤中最为少见。纤维肉瘤或梭形细胞肉瘤指脾脏本身纤维组织的恶性增生,镜下见瘤细胞多呈束状排列或弥散成片,瘤细胞呈梭形,有明显异形性,形态极不规则,多核瘤巨细胞及核分裂象多见,核呈枣核状,粗颗粒,分布不均,核仁多较明显,胞浆淡伊红色,间质胶原纤维多,瘤细胞间有较多网状纤维,V、G 染色胞浆呈红色。恶性纤维性组织细胞瘤又称恶性纤维黄色瘤、纤维黄色肉瘤。为近年来逐渐被人们注意的一种独立类型的恶性肿瘤。较多发生于四肢,极罕见于脾脏。本瘤较多发生于老年人,但也见于青年人。男女无明显的差异。

肉眼:脾脏肿大,被膜紧张,脾内肿瘤呈分叶状,肿瘤的质地较为坚实,切面灰白、灰红、灰黄和黄褐色不一,呈多彩状。中心可有坏死和囊性变。一般难见编织样结构。

镜下:瘤组织内有多种细胞成分,即纤维母细胞、组织细胞、多核巨细胞、黄色瘤细胞及不等量的炎性细胞的浸润。

纤维母细胞及组织细胞有一定程度的异形性,表现核肥大、深染,核膜增厚,外形不规则,核仁明显。纤维母细胞呈梭形,形成胶原纤维束,作车幅状排列,这点在诊断上非常重要。

3.脾原发性恶性淋巴瘤

这是指原发于脾脏淋巴组织的恶性肿瘤,主要包括脾原发性霍奇金病和脾原发性非霍奇金淋巴瘤,而晚期恶性淋巴瘤的脾脏侵犯则不属此范畴。脾恶性淋巴瘤的发生率相对较高,占

脾恶性肿瘤的 2/3 以上。脾恶性淋巴瘤的分期,一般采用 Ahmann 的三期分级法,即:Ⅰ期,瘤组织完全局限于脾内;Ⅱ期,累及脾门淋巴结;Ⅲ期,累及肝或淋巴结。

(三)症状与体征

脾原发性恶性肿瘤早期常无特殊症状,患者就诊时往往呈现晚期癌肿状态,具体表现如下。

1.脾脏自身的表现

肿大的脾脏大多在脐水平以下,有文献报告,最大可达脐下 7.5cm,呈渐进性增大,质硬,表面凹凸不平,活动度差,触痛明显。

2.肿块所产生的局部压迫症状

如胃区饱胀、纳减、腹胀、心悸及气促等,甚至可引起泌尿系统的症状。

3.恶性肿瘤的毒性表现

如低热、乏力、贫血、消瘦等。部分病例可表现高热、白细胞减少,近 1/4 的病例可伴有肝大,也有部分病例因癌肿自发性破裂,以腹腔内出血作为就诊的首发症状。而脾脏不规则肿大,无长期发热,无脾功能亢进等,系脾原发性恶性肿瘤的特征。

(四)诊断与鉴别诊断

1.诊断标准

(1)最早的临床症状和体征表现在脾脏部位。

(2)血液生化及影像学检查有足够证据排除肾、肾上腺、结肠、腹膜、肠系膜和网膜的肿瘤。

(3)术中肝脏活检无肿瘤生长,肠系膜和腹主动脉旁淋巴结未见淋巴瘤病变。影像检查在脾肿瘤的诊断中有举足轻重的作用。X 线检查可发现脾影增大及局部压迫征象,但不具特殊性。B 超检查可确定脾脏有无肿块,系实质或囊性,但不能区分良恶性。经皮穿刺活检,危险性较大,且穿刺部位难以定准。CT 及磁共振不仅显示脾脏本身的病变,尚可显示肿块与邻近脏器的关系、淋巴结或肝脏的侵犯以及腹腔和胸腔的其他病变。选择性脾动脉造影可显示脾实质缺损等征象。

2.鉴别诊断

鉴于恶性肿瘤的早期征象不明显,甚至部分晚期病例也无特异表现,鉴别诊断更为重要,常需与下列疾病相鉴别。

(1)伴有脾大的全身性疾病:如门脉高压所致瘀血性脾大、恶性淋巴瘤和慢性白血病侵及脾脏等。

(2)脾本身的良性疾患:如脾脓肿、脾结核、脾囊肿及脾脏其他的良性肿瘤。

(3)脾邻近器官的疾患:如腹膜后肿瘤、肾脏肿瘤、胰腺肿瘤等。

上述这些疾患,往往借助于病史、体检、实验室检查及影像学诊断、淋巴结穿刺活检等手段可资鉴别。

同良性肿瘤一样,脾脏原发性恶性肿瘤有相当的病例确诊仍需手术探查及病理学检查。

(五)处理与预后

脾脏原发性恶性肿瘤的治疗应首选脾切除加放疗或化疗,以延长患者生命,其中部分病例可有较长的存活期。治疗效果决定于病期、有否转移和肿瘤的生物学特性。早期病例手术治疗效果尚可,手术应行全脾切除,术中注意脾包膜的完整及脾门淋巴结的清扫。据文献报告,全脾切除后辅以放疗及化疗,5年生存率可达30%,部分病例术后生存长达23～27年。Ahmann报告49例脾淋巴瘤,Ⅰ、Ⅱ期3年生存率达60%,5年生存率45%。国内曲度收集了47例脾原发性恶性肿瘤,手术切除率达87.8%,但因诊治较晚,根治性切除率低,综合治疗措施不当,效果欠佳。

脾的恶性肿瘤诊治晚,预后较差,尤其是脾血管肉瘤,容易经血行转移,往往同时累及肝脏及其他器官,85%的患者在确诊前已有转移,也有人认为这种现象系肉瘤多中心性发生的结果。脾恶性肿瘤较易破裂,除外伤性破裂外,尚有自发性破裂,均可形成致死性腹腔内出血,并且可引起肿瘤的迅速播散。

三、脾脏转移性肿瘤

(一)概述

脾转移性肿瘤是指起源于上皮系统的恶性肿瘤,不包括起源于造血系统的恶性肿瘤。脾脏转移性肿瘤大多数系癌转移,主要经血管转移,仅少数经淋巴途径。Willis认为邻近器官的侵犯亦作为转移的另一途径考虑,而Harmann等人认为肿瘤的直接侵犯不应包括在转移性脾肿瘤之内。但多数人倾向前者,因为恶性肿瘤的转移途径通常认为是上述三个方面。有学者在临床工作中遇到4例脾转移癌,原发灶分别为肝、胃、直肠和子宫,均有腹腔淋巴结转移,而无腹腔外远处血行播散的证据,1例贲门癌脾内转移合并胃扭转作贲门癌连同脾脏在内的贲门癌切除术,术后生存1年。结合文献复习,有学者认为脾转移癌的转移途径以淋巴逆行途径为主,但对有全身广泛血行转移的患者,脾可作为转移脏器之一。转移性癌灶肉眼常表现为多数结节或单个结节,亦可表现为多数微小结节和弥散性浸润。

综合文献,脾转移性肿瘤发生率约9%～16%,较淋巴结、肺、肝等脏器为低,可能是由于癌细胞侵入脾脏的机会较少及脾脏对癌转移具有一定的免疫防御能力的缘故。通常在癌转移时,只有机体的抵抗力大为减低,侵入脾脏的癌细胞方可生长形成转移灶。据尸检报告,有广泛癌转移者约50%以上同时有脾转移。有这么一种现象,脾转移性肿瘤百分率的高低与取材的范围成正比。资料表明,在恶性肿瘤患者转移性脾肿瘤的发生率镜检可高达30%～50%。可见,若对恶性肿瘤患者的脾脏行常规检查,可提高转移性脾脏肿瘤的检出率。

转移性脾肿瘤的原发灶可以是全身各个器官,来自血行播散的以肺癌、乳腺癌、卵巢癌及恶性黑色素瘤较为多见,淋巴途径的以腹腔脏器常见,常伴腹主动脉旁或脾周淋巴结肿大。通常,肿瘤脾转移可作为全身转移的一部分,少数情况下可作为乳腺癌、卵巢癌等原发病灶的唯一继发转移性器官。

(二)临床表现与诊断

脾转移性肿瘤患者,临床常无特殊症状,或仅表现为原发病症状。仅在脾脏明显增大时,可产生左上腹肿块、腹痛、纳减、消瘦等征象,以左上腹肿块为多见。少数患者还可伴继发性脾功能亢进、溶血性贫血、胸腔积液及恶病质等,也有少数病例因自发性脾破裂呈现急性腹痛、休克征象。

病史、症状及体征,实验室和影像学检查在脾转移性肿瘤诊断中具有重要价值。B超波可发现许多临床上未能诊断的脾转移,CT及磁共振的诊断率达90%以上,选择性脾动脉造影可见血管强直、不规则狭窄、血管腔闭塞及不规则的新生血管形成。

（三）处理

脾脏转移性肿瘤，如果仅限于孤立性脾转移，可在全身综合治疗的基础上行全脾切除，疗效尚可。对于已有广泛转移者，则已失去手术治疗的时机。至于转移性脾肿瘤的自发性破裂，应予急症手术。

第五节　脾脏外伤

脾是人体最大的淋巴器官，位于胃左侧与膈之间，相当于第9至11肋的深面，其长轴与左侧第10肋平行。脾的体积为(12～14)cm×(7～10)cm×(3～4)cm，正常人脾重100～250g。脾毗邻胃、膈、胰尾、左肾和左肾上腺、结肠脾曲等重要结构，故脾的位置可因体位、呼吸和胃的充盈程度而有所变化。

脾色暗红，质软而脆。左季肋区受暴力时，常导致脾脏破裂。脾是腹部内脏中最容易受损伤的器官，其发病率在开放性损伤中约为10%，在闭合性损伤中为20%～40%。病理情况下（如血吸虫病、疟疾、黑热病、传染性单核细胞增多症、淋巴瘤等）的脾脏更容易破裂。根据病理解剖，脾破裂可以分为中央型破裂（破损在脾实质深部）、被膜下破裂（破损在脾实质周边）和真性破裂（破损累积被膜）3种。

一、病因

主要病因有创伤性脾破裂、自发性破裂和医源性脾损伤3种。创伤性脾破裂占绝大多数，往往都有明确的外伤史，破裂部位主要取决于暴力作用的方向和部位，又可分为开放性和闭合性两类。开放性脾破裂多由刀刺、子弹贯通和爆炸等所致。闭合性脾破裂多由交通事故、坠落伤、左胸外伤和左上腹挫伤等引起。自发性脾破裂极少见，主要发生在病理性肿大的脾脏，多数有一定的诱因，如剧烈咳嗽、打喷嚏或突然体位改变等。医源性脾损伤主要是指手术操作或医疗器械使用不当造成的脾损伤。此损伤一旦发生，将影响手术过程，甚至会因此行脾切除。

二、病理生理

根据脾破裂的临床特点，一般分为Ⅳ级。Ⅰ级，脾被膜下破裂或被膜及实质轻度损伤，脾裂伤长度<5.0cm，深度≤1.0cm；Ⅱ级，脾裂伤总长度>5.0cm，深度>1.0cm，或脾段血管受累，但脾门未累及；Ⅲ级，脾破裂伤及脾门或脾部分离断，或脾叶血管受损；Ⅳ级，脾广泛破裂，或脾蒂、脾动静脉主干受损。脾破裂由于病因和损伤程度不同，病理生理变化差异较大。中央型破裂和被膜下破裂，因脾脏包膜完整，出血受到限制，故临床上并无明显内出血征象而不易被发现。如未被发现，可形成血肿而最终被吸收。但有些血肿（特别是包膜下血肿）在某些微弱外力的影响下，可以突然破裂，应予警惕。脾实质深处的血肿也可逐渐增大而发生破裂，少数可并发感染而形成脾脓肿。

真性脾破裂时破损累积脾脏被膜，破裂部位较多见于脾上极及膈面，有时也发生在脏面。当脏面破裂，尤其邻近脾门时，有撕裂脾蒂的可能。这种类型的脾破裂出血量大，患者可迅速发生休克，导致生命危险。真性脾破裂的患者往往出现有效循环血容量锐减及组织灌注不足的病理生理改变,同时还伴随微循环改变、血液流变学改变、细胞代谢改变及器官功能的改变。

三、临床表现

脾破裂的临床症状轻重取决于脾脏损伤程度、就诊早晚、出血量多少及合并伤的类型。出血量少而慢者症状轻微,除左上腹轻度疼痛外,多无恶心,呕吐等表现。随着出血量越来越多,才会出现休克前期的表现,继而发生休克。出血量大而速度快的很快就出现低血容量性休克,出现烦躁、口渴、心慌、心悸、乏力、呼吸急促、神志不清等症状;严重者可因循环衰竭而死亡。由于血液对腹膜的刺激而有腹痛,起初在左上腹,慢慢涉及全腹,但仍以左上腹最为明显。有时因血液刺激左侧膈肌而有左肩牵涉痛,深呼吸时牵涉痛可以加重。

四、辅助检查

(一)血常规检查

可以发现红细胞和血红蛋白下降,呈急性贫血表现,伤后早期也可有白细胞升高,为急性出血反应。

(二)腹部 X 线片

可以发现肋骨骨折,并观察脾脏轮廓、形态、大小和位置改变。

(三)腹部超声

可以显示脾脏轮廓不整齐,表面欠光滑,脾包膜及实质性组织连续性中断,并可见脾脏进行性肿大和双重轮廓影,同时在脾周、肝前间隙、肝肾间隙、左右髂窝可探及液性暗区。

(四)腹部 CT

CT 检查能清楚地显示脾脏形态,对诊断脾脏实质裂伤或包膜下血肿具有非常高的敏感性和特异性。

(五)放射性核素显像

一般用于病情稳定后或病情复杂时,对了解受损脾脏的功能状况有特殊价值。

(六)诊断性腹腔穿刺和腹腔灌洗

从腹腔内抽出不凝血,是判断内出血最简单易行的方法,积血 500mL 时阳性率可达 80%。腹腔灌洗用于发现腹腔内少量出血,可提高对内出血诊断的阳性率至 90% 以上。方法是向腹腔内放置一根塑料软管,注入 500～1000mL 生理盐水,抽出灌洗液观察其性状并进行生化检测。

(七)选择性腹腔动脉造影

能明确显示脾脏受损的血管和部位,对脾损伤诊断的准确率可高达 100%。一般用于伤情稳定而其他方法未能明确诊断的闭合性损伤。该检查既可以明确诊断,又可以同时进行栓塞治疗。

五、诊断

(一)病史

多有胸部或腹部损伤史,左上腹或左季肋部外伤常致脾脏破裂,尤其在肋骨骨折时更易发生。有此类损伤时必须想到和排除脾脏损伤。

(二)临床表现

腹痛以左上腹为主,为持续性疼痛,部分患者伴左肩部疼痛。伴有腹膜刺激征,压痛以左上腹为显著,往往伴有轻度肌紧张和明显反跳痛。出血量大时有内出血或出血性休克的临床表现。

(三)辅助检查

包括血常规监测、腹部 X 线片、超声检查、CT、放射性核素显像、诊断性腹腔穿刺和腹腔灌洗以及选择性腹腔动脉造影,有助于明确诊断。

六、治疗

随着医学免疫学的发展,人们已认识到脾脏是免疫系统的重要组成部分,在体液免疫和细胞免疫中发挥重要作用。1919 年 Morris 和 Bullock 通过详细的临床观察,认识到脾切除术后患者对感染的易感性增加。1952 年 King 和 Schumacker 首先提出脾切除后可导致严重的全身性感染,即脾切除术后凶险感染(OPSI)。OPSI 主要发生于儿童,尤其是血液病患儿。目前,大家普遍认同的脾脏外伤处理原则是:①抢救生命第一,保留脾脏第二。②年龄越小,保脾价值越大。③根据脾脏损伤程度和患者病情选择最佳手术方式,全部或部分地保留脾脏。④不主张保留病理性脾脏。

(一)保守治疗

对于一些包膜下或浅层脾破裂的患者,如出血不多,生命体征稳定,又无合并伤,可在严密监视血压、脉搏、腹部体征、血细胞比容及影像学变化的条件下行保守治疗。主要措施包括:绝对卧床、禁食水、胃肠减压、输血补液、止血、抗感染及对症治疗等,2~3 周后可下床轻微活动,恢复后 1 个月内应避免剧烈活动。住院期间如出现继续出血,应及时手术治疗。

(二)保脾治疗

1.脾栓塞术

脾栓塞可以栓塞脾动脉主干,也可以选择性栓塞脾动脉分支,现在以后者为主。栓塞材料包括明胶海绵、聚乙烯醇颗粒、可脱球囊、无水乙醇、碘化油、鱼肝油酸钠等。脾栓塞术保留了脾组织结构的完整,符合现代外科保留脾脏及其功能的要求。脾部分栓塞术(PSE)降低了全脾栓塞后的严重并发症,同时也可避免脾切除术后导致严重感染。一般在局麻下,于腹股沟下方经皮行股动脉穿刺,选择性插管至脾动脉分支,将栓塞剂注入血管进行栓塞,即可以达到脾部分切除的效果。脾栓塞术后常见并发症有穿刺部位血肿、栓塞后综合征(包括腹痛、发热、恶心、呕吐等)、肺炎、肺不张、胸腔积液、脾脓肿、脾静脉或门静脉血栓形成等。

2.脾破裂修补术

适用于小而浅的脾脏裂口。选择左侧经腹直肌切口或左肋缘下斜切口进腹,吸尽腹腔积血,探查腹腔脏器。如发现脾破裂处大量出血,可以先捏住脾蒂控制出血。充分显露脾脏破裂处后,用不可吸收缝线和肝针间断缝合,打结前可以用明胶海绵或大网膜填塞裂口。缝合裂口时缝线应穿过裂口底部,以免残留无效腔,打结时要松紧适度。缝合完毕后应该仔细检查有无其他裂口,以免遗漏。如果缝合修补失败,应立即行脾部分切除术或全脾切除术。

3.脾破裂物理凝固止血

脾破裂物理凝固止血是通过微波、红外线、激光等物理方法使脾破裂处表面凝固而达到止血目的。该方法可以单独应用,也可与其他保脾手术联合应用。

4.脾破裂生物胶黏合止血

主要是用快速医用 ZT 胶、PW 喷雾胶等生物胶在脾脏裂口处形成薄膜,堵塞血管裂口而止血。主要适用于表浅且未伤及大血管的裂伤。

脾动脉临时阻断可减少脾脏血流量,使脾脏体积缩小、表面张力降低,以利于协同缝合、黏合或其他方法来共同达到止血目的。

5.脾部分切除术

分为规则性和不规则性两种。规则性脾部分切除术主要是指根据脾脏血管的分布规律所施行的脾段切除、脾叶切除和半脾切除术。不规则性脾部分切除术是指根据脾破裂的实际情况,而非一定按照脾脏血管分布规律所施行的脾部分切除术。脾部分切除术主要适用于脾脏某一部分重度破裂,无法缝合修补的情况。目前普遍认为脾切除不应超过全脾的 2/3,否则将不能维持正常脾脏功能。进入腹腔后,探查脾破裂的情况,拟定预切线,切开脾被膜,用电刀或超声刀切断脾实质,所遇血管钳夹离断,近心端用丝线双重结扎。断面可用肝针和不可吸收缝线间断缝合。有空腔脏器损伤时不应行脾部分切除术。

6.脾破裂捆扎术

脾破裂捆扎术是通过压迫脾脏周边,减少脾门向裂口的供血,从而达到止血目的。手术方法是用肠线沿脾脏的横轴与纵轴进行多道捆扎,捆扎后肠线形成"♯"形分布,应有捆扎线靠近裂口或跨越其上,从而达到压迫止血的目的。对捆扎止血效果不理想的,可用明胶海绵或大网膜填塞裂口之后再行捆扎。

(三)自体脾组织大网膜内移植

脾脏功能的重要性越来越多地被认识,自体脾组织大网膜内移植对行脾切除术后保留脾脏功能有重要意义。通常将相对完整的 1/3 脾脏剪切成硬币大小的脾片,再将脾片缝合固定在大网膜内放回腹腔。该方法可以减少 OPSI 和血栓形成的发生率,但应根据患者综合病情制订方案,必须遵循生命第一、移植脾片第二的原则。另外,移植脾片的大小和数量也是手术成败的关键,移植脾片太多会引起腹腔粘连,数量太少又不能有效发挥脾脏功能。通常将相对完整的 1/3 脾脏剪切成硬币大小的脾片,移植数量从 5 片、10 片至几十片到 100 余片,报道不一,尚无统一标准。

(四)脾切除术

对于开放性脾损伤,合并空腔脏器破裂的脾损伤,病理脾自发性破裂,年老体弱、全身情况差,不允许行保脾手术的情况,应行急诊脾切除术。脾切除术可以分为开腹手术和腹腔镜手术。

1.开腹脾切除术

可以选用上腹正中切口、左旁正中切口、左肋缘下斜切口等。进腹后,首先用手指捏住脾蒂,控制出血,同时吸尽腹腔内游离血液,清除血凝块,确认脾损伤程度。探查中如果发现脾脏裂口内有血凝块,切勿取出,以防增加出血。经简单分离后用粗线或血管钳阻断脾蒂,将脾脏由腹腔左外侧翻向内侧,并托出腹壁切口外,在脾窝内置入纱布垫,防止脾脏回缩。向下分离脾结肠韧带,所遇血管结扎后切断,游离脾下极;分离脾肾韧带,再向上分离脾上极的脾膈韧带;分离脾胃韧带,结扎切断胃短血管及其分支,直至脾上极。脾脏游离后,将其托起并仔细分离胰尾和脾蒂,用血管钳钳夹脾蒂,切断脾蒂,移除脾脏,脾蒂残端先用 7 号丝线结扎,再用 4 号丝线贯穿缝扎。如果脾脏动、静脉较粗大,需将其分别结扎后再切断。腹腔彻底止血后,于脾窝处放置腹腔引流管一根,关腹术毕。若脾脏较大时,则不需将脾脏托出切口外,上述操作全部在腹腔内进行。

2.腹腔镜脾切除术

腹腔镜技术已经越来越多地应用于腹部外科急诊手术中,当发生脾脏破裂时,如果患者生命体征平稳,心肺功能无明显异常,能够耐受 CO_2 气腹,则可以考虑行全腹腔镜下脾切除术或手助腹腔镜下脾切除术。

(1)体位与套管位置:患者取头高右倾体位,监视器置于患者头侧,术者、扶镜手及第一助手均位于患者右侧,术者居中,扶镜手位于其右侧,第一助手位于其左侧。取脐与左肋缘中点连线的中点放置 10mm 套管(A 点)为观察孔,建立气腹后在腹腔镜直视下于剑突左侧肋缘下 2cm 处放置 5mm 套管(B 点)及左腋前线肋缘下 2cm 处放置 12mm 套管(C 点)为主操作孔,剑突右侧肋缘下 2cm 处放置 5mm 套管(D 点)为辅助操作孔。

如果施行手助腹腔镜下脾切除术,则首先作上腹正中切口或右侧腹直肌旁辅助切口,长度约为 6cm,置入蓝碟手助器,术者左手置入患者腹腔后,再放置观察孔及操作孔套管。

(2)探查腹腔:首先吸尽腹腔内游离血液和血凝块,探查脾脏的膈面、脏面、上极、下极和脾门等处,找到出血部位。脾脏探查完毕后,还应探查其他脏器有无损伤破裂。

(3)阻断脾动脉:用超声刀或双极电凝刀自幽门下方向胃近端离断胃结肠韧带、脾胃韧带和胃短血管,在胰尾上缘游离暴露脾动脉主干,用丝线结扎阻断,或用血管夹夹闭,不必切断。

(4)处理脾脏韧带:切除脾脏:通常从脾脏下极开始,用超声刀分离脾结肠韧带、脾胃韧带中下部及脾肾韧带,显露脾蒂。第一助手将脾下极抬起,在脾门处自下而上逐支分离出脾蒂血管分支,用丝线结扎或用血管夹夹闭后离断。最后处理胃脾韧带上部及脾膈韧带,移除脾脏。处理脾蒂时也可以用腔内切割缝合器夹闭并离断脾动静脉。腹腔彻底止血后,于脾窝处放置腹腔引流管一根,关腹术毕。

七、术后处理

(一)术后注意事项

术后应严密观察血压、脉搏、呼吸和引流液性状,注意有无活动性出血、胰漏、胃肠漏等并发症。动态监测血小板数量,如血小板过高应及时给予抗凝治疗,避免长时间卧床导致的下肢深静脉血栓形成。给予液体支持和营养支持,应用抗生素预防感染,对儿童及衰竭患者要注意 OPSI。患者清醒后应取半卧位,鼓励并协助患者深呼吸和咳痰,以防止膈下积液和肺部感染的发生。排气后可以拔除胃管,从流质饮食过渡到半流质饮食、普食。

(二)术后并发症防治

1.出血

术后腹腔内出血一般发生在术后早期,常为术中止血不彻底、结扎线脱落或凝血机制障碍引起的手术创面渗血。对于肝硬化和血液病患者,应针对性地纠正凝血功能。对于怀疑结扎线脱落的患者,应立刻再次手术止血。

2.上消化道大出血

对于肝硬化门静脉高压症患者,脾切除术破坏了门体静脉间的侧支循环,使门脉系统的血流更为集中地经过胃冠状静脉流向胃底和食管下段,更容易发生食管胃底静脉曲张破裂、门脉高压性胃炎、应激性溃疡,从而导致严重的上消化道大出血。首选治疗方案是保守治疗,补足循环血量,应用抑酸药和垂体加压素,放置三腔二囊管压迫止血等。条件允许时也可行内镜治疗或介入治疗。

3.肺部感染

患者术后往往因疼痛而使膈肌活动受限,导致左膈下积液感染,并引起胸腔内炎症反应、肺不张,继发肺部感染。主要临床表现是咳嗽咳痰持续发热、呼吸不畅等。预防措施主要是术中减少对膈肌的刺激、术后取半卧位、鼓励患者咳嗽咳痰以及深呼吸、及时处理膈下积液。

4.膈下积液、腹腔感染

膈下积液感染的主要原因是术中胰腺损伤、止血不彻底、术后引流不通畅及患者免疫功能低下等。其临床表现为持续高热、左季肋区疼痛等。预防措施有术中彻底止血、避免损伤胰尾、保持引流通畅、使用有效抗生素等。如果已经形成膈下脓肿,可以在B超或者CT引导下穿刺置管引流。

5.脾热

脾切除术后2～3周,患者持续低热,体温波动在38℃左右,常常可自行缓解。脾热的发生机制尚不明确,可能与脾静脉血栓形成、腹腔包裹性积液、免疫因素等有关。对这些患者首先要排除全身性感染,其次要排除局部感染,如切口感染、膈下感染、肺部感染等常见术后并发症。对于脾热症状不明显者,可采取精神安慰及对症治疗,发热多可自行消退。对于体温较高,持续时间较长者,可以首选足量广谱抗生素,短期应用观察疗效。如效果不明显,可加用适量肾上腺皮质激素。如效果仍不满意,可试用中医中药调理或全面停药观察。

6.血栓形成

脾切除术后血小板迅速升高,一般在2周达到高峰。血小板升高至$600×10^9$/L时为血栓形成危险因素,栓塞发生于肠系膜上静脉、门静脉残端及主干时可造成严重后果。临床表现多为上腹疼痛,恶心、呕吐、发热、血便等。脾切除术后应常规监测血小板,及时给予肠溶阿司匹林、潘生丁等药物处理。静脉血栓形成多用抗凝、祛聚治疗,肠系膜上静脉血栓形成应根据病情积极予介入或手术治疗。

7.伤口感染

部分患者由于免疫功能低下、营养状况不良,易发生伤口感染、全层或部分裂开。主要预防措施是及时改善患者营养状况,重视伤口换药,发现感染后及时充分敞开引流,治疗糖尿病等并发症。

8.肠梗阻

脾切除术后,因腹腔内积血积液、脾窝空虚、下床活动时间晚等原因,可导致肠粘连、肠梗阻的发生。患者主要表现为恶心、呕吐、腹胀、腹痛、排气排便减少或停止等症状。治疗措施以胃肠减压、禁饮食、灌肠等保守治疗为主,如果肠梗阻症状不能缓解,则应该考虑手术治疗。

9. 肝性脑病

重症肝硬化患者,由于术前就存在肝功能不良、黄疸、腹腔积液等症状,又遭受大量失血、手术应激等因素的影响,极易诱发肝性脑病,以内科治疗为主。

10. 脾切除

术后全身性凶险感染(OPSI)OPSI 的发病率因不同脾切除原因而异,外伤所致脾切除的 OPSI 发病率最低(0.5%～1%),血液系统疾病所致脾切除的 OPSI 发病率最高(1%～25%)。OPSI 在切脾后数日至终生均可发病,但多在术后 2～3 年。儿童易患,主要是婴幼儿,其发病率虽然不高,但发病急、病死率高。OPSI 的临床特点是起病隐匿、发病突然、来势凶猛,症状包括骤起寒战高热、头痛腹泻、恶心呕吐、昏迷休克、弥散性血管内凝血(DIC)和多器官功能障碍综合征(MODS)等。50% 患者的致病菌为肺炎球菌,其次为奈瑟脑膜炎球菌、大肠埃希杆菌、流感嗜血杆菌。对已诊断为 OPSI 的患者,应及时进行细菌培养及药敏试验,同时给予积极有效的抗感染、抗休克治疗,维护重要脏器功能,可以获得较好的疗效。为预防脾切除术后 OPSI 的发生,在坚持"抢救生命第一,保留脾脏第二"的原则下尽量保留脾脏(特别是儿童)已被越来越多的外科医生所接受,应缩小全脾切除术的适应证,提倡脾修补术、脾脏部分切除术及脾脏移植术等保脾手术。另外,预防 OPSI 可用多价肺炎球菌疫苗,丙种球蛋白以及中药(如人参、黄芪、白花蛇舌草等)。

八、延迟性脾破裂

延迟性脾破裂(DRS)是创伤性脾破裂的一种特殊类型,临床上不多见。DRS 的临床诊断标准是腹部钝性创伤后(48 小时内,隐匿期)无腹内损伤的临床证据,或 B 超等特殊检查正常,后来又发生脾破裂。DRS 出现症状的时间距离受伤时间长短不一,大部分患者在受伤 2 周内,个别病例长达数周或数月,甚至更长。DRS 早期症状不典型,病情变化快,如果不能得到及时有效的诊治,病死率较高。

DRS 多见于交通事故、钝器伤、坠落伤、挤压伤、摔伤等。其发生机制可能有:①脾实质损伤而脾包膜完整,包膜下出血及血肿经过一段时间后张力增大,包膜破裂,出现腹腔内大出血。②脾包膜裂伤后,局部血凝块与周围组织嵌顿包裹裂口,在轻微外力影响下,血凝块脱落,导致腹腔内大出血。③脾包膜破裂较小,出血少,持续一段时间后才表现出腹腔大出血症状。

DRS 的临床表现往往有左,上腹疼痛、左肩放射痛、深呼吸时加重,另外可以出现脉搏细速、皮肤苍白、四肢厥冷、尿量减少、烦躁不安、神志模糊等休克表现。也有患者在轻度左季肋部或左上腹外伤后局部疼痛或体征很快消失,或轻度损伤后无明显不适,而在伤后 2 周左右因咳嗽、喷嚏等腹内压突然增高,或无任何先兆而突然出现全腹剧痛、休克等脾破裂症状。DRS 容易发生诊断延迟和误诊,应注意以下几点:①左上腹及左季肋区有外伤史的患者,应在伤后密切观察病情变化,定期监测血常规等常规检查。②定期检查血压、脉搏,进行体格检查,了解腹部体征。③动态监测 B 超、CT 等影像学检查,B 超简便易行,是 DRS 的主要检查方法,可发现脾脏背面覆盖一层不均等回声组织带,与脾脏界限清楚,是包膜下积血和血凝块的反射层,称为超声"被覆征",是脾破裂出血尤其是 DRS 的特有图像,CT 检查能更准确的评估脾脏损伤程度及部位。④借助其他检查来完善诊断,包括选择性腹腔动脉造影、诊断性腹腔穿刺和腹腔灌洗等。⑤有条件的医院也可以用腹腔镜进行探查,其优点是直观可靠,并且可以同时采取有效的治疗措施。

DRS 治疗需根据脾脏损伤程度决定,主要分为保守治疗和手术治疗。保守治疗包括绝对卧床休息、暂禁食,禁止增加腹压的咳嗽与排便,维持正常血容量,必要时输血治疗,另外给予抗感染、止血药及对症治疗。定期监测血压、脉搏、尿量、血常规、B 超,CT 等检查,严密观察病情变化及腹部体征。通过动态观察评估病情变化及保守治疗效果。若病情加重应及时手术治疗。因保守治疗疗效不确定且治疗时间较长,选择保守治疗时应充分告知患者及家属利弊。手术治疗主要包括脾修补术、脾部分切除术、脾动脉结扎术及脾切除术等。对生命体征平稳、血流动力学稳定的患者,有条件的医院可以开展腹腔镜下手术治疗,但术中必须注意气腹压力不宜过高,以免造成气体栓塞。在诊治腹部外科急症患者时应重视 DRS 的可能性,提高警惕。

九、医源性脾损伤

主要指手术操作或医疗器械使用不当造成的脾损伤。医源性脾损伤多发生于食管癌、十二指肠溃疡、胃溃疡、胃癌、结肠癌、胰腺肿瘤等手术中。

引起医源性脾损伤的原因主要有:①麻醉效果不理想,手术视野暴露不良。②拉钩用力不当或角度不适。③特殊的体形与体位。

医源性脾损伤多数在术中或手术结束检查腹腔时发现,也有极少数病例是在关腹后发现。其治疗同样遵循"抢救生命第一、保留脾脏第二"的原则。其次应根据脾脏损伤的程度进行适当处理,切忌为避免医疗纠纷而对重度脾破裂的患者行保脾手术,从而导致更严重的后果。

医源性脾损伤的治疗包括脾脏局部电凝、脾动脉结扎、生物胶粘合、大网膜或明胶海绵填塞、脾部分切除或全脾切除术等。对于医源性脾破裂的预防应注意以下几点:①术野暴露清楚、精细轻柔操作。②术中维持良好的麻醉状态。③拉钩牵拉适度,及时调整角度。④手术全程应时刻注意保护脾脏。

第四章　胃肠疾病

第一节　胃、十二指肠憩室

随着对比放射学造影,纤维内镜、CT 等影像学检查在胃肠道疾病诊断中的日益推广应用,致使上部胃肠道憩室的发现显著增加。上部胃肠道憩室的一个最重要特征是它们几乎完全是无症状的,很少需要手术干预。

一、胃憩室

胃憩室(gastric diverticulum)可分类为真性和假性两类。对外科医生而言,在手术时区分这两类是非常明显的,但 X 线检查却会引起诊断困难。

假性胃憩室通常是由于良性溃疡造成深度穿透或局限性穿孔。其他因素包括坏死性肿瘤和粘连向外牵张等。这些胃憩室的壁可能不包含任何可辨认的胃壁。

真性的胃憩室较假性少见。可能会有多发性的,通常憩室壁由胃壁的所有层次组成。病因不确定,可能是先天性的。在所有的胃肠憩室病例报告中,真性胃憩室约占 3%。

(一)发生率

有文献报道 412 例真性胃憩室,其中的 165 例是 380000 例常规钡餐检查中发现,发生率为 0.04%。然而在 Meerhof 系列报道中,在 7500 例常规 X 线钡餐检查中,发现 30 例憩室,发生率为 0.4%。尽管两组发生率相差 10 倍,但不可能代表胃憩室发生率的真正差异,可能与小的病灶易被疏漏及检查者经验等因素有关。

(二)病理

胃憩室以发生在右侧贲门的后壁为多见。在 meorof 的报道中,80% 的患者是属于近贲门的胃憩室,其余的多为近幽门的胃憩室。Patmer 报道所收集的 342 例胃憩室中,259 例在胃远端的后壁(73%),31 例在胃窦,29 例在胃体,15 例在幽门,8 例在胃底。

胃憩室大小差异很大,通常为直径 1～6cm,呈囊状或管状。胃腔和憩室间孔大的可容纳 2 个指尖,最小的只能用极细的探针探及。多数孔径为 2～4cm。开口的大小与并发症有关,宽颈开口憩室内容物不滞留,并发症发生率较低;腔颈较小者,食物残渣易滞留和细菌过度繁殖,可能引发炎症。另外,憩室开口小者钡剂难以进入憩室腔内,X 线钡餐检查不易发现。

(三)临床表现与并发症

憩室可能发生在任何年龄,但最常发生在 20～60 岁的成年人。Palmer 组,成年人占80%。儿童通常是真性憩室,且易发生并发症。大部分胃憩室是无症状的,有时在一些患者中,充满食物残渣的胃大憩室会引起上腹部胀感及不适,但在缺乏特殊的并发症者,手术切除憩室后很少能减缓症状。

胃憩室并发症罕见。由于内容物滞留和细菌过度繁殖可导致急性憩室炎,严重时会发生穿孔。炎症致局部憩室壁黏膜和血管糜烂,可引起出血和便血。穿孔伴出血则导致血腹。有个案报告成年人胃憩室造成幽门梗阻。罕见的是,憩室内出现恶性肿瘤,异物和胃石。

(四)诊断

除发生并发症外,大部分胃憩室无任何症状,故多系在上消化道疾病检查时偶然发现的。在没有其他病理情况时发现憩室较困难。

憩室在上部胃肠道钡餐检查中表现为胃腔的突出物,周围平整圆滑,对照剂有时聚集在囊袋底部,当患者站立时,囊内上部有空气。发生于胃前壁或胃后壁的憩室很容易被忽视,除非使用气钡双重对比造影技术,并取患者头低位或站立位进行检查。小憩室可被误认为穿透性胃溃疡,反之亦然。两者的区分取决于病变的部位,由于近贲门溃疡是少见的。其他运用钡餐进行鉴别诊断的包括:贲门癌、贲门裂隙疝、食管末端憩室和皮革样胃。

患者口服对照造影剂 CT 扫描通常能显示憩室。若不给予对照剂,或憩室没有对照物填充,CT 结果会与肾上腺肿瘤相似。

内镜对鉴别诊断是最有价值的。

(五)治疗

仅显示有憩室存在并非手术切除的指征。经常显现模糊的消化不良症状,而无其他异常或憩室的并发症,则手术治疗不会减轻患者的症状。

手术仅适应于有并发症时,如发生憩室炎或出血,或合并其他病灶出现者。当诊断不能确定,剖腹探查是最后手段。

(六)手术方法

手术由憩室部位和有无合并病灶而定。

若憩室近贲门,游离胃左侧大网膜,以显露近胃食管孔的后方,小心分离粘连、胃壁和胰腺,显露分离憩室,需要时可牵引憩室以利显露,切除憩室、残端双层缝合。

若剖腹探查时不易发现憩室时,可钳闭胃窦,经鼻胃管注入盐水充盈胃,可能易于发现。

胃小弯和大弯侧憩室做 V 形切除,缝合裂口。幽门窦的憩室可施行部分胃切除术治疗,若合并胃部病灶时尤其适合。

二、十二指肠憩室

十二指肠憩室(duodenal diverticulum)亦分为原发性和继发性(假性),假性憩室是由于慢性十二指肠溃疡所致,本文仅探讨原发性十二指肠憩室。

90%原发性十二指肠憩室是单个的,80%发生在十二指肠第二部(降部)的凹面,亦有发生在十二指肠第三或第四部(水平部或升部)。十二指肠憩室的发生率在钡餐检查为 1.7%(0.164%～5%),尸检更高,平均为 8.6%,最近有一组大于 65 岁的钡餐检查 451 例,显示 39 例十二指肠憩室,发生率 8.5%。十二指肠憩室很少发现在 30 岁以下,大多数在 50～65 岁做出诊断。男女发生率几乎相等。

(一)病理

原发性十二性肠憩室主要的是黏膜突出,憩室壁主要有黏膜、黏膜下层及浆膜,而无肌层。大多数的十二指肠憩室从十二指肠第二部(降部)内侧凸出,开口靠近乳头部。因此在解剖上与胰腺关系密切,与胰管和胆管邻近,多数憩室伸向胰腺后方,甚至穿入胰腺组织。此外,尚有胆总管和胰管开口于憩室者。还有一类罕见的十二指肠腔内憩室,位于乳头附近,呈息肉样囊袋状。

(二)临床表现

十二指肠憩室没有典型的临床症状,仅于 X 线钡剂检查,纤维内镜检查,剖腹探查或尸检的偶然发现。憩室的大小与症状程度不呈正相关。当憩室并发炎症时,可出现上腹部不适,右上腹或脐周疼痛、恶心、呕吐、打呃、腹胀、腹泻甚至呕血和便血等消化道症状。腹泻可能是影响胰腺功能或憩室内细菌过度繁殖所致吸收不良。若憩室穿孔可引起腹膜炎症状,嵌入胰腺的穿孔,疼痛剧烈可引起急性胰腺炎的症状,血、尿淀粉酶增高。若憩室压迫胆总管时可以出现胆管梗阻、发热、黄疸、上腹胀等症状。若在上腹偏右固定于憩室区有局限性深压痛,可提示憩室有慢性炎症存在。

憩室的大小、形状各不相同,但多数是其入口较小,一旦肠内容物进入憩室又不易排出而潴留时,可引起各种并发症;或者憩室内虽无肠内容物潴留,但它也可能压迫邻近器官而产生并发症。故对于由憩室所继发的一些病理变化的了解很重要。十二指肠憩室的并发症较多,如十二指肠部分梗阻、憩室炎、憩室周围炎、憩室内结石、急性或慢性胰腺炎、胃十二指肠溃疡、恶变、大出血、穿孔、胆管炎、憩室胆总管瘘、十二指肠结肠瘘、梗阻性黄疸等。

1.憩室炎与憩室出血

由于十二指肠憩室内容物潴留,细菌繁殖,炎性感染,可引起憩室炎继之憩室黏膜糜烂出血,也有憩室内异位胃黏膜,异位胰腺组织,均可引起出血,也有憩室炎症侵蚀或穿破附近血管发生大出血者,以及少见憩室内黏膜恶变出血。

2.憩室穿孔

由于憩室内容物潴留,黏膜炎性糜烂并发溃疡穿孔,多位于腹膜后,穿孔后症状不典型,甚至剖腹探查仍未发现,通常出现腹膜后脓肿,胰腺坏死,胰瘘。若剖腹时发现十二指肠旁蜂窝组织炎或有胆汁,胰液渗出,应考虑憩室穿孔可能,需切开侧腹膜仔细探查。

3.十二指肠梗阻

因憩室引起十二指肠梗阻多见于腔内型憩室,因憩室充盈形成息肉样囊袋而堵塞肠腔。或较大的腔外型憩室也可因内容物潴留压迫十二指肠所致梗阻,但大多数是不全性梗阻。

4.胆、胰管梗阻

多见于乳头旁憩室,腔内或腔外型均可发生,因胆总管、胰管开口于其下方或两侧甚至于憩室边缘或憩室内,致使 Oddi 括约功能障碍。憩室机械性压迫胆总管,胰管致胆汁,胰液滞留,腔内压力增高,十二指肠乳头水肿,胆总管末端水肿,增加逆行感染机会并发胆管感染或急、慢性胰腺炎。Lemmel 曾将十二指肠憩室合并有肝、胆、胰腺疾病时称之为 Lemmel 综合征,亦有人称之为十二指肠憩室综合征。

5.伴发病

十二指肠憩室的患者中常伴有胆管疾病、胃炎、消化性溃疡、胰腺炎、结石、寄生虫等,它们之间互为影响是并发或伴发,已无争议,两者同时存在占 10%～50%,其中伴发胆管疾病者应属首位。常是"胆管术后综合征"的原因之一,因此在处理十二指肠憩室的同时,要注意不要遗漏这些伴发病的存在。

憩室内形成粪石和胆石,其中尤以胆石的发病率为高,此乃因十二指肠憩室反复引起逆行性胆总管感染,造成胆总管下段结石。有学者收集部分世界文献,统计十二指肠憩室合并胆石的发病率为 6.8%～64.2%,由此表可见日本人的发病率比英美人高。有人指出,在处理胆石症时(事先未发现十二指肠憩室),同时处理憩室的情况日益多见。遇到法特乳头开口正好在憩室内和(或)合并胆石症者,其处理较为困难。术前应有所估计。

(三)诊断与鉴别诊断

有症状的十二指肠憩室如十二指肠憩室炎,常与十二指肠球炎、胃炎症状类似;同样十二指肠憩室造成的胆管炎、胰腺炎的临床表现亦仅只能反映胆管炎或胰腺炎的症状、体征而难以鉴别原因。憩室造成的十二指肠梗阻与先天性十二指肠闭锁和狭窄的发病年龄相比较晚,有一段明显的发展过程可资鉴别。但由于十二指肠憩室多无典型症状,只能依靠某些特殊检查进一步证实。

1.X 线检查

应用低张力十二指肠造影检查,易于发现十二指肠憩室,一般为突出于肠壁的圆形或椭圆形袋状阴影,轮廓清晰、边缘光滑。可位于肠系膜缘或对系膜缘,亦可位于壶腹周围或嵌入胰头内。若憩室颈较细,则钡剂潴留于憩室内的时间较长,立位检查有时可见液平面。如十二指肠腔内发现一个被钡剂充盈的囊状物,其周围为透过 X 线阴影,则诊断为腔内憩室。

X 线钡剂检查还可区别真、假性憩室。假性憩室常见于十二指肠第一部分,多因十二指肠溃疡愈合过程中粘连牵拉、瘢痕收缩等因素所致,故外形狭长,憩室颈部宽,周围肠壁有不规则变形。有报告以低张性十二指肠 X 线造影与 ERCP 同时进行,诊断率可达 86%,若能发现憩室的开口处,则对决定是否手术与手术方案的制订有指导意义。

腹部 X 线片检查对十二指肠憩室的诊断无帮助,但在上消化道穿孔病例中,腹部 X 线片上发现腹膜后十二指肠周围气体阴影时,应考虑十二指肠憩室穿孔的可能。

2.纤维内镜检查

纤维十二指肠镜检查对诊断颇有帮助,采用侧视镜确诊率更高。但应注意,若憩室仅由一狭窄的颈部与十二指肠腔相通,在腔内面呈缝隙状的开口常被黏膜皱襞遮盖,故在内镜检查时易被忽视。

3.胆管造影检查

可用口服或静脉胆管造影检查、经皮肝穿刺胆管造影(PTC)或经十二指肠逆行胆管造影(ERCP)。这一检查主要是为了明确憩室与胆胰管之间的关系。一般胆胰管与憩室的关系可分为 3 种类型:①胆胰管共同开口于憩室顶部;②胆胰管共同开口于憩室颈部;③胆总管开口于憩室顶部。这些异常的开口,一般均无括约肌的正常功能,因而易引起憩室内容物有反流,从而导致胆管感染或胰腺炎。

4.剖腹探查术

对某些术前诊断为上消化道大出血、穿孔或梗阻性黄疸患者,而在探查中又不能对其症状做出合理的解释时。如胆管明显扩张但找不到明确的梗阻原因,腹膜后及十二指肠周围水肿,有胆汁污染或气体者,应考虑到十二指肠憩室及其并发症。

对某些不易发现的憩室,尤其是位于肠系膜缘或十二指肠之后憩室,可经胃管向十二指肠内充气的方法协助诊断。

(四)手术治疗

多以有严重并发症而经非手术治疗无效者,如出血、穿孔、梗阻时。反复出血难以自止且有早期休克体征者;憩室炎性糜烂坏疽,穿孔出现腹膜炎或腹膜后蜂窝织炎或已有部分脓肿形成;因憩室造成胆管、胰管或肠管梗阻者,特别是有较大的乳头旁憩室及胆、胰异常开口于憩室内者。还有憩室内有息肉、肿瘤、寄生虫等性质不能明确者。笔者认为十二指肠憩室不论大小,重点在于颈的宽窄,凡经钡剂 X 线检查,钡剂进出通畅,多不需手术,若只进不出或钡剂进入憩室后 6h 以上始可排空,非手术治疗很难奏效,择期手术较急诊手术安全有效,术后并发症少,急诊手术病死率约大于择期手术病死率的 3 倍。

1.术前准备

除按一般胃肠手术前准备外应先了解憩室的部位以及与周围器官的关系,准确的定位有利于术中探查和术式的选择,上消化道 X 线造影应摄左前斜位和右前斜位片以判断憩室在十二指肠内前侧或内后侧、与胰腺实质和胆管走行关系、憩室开口与十二指肠乳头的关系。位于降部内侧的憩室最好术前行内镜及胆管造影检查,了解憩室与十二指肠乳头及与胆管的关系,一定要插胃管,必要时术中可经胃管注入空气,使憩室充气,便于显示憩室存在的位置。

2.手术方式的选择

手术原则是切除和治疗憩室并发症,切除憩室并不简单,因憩室壁较薄弱,周围粘连紧密,剥离时常易撕破,尤其憩室嵌入胰头部,分离时易出血损伤胰腺及胆、胰管,术后出现医源性急性胰腺炎或(和)胰、胆管瘘。轻者延长住院时间,必要时再行手术,重者危及生命。因此手术方式的选择是手术成败的关键。

3.手术步骤

切口:采用右上腹旁正中切口或右上腹经腹直肌切口入腹腔。

探查:术前必须定位,术中必须仔细检查上消化道、胆管和胰腺,排除可能存在的其他病变。

显露憩室:此步骤很重要。尤当怀疑是憩室并发,上消化道出血或穿孔时更为重要。文献中报告因十二指肠憩室穿孔而死亡者,30％是由于在手术时未能认识病变之故。

显露憩室的方法依部位而异,位于十二指肠第3、4部的憩室,可将横结肠系膜切开(避免伤及结肠中动脉)。位于十二指肠降部的憩室,须将胆囊向上、横结肠向下拉开,再将胃幽门部向左牵开,即可显露十二指肠降部,或纵形切开十二指肠降部外侧的后腹膜,将该段肠曲连同附着的胰头一并向左侧翻起。如位于十二指肠肠内后方的憩室,此时即可看到;若为十二指肠内前方的憩室,则需进一步细心分离胰腺与十二指肠附着部,操作应特别轻柔细致,因胰头部极易出血,肠壁也较薄弱易撕破,也不宜分离过多,以免影响肠壁血运。

如果经上述解剖而未找到憩室,可用肠钳夹住空肠起始部,将胃管引入十二指肠腔内,并用手指压迫十二指肠球部,然后向胃管内注入空气约 30mL,使十二指肠充气,憩室也随之膨胀而易于辨认;若术前未插胃管,则可用注射器直接向十二指肠腔内注入空气;或者切开十二指肠的前壁,伸入示指探查憩室的内口,并将示指伸入到憩室囊内,有助于憩室的寻找和分离,也不至伤及胆总管等重要组织,后两种方法的缺点是容易污染腹腔。位于十二指肠内的憩室需切开十二指肠探查,可发现疝囊样憩室。

憩室的处理:应根据具体情况选择而定。位于十二指肠水平部,升部憩室需切开横结肠系膜,易于显露,切除较易,可行憩室切除术。若憩室小于1cm,可围绕憩室在十二指肠壁做一荷包缝合,将憩室翻转于十二指肠内消除憩室,此法避免切开十二指肠壁,则不易发生肠瘘。若用于大憩室则有十二指肠梗阻的可能,若降部憩室内出血或穿孔时则不适用此法,需切开右方的憩室。开口于十二指肠乳头侧方或头侧并伸向胰腺背侧的憩室,其颈部多位于胆管侧方,憩室切除率高。如憩室位于内前方,则需分离胰腺与十二指肠附着处,此处的胰十二指肠上、下动脉汇合部,血运丰富,极易出血,且肠壁较薄,强行分离易引起十二指肠壁缺血,导致十二指肠瘘。有介绍憩室嵌入胰腺背侧难于发现或难于切除,可将十二指肠切开后用纱布填塞憩室内,然后憩室内黏膜层完全剥除,再将肠壁黏膜缝合,此法虽可防止强行切除时引起的肠瘘,但易感染腹腔,一旦感染形成,肠瘘又易发生,故目前少用。

十二指肠乳头旁憩室的切除和胆管胰管开口于憩室腔内的憩室切除难度均很大,因易损伤胆总管和胰管的可能,有的还要切断后再移植胆管和胰管,操作技术上也很困难,胆、胰管损伤后并发胆漏、胰漏,甚为严重,预后甚差。遇此情况可行憩室旷置术,即胃部分切除术和胃肠吻合术,使食物转流,以免食物进入憩室内潴留、感染、糜烂、出血、梗阻等并发症。若有胆管梗阻,可做胆总管肠道内引流术。

手术方式归纳起来即切除,翻转,旷置,转流。作者认为术前定位很重要,定位准确加上术者的经验与熟练的手术技巧决定选择一种可行的术式将会获得比较理想的效果。做胰十二指肠切除术,似无指征,除非憩室癌变或并发壶腹周围癌,那将归属于另一疾病的诊治探讨。

憩室切除术:找到憩室后,细致地将它与周围粘连组织剥离干净,在憩室颈部做纵行(或斜行)切除。切除时避免牵拉憩室用力过大,以免切除黏膜过多导致肠腔狭窄。切除后用丝线做全层间断内翻缝合,外加浆肌层间断缝合。有人介绍提起憩室后,于憩室颈部作浆肌层切开,贯穿结扎黏膜、黏膜下层,可以避免切除黏膜过多或内翻缝合过多产生的缺点。

倘憩室位于十二指肠乳头附近,或位于胆总管、胰管之开口处,则切除憩室后,须同时切除胆囊、胆总管置T形管引流以及附加十二指肠乳头成形术,或者切除憩室后,将切口向胆总管和十二指肠延长,做胆总管十二指肠侧侧吻合,也可考虑憩室纳入十二指肠腔,在十二指肠内施行切除,然后做十二指肠乳头成形术。

憩室内翻或缝闭术:如切除憩室会损伤胆总管的开口,则不宜强行切除,可做憩室内翻或缝闭术;或者因憩室全部埋于胰头内,勉强剥离可能损伤胰腺,造成严重的出血或形成胰瘘,可行憩室缝闭术。

内翻法即于憩室颈部做一荷包缝合,用血管钳将憩室内翻入肠腔内,然后结扎荷包缝线;或使憩室内翻后以细丝线缝合颈部,以不再脱出即可。如憩室不能充分游离,可在十二指肠降部前壁的中段做一小切口,显露法特壶腹和乳头,一般在其内下方即可找到憩室的开口,用细丝线间断缝闭,使憩室和肠道不再沟通,然后缝合十二指肠切口。

转流术(捷径术):适用于无法切除或不宜内翻、缝闭憩室的病例,可行胃部分切除、Billroth-Ⅰ式吻合术,将憩室旷置,使食物改道,以免憩室继续潴留引起炎症、出血等并发症。对于巨大憩室也有人主张DeNicola法做空肠Y形憩室空肠吻合术。

术后处理:十二指肠手术是危险性与风险性的手术,术后的处理十分重要:①十二指肠的大手术,尤其患者情况不佳,有并发症者术后应进行生命体征监测。②持续十二指肠减压(将胃管远端送至十二指肠降部)3~5d后才能拔除。若施行了十二指肠造瘘者,必须妥善固定造瘘,术后15d方能根据情况拔除。③其他应严格按照胃肠道手术后常规处理。

第二节　十二指肠内瘘

十二指肠内瘘是指在十二指肠与腹腔内的其他空腔脏器之间形成的病理性通道开口分别位于十二指肠及相应空腔脏器。十二指肠仅与单一脏器相沟通称"单纯性十二指肠内瘘",与2个或以上的脏器相沟通则称为"复杂性十二指肠内瘘"前者临床多见,后者较少发生。内瘘时十二指肠及相应空腔脏器的内容物可通过该异常通道相互交通,由此引起感染、出血体液丧失(腹泻呕吐)水电解质紊乱、器官功能受损以及营养不良等一系列改变。

先天性十二指肠内瘘极为罕见,仅见少数个案报道十二指肠可与任何相邻的空腔脏器相沟通形成内瘘,但十二指肠胆囊瘘是最常见的一种类型,据统计其发生率占十二指肠内瘘的44%~83%,十二指肠胆总管瘘占胃肠道内瘘的5%~25%韦靖江报道胆内瘘72例,其中十二指肠胆总管瘘,占8.3%(6/72)。其次为十二指肠结肠瘘,十二指肠胰腺瘘发生罕见。

一、病因

十二指肠内瘘形成的原因较多,如先天发育缺陷医源性损伤、创伤、疾病等。在疾病中,可由十二指肠病变所引致,如十二指肠憩室炎,亦可能是十二指肠毗邻器官的病变所造成,如慢性结肠炎胆结石等。一组资料报道,引起十二指肠内瘘最常见的病因是医源性损伤其次是结石、开放性和闭合性损伤。肿瘤、结核、溃疡病、克罗恩病及放射性肠炎等病理因素低于10%。

(一)先天因素

真正的先天性十二指肠内瘘极为罕见,仅见少数个案报道。国内学者报道1例先天性胆囊十二指肠内瘘,术中见十二指肠与胆囊间存在异常通道,移行处黏膜均光滑,无瘢痕。

(二)医源性损伤

医源性损伤引起的十二指肠内瘘一般存在于十二指肠与胆总管之间,多见于胆管手术中使用硬质胆管探条探查胆总管下端所致,因解剖上胆总管下端较狭小,探查时用力过大穿破胆总管和十二指肠壁,形成胆总管十二指肠乳头旁瘘。国内学者报道8例胆管术后发生胆总管十二指肠内瘘,原因均是由于胆总管炎性狭窄,胆管探条引入困难强行探查所致提示对胆总管炎性狭窄胆总管探查术中使用探条应慎重,不可暴力探查以减少医源性损伤。再者胆总管T形管引流时,T形管放置位置过低、置管时间过长、T形管压迫十二指肠壁致缺血坏死穿孔,引起胆总管十二指肠内瘘,亦属于医源性损伤。有学者报道2例胆管术后T形管压迫十二指肠穿孔胆总管T形管引流口与十二指肠穿孔处形成十二指肠内瘘,由此提示:胆总管T形管引流时位置不宜放置过低,或者在T形管与十二指肠之间放置小块大网膜并固定、隔断以免压迫十二指肠,造成继发性损伤。

(三)结石

十二指肠内瘘常发生于十二指肠与胆管系统间,大多数是被胆石穿破的结果。90%以上的胆囊十二指肠瘘,胆总管十二指肠瘘,胆囊十二指肠结肠瘘,均来自慢性胆囊炎、胆石症内瘘多在胆、胰十二指肠汇合区,与胆管胰腺疾病有着更多关系,胆囊炎、胆石症的反复发作导致胆囊或胆管与其周围某一器官之间的粘连,是后来形成内瘘的基础。在粘连的基础上,胆囊内的结石压迫胆囊壁引起胆囊壁缺血、坏死、穿孔并与另一器官相通形成内瘘。胆囊颈部是穿孔形成内瘘最常见部位之一,这与胆囊管比较细小、胆囊受炎症或结石刺激后强烈收缩、颈部承受压力较大有关。胆囊炎反复发作时最常累及的器官是十二指肠、结肠和胃,当胆管系统因炎症与十二指肠粘连,胆石即可压迫十二指肠造成肠壁的坏死、穿孔、自行减压引流,胆石被排到十二指肠从而形成胆囊十二指肠瘘、胆总管十二指肠瘘、胆囊十二指肠结肠瘘。这种因结石嵌顿、梗阻、感染导致十二指肠穿孔自行减压形成的内瘘,常常是机体自行排石的一种特殊过程或视为胆结石的一种并发症,有时可引起胆石性肠梗阻。

(四)消化性溃疡

十二指肠的慢性穿透性溃疡,常因慢性炎症向邻近脏器穿孔而形成内瘘,如溃疡位于十二指肠的前壁或侧壁者可穿入胆囊,形成胆囊十二指肠瘘。而溃疡位于十二指肠后壁者穿入胆总管,引起胆总管十二指肠瘘,十二指肠溃疡亦可向下穿入结肠引起十二指肠结肠瘘,或胆囊十二指肠结肠瘘。也有报道穿透性幽门旁溃疡所形成的胃、十二指肠瘘,肝门部动脉瘤与十二指肠降部紧密粘连向十二指肠内破溃而导致大出血的报道,亦是一种特殊的十二指肠内瘘。因抗分泌药对十二指肠溃疡的早期治疗作用,由十二指肠溃疡引起的十二指肠内瘘目前临床上已十分少见。

(五)恶性肿瘤

恶性肿瘤引起的十二指肠内瘘亦称为恶性十二指肠内瘘,主要是十二指肠癌浸润结肠肝曲或横结肠,或结肠肝区癌肿向十二指肠的第3、4段浸润穿孔所致。Hersheson收集37例十二指肠一结肠瘘,其中19例起源于结肠癌。近年国内有报道十二指肠结肠瘘是结肠癌的少见并发症,另外十二指肠或结肠的霍奇金病,或胆囊的癌肿也可引起十二指肠内瘘。随着肿瘤发病率的增高,由恶性肿瘤引起十二指肠内瘘的报道日益增多。

(六)炎性疾病

因慢性炎症向邻近脏器浸润穿孔可形成内瘘。炎性疾病包括十二指肠憩室炎、克罗恩病溃疡性结肠炎、放射性肠炎及肠道特异性感染,如腹腔结核等均可引起十二指肠结肠瘘或胆囊十二指肠结肠瘘。

二、发病机制

先天性十二指肠内瘘的病理改变:异常通道底部为胆囊黏膜,颈部为十二指肠腺体上方0.5cm可见胆囊腺体与十二指肠腺体相移行证实为先天性异常。王元和谭卫林报道2例手术证实的先天性十二指肠结肠瘘均为成年女性。内瘘瘘管都发生在十二指肠第三部与横结肠之间。鉴于消化系统发生的胚胎学研究,十二指肠后1/3与横结肠前2/3同属中肠演化而来。因此从胚胎发生学的角度来分析,如果中肠在胚胎发育过程中发生异常,则形成这类内瘘是完全有可能的。

三、检查

(一)实验室检查

选择做血、尿、便、常规生化及电解质检查。

(二)其他辅助检查

1.X 线检查

X 线检查包括腹部透视、腹部 X 线片和消化道钡剂造影。

(1)腹部透视和腹部 X 线片:有时可见胆囊内积气,是诊断十二指肠内瘘的间接依据但要与产气杆菌引起的急性胆囊炎相鉴别。十二指肠肾盂(输尿管)瘘时,腹部 X 线片可见肾区有空气阴影和不透 X 线的结石(占 25%~50%)。

(2)消化道钡剂造影:消化道钡剂造影能提供内瘘存在的直接依据,可显示十二指肠内瘘瘘管的大小、走行方向、无岔道及多发瘘。①上消化道钡剂造影:可见影像有:a.胃、十二指肠瘘,胃幽门管畸形及与其平行的幽门管瘘管。b.十二指肠胆囊瘘,胆囊或胆管有钡剂和(或)气体,瘘管口有黏膜征象。以前者更具诊断意义此外,胆囊造瘘时不显影也为间接证据之一。c.十二指肠结肠瘘,结肠有钡剂充盈。d.十二指肠胰腺瘘,钡剂进入胰腺区域。②下消化道钡剂灌肠:可发现钡剂自结肠直接进入十二指肠或胆管系统,对十二指肠结肠瘘的正确诊断率可达90%以上做结肠气钡双重造影,可清楚地显示瘘管的位置,结合观察显示的黏膜纹,有助于鉴别十二指肠结肠瘘、空肠结肠瘘、结肠胰腺瘘和结肠肾盂瘘。

(3)静脉肾盂造影:十二指肠肾盂(输尿管)瘘患者行此检查时,因病肾的功能遭到破坏,常不能显示瘘的位置,但从病肾的病变可提供瘘的诊断线索;并且治疗也需要通过造影来了解健肾的功能,所以仍有造影的意义。

2.超声、CT、MRI 检查

可从不同角度不同部位显示肝内外胆管结石及消化道病变的部位、范围及胆管的形态学变化,而对十二指肠内瘘的诊断只能提供间接的诊断依据。如胆管积气、结肠瘘浸润十二指肠等。

3.ERCP 检查

内镜可直接观察到十二指肠内瘘的瘘口,同时注入造影剂,可显示瘘管的走行大小等全貌,确诊率可达 100%,是十二指肠内瘘最可靠的诊断方法。

4.内镜检查

(1)肠镜检查:可发现胃肠道异常通道的开口,并做鉴别诊断。十二指肠镜进入十二指肠后见黏膜呈环形皱襞柔软光滑,乳头位于十二指肠降段内侧纵行隆起的皱襞上,一般瘘口位于乳头开口的上方,形态多呈不规则的星状形,无正常乳头形态及开口特征。当瘘口被黏膜覆盖时不易发现,但从乳头开口插管,导管可从瘘口折回至肠腔,改从乳头上方瘘口插管,异常通道显影而被确诊,此时将镜面靠近瘘口观察,可见胆汁或其他液体溢出。内镜下十二指肠内瘘应注意与十二指肠憩室相鉴别,憩室也可在十二指肠乳头附近有洞口,但边缘较整齐,开口多呈圆形,洞内常有食物残渣,拨开残渣后能见到憩室底部导管向洞内插入即折回肠腔注入造影剂可全部溢出,同时肠道内可见到造影剂,而无异常通道显影。一组资料报道 47 例胆总管十二指肠内瘘同时合并十二指肠憩室 5 例,有 1 例乳头及瘘口均位于大憩室的腔内,内镜检查后立即服钡剂检查,证实为十二指肠降段内侧大憩室纤维结肠镜检查对十二指肠结肠瘘可明确定位,并可观察瘘口大小,活组织检查以确定原发病灶的性质为选择手术方式提供依据。

(2)腹腔镜检查:亦可作为十二指肠内瘘诊断及治疗的手段且有广泛应用前景。

(3)膀胱镜检查:疑有十二指肠肾盂(输尿管)瘘时,此检查除可发现膀胱炎征象外,尚可在病侧输尿管开口处看到有气泡或脓性碎屑排出;或者经病侧输尿管的插管推注造影剂后摄片,可发现十二指肠内有造影剂。目前诊断主要依靠逆行肾盂造影,将近 2/3 的患者是阳性。

5.骨炭粉试验

口服骨炭粉,15～40min 后有黑色炭末自尿中排出。此项检查仅能肯定消化道与泌尿道之间的内瘘存在,但不能确定瘘的位置。

四、临床表现

十二指肠瘘发生以后,患者是否出现症状,应视与十二指肠相通的不同的空腔脏器而异。与十二指肠相交通的器官不同,内瘘给机体带来的后果亦不同,由此产生的症状常因被损害的器官的不同而差异较大,如十二指肠胆管瘘是以胆管感染为主要病变,故临床以肝脏损害症状为主;而十二指肠结肠瘘则以腹泻、呕吐、营养不良等消化道症状为主。

(一)胃、十二指肠瘘

胃、十二指肠瘘可发生于胃与十二指肠球部横部及升部之间,几乎都是由于良性胃溃疡继发感染、粘连继而穿孔破入与之粘连的十二指肠球部,或因胃穿孔后形成局部脓肿,继而破入十二指肠横部或升部。胃、十二指肠瘘形成后,对机体的生理功能干扰不大,一般多无明显症状。绝大部分患者都因长期严重的溃疡症状而掩盖了瘘的临床表现;少数患者偶尔发生胃输出道梗阻。

(二)十二指肠胆囊瘘

十二指肠胆囊瘘症状颇似胆囊炎如嗳气、恶心呕吐、厌食油类、消化不良有时有寒战高热、腹痛出现黄疸而酷似胆管炎、胆石症的表现。有时表现为十二指肠梗阻,也有因胆石下行到肠腔狭窄的末端回肠或回盲瓣处而发生梗阻,表现为急性机械性肠梗阻症状,如为癌症引起,则多属晚期,其症状较重,且很快出现恶病质。

(三)十二指肠胆总管瘘

通常只出现溃疡病的症状,有少数可发生急性化脓性胆管炎而急诊入院。

(四)十二指肠胰腺瘘

十二指肠胰腺瘘发生之前常先有胰腺脓肿或胰腺囊肿的症状,故可能追问出有上腹部肿块的病史。其次,多数有严重的消化道出血症状。手术前不易明确诊断。Berne 和 Edmondson 认为消化道胰腺瘘具有 3 个相关的临床经过,即胰腺炎后出现腹内肿块及突然出现严重的胃肠道出血,应警惕内瘘的发生;腹内肿块消失之时,常为内瘘形成之日,这个经验可供诊断时参考。

(五)十二指肠结肠瘘

良性十二指肠结肠瘘常有上腹部疼痛、体重减轻、乏力、胃纳增大,大便含有未消化的食物或严重的水泻。有的患者伴有呕吐,可闻到呕吐物中的粪臭结合既往病史有诊断意义。内瘘发生的时间,据统计从 1 周到 32 周,多数(70%以上)患者至少在内瘘发生 3 个月才被确诊而手术。内瘘存在时间越长,症状就越突然,后果也越严重。先天性十二指肠结肠瘘最突出的症状是腹泻,往往自出生即出现,病史中查不到腹膜炎、肿瘤和腹部手术的有关资料。由于先天性内瘘在十二指肠一侧开口位置较低而且内瘘远端不存在梗阻,故很少发生粪性呕吐与腹胀。如无并发症,则不产生腹痛。要注意与非先天性良性十二指肠结肠瘘的区别。若为恶性肿瘤浸润穿破所造成的十二指肠结肠瘘,除了基本具备上述症状外,病情较重,恶化较快,常同时又有恶性肿瘤的相应症状。

(六)十二指肠肾盂(输尿管)瘘

十二指肠肾盂(输尿管)瘘临床上可先发现有肾周围脓肿,即病侧腰痛局部有肿块疼痛向大腿或睾丸放射,腰大肌刺激征阳性。以后尿液可有气泡,或者尿液混独,或有食物残渣,以及尿频、尿急尿痛等膀胱刺激症状。如果有突然发生水样、脓性腹泻同时伴有腰部肿块的消失,往往提示内瘘的发生。此时腰痛减轻,也常有脱水及血尿。此外尚有比较突出的消化道症状如恶心、呕吐和厌食肾结石自肛门排出甚为罕见未能得到及时治疗者呈慢性病容乏力和贫血,有时可以引起明显的脓毒血症,患者始终有泌尿道的感染症状,有的患者有高氯血症的酸中毒。国内学者曾报道1例先天性输尿管十二指肠瘘并发尿路蛔虫病,患者自4岁起发病到18岁就诊止估计自尿道排出蛔虫达400条左右,该例经手术证实且治愈。

五、并发症

1.感染是最常见的并发症,严重者可发生败血症。

2.合并水电解质紊乱。

3.出血、贫血亦是常见并发症。

六、诊断

十二指肠内瘘,术前诊断较为困难,因为大部分十二指肠内瘘缺乏特征性表现,漏诊率极高。有学者报道10例胆囊十二指肠内瘘,术前诊断7例为胆囊炎胆囊结石,3例诊断为肠梗阻提高十二指肠内瘘的正确诊断率,应注意以下几个方面。

(一)病史

正确详细的既往史、现病史是临床诊断的可靠信息来源,有下列病史者应考虑有十二指肠内瘘存在的可能。

1.既往有反复发作的胆管疾病史尤其是曾有胆绞痛黄疸后又突然消失的患者。

2.既往彩超或B超提示胆囊内有较大结石,近期复查显示结石已消失,或移位在肠腔内。

3.长期腹痛、腹泻消瘦、乏力伴程度不等的营养不良。

(二)辅助检查

十二指肠内瘘诊断的确定常需要借助影像学检查,如X线检查、彩超或B超、CT、MRI、ERCP等,能提供直接的或间接的影像学诊断依据,或内镜检查发现胃肠道异常通道的开口等即可明确诊断。

(三)手术治疗

在输液(建立两条输液通道)输血、抗感染等积极抗休克与监护下施行剖腹探查术。

1.胃、十二指肠瘘

根据胃溃疡的部位和大小,做胃大部分切除术及妥善地缝闭十二指肠瘘口,疗效均较满意。若瘘口位于横部及升部,往往炎症粘连较重,手术时解剖、显露瘘口要特别小心避免损伤肠系膜上动脉或下腔静脉。Webster 推荐在解剖、显露十二指肠瘘口之前,先游离、控制肠系膜上动脉和静脉,这样既可避免术中误伤血管,又可减轻十二指肠瘘口的修补张力。

2.十二指肠胆囊瘘

术中解剖时应注意十二指肠胆囊瘘管位置有瘘口短而较大的直接内瘘,也有瘘管长而狭小的间接内瘘。由于粘连多,解剖关系不易辨认,故宜先切开胆囊,探明瘘口位置与走向,细致地游离,才不致误伤十二指肠及其他脏器,待解剖完毕后,切除十二指肠瘘口边缘的瘢痕组织,再横行缝合十二指肠壁。若顾虑缝合不牢固者,可加用空肠浆膜或浆肌片覆盖然后探查胆总管是否通畅置 T 管引流,最后切除胆囊。对瘘口较大或炎性水肿较重者,应做相应的十二指肠或胃造口术进行十二指肠减压引流,以利缝合修补的瘘口愈合,术毕须放置腹腔引流。

3.十二指肠胆总管瘘

单纯性的由十二指肠溃疡并发症引起的十二指肠胆总管瘘可经非手术治疗而痊愈。对经常发生胆管炎的病例或顽固的十二指肠溃疡须行手术治疗,否则内瘘不能自愈。较好的手术方法是迷走神经切断胃次全切除的胃空肠吻合术。十二指肠残端的缝闭,可采用 Bancroft 法。十二指肠胆总管无须另做处理,胃内容改道后瘘管可以自行闭合。如有胆管结石、胆总管积脓,则不宜用上述手术方法。应先探查胆总管胆管内结石、积脓、食物残渣等均须清除、减压,置 T 形管引流;或者待十二指肠与胆总管分离后分别修补十二指肠和胆总管的瘘孔,置"T"形管引流另外做十二指肠造口减压。切除胆囊,然后腹腔安置引流。

4.十二指肠胰腺瘘

关键在于胰腺脓肿或囊肿得到早期妥善的引流,及时解除十二指肠远端的梗阻和营养支持,则十二指肠胰腺瘘均能获得自愈。因胰液侵蚀肠壁血管造成严重的消化道出血。如非手术治疗无效,应及时进行手术,切开十二指肠壁,用不吸收缝线缝扎出血点。

5.十二指肠结肠瘘

Strazl 等,曾报道 1 例因溃疡穿孔形成膈下脓肿所致的十二指肠结肠瘘,经引流膈下脓肿后,瘘获得自愈结核造成内瘘者,也有应用抗结核治疗后而痊愈的报道,但大多数十二指肠结肠瘘内瘘(包括先天性),均需施行手术治疗。由于涉及结肠,术前须注意充分的肠道准备与患者全身状况的改善。良性的可做单纯瘘管切除分别做十二指肠和结肠修补,缝闭瘘口倘瘘口周围肠管瘢痕较重或粘连较多要行瘘口周围肠切除和肠吻合术。对位于十二指肠第三部的内瘘切除后,有时十二指肠壁缺损较大,则修补时应注意松解屈氏韧带,以及右侧系膜上血管在腹膜后的附着处,保证修补处无张力。必要时应用近段空肠襻的浆膜或浆肌覆盖修补十二指肠壁的缺损。由十二指肠溃疡引起者,只要患者情况允许宜同时做胃次全切除术。先天性者,有多发性瘘的可能,因此手术时要认真而仔细地探查,防止遗漏。因结肠癌浸润十二指肠而引起恶性内瘘者,视具体情况选择根治性手术或姑息性手术。

(1)根治性手术:Callgher 曾介绍以扩大的右半结肠切除术治疗位于结肠肝曲恶性肿瘤所致的十二指肠结肠瘘。所谓的扩大右半结肠切除,即标准右半结肠切除加部分性胰十二指肠切除然后改建消化道。即行胆总管(或胆囊)-空肠吻合,胰腺-空肠吻合(均须分别用橡皮管或塑料管插管引流),胃-空肠吻合,回肠-横结肠吻合术。

（2）姑息性手术：对于无法切除者，可做姑息性手术。即分别切断胃幽门窦横结肠、末端回肠，再分别闭锁胃与回肠的远端，然后胃—空肠吻合回肠—横结肠吻合与空肠输出襻同近侧横结肠吻合。无论是根治性或姑息性手术，术中均需安置腹腔引流。

6.十二指肠肾盂（输尿管）瘘

（1）引流脓肿：伴有肾周围脓肿或腹膜后脓肿者，须及时引流。

（2）排除泌尿道梗阻：如病肾或输尿管有梗阻应设法引流，可选择病侧输尿管逆行插管或暂时性肾造口术。经上述治疗，有少数瘘管可闭合自愈。

（3）肾切除和瘘修补术：病肾如已丧失功能或者是无法控制的感染而健肾功能良好，可考虑病肾的切除，以利内瘘的根治。采用经腹切口，以便同时做肠瘘修补。因慢性炎症使肾周围粘连较多解剖关系不清，故对术中可能遇到的困难有充分的估计并做好相应准备，包括严格的肠道准备。十二指肠侧瘘切除后做缝合修补，并做十二指肠减压，腹腔内和腹膜外的引流。

（4）十二指肠输尿管瘘多数需将病肾和输尿管全切除。如仅在内瘘的上方切除肾和输尿管，而未切除其远侧输尿管，则瘘可持续存在。少数输尿管的病变十分局限，肾未遭到严重破坏，则可考虑做病侧输尿管局部切除后行端端吻合术。术后须严密观察病情，继续应用有效的抗生素给予十二指肠减压。

第五章 肛肠疾病

第一节 肛管直肠周围脓肿

肛管直肠周围脓肿是指肛管直肠周围软组织内或其周围筋膜间隙内发生急性化脓性感染并进一步形成的脓肿,简称肛周脓肿。脓肿破溃或切开引流后常形成肛瘘。通常认为这种非特异性肛门周围脓肿和肛瘘是一个疾病发展的两个阶段,脓肿是肛管直肠周围脓肿的早期阶段,是急性发作期;肛瘘是肛管周围脓肿的慢性期表现。

肛周脓肿的发病率不容易确定。任何年龄都可发病,20～40岁为发病高峰期。男性多于女性,儿童和成人性别分布相似;而2岁以下的婴幼儿中,绝大多数的脓肿为男性,且伴有肛瘘。

肛管直肠周围脓肿常见的致病菌是大肠埃希菌、金黄色葡萄球菌和链球菌和铜绿假单胞菌,偶有厌氧菌,多数是多种致病菌的混合感染。肛周脓肿致病菌的特点是内源性、多菌性和厌氧菌高感染率。

一、病因与病理

病因主要来自肛腺感染和肛周皮肤感染两个途径。

绝大部分肛管直肠周围脓肿由肛腺感染引起。细菌通过肛隐窝内的肛腺开口侵入肛腺后、在小腺管内繁殖,由于内括约肌张力的关系,分泌物不能排出,遂于此处形成小的原发病灶,随着感染的进一步发展,炎症沿肛腺导管先在括约肌间间隙内形成原发性脓肿,然后脓肿向下、向外或向上播散至其他间隙,最后发展为不同部位的脓肿。因肛腺感染引起的肛周脓肿一般均为肠道细菌,常在齿线区留有内口,行脓肿切开引流术后常导致肛瘘的形成(95%以上)。

肛管直肠周围脓肿也可由其他原因引起:肛周皮肤感染如化脓性汗腺炎、毛囊炎、皮脂腺囊肿合并感染等均可引起肛周脓肿。此类感染引起脓肿的细菌多为金黄色葡萄球菌,脓肿一般不与肛直肠相通,脓肿切开引流后不形成肛瘘,此类患者约占所有肛周脓肿患者的1/3。常继发于结直肠、肛管或全身的慢性疾病,如克罗恩病、慢性溃疡性结肠炎、结核、性病淋巴肉芽肿、肛直肠肿瘤、白血病、淋巴瘤、肛周放疗、全身化疗、结核、肛周损伤、异物、肛裂、糖尿病以及医源性原因如注射疗法、外科手术、局麻感染等。

肛周脓肿播散途径肛腺感染后首先引起括约肌间感染。作为原发性脓肿,在肛管直肠周围脓肿中约占87%,90%以上的其他肛周脓肿均继发于此,肛管直肠周围间隙为疏松的脂肪结缔组织,感染极易蔓延扩散。括约肌间脓肿向下至肛周皮下间隙,导致肛周脓肿;向上进入直肠周围形成高位肌间脓肿或骨盆直肠间隙脓肿,向外穿过外括约肌形成坐骨肛管间隙脓肿;向后可形成肛管后间隙脓肿。

二、临床分类

肛管直肠周围脓肿有许多类型。分类方法因人而异。以肛提肌为界可分为肛提肌上脓肿和肛提肌下脓肿两大类:肛提肌上脓肿包括两侧骨盆直肠间隙脓肿和直肠后间隙脓肿、高位肌间脓肿;肛提肌下脓肿包括两侧坐骨直肠间隙脓肿和肛门周围脓肿。

Eisenhammer 提出把肛管直肠周围脓肿分为腺源性致瘘性脓肿和非腺源性非致瘘性脓肿,分类如下。

(一)急性腺源致瘘性脓肿

1.高位肌间致瘘性脓肿。

2.低位肌间致瘘性脓肿。

3.后方经括约肌坐骨直肠窝蹄铁形致瘘性脓肿。

4.前方经括约肌坐骨直肠窝致瘘性脓肿。

5.后方低位肌间单侧表浅坐骨直肠窝蹄铁形致瘘性脓肿。

(二)急性非腺源性非致瘘性脓肿

1.肛提肌上骨盆直肠脓肿(多为盆腔感染)。

2.黏膜下脓肿。

3.坐骨直肠窝原发性感染。

4.黏膜皮肤边缘性脓肿。

5.肛周皮下脓肿。

三、临床表现

肛管直肠周围脓肿由于脓肿位置不同,临床表现也不尽一致,分述如下。

(一)肛门周围脓肿

肛门周围脓肿是最常见的脓肿,约占肛门直肠周围脓肿的 48%。此型脓肿距肛缘较近。常位于肛门后方或侧方皮下部,一般不大。局部疼痛显著,甚至有搏动性疼痛。病变处红肿较明显,明显触痛,脓肿形成时可有波动感。穿刺可抽出脓液全身症状轻微,如早期使用抗生素,炎症偶可消退病情发展可自行破溃形成低位肛瘘也可能向肛窦排脓,形成"内口瘘"。偶可扩展到一侧或两侧坐骨直肠窝。

(二)坐骨直肠间隙脓肿

坐骨直肠间隙脓肿较为常见。约占肛门直肠周围脓肿的 25%。少数由原发性血行感染或外伤感染引起,绝大多数属于腺源性感染,经外括约肌向外扩散而形成;也可由其他肛管直肠周围脓肿扩散形成坐骨直肠间隙较大形成的脓肿亦较大较深,容量可达 60~90ml 初起时患侧出现持续性胀痛,随着炎症的增剧,症状逐渐加重,转为持续性跳痛,坐立不安,排便或行走时剧烈疼痛,可出现排尿困难和里急后重。全身症状明显,出现头痛、倦怠进而发热恶寒早期局部体征不明显,后可出现患侧臀部大片红肿,局部明显触痛,直肠指诊患侧有深压痛、甚至波动感若不及时切开引流,此型脓肿向皮肤穿破,形成肛瘘。有时形成复杂的蹄铁形脓肿。

(三)骨盆直肠间隙脓肿

骨盆直肠间隙脓肿是一种少见的类型,占 2.5%,但很重要:位于肛提肌以上,顶部为盆腔腹膜多由直肠肌间脓肿或坐骨直肠间隙脓肿向上穿破肛提肌进入骨盆直肠间隙引起,也可由直肠炎、直肠溃疡、克罗恩病、输卵管炎、直肠外伤引起,骨盆直肠间隙位置较深、空间较大,患者全身症状明显,而局部症状不明显;早期即有全身中毒症状,如发热、寒战、乏力、食欲缺乏等发病初期可有直肠内明显沉重坠胀感,排便时加重;会阴部检查可无异常,直肠内指诊时,直肠壁饱满隆起,有压痛甚至有波动感;经皮肤穿刺抽出脓液可确诊,必要时做直肠内超声、CT 或 MRI 予以证实。

(四)直肠后间隙脓肿

位于骶骨前方直肠后方,上为盆腔腹膜,下为肛提肌。这类脓肿可向上穿入盆腔,向下穿入坐骨直肠窝内常由肛腺感染所引起。括约肌间脓肿、直肠损伤、直肠狭窄、直肠炎、坐骨直肠窝脓肿、尾骨和骶骨炎症等也可引起症状与骨盆直肠间隙脓肿相似,全身感染症状重,如畏寒、发热、乏力和食欲下降等局部可有直肠坠胀感、骶尾部疼痛,可放散到会阴部及下肢。体检时肛门周围外观无异常、尾骨与肛门之间有深部明显压痛,直肠指检可扪及直肠后壁外隆起肿块,明显压痛有时可触及波动,穿刺抽出脓液可确诊。此病应与骶骨前囊肿、畸胎瘤和脊索瘤等疾病相鉴别。

(五)直肠黏膜下脓肿

脓液沿着肛腺向肛管扩展引起,位于直肠黏膜和肌层间的结缔组织内,较少见;黏膜下脓肿经常是肌间脓肿的一部分;一般较小,不到 1/3 肛周。多位于直肠下部的后方或侧方。肛门内有坠胀感,排便、行走时疼痛加重。直肠指检可扪到直肠壁上卵圆形隆起有触痛和波动感脓肿可自行破溃由肛隐窝或直肠黏膜穿入肠腔,形成"内瘘"。

括约肌间脓肿括约肌间脓肿分为高位和低位两类。脓肿由肛隐窝感染引起,感染向头端蔓延表现为直肠低位的肿块表现为直肠或肛门不适,并随排便而加重,经常出现直肠的胀满感,若脓肿破溃,可见脓液自肛管排出。检查肛门外观无异常,直肠指检直肠下端可扪及黏膜下光滑的肿块,边界清楚,触痛,内镜下检查如从肛隐窝发现脓液流出,即可做出诊断,肛管MRI 检查可以做出明确诊断。

四、诊断与鉴别诊断

(一)诊断

根据上述的临床症状及体征,肛管直肠周围脓肿的诊断并不困难,若有困难可行直肠腔内超声检查、CT 或 MRI 检查,明确脓肿部位及脓腔大小。

(二)肛管直肠周围脓肿需要与下列疾病鉴别

1.泌尿生殖器官炎症

男性肛门前部脓肿向前扩展至尿道球部时可以和尿道周围脓肿混淆。尿道炎、尿道狭窄的病史和曾经使用过尿道探子或膀胱镜检查的历史可以帮助鉴别。女性患者巴氏腺感染化脓常被误诊为肛门前部低位脓肿,前者无肛周疼痛,脓肿位置特殊。

2.骶前囊肿和囊性畸胎瘤感染

成年人骶前囊肿和隐匿性骶前畸胎瘤感染也常被误诊为肛门后部脓肿;仔细询问病史、查体、必要时做 CT 或 MRI 可作出鉴别。

3.结核性脓肿

少数骶髂关节结核、耻骨坐骨支结核脓肿可以出现在肛周。一旦发生混合感染就容易和肛门周围脓肿混淆。结核性脓肿无混合感染时没有明显的炎症表现。

4.肛门周围皮肤感染

肛门周围毛囊炎、疖肿和较大的皮下脓肿也应与肛门周围脓肿相鉴别。毛囊炎、疖肿顶端有脓栓,皮下脓肿局部疼痛明显,但没有直肠或肛管坠胀感,不影响排便。

五、外科治疗

(一)治疗原则

肛管直肠周围脓肿一旦诊断明确应尽早手术治疗。一般情况下,抗生素对治疗肛管直肠周围脓肿的作用很小。应用抗生素保守治疗的方法经常无效,并且可使病情进展,导致更复杂的脓肿形成,并可能损伤括约肌。但对于复杂性、高危患者如免疫抑制、糖尿病、广泛的软组织蜂窝织炎,尤其是伴有心脏瓣膜病或人工心脏瓣膜移植以及全身脓毒血症的患者,应考虑使用抗生素。早期,可根据经验应用广谱抗生素,后期可根据脓液培养、药敏结果选用合适的抗生素。

(二)手术方式的选择

手术方式的选择需根据不同的脓肿类型而定,复杂性脓肿可能需要采取多种手术方法。肛管直肠周围脓肿的手术方式大体分三种:①切开引流手术;②一期根治术;③保留括约肌术式。手术目的就是避免脓肿残留、保证引流通畅、避免损伤括约肌、最大限度保留肛门功能。

1.切开引流术

(1)肛门周围脓肿:取截石位、折刀位或左侧卧位,肛周常规消毒,局麻或腰麻,于肛缘1.5cm以外脓肿波动最明显处做放射状切口,切口大小与脓肿直径相等,切开皮肤至皮下,用止血钳钝性分开脓腔,有脓液流出后,扩大创口,食指伸入脓腔,分离脓腔纤维隔,使引流通畅,修剪皮瓣切口成梭形,可冲洗脓腔,脓腔内置入凡士林纱条或碘仿纱条引流(无须填塞),用敷料包扎。24h后除去引流。术后常规换药。在脓肿引流的同时,仔细探查,若发现内口,瘘管表浅位于皮下者,可将瘘管切开,刮除坏死组织,切除少许皮肤、皮下组织及内口周围组织;若瘘管穿过外括约肌的皮下部或浅部,可在引流的同时行肛瘘挂线术,避免第二次手术。若未发现明确的内口,不必强行寻找,以免造成假道。若后期形成肛瘘,可在肛瘘形成3个月后,行肛瘘手术。

(2)直肠黏膜下脓肿:截石位,局麻或腰麻,肛周皮肤及直肠内黏膜消毒,拉钩牵开肛门,在黏膜突起处穿刺抽出脓液确定脓肿部位,用手术刀纵向挑开或用电刀切开直肠黏膜,放出脓液,扩大切口或切除脓肿表面的黏膜,充分引流,用干无菌棉球蘸去脓液或冲洗脓腔,仔细止血,脓腔填塞油纱引流条。

(3)坐骨直肠间隙脓肿:骶麻或腰麻生效后,患者取截石位或折刀位,常规消毒,在肿中心处用粗针头穿刺抽出脓液、确定脓肿位置,距肛门缘1.5cm以外作前后方向的切口,切开皮肤与皮下组织,扩大切口,食指钝性分离纤维隔,清除脓液和坏死组织,充分引流。若脓液的量超过100ml,多提示脓肿已累及对侧坐骨直肠间隙或同侧的骨盆直肠间隙,应仔细探查,避免遗漏脓腔、延误治疗。若脓腔较大,或已累及对侧者,可做多个切口,行对口引流。修剪切口两侧皮瓣呈梭形,填塞引流纱条,纱布包扎。

坐骨直肠间隙脓肿切开引流后,大多会形成肛瘘,因此引流脓肿切开的外口尽量靠近肛缘;否则后期的瘘管切开术就会导致一个需要长时间才能愈合的大伤口。

(4)骨盆直肠间隙脓肿:骨盆直肠脓肿相对较少见,在多数报道中少于2.5%;脓肿发生的病因决定治疗方案;因此类脓肿可能是由括约肌间脓肿及坐骨直肠间隙脓肿上行导致,或由盆腔脓肿的下行引起。如果脓肿起源于肌间,应该通过直肠内引流;肠间隙脓肿引流,可导致括约肌间上肛瘘。若脓肿起源于坐骨直肠间隙脓肿,肤引流而不是经直肠内引流,否则会发生括约肌外肛瘘若脓肿起源于盆腔,指向,可能需要通过直肠、坐骨直肠窝或腹壁经皮下引流。

1)外引流:截石位或折刀位,手术切口稍偏肛门后外侧,左手示指插入直肠内触及脓肿作引导,右手经皮穿刺,抽得脓液确定脓腔位置,确定切开方向及深度。前后方向切开皮肤、皮下组织后,按左手示指指引的方向,用血管钳钝性分开脂肪组织和肛提肌,进入脓腔,扩大创道、排尽脓液,于脓腔内放置胶管引流。

2)直肠内引流:显露直肠壁,穿刺抽吸确定脓肿位置,用刀锐性切开或用弯血管钳直接分开,经切口放入单头导管,再将导管经直肠引出肛门外皮肤固定。如脓腔较大,术后以生理盐水或抗生素溶液间断冲洗脓腔,数天后拔除引流管。

(5)直肠后间隙脓肿:切口偏向后侧,穿刺抽脓在直肠与尾骨之间进行,由前向后切开,避免切断肛尾韧带,经坐骨直肠窝引流。直肠后脓肿可以与两侧坐骨直肠窝之间交通,可出现两侧坐骨直肠间隙脓肿或称作马蹄形脓肿,此时须做坐骨直肠间隙脓肿的对口切开引流如脓肿突向直肠腔时,也可经直肠内切开引流。

(6)括约肌间脓肿:骶管或硬膜外麻醉,用合适的肛门扩张器显露病变,切除覆盖脓肿及瘘管的内括约肌、黏膜及相关的肛窦隐窝部分,若有出血可将直肠切缘与下方的内括约肌缝合止血,伤口敞开引流。患者保持大便柔软、坐浴治疗。

脓肿切开引流术是治疗肛管直肠周围脓肿最传统的方法,在临床运用较广泛,国内外学者对此做了大量研究和报道。但在单纯切开引流的同时,是否寻找并处理瘘管以及如何处理瘘管有不同的意见支持一期瘘管切开者认为,急性期由于存在脓液能够更好地追踪感染的进程,行一期瘘管切开能清除感染源、减少复发率,避免以后的手术,从而减少潜在的并发症。反对者认为,由于急性炎症的存在,术中寻找内口困难,很容易形成假道而忽略真正的感染源。随着无创技术如纤维蛋白胶和肛瘘栓等技术的出现,部分以前支持行一期瘘管切开者,开始选择先行引流,待肛瘘形成后,使用上述的微创方法治疗,以避免损伤任何括约肌但这些无创技术(纤维蛋白胶、肛瘘栓、生物条带填塞)的治愈率报道不一。国内学者认为对于"非腺源性脓肿"单纯切开引流即可治愈;而对于腺源性脓肿,若仅切开引流,有内口而术中未找到者,则脓肿及瘘的复发率为42%~65%。在脓肿引流的同时若发现有内口的肛瘘,若肛瘘内口位置较低,医生可选择在引流的同时行瘘管切开术,避免第二次手术。若未发现明确的内口,不必强行寻找,以免造成假道。

2.脓肿一次性根治术

由于肛管直肠周围脓肿单纯行脓肿切开引流术往往达不到根治的目的,绝大多数形成肛瘘。因此,近年来多主张行一期根治术,即在切开脓肿引流的同时,找到原发灶,一并切除或挂线,使脓肿一期愈合,避免二次的肛瘘手术治疗。国内许多学者,在这方面进行了有益的探索,积累了许多宝贵的经验,更重要的是提高了一次性治愈率,减轻了患者的痛苦。

(1)一期切开根治术:指在切开排脓的同时,仔细查找到内口,切开内口与切口间组织,清除全部坏死组织,修剪创缘两侧通畅引流。主要适用于低位肛管直肠周围脓肿,如肛周皮下脓肿、坐骨直肠间隙脓肿、直肠后脓肿等;但须除外以下情况:①克罗恩病患者;②获得性免疫缺陷综合征(AIDS)患者;③女性前方瘘管并且有会阴切开术病史的患者。行一期切开根治术应遵循个体化的原则,并由对局部解剖熟悉的医生实施。一般情况下,低位肛管直肠周围脓肿内口多在相应的肛窦附近,便于准确寻找,切开时一般不会损伤肛管直肠环,既引流了脓肿又根除了感染源,可获得很高的临床治愈率。

该术式的关键在于找到内口。首先根据 Goodsall 规律,初步判定内口位置,再用相应方法寻找内口。

1)肛门镜检查法:用肛门镜检查可发现,一般肛广]直肠周围脓肿的病灶处的肛隐窝均有炎症表现,局部充血明显、肛乳头增大,隐窝加深形成凹陷,用手指压迫脓肿部位,有脓液溢出的肛隐窝即为内口所在。

2)探针探查法:在肛门镜的显露下,用球头探针探查疑似内口的肛隐窝,探针容易进入者或有脓液沿探针溢出的肛隐窝,即是内口。

3)脓腔探入法:若寻找内口困难,可先切开脓肿、清除脓液,左手示指置入肛内做引导,在脓腔内用探针仔细探寻内口,如示指触及探针或仅隔一层黏膜处即为内口。应避免过度用力形成假道。

(2)切开挂线术:1970 年张有生在总结和吸取切开挂线术治愈高位复杂性肛瘘的经验基础上,应用于治疗肛周脓肿。即在切开引流后当即寻找原发感染肛窦内口,进行挂线手术,获得一期治愈主要适用于高位肛管直肠周围脓肿,如骨盆直肠间隙脓肿或肛管直肠环以上的高位坐骨直肠间隙脓肿。切开挂线术实际上是一种慢性"切开"和牢固、持久的对口引流术,不怕感染,也不会使炎症扩散,具有切割、引流、标记及异物刺激四种作用。此方法提高了一次治愈率,避免了肛门功能的严重受损。

具体步骤:硬膜外麻醉,截石位,在肛缘外侧脓肿顶部与内口对应位置做一放射状小切口,查清脓腔与内外括约肌和肛管直肠环的关系及内口位置,清理脓腔,用球头探针找到内口,在内口和小切口之间沿探针切开皮肤和皮下组织,露出肛管直肠环,用 7 号丝线将一条橡皮筋,固定在探针上,绕过肛管直肠环拖出探针,橡皮筋包绕肛管直肠环,适当勒紧橡皮筋并结扎牢固,使橡皮筋保持适当张力。脓腔周围组织无明显炎性浸润时挂线宜紧,炎性浸润严重时挂线宜松;脓腔内侧距肛门远时挂线宜紧,距离近时宜松。修剪切口边缘皮肤,止血,脓腔内放置橡皮管引流创腔内填塞油纱,外敷纱布固定术后常规换药,定期多次收紧橡皮筋,使之始终保持适当的张力,直至将其间的组织全部勒开

随着临床经验的不断积累,临床医师对挂线术进行了不断的改良和创新,挂线方式经历了由实挂到虚挂,由单根挂线到多根挂线、挂线材料亦是多种多样,如橡皮筋、橡皮片、丝线、药线等,由此衍生出多种术式,临床疗效明显改善,尤其是对治疗复杂性脓肿,可减少创伤、较好地保留肛门功能。

3.保留括约肌术式

保留括约肌术式也属于根治手术,但更强调对肛门功能的保护,正如美国结直肠医师协会

指出的：脓肿治疗应注意权衡括约肌切断的程度、术后治愈和功能损伤程度□比较有代表性的术式如下：①直肠内壁挂线术，1990 年，徐子鹏等最早提出直肠内壁挂线术。②肛管直肠周围脓肿保存括约肌一次性根治术。该术式由高野正博等根据肛瘘的保存括约肌术式提出，分别针对低位肌间脓肿、高位肌间脓肿、坐骨直肠间隙脓肿及骨盆直肠间隙脓肿而设。③保留括约肌挂线术。谷云飞等于 2006 年首先提出保留括约肌挂线术。据报道达到了既一次性治愈瘘管性肛管直肠周围脓肿、又完整保留肛门外括约肌的目的。

目前保留括约肌术式，处于临床研究阶段，需要严格掌握适应证，不断总结手术技巧和积累手术经验。

(三) 手术注意事项

1. 切口定位

脓肿切开前先行穿刺抽脓确定位置后再切开引流。

2. 切口设计

根据脓肿类型决定切口位置，浅部脓肿行放射状切口，深部脓肿距肛缘约 2.5cm 行前后方向的切口，避免损伤括约肌，但切口尽可能靠近内侧。

3. 引流通畅

切开脓肿后，用食指伸入脓腔，分开脓腔的纤维分隔以利引流。

4. 脓液培养

术中脓液送细菌培养及细菌药敏试验，指导术后抗生素的应用，控制感染。

目前为止，手术是治疗肛管直肠周围脓肿最有效的方式。在治愈脓肿的同时应避免损伤括约肌、最大限度的保留肛门功能手术方式众多，应根据不同类型、不同部位的脓肿，以及患者的自身状况等，选择最佳、合理的术式对于复杂性、复发性肛管直肠周围脓肿，可以联合两种或两种以上的术式，以期达到满意的远期疗效。对复杂性肛管直肠周围脓肿、复发性脓肿应适当借助直肠腔内三维超声、CT、MRI 等辅助检查手段，以明确诊断、防止遗漏病变，以免复发。

目前对于肛管直肠周围脓肿的治疗较之以往有了很大进步，治愈率明显提高，但仍有一定的复发率，各家报道不一，这可能和入组的肛管直肠周围脓肿的类型、采取的手术方式、术者经验、随访时间等因素有关。

随着对肛管直肠周围脓肿病因、发病机制的进一步认识及临床研究的进一步深入，新的生物材料、新的治疗方法和更加完善的手术方式将不断出现。

第二节　直肠脱垂

直肠脱垂是指肛管、直肠甚至乙状结肠下端肠壁黏膜或全层向下移位而脱出肛门。直肠脱垂多见于儿童和中老年女性，在儿童多是一种自限性疾病，5 岁前可自愈，成人多需手术等治疗。50％～70％的直肠脱垂患者伴有大便失禁，大便失禁在老年人中尤其多见。

一、流行病学

直肠脱垂确切的患病率尚不清楚。各年龄组均可发病，儿童直肠脱垂一般发生在 3 岁以下,特别是 1 岁以内的儿童,这个年龄阶段,直肠黏膜往往很松弛,所以,直肠黏膜脱垂比直肠全层脱垂更常见。大多数研究表明男女发病率相等。儿童型多在 5 岁前逐渐消失可自愈。部分直肠脱垂见于患有脊髓脊膜膨出、脊柱裂、营养不良等疾病的儿童,一般认为直肠缺乏支撑是导致直肠脱垂的原因;此外,一些囊性纤维化病、炎性肠病或肠道寄生虫病的患儿可能出现直肠脱垂。

成年人直肠脱垂若致病因素存在,脱垂将逐渐加重。成年人直肠脱垂在女性的发病率高于男性,男女比率大概为 1:6,在女性,直肠脱垂的发病率随年龄的增长而增加,年龄越大,这种趋势越明显。经产妇更多见,也可见于未经产妇,部分患者患有失禁,50 岁以后是患病的高峰年龄。而男性直肠脱垂的患者年龄大约在 20～40 岁之间,呈现年轻化趋势,而且男性经常有潜在的易感因素。

直肠脱垂的发生存在种族差异,白人中多见(发病率为 5.4%～11%),亚洲人其次,黑人中少见(发病率为 0.6%～2%),这可能与不同种族的盆底结构、肌肉和结缔组织的质量不同有关,也可能与不同种族的文化和生活习惯有关。

二、发病原因

直肠脱垂的确切病因尚不完全明了,可能与多种因素有关,如:解剖学因素、慢性腹压增加、盆底软组织缺陷以及其他因素如衰老、低雌激素、肥胖、嗜烟、手术史等。

(一)解剖学因素

正常脊柱所具有的脊柱曲度和骨盆倾角使腹腔脏器的重心前移,离开骨盆,从而导致直肠弯曲穿过骨盆。人体直立时,脊柱腰弯向前,骶弯向后,骨盆上口向前下方倾斜,因而封闭骨盆下口的盆底不是呈水平位,而是斜向后下方与地平面形成 10°～15°夹角,直肠在骶骨凹窝内并卧于提肌板上。直肠纵行纤维与肛提肌形成一个稳固的结合,直肠的固定很大程度上依赖于肛提肌的支撑。沿垂直方向来的腹压只能作用于骨盆前部、耻骨和两侧储翼,不能直接压迫直肠,这样不仅减轻了盆底组织的受力,也避免了直肠直接受到腹压的侵袭。

1.在婴幼儿期,由于脊柱腰髓部弯曲和骨盆倾斜度尚未形成,髓骨平直,直肠和肛管处于同一条垂直线上,腹压可直接作用于直肠;同时在这个年龄阶段,直肠肛管周围组织较疏松,直肠缺乏支撑;直肠黏膜与肌层间附着较松弛,黏膜易自肌层滑脱;上述诸因素是婴幼儿期直肠脱垂发生的易感因素。

成年后,随着年龄的增长,因脊柱弯曲逐渐消失,骶骨前移,改变了骨盆倾斜度,腹压又可直接作用于盆底,故老人尤其年龄较大的经产妇直肠脱垂的发生率升高。

2.Douglas 窝是后盆底的薄弱区,正情况下成年人陷窝深度最低点约距肛门 8～9cm 一项研究报告认为:女性 Douglas 窝深度若超过阴道长度 50% 者与直肠脱垂有显著相关性。

外括约肌与耻骨直肠肌形成一个独立的功能单位,排便时,肛提肌收缩受抑,耻骨直肠肌伸长,盆底下移,肛管直肠角消失,外括约肌与耻骨直肠肌同时松弛,直肠处于直立位置,直肠环形肌的收缩及由上而下的压力共同完成粪便的排出。排便完成后,肛提肌恢复原来的位置。由于肛提肌有复杂的发育机制以及它对直肠的支撑作用,所以肛提肌的异常可引起直肠不稳固,从而导致盆底功能受损。

(二)长期腹内压增高

引起长期腹内压增加的因素有很多,如慢性支气管炎引起的长期咳嗽、长期便秘、前列腺肥大导致的排尿困难、重体力劳动、长期站立或负重以及用力屏气等。其中长期便秘、长期咳嗽是最基本因素;肿瘤和腹腔积液可使腹压在短期内迅速增加,它可破坏正常的盆底支持组织引起直肠脱垂。在某些情况下,其压力可高出正常腹压数倍,导致盆底肌受损,可引起下列一系列问题。

1.神经牵拉损伤导致盆底肌去神经病变:腹压升高,盆底下降,可使支配盆底肌的神经牵拉延长。研究表明,做 valsalva 动作可使盆底下降 1.1cm,神经延长约 12%;分娩时盆底可下降 2cm,神经相应延长 20%;反复地腹压增加导致反复牵拉神经可加重盆底神经损害,造成神经延长,纤维直径变小,兴奋传导的速度减慢,盆底肌的运动神经末梢 Ach 释放障碍,导致肌纤维进行性变性萎缩,肌肉收缩无力。Allen 等报道,42%～80%的经阴道分娩的产妇,其肛提肌群有去神经损伤,其中半数人发生直肠脱垂。

2.肛直肠角增大正常情况下,提肌板呈水平位承托直肠。当腹压增加时,肛提肌的反射性张力收缩,使提肌板更趋水平或呈拱状,防止直肠从板的前线下移。反复高腹压造成神经损伤、提肌板失去对腹压反射性抬高的能力,提肌板从正常的水平位变为倾斜位,肛直肠角增大,直肠由水平逐渐变为垂直,因而极易发生直肠脱垂。

(三)妊娠与阴道分娩

妊娠与分娩是女性多发直肠脱垂的重要危险因素,大部分未经产的直肠脱垂患者骨盆底正常,脱垂为真性肠套叠。经产的直肠脱垂患者更容易发生失禁,不仅有肠套叠,而且骨盆松弛。妊娠期间,因受孕期松弛激素的影响,盆底软组织张力减弱,松弛下陷,提肌板由水平位变为倾斜位,直肠极易受腹压的作用而下移。分娩时盆底可下降,神经相应延长,阴部神经和盆底肌可直接或间接地遭到损伤,阴部神经末梢运动潜伏期延长,导致尿失禁或脱垂;有报道指出,阴道分娩可致产妇肛提肌损伤,很多报道女性直肠脱垂有产道创伤或甚至之前有过肛门扩张史;经产妇发生直肠脱垂的概率随着产次的增加而增大,阴道分娩 4 次的风险是 1 次的 3.3 倍因此,分娩创伤被认为是导致直肠脱垂的高危因素。但部分国外学者有不同的结论,其接触过的 40%的病例却是未产妇。Boutsis 和 Ellis 报道他们的直肠脱垂患者约 58%无子女。而 Hughes 报道的概率约 39%。

(四)其他因素

1.营养不良是儿童直肠脱垂的另一易感因素,特别好发于阿米巴病、贾第虫病、蛲虫病等腹泻疾病引起的营养不良患儿。

2.神经系统疾病(先天异常、马尾损伤、脊髓受伤及衰老)也可引起直肠脱垂。

3.某些肛瘘、痔切除术可造成肛门松弛(内括约肌乏力)和下拉式手术引起耻骨直肠肌的外科性损伤,亦是直肠脱垂的易感性因素。

三、发病机制

关于直肠脱垂的发病机制,目前有两种学说。

(一)滑动性疝学说

认为直肠脱垂是子宫直肠陷凹或膀胱直肠陷凹的滑动性疝,在腹腔内压力长期增高的情况下,盆底陷凹的腹膜返折逐渐下降,将覆盖着腹膜的下端直肠前壁压入直肠壶腹内,最后脱出肛门外。此即 1912 年 Moscowitz 提出的滑动性疝学说;如果该理论正确,那么前侧脱垂肠壁应该较长,或前侧脱垂先发生,但在用力发生脱垂时,脱出的部分为环形,顶点在整个脱垂的中心,直肠脱垂患者的盆底陷凹较长是由于反复的肠套叠引起的,即盆底陷凹较长是直肠脱垂造成的结果而非导致直肠脱垂的病因;从手术方式来讲,若直肠脱垂为滑动性疝所引起,后直肠固定术能够防止脱垂复发的原因很难得到一个合理的解释。

(二)肠套叠学说

正常时直肠上端固定于骶骨岬部位,由于反复腹泻或长期腹内压增高,使固定点受损,开始在乙状结肠和直肠移行部发生肠套叠,套叠后直肠逐渐被推向远端,由于套叠、复位反复发生,使直肠侧韧带、肛提肌、肛管括约肌及阴部神经受到机械性损伤,肠套叠逐渐加重,最后经肛门脱出。1968 年 Broden 和 Snellman,通过排粪造影观察发现全层直肠脱垂是起因于直肠内部的肠套叠,其前端接近齿线,提出此肠套叠学说:

Thauerkauf 等补充了这一学说,他们通过涂布在直肠黏膜不透 X 线的标志物证明了直肠脱垂是继发于肠套叠,目前,直肠套叠已被认为是直肠脱垂的发病机制。(Pantanowitz 和 Levine)在距肛缘 6~10cm 处的直肠四个象限上,放置不透 X 线的小夹子;在患者用力排便时,通过 X 线照相术扫描,可见到小夹子下降并最终出现在会阴部或出现在肛管内;亦加强了肠套叠学说。

对于直肠脱垂的患者,在肛缘之上 6~8cm 可见到周缘套叠的顶点。脱垂的前壁与后壁长度相等。不完全脱垂在临床上较难诊断,排便造影可见到上直肠折叠到肛管或下部直肠壶腹。不过,临床上无症状的人也常见这种肠套叠,所以放射表现的意义值得怀疑。由此可见,尽管肠套叠学说是脱垂发病机制的一个最合理的理论,但套叠本身的显著性却极低。同时对于单纯性肠套叠患者使用直肠固定术的效果也不尽如人意。而且,直肠固定术还经常会影响直肠的排空能力。

不完全脱垂,在会阴下降不严重、肛道不松弛的情况下,较难见到骨盆底的异常;不完全脱垂可能与排便时骨盆底收缩不当有关,可出现直肠疼痛、里急后重、出血及分泌黏液的临床症状,即所谓的直肠孤立性溃疡综合征。完全直肠脱垂,套叠脱出肛门,外翻向会阴,一般与骨盆底脆弱有关。

由此可见,导致直肠脱垂的病因既有先天性因素,亦有后天性因素;在婴幼儿、成人男性、成人女性其病因亦有不同;成年女性的发病率高于男性,在女性直肠脱垂的发生率随着年龄的增长而增加,男性患者的年龄在 20~40 岁之间,且男性通常存在发病诱因;女性患者,分娩或长期慢性的用力排便所导致的阴部神经损伤将引起盆底损害如尿失禁或脱垂;关于直肠脱垂的发病机制,经过多年的争论,目前大部分学者倾向于肠套叠学说。

四、直肠脱垂的临床分类

根据脱垂程度,分为直肠部分脱垂和直肠完全脱垂两类。

(一)直肠部分脱垂(不完全脱垂)

脱出部仅为直肠下端黏膜,称直肠部分脱垂又称直肠黏膜脱垂。脱出长度为 2~3cm,一般不超过 7cm,黏膜皱襞呈放射状,脱垂部为两层黏膜组成。脱垂的黏膜和肛门之间无沟状隙。

（二）直肠完全脱垂

为直肠的全层脱出，严重者直肠、肛管均可翻出直肠肛门外。脱出长度常超过 10cm，甚至 20cm。呈宝塔形、黏膜皱襞呈环状排列，脱垂部为两层折叠的全层肠壁组成。触之较厚，两层肠壁间有腹膜间隙。肛管未脱垂者，脱垂直肠与肛门之间有环状凹沟，伴有肛管脱垂者，环状凹沟部分消失或完全消失。

我国全国肛肠会议将直肠脱垂分为 3 度。

Ⅰ度脱垂：排便或增加腹压时，直肠黏膜脱出肛门外，长度在 2～3cm 左右。便后能自行复位，无自觉症状。

Ⅱ度脱垂：排便时直肠全层外翻脱出，长度在 4～8cm，必须用手复位。

Ⅲ度脱垂：排便时肛管、直肠和部分乙状结肠外翻脱出，长达 8cm 以上，用手压迫较难复位；脱出黏膜部分糜烂、肥厚，括约肌松弛。

五、直肠脱垂的诊断

直肠脱垂主要依据临床表现及相关辅助检查即可明确诊断。

（一）临床表现

直肠脱垂的典型症状包括脱垂、黏膜脱出，偶发出血及失禁或严重便秘本病发展缓慢，早期有肛门下坠感，或里急后重，排便时可有肿块自肛门脱出，便后可自行还纳。当直肠脱垂程度加重时，大便失禁就会愈加严重，因肛提肌及肛门括约肌功能受损，大便时脱出的肿块不能自行还纳，需用手协助回复。甚至在咳嗽、喷嚏、用力或行走时亦可脱出，且不易回复。最后，在大部分时间是直肠脱垂于肛门之外。如未能及时复位，脱垂肠段可发生水肿、嵌顿或绞窄，甚至有坏死的危险。脱出的肠黏膜可发生溃疡、出血，脱垂时可分泌大量黏液，黏液分泌是一个重要的症状，并可导致肛周皮肤出现潮湿、瘙痒、皮肤增厚。对于一些女性患者来说，最主要的临床表现不是脱垂，而是失禁。部分患者可出现明显的尿失禁，甚至大便失禁；少数患者伴有便秘、排便困难等。

（二）辅助检查

1.结肠镜检查

以排除孤立性溃疡、息肉或黏膜病变，若临床医师怀疑可能存在肠炎、息肉或肿瘤，应行全结肠镜检查一直肠脱垂患者常见直肠炎，从肛缘开始，至 10～12cm 处黏膜呈散发性炎症，并有接触出血活组织检查，可见黏膜下出血、表层黏膜的溃疡，隐窝不规则，以及杯状细胞耗竭、有些患者还可能表现出孤立性直肠溃疡综合征的特征。

2.排粪造影

可发现肛管直肠角度大、肛管短、盆底下垂；亦可见不完全肠套叠，但没有症状的患者也会发生。

3.肛管直肠压力测定

静息状态下，肛门压力及最大收缩压均降低；用于评估肛门括约肌功能。

4.直肠感觉及顺应性

直肠脱垂患者的直肠感觉一般无异常，但顺应性减弱。

5.肛门反射

部分患者缺乏直肠肛门抑制反射。

6.阴部神经末梢运动潜伏期

失禁直肠脱垂患者的 PNTML 延长。

7.结肠传输试验

便秘的直肠脱垂患者的结肠运输时间延长。

综上所述,直肠脱垂的病因目前尚不十分清楚,还不能做到完全确切的病因学预防但是应尽量避免与后天病因有关的相关危险因素的出现,同时早期诊断,早期治疗亦是直肠脱垂的重中之重。

六、治疗方法

直肠脱垂有很多治疗方法,应按年龄、脱垂程度和全身情况进行合理选择,儿童和老年人Ⅰ度和Ⅱ度直肠脱垂应首选非手术治疗,无效再行经肛门的手术,慎行开腹手术;成年人Ⅱ~Ⅲ度直肠脱垂首选开腹手术。

(一)非手术治疗

以缓解症状为目的,很少达到治愈。

1.适应证

(1)大部分儿童。

(2)Ⅰ~Ⅱ度直肠脱垂的成年人或Ⅰ~Ⅲ度直肠脱垂的老年人。

(3)有盆腔手术史,接受过盆腔化疗,开腹手术治疗直肠脱垂失败的患者。

(4)完全脱垂的成年人,病程较长合并感染,先缓解症状,再择期手术。

(5)有手术禁忌证的患者。

2.方法选择

(1)一般治疗:去除病因,多数一度直肠脱垂的小儿,去除发病诱因并加强营养后可自愈;成年人治疗便秘、慢性咳嗽及前列腺肥大等,每天锻炼肛门括约肌功能,缩短排便时间,也可以缓解症状。

(2)手法复位:脱垂后立即复位,防止水肿,嵌顿。患者左侧卧位,脱出肠管涂以润滑剂,指压将脱出肠管慢慢推入肛门,食指伸入肛管内将肠管推到肛门括约肌环上方。不可用力过猛、过快,以免造成肠管损伤和破裂。如患者疼痛严重,可先行肛门局部麻醉,然后再复位。如脱出肠管水肿严重,可先敷以硫酸镁溶液;黏膜糜烂出血,局部涂以止血药。复位后肛门用纱布垫加压固定,防止再脱出,卧床休息2~3日,婴幼儿避免啼哭。

(3)注射疗法:适用于病程较长的儿童和轻度直肠脱垂的成人。成人可用熊管或局部麻醉儿童可用全麻。取截石位,将硬化剂注射到黏膜下层,使黏膜与肌层粘连固定,不再下脱。如注入药量过多或用刺激性过强的药物,可引起黏膜坏死。男性防止注入前列腺,女性防止刺破阴道后壁。①直肠内注射,将直肠镜置入肛门直肠,于直肠下段黏膜层内2~4处注入硬化剂,每处1~2ml,注射点尽量高,由上向下,止于齿状线上方。②点状注射,将全部脱垂肠管牵出肛门消毒,由脱垂最高点向下到齿状线上方,将硬化剂依次注入黏膜下层,间距1cm,注射完毕后将脱垂肠管慢慢送入肛门,避免长时间蹲位用力。③骨盆直肠间隙注射法(直肠周围注射):

分别以肛门与两侧坐骨结节连线中点和肛门与尾骨连线中点做注射点,左手食指伸入直肠引导,用腰穿针经皮肤向盆腔注入局部麻醉药,针头不拔出再注射硬化剂,使直肠周围组织粘连固定注射时避免刺入直肠壁和直肠腔内,慎防直肠坏死出血和肛周感染。

(二)手术治疗

治疗直肠脱垂的手术方法历史上有 200 多种,目前仍有 50 多种,大部分是术者基于对直肠脱垂病因和发病机制的理解,对基本治疗术式的改进,需要不断探索金标准手术方法一选择目前临床常用且疗效较好的术式进行介绍,具体手术方法的选择取决于术后复发和手术安全的权衡。

1.适应证

(1)经非手术治疗失败,但 3 度直肠脱垂的老年人应慎行开腹手术。

(2)Ⅱ～Ⅲ度直肠脱垂的成年人,如果没有手术禁忌证,首选开腹手术。

2.手术方法

(1)经会阴部手术:适用于老年人不能耐受开腹手术的患者,或与开腹手术联合治疗完全直肠脱垂伴肛门括约肌松弛及收缩无力的患者。手术损伤小,但复发率高,可认为是安全治疗的折中办法。

1)肛管缩窄手术:截石位局部麻醉,距肛缘 3cm 于肛门前方和后方中线各切开 1cm 切口。将 17 号粗长针由肛门后方切口沿一侧皮下组织至前方切口穿出,对侧同法处理将一条 20 号银丝两端分别插入两针内,由后方切口抽出,牵紧银丝,使肛门适度紧缩,可容纳一指,用止血钳将两端扭紧并切断银丝,将断端埋于皮下组织,缝合切口,银丝容易穿破皮肤,近年已被多种材料补片替代,包括聚乙烯、聚四氟乙烯和硅橡胶等。术后应每周指诊扩肛,避免狭窄导致粪便嵌塞。目前该术式很少单独使用,多与开腹手术或腹腔镜手术联合使用。

2)黏膜切除手术:适于Ⅰ度直肠脱垂患者。将脱出的黏膜牵出肛门,注射局部止血药溶液至黏膜下层,使黏膜层易游离且出血少。边游离切除黏膜边缝合,防止出血较多,影响手术视野;用可吸收线间断缝合黏膜切缘,避免术后吻合口狭窄。术后直肠腔内必须放置纱布引流条,及时发现术后出血并处理。将脱出的黏膜上下缘横行切开、游离、切除和缝合称为黏膜环形切除缝合手术;纵行切开、游离、切除,横行缝合称为黏膜纵切横缝手术。后者术后出现狭窄的机会较少。

用 Transtar 吻合器和 PPH 吻合器也可以切除脱垂的黏膜,吻合严密,但是切除的黏膜长度受限。

3)直肠乙状结肠切除手术:适于Ⅱ度直肠脱垂,Ⅲ度直肠脱垂伴有开腹手术禁忌证。腰麻满意后仰卧截石位,尽量拉出脱垂肠管,距齿状线 1.0～1.5cm 环形切开套叠外层的全层肠壁,结扎止血,再将近侧套叠肠管向外拉直,沿前后中线向上剪开至远端残留直肠,远近端肠管全层缝合固定,边剪边间断全层肠壁缝合,减少出血,注意近端肠管切除长度,达到无张力吻合,吻合完毕后将直肠推入肛门内。Vermeulen 用圆形吻合器完成远近端肠管全层吻合。肛管外包绕纱布,放置直肠内压迫止血;Ahemeier 手术是在上述方法的基础上将腹膜返折拉出肛门并切开,充分拉出脱垂的肠管,将腹膜返折与保留的近端肠壁浆肌层再缝合,同时在保留的肠管前方或后方用可吸收线叠加缝合双侧肛提肌,使其间隙可容纳一指,注意避免直肠狭窄。

Delorme 手术是将脱出的肠管黏膜层剥离,保留的直肠环形肌行折叠缝合,直肠黏膜层残断与肛管上皮吻合。Ahemeier 手术进行了盆底修复,减少术后复发,北美常用;Delorme 手术保持了肠管的完整连续性,降低术后感染的发生率,但出血、血肿、复发常见,欧洲常用。

(2)经腹直肠脱垂悬吊和盆底修复手术:适用于Ⅲ度直肠脱垂。Sudeck 手术是在骶前间隙游离直肠,单纯将直肠固定于髓前筋膜,其他各种术式均在 Sudeck 方法的基础上进行改良,用不同的方法将直肠固定于盆底,同时对盆底进行修复,注意散前神经的保护。经腹手术复发率约 5%,被广泛认可。

1)Roscoe Graham 手术:直肠固定和盆底修复术,适于Ⅱ度直肠脱垂。经腹抬高直肠膀胱或子宫陷凹,在直肠前方缝合两侧肛提肌,修复盆底。开腹后牵起乙状结肠,显露直肠膀胱或子宫陷凹,切开直肠两侧腹膜至直肠陷凹前,将直肠与前方和后方组织分离,切断两侧直肠侧韧带,显露直肠前方及其两侧的耻骨直肠肌悬带:再将直肠牵向后,在直肠前将两侧耻骨直肠肌缝合 3~4 针,修复盆底缺损使直肠回复到骶骨凹内。再将陷凹腹膜游离抬高与直肠缝合。

2)Goldberg 手术:直肠固定、盆底修复和乙状结肠切除手术同时完成。适用于Ⅲ度直肠脱垂并发乙状结肠冗长导致便秘者。左下腹经腹直肌切口,切开乙状结肠和直肠两侧系膜,至直肠膀胱或子宫陷凹会合。游离乙状结肠及直肠,男性至前列腺,女性至阴道上段,后至尾骨尖,两侧到直肠侧韧带,但不切断将直肠后壁左右侧分别固定于髓前筋膜 3~5 针,最上一针固定在骶骨岬下方。切除冗长的乙状结肠,与直肠行端端吻合,吻合后既要将结直肠拉直,吻合口又无张力。抬高修复盆底腹膜。该手术疗效好,术后复发少,但手术复杂,有吻合口瘘和前出血的风险。

3)Ripstein 手术:切开直肠两侧腹膜,将其与髓骨分离,向上牵紧直肠,将宽 5cm 补片从前向后围绕直肠,两端固定于髓前筋膜,并将补片边缘缝于直肠前壁和侧壁,最后缝合直肠两侧的腹膜切口,无须修补盆底,最常见并发症是排便困难,骶前出血,盆腔脓肿,直肠狭窄,肠梗阻和直肠阴道瘘等。

4)Nigro 手术:适于盆底缺损较大的患者,Ⅱ、Ⅲ度直肠脱垂导致直肠角完全消失的患者剪开直肠两侧腹膜至 Douglas 陷凹会合提起乙状结肠,在熊前间隙游离直肠后壁达尾骨尖:然后将宽 3cm,长 20cm 的 Teflon 网带的中部用不可吸收线缝合固定在直肠下端后壁及侧壁,然后从耻骨联合分别向两侧闭孔方向伸入大弯血管钳,将 Teflon 网带的两端分别牵出,缝合固定在耻骨结节及耻骨疏韧带上,在收紧固定 Teflon 网带前,注意所留长度要适合,固定后使其保持一定张力,如正常耻骨直肠肌一样将直肠向前向上悬吊,形成一个新的肛直角在肠壁缝合固定 Teflon 网带时,缝针不能穿透肠壁,以免感染。Teflon 网带不能过度拉紧,以免直肠被压迫过紧,导致排便困难该术式重建了肛直角,改变了直肠的垂直状态,疗效较好,但操作复杂,难度较大,需要有经验的医师完成。

(3)腹腔镜手术:腹腔镜手术治疗直肠脱垂是近年开展的新技术,只要没有腹腔镜手术的禁忌证,开腹手术的治疗方法都可以通过腹腔镜完成,但需要熟练掌握腹腔镜技术的结直肠外科医生来完成。腹腔镜手术在技术层面存在两个主要问题,决定术后是否复发,第一,直肠是否能被充分地拉起;其次,拉起的直肠是否能被固定在目标位置。Solomon 随机将 40 例完全直肠脱垂患者分成腹腔镜组和开腹组,均进行直肠悬吊手术,观察手术并发症和近期疗效,结果腹腔镜组优于开腹组,但远期疗效有待进一步观察。

3.直肠脱垂术后复发的治疗

术后复发多发生在 1 年内,很少在 2 年后复发。一般在 2 年后评价复发率。成年人完全直肠脱垂手术后复发率是 0%～46%。Davidian 统计各种手术复发率,单纯肛管缩窄术复发率最高,约 50%;Roscoe Graham 手术(单纯直肠悬吊盆底修复术)是 18.9%;Goldberg 手术(直肠悬吊盆底修复和乙状结肠切除)是 3.6%;Ripstein 手术是 1.9%。

很多复发病例是因为肛管缩窄手术后肛门约束能力不足或开腹手术后直肠与骶前未粘连。对于再次开腹手术应慎重进行,术中主要并发症是双侧输尿管损伤和骶前出血,后者可导致术中出血性休克,甚至死亡术前双侧输尿管放置导管,可以减少损伤的发生率,术中超声刀直视下锐性分离,可以减少出血。一般切除大部分直肠和乙状结肠,行低位结肠直肠吻合,或结肠肛管吻合,必要时可行暂时性回肠双腔造口。

第三节　溃疡性结肠炎

一、概述

溃疡性结肠炎(ulcerative colitis,UC)是炎症性肠病(inflammatory bowel disease,IBD)的一个主要类型,是一种病因尚不明确的慢性非特异性肠道炎症。病变主要位于结肠的黏膜层和黏膜下层,以形成溃疡和隐窝脓肿为主要特点,多累及直肠和乙状结肠,也可遍及全部结肠。

二、发病机制

UC 的病因和发病机制目前尚未完全明确,较为明确的是肠道黏膜免疫系统的异常反应所引起的炎症在 UC 发病中起重要作用目前认为 UC 的发病是由多因素相互作用所导致的,主要包括遗传、环境、感染和免疫等因素。

(一)遗传因素

UC 在欧洲和北美地区的发病率较高,是亚洲和中东地区发病率的 3 倍以上。在不同人种中,白人 UC 的发病率较其他人种更高,但近年统计发现这一差异有缩小的趋势;种族差异方面,犹太人罹患 UC 的风险是非犹太人的 5～8 倍通过对双胞胎人群的研究发现,单卵双胞胎中 UC 的发病率显著高于双卵双胞胎,说明遗传易感性在 UC 的发病中有着重要作用。

人类白细胞抗原(human leukocyte antigen,HLA)基因是基因组中最为复杂且具有高度多态性的基因,大量研究表明 HLA－Ⅱ类分子与 UC 的关系十分密切,UC 的易感性主要与 HLA－ⅡDR 区的多态性有关,其中 HLA－DRB 1 * 0301 和 HLADRB 1 * 1502 分别与轻型 UC 和重型 UC 有关,DRB1 * 0103 与广泛性结肠炎或有肠外表现的 UC 相关,HLA－DR15 可能导致广泛性结肠炎型 UC,HLA－DR2、DR9 等基因亦与 UC 的发病高度相关,而 HLA－DR3、DR4 则可能是 UC 的保护性基因,随着全基因组关联分析(genome－wide association studies,GWAS)技术的发展,近年来出现了大量关于 UC 相关基因的报道,如 ECM1、HNF4A、CDH1 和 LAMB1 等位点涉及肠黏膜上皮屏障功能缺陷,PRDM1、IRF5 和 NKX2－3 等位点提示转录调节的障碍,DAP 与细胞凋亡和自噬有关,上述多种基因在 UC 的发病中都发挥着重要的作用有 Meta 分析证实目前已知的与 UC 发病相关的基因位点多达 47 个,其中 19 个具有 UC 的特异性,而其余 28 个为与克罗恩病(Crohn's disease,CD)共有。此外,还有数个与其他免疫系统介导的疾病有关的危险位点与 UC 相关,特别是 HLA-DR 和涉及 1 型和 17 型辅助性 T 细胞(Th1 和 Th17)分化的基因,如 IL7R、IL23R、IL10 和 IFN-γ 等。UC 和 CD 类似,也具有遗传异质性,因其涉及的基因数量众多,且每个基因的加性效应较小,目前尚无法以遗传学的手段来评估 UC 的发病风险。

(二)环境因素

临床流行病学资料显示,近几十年来 IBD(UC 和 CD)的发病率在世界范围内有持续升高的趋势。UC 的发病率在北美、北欧地区最高,并已趋于稳定;而亚洲、南美、非洲等地区的 UC 发病率较低,但近年来其上升趋势明显。有研究表明,亚洲地区 IBD 发病率的持续上升与其生活方式的西方化有着密切的联系。这一现象提示环境因素的变化在 IBD 的发病中可能发挥着重要作用。

流行病学研究发现自 80 年代以来,随着我国国民生活水平的提高,饮食结构中肉类食品、蛋奶制品的摄入增加,膳食纤维摄入较少,UC 发病率呈上升的趋势。有研究发现,UC 患者血清中存在较高的抗牛奶蛋白的抗体,提示与牛奶相关的免疫反应可能与 UC 的发病相关;而硫和硫酸盐的摄入增多可能与 UC 的复发相关。此外,随着经济水平的提升,环境变得越来越清洁,儿童时期肠道免疫系统所接受的外源刺激较弱,可能形成"免疫耐受"的不完善,导致以后肠道免疫反应的自身调节能力发生障碍,从而增加 UC 的发生。

吸烟在 IBD 的发病过程中扮演着截然不同的角色,其是 CD 发病的危险因素之一,能使 CD 患者病情恶化、并发症增多,但在 UC 中却体现出明显的保护性作用。戒烟者的 UC 发病率高出吸烟者约一倍,与不吸烟的 UC 患者相比,吸烟能改善 UC 的进展过程,减少激素的用量和结肠切除的发生率。其作用机制尚未阐明,可能为烟草中的烟碱能够促进结肠黏蛋白的合成,减少促炎因子的产生,松弛肠道平滑肌,降低肠壁对大分子的通透性。

还有研究阐尾切除术后罹患 UC 的风险降低,其机制尚不明确。此外,心理因素在 UC 的发病中可能也发挥一定的作用。

(三)感染因素

微生物感染在 IBD 发病机制中的作用一直被大家所重视。大多数学者都认为感染在 UC 的发病机制中起到了一定的作用,因为大多数 UC 都发生在肠道感染之后,且应用抗生素治疗常可获得较好的疗效,而手术行粪便转流能够显著改善 UC 患者结肠炎的症状并防止复发。但至今尚未能断定某一特异微生物病原与 IBD 有明确关系。有研究提出副结核分枝杆菌、耶尔森菌及麻疹病毒可能与 CD 有关,幽门螺杆菌和志贺菌可能与 UC 有关,但都缺乏有力的证据。

近年来有观点认为 IBD(特别是 CD)是机体针对自身肠道正常共栖菌丛的异常免疫反应引起的。有研究发现用转基因或敲除基因方法造成免疫缺陷的 IBD 动物模型,在肠道无菌的环境下不发生肠道炎症,但如重新恢复肠道正常菌丛状态,则出现肠道炎症。另一方面研究证明 IBD 患者病变部位针对自身正常细菌抗原的细胞和体液免疫反应增强;手术行粪便转流能防止 CD 复发而肠造口还纳后 CD 又再复发;抗生素或益生菌制剂治疗对某些 IBD 患者有效,提示 IBD 可能存在对正常菌丛的"免疫耐受"缺失从而导致发病。

(四)免疫因素

免疫因素是 UC 发病机制中的研究热点。长久以来人们都认为 UC 是一种自身免疫性疾病,临床上常见 UC 患者除结肠病变外,还伴有结节性红斑、类风湿性脊柱炎、硬化性胆管炎等自身免疫性疾病的其他表现,其结肠黏膜多有大量炎性细胞浸润,细胞免疫和体液免疫被激活,而应用糖类皮质激素或免疫抑制剂对 UC 往往有较好的疗效,这些现象都说明免疫功能的异常在 UC 的发病中发挥着至关重要的作用。

UC 患者多有严重的肠道黏膜免疫功能紊乱,并常伴有各种与免疫异常相关的肠外并发症。目前研究认为多种免疫因素参与了 UC 的发病,主要包括黏附分子、细胞因子、自身抗体、细胞凋亡等。

黏附分子(adhesion molecule,AM)是一类具有多种生物功能的受体型跨膜糖蛋白,能介导细胞黏附、趋化、淋巴细胞归巢等作用,参与炎症和免疫反应;目前研究发现参与 UC 的 AM 主要有免疫球蛋白超家族(如细胞间黏附分子-1,ICAM-1)、选择素、整合素及 CD44 等研究发现活动性 UC 患者的血清中 ICAM-1 增高,且 ICAM-1 在 UC 患者肠黏膜组织中表达增多,并与炎症程度密切相关;在诱导 UC 的动物模型中,敲除小鼠的 CD34 基因以降低其对嗜酸性粒细胞的趋化作用可显著减轻 UC 的严重程度,说明黏附分子介导炎症细胞在肠黏膜内的聚集可能在 UC 的发病中发挥作用:

UC 发病过程中有众多的细胞因子(cytokine,CK)参与,促炎细胞因子与抗感染细胞因子之间的平衡被打破被认为是 UC 发病的关键环节之一。大量研究表明促炎细胞因子白介素-1(interleukin-1,IL-1)、IL-6、IL-8、肿瘤坏死因子(tumor necrosis factor,TNF)、干扰素(interferon-γ,IFN-γ)等是介导 UC 发病的细胞因子;而具有抗感染作用的细胞因子,如 IL-4、IL-10、转化生长因子(transforming growth factor,TGF)等在维持肠道正常的免疫功能中起重要作用。近来研究发现,促炎细胞 Th17 产生的 IL-17 与 UC 有关,在病变组织中 IL-17 与 IL-6 的浓度成正比,共同参与 UC 发病;此外,IL-23 被发现可激活 Th17 分泌 IL-17,通过 IL-23/IL-17 轴在 UC 发病中发挥作用。

在大部分 UC 患者体内可检测到多种自身抗体,其中最为常见的是抗中性粒细胞胞浆抗体和抗人原肌球蛋白抗体,但其在 UC 的发病过程中发挥怎样的作用尚未明确。

溃疡性结肠炎是多基因疾病,其发病机制是多方面因素共同作用引起的。遗传易感性是发病的基础,在外部环境致病因素的作用下,引起肠道黏膜的异常免疫应答和炎症反应,最终导致肠上皮和组织细胞持久慢性的损伤。

二、溃疡性结肠炎外科治疗变迁

(一)溃疡性结肠炎外科治疗的病理基础

溃疡性结肠炎的病变所累及的范围各病例并不相同,其中以乙状结肠和直肠多见。也可累及升结肠或其他部位,严重时可累及整个结肠。少数病变可波及末段回肠,病变回肠大都局限在距回盲瓣 10cm 的范围之内。溃疡性结肠炎的病变多局限在黏膜层或黏膜下层,肌层基本不受累。表现为黏膜充血水肿、糜烂和表浅小溃疡。在溃疡性结肠炎的活动期,肠隐窝内可见大量成团的中性粒细胞浸润,混有黏液和细菌,并形成腺窝脓肿或黏膜下小脓肿,这是本病的组织学特征。脓肿溃破后可形成多个粟粒样溃疡,或融合成形状不规则的大溃疡。病变严重者,由于黏膜下层的广泛病变可使大片黏膜脱落。此外,在有溃疡的同时,也会有增生性(假性)息肉的形成。慢性病变可致肠壁肌层略增厚,结肠袋消失,很少引起肠腔狭窄。极少数暴发型病变可致肠腔明显扩张,全层肠壁变薄,多发溃疡形成和大面积黏膜脱落,病变向深部发展可导致肠穿孔。

许多研究表明,溃疡性结肠炎与结肠癌有一定的关系。溃疡性结肠炎患者患结肠癌的概率较正常人群明显增高。Ekbom 等对 3117 例溃疡性结肠炎患者作长期随访,发现结肠癌的发生率达 3%,这是正常人群结肠癌发生率的 5.7 倍。在患病的最初 10 年内极少发生癌变,超过 10 年病程的患者,发生结肠癌的危险性逐渐增加。癌变发生的部位是已有不同程度非典型性增生的区域。有重度非典型增生者,约近半数将发生癌变,故认为 UC 是一种癌前病变。

溃疡性结肠炎的治疗以药物治疗为主,包括氨基水杨酸、糖皮质激素或免疫抑制剂和生物制剂(英孚利昔)。尽管上述药物对于缓解溃疡性结肠炎临床症状、控制急性期发作有一定的作用,但从长期疗效来看,药物治疗无法彻底根治,且药物治疗过程中产生的相关药物不良反应亦对患者生活有较大影响。溃疡性结肠炎的靶器官是结肠和直肠,尽管许多患者的病情经药物治疗能得到很好的控制,但仍然有 15%～30% 的 UC 患者需要手术治疗。

完全切除所有可能的病变组织在理论上可以治愈溃疡性结肠炎,所以也被认为是可以经过手术治愈的炎性肠病。

(二)溃疡性结肠炎外科治疗影响因素

在我国溃疡性结肠炎的手术率长期徘徊在 5% 左右,其中多数是急诊手术,择期手术的比例更低。外科干预的滞后,严重影响了相当部分患者的预后,使得本该通过手术得到治愈的患者一直挣扎在疾病折磨的痛苦之中。其主要影响因素包括两个方面:①患者因素:即患者对非手术治疗的依赖,仍然在思想上占主导地位;还有对外科手术的畏惧和担忧,使许多患者尤其是年轻人不能接受;加之手术费用高等降低了患者选择外科治疗的意愿。其实,对于顽固性溃疡性结肠炎以及重度溃疡性结肠炎来说,疾病本身带来的并发症及危险度远远大于外科手术的风险。②医者因素:冗长的内科非手术治疗,可以导致结直肠出现结构性损伤,并且致癌的风险也升高。据相关研究报道,长病程 UC 患者 10、20 和 30 年发生癌变的风险分别为 2%、8% 和 18% 在我国传统观念认为溃疡性结肠炎是以内科医师治疗为主的疾病,直到患者的病情危重,如出现肠道大出血、中毒性巨结肠、肠穿孔等情况时才想到外科干预。但这时的患者一般情况已经很差,手术风险极大,术后容易发生很多与手术相关的并发症,而且一般需要多次手术才能达到最终的治愈,术后病死率为 27%～57%。

(三)溃疡性结肠炎外科治疗理念转变

近年来来,溃疡性结肠炎的治疗在观念上发生了根本性改变,在病变早期积极选择外科治疗,已经取得了良好效果,患者的生活质量有了明显的提高,治疗费用也相应降低,术后多数患者恢复了正常的工作和生活。

1.注意把握内科治疗的限度

大多数 UC 的治疗以药物治疗为主,也有许多可供选择的药物。但事实上,药物治疗 UC 存在许多误区。以最常用的激素来说,国外的观点认为,足量激素使用时间超过 10 天以上并不能增加 UC 的缓解率；但国内激素抵抗者平均静脉使用激素的时间为 9～25 天，明显长于国外使用时间。此外，有研究表明，免疫抑制剂如环孢素（CSA）、硫唑嘌呤（AZA）等药物可降低 UC 的复发率，但仍有 50%～80% 的患者需要继续接受手术治疗。目前，国外 UC 患者的手术率约为 30%，国内仅为 5%。

2.强调多学科协作治疗 UC

广大学者目前已达成共识，即 UC 的治疗应以合理、规范、综合和个体化为指导原则。综合治疗不是将各种方法简单地叠加，而是每个治疗方案因人而异，经过多学科充分的讨论协商后决定。

在国外大多由内、外科和影像、病理等多学科综合治疗的医生合作完成。目前，国内很多专家学者和医疗机构已开始探索实行 MDT 综合医疗模式进行临床诊治，开展了 UC 的综合性、整体性和个性化治疗。其 MDT 基本组成人员包括消化内科医生、结直肠肛门外科医生、病理科医生、放射科医生以及护士和社会工作者等，有人甚至提出需要心理学家、物理治疗专家等更多的人员参与探讨，制订治疗方案，与此同时，还要提高教育 UC 患者诊疗的依从性。通过对溃疡性结肠炎在治疗上观念的根本性改变，在病变早期就积极地选用外科手术治疗，已经取得了良好的效果，患者的生活质量有了较大的提高，治疗费用也相应降低，术后多数患者恢复了正常的工作和生活。

（四）溃疡性结肠炎的外科治疗变迁

1.手术方式历史回顾

1875 年 Milks 和 Moxom 首先阐述了此病的病理特点：大肠炎或自发性结肠炎。1893 年 Mayo－Robson 设计了结肠造口术，1909 年 Keele 和 Weir 通过盲肠造口术。他们通过造口用溶液冲洗病变肠段。这两种方法由于无转流性造口，虽不损伤皮肤，但对病变肠管的刺激未能减少。二战前后，尽管有人提出回肠造口、转流性造口的手术方法，使肠内容物完全转流，但造口技术的不完善及造口器材的简陋令医生和患者望而生畏。

1944 年，Alfreed 和 Siegfried 报道了一个患者自创的造口袋。此袋由橡胶制成，有一金属橡胶面板与造口端吻合：造口袋的发明及回肠造口术对 UC 的手术治疗具有划时代的意义。1952 年，Brooke 将造口端回肠外翻，克服了回肠造口的两大并发症：高排出量及盐的丢失。

1903 年，Lilienthal 尝试了回肠乙状结肠吻合术。1943 年，Staley Aulett 报道了回直肠吻合术，并证实了保留部分乙状结肠不利于肠功能的恢复。但回直肠吻合术后并发症多，如患癌概率高，需再次手术等。

1933 年，Rudolph 首先尝试了回肠肛管吻合术，1947 年，Ravitch 及 Sabson 成功地将其运用到 UC 的外科治疗。1977 年，Matin 等在此手术上取得巨大成功，推动了 UC 的外科治疗。1972 年，Kock 设计了著名的节制性回肠造口术，具有有效的节制力。他在回肠末端内设计一个双重 U 型贮袋，并用导管连接腹壁造口，通过生物瓣控制排便。在贮袋的制作中应注意肠祥要够长，一般需要 20cm，这样贮袋才有一定容积 Kock 贮袋的应用为同肠贮袋肛管吻合术的产生奠定了基础。1949 年，Ravitch 和 Sabiston 推荐了经腹结肠切除、直肠中上段切除、直肠下段黏膜剥除、回肠经直肠鞘拖出与肛管吻合术（ileal anal anastomosis，IAA），成功地为 UC 患者施行了此手术。该手术的优点是切除了所有患病的黏膜，防止直肠病变复发和癌变，保留对膀胱和生殖器的副交感神经支配,同时又避免了永久性回肠造口,保留了肛管括约肌环对大便的控制作用,IAA 是当时治疗 UC 较理想的手术,但也存在一些具体问题需进一步完善,其最大的缺点是腹泻难以控制。随着全结肠直肠切除、即全结直肠切除加永久性末端回肠造口或回肠储袋肛管吻合术的临床应用,该术式目前已较少采用。

2.外科治疗的基本手术方式

目前较规范的能彻底治愈的常见术式有以下 6 种:①乙状结肠直肠切除、结肠肛管吻合;②全结肠直肠切除、回肠造口;③全结肠直肠切除、回肠贮袋造口(Kock 造口);④全结肠切除、回直肠吻合;⑤全结肠直肠切除、回肠肛管吻合(IAA);⑥全结肠直肠切除、回肠贮袋肛管吻合(IPAA)。手术方式的选择应根据患者的年龄、病变部位及有无癌变等来进行。

3.基本术式特点及适应证

(1)乙状结肠直肠切除、结肠肛管吻合术:适用于病变局限于结肠远端和直肠的 UC 患者。手术时,切除病变的乙状结肠、直肠或直肠黏膜,然后将降结肠或横结肠与肛管吻合。术后易复发,不能彻底治疗,故该术式很少被采用。

(2)全结肠直肠切除、回肠造口术:全结肠直肠切除永久性回肠造口术,不但彻底切除了病变可能复发的部位,也切除了癌变的危险,因而成为治疗 UC 手术的金标准及衡量其他手术的基础。该术式可用于病变范围广、累及全大肠者,或患者年龄大、肛门括约肌功能不全、长期服用激素、营养状况极差、病情严重,特别是伴有直肠癌者其优点是无残留直肠病变复发及癌变危险,达到彻底治疗的目的;缺点是永久性腹壁回肠造口排便不能自控,给患者带来生活上的不便及精神负担,目前已被保肛术式所取代。

(3)全结肠直肠切除、回肠贮袋造口术:外置造口袋给患者带来生活及社交不便,故医生们纷纷改良,最著名的是 Kock 在 1972 年设计的可控制式造口,即制作贮袋的同时在贮袋远侧回肠段再制作一个可控制式乳头状活瓣,定期插管开放排泄肠液 Kock 自制性回肠造口术国内应用较少,术后大部分患者能完全控制气体及粪便,无造口周围皮肤刺激或不良气味,但因腹部仍有造口,降低了患者的生活质量,并需每天多次插入导管引导排便、排气,患者仍多感不便,且有 30% 的患者还会出现出血、炎症、造口旁疝等并发症,现多被保肛术式所取代。如果患者年龄大、体质差、肛门括约肌功能不全或合并有低位直肠癌时,仍需采用回肠造口,当然最好能行回肠贮袋造口术(如 Kock 造口)。Kock 贮袋的应用为回肠贮袋肛管吻合术的产生奠定了基础。

(4)全结肠切除、回直肠吻合术:由于造口降低了患者的生活质量,故探索既全部切除病变达到治疗效果又可保留肠道节制性和完整性的手术方式成为了外科医生不断努力的方向。1943 年,StaleyAulett 报道了回直肠吻合术,该术式简单、易于操作,术后可保留直肠的贮便功能及排尿和男性性功能,避免在腹壁作回肠造口给患者造成生活上的不便及精神负担,但需要一段相对正常的直肠进行吻合,所以严重的直肠炎或直肠扩张性显著下降都是此手术的禁忌证,残留直肠黏膜有疾病复发及癌变危险,因此仅适用于病变较局限、不累及直肠且有条件定期密切随访者,该手术目前已很少应用。

(5)全结肠直肠切除、回肠肛管吻合(IAA 术):该手术的优点是切除了所有患病的黏膜,防止直肠病变复发和癌变,保留对膀胱和生殖器的副交感神经支配,同时又避免了永久性回肠造口,保留了肛管括约肌环对大便的控制作用,IAA 是目前治疗溃疡性结肠炎较理想的手术,但也存在一些具体问题需进一步完善,其最大的缺点是腹泻难以控制随着全结肠直肠切除(IPAA)术的应用,该术式已较少采用。

(6)全结肠直肠切除、回肠贮袋肛管吻合(IPAA 术):该术式是对 IAA 术式的改进型,其主要步骤是全结肠切除,直肠黏膜剥脱或切除,保留肛门括约肌,回肠末段改造成贮袋重建直肠,并行直肠肌鞘内回肠贮袋肛管吻合术。

经过不断地发展改进,从最初的全结肠直肠切除、肛管直肠黏膜切除、手工缝合 IPAA 以及转流性保护造口,到目前使用吻合器的 IPAA 且不常规做保护性造口,该术式已成为治疗 UC 的标准术式,为越来越多的医生和患者所接受。由于贮袋的制作技术要求较高,因此需有一定经验的医生来完成。

回肠贮袋的形式有 4 种:J、S、H 和 W 形,何种贮袋为优,目前尚难定论,具体的贮袋类型应根据回肠系膜的游离程度、患者盆腔的宽窄和医生的经验及习惯来选择。从术后效果看,贮袋容积的大小与术后功能有很大关系。J 形及 H 形贮袋为双祥型,操作相对简单,但其容积小,术后大便次数较多。S 形贮袋为 3 祥型,容积较大,术后大便次数较少,但手术操作相对复杂,且贮袋炎发生率高。W 形贮袋为 4 祥型,容积最大,但其操作复杂,手术时间长,不能应用吻合器,所以临床应用较少。目前仍以操作简单,与吻合器配合方便的 J 形和 S 形贮袋术式应用广泛,并已很少保留直肠肛管。

IPAA 手术多应用于 60 岁以下、直肠无癌变、体质尚好和肛门括约肌功能良好的患者对老年患者行 IPAA 手术,要考虑患者存在的并发症,以及患者的精神状态和肛门括约肌功能。对于一般情况差的虚弱患者、贮袋手术失败的患者或长期使用免疫抑制剂的患者,为减少并发症,选择全大肠切除回肠造口术仍不失为一种理想的手术方式。

回肠贮袋固然提高了患者的生活质量,但其并发症多于回肠造口术。主要并发症有贮袋炎、腹腔盆腔脓肿、贮袋瘘、贮袋狭窄、吻合口裂开、复发、癌变等。除了贮袋炎外,其他并发症比较少见。鉴于 IPAA 的术后并发症,西方国家部分术者依旧选择回肠造口术。IPAA 是近年来国内外手术治疗溃疡性结肠炎大为推荐的方法,但对儿童患者要慎重选用。

对于是否采用预防性转流回肠造口是目前争论的焦点。大多数 UC 患者都存在营养不良、低蛋白血症以及长期应用皮质激素的问题,因此愈合和抗感染能力较低,极易发生愈合不良,造成贮袋瘘、吻合口瘘、盆腔脓肿等并发症。预防性回肠造口带来的并发症甚微,但它对手术成功的作用不可低估,因此采用转流性回肠造口是很必要的,这也是目前大多数医生的观点。

20 世纪以来,对溃疡性结肠炎的治疗从灌洗到回肠贮袋肛门吻合术,手术方法不断改进。随着科技进步,人们将对溃疡性结肠炎的病因以及预防有更深的认识,手术方法将会日臻完善。

三、溃疡性结肠炎外科治疗现状

(一)溃疡性结肠炎外科治疗时机

目前,溃疡性结肠炎患者的手术率超过 30%,手术时机的选择对患者治疗效果和安全密切相关。

在传统观念上,溃疡性结肠炎患者在出现大出血、肠穿孔、中毒性巨结肠、癌变或可疑癌变时进行手术,这是溃疡性结肠炎患者的绝对手术指征。但这类患者往往是在内科治疗失败、出现危及生命的并发症时进行的急诊手术,这种急诊手术并发症率高,病死率也高。究其原因:①疾病活动导致患者肠道及全身处于炎症激活状态,使得肠道及身体其他组织水肿、血管通透性改变、机体蛋白合成异常。此时手术不论是吻合口和腹腔的局部并发症还是败血症、休克等全身并发症的发生率均显著增加;②溃疡性结肠炎患者肠道症状长期影响消化吸收,且腹泻、发热等导致消耗增加,致使溃疡性结肠炎患者出现营养不良,急诊手术无法在术前改善营养状态,这不仅妨碍创口愈合,增加切口感染、裂开、疝和吻合口瘘的发生率,而且由于免疫功能下降和骨骼肌减少,术后患者卧床时间延长,咳痰无力,导致肺部感染的可能性明显增加;③不当使用糖皮质激素、免疫制剂、英夫利西单抗等。糖皮质激素影响蛋白合成,免疫制剂、英夫利西单抗影响切口愈合,这些药物的使用应与手术有一定间隔,而内科治疗失败后的急诊手术往往与药物治疗间隔时间短甚至正处在药物疗程当中,使得一些并发症的出现难以避免。

为此,选择更加合适的手术时机极为重要:对溃疡性结肠炎有治疗经验的胃肠外科医生应该尽早参与到患者的综合治疗中来,及时与内科医生和患者进行有效的沟通,共同参与治疗方案的制订,尽早发现需要手术的患者;在溃疡性结肠炎的治疗过程中要积极干预合并的感染、营养不良、内环境紊乱等异常,这不仅关系到内科治疗的效果,在需要手术时,还可减少不良结局的发生;对于病变广泛、活动期以及急性重度溃疡性结肠炎等情况,要及时发现内科治疗效果不佳或药物依赖的患者,盲目延长药物治疗的时间不仅无助于病情缓解、贻误手术时机,而且糖皮质激素等药物本身对手术结局也有不良影响,对于药物治疗效果不佳或药物依赖的患者,外科医生要勇于承担、积极手术,围手术期注意采取必要的综合治疗措施,保障患者安全。

总体上讲,对于已经发生大出血、肠穿孔等危及生命并发症的患者要及时急诊手术;对于中毒性巨结肠、急性重度溃疡性结肠炎、活动期药物治疗无效等情况,要及时发现对药物治疗反应差的患者,短期纠正内环境紊乱等情况后积极手术;对于病变较广泛尤其合并药物依赖、易复发等,以及合并癌变和可疑癌变的患者,应该选择病情较稳定的时机,通过营养支持等过渡治疗和充分准备后进行手术。

(二)腹腔镜在 UC 外科治疗中的应用

随着腹腔镜技术的不断发展以及广泛应用,外科医生大都更倾向于应用微创术式,应用电子镜像替代肉眼直视,用细长器械替代手术刀,力求以最小的切口路径和最少的组织损伤,完成对体内病灶的观察及诊治。

在溃疡性结肠炎的外科治疗中,腹腔镜的应用具有损伤小、恢复快、患者生理和心理痛苦少的优点。Marcello 等客观评价认为,腹腔镜对急症非衰竭性结肠炎行结肠切除加回肠造口术是安全、有效的,虽腹腔镜的手术费用昂贵,但可通过缩短住院时间来弥补。腹腔镜手术创伤较小,通过腹腔镜行 IPAA 和全结肠切除是可行的,Tojoku 大学医疗中心证实该术士术后疼痛发生率显著下降。但由于手术技术的限制,尚未有大宗病例报道,其可行性及远期疗效有待于进一步研究。上海交通大学结直肠诊治中心,2014 年以来陆续开展了 3D 腹腔镜下IPAA 手术与 2D 腹腔镜相比,术中更易判断组织间隙与血管走行,有效提高了手术效率。

（三）溃疡性结肠炎的围手术期处理

1. 术前准备

溃疡性结肠炎患者术前一般都有相当程度的贫血和营养不良，术前努力改善内环境的状态是手术成功与否的关键。纠正贫血、营养不良和水电解质紊乱，最大限度调整、减少激素和免疫抑制剂等内科药物的使用，恰当的肠道术前准备、人工肛门造口必要的心理指导，以及造口部位的设计等都十分重要。大多数择期手术的患者，术前行静脉营养及针对性的加强全身抗菌药物的使用，有利于术后恢复和预防感染发生。

2. 术中管理

对于重症溃疡性结肠炎而言，手术风险较大，这就要求在提高外科技术水平的同时，做好患者的医疗护理工作。首先做到基础护理，室内通风，清洁护理，预防院内感染；其次，加强患者心理支持，保持乐观情绪，增强依从性；再次，给予饮食指导，营养均衡，增强体质，预防术后并发症的发生；最后，加强对止痛措施的重视，疼痛不仅引起应激反应，使消化功能障碍，还可以引起使免疫功能下降，严重的疼痛不利于患者器官功能的恢复，导致感染增加术后并发症的发生率。

3. 术后处理

溃疡性结肠炎与一般消化道外科手术后的管理无特殊不同，对采用回肠造口的患者，应于术后立即选用适当的造口袋配用。造口袋应透明，便于观察造口黏膜的血运以及排泄液的颜色，排泄的总量。必要时可考虑使用止泻剂来减少排出的肠液量。回肠造口还应高度重视造口周围皮肤炎症。由于造口器材的进步和治疗皮肤炎药物的问世，较好地解决了回肠造口所致的皮肤炎问题。

4. 减少术后并发症

溃疡性结肠炎患者的预后与术后并发症紧密关联，严重的并发症可致患者死亡。如IPAA术后的常见并发症。

术后近期并发症主要有盆腔感染、贮袋出血、贮袋吻合口瘘、贮袋阴道瘘和肠梗阻等。值得注意的是，近年来主张行微创IPAA手术，对于术后早期肠梗阻的预防起到关键性的作用，同时也减少了盆腔粘连的情况，降低了女性术后不孕的风险。保护盆腔自主神经、紧贴肠壁进行分离的手法，这使泌尿生殖系统方面的并发症大大降低。术后远期并发症主要包括贮袋炎、贮袋废弃、肛门狭窄和男性性功能障碍等。随着技术创新和围手术期管理水平的提高，并发症中除了贮袋炎，其余并发症的发生率均已大大降低。贮袋炎是一种非特异性炎症，可能由于贮袋内菌群改变与机体的免疫反应引起，主要是厌氧菌感染。常表现为排粪次数增多、里急后重、腹痛、盆腔疼痛和瘘管形成等，在治疗上抗生素仍为一线药物。

目前IPAA作为标准术式而被广泛接受，且随着双吻合器、三吻合器的广泛应用，手术也变得更快捷、简便并大大改善了手术后的效果。从远期随访的情况来看，IPAA可以明显提高患者的生活质量，但要恢复比较理想的肠道功能和大便次数仍需大约1年左右的时间来恢复，因此患者应有充分地思想准备 Griffin调查了10年内IPAA治疗的585例UC患者的生活质量，发现男性和年轻患者优于其他患者。Keighley报道154例长期随访的行IPAA手术的UC患者，贮袋的5年成功率为82%，10年成功率为72%，主要失败在慢性感染，占29%，有

81%的患者生活质量满意。

近年来溃疡性结肠炎的外科治疗得到了长足进展,新兴的双吻合器 IPAA 技术、手辅助腹腔镜 IPAA 技术,将手的灵敏性与现代医疗器械相结合,开辟了新的思路,使手术步骤更加简化,可直视下观察各层解剖结构,避免了肛门括约肌的损伤。降低了术后并发症的发生率,使现有的腹腔镜技术得到了更好地延伸与拓展,成为溃疡性结肠炎外科治疗的一个发展趋势。另外生物治疗、临床营养支持在外科治疗溃疡性结肠炎的地位已经确立,因此我们应注重多科学合作,加强患者宣教,力争患者的配合支持,尽力做到溃疡性结肠炎的二级预防,重视手术指征的评估,选择合适术式,完善术后护理,做到患者的个性化治疗。我们相信随着科学技术的不断进步以及基因密码的破译,对溃疡性结肠炎会有更加深刻的认识,溃疡性结肠炎的外科治疗方案将会不断完善。

四、手术适应证

根据中华医学会消化病学分会炎症性肠病协作组制订的意见,手术适应证分为绝对指征和相对指征。绝对指征为大出血、穿孔、狭窄、明确的或高度怀疑癌变以及组织学检查重度异型增生或肿块性损害中出现轻中度异型增生。相对指征为重度 UC 伴中毒性巨结肠,静脉用药无效者;内科治疗症状顽固、体能下降、对皮质类固醇激素耐药或依赖者,替代治疗无效者;或 UC 合并坏疽性脓皮病、溶血性贫血等肠外并发者。禁忌证包括进展期低位直肠癌、肛门括约肌功能障碍及病理学确诊的 UC。尽管年龄不是绝对禁忌,但肛门括约肌的静息压和收缩压通常随年龄增长而下降,对 60 岁以上的老年女性病例尤其需要加以注意。

(一)穿孔、出血及狭窄

中毒性结肠炎患者如出现穿孔,不管是游离穿孔还是穿孔已被包裹,病死率均高达27%～57%,其病死率亦随非手术治疗时间的延长而增高,药物治疗可能掩盖穿孔的征象。持续性或进行性加重的结肠扩张、结肠壁积气、局部腹膜炎恶化或出现多器官功能衰竭等都可能提示穿孔。同样,局部腹膜炎提示存在局部炎性改变或即将穿孔。无结肠扩张也可发生穿孔,此类患者常缺乏典型腹膜炎体征,出现多器官功能衰竭提示预后不良。UC 合并有出血,如经内科保守治疗不能止血或者出血量大的患者是急诊手术的绝对指征。大约 5%～10%的 UC 患者可发生结肠狭窄,其中高达 25%的为癌变所致,其余的狭窄多为良性病变所致。

(二)怀疑或证实癌变

随着病程延长 UC 患者发生结直肠癌的风险升高,癌变可发生在结肠各部分,但有近端分布较多的倾向,对病程 10 年以上,慢性反复发作的患者,有腹痛加重、出血、贫血及低蛋白血症等,应及时行进一步检查,结肠镜检查、组织活检和病理学评估异型增生是辨别 UC 发生癌变的"金标准"。

(三)重症 UC

重症 UC 具体为血便多于 6 次/天,体温高于 37.5 无,心动过速(心率大于 90 次/分),贫血(血红蛋白低于正常值的 75%),红细胞沉降率增高(高于 30mm/h)。中毒性或爆发性结肠炎表现为血便多于 10 次/天,腹胀伴有压痛,体温高于 37.5℃,心动过速(心率大于 90 次/分),贫血需输血纠正,红细胞沉降率增高(高于 30mm/h),影像学检查提示结肠扩张。当横结肠扩张至直径超过 6cm 时诊断为中毒性巨结肠,中毒性肠炎手术率为 20%～30%,一般行次全结肠切除及末端回肠造口。

(四)难治性 UC

药物治疗过程中病情恶化或经恰当的内科治疗 48～96h 后病情无明显改善者应考虑手术。内科治疗过程中,病情出现恶化或病情稍稳定后一段时间内无改善,即认为内科治疗失败。如患者病情得到初步改善后却未进一步好转,此时手术指征以及手术时机更难掌握。不管是否使用糖皮质激素或环孢素,若排便次数大于 8 次/天,或治疗 3 天后排便次数 3～6 次/天且 C 反应蛋白高于 45mg/ml,患者在当次住院期间手术的概率为 85%。若患者有使用单克隆抗体或环孢素的禁忌证或拒绝使用,或激素治疗失败时,应考虑手术治疗。内科治疗效果欠佳的患者可能出现持续结肠扩张,该情况下出现巨结肠的风险增高。强化的药物治疗方案可能不足以完全控制症状,导致患者的生活质量差。即使治疗有效,长期药物治疗带来的风险也会随之增加,不能耐受药物不良反应和依从性差的患者也可考虑外科治疗。

儿童生长发育障碍是难治性 UC 的另一种形式,也是行结肠切除术的指征之一。尽管采用最大剂量的营养和药物治疗,生长发育障碍仍然持续存在时应考虑外科治疗。

(五)严重的肠外表现

通常来说,巩膜炎、结节性红斑、活动性口腔溃疡和大关节病变等病变提示有手术治疗的必要。而肝脏、血管、血液、心肺及神经等系统的并发症通常不是结肠切除的指征。

五、手术方式与时机

急诊手术推荐经腹全结肠或次全结肠切除并末端回肠造口术;择期手术患者推荐首选全结直肠切除并回肠储袋肛管吻合术(ilealpouch-anal anastomosis,IPAA),也可选择全结直肠切除并回肠造口术;同时全结直肠切除并 IPAA 术也适用于伴发结直肠癌 UC 患者、老年 UC 患者;自控性回肠造口术可作为不适合行复原性结直肠切除术或者复原性结直肠切除术失败的 UC 患者一种替代手术选择。

IPAA 目前已成为治疗绝大多数 UC 的标准术式,这一重建性术式恢复了消化道的连续性,保留了肛门括约肌的功能,避免了术后永久造瘘的痛苦,开创了溃疡性结肠炎外科治疗的新时代;该术式改良自 19 世纪 40 年代的回肠肛管直接吻合术,为解决患者术后便次频繁、紧迫感等排便功能障碍,Valiente 和 Bacon 于 1955 年首次描述了回肠储袋-肛管吻合术的动物实验,最终 Parks 医生于 1978 年报道了首例应用于患者的 S 形回肠储袋肛管吻合术,尽管此后出现了一些技术上改良的术式,但其基本原则并未改变,即首先施行全直肠结肠切除术,然后构建回肠储袋,最后行回肠储袋-肛管吻合。大多数患者需行预防性回肠造口。

回肠储袋-肛管吻合术应择期进行,下列情况应先考虑先施行结肠全/次全切除及末端回肠造瘘,再分期行直肠切除及回肠储袋-肛管吻合术:中毒性巨结肠;严重肥胖;重度营养不良。随着抗肿瘤坏死因子制剂(英夫利昔单抗)的广泛应用,越来越多的患者在手术前接受了这类药物治疗,需要考虑这些药物带来的额外风险。建议最后一次使用英夫利昔单抗距手术不足 12 周的患者应首先施行结肠次全切除术以避免术后感染性并发症的发生。主张将远端无功能性乙状结肠残端闭合后上提固定于正中切口尾端的皮下层,以降低残端瘘导致腹膜炎的风险。一旦发生结肠残端破裂,只需敞开残端表面的皮肤切口,按结肠造瘘处理即可。此外,包埋于皮下的残端可以在施行下一阶段直肠切除术时轻松找到。如果行分期手术,回肠储袋－肛管吻合术可在结肠切除后 6 个月进行。90％以上的患者需要行临时性回肠造口,3 个月后关闭造口。关闭回肠造口前,常规对储袋行造影和内镜检查以明确回肠储袋和吻合口的完整性:

常见的储袋结构包括 J 形、S 形或 W 形。其构建可用吻合器法或手工缝合法。J 形储袋构建最为简单,其功能与上述结构复杂的储袋功能相当,因而最为常用。除结构外,其他因素诸如菌群、动力及通过性亦是决定储袋功能的重要因素。储袋的大小至关重要,过小的储袋不具备储便功能,过大则易导致排便困难。储袋的容量一般在术后 1 年增大到最初的 2 至 4 倍。

六、术前准备

术前应与患者及家属充分沟通,包括手术适应证、替代疗法、并发症及储袋功能等。

术前使用糖皮质激素(泼尼松大于或等于 20mg/d 或相当剂量的糖皮质激素)大于或等于 6 周是 UC 术后并发症的独立危险因素。因此,有可能停用激素者应换用其他替代疗法并将激素逐步减量至停用一段时间后手术;不能停用者可考虑三期 IPAA 手术。

术前准备包括:

(1)全面评估患者的手术耐受力。

(2)结肠镜检评估病变范围,活检排除克罗恩病或恶变。

(3)肛门括约肌功能检查。

(4)标记回肠造口位置,造口治疗师指导造瘘口护理。

(5)机械性肠道准备。

(6)麻醉后,患者取截石位,以生理盐水盥洗直肠直至清亮。留置导尿,胃肠减压。静脉预防性应用甲硝唑和三代头孢菌素,预防深静脉血栓形成。

七、术后并发症

术后并发症包括全身并发症和局部并发症。IPAA 的并发症主要有吻合口瘘、盆腔感染和吻合口狭窄,远期并发症主要有排粪失禁、性功能障碍和(或)不孕、套封炎及储袋炎。其中,储袋炎是最常见的远期并发症。总的来说,UC 的择期手术预后良好,能改善患者的生活质量,术后并发症在可接受的范围内,择期手术的病死率低于 1％,急诊手术病死率一直维持在5％左右。UC 急诊手术术后并发症包括全身并发症和局部并发症,常见局部并发症依次为:切口感染(18.4％)、腹腔脓肿(9.2％)、小肠梗阻(6.2％)、回肠造口相关并发症(5.5％)和出血(4.6％);全身并发症最常见有:脓毒症(18％)、肺炎(11％)和血栓栓塞(7.2％)。

八、疗效评价

UC 治疗的临床疗效评价标准应具有实用性和可行性,疗效的评判应标准化、规范化,包含主要症状、内镜表现及医师总体评估。疗效评价应以客观评价为主,但是在临床工作中,医师的评价和患者的主观感受同样十分重要,有助于对疾病活动性和治疗反应的评估,并可反映疾病的缓解情况。根据不同的研究目的,各类疗效评价标准有所侧重,在治疗过程中,应不断全面评估病情及预后,根据不同的研究目的,疗效评价标准有所侧重。

第四节　克罗恩病

一、概述

克罗恩病(Crohn's disease,CD)与溃疡性结肠炎(ulcerative colitis,UC)通称为炎症性肠病(inflammatory bowel disease,IBD),是一种可累及全消化道的慢性非特异性炎症。目前的研究表明,遗传因素及环境因素(如饮食习惯、地理环境、经济水平等)与 CD 发病密切相关,但其发病机制仍未明确,目前尚无法治愈。

CD 可累及从口腔至肛门的全消化道。以消化道节段性、全层性、炎症性病变为主要病理特征,常累及消化道以外的器官,如关节、皮肤及眼等。在西方发达国家,CD 病变部位多在回肠、回结肠及结肠,三者比例均一,在我国,同肠型最常见,其次为回结肠型,结肠型较少。

二、临床表现

CD 好发于青少年,常起病隐匿,进展缓慢,病情复杂且易反复。其常见消化道症状包括腹痛、腹泻、腹部包块、瘘管形成、肛周病变等,还可伴有发热、营养障碍等全身表现。CD 的瘘管形成是 CD 的临床特征之一,往往作为与 UC 及其他疾病鉴别的依据,主要因透壁性炎症穿透肠壁全层至肠外组织或器官形成,分内瘘和外瘘。内瘘可通向其他肠段、肠系膜、膀胱、输尿管、阴道等处。外瘘通向腹壁或肛周皮肤。CD 还可伴有全身多个系统损害,产生一系列肠外表现,如结节性红斑、坏疽性脓皮病等皮肤病变,骶髂关节炎、强直性脊柱炎等骨关节病变,还可引起心、肺、肝、肾、血液系统、血管、眼部等部位的相关疾病。

三、诊断

CD 缺乏诊断金标准,诊断需要结合临床表现、内镜、影像学和病理组织学进行综合分析并随访观察,病理学结果是确诊的一个重要依据。2012 年中华医学会消化病学分会炎症性肠病学组形成的炎症性肠病诊断与治疗共识意见建议 CD 的诊断要点为:

在排除其他疾病基础上,可按下列要点诊断:

(1)具备上述临床表现者可临床疑诊,安排进一步检查。

(2)同时具备上述结肠镜或小肠镜(病变局限在小肠者)特征以及影像学(CTE 或 MRE,无条件者采用小肠刨剂造影)特征者,可临床拟诊。

(3)如再加上活检提示 CD 的特征性改变且能排除肠结核,可作出临床诊断。

(4)如有手术切除标本(包括切除肠段及病变附近淋巴结),可根据标准作出病理确诊

(5)对无病理确诊的初诊病例,随访 6~12 个月以上,根据对治疗反应及病情变化判断,符合 CD 自然病程者,可作出临床确诊。

如与肠结核混淆不清但倾向于肠结核者应按肠结核作诊断性治疗 8~12 周,再行鉴别。CD 需与肠结核、肠道白塞病、UC 等鉴别。急性起病者因无特异性的临床症状,故术前误诊率较高,多数情况下易误诊为急性阑尾炎、肠结核、单纯性肠穿孔等随着诊疗水平逐步地提高及对该病的推广认识,术前误诊率已有所下降。

四、CD 手术指征

急性并发症、慢性并发症及内科治疗失败是 CD 的三大主要手术适应证。急性并发症是指中毒性结肠炎伴或不伴巨结肠、腹腔感染、出血、穿孔等；慢性并发症是指不典型增生、生长迟缓、肠梗阻以及肠外表现等。内科治疗无效有几种情况，包括无反应性疾病、不完全反应、药物不良反应以及药物顺应性差

腹腔感染是 CD 较为严重的急性并发症，包括脓肿、炎性包块形成及肠内、外瘘等几种情况。如果肠内瘘较大使患者不能耐受，严重影响正常生活和工作，以及内瘘引起营养不良、严重腹泻或代谢障碍，则需手术治疗。外瘘一旦发生，早期应积极引流和抗感染治疗；待病情稳定、局部炎症消退，于 CD 非活动期时听行病变肠段切除术、皮肤窦道切除术。若腹壁缺损不大可直接缝合，而腹壁缺损较大时则可选用适当的材料进行修补。腹腔脓肿或炎性包块形成，提示病变已较严重，内科治疗常不理想，往往也需手术治疗。CD 病变侵蚀肠道血管亦可引起慢性反复性小量出血，但大出血少见。CD 所致的肠梗阻多为慢性肠梗阻，也可为急性梗阻，长期病程肠管狭窄部位尚可发生癌变。除外急诊手术，择期手术都应选择在非活动期进行。此外，10% 的 CD 患者合并肛周病变，包括肛瘘、肛裂、皮赘等，如没有临床症状或症状较轻时则无须处理，予以随访观察，否则应予行手术治疗。

五、手术时机的选择

多年来 CD 的内科维持治疗依赖氨基水杨酸、免疫抑制剂、糖皮质激素等近年随诊治水平的提高及新生药物不断涌现，特别是生物制剂应用于临床后，CD 已逐渐过渡为内科疾病。什么时候采取手术治疗能在风险最小的情况下患者获得最大受益？纵观发现 CD 80 多年以来，CD 手术一般都在出现相应的并发症需要外科干预或内科治疗无效、病情继续发展时进行。有学者提出早期是否行手术干预，即预防性手术。有部分报道，早期手术能暂时减缓疾病的进展，减少并发症的发生。然而，大多数学者认为，早期预防性手术是不必要的，因为 CD 不能得到根治，切除病变肠段后残余肠段均有可能再发，术后复发率及术后再手术率高。对 CD 而言，外科治疗的目的是解决并发症给患者带来的症状。如果手术治疗需要符合风险最小、获益最大的原则，早期预防性手术是不可取的它从根本上违背了"肠段保留"理念。即使因并发症行手术治疗，术中发现未引起症状的病变肠段也应有所保留。

CD 活动期患者常伴有各种急慢性并发症，患者的总体情况处于较差的状态。在机体处于炎症反应、营养不良的状态下，手术创伤的打击会增加手术并发症的发生另外，CD 是慢性肠道疾病，常伴有较长时间的营养消化吸收障碍，有并发症时其营养情况更是下降，因此多数患者伴有营养不良，围手术期应给予充足营养支持。肠内营养不但能改善患者的营养状态，也可缓解急性发作症状，延长疾病的缓解期，且营养情况的改善有利于患者术后康复。因此除伴有急性肠梗阻、大出血等急性并发症外，一般不建议行急诊手术，可经一段时间的内科治疗、充足的术前准备后再施行手术即使是穿孔，多数也是先有脓腔形成继而穿孔、形成瘘，很少有急性穿孔形成弥散性腹膜炎者在有感染、形成脓肿的情况下建议先行引流控制感染，再行确定性手术。

六、手术方式的选择

(一)小肠切除术

适用于病变局限于小肠,狭窄段较短,切除后不至于引起短肠综合征。该术式是 CD 手术治疗的传统术式之一,应用较为广泛。其贯彻了"肠段保留"的理念,且由于其效果肯定而被大多数外科医生所接受和提倡。

因为小肠 CD 常常需要多次手术治疗,故正中切口较为合适,且该切口显露好、易于延长,便于术中探查。仔细探查腹腔,尤其是小肠、结肠、膀胱。如病变局限于小肠,切除范围应包括病变肠段、两端正常肠管(不超过 2cm)及其系膜二尽量保留无病变的小肠口最常见的累及回盲部的病变,行回结肠切除术,范围包括末端回肠和盲肠下部。由于 CD 的肠系膜常有过度肥厚("脂肪包裹"现象),分离切断时要缝扎过度肥厚的肠系膜,防止血管滑脱或形成系膜内血肿、CD 的复发率与肿大淋巴结切除与否无关,不进行根治性淋巴结切除。如果已有恶变,应行根治性切除切除肠管后,肠管两端行端端吻合;但如果肠管口径相差较大,则行肠管侧侧吻合。

(二)狭窄成形术

狭窄成形术既能解除梗阻症状,义能充分保留肠管,避免短肠综合征的发生,近年来得到较广泛的应用。该术式在一定程度上可取代病变肠段切除术,但初次手术多不采用狭窄成形术,仍需施行保守的肠切除。CD 有以下情况,可行狭窄成形术:①初次手术切除术后复发,小肠有单个或多个短的狭窄;②十二指肠病变引起狭窄,如有可能可行狭窄成形术;③单纯回肠切除术后,距离回盲部尚有一定距离的跳跃性病灶;④因手术切除造成短肠综合征的患者再次出现狭窄;⑤狭窄成形术仅用于较短的纤维性狭窄,而不能用于有活动性炎症的狭窄。

根据具体情况,可行多个狭窄成形术,或小肠部分切除与狭窄成形术联合应用。

采用腹正中切口如果病变肠管小于 8.0cm,则行 Heineke-Mukulicz 狭窄成形术在拟行狭窄成形术的部位上、下端阻断肠管,纵行切开肠壁,两端达正常肠管约 3.0cm,全层横行缝合纵行切口。必要时可应用空肠浆膜补片覆盖吻合口,有利于防止吻合口瘘的发生。如果狭窄段在 10~25cm 之间,则行 Finny 狭窄成形术于前侧方切开肠管,缝合后壁边缘,并同法关闭前壁。亦可应用吻合器来完成上述狭窄成形术。如果肠管多发狭窄病变,可行同向蠕动侧侧狭窄成形术,但应用较少。于病变肠段中部,切断肠管及系膜,远、近端肠祥按同一蠕动方向重叠。行侧侧吻合。

(三)节段性结肠切除术

结肠 CD 最常见累及的部位是乙状结肠和横结肠。节段性结肠切除术适用于局限性结肠 CD(病变范围小于 1/3 的全结肠)的患者对于孤立的结肠狭窄,建议不行狭窄成形术,而作手术切除;有回肠-结肠吻合口或回肠-直肠吻合口狭窄的患者,应行手术切除。对于局限性结肠 CD,尽管节段性肠切除术术后复发率高于全结直肠切除术,但该术式能够避免永久性肠造口,有利于术后肠道功能恢复,能有效地改善患者术后生活质量。

根据切除肠段的部位选择合适的腹部切口升结肠、横结肠及降结肠切除选择上腹部正中切口;乙状结肠切除可选择下腹正中切口,应远离病变明显的肠管 5~10cm。尽管结肠黏膜存在口疮样溃疡或点状的针尖样溃疡提示存在 CD 的可能,但这些表现不能成为对该区域进行扩大切除的依据。

以脾曲结肠切除为例,切除线应远离病变明显的肠管 5~10cm、对于脾曲的切除,向胸壁方向提起网膜,沿左结肠沟的白线游离左半结肠。向上方和中线牵引降结肠,以便暴露覆盖在肾周围的 Gerota 筋膜。将横结肠和降结肠向下方和中线牵引,使侧腹的切口延长 1~2cm,到达结肠脾曲的侧方。如需行横结肠中部与降结肠中部的无张力吻合,应游离结肠肝曲。确定节段切除的切缘。阻断结肠的两端。对于脾曲的切除,边缘血管、结肠中血管的左侧分支及左结肠血管的升支应结扎并切断。

(四)结肠次全切除加回肠造口术

该术式常用于紧急和急诊情况下,适用于中毒性结肠炎、中毒性巨结肠估计不能耐受直肠切除者。该术式的难点是结肠残端的处理。残端通常使用手工或者吻合器关闭后留置于盆腔内,但术后残端出血和残端瘘的发生率较高,常导致盆腔脓肿等并发症,治疗难度较大。手术应注意以下几点:①术前确定回肠造瘘的位置;②采用正中线切口;③评估并立即处理存在的腹腔或结肠穿孔;④避免意外损伤肠管;⑤对小肠病变程度进行评估;⑥乙状结肠远端的切断应采用较保守的切除,尽可能保留足够长的肠管,使远端肠管在无张力的情况下到达前腹壁。

切除范围从末端回肠至降乙结肠。肠管用直线型切割器横断或在两把肠钳间切断。

结肠的游离。常规的游离方法是先用电刀切开盲肠外侧的腹膜,然后向头侧方向延伸至肝曲。切开小肠系膜的左侧叶腹膜,向上达十二指肠－空肠区,可使腹膜后暴露呈 V 型。将盲肠和回肠末端向上牵引至患者的左侧,暴露右侧输尿管、精索或卵巢血管。把肝曲向下、向中线牵引,用电刀切开后腹膜组织与胆囊的粘连,结扎腹膜上的无名血管。结肠脾曲的游离如前所述。

直肠乙状结肠远端的处理。残端的处理通常有 3 种选择:吻合器关闭残端后缝合加固置于腹膜外、黏液窦道、残端外置。残端关闭后,将距残端 3cm 的肠管周围系膜缝合至残端周围的腹膜,以确保残端位于腹腔外,采用间断缝合将筋膜和肌肉的表面缝至残端,缝合间距应较宽。

对于较脆的残端处理不应强行缝合。将残端外置皮肤外 5~10cm,用 5cm 左右宽的纱布包裹结肠残端基底部,缝合纱布的两端。一周后在皮肤水平横断残端,形成黏液窦道。

当结肠壁特别脆,试图进行缝合或吻合器封闭时,可能导致吻合外的肠壁破裂,缝线亦容易划开肠壁,此时应将肠管外置。特别是对于中毒性巨结肠的患者。应将肠管远端拖出腹壁外 5~10cm,打开残端,用 5cm 左右宽的纱布包裹结肠残端,保持肠管外置。

(五)结肠切除回直肠吻合术

主要适用于结肠广泛病变,且不伴活动性肛周脓肿的生育期年轻女性患者、伴或不伴高手术风险的老年患者、经直肠内镜检查直肠正常的患者。如乙状结肠或其远端没有溃疡形成,而直肠未受累且顺应性好(直肠容量大于 150ml),则可行回肠－乙状结肠吻合。如果在直肠下 1/2 无明显的 CD 病变,但在直肠上 1/2 有明显活动病变,可考虑行直肠近端 1/2 切除、回直肠吻合。禁忌证有:小肠有广泛病变、急性肛周感染或瘘、肛门括约肌功能低下、直肠顺应性低等。

将右半结肠向患者左侧牵拉暴露右结肠旁沟,沿 Tolt 白线切开后腹膜,钝锐结合向上向内分离,显露腹膜后的输尿管和性腺血管,加以保护,防止误伤。盲肠和升结肠游离完毕后,进一步向上结扎切断肝结肠韧带,游离结肠肝曲。沿 Tolt 白线剪开左结肠旁沟的后腹膜,游离左半结肠,注意保护左侧输尿管及性腺血管。完全游离横结肠及降结肠后再游离结肠脾曲。用纱布垫托起脾脏,减少对脾脏的牵拉,避免撕裂包膜,然后结扎脾结肠韧带。向右下方轻牵拉结肠脾曲,显露并切断脾结肠韧带。沿结肠边缘结扎切断供应回肠末端、盲肠、升结肠、横结肠及降结肠和乙状结肠的血管。

结扎切断直肠上动脉。两侧的腹膜切开线与直肠膀胱或子宫凹陷处回合。于骶前筋膜间隙锐性分离直肠后壁,按全直肠系膜切除的原则游离直肠,并避免损伤骶前静脉丛和下腹下神经,游离直肠后壁达盆膈水平。贴近直肠壁分离 Denonvilliers 筋膜,解剖直肠前壁,男性分离达前列腺尖部以下水平,女性至阴道水平。紧靠直肠侧壁切断直肠侧韧带,向下分离达肛提肌平面。在拟离断平面结扎直肠系膜血管,并清除周围脂肪组织,离断直肠。在骶前间隙游离直肠后壁时,应紧贴直肠背侧,误损伤骶前神经丛和静脉丛。

(六)结直肠切除加回肠造口术

该术式适用于结肠广泛受累伴直肠炎的患者,特别是直肠炎、肛门括约肌功能障碍或肛周感染较严重而不适合直肠保留和回直肠吻合的患者。该术式治疗结肠 CD 的术后复发率最低,是结肠病变广泛时最为彻底的手术方法。手术方法同结肠切除回直肠吻合术。

会阴组手术部分如下:采用荷包缝合于括约肌间沟内关闭肛门,自括约肌间沟做一弧形切口,切开皮肤和皮下组织。分离直肠后壁进入盆腔与腹组手术会合,分离直肠前面时应在会阴浅肌前缘之内进行,并应紧靠直肠,最后分离直肠两侧壁。会阴组和腹腔组的解剖分离层面如图所示。完成会阴直肠游离后,腹部手术组在距回盲部 10～15cm 切断回肠,移除手术标本。

碘附或温盐水冲洗腹腔、盆腔及会阴部切口,彻底止血,缝合肛提肌及会阴部各层组织,骶前间隙留置引流管从原切口下部引出于右侧腹壁选定部位作回肠造口,逐层关腹。

(七)回肠储袋肛管吻合术

回肠储袋肛管吻合术(ileal pouch anal anastomosis,IPAA)是治疗溃疡性结肠炎的推荐术式,在 CD 的应用存在争议,因 CD 属透壁性炎症、且有复发倾向,一般不推荐行回肠储袋肛管吻合术有时由于鉴别溃疡性结肠炎和克罗恩病困难,部分患者行 IPAA 后才确诊为克罗恩病对于这类尚未能明确诊断或不能明确诊断克罗恩病患者行 IPAA,其并发症及失败率会明显上升。但这部分患者焦虑程度降低,术后有较满意的贮袋功能,生活质量提高结肠 CD 由于小肠及肛周可能同时具有潜在的病变危险,加上 IPAA 本身的失败率可高达 50%,因此不推荐行 IPAA 术式。但也有部分学者认为对于广泛的结肠 CD,只要小肠与肛周没有受累,而患者又可以接受其并发症可能升高及一期吻合可能失败,行 IPAA 替代全结肠直肠切除加回肠末端造口是可行有效的。

七、腹腔镜在 CD 中的应用

自 1986 年 ErickMuhe 首次应用腹腔镜手术以来,腹腔镜手术在国内外均得到迅速蓬勃地发展。与开放性手术相比,腹腔镜手术具有伤口美观、住院时间短、术后疼痛轻、肠道功能恢复早等优点,CD 腹腔镜手术因其伤口美观、肠道早期恢复等优点吸引了大量的年轻患者。但因患者存在免疫抑制以及 CD 特殊的病理特点(如肠系膜短厚、粘连、组织脆性高等),腹腔镜的应用早期被认为会致手术难度升高,术后并发症增加。然而,Bergamaschi 等对 92 例克罗恩病患者分别行腹腔镜下和开放性同结肠切除术,结果显示腹腔镜手术组术后 5 年小肠梗阻发生率(11.1%)较开放性手术(35.4%)低,二者在复发率上没有差异(分别为 27.7% 和 29.1%)腹腔镜术后即使无法评价腹腔粘连的程度,再次手术时也可发现腹壁与肠管粘连很少,且再次手术时间缩短,血液丢失少,伤口美观。

腹腔镜治疗 CD 的手术适应证与开放手术的适应证相同。而其禁忌证包括以下几点:①弥散性腹膜炎;②急性肠梗阻伴肠襟扩张;③多次腹部手术史或大范围腹腔粘连;④不可纠正的凝血功能障碍;⑤门静脉高压症伴腹腔静脉曲张。

复发性克罗恩病曾被认为是腹腔镜手术的禁忌证,主要原因是中转开腹风险高,术后并发症多。然而研究表明在采用腹腔镜手术治疗的原发性克罗恩病及复发性克罗恩病两组之间,发生肠瘘、中转开腹及术后并发症的差异没有统计学意义。因此对复发性克罗恩病仍可以考虑采用腹腔镜手术。对同一个患者坚持腹腔镜手术有两个好处:其一,再次腹腔镜手术具有等同第 1 次腹腔镜手术的优点,如伤口美观、肠道功能早期恢复等;其二,腹腔镜手术减少粘连,从而减少术后梗阻症状的出现,增加再次腹腔镜手术的成功机会。因此,在患者第 1 次手术时只要情况允许就选择腹腔镜路径,这对患者有长期的益处。

介于腹腔镜手术有中转开腹的可能性,为此有必要对相关影响因素进行评价。一般认为年龄大于 40 岁,腹部触及包块,术前营养不良、肠瘘等都是相关的危险因素,因此在选择手术方式时应当了解患者有无这些危险因素,尽量避免中转开腹。

八、结肠造口术

CD 最常见的手术方式是肠切除术,其手术目的是尽可能保留多的肠管及避免造口。但造口却不是 CD 的禁忌证造口适应证为:肠道严重炎症水肿、严重脓毒血症及严重肛周 CD 或并发症有时肠道炎症严重并不适合急诊手术切除,这时采用暂时性造口将肠内容物由体内引流到造口袋是必要的。因此,CD 手术还涉及合适性造口的问题。所谓合适性造口,指的是在情况不容乐观的时候不要一味追求保留肛门或减少患者精神上的痛苦,而从患者全身情况出发,适当选择永久性造口或暂时性造口,合适性造口的提出,主要因为克罗恩病的外科治疗不是治愈性的,而是为了解决并发症引起的症状的。有学者提出,严重肛周并发症,如排便不节制、肛管狭窄、并发严重脓肿和瘘在局部处理失败后都最终需行直肠切除术,这可能导致永久造口。永久性造口后的残余肠段也可以再发,而暂时性造口因为炎症持续性进展、复发或再发,大多都不能行关瘘手术而变为永久性造口。然而,一旦直肠肛管病变严重、水肿,吻合炎症肠段出现吻合口瘘的机会大,则应考虑造口。吻合口瘘在营养状况相对差的 CD 患者出现时,其危险性较病变复发更大。

九、术后复发及再手术

手术是针对并发症而施行,不是从根本治愈其原发病,因此 CD 病变肠管切除后,残余肠管仍有病变复发的可能。复发的定义至今尚无统一标准。CD 复发的诊断应综合评价临床症状、内镜及影像学表现,因为临床症状如腹痛、腹泻均非特异性指标。CD 活动指数亦不可靠。小肠切除术后 6 个月及 12 个月可行回结肠镜、小肠造影、CT 肠道造影检查是否有复发。多个研究表明回结肠镜对复发的形态学改变最为敏感。内镜下复发表现常常比临床表现要早,而且内镜下复发严重者预后较差。Rutgeerts 等提出的一个内镜评分系统较为有用。该评分基于"新末端回肠"的内镜表现:未发现病灶为 0 分,少于 5 个阿弗他溃疡为 1 分,阿弗他溃疡多于 5 个而病灶间黏膜正常或跳跃性病灶较大或病灶局限于回结肠吻合口(小于 1cm)为 2 分,弥散性阿弗他回肠炎伴广泛黏膜炎症为 3 分,弥散性炎症伴较大溃疡、结节、和或狭窄为 4 分。术后一年内内镜下病灶的严重程度是目前预测术后病情发展的最好指标。0~1 分的患者中近 80% 可持续 3 年无症状,3 分以上者低于 10%。

采用影像学技术(如超声、MR 和 CT)取代内镜及胶囊内镜进行术后复发的评估亦有尝试。胶囊有滞留的风险,因而有人在使用胶囊内镜评估克罗恩病术后复发时,先使用探路胶囊。胶囊内镜检查虽较为舒适而且简易,但其诊断的准确性需要进一步的评价。而且目前尚无相应胶囊内镜的疾病评分体系。临床症状复发和胶囊内镜表现之间临床上并无明显关联。因此胶囊内镜尚不能取代回结肠镜用于评估术后复发。

若根据内镜复查结果评定复发,1 年复发率为 73%~93%,3 年复发率达 85%~100%。若根据临床症状需要再次行手术切除者,初次手术后 5、10、15 年的复发率分别为 15%~45%、26%~65% 和 33%~82%。CD 术后复发通常发生在吻合口附近或回肠造口附近。CD术后复发是外科医师应关注的一个问题。在术前即应告知患者,术后应维持治疗以延缓复发。克罗恩病的复发与病变范围、侵袭性强度有关,其中回结肠型病变复发率最高,其次为小肠型病变,而局限于结肠的病变复发率最低。发作年龄小、病程短及出血、穿孔等并发症均是复发的高危因素。

术后复发并不代表着患者一定需要接受再次手术。术后复发的患者大多通过内科药物治疗病情可以得到缓解。然而,因为影响术后复发的因素常常影响手术治疗方式的选择,术后复发其再次手术的机会很高。国内 CD 多中心临床研究发现再手术率为 33.9%,穿孔型初次手术适应证可以作为 CD 患者术后复发再手术的独立预测因素,也可能提示行多次手术的风险大。穿孔型 CD 患者再次手术风险为非穿孔型患者的近 3 倍,同时发现回结肠 CD 患者再手术的风险为回肠型的 3 倍以上,考虑可能由于回结肠型 CD 容易发生穿孔所致。

CD 患者多数最终需要再手术,约 25% 需要第二次再手术。术后复发为肠段保留理念提供最有力的根据,术后再手术或多次手术则为患者缓解症状,解除并发症对生命的威胁提供最终有效的保障。

十、CD 癌变的处理

长久以来一直认为 CD 有致癌倾向,但癌变率远较 UC 为低。学者最近发现 CD 与 UC 具有类似的癌变倾向,随着时间推移而癌变的危险性相应增加。在美国,结直肠癌已成为慢性炎症性肠病患者最严重的并发症,CD 患者大肠癌变率接近 1%□胃肠道肿瘤是引起 CD 相关性死亡的最主要原因之一。据报道,长期患小肠 CD 的患者发生小肠癌的危险性增高。它可发生于病变连续的肠道,也可发生于旁路手术后的旷置肠袢,这又进一步提高了我们对手术切除肠袢吻合风险的警觉。再者,结肠 CD 患者有发生结直肠癌的危险性、若病变范围和病程相同,其发生结直肠癌的危险性与溃疡性结肠炎相似。CD 癌变具有多种高危因素,包括发病年龄、病程、病变范围、炎症程度、合并原发性硬化性胆管炎等。

异型增生是结肠上皮的一种致瘤性转化,以细胞不典型增生、异常分化及结构异常为特征。在炎症性肠病中,异型增生分为不确定、低度、高度异型增生及黏膜内癌;通常异型增生发生在前,之后往往不表现为局部的息肉,而直接伴随着结直肠癌的发生。CD 的癌变不只局限于炎症明显部位,可呈多中心性、异时性和并发肠外癌变,因而术后定期监测胃肠肿瘤标志物、结肠镜、CT 等是必要的。结肠镜检查在早期发现结直肠癌上具有重要作用,对于炎症性肠病患者我们主张定期行结肠镜检查。CD 中推测与癌变相关的危险因素有直系亲属肿瘤史及病变部位。据大宗病例统计,CD 癌变平均年龄为 47 岁,较一般人群提前约 15 年,其中小肠 CD 癌变 70% 发生在回肠,结肠 CD 癌变则以右半结肠多见。长期存在的肛门直肠部病变也是癌变的好发部位,应加强随访检查。

有学者提出一种预防结直肠炎症性肠病癌变行之有效的方法,就是在发现病变 8～10 年后施行全结直肠切除术。肠切除术是否能预防癌变的发生?这涉及手术指征的选择。我们知道,CD 可侵及全消化道,且可表现为连续性病变。因此预防性肠切除术根本行不通,更甚者可能引起一直困扰我们的严重手术并发症——肠综合征及相关的肠衰竭。但在处理其他并发症行剖腹手术,应全面探查肠管,了解病变范围及可能遗漏的已发肿瘤。

十一、外科治疗的现状

(一)外科处理的原则

PCD 治疗的主要目的是减轻局部症状,保护肛门功能,并最大限度地预防复发,治疗的程度取决于症状和体征的严重程度以及潜在的病理性质。症状的有无是决定治疗的重要因素,仅有体征而没有症状者不应强行治疗。PCD 伴有活动性的肠道克罗恩病者,应予以全身治疗,辅以局部引流、或作长期引流。低位括约肌间瘘或经括约肌瘘者予以瘘管切开术。复杂性肛瘘者予以引流并考虑在适当时期选择挂线治疗或黏膜瓣推移技术。

(二)PCD 的临床评估

PCD 的临床评估是基于"瘘管引流评价",根据此评价工具,"瘘管闭合"定义为无引流(手指轻压除外);"有反应"定义为连续两次随访时引流量降低 50% 以上;"缓解"指连续两次随访时未发现任何瘘管。肛周疾病活动指数也是一个较常用的评价工具,是根据患者生活质量和肛周疾病的严重程度制订的李克特五分量表,包括分泌物、疼痛/活动受限、性生活受限、肛周病变类型、硬化程度等 5 项指标,该评价工具将以上每种症状根据严重度均评为 0 至 5 分。此外,对患者进行评估时需同时进行体格检查、内镜检查以及麻醉下检查(EUA)、肛门内超声(EUS)和核磁共振(MRI)中的其中一种检查。

(三)PCD 的外科处理

肛周脓肿的处理:切开引流是肛周脓肿最主要的治疗方法。原则上,切口应尽可能靠近肛缘,以缩短可能形成的瘘管长度,并保证引流通畅,且同时尽可能避免括约肌的损伤。弧形切口足够大的情况下,没有必要进行创面填塞。肛管后间隙脓肿可以通过切开内括约肌和外括约肌皮下部及部分浅部以得到充分引流。括约肌间脓肿应直接通过括约肌间入路而不损伤括约肌;如果脓腔较大且离肛门较远,可通过小切口进入脓腔,放置蘑菇头导管持续引流。导管可放置数周或数月,直至肛瘘形成。4～6 周后通过肛门镜检查内口,如果未发现内口且脓腔接近愈合,可直接去除导管;如果确定了内口,去除导管,在内、外口之间放置橡皮筋;若症状持续存在或引流不足够,则宜继续引流。

肛瘘的处理:无症状的克罗恩病肛瘘不需要手术治疗;有症状的单纯性低位克罗恩病肛瘘可以接受肛瘘切开术;复杂性克罗恩病肛瘘可以接受长期挂线引流的姑息性治疗;如直肠黏膜大体正常,复杂性克罗恩病肛瘘可以接受黏膜瓣推移术;无法控制症状的复杂性克罗恩病肛瘘可能需要接受永久性肠造口或切除直肠。挂线引流可限制和减轻克罗恩病肛瘘的症状,保护括约肌的功能,是外科治疗目前最行之有效的方法。直肠黏膜瓣推移修补克罗恩病肛瘘和直肠阴道瘘的结果是令人满意的,由于避免了切断肛门括约肌,因此不会导致肛门失禁。黏膜瓣应包括黏膜、黏膜下层以及部分内括约肌;宽度至少达直肠全周的 1/4,以确保足够的血供;长度应保证在切除和清创后无张力缝合;外口适当扩创引流。手术成功率与相关的肠道炎症有关,存在活动性的直肠炎症时预后较差。随着肛瘘治疗的进展,生物蛋白胶填塞可作为肛瘘的备选治疗方式,但目前临床资料证实其在克罗恩肛瘘的治疗效果明显低于腺源性肛瘘。此外,应关注生物材料的进展应用于肛瘘的治疗。

严重的进展性肛周病变:若存在广泛的进展性肛周病变破坏肛周组织,同时存在自发性、活动性的直肠炎症时需进行直肠切除术。手术可能伴有严重的并发症,特别是因感染的持续存在及窦道形成可致会阴部伤口不愈合。手术应在括约肌间入路切除直肠黏膜、黏膜下层和内括约肌,保留外括约肌,肛瘘支管予以切开、搔刮或经清创引流。

十二、外科治疗的对策

PCD 因长期慢性炎性反应导致肛管直肠狭窄或梗阻,或因炎症反应穿透肠壁形成肛瘘、肛周脓肿及肛管与周围器官(如阴道)相通的内瘘。PCD 常常需要手术治疗,但早期手术容易造成手术的失败,创面不愈合,而过晚手术又会使得患者长期忍受疾病的困扰。此外,患者在PCD 活动期或伴有营养不良、激素依赖时,实施手术常导致手术失败,甚至会导致病情难以控制、永久性造口、排便失禁等后果。因此,对 PCD 的正确评估病变位置和范围以及对手术时机和手术策略的恰当选择是获得满意外科疗效的关键所在。

首先,在疾病病变位置和范围的评估上,以往的钡剂造影、CT 等诊断技术已经很少用于PCD 的评估,取而代之的是盆腔核磁共振成像(MRI)、腔内超声(AUS)以及麻醉下查体(EUA),三种技术可靠性均>85%,若采用其中 2 种方法联合诊断正确率可达 100%。在治疗方面,对于 PCD 的确定性外科手术应在疾病缓解期以及全身状况最佳的状态下进行。无论是活动期还是缓解期手术治疗均应遵循"损伤最小化"的微创原则,最大限度地保护肛门功能。对于肛缘的疣状皮赘,不主张行外科手术治疗。对于狭窄的患者,要准确判断狭窄的性质是炎性的还是纤维化,炎性狭窄一般无须手术干预,通过内科治疗通常即可使炎症消散,进而使狭窄逐渐缓解。对于低位单纯性瘘管,约 30% 的患者经过内科治疗后可闭合,从而免于手术。对于局部严重感染的肛周病变如肛门直肠周围脓肿,一旦确认脓肿形成,则应该早期行切开引流术,在切开引流的同时注重原发疾病的内科治疗。对于非局部严重感染的肛周病变不可过早的盲目手术,在全身治疗使肠道炎症得到有效控制的情况下行保护肛门功能的手术可取得满意疗效。经过内科治疗,在患者的 CDAI 评分达到 150 分以下,CRP、ESR、PLT 及中性粒细胞百分比等血液学指标呈现显著下降趋势时行手术治疗成功率更高。此外,需注意的是,若手术方式不当容易造成肛门功能受损,而克罗恩病患者肛门功能不可逆的损害往往不是因为疾病本身导致,反而是由于外科医师激进的手术干预导致的,因此所有的手术方式都要注重保护肛门功能。

术后易复发以及再次手术往往也是克罗恩病的一个重要特性,克罗恩病患者一生之中可能需要多次手术,研究表明在接受第 1 次手术后的 10 年内约有 50% 的复发者需要再次手术。外科医生必须认识到,克罗恩病手术只是针对其明显并发症而施行,而不能达到治愈。同时,为取得满意的治疗效果,外科医生在术前、术后应与内科医生及患者密切配合,制订合理有效的治疗方案,包括坚持内科药物治疗、鼓励患者戒烟等,以保证患者能够获得最佳的生活质量。

总之,PCD 具有独特的局部特征,PCD 的外科治疗应根据患者个体情况、依据医生的经验和判断,结合术前准确评估病变的位置和范围,选择最恰当的手术时机以及治疗方式。大部分手术治疗应在避免存在直肠炎症的情况下进行,以期将肛门失禁的风险最小化,同时避免直肠切除,提高患者的生活质量。

第五节　结直肠肛管损伤

一、致伤机制

与其他脏器损伤一样,结直肠肛管损伤也是由能量损耗导致的人体的物理损伤,原发性解剖损伤和继发性功能紊乱依赖于损伤的部位和能量损耗的多少一般将结直肠肛管损伤分为穿透伤和钝性伤:①穿透伤主要包括火器伤、冷兵器伤、咬伤和其他刺伤,可导致机体组织的撕裂、断裂、毁损和挫伤等损伤。腹部穿透伤不仅有皮肤完整性的破坏,还存在腹膜破裂,常伴内脏损伤。临床上伤情紧急,可根据伤口及受伤时姿势推测伤道,多需紧急剖腹探查。②钝性伤主要包括交通伤、坠落伤、冲击伤和故意伤害致伤,腹部钝性伤包括全部闭合伤及开放伤中腹膜完整者、强调腹膜腔完整。临床上钝性伤伤情变化大,致伤范围广泛,多发伤、多部位伤常见,早期诊断困难,常见漏诊或延误诊断的情况,延误治疗可导致严重后果。

(一)结为肠肛管穿透伤致伤机制

穿透人身体的物体可以导致组织的撕裂、断裂、毁损和挫伤等损伤主要包括火器伤和砍刺伤等。

1.火器致伤机制

火器伤指火药燃烧、炸药爆炸等化学能迅速转变为机械能的过程中,将弹丸、弹片、弹珠等物体向外高速抛射,击中机体所造成的损伤。美国由于枪支管理的不同,枪伤常见,1999 年发生了 18874 例故意和意外枪伤,大约每天死亡 80 人。美国枪伤有关的死亡是所有年龄创伤死亡的第二位原因,占创伤死亡的 19%。对于 15～34 岁间的年轻黑人男性,枪伤是死亡的首位原因。

包括由枪弹导致弹丸伤和由炮弹、炸弹、手榴弹等爆炸后的弹片击中人体后引起弹片伤,占现代战伤的 70%～80%。高速小弹片伤指初速＞762m/s、自重＜5g 的破片或钢珠击中人体后所致的损伤。按入口出口情况分类分为:①贯通伤有入口和出口。②非贯通伤仅有入口无出口。③切线伤沿体表切线方向通过,伤道呈沟槽状。④反跳伤,入口和出口为同一点。

根据伤道方向可以将组织损伤分为 3 个区:①原发伤道区,指枪弹穿过的部位,内有破碎的失活组织、布块等②挫伤区,指伤道周围组织受挤压而失活的区域,一般宽 0.50～1cm。
③震荡区,因瞬时空腔效应使伤道周围的组织因牵拉、撕裂与震荡而导致的损伤。

(1)前冲力:指沿弹轴方向前进的力量,可直接穿透、离断和撕裂组织,形成原发伤道或永久伤道,是低速投射物的主要致伤效应。动能大的投射物可造成贯通伤,动能较小的投射物则存留于体内而形成非贯通伤,若投射物沿切线方向擦过体表,则形成切线伤。

(2)侧冲力:指与弹轴方向垂直、向伤道四周扩散的力量,可迫使伤道周围的组织迅速压缩和位移,从而造成组织损伤,是高速投射物的重要致伤机制之一。

(3)压力波:指投射物高速穿入机体时,一部分能量以压力波的形式传递给周围的组织和器官,从而造成损伤。

(4)瞬时空腔:高速投射物穿入组织时,以很大的压力压缩弹道周围的组织,使其迅速位移,形成比原发伤道或投射物直径大几倍至几十倍的空腔,空腔膨胀与收缩在数十毫秒内重复7～8次,使伤道周围的组织广泛损伤。

火器伤的伤情影响因素包括 5 个方面:①投射物动能是决定机体损伤的先决条件。$E=1/2(m \cdot v2)$,其中 E 代表动能,单位焦耳;m 代表质量,单位千克(kg);v 为速度,单位米/秒(m/s)。增加投射物的速度就增加其带有的动能。低于50m/s 的投射物通常仅造成皮肤挫伤,100m/s 的投射物可杀伤人体,高于 200m/s 时可造成各种损伤。速度有初速、碰击速度和剩余速度 3 个基本概念,初速是指弹头(炮弹、枪弹)离开枪(炮)口瞬间的速度。破片的初速是炮弹(包括手榴弹、地雷、航弹等爆炸性武器)爆炸后,爆炸能量赋予破片的最大速度。其影响因素主要是火药或炸药的性能、装药结构以及投射物本身的质量。碰击速度是投射物碰击目标瞬间的速度。由于空气阻力离开枪膛后就开始减速,初速是决定碰击速度的重要因素,碰击速度越大损伤越重。剩余速度是投射物穿过机体后的瞬间速度。②投射物的速度相同时,质量越大,动能越大,造成的损伤越严重,③投射物在飞行中的稳定性和它穿入机体时的状态是影响损伤效应的重要因素二稳定飞行通过投射物每秒数千转的自旋速度来实现,膛线(来复线)决定自旋的速度。章动角是弹头与弹道切线的夹角,当弹头击中介质后,章动角增大,一方面使弹头翻转,增强了其对组织的切割破坏能力;同时使飞行阻力增大,速度迅速降低,在短时间将大量能量传递给组织,增强了其对组织的破坏能力。④投射物的结构特性包括外形和内部结构,均可显著影响伤情。尖形弹飞行阻力较小,速度衰减慢,射程远,穿透能力强,但在稳定飞行中传递给组织的能量却较少,通常用于步枪和机枪。钝形弹飞行阻力大,速度衰减快,射程近,穿透能力差,但传递给组织的能量却较多,多用于手枪。铅心弹强度较低,低速情况下击穿较薄的软组织时,不容易变形和破碎,碰击骨头时也可破碎。高速情况下在侵彻机体过程中极易变形和破碎,把绝大部分能量传递给组织,从而造成严重创伤。钢心弹强度较高,在侵彻机体过程中不易变形和破碎,飞行稳定性也好,因此传递给组织的能量比较少,所造成的损伤也就相对较轻、⑤投射物的致伤效应随着组织密度的增加而增加,组织含水量越多,黏滞性越大,就越容易传递动能,损伤范围越大。弹性大的组织对能量具有缓冲作用,可减轻损伤。骨组织密度最大,弹性小,损伤最重;皮肤组织密度仅次于骨骼,但皮肤具有极大的弹性和韧性,消耗弹头的能量较多;肌肉组织密度大而均匀,含水量多,投射物击中后易造成广泛而严重的损伤:收缩状态受伤时损伤范围较大,松弛状态受伤时常形成狭窄的裂缝状伤道肝、肾等组织密度和肌肉相似,但弹性较小,受伤后常出现放射状碎裂;血管组织弹性较大,不易离断,当投射物直接撞击,或遭受瞬时空腔的牵拉超过其弹性限度时,也可发生断裂或内膜损伤;胃、肠、膀胱等组织含有液体和气体,可将能量向远处传播:常见入口不大,但出口巨大,且可造成远隔部位发生多处破裂。

2.砍刺等致伤机制

通常是手动武器(锐器)致伤,包括刀、剪刀、铁钉、竹片、针、冰锥和钢丝等,也见于坠落于竖立的钢筋上等意外事故时。砍伤伤口长而浅,倾向于张开,容易探查伤口的深度。刺伤强调使用刀,是武器被沿长轴刺入受害者身体,皮肤伤口小,深度不可知,由于事发现场受害者和目击证人受情绪影响认识不准确,武器的种类和伤口的大小与伤道的深度和伤道不相关。刺穿指较大的武器进入躯干。刺伤时由于可能伤及大血管和心脏导致较高的病死率,所以如果致伤物仍在体内,只能在手术室内拔出。刺透伤常常为坠落于刺穿的物体上,或机械、气压动力的工具致伤,也包括低能量非火器投射物,如箭。刺穿的物体可能压迫大血管,故只能在手术室里完全分离伤道直视下取出。

损伤程度和范围视致伤物大小、长短和形态而不同,损伤一般限于伤道及伤道周围组织。砍伤伤口大,易于诊断;刺伤伤口小而深,很小的皮肤损伤也可导致深部的结肠直肠损伤。锐器伤较火器伤而言污染较轻,较少引起严重感染。

3.分娩致伤机制

分娩常导致会阴和阴道裂伤。分娩时由于先露部下降,直接挤压盆底组织,肛提肌向两侧和下方扩展,肌纤维伸长,肌束分离,会阴体变薄,尤其是胎头娩出时,当俯屈不全、胎头较大或胎位不正时,易造成会阴阴道裂伤,严重时可累及肛门括约肌、肛管,甚至直肠。分娩导致肛管损伤的危险因素包括:①第2产程过快。②大头、大体重、胎位不正。③阴道狭窄、会阴体弹性差。④助产不当,未行会阴切开或切口过小等。

4.直肠性交损伤

直肠性交可造成肛门括约肌松弛,暴力时可引起肛管皮肤、直肠黏膜损伤。

(二)结直肠肛管钝性伤致伤机制

钝性伤主要包括交通伤、坠落伤、冲击伤和故意伤害致伤等。由于有骨盆保护,直肠肛管损伤较少见,除与结肠相同的致伤机制外,直肠肛管损伤还常由撞击或碾压导致骨盆骨折引起的继发性损伤。

1.交通事故致伤机制

交通事故伤是人体与车体的某些部位或道路等结构间相互撞击引起的损伤。道路交通事故的发生受人、车、道路、环境等因素影响。酒精是青少年和成人致命性交通伤的主要因素,包括司机、乘客、行人和骑自行车者,其中摩托车驾驶员醉酒率最高,大卡车最低。交通事故伤类型主要包括机动车撞击、摩托车撞击和步行被机动车撞击等致伤。

(1)轿车等机动车致伤机制:机动车内人员受伤属减速性损伤,即在短距离内快速减速导致的损伤,严重度取决于撞击或坠落减速时的能量传导。机动车撞击伤机制包括3个方面:①机动车撞击另外一个物体的原发撞击,如头部加速性损伤、减速性损伤、挤压性损伤等。②由于车内物体或人员间导致的撞击称为继发撞击,如正面撞击时方向盘导致的驾驶员横结肠损伤等。③由于减速引起的机体变形，导致体内固定和非固定部分间位置移动不同而导致的体内结构间的撞击，如肠系膜撕裂伤等。

机动车撞击伤的影响因素中速度是最主要的相关因素。其他包括以下 4 个方面：①车内人员的损伤危险与车辆的大小和重量呈反比。②车内伤者的位置危险性从大到小依次为司机、前排乘员和后排乘员，腹部损伤以驾驶员居多。③安全装置的正确使用，就车内人员而言有无防护，结果大不相同，有防护者伤亡可减少 20%～40%，小儿安全带佩戴后甚至可减少 90%的伤亡。未使用限制装置的乘客受伤机会增加，没有系安全带的司机和乘客腹部与方向盘、车门内侧、安全带、扶手等撞击，司机、前排乘客腹部伤的发生率达 15%～18%。正确使用安全带等限制装置可有效地减少伤亡，但不恰当的使用则可导致更严重的损伤。腰部安全带应跨过髂前上棘；若不恰当地从腹部跨过时，偶可发生腰椎骨折，或发生结肠等空腔脏器损伤。气囊减速虽然较三点式安全带慢，但在前方撞击时，可减轻肋骨和胸骨骨折，避免头部接触方向盘，但下肢损伤的比例和严重度相对于躯干和头部损伤增加。④撞击方向，前方撞击占机动车撞击伤的 64%，病死率较侧方撞击低，如翻滚撞击由于力量变化难以估计，在乘坐人员使用安全带时，可能引起严重的头部伤或躯干损伤，未使用安全带的人员可能被抛出车外并被车辆碾压致伤；侧方撞击由于侧方无金属阻挡和空间避让，侧方撞击的病死率是前方的 2 倍。

（2）摩托车致伤机制：驾驶者或乘坐人员常吸收所有的能量，是最易受伤的人群，损伤远较轿车等车辆的乘员严重，死亡概率是小型机动车内人员的 20 倍。损伤严重程度决定于摩托车的速度和撞击的解剖部位。摩托车乘员少数在骑座上受伤，多数被抛出一定距离后坠落致伤。摩托车驾驶员上半身基本上无防护，很容易受伤。

（3）自行车致伤机制：由于自行车车速较慢，损伤程度较轻。儿童或青少年骑自行车时常见车把导致的腹部钝性伤，包括十二指肠壁内血肿等。

（4）火车致伤机制：均为严重损伤，常见火车撞击抢行的机动车、火车相撞、火车脱轨等致伤。以颅脑伤和肢体离断伤最常见，其次是四肢开放性骨折或闭合性骨折；主要为碾压伤、撞击伤和摔伤，常导致骨盆骨折、结直肠损伤。

（5）行人交通伤致伤机制：行人伤情重，因交通伤致死的行人占交通伤死亡的 14.90%～38.50%。北京地区统计交通伤致死者的比例为机动车：摩托车：自行车：行人＝1:1.7:2.34:3.55。一般交通伤中行人死亡概率是小车内人员的 9 倍。机动车撞击后弹起坠地严重损伤机会增加 3～5 倍。儿童和老人常见，儿童常见"撞飞"。

2.坠落致伤机制

致伤机制包括着地时直接撞击引起的直接损伤（以骨折为主）和在撞击后减速力引起的减速损伤（脏器伤为主）。坠落撞击的能量是伤者的体重乘以坠落的距离乘以重力加速度，撞击时动能分散到伤者的骨骼和软组织；影响伤情的因素主要包括坠落高度、地面性质和着地部位。

（1）坠落高度：是损伤的决定因素，落差越大，损伤越重，伤情越复杂；不同坠落高度的损伤发生情况具有一定规律性，小于 3m 的坠落伤以四肢与颅脑伤为主，脊柱、骨盆骨折一般大于 3m 以上，大于 8m 的坠落伤以胸腹内脏损伤为多随着落差增大，其损伤类型发生改变，多发伤的发生比率更高，病死率增加。

（2）地面性质：撞击时间（伤者多长时间停止）是决定损伤严重度的关键：时间越短的撞击损伤程度越大，而地面性质影响撞击时间的长短；坠落于松软的泥地或雪地时损伤程度较轻，伤情单一；而坠落于坚硬的水泥、石质地面，损伤程度较重，伤情复杂。

（3）着地姿势和部位：对伤情和伤部有重要影响，不同的着地姿势对人体各部位的受力点和受力方向各不相同，由此造成的损伤部位和程度各异。当着地部位失去支撑，继而身体另一部位撞击地面时，或身体在向下坠落时空中存在障碍物遮挡的情况下，常伴有多处伤或多发伤。足部着地引起的连锁性损伤较多，如高空坠落时臀部或双足着地，外力通过脊柱传递到头部引起脑损伤等。头部着地损伤程度最重，病死率最高。当伤者是水平着地时能量消散较快、损伤较轻。

（4）年龄和体重：年龄大、以侧身着地是构成胸腹腔内脏器损伤的高危因素。儿童及体重较轻者损伤较单一，成人及肥胖者则伤情较为复杂。同一高度坠落时，儿童及体重轻者其减速力和冲击力小，损伤程度比肥胖者及成人轻，病死率低。儿童重心靠上，坠落时身体重心移向头侧，常为头部最先着地，故颅脑伤多于成人。成人常见足部着地，易引起跟骨骨折、下肢骨折、髋部骨折、骨盆垂直撕裂骨折、脊柱骨折和结直肠损伤等；由于胸廓弹性差，肋骨骨折及胸内脏器损伤常见。

除上述影响伤情的主要因素外，空中障碍物阻挡、着装、气候条件、防护措施、职业培训情况、伤者有效支配撞击力的能力等与损伤类型及损伤程度亦有一定关系。空中障碍物阻挡和衣着松散可缓冲坠落时的下坠速度，使落地时致伤力减弱；障碍物的阻挡碰撞也可导致机体相应部位的损伤，增加多发伤的发生率。雨雪天气影响地面性质，风力影响坠落速度与着地体位。从多级台阶上坠落，可以发生各种损伤，老年人应考虑脊柱骨折。

3.冲击波致伤机制

冲击伤指机体受爆炸冲击波直接或间接作用而发生的损伤。常导致机体多处损伤，体表完整而常见内脏损伤，且伤情发展迅速。原发冲击伤为冲击波所致环境压力的突然改变而使人体致伤，即超压和负压引起的损伤，常累及含气较多的肺、肠道和听器，影响因素包括压力峰值、正压作用时间和压力上升时间。继发冲击伤指某些物体接受冲击波的动能后以投射物的形式使人体致伤，包括冲击波使建筑物倒塌砸伤人体致伤。第三冲击效应指伤者冲击波动压作用下抛掷或移动而使人体致伤。原发冲击伤导致腹部损伤的机制包括以下4个方面。

（1）内爆效应：冲击波通过后被压缩的气体极度膨胀，导致的周围组织损伤。如含空气的结直肠损伤。

（2）剥落效应：压力波从较致密组织传入较疏散组织时导致的界面处损伤。如结肠黏膜下出血等。

（3）惯性效应：压力波在密度不一的组织中传递速度不同，导致密度不同的组织连接部位的损伤。如肠管与肠系膜连接处的出血等。

（4）血流动力学效应：超压作用于体表后，可压迫胸腹壁发生一系列血流动力学变化，一些微血管因经受不了这样急剧地压力变化而发生损伤。

（三）结直肠肛管医源性损伤致伤机制

医源性损伤指临床进行有创诊疗或手术时发生的损伤。

1.手术损伤

腹部和盆腔手术时损伤结肠较常见。常见的有肾手术时损伤结肠脾曲,胃手术时损伤横结肠,剖宫产、诊刮或人工流产时损伤乙状结肠直肠,甚至有心脏手术等非腹部手术时发生结肠穿孔者的报告。若术中及时发现处理,常可顺利恢复,但若术后出现感染才发现,常导致严重后果,多需分期手术。腹腔镜手术的增加,使手术导致的腹腔内脏器损伤,包括结肠损伤,的发生率有所增高,尤其是在学习曲线的初期。肛管直肠手术,包括内痔手术、瘘管切开术、括约肌切开术、肛管直肠狭窄扩张术等可引起肛管损伤。如痔手术时将肛管皮肤切除过多,可导致肛管狭窄,有报道切除肛管皮肤 1/12,肛管周径缩小 $0.13\pm0.04cm$;直肠黏膜脱垂、内痔行硬化剂注射时,药物浓度过大,在同一平面或一点上注射过多,可导致肛管皮肤或括约肌变性、纤维化,引起狭窄等。

2.内镜检查损伤

(1)硬式乙状结肠镜检查:硬式乙状结肠镜检查导致结肠穿孔的发生率为 0.02% ~ 0.15%,主要是未循腔进镜,盲目插入损伤。

(2)纤维结肠镜检查:随纤维结肠镜技术的推广,插镜时导致的结肠损伤已明显减少,但仍时有发生,发生率为 0.2% ~ 0.8%,原因主要为肠道准备不充分,盲目插镜,或滑镜用力过大造成穿孔,也有因过去腹腔手术或炎症引起结肠粘连,改变了大肠的正常位置及活动度,如乙状结肠或横结肠因粘连形成内镜难以通过的锐角时易导致穿孔。

(3)经纤维结肠镜治疗:经结肠镜电切腺瘤等息肉,尤其是 2cm 以上的黏膜下肿瘤时,结肠穿孔的发生率明显增加,切除带蒂息肉者为 1.9%,而无蒂息肉达 4.9%,此时先在息肉底部的黏膜下层内注入生理盐水等液体,使病变隆凸后再行包括周边正常黏膜在内的息肉切除,所注射的生理盐水形成一个保护垫,可降低息肉切除时肠穿孔的发生率。

3.灌肠损伤

(1)钡灌肠检查:钡灌肠导致结肠穿孔罕见,Herdnd 报告每年约有 7000 次的钡灌肠,5 年中共有 3 例发生穿孔。小儿肠套叠钡灌肠复位时,可因患儿不合作或灌肠压力过高而致肠管破裂,应小心处理。笔者曾收治 1 例因盲肠息肉电切后行钡灌肠检查穿孔的患者,提示结肠息肉电切后应慎行钡灌肠检查。有报道发生率达 0.2% ~ 0.4%。

(2)清洁灌肠:无结肠基础疾病,按规程操作是安全的。但有报道患者因便秘、腹痛、腹胀,白细胞 $17\times10^9/L$,计划灌肠后摄腹部 X 线片,用 1000ml 温肥皂水灌肠,灌肠后即出现弥散性腹膜炎体征,剖腹探查证实为坏疽性阑尾炎、穿孔并弥散性腹膜炎,最后死亡的报道,应严格遵守急腹症禁忌灌肠的原则。

误用腐蚀性药物灌肠等导致结肠损伤,少见,但后果极为严重。

4.放射性损伤

放射性肠炎是因腹腔、盆腔和腹膜后恶性肿瘤行放射治疗所致的并发症,可累及小肠、结肠和直肠。由于盆腔放射治疗的病例较多,直肠和乙状结肠受损的机会相对较大。

二、病理生理特点

(一)结肠损伤的病理生理特点包括

①结肠中充满粪便,细菌含量高,每克干粪中含大肠埃希菌,厌氧菌,故结肠损伤后易发生

严重感染。George 将粪便污染分为三度:轻度指粪便仅污染损伤局部;中度指较多粪便污染,但局限于腹部的一个象限;重度指大量粪便污染并超过一个象限。②结肠壁薄,血液供应较小肠差,伤口愈合能力较差。③升、降结肠后壁位于腹膜后,损伤后早期症状不明显,易漏诊,而致严重腹膜后感染。④结肠损伤合并伤多,穿透伤多。

(二)直肠肛管损伤的病理生理特点具有以下特点

①直肠内粪便成形,细菌含量多,损伤后污染严重;②直肠周围为疏松结缔组织,易发生严重感染并发症;③直肠损伤常伴其他脏器损伤,如骨盆骨折、后尿道断裂等;④直肠肛管损伤发生率低,临床医师多经验不足,易误诊、漏诊。如果诊断和治疗不及时或不恰当,可能发生严重的感染并发症。由于二战以后转流性结肠造口等处理原则的确立,其手术病死率已降至 $5.7\% \sim 16.7\%$,但并发症发生率仍达 $28.6\% \sim 75\%$,早期并发症主要为直肠肛管周围脓肿、出血、直肠瘘、直肠阴道瘘、直肠尿道瘘等,后期并发症包括肛管直肠狭窄及肛门失禁等。

三、临床分类

(一)结肠损伤临床分类

按部位分右半结肠损伤和左半结肠损伤,最常见的损伤部位是横结肠,其次是升结肠和盲肠,按损伤与腹膜的关系分为腹腔内损伤和腹膜外损伤。按照结肠的损伤程度将结肠损伤区分为毁损伤和非毁损伤。

1.毁损伤

指裂伤超过 50% 周径、节段性肠壁缺损或系膜区血管等需行节段性切除者,通常是高能量枪弹损伤所致,偶尔为钝性损伤所致:

2.非毁损伤

指肠壁挫伤、血肿,或裂伤小于 50% 周径者,清创后能一期修补,通常是刺伤等低能量损伤所致。

(二)直肠肛管损伤临床分类

按解剖部位直肠和肛管损伤可分为三类:①腹膜内直肠损伤;②腹膜外直肠损伤,指腹膜反折以下、肛提肌以上的直肠损伤;③肛提肌以下的肛管损伤,包括括约肌及其周围皮肤的损伤,常合并会阴部撕裂伤、阴道损伤等。

四、临床特点

(一)结直肠肛管损伤临床表现

1.结肠损伤临床表现

取决于结肠损伤部位是在腹腔内或腹膜外,粪便漏出量、积聚范围,以及合并伤情况等。

(1)腹腔内结肠破裂:主要临床表现有腹痛、腹胀、压痛、腹肌紧张、反跳痛、肠鸣音消失等腹膜炎症状体征,远端结肠损伤患者常有便血症状,直肠指检指套染血,粪便潜血阳性,诊断性腹腔灌洗液呈混浊粪样液体。

(2)腹膜外结肠破裂:缺乏特异性临床表现,患者可主诉后腰痛、腹胀,腹膜刺激征不明显,而腰部压痛明显。诊断性腹腔灌洗可呈阴性。

虽然创伤救治体系和救治技术的进步,但结肠损伤后并发症发生率仍达 $15\% \sim 50\%$,包括各种感染并发症、结肠瘘和各种造口并发症等。

2.直肠肛管损伤临床表现

直肠腹膜内段破裂的临床表现同腹膜内结肠损伤。腹膜反折以下直肠损伤后腹痛不明显,可无腹膜炎表现心直肠损伤主要表现为肛门出血,会阴部、肛门或下腹部疼痛,或里急后重、肛门坠胀等,有时宜肠出血或局部疼痛是唯一症状。若损伤同时累及膀胱、尿道,尿液和粪便即会互相沟通而排出。

(二)结直肠肛管损伤危险因素

1.手术时机

及早施行确定性手术,是降低腹部包括结肠损伤病死率和并发症率的关键手术延迟可导致粪便污染增加,失血量增加,导致感染危险性数倍增加,多数作者认为伤后 6~8h 以上行一期修补术要慎重。但 Burch 等认为手术时机与吻合口瘘发生无关,Martin 报道粪便污染超过 12h 者一期修补并未由于感染增加病死率和并发症率但结肠破裂引起腹腔污染,如果已经形成晚期腹膜炎,则应在积极抗休克、抗生素应用等同时,手术切除破裂结肠,近端去功能性造口,必要时可行术后腹腔灌洗,争取挽救伤员生命。

2.损伤部位

以横结肠中 2/3、左 1/3 处为界,将结肠分为右、左两半,其胚胎发生、解剖生理和肠腔生态环境有所区别。右半结肠起源于中肠,由肠系膜上动脉供血,管壁薄而腔大,主要功能是进一步吸收小肠内容物的水分左半结肠起源于后肠,由肠系膜下动脉供血,肠壁厚,肌肉多而管壁厚,主要为储存功能,粪便逐渐黏稠,细菌数可达粪便干重的 60%,左半结肠内粪便胶性增加使吻合口承受更大张力。

传统认为右半结肠比左半结肠易于愈合,右半结肠损伤处理可优先考虑一期修复,而左半结肠损伤应作结肠造口。Hunt 认为结肠吻合口愈合不但与上述解剖因素有关,还与肠内粪便的胶性程度有关,左半结肠内粪便胶性增加使肠缝合线易于裂开。Kulkanni 回顾性分析 65 例结肠损伤的结果,证实左半结肠损伤并发症发生率高于右半结肠,且住院时间长。

另一种观点是右半结肠内容物较稀薄,损伤破裂后易造成腹腔内严重的感染,同样右半结肠损伤后吻合口瘘,如不及时处理,危险性更大。右半结肠损伤后病死率和并发症发生率较左半结肠更严重,右半结肠损伤并不比左半结肠损伤易处理。Martin 对比了创伤动物模型左右侧结肠一期修复的结果,所有生存动物的吻合口都完整,右半结肠损伤后腹腔污染重,腹膜炎、脓肿和粘连较重,左半结肠损伤组存活率(96%)显著高于右半结肠(48%)。Debas 报告切除右半结肠之病死率为左半之两倍(6.4% 和 3.0%)Freeark 在分析 392 例结肠损伤中,右结肠一期手术的腹腔内脓肿的发生率较用同样方法处理左结肠几乎多三倍。Flint 报告右半结肠损伤病死率为 9%,横结肠为 5%,左半结肠为 3%。

现多认为对不同部位结肠损伤可采用同样的处理方法、不必强调区别左、右半结肠,而应根据损伤的具体情况,选择适当的术式。

3.休克

多年来一直被认为是一期修补的禁忌证,理由是即使短暂的低血压,结肠壁的血供减少也可能造成术后吻合口瘘。研究证实,术前或术中休克虽然与病死率有关,但轻度低血压并不影响手术方式的选择。

4.粪便污染

George 将粪便污染分为三度：轻度指粪便仅污染损伤局部；中度指较多粪便污染，但局限于腹部的一个象限；重度指大量粪便污染并超过一个象限。George 证实重度粪便污染比轻度污染术后腹腔脓肿的发生率要高危 1 血报告 137 例结肠损伤中 9 例死亡直接与腹腔粪便污染有关。中重度污染术后腹腔内感染，如脓肿等的发生率较高，但采用造口术等并不能降低其发生率，现倾向于认为肉眼所见的污染并不是一期修补的禁忌证，但术中应彻底冲洗腹腔。

5.合并脏器损伤

损伤脏器越多，术后病死率和并发症发生率越高，Burch 证实合并损伤是结肠损伤后影响病死率的重要因素。由于多脏器损伤常合并重度休克、脏器毁损重、手术处理时间延长等，对合并脏器损伤者，多不主张一期修补，有作者提出当合并十二指肠、胰头或肝损伤时，结肠损伤一期修补要慎重。

目前结肠损伤的病死率和并发症率仍居较高水平，尤其是穿透性结肠损伤。结肠损伤的主要危险因素除伤后至确定性手术时间、损伤部位、手术、休克、粪便污染和合并脏器损伤情况等外，还有年龄、损伤原因、输血情况、引流情况、抗生素应用和伤口情况等。Burch 报道 40 岁以上病死率增加；输血在 4 个单位以上时感染并发症显著增加。

五、损伤诊断

(一)结肠损伤诊断与鉴别诊断

结肠损伤的确诊多在剖腹探查术中作出，穿透伤入院后多立即剖腹探查，故诊断不难，但一旦漏诊可导致灾难性后果。

钝性伤由于结肠内容物对腹膜无剧烈化学刺激，且流动性小，扩散慢，故早期症状局限而隐蔽，早期诊断困难，至腹腔或严重腹膜后感染出现时，诊断则较容易，但已丧失早期治疗的机会 G 应重视致伤机制，腹部交通伤多为高能量损伤所致，对于钝性伤应充分考虑的伤情的复杂性，如碾压导致的骨盆前后环骨折者应高度怀疑肠道损伤重视伤后临床症状，特别是持续高热、肠道梗阻等肠道损伤后的直接或间接症状，腹痛、发热等症状常常在肠道蠕动恢复后出现，但进食、排气排便等均不能完全除外肠道损伤体格检查应全面仔细，注意伤口位置、腹部膨隆、腹膜刺激征，注意肝浊音区、肝脾肾区叩击痛和肠鸣音情况。重视腹腔穿刺和诊断性腹腔灌洗。重视腹部 X 线、B 超和 CT 等辅助检查的应用，胃肠道碘剂造影是有效方法。没有哪一项辅助检查是完美的，对于伤后或手术后持续发热的严重脓毒血症患者，在用肺部等其他部位感染无法解释时，阴性的诊断性腹腔灌洗和腹部 CT 扫描不应成为阻止外科医师进行剖腹探查术的依据。

1.漏诊相关因素

结肠损伤的术前早期诊断仍然是临床面临的严峻挑战，与下列因素有关：①结肠内容物对腹膜无剧烈化学刺激，且流动性小，扩散慢，故早期症状局限而隐蔽；②损伤腹膜后部分则临床表现更为隐匿；③与颅脑、胸部和骨关节损伤基本可以以 CT 等现代影像学诊断技术为金标准不同，腹部损伤，尤其是空腔脏器损伤，迄今为止仍然缺乏敏感性和特异性均令人满意的影像学诊断手段；④和平时期以钝性损伤多见，临床表现不典型时是否剖腹探查常常困扰外科医师;⑤缺乏整体观念,非创伤或普通外科医师对本科损伤更为重视和熟悉,常易忽视不明显的结肠损伤;⑥伤情危重,血流动力学状态不稳定时,救治的重点是确定性止血手术、复苏以挽救生命,导致在急诊科最初评估时间缩短,或无时间或机会行全面检查或影像学检查;⑦意识障碍,包括颅脑损伤、醉酒、中毒或药物滥用等情况,有报道创伤漏诊患者中 63.5% 存在意识障碍;⑧致伤机制和病史不详,如被发现"躺在地上"而送至医院,或因颌面部损伤无法交流等。

2.诊断依据

结肠损伤的确诊多在剖腹术中作出,穿透性结肠损伤入院后多立即剖腹探查,应充分考虑到伤道的各种可能避免漏诊。钝性结肠损伤常至腹腔或严重腹膜后感染出现时才确诊,但已丧失早期治疗的机会。应仔细询问病史,注意伤后腹痛、便血情况等。查体时注意有无腹膜刺激征、肝浊音界改变等,直肠指诊指套有血迹提示结肠损伤;腹部 X 线片部分可见膈下游离气体,但禁忌行锐灌肠检查腹腔穿刺、DPL 和腹腔镜检查有助于诊断。腹膜后损伤患者 B 超、CT 可显示腹膜后结肠外积液、积气、腰大肌阴影模糊。乙状结肠镜检查可据伤情决定在检查室或手术室进行,但由于常未行肠道准备、观察死角的存在等,乙状结肠镜仍可能遗漏隐匿性的损伤。结肠损伤常合并泌尿生殖系统损伤,应常规导尿、阴道指诊等,必要时应行尿道造影等明确诊断。

3.剖腹探查

对疑有结肠损伤者,应及时剖腹探查,及早控制污染,在重度感染形成前处理,并避免漏诊。结肠位于腹腔的四周,探查要求照明良好、腹壁肌肉松弛。强调全面、有序地探查全结肠,对任何小的肠壁血肿,均应仔细探查;腹腔内污染物的多少不能反映有无结肠损伤,有时即使存在结肠破裂,粪便干结,腹腔内污染也不严重;尤其注意肝曲、脾曲和结肠的腹膜后部分,若这些部位有血肿或积气,应切开后腹膜探查;如发现升结肠或降结肠前壁有伤口,应探查后壁手术中,发现破裂结肠伤口时应首先夹闭、缝合或吻合器钉合等避免进一步出血和污染。

(二)直肠肛管损伤诊断与鉴别诊断

腹膜内直肠损伤诊断不难肛管损伤部位表浅,诊断容易,但应判断是仅为肛管撕裂伤,还是合并有括约肌损伤。

腹膜外直肠损伤的诊断则并不容易,凡下腹部、臀部、骶尾部、肛门周围、及会阴部有外伤史,出现便血、腹痛、肛门坠胀、发热、血尿或尿液从肛门流出等症状,或剖腹术中直肠周围、腹膜外血肿形成等,均应考虑直肠损伤的可能。应常规进行直肠指检,检查肛管括约肌的松紧度,有无破裂口及指套是否染血,男性患者应检查前列腺,放置尿管;女性患者应行阴道检查。

疑有直肠损伤者,即使指检为阴性,也应行直肠乙状结肠镜检查,可据伤情决定在检查室或手术室进行。X 线骨盆摄片有助于了解有无骨盆骨折和异物存留。

六、结直肠肛管损伤手术

(一)结肠损伤手术

1.剖腹探查

结肠位于腹腔的四周,探查要求照明良好、腹壁肌肉松弛。强调全面、有序地探查全结肠,对任何小的肠壁血肿,均应仔细探查;腹腔内污染物的多少不能反映有无结肠损伤,有时即使存在结肠破裂,粪便干结,腹腔内污染也不严重;尤其注意肝曲、脾曲和结肠的腹膜后部分,若这些部位有血肿,应切开后腹膜探查;如发现升结肠或降结肠前壁有伤口,应探查后壁。

2.结肠损伤手术方式选择

结肠损伤的手术方式种类较多,结肠损伤范围是决定手术方式的最重要因素。和平时期的结肠损伤处理以一期修复为主,左右侧结肠损伤的处理也趋于一致。但切忌盲目追求一期手术,应综合考虑患者的具体情况、治疗条件等。对结肠损伤有污染的创口,经清创后最好敞开,待 4~5d 后延期缝合。

(1)一期手术:Sasaki 提出所有结肠损伤均可一期修补或切除吻合,不必考虑其他伴随危险因素,为多数临床研究结果支持。液体复苏和麻醉技术的进步、抗生素应用和缩短受伤到确定性治疗的时间等都有助于一期手术的应用。一期手术的优点是不需再次手术、住院时间短、术后并发症少。

1)一期修补术:一期修补手术已成为结肠非毁损伤、和平时期结肠损伤治疗的主要术式。手术方式包括局部有限清创后缝合关闭破裂处,也可采用带蒂肠浆肌片贴敷修补。适应证包括:①钝性外伤引起的单纯结肠损伤;②伤后 6~8h 以内施行确定性手术;③术前无休克,腹内出血量少于 1000ml;④轻度腹腔污染;⑤无其他脏器损伤;⑥无广泛腹壁组织缺损;⑦年龄小于 60 岁。但腹腔内及腹膜后间隙的严重粪便污染、合并严重伤、肠壁广泛撕裂和血管伤,以及伤员全身情况差者应避免一期手术。

笔者通常将结肠损伤修补或吻合后置于腹膜外,达到一期手术目的,又规避了一旦漏导致腹膜炎的严重后果,适用于升结肠、降结肠或乙状结肠损伤,可延长伤后选择一期手术的时间。

2)一期切除吻合术:适用于损伤结肠超过周径 25%者、贯通伤、有肠壁缺损、邻近的多处损伤,以及火器伤等情况,但要求血流动力学稳定、没有严重的腹腔污染。采取切除毁损肠段,一期吻合回肠结肠,或结肠。

(2)分期手术:包括结肠造口和损伤肠道腹壁外外置,是降低结肠损伤病死率的简单、可靠和安全的经典术式,但常规分期手术的原则已被摒弃。

1)肠造口术:虽然结肠损伤应常规造口的原则已被摒弃,但仍是结肠损伤常用的手术方法之一。主要适用于枪弹等高能量损伤、腹腔污染严重、局部损伤重、休克时间长及伤后确定性手术时间延迟者,或因严重失血性休克、多发伤等需采用损害控制外科策略者等。通过粪便转流保证损伤修复处愈合,减轻腹腔内感染,避免术后修补处或吻合口瘘等。

结肠造口有 4 种术式:单腔造口、标准式袢式造口、远端肠道关闭近端造口和双腔造口应用方式包括损伤处修补或切除吻合后近端保护性造口、损伤肠管外置造口、切除损伤肠段后双腔造口、切除损伤肠段后近端造口远端关闭等。应根据损伤的部位、损伤严重程度、腹腔污染程度等选择,通常选用较游离的右侧横结肠和乙状结肠作造口。近端保护性造口适用于结肠修补或切除吻合可能不可靠,而又无法外置者,尤其是升结肠、降结肠等固定部位的肠袢。严重的右半结肠毁损伤有时可采用损伤结肠切除、远端回肠及结肠断端双腔造口。

标准式袢式造口操作及还纳均容易,但可能存在转流不全,在结肠近端和远端造口间,间隔一段皮肤对完全转流的原则,至今仍为多数外科医师接受。有学者用一棒状物将袢式造口结肠抬高出皮面,经钡餐证实可完全转流,具有手术容易、回纳简单等优点;支撑棒应在 7～14d 后拔取,避免造口肠段缩回腹腔发生粪便性腹膜炎。

2)损伤结肠外置术:对修补和吻合存在疑虑时,可将损伤结肠袢外置 5～10d,待愈合后再回纳腹腔。外置术手术操作简单,不必行广泛的解剖分离,特别对危重伤员争取抢救时间有益。缺点是住院时间长、并发症多、需再次手术,有些部位如升结肠、肝曲外置困难等。适应证包括:①有广泛的肠壁损伤时;②结肠袢活力存在疑问时;③修补困难或修补后可能瘘者;④伴有严重的多发伤。

手术方式有修补后外置术和损伤肠袢直接外置术两种。修补后外置术即使修补失败,也不会造成腹腔内感染,可使 60% 以上的患者避免结肠造口,外置 7～14d 后若损伤处愈合则还纳入腹腔,裂开则改为造口外置并发症发生率达 36%～50%,其中肠梗阻占 21%,因此,所有结肠损伤均作外置的观点早已被抛弃,目前外置术应用已日渐减少。

为避免外置后较高的造口率和二期手术,同时最大限度降低修补处瘘发生后腹膜炎的危险,笔者提出"腹膜外外置"的概念,因盲肠、升结肠、降结肠和乙状结肠贴近侧腹壁,可以适当游离侧腹膜,将结肠损伤处的前方、外侧、后方侧腹膜缝合于结肠损伤处附近,使结肠修补处或吻合口置于腹膜外,即使发生瘘也可避免腹膜炎的发生。

由于结肠造口术、抗生素的应用、早期确定性手术等,近年来单纯结肠损伤病死率已降至 4%～10%。采用造口术的结肠损伤患者并发症率远高于单纯修补,除两者均有的感染并发症外,还包括造口并发症、再次手术引起的肠粘连等并发症。所有结肠损伤术后应加强抗感染,做好结肠外置和造口的护理,积极防治各种感染、结肠外置和造口等并发症。

(二)直肠损伤手术

除浅表的肛管皮肤撕裂伤、单纯直肠黏膜损伤可行非手术治疗外,其余肛管直肠损伤均应手术治疗,避免或控制严重感染的发生。手术方式包括转流性结肠造口,直肠伤口修补,骶前引流,远侧直肠灌洗,可单用或合用上述几种方法。应根据损伤原因、部位、伤情、就诊时间等综合选择手术方式。

术前疑有直肠损伤者,手术应取截石位,便于术中行直肠乙状结肠镜检查,以及远侧直肠灌洗、骶前引流等。

1.腹膜内直肠损伤

伤口较小时可双层修补,然后近侧结肠去功能性造口;肠段损伤重如毁损伤等应切除损伤段,远端关闭,近端提出腹壁造口,即 Hartmann 手术;若损伤时间短、直肠空虚、损伤肠壁无明显炎症改变时,可行一期修补。

2.腹膜外直肠损伤

(1)去功能性结肠造口术:去功能性乙状结肠造口是直肠损伤治疗的基本原则,可根据具体情况选择应用以下 5 种方式。

1)标准式袢式造口手术:与端式造口相比,具有操作容易、还纳简单的优点,但若提出的结肠系膜缘未高出皮肤,可能出现转流不彻底的情况。

2)远端肠道关闭法袢式造口手术:通过关闭袢式结肠造口的远侧端,达到完全转流,具备标准式袢式造口操作简单、快速、还纳容易等优点。

3)双腔造口手术:即近端端式造口、远端黏膜痿法,用于需切除一段乙状结肠者。

4)Hartmann手术:即近端端式造口、远端关闭于腹腔内。用于乙状结肠和(或)直肠有严重、广泛的损伤,修补有危险,可能发生盆腔并发症时。切除过多则二期还纳时较困难。

5)经腹会阴直肠肛管切除、乙状结肠造口手术:用于腹膜外直肠肛管严重毁损伤时。

结肠造口常在术后3~6月还纳。由于损伤患者多较年轻,身体条件较炎症性或癌性结肠疾病为好,有学者提出可早期(伤后15d内)还纳结肠造口,缩短住院时间、减少费用、减少造口护理的需要,消除造口带来的心理、社会及经济上的问题,其适应证包括:①初次手术无严重并发症,术后恢复好,全身情况较好者;②无腹壁切口感染,无开放的会阴部伤口存在;③钡灌肠等证实直肠远侧伤口已愈合。

(2)直肠伤口修补:腹膜内段直肠损伤应修补或切除,但腹膜外段损伤由于显露损伤困难,需游离大部分直肠,技术上有时难以达到,并可能增加感染并发症。伤口修补的适应证包括:①容易显露的损伤处;②在暴露探查周围脏器如膀胱、髂内血管、阴道时,同时发现的损伤;③伴泌尿生殖系统损伤时,应修补以避免直肠尿道瘘、直肠阴道瘘发生。

对于经腹途径难以显露的伤口,则不强求直接修补,只要转流彻底、感染得到控制,未经修补的直肠损伤,除毁损伤外,一般都能自行愈合。

对腹膜外直肠损伤应慎重选用一期修补,适应证仅为术前已行肠道准备的盆腔、会阴盆底手术中意外损伤者,并且术后应严格控制饮食。

(3)骶前引流:骶前引流用于直肠腹膜外伤口已经腹修补者、形成肛提肌上方的直肠周围感染或脓肿时。常不需切除尾骨,一般不作预防性引流。

(4)远侧直肠灌洗:理论上远侧直肠灌洗可减少直肠内细菌的数量,但可能因灌洗液沿伤道流入直肠周围间隙,造成直肠周围甚至骨盆骨折部位的感染,故应慎用。事实上多数直肠损伤者直肠相对空虚,取截石位时大多数粪便可手法掏出,常不需直肠灌洗。如果发现直肠旁间隙有粪便,应设法清除。

(三)肛管损伤手术

浅小的外伤只需单纯清创缝合。损伤大而深,累及括约肌和直肠者,应行乙状结肠造口。应仔细清创,注意保留尚未累及的括约肌,并修复损伤的直肠和括约肌,以期尽量保存肛管直肠的功能。对括约肌损伤应分期手术,即先去功能性乙状结肠造口;肛管及括约肌损伤处清创后修补,或在感染控制后(1~2月后)修补,同时肛管成形;之后2~3月。

还纳造口:伤口愈合后应定期扩张肛管和直肠,防止狭窄,肛管、肛门括约肌、腹膜外直肠严重毁损伤时行经腹会阴直肠切除、乙状结肠造口术。

肛管直肠损伤术后应加强抗感染、保持引流管通畅及局部伤口处理等。若发生肛管直肠狭窄可给予扩张、狭窄成形、狭窄切除等处理,出现肛门失禁应行括约肌修复、生物反馈及括约肌移植等治疗。

由于二战以后转流性结肠造口等处理原则的确立,其手术后病死率已降至5.7%~16.7%。

七、结直肠肛管损伤并发症

如果诊断和治疗不及时或不恰当,结直肠肛管损伤可能发生严重的感染并发症,并发症发生率为 28.6%～75%,早期并发症包括直肠肛管周围脓肿、出血、直肠瘘、直肠阴道瘘、直肠尿道瘘等,后期并发症包括肛管直肠狭窄、肛门失禁等。

(一)结肠及腹膜内段直肠损伤并发症

结肠及腹膜内段直肠损伤并发症发生与确定性手术治疗时间的早晚、选择手术方式的适当与否、合并伤的严重程度等相关。

1.感染并发症

包括切口感染、腹腔内感染和腹膜后感染,发生率 5.3%～74.0%。轻度腹腔污染者,术后腹腔脓肿发生率 19.6%;中、重度腹腔污染者,腹腔脓肿发生率 63%;预防方法包括及时应用抗生素,不用原伤口而经中线切口探查,加强切口保护,术中应仔细探查、恰当处理腹膜后结肠损伤,充分冲洗腹腔及切口,充分引流,术后高半卧位,必要时切口应延期缝合、术后持续灌洗腹腔等。

Nelson 报道腹部挫伤如不涉及结肠,腹腔内感染的发生率仅为 6%,如涉及结肠,术后感染可增至 21%。Velmahos 对 48 名结肠损伤进行了前瞻性随机研究,将患者分为伤口缝合和敞开两组,分析伤口感染、裂开和软组织坏死感染的情况,结果切口感染率缝合组 65%,敞开组 36%;伤口裂开分别是 31% 和 14%。认为伤口感染的危险因素包括一期缝合、结肠造口和腹腔内感染。推荐对结肠损伤采用延期缝合,可使伤口感染率降低一半。

2.吻合口瘘或修补外瘘

0.6%～7.9%发生,主要见于一期修补或吻合者。修补或吻合后近侧结肠保护性造口虽不能减少瘘的发生率,但可避免大的瘘和瘘发生后导致的腹腔感染等严重后果。应强调合理选择手术方式,对污染严重、生机可疑的结肠应果断切除,结肠多发伤应行近侧保护性造口。

术后早期区分腹腔内感染和吻合口瘘困难。若术后症状、体征一度好转后再次恶化,如体温再次上升,腹痛加剧而持续不减,腹肌紧张更明显,肛门排气后又停止,肠蠕动再次减弱或消失,应警惕瘘的可能。若引流有稀粪水流出,或切口裂开后有粪臭味或混浊的粪样物流出,可明确吻合口瘘,若存在全腹膜炎则应果断手术,手术可行缝合裂开部肠袢外置造口,或切除后近端造口远端关闭若仅为局限性腹膜炎,引流通畅,无体温升高等全身感染症状,可行非手术治疗,包括抗生素应用、通畅引流、胃肠减压、禁食、营养支持等。

3.造口并发症

严重者有造口肠袢回缩、坏死等,其他有造口脱出、狭窄、造口旁疝、造口旁感染、出血及造口周围皮肤损害等。造口为不得已的救命措施,结肠损伤手术造口有时是永久性的,给患者术后生活带来不同程度的不便,术中操作应仔细,尽量避免各种造口并发症。

结肠造口的并发症还包括造口还纳术的并发症。

结肠损伤术后其他并发症包括小肠梗阻、胰腺炎、骨髓炎、肺不张、胸膜炎、尿路感染、血栓性静脉炎等。

(二)腹膜外段直肠及肛管损伤并发症

1.肛管直肠周围脓肿

占早期并发症的 46%,分肛提肌上的骨盆直肠间隙脓肿、直肠后间隙脓肿、直肠壁内脓肿,肛提肌下的坐骨直肠窝脓肿、肛周脓肿等。脓肿的发生与受伤至确定性手术的时间、手术方式正确与否、引流是否充分等有关。直肠肛管周围脓肿一旦形成应及时引流;若形成直肠周围瘘,应治愈后才还纳造口。

2.肛管直肠狭窄

在腹膜外直肠火器伤时发生率高达32%,主要为直肠壁毁损伤、继发严重感染、纤维组织增生及去功能性造口后无粪便通过等所致。狭窄长度少于2.5cm的为环形狭窄,超过2.5cm为管状狭窄。对可能发生的低位直肠及肛管狭窄,应在感染控制后定期扩张,持续半年。严重狭窄者应在创伤愈合后3～6个月行手术治疗,肛管狭窄可行放射切口瘢痕松解术、V－Y皮瓣肛门成形术、纵切横缝术等;直肠环形狭窄可行经肛管瘢痕切开缝合术、经尾骨直肠后纵切横缝术;直肠管状狭窄必要时可行狭窄段切除,直肠端端吻合术等;若肛管直肠狭窄形成完全梗阻,不能用以上方法治疗时,则结肠造口为永久性。

3.创伤性肛门失禁

主要为括约肌断裂、毁损所致。括约肌断裂者可在感染控制3～6个月后行括约肌修补术、会阴修补术等;括约肌毁损而无直肠缺损者可行肛门括约肌重建术,包括股薄肌移植、臀大肌移植、掌长肌移植等。

第六节 下消化道出血

一、发病原因

下消化道出血占消化道出血的15%,下消化道范围广、出血的病因繁多,兹将下消化道出血的病因分述如下。

(一)肿瘤和息肉

恶性肿瘤有癌、类癌、恶性淋巴瘤、平滑肌肉瘤、纤维肉瘤、神经纤维肉瘤等;良性肿瘤有平滑肌瘤、脂肪瘤、血管瘤、神经纤维瘤、囊性淋巴管瘤、黏液瘤等。这些肿瘤以癌最常见,多发生于大肠,其他肿瘤少见,多发生于小肠。

息肉多见于大肠,主要是腺瘤性息肉,还有幼年性息肉及Peutz－Jeghers综合征(又称黑斑息肉综合征)。

(二)炎症性病变

感染性肠炎有肠结核、肠伤寒、菌痢及其他细菌性肠炎等;寄生虫感染阿米巴、血吸虫、蓝氏贾第鞭毛虫所致的肠炎,钩虫或鞭毛虫感染所引起的下消化道出血。炎症性肠病包括溃疡性结肠炎和克罗恩病。

(三)血管病变

血管瘤、毛细血管扩张、血管畸形(其中结肠血管扩张常见于老年人,为后天获得,常位于盲肠和右半结肠,可发生大出血)、静脉曲张(注意门静脉高压所引起的罕见部位静脉曲张可见于直肠、结肠和回肠末端)。

(四)肠壁结构性病变

憩室(如小肠Meckel憩室)、肠重复畸形、肠气囊肿病(多见于高原居民)、肠套叠等。

（五）肛门病变

痔和肛裂。

（六）全身性疾病

白血病和出血性疾病、风湿性疾病如系统性红斑狼疮、结节性动脉炎、Behcet 病、恶性组织细胞病、尿毒症肠炎等。腹腔临近脏器恶性肿瘤浸润或脓肿破裂侵入肠腔可引起出血。

二、病史

了解便血情况是诊断下消化道出血的第一步，下消化道出血主要表现为鲜血便、暗红色或黑色大便，病史中要着重了解血便的特点：棕色粪便混有或沾有血迹，出血多来源于乙状结肠、直肠或肛门；大量鲜红色血液，提示出血来自结肠；栗色粪便意味着出血位于右侧结肠或小肠；黑色粪便表示出血来自上消化道。无痛性大量出血，通常提示憩室或血管扩张出血。血性腹泻伴有腹部绞痛、急迫感或里急后重，是炎症性肠病，感染性结肠炎或缺血性结肠炎的特点。另外年龄与便血关系不可忽视，如息肉、肠套叠、急性出血性肠炎多见于儿童、少年，结肠肿瘤及血管病变则常见于中老年人。既往史中，有无类似出血史，以往出血时的检查，诊断及治疗方法也很重要，如血管发育的畸形过去常有出血反复发作的情况。在询问家族史时应注意有无遗传性疾病，如家族性结肠息肉病、出血性毛细血管扩张症和血友病等。

三、体格检查

一般情况检查，观察贫血貌程度，注意有无皮疹、紫癜、毛细血管扩张；全身浅表淋巴结有无肿大；腹部有无触及肿块，听诊肠鸣音有无改变。特别需要强调的是，急性下消化道出血应常规进行直肠指检，能在出血早期快速发现直肠肛管内病变，简单高效。

四、实验室检查

血常规（血红蛋白、红细胞计数、血细胞比容、血小板计数）；肝功能检查（胆红素、谷丙转氨酶、谷草转氨酶、血清蛋白、碱性磷酸酶）；凝血功能（凝血酶原时间、部分凝血活酶时间、纤维蛋白原）。血尿素氮和血肌酐比值有助于确定消化道出血的位置：95％以上上消化道出血 BUN：Cr>25:1，而 90％以下的下消化道出血 BUN:Cr<25:1；怀疑肿瘤者要进行肿瘤标志物检查；疑伤寒者要做血培养及肥达试验。

五、辅助检查

对于急性下消化道出血目前仍然没有最明确有效的检查方法，美国消化内镜协会指南推荐纤维结肠镜检查作为急性下消化道出血的早期诊断方法，然而该指南并未对何为早期做出定义。因此，对于进行肠镜检查的时机仍然存在争议。其他有效的检查方法有 CT 检查，放射性核素检查，选择性动脉造影，纤维内镜检查，超声检查等。一项国外回顾性研究提示，增强CT 检查能够帮助决定选择肠镜检查的最佳时机，结肠憩室引起的出血在增强 CT 影像学上表现为肠腔局部因造影剂外泄而出现浓集现象，一旦发现这种结果应立即行纤维结肠镜检查，可以快速明确出血部位进行止血治疗。

此外，当增强 CT 影像学结果表现为肠壁的增厚时，出血原因可能为结肠炎性改变或存在结肠占位性病变，在血流动力学稳定后可以择期行肠镜检查。当结肠镜检查找不到出血病灶时，应考虑小肠出血的可能性，对此，选择性动脉造影是非常有效的检查手段，它的检出率能达到 40％～78％。

六、治疗现状

(一)下消化道出血的诊治程序

1.先予输血等容量复苏。

2.胃肠减压管内有血液者,先做胃十二指肠镜检查。

3.胃肠减压管内无血液者,先作直肠镜检查以排除肛门直肠疾病。

4.出血停止或减少,作结肠镜检查:①阴性者,观察,如再出血,按只能中等或大量出血处理;②阳性者,作内镜处理,若再出血做肠段切除。

5.持续中等量出血,作紧急结肠镜检查或作 99mTcRBC 闪烁扫描:①闪烁扫描阳性者继续行肠系膜血管动脉造影,若发现出血部位可注入药物或栓塞治疗,否则做肠段切除;②闪烁扫描阴性者行手术探查。

6.持续大量出血,作肠系膜动脉造影,其余处理方案同上述中等量出血者。

(二)下消化道出血的治疗

1.补充血容量

对急性下消化道大出血的患者,首先要及时补充血容量,包括输液、输血浆或全血,可输平衡液或葡萄糖生理盐水。开始输液速度要快,待血压回升后可根据中心静脉压和每小时尿量决定输液速度和种类。出现低血容量性休克时,应尽早输全血。

2.药物止血

常用止血药物包括以下几种,但目前缺乏科学的临床研究评论药物止血的疗效。

(1)生长抑素:善宁 0.6mg 加入 500ml 液体中静脉滴注维持 12h;思他宁 3mg 加入 500ml 液体中静脉滴注维持 12h。

(2)垂体后叶素:通常将垂体后叶素 20U 加入 5% 葡萄糖溶液或生理盐水中,20min 内缓慢静脉滴注。垂体后叶素滴注期间应专人监护,限制滴速,慎防心律失常。有冠心病和心肌梗死患者禁用。

(3)巴曲酶:活动性出血时,巴曲酶 1~2kU,肌内注射或静脉注射,每日 1 次。

(4)巴曲亭:一般情况下活动性出血时,可肌内注射或静脉注射 1~2kU,每日 1 次。紧急情况下,可立即静脉注射 1kU,同时肌内注射 1kU。

(5)去甲肾上腺素:去甲肾上腺素 8mg 加入冷生理盐水 200~300ml 中灌肠,必要时可重复应用,对直肠、乙状结肠出血可有止血作用。

3.内镜下止血

(1)局部喷洒药物止血法:经结肠镜器械管道插入导管,对准出血病灶直视下喷洒药物进行止血。该法适用于结肠溃疡、糜烂、炎性病变、癌性溃疡、息肉摘除术后出血等。可酌情选用下列药物:去甲肾上腺素生理盐水溶液、1:10000 盐酸肾上腺素溶液、孟氏液、组织黏合剂等。

(2)局部注射药物止血法:对较局限的小出血病灶,尤其是血管性病变,可经结肠镜插入内镜注射针进行局部注射治疗。先用生理盐水冲洗出血灶表面,然后在出血灶周围选 2~4 个点,注射时注射针头倾斜 30°插入黏膜下,针头不得与肠壁垂直,以免刺入过深造成肠穿孔。止血药物可选用下列药物:

1)1:10000 盐酸肾上腺素溶液:可在病灶周围选 3~4 个点,每个点黏膜下注射 0.5~1ml。

2）高渗氯化钠－肾上腺素溶液：该溶液内含有 3.6％NaCl 及 0.005％盐酸肾上腺素溶液，在血管病灶周围选 2～3 个点，每个点注射 1ml。

3）无水乙醇：在病灶周围选 3 个点，每个点注射 0.1～0.2ml，观察数分钟，若仍出血，可再注射 1～2 个点。每次注射量不宜超过 0.6～0.8ml，注射量过大易致溃疡。

4）硬化剂：1.5％乙氧硬化醇或 0.75％十四烷基磺酸钠，在血管病灶周围选 2～3 个点，各注射硬化剂 0.5ml。

（3）高频电凝血止血法：结肠镜检查发现出血病灶后，用生理盐水或去甲肾上腺素生理盐水冲洗，以除掉血凝块及积血，然后根据病灶性质选用电热活检钳或电凝器止血。

（4）止血夹止血法：此法主要适用于小动脉出血，在内镜直视下经器械管道用持夹器送入止血夹，夹住出血部位，松去持夹器，观察 5min，若无出血可退镜。

（5）氩离子凝固术止血法：氩离子凝固术是一种新型可控制的非接触性电凝技术，该技术经离子化气体将高频能量传递至靶组织，使该组织表层获得有效凝固效应，从而达到止血和治疗病变的作用。

4.介入性止血治疗

指施行选择性或超选择性血管造影，明确消化道出血部位后，经导管灌注药物或进行栓塞治疗，从而达到止血目的。目前最常用的灌注药物是垂体后叶加压素，成人＜佳灌注速度为 0.2U/min，一般情况下肠系膜上动脉灌注速度为 0.2～0.3U/min，肠系膜下动脉为 0.1～0.2U/min。该药通常在动脉内灌注后 20～30min 减少血流作用最强。

5.选择性动脉栓塞疗法

分暂时性栓塞和永久性栓塞两种，前者用自体组织、吸收性明胶海绵等，后者用聚乙烯醇、硅橡胶小球等。适用于严重下消化道出血但不能手术的患者，可先栓塞，待病情稳定后择期手术。

（三）常见下消化道出血疾病的治疗

1.肠息肉

（1）一般治疗：嘱患者卧床休息，密切监测生命体征，注意病情变化，包括观察神色和肢体皮肤温度，记录血压、脉搏、呼吸、出血量、周围静脉充盈情况、每小时尿量，必要时测定中心静脉压。

（2）补充血容量：首先要及时输注液体、血浆、全血等补充血容量，开始输液速度宜快，待血压回升后可根据中心静脉压和每小时尿量决定输液速度。出现低血容量性休克时，应尽早输全血。如在补充血容量的同时，患者的血压仍较低而危及生命者，可适量静脉滴注多巴胺及间羟胺等血管活性药物，将收缩压暂时维持在 12kPa 以上，以避免低血压时间过长影响重要器官的血流灌注，并为进一步输血和止血争取时间，一般认为，在失血性休克时，应尽快补充血容量，不宜过早使用血管收缩剂。

（3）药物止血治疗

1）神经垂体加压素：通常应用垂体后叶素 20U 加入 5％葡萄糖溶液或生理盐水中，20min 内缓慢静脉滴注，必要时可重复静脉滴注，垂体后叶素滴注期间应专人监护，滴速不可过快，慎防引起心律失常。冠心病和心肌梗死患者属禁忌垂体后叶素可选择性减少内脏动脉血流，有报道其控制下消化道出血有效率达到 80% 左右。

2)巴曲亭:一般情况下活动性出血时,可肌内注射或静脉滴注 1~2kU,每日一次;紧急情况下,可立即注射 1kU,同时肌内注射 1kU。

3)其他:可静脉滴注酚磺乙胺、抗血纤溶芳酸和 6-氨基己酸。前者可减少毛细血管通透性,后两者可抑制纤维蛋白溶解作用。

(4)结肠镜下止血

1)高频电凝止血:结肠镜检查发现出血病灶后,用生理盐水或去甲肾上腺素生理盐水冲洗,以除掉血凝块及积血,然后根据病灶性质选用下列电凝方法:①电热火箭钳止血法:操作时电热活检钳直接钳住病灶,并向肠腔内拉起而离开肌层,然后进行电凝,尽量减少电凝时组织损伤。凝固电流指数根据病灶大小而定,每次电凝 1~3s。②电凝器止血法:电凝器有单极、双极、多极三种,其止血原理系电流通过组织时产生热效应,导致组织蛋白凝固而止血。单极可凝固至黏膜下或肌层血管,止血效果好,一双极凝固所用的指数级时间虽病灶大小和高频电发生器不同而异。电凝通常自出血病灶周边开始,最后电凝中心部位、电凝头以刚接触病灶表面为宜,切勿压迫太紧,以免电凝后撤出电凝器时撕脱焦痂导致出血此外,不得在同一部位重复电凝,否则凝固过深造成肠穿孔。在出血的血管上直接电凝可能破坏血管导致更多出血,因此主张将电凝器置于距出血血管周围 2~3mm 处,行环形电凝摘除术后残蒂(长度>0.5cm)出血操作方法与一般高频电凝息肉摘除术相似。

2)微波凝固止血法:该法通过组织凝固坏死、小血管痉挛、管腔痉挛、凝固血栓形成等,从而达到止血目的,应用于治疗消化道出血,并取得显著的疗效。

3)氩离子凝固术(APC):APC 是一种非接触型电凝固技术,利用高频电流以单极技术通过电离的有导电性的氩气(氩离子体)无接触地引导到需要治疗的组织产生凝固效应,内镜下氩气刀的最大优点是凝固深度的自限性,一般不超过 3mm,不会出现穿孔,其次是氩离子束可以自动导向需要治疗的组织表面,而不一定沿氩气流原来的方向,也不一定是喷头所指的方向,它可以进行轴向、侧向和自行逆向凝固,几乎可到病变的每一个角落,对息肉、出血等病灶的处理非常自如,与一般高频电刀相比,有止血快、失血少、无氧化和焦痂等良好效果。

4)止血夹止血。

2.结肠癌

对于结直肠癌引起出血者,有药物、内镜和手术治疗等方法。

(1)药物治疗:抗纤溶药物氨甲环酸、6-氨基己酸等能抑制纤维蛋白溶酶原激活因子,使纤维蛋白溶酶原不能被激活为纤维蛋白溶酶,从而抑制纤维蛋白溶解,达到止血的目的;巴曲亭是一种酶性止血剂,具有凝血激酶和凝血酶的作用;维生素 K,参与凝血酶原的合成并能促进血浆凝血因子在肝脏合成,血管收缩剂如去甲肾上腺素 8mg 加入冰盐水 100ml 保留灌肠,使出血的小动脉强烈收缩而止血,可在内镜直视下喷洒止血药物,也可采用微波或激光进行凝固止血。

(2)内镜治疗:肿瘤组织发生出血,可在内镜直视下喷洒止血药物,也可采用微波或激光进行凝固止血。

(3)手术治疗:对于内科保守治疗无效者,可考虑外科手术止血。

3.炎症性肠病

（1）止血药物治疗：应用氨甲环酸、6－氨基己酸、巴曲亭、维生素 K_1 等止血药。

（2）除了止血治疗外，溃疡性结肠炎应给予氨基水杨酸制剂（ASP，美沙拉嗪、奥沙拉嗪和八柳氮等）、糖皮质激素、免疫抑制剂等药物；克罗恩病除了给上述药物外，还可给予抗生素治疗（如甲硝唑、环丙沙星等）对控制病情活动有一定疗效，还有抗 TNF－α 单克隆抗体等药物治疗。

（3）手术治疗：大出血内科治疗无效，可行手术治疗，但手术对于克罗恩病而言，术后复发率高。

4.缺血性肠炎

根据发病的原因、病情缓急和严重程度进行治疗一般为非手术治疗，因病情难于预测，必须住院治疗，及时内科治疗能缓解病情的发展，包括禁食、补液、纠正低血容量，可用血浆、低分子右旋糖酐和葡萄糖降低血液黏度，维持水、电解质平衡，静脉给予营养。如有肠麻痹时，要置胃管胃肠减压。

近年来发现吸氧、罂粟碱、异丙肾上腺素、血管舒缓素、组胺、血清素、血管活性肽和胰升糖素能扩张结肠血管，增加结肠的血流量或组织的氧供一给予广谱抗生素对控制或防止继发感染非常重要。

一般缺血性肠炎经上述治疗后，患者症状很快地缓解，7～10d 痊愈。

慢性发病手术治疗指征：反复发作霉菌症的慢性节段性肠炎；有肠狭窄症状者。

5.肠血管畸形

（1）非手术治疗

1）药物治疗：可选择促进肝脏合成凝血酶原，增加血小板数量，抑制纤维蛋白生成的药物。

2）介入栓塞治疗：对血管病变所致的下消化道出血安全有效。

3）内镜下注射硬化剂、电凝止血或激光照射止血疗法。

（2）手术治疗：手术治疗在肠道血管畸形所致的下消化道出血中具有极其重要的地位，对于反复发生出血者可考虑行手术治疗，手术方法为切除病变肠段。

七、急性下消化道出血的非手术治疗

（一）急性下消化道出血导致出血性休克的处理

有以下情况之一出现应考虑为急性大出血：①鲜血便每次达 200～300ml。②面色苍白、出冷汗、脉搏 120 次/分钟以上，收缩压在 90mmHg 以下，一般失血量成人在 800～1000ml 以上，仍不能使血压、脉搏保持稳定者。

急性下消化道出血失血性休克主要病理生理改变为有效血容量减少，及时补充血容量至关重要，微循环开放导致的毛细血管床扩大是休克的病理生理改变之一，补液时不仅要补充已经丢失的血容量（全血，血浆和水电解质），还要补充由于毛细血管床扩大所增加的液体量。休克发生的时间与微循环开放、毛细血管床扩大的严重程度关系密切，休克发生后，持续的时间愈长，需要补充的血容量愈多。因此，抗休克治疗的早晚直接关系到休克治疗的临床疗效。在确定补液量时，要充分考虑休克发生的时间，并结合血压、脉搏、心律、中心静脉压、实验室检查结果和临床疗效综合判断。通常临床补液过多发生率远高于补液不足，原则上是宁少勿多，分次补足,避免补液过多造成急性左心力衰竭和肺水肿。

补液种类和成分:原则上讲,以补充全血、红细胞或血浆为主,但是,在临床操作过程中输血需要一定时间,最便捷的方法就是补充晶体液和代血浆,此外,为了降低血液黏滞度改善微循环,主张补充含钠的晶体溶液:含钠溶液不仅能很快纠正功能性细胞外液减少,恢复机体内环境稳定,适量输入含钠溶液还能改善和维护肾小管功能和肾小球率过滤二常用的晶体液有:平衡盐溶液,生理盐水,林格液,5%～10%葡萄糖盐水等,主要是含钠溶液。当然还应补充胶体溶液,胶体液有:全血,红细胞,血浆,各种代血浆等,胶体液有维持血浆胶体渗透压的作用,防止水分从毛细血管渗出,能维持有效血容量。此外,补充全血和红细胞能提高血液的携氧能力,改善贫血和组织缺氧,避免或改善器官功能障碍;血浆除了能补充各种凝血因子外,还能补充一些抗体;各种代血浆的产生,除了能有助于维持血浆胶体渗透压、保留血容量、维持血压外,还能缓解血源紧张和短缺的难题。但是,各种晶体和胶体的补充,以维持血细胞比容(HCT)在30%～35%之间为限,主要是考虑避免血液黏滞度增加影响血液循环和重要脏器的灌注。低分子右旋糖酐有扩容、维持血浆渗透压、减少红细胞聚集和防止DIC的作用,但可能干扰凝血机制,不宜大量使用。

补液速度:严格意义上讲,对于下消化道出血引起的失血性休克,恢复血容量的速度越快越好,但鉴于患者的心肺功能,盲目快速补液的结果是诱发心力衰竭和急性肺水肿,有心脏器质性病变患者尤为突出。因此,补液速度的快慢是依据不诱发心力衰竭和肺水肿的最快速度,必要时还须借助强心剂预防和纠正左心衰竭。

下消化道出血引起休克进行大量补液时,应严密监测血压、脉搏或心率、尿量、皮肤弹性、口唇干燥和口干的程度等,以便于判断和确定补液的量、种类、成分、补液速度等CVP是目前被公认的最能反映和衡量机体容量水平多寡的监测指标,很多情况下将CVP值的绝对值作为机体容量水平的主要标志,并依据CVP值决定补液量:当然一味地强调CVP值并不科学,动态观察CVP值变化并结合临床症状综合判断血管收缩药物虽然可暂时升高血压,但组织缺血加重,尤其是重要脏器缺血,以至于在血压基本正常的情况下也可造成脏器的功能障碍在急性下消化道出血的治疗中,应慎用血管收缩药物。

(二)纤维内镜下止血治疗

纤维内镜不但是有效的检查方法,通过内镜下止血方法也多种多样,内镜下局部喷洒药物止血:去甲肾上腺素、凝血酶、医用黏合胶喷洒等;高频电凝、激光或微波,钛夹夹闭止血;局部注射止血药物:于出血灶周边注射1:1000肾上腺素液2～3ml,或用高渗氯化钠与0.005%的肾上腺素液混合于出血灶局部注射,达到止血目的;硬化剂局部注射,主要使用无水酒精,每次0.2～0.3ml,注射于病变出血的血管周围,无水酒精注射时要慎重,不宜超过1ml,以免导致溃疡或穿孔。

(三)选择性血管造影下治疗

下消化道出血尤其是小肠出血,选择性或超选择性动脉造影不仅可明确出血部位和性质,同时可进行有效地止血,治疗方法有药物灌注和栓塞治疗,常用的灌注药物有血管加压素、肾上腺素、去甲肾上腺素和麻黄碱等,血管加压素灌注最常用,但是需要持续用药,且严密观察,其并发症包括低血压、心律失常和心跳骤停等,止血成功后发生再出血的概率有36%～50%。

随着介入技术和材料的发展,超选择性肠系膜动脉栓塞逐步被推广用于急性下消化道出血的治疗,微弹簧圈是目前临床上最常用的栓塞材料,大小仅有 2～5mm,将微弹簧圈通过导丝置入肠系膜血管远端的终末血管分支达到相应区域完成栓塞,止血成功率可以达到 80%～90%,如果发生再出血,可以重复进行栓塞。对消化道出血严重,但又不能手术者,也可先栓塞治疗,待病情稳定后择期手术,栓塞也可作为永久性治疗,适用于小肠动脉畸形,海绵状血管瘤,小动静脉瘘引起的出血等。肠道缺血是栓塞治疗最主要的并发症,发生率在 10%～22% 左右,该并发症通常发生于肠系膜边缘动脉的栓塞后,栓塞的部位应尽量靠近肠系膜动脉终末的直小血管。

八、急性下消化道出血的手术治疗

大多数急性下消化道出血甚至持续性出血患者通过保守治疗能够成功止血,在积极复苏的情况下血流动力学仍然不稳定时,则需要急诊外科手术干预。出血部位及病因明确,非手术治疗病灶处理不满意,根据病情可采取急诊手术或择期手术。

急诊手术的适应证:①大量液体复苏仍然存在低血压或休克无改善。②持续输血(大于 6U 红细胞)的情况下,急诊肠镜检查、动脉造影、放射性核素等检查仍然无法明确出血点。病情稳定,诊断明确,全身情况好转,但继续有出血。③出血同时伴急腹症,如肠梗阻、肠穿孔、肠套叠、急性腹膜炎等。④诊断明确,出血虽已停止,考虑到过去有消化道出血特别是多次出血史,此次属间歇性出血,出血为暂时性停止,可能在短时间内再次大出血。手术在制止出血的同时,根据病情对原发病作相应的处理。对于一些非梗阻性结肠缺血性疾病,尤其是肾衰竭或重度动脉粥样硬化引起的急性下消化道出血,常常是暴发性出血,如不及时手术,病死率很高。

对于出血部位诊断明确并且各种保守治疗无效的患者应该行手术治疗,术前精确的定位对手术切除范围至关重要,不要盲目选择结肠次全切术,其术后再出血率高达 33%,病死率达到 33%～57%。术前有效的检查明确出血部位后进行相应肠段局部切除能有效的降低术后病死率。

手术中应仔细探查整个消化道做到不遗漏。首先排除有无上消化道出血病变,如有可疑出血,可通过术中胃十二指肠镜检查或细针穿刺检查方法排除。积血肠段检查:一般出血位置在积血肠段以上,从积血处向上探查,可发现肿瘤、息肉、憩室等病变,但也不可忽视积血肠段以下部位的探查。小肠出血时大量出血流向结肠,并积在结肠内,有可能会误以为结肠出血,而错误地进行结肠肠段切除。因此,即使整段结肠内充满积血,也不能遗漏掉对小肠的探查,尤其是小肠内也有积血的情况下。肠段隔离法:在积血肠段以上肠管,每隔 50cm 上一肠钳,若病变正在出血,则肠钳间肠段内即可有积血出现,认定病灶处可行肠管切开探查或必要时作切除,并解剖切下肠管,找出出血部位送病理科化验。术中纤维结肠镜检查多用于不明原因的小肠出血,术中在小肠中段切开,将纤维结肠镜经切口分别插入近端和远端小肠,边进镜边观察,退镜时再仔细观察,术中应熄灭手术室灯光,在肠腔外同时观察,以发现病变的部位、数量、大小,尤其对辨认小的血管异常特别重要。

第七节　先天性巨结肠症

先天性巨结肠症又称肠管无神经节细胞症,在先天性消化道疾病中居第二位。本病多发生在儿童,成人先天性巨结肠症少见,也称为成人赫尔施普龙病。

一、病因学的探究

消化道壁内来自神经靖的神经节细胞和来自盆丛的副交感神经纤维,在胚胎发育过程中应该相辅相成,如果神经节细胞阙如,必定导致副交感神经纤维在肠壁肌间大量增生,病变肠管痉挛狭窄,导致先天性巨结肠症神经幡的神经母细胞发育形成消化道壁内神经丛,胚胎第5周开始沿迷走神经干由头侧向尾侧迁移,第12周至直肠,但未达内括约肌。在胚胎发育后期,神经母细胞作为神经元,逐渐发育为神经节细胞。如果某种原因导致神经母细胞移行时发育停顿,即可造成肠壁无神经节细胞症。发生的时间越早,病变的部位越接近头侧,病变范围越长,所以直肠、乙状结肠受累的机会最多。神经母细胞由肌层向黏膜下发展,在纵肌与环肌形成肌间神经丛,即 Auerbach 神经丛;神经母细胞继续穿过环行肌后,在黏膜下层形成深层神经丛,即 Henley 神经丛;神经母细胞再向黏膜浅层移行,在黏膜下层形成浅层神经丛,即 Meissner 神经丛。临床上全层活检主要检查肌间神经丛,而吸引活检主要检查黏膜下浅神经丛,即 Meissner 神经丛。

导致消化道壁内神经节细胞发育障碍的原因,目前尚未确定,但普遍认为可能与以下因素有关:

(一)缺血、缺氧

临床与动物实验均已证实,神经系统对缺氧最为敏感,一经破坏就不能再生。脑细胞缺氧 $3\sim5\,min$,肠壁神经缺氧 $1\sim4\,h$,病理改变都将不可逆转患儿母亲在妊娠期腹痛、外伤、精神创伤、用药等因素都可引起肠管痉挛导致肠壁供血不良。

(二)感染

文献报道,出生婴儿胎粪性肠梗阻,可以导致后天性神经节细胞缺如,出现巨结肠症。感染枯西氏锥体鞭毛虫,其产生的毒素可引起消化道神经节细胞萎缩变性,导致结肠扩张,严重者食管和小肠也扩张。

(三)家族遗传

有关 HD 的家族性研究逐渐增多,有家族史者约占 1.5%～7%,在家族病例中,同胞发生率,男性为 2.6%,女性为 7.2%,分别为正常群体的 130 倍和 360 倍。有人报告家族病例中长段型明显增多,高于正常 5 倍;后发病者比前发病者严重在双生子女中,一卵双生多为同时发病,双卵双生则异时发病。

目前认为本病是多基因遗传,遗传度为 80%。其中位于第 10 号染色体的人 E7 基因,表现为常染色体显性遗传;位于第 13 号染色体的内皮素－B 基因(EDNRB)表现为常染色体隐性遗传;另一基因位于 20 号染色体的内皮素 3 基因(EDN3)在 50% 家族性 HD 和 10%～20% 的单发性 HD 病例中,可检测到 RET 基因突变短段型 HD 病变肠管仅限于直肠,是常染色体隐性遗传为主的多因素遗传模式;普通型 HD 病变累及直肠及乙状结肠,是多因素常染色体隐性遗传伴较低的外显率;长段型病变累及直肠、乙状结肠和结肠脾区,甚至全结肠,其特点是常染色体显性遗传伴不完全外显率。在动物实验中,采取基因敲除的方法,可复制相应的先天性巨结肠模型。还有其他类型先天性巨结肠症,基因表达异常尚未被检测出来。

二、临床诊断要点

(一)分型

根据病变范围对先天性巨结肠症进行分型,有利于手术方法的选择,可对手术效果进行预判。

1.超短段型

病变局限于直肠远端,新生儿期狭窄段在耻尾线以下,内括约肌呈失弛缓状态。

2.短段型

病变位于直肠远、中段,相当于第 2 骶椎以下,距肛门不超过 6.5cm。

3.常见型

自肛门起始向上延至第 1 骶椎以上均为无神经节细胞区,距肛门约 9cm,病变位于直肠近端或直肠、乙状结肠交界处,甚至达乙状结肠远段。

4.长段型

病变延至乙状结肠或降结肠。

5.全结肠型

病变累及全结肠及末端回肠,距回盲瓣 30cm 以内。

6.全肠型

病变累及全部结肠及回肠,距回盲瓣 30cm 以上,甚至累及十二指肠。上述各型中,常见型占 75% 左右,其次是短段型,全结肠型占 3%～5%。

(二)临床症状

根据临床症状出现的年龄不同,可分为小儿先天性巨结肠症和成人先天性巨结肠症。

1.小儿先天性巨结肠症

胎粪排出延迟,腹胀反复发作,肠梗阻逐渐加重。

(1)胎便排出延迟:94%～98%的 HD 患儿,出生后 24h 内不能排出黑色胎便。

(2)腹胀:由于病变肠管痉挛狭窄,粪便无法通过,滞留于肠腔,HD 患儿约 87% 反复出现腹胀。

(3)呕吐:早期 HD 患儿呕吐不多见,如果治疗不及时,肠梗阻症状加重,也可出现呕吐,甚至吐出物有胆汁或粪液。

(4)并发症:20% 以上 HD 患儿并发肠炎,可以出现腹泻、腹胀、发热、呕吐等。如不及时治疗,可发展为败血症、肠坏死和肠穿孔。3.4%～6.4% 的肠炎可发生穿孔,病死率超过 30%。病史较长的患儿,可出现全身营养发育不良,消瘦、贫血、低蛋白血症和免疫功能低下等。

2.成人先天性巨结肠症

短段型或常见型中狭窄段较短的 HD 患儿,随年龄增大成为 AHD。患者自幼间断出现排便困难和轻度腹胀,口服泻药和灌肠辅助排便,腹胀可缓解,未及时行根治性手术。随年龄增长,排便困难和腹胀呈进行性加重。多数患者以肠梗阻为首发症状,容易漏诊和误诊。常伴贫血、消瘦等营养不良表现,追问胎粪排出时间,有助于本病的诊断。

3.先天性巨结肠症

合并畸形发生率20%～30%,若对先天性巨结肠患者常规全面检查,合并畸形的发病率会更高,应充分重视先天性巨结肠合并畸形的诊断和治疗。主要合并畸形有脑积水、先天愚型、唇裂、甲状腺机能低下、肺动脉狭窄、肾盂积水、肠旋转不良、内疝、直肠肛门闭锁、隐睾、马蹄足等。中枢神经畸形发生率最高,其次为心血管系统、泌尿系统和消化系统。中枢神经系统畸形多见的原因,可能与神经细胞对有害因素耐受力低有关。

4.先天性巨结肠症并发小肠结肠炎

小肠结肠炎是HD最严重的并发症,发病率高达约30%。病因复杂,病情发展凶险迅猛,出现中毒性休克,高烧、精神萎靡、衰竭甚至死亡。小肠结肠炎的诊断目前多依据临床表现,早期很难与一般肠炎鉴别。HD并发小肠结肠炎常有以下症状:①食欲减退或呕吐,水样便伴腥臭。②腹胀突然加剧,严重者可出现腹壁静脉曲张。③体温升高至38℃～40℃,同时白细胞升高。④直肠指诊有大量气液排出。⑤立位腹X线片显示小肠结肠广泛胀气,可见气液平,肠黏膜粗糙呈锯齿状。

(三)确诊先天性巨结肠症的"四联"检查方法

1.直肠指诊

新生儿出现胎便排出延迟,应高度怀疑患有先天性巨结肠症,直肠指检至关重要。可以发现直肠肛门畸形、狭窄部位和长度,了解内括约肌功能和直肠壶腹部是否空虚。由于手指扩张肛门,拔出后常有大量粪便和气体呈"爆炸样"排出,腹胀立即缓解。出现这种情况有助于巨结肠症的诊断。

2.腹部X线检查

为确诊HD提供非常有价值的客观依据。

(1)立位腹X线片:显示低位肠梗阻,狭窄以上肠腔扩张,结肠袋消失,积气和积粪,狭窄以下不显影。单凭立位腹X线片确诊比较困难,必须结合病史及其他检查。

(2)钡剂灌肠:根剂灌肠是诊断HD最有价值的方法,应作为首选。病变肠壁无张力,僵直呈筒状,无正常蠕动,黏膜光滑,病变狭窄段最常见于乙状结肠;狭窄段近端肠管逐渐扩张呈漏斗状或突然扩张,是X线诊断的可靠征象;狭窄段远端不规则收缩波出现,亦有诊断价值。如果显示典型的痉挛狭窄段、移行段和扩张段,X线可明确诊断,准确率约80%。短段型狭窄段距齿状线仅数厘米,很难显示,仅见直肠明显扩张,最容易漏诊;但还应与先天性巨结肠同源病拔剂灌肠影像鉴别诊断,HAD最有价值的征象是仅有直肠明显扩张而无狭窄肠段。病变狭窄段在脾曲以上,钡剂不能充盈到病变部位,也很容易漏诊。钡剂灌肠应注意以下事项:①检查前不应洗肠,尤其对新生儿,以免肠内容物排出,导致扩张肠段消失而影响诊断。②用细尿管灌注钡剂,粗肛管可能扩张狭窄段,影响狭窄与扩张肠腔直径的对比;尿管不可插入过深,避免钡剂注入病变肠段以上,而未能显影。③将稀钡剂低压缓慢灌注,狭窄和扩张段出现时立即拍片;侧位像可准确了解狭窄长度和距肛门距离。

(3)24h钡剂滞留检查:钡剂灌肠不能确诊,24h后应透视进行钡剂滞留检查,钡剂滞留有诊断价值。钡剂在某一肠段滞留 24h 以上,显示逆蠕动,扩张等征象,表明该肠段远端有可疑病灶。但是 HAD 钡剂滞留时间长于 HD,应注意鉴别诊断。钡剂灌肠及24h 钡剂滞留检查仍不能确诊,可口服钡剂动态观察,了解钡剂在全消化道运行和排出情况,多可确诊。

3.病理检查

(1)大体病理

1)痉挛狭窄段:为无神经节细胞的病变肠段,一般位于距肛门 7～10cm,肠壁灰白,狭窄。

2)扩张段:位于病变肠段之上,常累及乙状结肠,也可达横结肠,甚至累及全结肠。肠腔扩大为正常的 1～2 倍,甚至数倍。肠腔内积存大量粪便或坚硬的粪石,细菌分解发酵产生大量气体,加重肠腔膨胀。黏膜常呈慢性炎症,伴水肿、小溃疡。肠壁增厚变硬如皮革样,结肠袋消失。肠系膜增厚变短,血管和淋巴管扩张。

3)移行段:痉挛段与扩张段之间呈漏斗状,长数厘米甚至更长,两端肠腔直径差异很大。

(2)组织学病理:包括苏木素－伊红(HE)染色、乙酰胆碱酯酶(AchE)染色、免疫组化染色。

1)活检标本 HE 染色未发现肠神经节细胞,即可确诊先天性巨结肠症,正确率达 99%。

2)正常肠黏膜 AchE 染色呈阴性,HD 病变狭窄段呈阳性,新生儿正确率 95%～100%,对 HD 诊断具有重要价值,但受取材标本淋巴滤泡比例的影响,易出现假阴性。

3)目前免疫组化染色是较好的诊断方法,简便、快捷、准确。标志物主要分蛋白、蛋白酶和神经因子三大类,目前常用的有钙结合蛋白(S100)、神经元特异性烯醇化酶(NSE)、蛋白基因产物 9.5(PGP 9.5)、钙视网膜蛋白(calretinin)和天冬氨酸蛋白酶(CAD)。

4)获取标本的途径:①直肠黏膜吸引活检,用特制吸取器,在齿线以上 2～6cm 处吸取黏膜及黏膜下组织,直径 4mm,厚 1mm,必须保证黏膜下层 Meissner 神经丛的存在。本方法安全可靠、简便易行,但新生儿肠壁较薄,易导致出血、穿孔、感染甚至死亡等并发症,应慎用。②直肠全层活检,如果取材够大,病变部位正确,病理医师经验丰富,是术前确诊 HD 的金标准,准确率达 98%。局麻后经肛门于齿线 2cm 以上,在直肠后壁切取全层直肠壁,确认无神经节细胞,即可诊断为先天性巨结肠症。小儿肛管细小,齿线以上 2cm 为神经节细胞正常缺失区,所以应在其以上切取肠壁。术中术后可能出血较多或肠穿孔;取材表浅,很难明确判断,亦可造成误诊。新生儿神经节细胞发育尚不成熟,更容易误诊,所以国内临床很少应用;但是美国学者认为诊断 HD,特别是不典型病例,必须采用本方法。③术中快速冷冻,手术医师取材部位,冰冻切片制作水平及病理医师的经验,决定冰冻切片诊断的准确性,所以文献报道冷冻切片的可靠性有所不同。冷冻切片肠壁无神经节细胞或神经干肥大,即能诊断先天性巨结肠;同时也可判定切除肠管的部位。快速 AchE 染色方法,结果仅需 6min。④术后切除标本,石蜡片病理报告是确诊的重要依据。

4.肛管直肠测压检查

安全无创伤,可反复检查,用于随访。

(1)直肠肛管抑制反射消失:直肠内的压力刺激可引起直肠内括约肌共同的协调运动,直肠产生充盈感和肛管内括约肌松弛,同时肛管外括约肌收缩。这种反射现象称为直肠肛管抑制反射(RAIR)。现已基本确认 RAIR 是一种由肠壁内肌间固有神经传递和调节的局部反射,高级脊髓中枢也可能参与调节。短型和超短型 HD 和 AHD 患者,病变的直肠和内括约肌无神经节细胞,所以 RAIR 消失。RAIR 消失是诊断 HD 和 AHD 特异性很高的诊断指标,确诊率达 97%,特别对短型和超短型 HD 和 AHD,由于病变位置较低,病理活检常不能准确取材,所以 RAIR 消失是诊断和鉴别诊断的重要依据。

(2)其他异常表现:①直肠蠕动波消失。②直肠顺应性降低。③散发性收缩,HD 和 AHD 患者 70%~80% 有散发性收缩,正常人群和便秘均不出现,可作为诊断 HD 和 AHD 的重要指标。

(3)足月儿均存在 RAIR,早产儿出生后 12 天至 4 周才能出现 RAIR,所以新生儿早期未出现 RAIR,不能简单地诊断为 HD,应多次复查,并结合其他检查。

(4)HD 手术后发现的问题:①术后 RAIR 重现与手术方式有关。术后控便和排便功能良好的患者,RAIR 的重现率较高,这对阐明 RAIR 的产生和调节机制有重要意义,目前两者的相关性不肯定,应该关注。②术后肛管压力的变化,对评价手术效果有一定价值。术后出现的持续性便秘甚至肠梗阻,应测定肛周肌群。

三、先天性巨结肠根治性手术要点及疗效评估

(一)结肠切除直肠后结肠拖出术

用线型切割吻合器切除扩张的结肠,保证近端肠管封闭,拉出时减少盆腔污染。于骶前间隙分离直肠后壁至肛周皮下,在耻骨平面切断直肠。经肛门在齿状线平面将肛管后壁切开,分离至盆腔,将断端封闭的近端结肠拉出用两把血管钳将拖出的结肠前壁与直肠后壁纵行吻合。目前吻合的方法有三种:①传统的方法是用肠钳夹闭 7~10d,自行脱落。②经肛门使用线型切割吻合器,使用受限,容易导致吻合口瘘。③经肛门使用内镜切割吻合器,使用方便放入肠腔,可提高吻合质量。两肠纵切开吻合,前壁为无神经节细胞的直肠,后壁为蠕动正常的结肠。本术式优点是保留了直肠前壁的压力感觉功能,减小了盆腔分离范围;缺点是遗留盲袋和闸门,切除部分内括约肌可能导致肛门失禁。

(二)直肠黏膜剥除鞘内结肠拖出术

在腹腔将 0.5% 普鲁卡因和肾上腺素液于近段直肠浆膜纵行注入黏膜下层,切开浆肌层游离黏膜至齿状线,经肛门于齿状线环形切断黏膜层。将黏膜套及扩张结肠拉出肛门并导致切除,直肠肌鞘后壁纵切,防止术后狭窄,经腹将其固定于结肠上。经肛门行结肠肛管吻合或拖出。此术式优点是不需要游离直肠,对盆腔神经损伤少;结肠经直肠肌鞘拖出,不易发生吻合口瘘。其缺点是保留了无神经节细胞的肠管肌层,导致远端结肠双层肠壁,可出现内括约肌痉挛症候群;如果直肠黏膜残留于夹层内生长,分泌黏液可引起肌间脓肿;肌间隙放置引流管可避免发生肌间脓肿,自引流管打入过氧化氢溶液可以使残留的直肠黏膜失去分泌功能。

(三)结肠切除结肠直肠吻合术

于骶前间隙分离直肠后壁至肛周皮下,经肛门距齿线 3~5cm 切断直肠,拖出扩张结肠并切除。将 270 肛门镜放入肛门,进行低位结肠直肠吻合,放置肛管排气,其上端要超过吻合口 5~8cm。此术式保留内括约肌,无肛门失禁,但残留了无神经节细胞肠段,相当于短段型 HD,复发的可能性很大。

(四)直肠结肠切除结肠肛管吻合术

经腹切除巨结肠。于骶前间隙分离直肠后壁至肛周皮下,经肛门用长钳夹住直肠将其外翻拖出,在齿状线处作一横切口,经此切口插入长钳夹住结肠残断,拖出肛门行结肠肛管吻合,边切直肠边全层缝合一周,以防结肠回缩。此术式优点是减少复发,因为几乎将内括约肌全部切除;其缺点是术后出现肛门失禁和粪污,在齿状线处吻合常形成环形狭窄

(五)结肠直肠肛管心型吻合术

放入橄榄头扩张器至扩张段,将结肠和橄榄头结扎在一起。结肠套叠于直肠内拖出肛门,在结扎线处切断直肠,将扩张的结肠拖出,慎防肠管扭转。纵向切开直肠后壁至齿线呈"V"形。首先在"V"形尖端肛管与结肠浆肌层缝两针牵引线,同法在3、9、12点各缝一针作为牵引线,应特别注意"V"形尖端牵引线距齿状线1cm,12点牵引线距齿状线约3cm。切除多余的直肠和结肠,全层间断吻合肠壁一周,必须看准齿状线再缝合,前壁距齿状线约3cm,后壁距齿状线约1cm,吻合线不在同一平面呈鸡心形,避免发生环形狭窄和内括约肌痉挛。检查吻合口无漏缝或出血,推入肛门,放置肛管排气,其上端要超过吻合口5～8cm。王果手术避免了其他几种术式的缺点,可谓完美的HD根治手术,应该推广。

四、手术并发症的防治及处理

(一)吻合口瘘

吻合口瘘发生率为3.4％～13.3％,是根治术早期最严重的并发症,可以导致腹膜炎、盆腔脓肿、感染性休克,甚至危及生命出现吻合口瘘的原因及预防措施:①结肠末端血供不良,术后肠壁缺血坏死,吻合口不能愈合可导致吻合口瘘。因此在决定下拖肠管前必须确认末端肠管血供良好,下拖过程中系膜不可旋转扭曲或牵拉过紧,以免损伤血管。吻合时一旦出现肠管血供不良必须切除,至血供良好处方可吻合。②肠管吻合后应常规做充气试验,及时发现吻合不严密的部位,加针缝合,直至充气试验阴性。③要剥除吻合肠壁间的其他组织,否则组织液化可导致吻合口愈合不良。④行Duhamel手术,夹钳脱落过早,直肠结肠尚未粘连牢固,吻合口裂开,用线型切割吻合器进行吻合可避免;⑤吻合口近端肠管回缩导致吻合口裂开,所以术中近端肠管必须充分游离松解,必要时要游离结肠脾曲,使其与远端肠管无张力吻合。

(二)盆腔感染

HD患者术前长期排便困难,肠腔扩张粪便堆积,出现消瘦、贫血、低蛋白血症等营养不良的表现,全身抵抗力较差,一旦有细菌污染极易感染。HD患者术前肠道长期有粪便堆积,甚至形成粪石,所以术前肠道准备十分困难,术中肠吻合时需要肠腔灌洗,难免粪便外溢污染腹腔和切口,容易感染。可将积粪挤入要切除的肠段内,两端肠管用线型切割吻合器切断封闭,将积粪和肠段一并取出,减少污染机会。

吻合口瘘是导致盆腔感染的最常见的原因,一旦出现应及时盆腔引流,肛管减压;同时禁食输液肠外营养和抗生素治疗。盆腔感染不能得到控制,应尽早行末段回肠双腔造口手术,否则感染发展危及生命反复盆腔感染,可导致肛门功能障碍这些措施可以减少盆腔感染的发生:①尽可能避免吻合口瘘;②术中用直线切割吻合器切除肠管,使肠管残端封闭减少腹腔污染;③经会阴部在髓前放置负压引流管引流积液,比经腹腔引流更及时充分;④一般术后正常排便2～3次,确认无粪性引流液,指诊检查吻合口完整光滑,再拔除骶前引流管,预防亚临床瘘

形成。

(三)出血

这是最严重的术后并发症。术后腹腔或盆腔引流管快速引出大量鲜血,同时患者出现失血性休克的临床表现,考虑血管活动性出血,应尽早再次手术探查,必须有效止血,避免因出血性休克而死亡。重要血管必须用缝线或血管夹有效结扎 2~3 道;目前有多种能量平台具有凝血功能,术后血压升高可使血栓脱落导致出血,手术结束前适当升高血压,可以及时发现活动性出血;分离直肠后壁必须在骶前间隙进行,减少渗血;关腹前必须检查所有手术创面,及时发现出血并有效止血。吻合口出血可以通过电子结肠镜夹闭出血点,低位吻合口出血可以肛门填塞纱布压迫止血,也可以缝合止血。

(四)肛门功能障碍

1.吻合口狭窄

吻合口狭窄比较多见,早期 10.5%~23.8%,晚期仍有 10% 左右,排便困难是主要临床表现。主要原因有:①肠管端端环型吻合,瘢痕挛缩可导致环形狭窄,王果手术的心型吻合扩大了吻合口直径,可以防止吻合口狭窄;②吻合口组织缺血、坏死、纤维化,也可导致吻合口狭窄,所以必须保证吻合肠管供血良好;③吻合口回缩裂开后再愈合,吻合口周围可形成瘢痕,必须早期坚持扩肛,或吻合口较高可放置支架;④结肠由直肠鞘内拖出,远端肠管为双层肠壁,收缩时容易狭窄,将直肠鞘上部切开,术后坚持较长时间扩肛,可以避免发生;⑤盆腔感染直肠周围形成大量瘢痕,不仅吻合口严重狭窄,也可以导致肠管狭窄,一旦发生只有早期坚持扩肛,肠腔内放支架。

2.肛门失禁

HD 根治手术后早期发生肛门失禁粪污的患者高达 30%~40%,半年至一年好转痊愈;晚期仍有污粪者约 20%,失禁约 10%。白天排稀便常有少量粪便污染内裤;夜晚熟睡有粪水溢出污染被褥。轻者偶有发生,重者每晚出现。切除 $1/2$ 或更多内括约肌容易发生失禁粪污,而保留过多又可出现内括约肌痉挛便秘复发。切除多少为恰当,国内外临床医师都难以掌握。王果手术改用直肠肛管背侧纵切和心形吻合术,既保留了括约肌全部功能,又彻底解除了内括约肌痉挛,有效防止了肛门功能障碍的发生。

3.盲袋和闸门症状

Duhamel 手术特有的并发症,发生率 6%~17.5%。直肠结肠间隔钳夹过低,隔前直肠形成盲袋,隔本身下垂形成闸门,肛门收缩时粪便向前进入盲袋,久而久之盲袋内形成大粪石。向前压迫膀胱,导致尿频尿急;向后压迫结肠引起梗阻;闸门下垂使括约肌不能收紧关闭肛门,导致污粪。需要重新切开直肠结肠间隔,保持排便通畅。

(五)输尿管损伤

输尿管损伤是比较严重的术后并发症,主要原因是术中输尿管解剖不清晰;HD 患者可能合并有输尿管畸形,解剖部位变异,所以在分离直肠侧壁时容易撕裂、剪断甚至结扎。术中仔细探查并清晰解剖输尿管,用细尿管牵引可避免损伤;术中静脉注射亚甲蓝,有助于及时发现输尿管损伤。术中及时发现输尿管损伤后应立即修补或端端吻合,放置支架,术后行静脉肾盂造影无异常可拔除。输尿管损伤术中未被及时发现,术后可出现尿腹或腹腔尿液性囊肿,应及时行静脉肾盂造影,确诊损伤部位,并在 B 超指引下穿刺引流,将引流管放置损伤部位,充分引流尿液,行膀胱镜检查,尽可能将输尿管插管经损伤处插入肾盂内,可以避免再手术,这些工作最好在杂交手术室内一次完成术后早期患者出现肾区疼痛,应及时行腹部 B 超检查,发现肾积水应及时行肾盂造口,防止肾萎缩和肾衰竭。

(六)术后肠梗阻

根治术后 9.6%～12.7%发生肠梗阻,因为 HD 根治术腹膜创面较大,导致术后肠梗阻的主要原因是肠粘连,组织分离后完全腹膜化是预防粘连性肠梗阻的最好方法。肠系膜根部腹膜缺损应仔细缝合,以防内疝形成,避免出现绞窄性肠梗阻,整理肠管时勿使肠系膜旋转扭曲,避免出现缺血坏死性肠梗阻,粘连性肠梗阻一般经过常规非手术治疗多数患者可以缓解,极少需要剖腹探查。绞窄性和缺血坏死性肠梗阻需要及时剖腹探查,不要错过最佳手术时机。

(七)骶前神经丛损伤

分离骶前间隙易损伤骶前神经丛,造成术后膀胱收缩无力尿潴留,性功能障碍等。开腹手术时拉钩应轻柔,避免对盆壁的挤压,减少骶前神经丛神经分支损伤。贴近肠壁分离可以减少神经损伤,但出血较多,应两者兼顾,一旦发生尿潴留,应及时导尿定时开放导尿管,术后 3～5d 多数患者可恢复自行排尿预防的有效方法是精细外科和微创外科的实施。

(八)便秘复发

HD 根治术后约有 10%的患者便秘复发

1.狭窄和扩张

肠段切除不完全 HD 的病因是病变的狭窄肠段缺乏神经节细胞,丧失蠕动功能,导致肠梗阻,近端肠管继发扩张:病程越久扩张的肠管越长,其肠壁神经节细胞继发出现空泡病变,丧失正常功能,加重肠梗阻症状。所以必须将狭窄段和扩张段的肠管一并完全切除,确保吻合的肠管功能正常,才可预防术后便秘复发。术中冰冻病理检查有助于正常功能肠管的判定。

2.肠壁缺血

个别病例术中冰冻病理检查肠管正常,但术后症状仍有复发,再次活检时发现神经节细胞缺乏或消失,其原因可能与术中血管损伤导致肠壁缺血有关,所以术中必须注重精细外科操作,避免副损伤。

3.术前误诊

先天性巨结肠类源性疾病包括神经节细胞减少症,神经节细胞未成熟症,神经节细胞发育不良症,肠神经元发育异常,其临床症状酷似先天性巨结肠症,术前很难鉴别诊断,经常以先天性巨结肠症而手术。术后复发再次核查病理切片才认识到误诊,需要再次手术切除全部病变肠管,预后不佳。

4.合并神经系统畸形

先天性巨结肠多合并先天愚型、神经性耳聋等神经系统畸形,术后易出现便秘复发,应慎重选择手术。

(九)术后小肠结肠炎

HD 根治术后发生小肠结肠炎占 10%～18%,术前已患小肠结肠炎者术后更易发生,有学者们次为与肠梗阻相关,细菌过度繁殖和全身免疫力降低,导致肠黏膜细菌屏障损伤,细菌移位出现感染性休克。造成 HD 根治术后肠梗阻的主要原因有狭窄痉挛的病变肠段切除不完全和吻合口狭窄,术后经肛门放置肛管排气,可以降低小肠结肠炎的发生率。

小肠结肠炎病情凶猛,发展迅速,病死率较高,应及时诊治。抗生素治疗要覆盖有氧菌和厌氧菌;早期肠外营养,使肠道休息;提高全身免疫力;控制血糖 8～10mol/L。

必须早期发现术后并发症,及时处理;尽可能通过非手术治疗,但是需要通过再手术解决的,必须对前次手术进行认真的反思,缜密制订再手术方案,果断进行;再手术必须由经验丰富技术熟练的医师施行,力求成功,尽可能杜绝再次出现并发症。

由于研究手段的不断更新,HD 的诊治水平也有很大进步,但是未来仍有许多难题需要探究。①病因不清,基因和环境因素的相互作用的条件和方式还知之甚少,如果这些问题能够得到明确解答,为预防和早期治疗提供新的途径。②病变肠段的病理生理改变及正常胃肠道生理学还有许多未知的问题需要研究。③如何正确选择手术时机和术式,熟练掌握手术要点,有助于减少术后并发症。④基因敲除和干细胞移植治疗是今后研究的热点,如果获得成功,将开辟治疗的新纪元。

第八节　一穴肛

一穴肛是小儿肛肠外科的常见病,是先天性肛门直肠畸形(anorectal malformations,ARMs)的一种。发病率极低,约为 1/50000。近年来,虽然一穴肛的诊断和治疗水平都在提高,但仍有约 30% 的患儿术后出现并发症,包括排便障碍、排尿障碍及性功能障碍等,这些都严重影响患者的生活质量,给患儿及其家庭、社会带来沉重的负担。

一、病因

一穴肛是一种由环境因素和遗传因素共同作用的复杂疾病,受多基因调控。众所周知一穴肛是胚胎期后肠发育障碍所致的消化道畸形,尽管国内外很多学者已经应用人类胚胎标本或致畸的动物模型标本对泄殖腔的发育过程进行了研究,但一穴肛的发病机制却尚未清楚,受标本来源的限制,人们对泄殖腔正常的发育过程尚存有争议,如泄殖腔发育过程中尿直肠隔与泄殖腔膜是否融合就备受争议。

胚胎期泄殖腔发育是细胞的定向分化、增生及细胞凋亡共同作用的结果。在胚胎发育的初期,后肠末端逐渐膨大,并与前面的尿囊相互连通,形成泄殖腔。泄殖腔的尾端是被泄殖腔膜所封闭的,泄殖腔膜来源于外胚层的上皮细胞,正是有了泄殖腔膜才使得泄殖腔可以与外界隔离。随着胚胎发育的进展,泄殖腔内中胚层和内侧间质增生形成皱襞,并向尾侧方向延伸,尿直肠隔逐渐形成。泄殖腔被尿直肠隔分为尿生殖窦和原始直肠两个部分,这两个部分通过泄殖腔管相通。尿直肠隔随着胚胎发育逐渐向尾侧延伸直至与泄殖腔膜相互融合,融合后泄殖腔膜被切断分为两个部分,分别称为尿生殖膜和肛膜。在胚胎发育的第五周左右,外胚层逐渐分化,肛凹形成,并向肠管方向加深,直至肛膜破裂,此时起源于外胚层的肛凹与起源于内胚层的直肠相通,肛门发育成形。

但是关于泄殖腔的发育过程也存在不同的观点。Kluth 等认为泄殖腔正常发育的过程确实形成了尿直肠隔,但它在下降的过程中并未与泄殖腔膜融合,只是泄殖腔本身的形态发生了变化;也有学者做了同样的实验观察,结果认为泄殖腔是一个中胚层结构,尿生殖膈不断向下生长,尿生殖膈与泄殖腔膜间的距离越来越近,与泄殖腔膜的内胚层上皮和间质成分相互融合,逐渐形成尿道。

Van der Putte 等通过动物实验研究泄殖腔的胚胎发育过程,他们通过对猪和人的胚胎研究发现:在泄殖腔分化过程中,泄殖腔背侧连同其间质成分会向背侧方向延伸,而泄殖腔膜会向腹侧延伸,背侧泄殖腔膜逐渐变薄并破裂形成肛门,直肠与外界相通。

胚胎发育初期,后肠末端逐渐膨大,并与前面的尿囊相互连通,形成泄殖腔。尿直肠隔将泄殖腔分为尿生殖窦和原始直肠两个部分。胚胎发育在此期间若受到干扰,导致泄殖腔分化受阻,则会形成尿道、阴道、直肠在会阴部原尿道的位置有共同开口的先天性畸形,称为一穴肛。因为所有胚胎发育均经过这一时期,所以无论何种性别均有可能患此疾病。

在早期胚胎发育中,背侧泄殖腔膜逐渐变薄并破裂形成肛门,使直肠与外界相通。如果胚胎早期的发育过程出现问题,背侧泄殖腔膜的发育受阻,泄殖腔发育出现异常,形态发生改变,肛门未在正常位置开口或是与周围器官形成瘘,胚胎发育异常,胎儿会出现先天直肠肛门畸形异位的肛门开口位置阻碍了背侧泄殖腔的发育,其缺损的形式和程度决定了所形成肛门直肠畸形的类型。

一穴肛形成复杂,不仅仅是肛门直肠发育存在缺陷,也会连带周围的肌肉包括耻骨直肠肌、肛门外括约肌和内括约肌发生不同程度的畸形这种发育异常也会引起神经系统发育障碍:肛门直肠畸形虽然可以独立存在,但其常常会合并其他畸形,最常见的是泌尿生殖系统畸形。本病也会作为综合征及其他复杂畸形的一部分出现,合并畸形发生率较高。例如,有的患儿会合并阴道积液,Levitt 统计了 490 例泄殖腔畸形患儿,其中有 139 例患儿存在阴道积液。

人类疾病或多或少都会受到遗传因素的影响每个人的遗传基因不同,他们对疾病的遗传易感性也不同人类基因多态性的研究可以帮助人们更多的了解各种基因及它们的等位基因在不同种族和人群中的分布情况,有助于我们从基因水平去研究各种疾病在不同种族和人群中的发病率和发病机制;遗传流行病学研究表明一穴肛是由多个基因共同参与的疾病,其中可能存在一个或多个主基因,还应有较多微效基因累加,环境因素也会起到很大的作用,包括工作环境等,长期受电离辐射或从事装修类工作的人,其所生胎儿患先天畸形的可能性会明显增加。

一穴肛的发病机制十分复杂,而且常伴发其他畸形,因相关的基因很多,且研究相对表浅,所以一穴肛相关致病基因的定位工作尚未完成,其遗传方式尚不十分清楚。人类对一穴肛致病基因的候选基因的研究还处于起步阶段,至今也未找到有明确意义的相关基因,这可能是由于以下几方面的原因:①一穴肛发育复杂,形态多种多样。一穴肛极少独立发生,常伴有其他种类的畸形,盆腔肌肉神经亦会出现发育异常的情况,且伴发畸形率高。②一穴肛的种类很多,疾病本身的分类方式也很多,且分类比较复杂。③一穴肛不仅可以独立存在,也会作为综合征及其他复杂畸形的一部分出现,合并畸形发生率较高。有学者把肛门直肠畸形分为独立型(单纯型)肛门直肠畸形和综合征型(复杂型)肛门直肠畸形两类,并且推测它们的发病机制及致病基因可能不同。④一穴肛是一种受多基因多因素影响的复杂疾病。⑤一穴肛的遗传方式复杂多样。⑥可供研究的动物和人类标本来源受限:这是一种受多因素影响的,受多个基因调控的复杂畸形,而一穴肛发病机制的研究重点就是找出这些基因,明确其在胚胎发生中的作用,探究其发挥作用的具体机制。目前大多数实验室都应用致畸动物模型研究一穴肛,实验方法一般都采用乙烯硫脲、维 A 酸等建立致畸模型,对其胚胎发育的过程及相关的基因表达情况进行探索。

以往很多学者致力于研究一穴肛的遗传方式,认为一穴肛的发病与遗传相关。他们通过总结家族性肛门直肠畸形病例,对肛门直肠畸形的遗传方式进行研究和推测,但是得出的结论却很不统一。有人认为是常染色体显性遗传病;也有人认为是 x 连锁隐性遗传病;甚至有人认为,由于一穴肛的发生受多基因调控,尤其作为综合征及其他复杂畸形的一部分出现,其遗传方式可能取决于该综合征。所以,就目前研究得出结论来看,一穴肛的遗传方式尚有很大的争议。

一穴肛有几种分类方式,但最常用的还是 Pena 分型,其分型方式如下:Ⅰ型:典型泄殖腔畸形,尿道、阴道及直肠汇合于泄殖腔管近端,泄殖腔管长 2~3cm,阴道大小正常,外括约肌复合体发育和位置均正常。泄殖腔管开口于正常尿道的部位,会阴体较正常小。Ⅱ型:高位泄殖腔畸形,泄殖腔开口小,会阴短,该型泄殖管管长 3~7cm,阴道极小,拖出成形极为困难,盆腔狭窄,骶骨短,盆底肌及外括约肌发育差。Ⅲ型:为不常见的泄殖腔畸形,直肠开口位置高,开口于阴道后壁的顶部。Ⅳ型:低位泄殖腔畸形泄殖腔管长 0.5~1.5cm,直肠低位阴道瘘合并女性尿道下裂。Ⅴ型:泄殖腔畸形合并阴道积液,泄殖腔管为常见型,阴道大量积液,约 40%一穴肛合并阴道积液,阴道积液易继发泌尿系梗阻和感染。这种类型做阴道成形时取材容易。因患儿尿液从膀胱经较短的近端尿道直接进入扩张的阴道,在阴道引流后可能发生假性尿失禁。Ⅵ型:泄殖腔畸形合并双子宫、双阴道),约占泄殖腔畸形的 60%,有时为完全分离的双子宫双阴道,有时中间有隔,为不完全分离。

其次 Rafensperger 分类法也较为常用,Rafensperger 法将此病分为 9 型,其中第 1 型又分为 4 类。也有人根据泄殖腔的共同管长度将本症分为高位型(>3cm)、常见型(2~3cm)和短段型(<2cm),以指导手术入路。

二、诊断

一穴肛的诊断并不十分困难,从临床表现基本可进行诊断,但为了更明确的分型以进行治疗,以下诊断方法也常会用到。

(一)内镜检查

内镜有助于一穴股的诊断及术前评估,膀胱镜可以在直视下了解泌尿生殖系统精细的解剖结构情况并准确测量共同管道的长度从而确定手术术式。内镜下微创手术可以对一穴肛的术后并发症进行预防和治疗,包括术后阴道狭窄、尿道狭窄、阴道积液等,治疗效果也得到了认可。

(二)超声检查

对胎儿进行全程产前检查对于及早发现泄殖腔畸形极为重要,超声诊断即为产前诊断的首选方法。超声常表现为下腹壁皮肤层回声的中断、缺损,盆腔内无膀胱显示,并在缺损处可见包块,可合并有脊髓脊膜的膨出及肛门闭锁的超声征象。当出现下列影像学改变时常提示可能存在泄殖腔畸形：①肾脏及泌尿道的畸形病变；②胎儿盆腔发出的囊状结构、双侧肾积水；③结肠和尿道内钙化的胎粪影；④膀胱和尿道根部的膨大；⑤胎儿（22周）前腹壁发出的条索状组织突出影（象鼻征）。重视胎儿产前检查，提早诊断泄殖腔畸形，采取相应的措施，将有助于降低畸形儿出生率，提高新生儿的生存质量。

(三)MRI 检查

MRI可准确、无创、全面地显示肛门直肠畸形的类型、瘘管存在与否、肛周肌肉的发育状态以及伴发的畸形情况，此技术简单易行，能为临床提供更多的诊断信息，协助治疗方案的确定，提高患儿的存活率及生活质量。

三、治疗

一穴肛多样而复杂的病理改变决定了手术治疗的方式。一穴肛手术重建的目标是达到排尿、排便功能以及实现性功能，最终实现生殖功能。通常选择术式的时候根据共同管道的长度将患者分成两组，共同管道大于3cm的为一组，小于3cm的为另外一组。

1.后矢状入路肛门会阴尿道成形术

自DeVries等提出后矢状入路肛门直肠成形术（PSARP）以来，由于术中直视下精确解剖，使直肠盲端准确地通过耻骨直肠肌复合体中央，同时还可修复和加强相应肌肉，此术式现已被多数儿外科医生采用，临床疗效显著改善。

手术操作如下：①定位肛穴正中位置：肛穴正中位置的定位通过局部外观判定，通过刺激肛穴皮肤找到肛门括约肌收缩中心。取骶尾部正中矢状纵形切口。切口自尾骨上缘至肛穴正中。切口需超过尾骨，其目的是当直肠末端位置较高时劈开尾骨使直肠游离更充分。切口下方位置达肛穴中心即可，以防牵拉切口时撕开肛穴。②暴露瘘管并修补瘘管：切开皮肤后，纵行切开横纹肌正中及肛门外括约肌。边刺激边切，同时观察肛提肌，肛门括约肌发育及分布情况。当肌层完全分开后，向深层小心分离，找到直肠盲端，分离直肠两侧及瘘管处，因尿道紧贴直肠易损伤尿道，可用手触摸尿道内的尿管来辨认尿道以免伤及尿道。切开直肠后壁，辨认尿道瘘口。将尿道瘘管处黏膜层分离至距尿道2～3mm水平，缝扎关闭瘘管。③游离直肠末端：游离直肠直至达肛穴水平处为止。分离直肠时应紧邻浆肌层，以免损伤骶前神经丛及膀胱周围的神经丛。④固定直肠并形成肛门：先固定直肠前壁，经肛口插入1根肛管，缝合固定直肠后壁。固定直肠时要使肛门括约肌及肛提肌包绕直肠四周，缝合横纹肌复合体时要各层一一对应缝合。缝合尾骨及骶尾部切口皮肤，直肠与肛穴皮肤间断缝合1周，形成肛门。⑤将阴道与尿道分离分别成形，但当共同管道较长时需将阴道后壁从尿道上分离以成形阴道，共同管道作为尿道的一部分成形尿道，同时行代阴道术。

Pena法是治疗中、高位肛门闭锁的有效手术方法。具有很多优点：①可充分进行解剖，暴露肛周肌群，避免发生额外损伤，有助于肛周肌群重建，避免术后肛门发生功能障碍；②充分游离直肠盲端及瘘管，找出肛周肌肉复合体中心位置，从而将游离出的直肠从其中心拖出，可有效预防术后发生大便失禁和污粪情况。

但是此术式因阴道及尿道分离过程较精细，分离时间长，同时术中分离面较大，所以会造成阴道及尿道部位血液循环障碍，且术后阴道及尿道狭窄的发病率较高。在一项包含54名研究对象的研究显示，25%的患者出现阴道狭窄，18%出现尿失禁，12%出现尿道阴道瘘，1例输尿管的损伤和1例阴道缺血性坏死。

直肠狭窄和肛门口瘢痕形成多因下拖直肠有张力,使吻合口裂开导致直肠回缩。所以直肠与肛周皮肤的无张力吻合十分重要,术中要将直肠充分游离以保障直肠与肛周的无张力吻合。

2.泄殖腔整体游离术

泌尿生殖窦整体移位术避免了尿道与阴道大面积解剖分离,术后阴道及尿道狭窄的发病率较前明显下降,适用于共同管道<3cm的患儿。术中患儿取俯卧位,切口由散前延伸至共同开口处,依次切开皮肤、皮下组织、括约肌复合体,于正中位置切开共同通道,显露尿道、阴道及直肠的开口,常规分离直肠,将泌尿生殖窦作为整体从周围组织游离,前方需经耻骨后分离至耻骨尿道韧带上方,两侧需完全分离尿道及阴道悬韧带,术中需仔细保留尿道及阴道血供,以显露耻骨后脂肪作为泌尿生殖窦整体游离的标准,待游离完成后自正中将共同管道分成2个皮瓣,分别成形阴道口及尿道口,遗留的2个皮瓣成形阴唇。

本术式对手术技术要求较高,最好术者已熟练掌握后矢状入路肛门直肠成形术的手术技术并具备多例成功治疗经验。手术操作需遵循以下原则:①应用配备了针状刀头的高质量电刀完成切开、游离等技术操作,减少出血和组织损伤;②使用电刺激器(可用针麻仪代替)辨认相关的排便控制肌群;③用牵引线及自动拉钩显露手术野,避免随意钳夹组织;④泄殖腔整体游离要适度,避免游离位置过高造成局部组织缺血、坏死和可能发生的高位尿道瘘;⑤直肠血运丰富,可充分游离,以避免开腹。松解直肠外纤维鞘后可使直肠延长一倍,如操作得当甚至可以松解盆底腹膜,将很高位的直肠盲端拖至肛门。

术后排尿控制障碍为本症最易出现且难以处理的并发症。应强调游离泄殖腔的正确层次与适当高度。还应注意紧贴肠壁游离直肠,以避免损伤骶前神经:一旦出现排尿控制障碍应先行保守治疗,部分患儿可以恢复,否则提倡终生间歇导尿。

对于拥有长共同通道的患者(>3cm),需要更高的技术难度,同时需要剖腹及做后矢状切口。而短共同通道的患者只需要经会阴切口。当共同通道长度大于5cm,将其连通到会阴部是不可能的,因此此段共同通路被保留下来作为尿道,阴道被分离。输尿管损伤是很危险的,阴道可以使用Mullerian结构重建,或者使用一段肠管重建阴道。

3.腹腔镜下手术

目前已有应用腹腔镜进行早期治疗的,因其创伤小,术后恢复快,正逐渐被人们接受。

4.组织工程自体移植

作为很多先天疾病的治疗方案,在未来的发展中,组织工程学方法在治疗先天肛门直肠畸形方面也将取得很大的进展,成为一穴肛治疗的新方向。

四、预后

患者的预后及生活质量也非常重要。在儿童期容易影响患儿上学、同伴交往、心理健康等,研究发现,随着肛门直肠畸形患者年龄的增长,虽然其相应功能得到部分改善,但在成人期仍存在许多功能障碍,这会影响其工作与正常生活,生活质量明显低于正常人。

一穴肛的治疗不仅仅限于挽救患儿生命,还应该注意其未来的生活质量。术后并发症会给患儿带来沉重的心理负担,更应重视全面的、综合的康复治疗提高肛门直肠畸形患者患儿远期生活质量。

第九节　直肠阴道瘘

一、概述

直肠阴道瘘(rectovaginal fistula，RVF)是直肠和阴道之间形成的先天或后天的通道，瘘的内侧面被覆上皮组织，可发生在阴道的任何位置，但大多发生在肛管至齿状线之间。根据瘘口的位置可将直肠阴道瘘分类为低位、中位和高位三种类型。瘘口大小和位置这两个特征直接影响修补手术方式的选择，因此须特别注意低位直肠阴道瘘的直肠瘘口靠近齿状线位置，而阴道瘘口正位于处女膜的内侧；中位直肠阴道瘘常发生在处女膜和宫颈之间；高位直肠阴道瘘的阴道瘘口接近宫颈或子宫切除的患者的阴道末端，而与之相通的肠侧瘘口一般位于乙状结肠或直肠，这类瘘通常需经开腹手术修补有些高位直肠阴道瘘体格检查和内镜检查不易发现，需进行鉴别诊断：直肠阴道瘘的瘘口大小不等，小的直径小于1mm，而大瘘口可以使整个阴道后壁缺损，这无疑给手术修补到来了困难。

直肠阴道瘘常导致患者阴道不洁且易感染，生活质量下降，使其痛苦不堪，RVF 临床上虽然少见，但对患者的生活质量及心理影响巨大，往往强烈要求手术治疗。RVF 自行痊愈的概率很小，一旦诊断明确，均需采用手术治疗：由于 RVF 的形成是从高压的直肠(25～80cmH$_2$O)到低压的阴道(大气压)，因而修补 RVF 的关键在于直肠前壁的重建，以恢复直肠及肛管部位的高压力区。如行局部修补，应充分分离瘘口周围组织并完整切除瘘管及周围瘢痕，保持修补组织的无张力和血供。如瘘管较大或局部瘢痕严重，不可勉强缝合，应选择修补后张力较小的游离瓣修补术。总之，无论采用何种手术，切断直肠与阴道间上皮的融合、清除局部不新鲜的组织、无张力缝合是手术成功修补的基本条件。

二、病因与分类

(一)病因

本病可由先天异常造成，但多数是后天获得。先天性 RVF 发生的原因是胚胎6～7周时，由于中肾旁管沿尿生殖窦后壁向下延伸所致。后天获得性 RVF 常见病因包括产伤(约占88％)、炎性肠病、手术创伤(妇科和结直肠手术)、感染(直肠周围、盆腔脓肿、憩室炎、前庭大腺炎、盆底炎症性疾病)、盆底新生物和盆底放疗(主要是宫颈癌放疗)等。少见原因包括"硬化剂"内痔注射后、直肠阴道损伤、放射性阴道纤维化行扩张治疗后、PPH 术后等一值得重视的是随着低位保肛手术的推广，吻合器使用的推广，术前辅助放疗、化疗的联合应用，直肠癌术后并发直肠阴道瘘的患者有增多趋势。直肠癌前切除术后 RVF 发生率报道为0.9％～2.9％，Kosugi 等报道为9.9％发生 RVF。可能原因为：①肿瘤浸润切除部分阴道壁；②吻合器闭合时包含部分阴道壁或缝线穿透阴道黏膜；③吻合口瘘导致盆腔脓肿，穿透阴道后壁等盆腔放疗可引起直肠的急性组织改变，包括炎症影响。

直肠尤其是吻合部位组织的血运和组织修复，使吻合部位缺血坏死是术后并发 RVF 重要诱因之一。放疗后 RVF 发生率为0.69％～5.00％，多在治疗后0.5～8.0年内发生，主要因为高剂量,相关因素包括盆腔手术史、糖尿病、心血管疾病、高血压、高龄、吸氧及化疗等。有报道使用双吻合器手术的患者较单吻合器的患者直肠阴道瘘的发生率高,故医源性发病值得重视。

(二)分类

1.按病因可分为先天性和后天性两大类

(1)先天性直肠阴道瘘:多见于儿童,往往合并肛门直肠畸形,手术除了修补瘘管外还需肛门重建。

(2)后天性直肠阴道瘘:后天性多见于成人,需肛门重建者少。

2.按是否有损伤过程可分为损伤性和非损伤性两大类

(1)损伤性 RVF 多因产伤所致,手术误伤、放射性损伤、外伤等也是其常见原因。

(2)非损伤性 RVF 则包括先天性和肿瘤、医用修复材料侵蚀等多种因素。

3.按照瘘口位置可将 RVF 分为高、中、低三类

(1)低位瘘:瘘口位于齿线处或其上方,在阴道口阴唇系带处。即瘘位于直肠的下 1/3 及阴道的下 1/2。

(2)中位瘘:即介于高位和低位瘘之间。

(3)高位瘘:瘘口位于直肠的中 1/3 及阴道的穹隆处。

4.根据瘘口直径大小分为小、中、大口 3 种类型

(1)瘘口直径小于 0.5cm 称为小瘘。

(2)瘘口直径 0.5~2.5cm 称为中瘘。

(3)瘘口直径大于 2.5cm 称为大瘘。

5.根据病情分为单纯性和复杂性两类

这是目前较为公认的分类方法,是根据瘘口在阴道内的位置、大小及病因进行分类。

(1)单纯性 RVF:指瘘口直径<2.5cm,位于阴道下半部,由创伤或感染导致且既往无手术史者。

(2)复杂性 RVF:指瘘口直径>2.5cm,位于高位,或由肿瘤、炎症性肠病或放疗所致并有过一次或多次手术者。

Devesa 认为决定愈合的最大影响因素是瘘的类型,即是单纯性或复杂性瘘,复杂性瘘常需要行暂时性结肠造口。

6.自发性直肠阴道瘘

自发性直肠阴道瘘极为罕见。Chitrathara K 等报道自发性穿孔导致直肠阴道瘘 2 例。两例都发生在卧床粪便嵌塞的患者。

三、诊断

RVF 的诊断相对比较明确,通过患者的症状和体征,一般均能够明确诊断。最常见的症状为患者主诉经阴道有排气或少量粪样液体流出,可合并低热、阴部疼痛等。瘘口较大的患者,可从阴道排出成形便。但是对瘘管走行及瘘口位置等精确的判断对确定临床治疗方案有较高的价值,因此合理有效的术前检查和评估方法至关重要。位置较低的 RVF 通常直视下即可确定瘘口大小及位置。高位且瘘口小的 RVF 常用亚甲蓝灌肠,阴道内填充。

棉球观察其是否染色来确诊,可分别行阴道镜和直肠镜精确定位,阴道直肠双合诊对RVF 的诊断有一定的帮助。根据病史及肛门阴道指诊或探针检查,直肠阴道瘘的确诊率为74％,一些极小的瘘则需要借助肛门 B 超、MRI、直肠内镜、阴道内镜等检查确诊。直肠腔内超声检查可确定 RVF 的位置,该检查能较好地评估括约肌损伤程度。近年来直肠内 MRI 亦被广泛使用对 RVF 进行评估。Dwarkasing 等推荐应用直肠内 MRI 对 RVF 进行临床分型,对于放疗相关的 RVF 患者,可选择使用阴道镜加瘘口造影以除外可能发生的阴道、小肠、结肠瘘。有研究表明,括约肌正常的 RVF 直肠内推进瓣术后手术成功率为 50％,异常的仅为33％,临床应了解患者是否发生大便失禁,这对于了解低位 RVF 是否合并括约肌损伤有重要意义。由于括约肌功能与手术成败密切相关,RVF 患者术前都应进行直肠内超声及直肠肛管压力测定,以发现隐藏的括约肌功能障碍。

四、手术治疗与疗效评价

RVF 的治疗包括保守和手术治疗。目前,文献中保守治疗 RVF 的手段包括局部坐浴及局部冲洗、病灶引流、无渣饮食、口服敏感抗生素、肠外营养等,但治愈的概率小。近年有使用英夫利西单抗治疗 Crohn 病引起的 RVF 以及运用生物蛋白胶或生物瘘管塞来封堵单纯型RVF 的成功报道,但这些方法尚缺乏大样本临床实践。因此,尽管有学者报道 RVF 可保守治愈,但大多数学者均认为手术修补是 RVF 唯一的治愈手段。一旦发现 RVF,即应根据病因、部位及大小、肛门括约肌功能状况、有无局部手术史、患者的整体情况以及外科医师的技术和判断选择不同术式,从而获得较高的治愈率,改善患者的生存质量。

(一)手术时机的选择

由于瘘的急性期局部充血、水肿等,应待感染控制,充血、水肿完全消退、上皮覆盖、瘘管成熟、瘢痕软化后(一般 3～6 个月)才可行局部修补手术。修补失败者可于 3 个月后再次修补。同时因直肠内有大量细菌滋生,手术前应该进行良好的肠道准备,充分清洗肠道,手术时再严格消毒直肠和阴道,使手术野获得良好的愈合环境,这对手术的成功至关重要。

(二)手术注意事项

修补 RVF 的关键在于直肠前壁的重建,恢复直肠及肛管部位的高压力区。应充分游离瘘口旁组织、仔细辨认周围组织层次、完整切除瘘管及周围瘢痕,谨慎止血后分层行无张力缝合,并保持组织间充足的血供。如果无法保证充足血供,则应在阴道与直肠间填充血运丰富的组织以确保缝合部位的愈合。

(三)手术术式及疗效评价

1.瘘管切开缝合术

经会阴直肠瘘管切开缝合术即 Musset 手术,主要用于低位 RVF,尤其是因产伤而合并括约肌损伤者。术中将瘘管至会阴体间的直肠肛管阴道隔切开,分层缝合直肠肛管、肛门括约肌和阴道黏膜等。其要点是将 RVF 转变为Ⅳ度会阴裂伤,之后再逐层缝合直肠肛管、肛门括约肌和阴道黏膜等,手术时应注意阴道可容二指,肛门通过一指,且有括约肌收缩感。此类手术最大的优点是手术视野开阔,径路直达,可以完全显露会阴区,并能够获得充分的会阴体重建,是一种整体的修复和加强术式,具有较高的成功率和术后较低的并发症发生率。但这些优点并未得到外科医生的足够重视,主要原因是切开肛周括约肌可能会引起术后肛门失禁。

2.单纯瘘管切除、分层修补术

该术式有经腹、阴道、会阴及经肛4种入路。显露瘘管后,切开直肠阴道间连接处黏膜或切除瘘管,适当游离瘘管周围直肠阴道隔后分别缝合直肠前壁及阴道后壁。其中经腹入路适用于高位瘘,而其余3种途径适用于中低位瘘勺单纯低位直肠阴道瘘可以采用直接手工缝合方法修补,可经阴道通过阴道窥器或经直肠用直肠拉钩充分显露,经直肠侧或阴道侧,或双侧结合直视下切除窦道,缝合瘘口。首先应切除瘘口周围瘢痕组织,强调分层缝合以实现解剖对位。主张术前发现有肛门功能不全或瘘口直径2.5cm以上大瘘口者,应同时行肛门括约肌重建,预防术后控便能力下降或失禁。最好使用可吸收缝线以减少局部异物反应和炎症反应。基层医院首次手术多采用此方法,失败率较高,强调把握好手术时机和进行充分的围手术期准备一般要求手术与瘘发生时间间隔至少3个月以上,早期可通过挂线引流换药或预置去功能性肠造瘘等处理,促进局部炎症、水肿减轻或消退,同时控制好基础疾病,如糖尿病和自身免疫性疾病等,设法改善全身营养状况。对直径大、高位、复发及炎性肠病引起的瘘,不建议采用直接缝合修补术;此种情况下直肠阴道瘘修补的失败率非常高,贸然仓促手术,一旦失败将给后续治疗造成极大困难。经肛途径优点在于不损伤肛门括约肌。经阴道途径显露优于经肛途径,不需分离括约肌,可同时行括约肌成形术,多数不需要术前或同时行回肠末端或结肠造口,无会阴切口、愈合快、不导致会阴及肛管畸形,并发症发生率低是其优点。但经阴道及经肛修补均没有充分游离,仅在原位修补,局部组织张力大且血运差,故复发率高。Lescher报道术后复发率高达84%,Given报道为30%,且经阴道修补术后可能存在性交困难,故有部分学者建议少用甚至不提倡用此手术方式治疗RVF但另有学者对该术式持肯定意见,有报道经会阴途径修补6例RVF效果良好,同时认为如合并括约肌损伤还可对括约肌进行重建,未合并肛门括约肌损伤者,经会阴入路可拉拢缝合肛提肌,分隔直肠前壁和阴道后壁,能降低复发风险。

3.经直肠推移瓣修补术

该术式由Noble于1902年提出,手术方式为经直肠侧将瘘口上下沿黏膜及黏膜下层分离掀起一直肠黏膜瓣,去除瘘口周围瘢痕组织后缝合瘘管,表面覆盖直肠黏膜瓣,一定程度上提高了手术成功率。此为20世纪80年代治疗低位直肠阴道瘘的主流术式,首次手术成功率约78%～95%。之后很多学者做了细节改良,但近年报道的成功率仍无明显提高,尤其对复发性直肠阴道瘘,复发率仍较高。有研究报道复发性直肠阴道瘘采用直肠黏膜瓣推移覆盖修补术治疗21例患者,复发率高达56.8%,故目前不赞成将此法作为治疗复发性直肠阴道瘘的优选方法。该术式要点在瘘管周围分离出一个包括直肠黏膜层、黏膜肌层和部分内括约肌的推移瓣,切除部分瘘管后,将推移瓣覆盖缝合,使直肠壁恢复连续性;阴道内的瘘管则敞开引流。该术式可分为经会阴和经肛两种入路;经会阴切口暴露较好,可同时行括约肌成形;经肛入路的优点则在于无会阴部切口,疼痛少,愈合好,不损伤括约肌,术后不影响排便功能,避免术后锁眼畸形及保护性转流性肠造口,是单纯性中低位RVF的首选方法,即使首次失败后仍能再次应用。但手术完成后瘘管内口仅有直肠黏膜覆盖,术后黏膜容易因炎症水肿而裂开是该术式的不足。有些学者对直肠推移瓣治疗直肠阴道瘘的价值存在一定的争议。Kodner等报道使用直肠推移黏膜治疗直肠阴道瘘和其他复杂肛瘘的经验。

4.经肛门括约肌途径修补术

Mason 手术原本是为修补直肠尿道瘘而设计的,后又用于治疗中下段直肠肿瘤,现在,国内外学者用该术式治疗 RVF 也取得了很好的疗效。该术式主要用于治疗低位 RVF,尤其是合并括约肌损伤者。手术取俯卧位或折刀位,臀部抬高,从骶尾关节至肛缘作一直切口,可切除尾骨,切断肛门外括约肌并标记,从肛门后缘向上剪开直肠后壁,显露直肠前壁的瘘口。充分切除瘘口四周的瘢痕组织后,以锐性分离法分别解剖出直肠壁和阴道壁,要求游离距瘘口缘以外 3cm 宽的正常组织,先作阴道壁的间断内翻缝合,后作直肠壁的间断内翻缝合,均为两层内翻缝合。最后缝合切开的直肠后壁、盆底肌和各组肛门外括约肌等。手术时应注意阴道可容二指,肛门通过一指,且有括约肌收缩感。国内邱辉忠率先运用该术式并报道 4 例成功经验。该术式经后路括约肌或尾骨手术,在直视下从中线分离肛提肌群,经后矢状路行直肠阴道瘘修补、肛门直肠成形术,具有径路直达,术野宽敞,显露充分等优点,但由于盆底解剖广泛,一旦发生感染,直肠回缩,仍需行肠造瘘术。本术式严重术后并发症为直肠皮肤瘘及肛门失禁,其发生率分别为 3.8% 和 18.0%。

5.组织瓣转移修补术

指通过引入血供良好的组织到瘘管区,并分隔两侧瘘口缝合处。目的是加强直肠阴道间隙,促进愈合。适用于复杂型瘘。对于中低位瘘,常用的组织瓣有球海绵体肌、肛提肌、阴股沟瓣、臀肌皮瓣、单或双侧股薄肌皮瓣等。

第六章　甲状腺与甲状旁腺疾病

第一节　甲状腺炎

甲状腺炎是指甲状腺组织发生变性、渗出、坏死、增生等炎症病理改变而导致的一系列临床病症。甲状腺炎的命名和分类，目前尚无统一的定论。各种炎症之间无内在联系，其病因、病理变化、临床特点和预后均各不相同。

一、急性化脓性甲状腺炎

临床上，本病可发生于任何年龄，国外统计资料表明多见于 20～40 岁女性，且已有甲状腺疾患，尤其有结节性甲状腺肿者易患本病。

(一)病因

急性化脓性甲状腺炎是急性甲状腺炎中的主要类型，但临床较少见。大多由化脓性细菌经血行或邻近感染蔓延到甲状腺所致，病原菌常见为葡萄球菌、链球菌或肺炎球菌等，亦有报道布鲁杆菌感染可引起本病。梨状窝窦道瘘常伴有本病或引起本病反复发作。

(二)病理

在病理上，表现为急性炎症的特征性改变，可为局限性或广泛性，初期有大量多形核细胞和淋巴细胞浸润，常伴有坏死和脓肿形成，发病前已有结节性甲状腺肿者易产生脓肿，如甲状腺本来正常者，则广泛化脓多见。脓液可进入深部组织，甚至进入纵隔、破入气管、食管。愈合时具有大量纤维组织增生。

(三)临床表现

临床表现可见发病急，甲状腺肿大、疼痛、压痛，伴发热、畏寒、寒战、心动过速。颈部后伸、吞咽时甲状腺疼痛加剧，疼痛可向两颊、两耳或枕部放射，甲状腺肿大多为单侧，偶可双侧，质硬，并有邻近器官或组织，感染的征象。甲状腺脓肿形成时可有波动感，局部皮肤红、肿、痛。

(四)辅助检查

血常规检查可见末梢血白细胞计数升高，以多形核白细胞为主，血培养可能为阳性，血沉加快。一般甲状腺功能无变化，检测甲状腺摄^{131}I率正常，血清 T_3、T_4 水平亦在正常范围。甲状腺扫描显像可见局部有放射性减低区。对反复发生本病或颈部脓肿的患者应排除是否有先天异常，应行食管吞钡或 CT 检查，是否来源于梨状窝的鳃囊窦道或梨状窝窦道瘘。

(五)诊断

根据患者的临床表现及一般实验室检查即可做出诊断。诊断主要根据全身败血症症状，伴有高热、寒战、白细胞总数及中性粒细胞增高，或原有颈部化脓感染，随即出现甲状腺肿大、疼痛、压痛。需与亚急性肉芽肿性甲状腺炎鉴别。后者通常不侵犯颈部其他器官，疼痛相对较轻，血沉明显增快，早期有一过性甲亢症状以及血 T_3、T_4 升高而甲状腺摄^{131}I率降低的分离现象,甲状腺活检有多核巨细胞出现或肉芽肿形成。另外,进行性恶性甲状腺肿瘤(AMTT)也可发生局部坏死,类似急性化脓性甲状腺炎,但其预后差,病死率高应予以鉴别。

(六)治疗

局部热敷,卧床休息,合理使用抗生素,可根据脓液中细菌种类选用抗生素。如局部已形成脓肿或保守治疗不能使感染消退时,则应手术切开引流,也可进行针吸治疗。

二、亚急性甲状腺炎

亚急性甲状腺炎可分为亚急性肉芽肿性甲状腺炎和亚急性淋巴细胞性甲状腺炎(又称无痛性甲状腺炎)两型。

(一)病因

本病的病因不明。一般认为本病起因为病毒感染,多数患者于上呼吸道感染后紧接着发病。发病时,患者血清某些病毒抗体滴度升高,包括柯萨奇病毒、腺病毒、流感病毒、腮腺炎病毒等。当腮腺炎流行时,亦可造成流行性甲状腺炎,患者血清中有高滴度的腮腺炎病毒抗体。根据对 HLA 的研究,一些患者可能与 HLA－B35 相关,本病患者可能对病毒存在易感性。近年来又发现本病患者循环系统中存在直接针对 TSH－R 的抗体,并证实存在针对甲状腺抗原的致敏 T 淋巴细胞,所以本病病因不能完全以病毒感染解释,是否有自身免疫异常,尚无定论。

(二)病理

甲状腺滤泡上皮细胞的破坏及滤泡完整性的丧失是本病病理的主要结局。已经生成的 TH 与异常的碘化物质一起从滤泡释放入血中,促使血清中的 T_4 及 T_3 升高,临床上产生甲状腺功能亢进,抑制 TSH 的分泌。由于滤泡上皮细胞的破坏,TSH 不能增加对放射性碘的摄取,致使放射性碘摄取率减低。在疾病的后期,滤泡内贮存的以前生成的激素已排尽,血中的 T_4 及 T_3 浓度下降,有时降至甲状腺功能减退水平,而 TSH 上升,常可高于正常。如病情稳定,甲状腺摄^{131}I 率可高于正常一段时间,最终随着激素分泌的恢复,血中 T_4、T_3 升高,TSH 浓度下降至正常范围。

甲状腺通常中度肿大,常不对称,病变可局限于甲状腺的一部分,累及一侧或双侧甲状腺,甲状腺肿大呈结节状。包膜纤维组织增生,并和周围组织粘连,但很少侵及甲状腺附近器官。甲状腺质地较硬,有弹性,切面灰白色或浅黄色。病变与周围甲状腺分界清楚。镜下病变呈灶性分布,范围大小不一,各处病变处于不同病变阶段。早期可见滤泡破坏,上皮细胞崩解、基膜碎裂类胶质减少或消失。中性粒细胞可浸润到被破坏的滤泡内,形成微小脓肿。病变进一步发展,可见组织细胞和多核巨细胞位于滤泡内,围绕胶质形成肉芽肿。上皮样细胞与多核巨细胞构成结核样肉芽组织,但无干酪样坏死。间质水肿,有淋巴细胞、浆细胞、嗜酸粒细胞和组织细胞浸润,后期纤维母细胞增生纤维化。本病经数月后,炎症逐渐消退,最后纤维化而痊愈。病灶之间可见新生的小滤泡,腔内无胶质。上皮细胞呈立方或砥柱状,有的含有胶质和吸收空泡,也可见中等或较大的甲状腺滤泡,胞内有胶质。上皮细胞呈立方或扁平,这可能是残留的滤泡或压迫萎缩的滤泡。

(三)临床表现

亚急性甲状腺炎多见于中年女性,发病有季节性(夏季是其发病的高峰),发病时患者常有上呼吸道感染。典型者整个病程可分为早期伴甲亢、中期伴甲减(又可分为过渡期和甲减期两期)以及恢复期三期。

1.早期

起病多急骤,常伴有上呼吸道感染的症状和体征,如发热,伴畏寒、疲乏无力和食欲缺乏,淋巴结肿大。最为特征性的表现为甲状腺部位的疼痛和压痛,常向颌下、耳后或颈部等处放射,咀嚼和吞咽时疼痛加重。甲状腺病变范围不一,可先从一叶开始,以后扩大或转移到另一叶,或始终限于一叶。病变腺体肿大,坚硬,压痛显著。亦有少数患者首先表现为无痛性结节、质硬、TSH 受抑制,需注意鉴别。病变广泛时滤泡内甲状腺激素以及碘化蛋白质一过性大量释放入血,因而除感染的一般表现外,尚可伴有甲状腺功能亢进的常见表现,如一过性心悸、神经过敏等,但通常不超过 2～4 周。

2.中期(过渡期及甲减期)

本病多为自限性,大多持续数周至数月可完全缓解,少数患者可迁延 1～2 年,个别留有永久性甲减的后遗症。当甲状腺滤泡内甲状腺激素由于感染破坏而发生耗竭,甲状腺实质细胞尚未修复前,血清甲状腺激素浓度可降至甲减水平。本病临床上大部分患者不出现甲减期,经历甲亢期后,由过渡期直接进入恢复期;少数患者出现甲减期,可持续 2～4 个月,甲状腺功能逐渐恢复正常。个别患者由于甲状腺损坏严重,进入甲减期后,不能恢复,留下永久性甲减的后遗症。

3.恢复期

症状逐渐好转,甲状腺肿及结节逐渐消失,也有不少病例遗留小结节,以后缓慢吸收。如果治疗及时,患者多可完全恢复。极少数变成永久性甲减患者。

4.复发

在轻症或不典型病例中,甲状腺仅略增大,疼痛和压痛轻微,不发热,全身症状轻微,临床上也可没有甲亢或甲减表现。本病病程长短不一,可有数周至半年以上,一般为 2～3 个月。病情缓解后,尚可能复发。

(四)实验室检查和特殊检查

1.一般检查

红细胞、白细胞计数轻至中度增高,中性粒细胞正常或稍高,偶可见淋巴细胞增多,血沉明显增快,多大于或等于 40mm/h,可达 100mm/h。

2.甲状腺功能检查

甲亢期血清 TT_3、TT_4、FT_3、FT_4升高,TSH 分泌受抑制,甲状腺摄[131]I 率低,呈现所谓"分离现象"。这是由于甲状腺滤泡细胞破坏,原贮存的 T_3、T_4漏入血循环,使得血中 T_3、T_4升高,反馈抑制垂体分泌 TSH,失去 TSH 刺激、甲状腺摄碘功能减退之故;其次是炎症损害了滤泡细胞摄碘功能,甲亢期甲状腺摄[131]I 率可低至测不出。甲减期患者血清 TT_3、TT_4、FT_3、FT_4减低,TSH 升高,甲状腺摄[131]I 率可反跳性升高。

3.彩色多普勒超声检查

在急性阶段,受累增大的甲状腺组织没有血运增加,彩色多普勒超声示低回声区;而在恢复阶段,超声显示为伴轻微血运增加的等回声区。一般 1 年以后血运恢复正常。对鉴别诊断及对本病的评价与监测,彩色多普勒超声是一种无创且快捷的检查方法。

4.甲状腺放射性核素扫描(摄^{131}I率低时,放射性核素碘不能用于扫描)

可见图像残缺或显影不均匀,一叶肿大者常见无功能结节或一叶残缺。

5.甲状腺活检

可见特征性多核巨细胞或肉芽肿样改变。

(五)诊断

依据甲状腺肿大、疼痛、有压痛,伴全身症状,发病前有上呼吸道感染史,血沉增快,血清T_3、T_4升高而甲状腺摄^{131}I率降低,呈分离现象,诊断常不难确定。诊断标准如下所述。

(1)甲状腺肿大疼痛、质硬、触痛,常伴上呼吸道感染症状和体征(发热、乏力、食欲缺乏、颈淋巴结肿大等)。

(2)血沉加快。

(3)甲状腺摄^{131}I率受抑制。

(4)一过性甲亢。

(5)抗甲状腺球蛋白抗体(TGAb)或抗过氧化酶抗体(TPOAb)阴性或低滴度。

(6)甲状腺细针穿刺或活检有多核巨细胞或肉芽肿改变。本病符合上述4条即可诊断。

(六)鉴别诊断

颈前包块伴有疼痛者除本病外可见于甲状腺囊肿或腺瘤样结节急性出血、甲状腺癌急性出血、急性化脓性甲状腺炎、迅速增大的甲状腺癌、疼痛性桥本甲状腺炎、甲状舌骨导管囊肿感染、支气管腮裂囊肿感染、颈前蜂窝组织炎等,需注意鉴别。但亚急性甲状腺炎、甲状腺囊肿或腺瘤样结节急性出血占全部病例的90%以上。本病常需同下列疾病鉴别。

1.甲状腺囊肿或腺瘤样结节急性出血

常见于用力活动后骤然出现疼痛,甲状腺局部有波动感,血沉正常,甲状腺功能正常,超声包块内有液性暗区。

2.甲状腺癌

亚急性甲状腺炎的甲状腺质硬,10%患者甲状腺部分肿大,且无明显症状,扫描可为冷结节,需与甲状腺癌鉴别。但本病的疼痛可自行缓解或迅速波及对侧,血沉快,摄^{131}I率低,应用泼尼松治疗疗效显著,可资鉴别。必要时可甲状腺穿刺活检。

3.桥本甲状腺炎

也可伴轻微甲腺疼痛、触痛,但较少见,一般不伴明显的碘代谢紊乱和血沉加速,TGAb或TPOAb显著升高。

4.亚急性淋巴细胞性甲状腺炎

不伴甲状腺疼痛或压痛,反复发作者可达10%～15%;无病毒感染前驱症状,很少有病毒抗体滴度改变,血沉大多正常,活检示淋巴细胞性甲状腺炎。

5.侵袭性纤维性甲状腺炎

病理检查可鉴别侵袭性纤维性甲状腺炎及甲状腺结核肉芽肿。

(七)治疗

(1)症状较轻的患者不需特殊处理,可适当休息,并给予非甾体类消炎镇痛药。阿司匹林

0.5～1g 或吲哚美辛(消炎痛)25mg,3～4 次/天,疗程约 2 周。

(2)全身症状较重、持续高热,甲状腺肿大,压痛明显者,可采用肾上腺糖皮质激素治疗。首选泼尼松 20～40mg/d,在治疗后数小时即可出现疼痛缓解,甲状腺肿大开始缩小,用药 1～2 周后逐渐减量,疗程 1～2 个月,但停药后部分患者可能反复,再次用药仍然有效;亦可合用非甾体类消炎镇痛剂,不但可消除疼痛,还可减少反复;伴甲亢时,一般较轻,不需服用抗甲状腺药物治疗,有些患者可给予小剂量普萘洛尔。

(3)如病程较长,有可能发生甲减,对这些患者应考虑加服干甲状腺片 40～60mg/d,或 L－T4 100～150μg/d,直到功能恢复正常为止(一般为 3～6 个月)。加服干甲状腺片可以加强垂体的反馈调节,减少 TSH 分泌,有利于甲状腺肿及结节的缩小及症状消除。

(4)本病多可自行缓解,一般不需手术治疗。90%以上的患者病情缓解后甲状腺功能亦恢复正常,只有 5%～10%的患者发生永久性甲减,需给予终生替代治疗。

三、亚急性淋巴细胞性甲状腺炎

(一)病因

病因尚未阐明。库欣综合征肾上腺切除术后,本病发病率增加,自身抗体滴度增加。本病发病前病毒感染证据较少,近年来有证据提示本病病因可能与自身免疫有关。

(二)病理

淋巴细胞浸润是亚急性淋巴细胞性甲状腺炎与亚急性肉芽肿性甲状腺炎的共同表现,亚急性淋巴细胞性甲状腺炎也可看到类似亚急性肉芽肿性甲状腺炎那样的滤泡细胞破坏和纤维化,但罕见多核巨细胞和桥本甲状腺炎的特征性生发中心。

(三)临床表现

1.症状

主要表现是甲亢,可有心动过速、怕热、多汗、疲劳、肌无力、体重下降等。但无甲亢的突眼和胫前黏液性水肿,可有甲亢本身所致的凝视、眼裂增宽。

2.体征

包括典型的甲亢体征,甲状腺轻度肿大或正常大小(本病散发型 50%无甲状腺肿),甲状腺无触痛,质地较坚实。典型患者病程为在甲亢期后接着是需要治疗的一过性甲状腺功能减退期,通常 1～8 个月后甲状腺功能恢复。约有 1/3 患者甲亢后会出现明显的甲减期。极少数患者成为永久性甲减。本病在产后 1～2 个月内发病率增高。

(四)实验室检查

疾病早期,随着甲状腺滤泡细胞的破坏,血循环中 T_3、T_4 明显升高。血沉正常或轻度升高(通常不足 50mm/h),这与肉芽肿性甲状腺炎明显不同。甲状腺摄[131]I 率下降,TSH 刺激也不能使其增加。血清甲状腺球蛋白升高,甲状腺球蛋白抗体和微粒体抗体在 80%的产后发病型和 50%的散发型患者中低至中度升高。甲状腺超声示弥散性或局灶性低回声。甲状腺活检有诊断价值。本病有弥散性或局灶性淋巴细胞浸润,无肉芽肿改变,无桥本甲状腺炎所见纤维化、Hiurthle 细胞,无生发中心形成或罕见。

(五)诊断

本病早期表现为甲亢,血 T_3、T_4 升高,甲状腺摄[131]I 率降低,甲状腺不痛,亦无触痛等。该病较易漏诊,常易把产后甲状腺肿大或肿大加重看成非毒性甲状腺肿,而且往往不考虑"慢性虚弱综合征"的乏力、精神障碍可能与甲状腺的变化有关系。偶尔可以长期低热为突出表现,以"发热待查"而作其他检查,忽略了亚急性甲状腺炎可能。对于产后 1 年内出现的疲劳、心悸、情绪波动或甲状腺肿大的任何妇女都应怀疑有产后甲状腺炎的可能。诊断中应注意因缺乏甲状腺激素使垂体假腺瘤性增生的高催乳素血症及真正的产后发生 PRL 瘤的鉴别。产后甲状腺功能障碍引起的长期闭经应注意避免与 Sheehan 病或自身免疫性垂体瘤相混淆。

(六)鉴别诊断

1.亚急性淋巴细胞性甲状腺炎与亚急性肉芽肿性甲状腺炎相鉴别

亚急性淋巴细胞性甲状腺炎与亚急性肉芽肿性甲状腺炎的临床过程及实验室检查极为相似,可依据以下几点鉴别。

(1)亚急性肉芽肿性甲状腺炎较少发生甲亢。甲状腺很痛并且有压痛,而无痛性甲状腺炎的甲状腺不痛亦无压痛。

(2)伴随一过性甲亢的亚急性肉芽肿性甲状腺炎很少反复发作,而 10%～15% 的无痛性甲状腺炎可反复发作。

(3)病毒感染前驱症状常见于亚急性肉芽肿性甲状腺炎,但很少见于无痛性甲状腺炎。

(4)亚急性肉芽肿性甲状腺炎绝大多数血沉加快,可达 100mm/h。

(5)无痛性甲状腺炎很少有病毒抗体滴度改变,而 44% 亚急性肉芽肿性甲状腺炎有病毒抗体滴度改变。

(6)甲状腺活检在无痛性甲状腺炎显示为淋巴细胞性甲状腺炎,而不是肉芽肿性甲状腺炎。

2.亚急性淋巴细胞性甲状腺炎与甲亢相鉴别

本病甲亢持续时间短,通常小于 3 个月,甲亢程度通常中等。

(七)治疗

本病的治疗为对症治疗。患者症状常轻微而短暂,故不需特殊治疗。

(1)对于甲亢症状非常明显者,可用 β 受体阻滞药如普萘洛尔,不必用抗甲状腺药物,手术与放射性核素治疗当属禁忌。本病甲状腺不痛,一般不需要用糖皮质激素治疗。但有报道,分娩后即采用泼尼松 20mg/d,两个月后逐渐减量,可预防苯丙氨酸丙酮酸氨基转移酶(PPT)复发,但疗效及是否合理尚待进一步证实。

(2)甲减期,如症状持续时间延长或加重,可采用 L－T₄ 或干甲状腺片替代治疗 3～6 个月,然后停药。永久性甲减者则需终生替代治疗。有报道过量的碘吸收对临床和实验性自身免疫性疾病存在有害的影响。甲状腺功能减退最易发生在日摄碘量高于日需要量的、有 PPT 病史的妇女,因此,除缺碘地区外,对于产后甲状腺炎或有该病史者,应避免过多接受碘。甲状腺激素不能预防再次妊娠后产后甲状腺炎的复发和永久甲减的发生。

(八)预后

本病甲亢期通常 1～2 个月内缓解,整个病程不足 1 年,而滤泡贮碘功能的恢复却很慢,可以长至临床症状完全缓解以后的 1 年以上。由于潜在甲减的可能,本病患者需每年检查一次甲状腺功能,长期随访,持续多年。甲状腺肿及甲状腺功能障碍对年轻妇女只是短暂不适,无真正危险性,但合并红斑狼疮者应引起重视。PPT 患者急性期过后,半数患者仍有甲状腺肿,测定抗甲状腺抗体滴度仍高,TRH 试验呈过度反应,再次分娩后 PPT 复发的危险性为25%～40%。无论患者甲状腺实质是否有萎缩,真正的危险是永久性甲减的发生。

四、慢性淋巴细胞性甲状腺炎

慢性淋巴细胞性甲状腺炎包括两个临床类型,即甲状腺肿大的桥本甲状腺炎(HT)和甲状腺萎缩的萎缩性甲状腺炎。两者有相同的甲状腺自身抗体和甲状腺功能的改变,不同点为前者甲状腺肿大,后者甲状腺萎缩,后者可能是前者的终末期,但是有些现象提示,桥本甲状腺炎与自身免疫性甲状腺病(AT)是两种独立的疾病。

(一)病因

本病由遗传因素与非遗传因素相互作用产生。本病有家族聚集现象,且女性多发。HLA基因部分决定遗传易感性,但这种作用不强,而且此种因素与不同的群体(人种、地区)之间存在一定关系。甲状腺自身抗体的产生与常染色体显性遗传有关。在欧洲及北美,本病患者中 HLA－B8 及 HLA－DR3、HLA－DR5 多见,而日本人多见的是 HLA－B35。自身免疫性甲状腺病患者与 HLA－DR3 明显相关,而桥本甲状腺炎患者与 HLA－DR5 明显相关。目前多倾向认为本病是由于先天性免疫监视缺陷,器官特异的抑制性 T 淋巴细胞数量或质量的异常所致。

(二)病理

1.肉眼观

甲状腺弥散性对称性肿大,少数病例可不对称,体积可较正常大 4～5 倍。包膜完整、增厚、与周围组织少有粘连,一般表面光滑。切面无胶质,灰白色或灰黄色,或略呈分叶状肉样,质韧如橡皮。也可形成大小不一的结节,灰白色,质硬,质量可达 350g,临床遇见结节型常误诊为甲状腺癌而做甲状腺手术。

2.分型

细针穿刺细胞学表现可分为淋巴细胞型和嗜酸细胞型。

(1)淋巴细胞型:中等量至大量的淋巴细胞,滤泡上皮细胞多形性,无胞质丰富而红染的嗜酸粒细胞,也称 Hirthle 细胞或 Askanazy 细胞,有时可见滤泡上皮细胞团中有淋巴细胞。

(2)嗜酸细胞型:在前者基础上出现较多的 Askanazy 细胞。一般认为涂片中,淋巴细胞数等于滤泡上皮细胞数为中等量淋巴细胞,淋巴细胞数大于滤泡细胞数为大量淋巴细胞。

(三)临床表现

桥本甲状腺炎为甲状腺炎中最常见的临床类型,90%以上发生于女性。不少本病患者临床症状阙如,体检时的异常发现也不多。

1.典型临床表现

本病多见于中年女性,病程较长,甲状腺呈弥散性、质地硬韧、无痛的轻度或中度肿大,发展慢,可有轻压痛、颈部局部压迫和全身症状不明显,常有咽部不适感,这比甲状腺肿大更常见。甲状腺肿大是桥本甲状腺炎最突出的临床表现,肿大可轻度至重度,多数中等度肿大,为正常人的 2～3 倍,重 40～60g;肿大多为弥散性,可不对称,质地坚实,韧如橡皮样,随吞咽活动;表面常不光滑,可有结节,质硬,尤其在老年人易误诊为恶性疾病;甲状腺肿大压迫食管、气管和喉返神经者,非常罕见;甲状腺疼痛、触痛罕见,如有疼痛,应与亚急性甲状腺炎鉴别。甲状腺若为非对称性肿大,在甲状腺功能正常者,易误诊为孤立性或多结节性甲状腺肿。

2.特殊临床表现

(1)桥本甲亢是指桥本甲状腺炎临床上有甲亢表现,桥本甲状腺炎与甲亢共存,甲状腺同时有桥本甲状腺炎及甲亢两种组织学改变。临床可见到典型甲亢表现和实验室检查结果:①具有甲亢高代谢综合征,怕热、多汗、细震颤、心动过速、体重减轻等。②甲状腺肿大可有血管杂音。③部分患者有浸润性突眼、颈前黏液性水肿等;④高滴度 TPOAb、TGAb,可有TSAb 阳性。⑤甲状腺摄^{131}I 率增高,不被 T_3 抑制试验所抑制,TRH 兴奋试验不能兴奋。⑥其原因可能与自身免疫性甲状腺炎使甲状腺破坏,甲状腺激素的释放增多有关,也可因存在有 TSAb,刺激尚未受到自身免疫炎症破坏的腺体组织,使甲状腺激素增加。但,由于腺体组织的不断被破坏,或由于 TSH 阻断性抗体的影响,最终甲状腺功能是减低的。桥本甲亢常需抗甲状腺药物治疗,但不宜手术及放射性核素治疗,因易发生永久性甲减。

(2)桥本假性甲亢或桥本一过性甲亢:可能与炎症破坏了正常甲状腺滤泡上皮,原贮存的甲状腺激素漏入血循环有关。甲亢为本病的部分临床表现,但甲状腺活检无甲亢表现。TSAb 阳性,甲状腺摄^{131}I 率正常或降低,TRH 兴奋试验可兴奋,甲亢症状可短期内消失、不需抗甲状腺药物治疗,或对症给予小剂量普萘洛尔(心得安)即可。

(3)浸润性突眼:本病可伴发浸润性突眼,其甲状腺功能正常、减退或亢进。眼外肌间质有大量淋巴细胞、浆细胞浸润,成纤维细胞分泌黏多糖增多,胶质合成活跃,眼外肌水肿,体积增大、病变常先累及下直肌和内直肌,原因未明。

(4)自身免疫性多内分泌腺病综合征Ⅱ型:此型为自身免疫性甲状腺疾病合并 Addison病、1 型糖尿病、性腺功能减退症。

(5)儿童桥本甲状腺炎:占儿童甲状腺肿 40％以上,多见于 9~13 岁,5 岁以下罕见。同成人相比,儿童桥本甲状腺炎甲状腺质韧硬如橡皮者较成人为少,伴结节较少;TPOAb 和TGAb 滴度较成人为低,TPOAb 及 TGAb 阴性病例较成人多见;病理类型以淋巴细胞型多见;易误诊为非毒性或青春期甲状腺肿。

(6)合并淋巴瘤或癌:下列情况应想到合并癌或淋巴瘤的可能,而应作穿刺或切开活检:①甲状腺疼痛明显,甲状腺激素治疗和一般对症处理无效。②甲状腺激素治疗后甲状腺不见缩小反而增大。③甲状腺肿大伴邻近淋巴肿大或有压迫症状。④甲状腺内有冷结节、不对称、质硬、单个者。桥本甲状腺炎合并淋巴瘤及乳头状癌文献中介绍较多,而伴甲状腺髓样癌却很少。

(7)亚急性桥本病:亚急性起病较急,甲状腺肿大较快,可伴疼痛,需与亚急性淋巴细胞性甲状腺炎鉴别。但无 T_3、T_4 升高而甲状腺摄^{131}I 率降低的分离现象,无发热等全身症状,抗甲状腺抗体阳性,后期出现甲减。

(8)桥本脑炎:本病严重但罕见,其病因有争论但肯定与自身免疫有关,其最具特征性改变是高滴度抗甲状腺抗体,特别是单克隆抗体(MCA)。本病用糖皮质激素治疗效果很好。

(四)实验室检查和特殊检查

1.甲状腺功能

多数桥本甲状腺炎患者甲状腺功能正常,约 20% 患者有甲减表现,有甲亢表现者不到 5%。本病为慢性进行性,最终随甲状腺破坏而出现甲减。本病进展为甲减的速度同下列因素相关:①女性比男性进展快,女性进展速度是男性的 5 倍。②45 岁以后进展快。③最初甲状腺抗体滴度高预示进展快。④最初 TSH 升高者进展快。

2.抗体测定

(1)抗甲状腺抗体:抗甲状腺抗体测定对诊断本病有特殊意义。大多数患者血中 TGAb 及 TPOAb 滴度明显升高,可持续较长时间,甚至可达数年或十多年。采用目前国内常用的放射免疫双抗体测定方法,两者大于 50% 时有诊断意义。

(2)TSBAb:在 10% 的桥本甲状腺炎及 20% 的自身免疫性甲状腺病患者血循环中存在。TSBAb 阳性的成人甲减,以 T_4 治疗,当 TSBAb 自然消失后,停止 T_4 治疗,甲状腺功能恢复正常者只有 40%,且观察到 TSBAb 仅在 5%～10% 的慢性自身免疫性甲状腺炎的甲减中起作用。

3.甲状腺 B 超检查

超声检查为诊断本病的常用方法,但无特异性。

4.甲状腺扫描

甲状腺显像表现为核素分布不均、为不规则的稀疏与浓集区,边界不清或表现为冷结节。甲状腺显像在本病中无特异诊断价值。

5.过氯酸钾排泌试验

60% 的患者过氯酸钾排泌试验显示阳性。

(五)诊断

典型的自身免疫性甲状腺炎病例诊断并不困难,困难的是临床不典型病例容易漏诊或误诊。可根据以下几条确诊。

(1)甲状腺肿大、质韧,有时峡部肿大或不对称或伴结节均应疑为本病。

(2)凡患者具有典型的临床表现,只要血中 TGAb 或 TPOAb 阳性,则可诊断。

(3)临床表现不典型者,需要有高滴度的抗甲状腺抗体测定结果才能诊断,即两种抗体用放免法测定时,连续 2 次结果大于或等于 60% 以上。

(4)同时有甲亢表现者,上述高滴度的抗体持续存在半年以上。

(5)一般来说,采用血中抗甲状腺抗体测定多能帮助诊断,但有些患者需要多次检测才能检出抗体滴度增高,还有的患者抗甲状腺抗体滴度始终不高,因此,必要时考虑作穿刺活检(FNA)或手术活检检查。甲状腺穿刺活检方法简便,有确诊价值。

(6)如前所述,超声检查对诊断本病有一定意义。

(7)与本病易于同时发生的自身免疫性疾病和甲亢不完全相同。

(六)鉴别诊断

本病需与其他甲状腺疾病鉴别。关于桥本甲状腺炎与其他甲状腺疾病的鉴别诊断一般不困难,前者见高滴度的抗甲状腺抗体,而后者少见。

1.非毒性甲状腺肿及甲状腺肿瘤

甲状腺功能一般正常,易与桥本甲状腺炎鉴别。年轻的桥本甲状腺炎患者与弥散性非毒性甲状腺肿的鉴别更加困难,因为在这个年龄组的患者,不像成人那样血中有较高水平的抗甲状腺抗体。

2.弥散性毒性甲状腺肿

通常肿大的甲状腺质地较软,抗甲状腺抗体滴度较低,两者区别常较困难,必要时做活检查。

3.Riedel 甲状腺炎

Riedel 甲状腺炎大多见于成年女性。发病后病情进展缓慢。甲状腺可有不同程度的肿大。病变部位呈进行性纤维硬化,质地坚硬,如木如石,无压痛。可发生不同程度的呼吸道阻塞和吞咽困难,可有声音嘶哑,压迫症状与甲状腺肿大程度不成比例,亦无颈淋巴结肿大。临床上常伴有腹膜后纤维化及硬化性胆囊炎。白细胞计数和血沉大多正常。T_3、T_4、TSH、^{131}I摄取率等多正常。抗甲状腺抗体阴性或滴度很低。甲状腺扫描示未受累部分正常,受累部位无核素分布。当病变侵犯甲状腺两叶时,可发生甲减,此时血 T_3、T_4 低于正常、甲状腺摄^{131}I率亦低于正常范围。有甲状腺一叶或两叶肿大,再结合该病的临床特点如病变部位质地坚硬、无压痛、无颈淋巴结肿大,有不同程度的气管压迫症状及有关实验室检查可拟诊本病。本病确诊依赖甲状腺活检。因甲状腺极硬,针刺活检常不满意。注意应与甲状腺癌、淋巴瘤、桥本甲状腺炎(纤维型)以及亚急性肉芽肿性甲状腺炎相鉴别。

(七)治疗

桥本甲状腺炎目前无特殊治疗方法。临床确诊后,视甲状腺大小及有无症状而决定是否进行治疗。如甲状腺较小,又无明显压迫症状者可随诊观察,暂不治疗;对甲状腺肿大明显并伴有压迫症状者,采用 L-T_4 制剂治疗可减轻甲状腺肿;如有甲减者,则需采用甲状腺激素替代治疗。

1.桥本甲状腺炎伴甲减的治疗

桥本甲状腺炎伴有甲减者,长期以干甲状腺片或 L-T_4 替代治疗。一般从小剂量开始,干甲状腺片 40～60mg/d,或 L-T_4 50～100μg/d,逐渐增量分别至 120～180mg/d 或 200～300μg/d,直到腺体开始缩小,敏感的 TSH 水平降至正常。因人而异逐渐调整到维持量。老年患者或有缺血性心脏病者,L-T_4 从 12.5～25μg/d 较小剂量用起,增加剂量应缓慢,间隔 4周,以便 TSH 在变动剂量后能达到一个稳定浓度。妊娠期患者应增加 L-T_4 剂量25％～50％。

桥本甲状腺炎有亚临床型甲减者的治疗同上,剂量宜小。有学者观察到用 L-T_4 治疗 1年,约 24％的患者甲状腺功能可恢复正常。这种甲状腺功能恢复可能同 TSBAb 消失、细胞毒作用停止、锂盐、胺碘酮或其他含碘物消失有关。甲状腺功能恢复后 T_4 减量或停用。下列情况应做缓解后跟踪:①分娩 1 年内。②进食高碘或低碘食物者。③用细胞因子治疗者。

2.桥本甲状腺炎伴甲亢的治疗

对桥本甲亢应按甲亢治疗,可以硫脲类或咪唑类药物处理,一般不用 RAI 治疗及手术治疗;一过性甲亢者,给以 β 受体阻滞药对症处理即可。当怀疑桥本甲状腺炎合并有甲状腺癌或淋巴瘤时,需采用手术治疗,术后终生 L−T₄ 替代治疗。

第二节　单纯性甲状腺肿

单纯性甲状腺肿是以缺碘为主的代偿性甲状腺呈弥散性或结节性肿大但不伴有功能异常者。常见于离海较远的高原山区,因此亦称"地方性甲状腺肿"。我国多山的各省,尤其在云贵高原和陕西、山西、宁夏等地区的居民,患此病的较多。

一、病因

单纯性甲状腺肿的病因可分为三类。

(一)合成甲状腺激素原料(碘)的缺乏

合成甲状腺激素原料(碘)的缺乏是引起单纯性甲状腺肿的主要原因,在我国离海较远的山区,如云贵高原和陕西、山西、宁夏等地,由于山区中土壤碘盐被冲洗流失,以致食物及饮水中含碘不足,故患此病者较多,又称为"地方性甲状腺肿"。在缺乏原料"碘"而甲状腺功能仍需维持正常需要的情况下,腺垂体促甲状腺激素的分泌则增加,因而促使甲状腺发生代偿性肿大。

(二)甲状腺激素的需要量增加

在青春期、妊娠期、哺乳期和绝经期,身体的代谢旺盛,甲状腺激素的需要量增加,引起长期的促甲状腺激素的过多分泌,亦能促使甲状腺肿大。这种肿大是一种生理现象,常在成人或妊娠哺乳期后自行缩小。

(三)甲状腺激素生物合成和分泌的障碍

部分单纯性甲状腺肿的发生是由于甲状腺激素生物合成和分泌过程中某一环节的障碍,如致甲状腺肿物质中的过氯酸盐、硫氰酸盐、硝酸盐等可妨碍甲状腺摄取无机碘化物,如磺胺类药物、硫脲类药物以及含有硫脲类的蔬菜(萝卜、白菜)能阻止甲状腺激素的合成。由此而引起血中甲状腺激素的减少。因此,也就增强了腺垂体促甲状腺激素的分泌,促使甲状腺肿大。同样,隐性遗传的先天缺陷如过氧化酶或蛋白水解酶等的缺乏,也能造成甲状腺激素生物合成或分泌障碍,而引起甲状腺肿。

二、病理

单纯性甲状腺肿最显著的病理改变是滤泡的高度扩张,充满大量胶体,而滤泡壁细胞变为扁平,这是甲状腺功能不足的现象。虽然镜下可看到局部的增生状态,表现为由柱状细胞所组成的、突入滤泡腔的乳头状体,但此种增生状态仅为代偿性的。

在形态方面,单纯性甲状腺肿可分为弥散性和结节性两种。弥散性多见于青春期,扩张的滤泡平均地散在于腺体的各部。而结节性多见于流行区,扩张的滤泡集成一个或数个大小不等的结节,结节周围被有不完整的纤维包膜。

结节性甲状腺肿经一段时期后,由于血液循环不良,在结节内常发生退行性变,引起囊肿形成(往往并发囊内出血)和局部的纤维化和钙化等。巨大结节长期压迫结节间组织,可使有功能的组织萎缩退化,临床上表现为甲状腺功能低下。结节发展的另一结果是发生某种程度的自主性,即甲状腺结节分泌甲状腺激素的功能,不再依赖于促甲状腺激素,也不再受服用甲状腺激素的抑制,此时,如用大剂量碘剂治疗,很容易发生继发性甲亢。另外,结节性甲状腺肿还有发生恶变的可能。

三、临床表现

(一)单纯性甲状腺肿

单纯性甲状腺肿一般不呈功能上的改变,故一般无全身症状,基础代谢率正常。早期双侧甲状腺呈弥散性肿大,质软,表面光滑无结节,可随吞咽动作上下移动。逐渐在肿大腺体一侧,也可在两侧,扪及多个或单个结节;囊肿样变的结节,可并发囊内出血,结节可在短期内迅速增大。

(二)较大的结节性甲状腺肿

较大的结节性甲状腺肿可以压迫邻近器官而引起各种症状。

1.压迫气管

压迫气管比较常见。自一侧压迫,气管向对侧移位或变弯曲;自两侧压迫,气管变为扁平。由于气管内腔变窄,呼吸发生困难,尤其胸骨后甲状腺肿更为严重。气管壁长期受压,可以软化,引起窒息。

2.压迫食管

压迫食管少见,仅胸骨后甲状腺肿可能压迫食管,引起吞咽时不适感,但不会引起梗阻症状。

3.压迫颈深部大静脉

压迫颈深部大静脉可引起头颈部血液回流障碍,此种情况多见于位于胸廓上口大的甲状腺肿,特别是胸骨后甲状腺肿。临床出现面部青紫、肿胀,颈部和胸前表浅静脉的明显扩张。

4.压迫喉返神经

压迫喉返神经可引起声带麻痹,发生声音嘶哑。压迫颈部交感神经节链,可引起霍纳(Horner)综合征。

四、诊断

1.多见于地方性甲状腺肿流行区,病程长,可数年或数十年。

2.开始有双侧甲状腺弥散性肿大,而后在甲状腺内(一侧或两侧)出现单个或多个大小不等的结节。

3.结节质韧或较软,光滑,随吞咽动作上下移动。生长缓慢,一般很少发生压迫症状。胸骨后甲状腺肿可有头颈部静脉回流障碍症状。结节发生囊性变,短期内迅速增大,出现疼痛。

4.甲状腺功能一般正常。

5.部分患者合并甲状腺功能亢进症,少数可发生癌变,表现为近期肿块迅速增长,并出现恶性变体征。

五、治疗

结节性甲状腺肿,可继发甲状腺功能亢进,也可发生恶变。因此,应积极进行治疗。

(一)保守治疗

1.青春发育期或妊娠期的生理性甲状腺肿,可以不给药物治疗,应多食含碘丰富的海带、紫菜等。

2.20 岁以前年轻人弥散性单纯性甲状腺肿者,可给以少量甲状腺素,以抑制腺垂体促甲状腺激素的分泌。常用剂量为 15～30mg,2 次/天,口服,3～6 个月为 1 个疗程。

(二)手术治疗

如有以下情况者,应及时行手术治疗,施行甲状腺大部切除术。

1.已发展成结节性甲状腺肿者。

2.压迫气管、食管、喉返神经或交感神经节而引起临床症状者。

3.胸骨后甲状腺肿。

4.巨大甲状腺肿,影响工作生活者。

5.结节性甲状腺肿继发育功能亢进者。

6.结节性甲状腺肿疑有恶变者。

第三节　结节性甲状腺肿

一、概述

由于甲状腺非炎性和肿瘤性原因阻碍甲状腺激素合成,而导致垂体前叶分泌多量促甲状腺激素,使甲状腺代偿性肿大,称为单纯性甲状腺肿。甲状腺可呈对称性或多结节性肿大,女性多见。也可呈地方性分布,常因缺碘所致,又称地方性甲状腺肿。当病灶持续存在或反复恶化及缓解时,甲状腺不规则增生或再生,逐渐形成结节,则称为结节性甲状腺肿,为甲状腺外科的常见疾病。

二、临床表现

1.甲状腺肿大,开始呈弥散性、对称性,后出现单个或多个大小不等、质地不一的结节,呈不对称性。

2.甲状腺结节可发生囊性变、坏死、出血、纤维化或钙化,囊内出血或囊性变可在短期内迅速增大,出现疼痛。

3.结节生长缓慢,可随吞咽上下移动。随腺体增大和结节增多,可出现压迫症状:①气管压迫:出现堵塞感,呼吸不畅,甚至呼吸困难。气管可狭窄、弯曲移位或软化。②食管压迫:巨大甲状腺肿可伸入气管和食管之间,造成吞咽困难。③喉返神经压迫:出现声音嘶哑。④颈交感神经压迫:可出现 Horner 综合征(眼球下陷,瞳孔变小,眼睑下垂)。⑤上腔静脉压迫:上腔静脉综合征(单侧面部、颈部或上肢水肿),往往由于胸骨后甲状腺肿压迫所致。

4.部分患者可合并甲亢(毒性多结节性甲状腺肿),可出现甲亢症状,但比 Graves 病症状轻。

5.部分病例的结节可恶变,出现质硬结节,甚至颈部淋巴结肿大。

三、诊断要点

1.多见于地方性甲状腺肿流行区,病程长,可数年或十数年。多见于成年女性。

2.甲状腺内可扪及单个或多个大小不等、质地不一的结节,甲状腺肿结巨大者可伴有压迫症状,如气管压迫、声嘶、Horner 综合征等。

3.少数可发生癌变,表现为近期肿块迅速增长,并出现恶性变体征。

4.合并甲亢病例可表现为甲亢症状。

5.甲状腺功能基本正常,合并甲亢病例可出现 T_3、T_4 增高,吸^{131}I 率增高。

6.尿碘排泄减少,一般低于 100ng/L,血浆蛋白结合碘(PBI)降低。

7.甲状腺球蛋白(Tg)升高,为衡量碘缺乏的敏感指针。

8.B 超检查可确定甲状腺的结节大小,证实甲状腺内囊性、实性或混合性多发结节的存在。B 超引导下细针穿刺细胞学检查,诊断准确性更高。

9.放射性核素扫描可评估甲状腺功能状态,多数结节性甲状腺肿表现为温和凉结节。如出现热结节,表示该结节有自主功能。如发生冷结节,则应警惕恶性结节的存在。

10.CT、MRI 有利于胸骨后甲状腺肿或纵隔甲状腺肿的诊断。

四、治疗方案及原则

1.青春发育期或妊娠期的生理性甲状腺肿,可以不给药物治疗,也不需手术治疗。应多食含碘丰富食物。

2.25 岁以前年轻人弥散性单纯性甲状腺肿者,可给以少量甲状腺素,以抑制垂体前叶促甲状腺激素的分泌。常用剂量为左旋甲状腺素 50～100μg/d 或甲状腺素片 60～120mg/d,连服 3～6 个月。

3.手术指征:①结节性甲状腺肿并有坏死、囊性变、出血,钙化者。②腺叶过于肿大,压迫气管、食管、喉返神经或交感神经节而引起临床症状者。③胸骨后甲状腺肿。④巨大甲状腺肿,影响工作生活者。⑤结节性甲状腺肿继发甲状腺功能亢进者,应按甲亢术前严格准备后再行手术。⑥结节性甲状腺肿疑有恶变者。⑦为美观要求,患者迫切要求手术。

手术方式应根据结节多少、大小、分布而决定。一般可行甲状腺叶次全切除术或全切除术,也可行近全甲状腺切除术。如术中对可疑结节行冰冻切片检查证实为恶性,应行全甲状腺切除。

第四节　甲状腺腺瘤

一、概述

甲状腺腺瘤起源于甲状腺滤泡组织,是最常见的甲状腺良性肿瘤。此病在全国散发性存在,病理上可分为滤泡状、乳头状和 Hurthle 细胞三种类型,后二者少见。乳头状瘤难与乳头状囊腺瘤区别,有人又称为乳头状囊腺瘤。滤泡状瘤最为多见,可分为巨滤泡性(或胶质性)、胎儿性、胚胎性及单纯性腺瘤。

二、临床表现

1.多见于 40 岁以下女性。

2.甲状腺无痛性肿块,早期无症状,个别有吞咽不适或梗死感。

3.甲状腺内可触及单个圆形或椭圆形结节,个别为多发。表面光滑,界限清楚,与皮肤无粘连,随吞咽上下移动。质地不一,实性者软,囊性者则硬。

4.部分患者因肿瘤出血而突然增大,出现局部胀痛和压痛,肿瘤增大后可引起邻近器官组织压迫症状。

5.部分病例为自主功能性腺瘤,可出现甲亢症状。

6.少数病例可发生腺瘤恶变。肿瘤质硬、固定或出现颈部淋巴结肿大。

三、诊断要点

1.40 岁以下女性,颈前出现无痛性肿块,无自觉症状,部分可因囊内出血而表现为肿物短期内增大,并出现局部胀痛。

2.局限于一侧叶甲状腺体内的单发结节,呈圆形或卵圆形,质地稍硬,表面光滑,边界清楚,无压痛,生长缓慢。

3.甲状腺功能一般正常,少数合并甲亢者 T_3、T_4 可增高,称高功能或毒性腺瘤。

4.放射性核素扫描可为"温结节",囊性者可表现为"冷结节"。高自主功能性腺瘤可表现为"热结节"。如肿物为实性且核素扫描为"冷结节",应注意腺瘤癌变可能。

5.甲状腺吸收^{131}I功能正常。

6.B 超检查可辨别腺瘤实性或囊性。

四、治疗方案及原则

临床上甲状腺腺瘤有癌变和引起甲亢的可能,原则上应早期手术,可行腺瘤摘除术。但切除腺瘤时应将腺瘤连同其包膜周围 1cm 范围的正常甲状腺组织整块切除,必要时应作腺叶大部分切除或腺叶次全切除,也可将腺叶全切除。切除标本应即送冰冻切片检查以判定有无恶变,已恶变者则需按甲状腺癌处理。

第五节　甲状腺癌

甲状腺癌大多为原发性,根据起源于滤泡细胞或滤泡旁细胞,可将原发性甲状腺癌分为滤泡上皮癌和髓样癌两大类。而滤泡上皮癌又可分为乳头状癌、滤泡状癌及未分化癌。

一、原发性甲状腺癌分类

(一)乳头状癌

乳头状癌好发于 40 岁以下的年青女性及 15 岁以下的少年儿童。乳头状癌占甲状腺癌的 $60\%\sim80\%$。癌肿多为单个结节,少数为多发或双侧结节,质地较硬,边界不规则,活动度差。肿块生长缓慢,多无明显的不适感,故就诊时,平均病程已达 5 年左右,甚至达 10 年以上。癌肿的大小变异很大,小的癌肿直径可小于 1cm,坚硬,有时不能触及,常因转移至颈淋巴结而就诊,甚至在尸检时病理切片才得以证实为甲状腺癌。

(二)滤泡状癌

滤泡状癌是指有滤泡分化而无乳头状结构特点的甲状腺癌,其恶性程度高于乳头状癌,约占甲状腺癌的 20%,仅次于乳头状癌而居第 2 位。主要见于中老年人,特别是 40 岁以上的女性。一般病程长,生长缓慢,多为单发,少数也可为多发或双侧结节。质实而硬韧,边界不清,常缺乏明显局部恶性表现。

(三)未分化癌

未分化癌恶性程度高,常见于 60~70 岁的老年人,约占甲状腺癌的 5%。发病前可有甲状腺肿或甲状腺结节,但短期内肿块迅速增大,并迅速发生广泛的局部浸润,形成双侧弥散性甲状腺肿块。肿块局部皮肤温度增高,肿块大而硬,边界不清,并与周围组织粘连固定,伴有压痛,常转移至局部淋巴结而致淋巴结肿大。

(四)髓样癌

髓样癌起源于甲状腺滤泡旁细胞,不常见,约占甲状腺癌的 5%,可见于各种年龄,但好发于中年患者,女性多于男性,属于中等恶性程度的肿瘤。甲状腺髓样癌一般可分为散发型和家族型两大类。散发型约占 80%,家族型约占 20%。癌肿易侵蚀甲状腺内淋巴管,经淋巴结转移,常转移的部位是颈部淋巴结、气管旁软组织、食管旁或纵隔淋巴结,可产生压迫症状及转移性肿块。也可经血行转移至肺、骨骼或肝脏。

二、临床表现

(一)症状

甲状腺肿块多数在无意中或普查时发现,增长速度较快,有的患者出现声音嘶哑或呼吸、吞咽困难,亦有甲状腺肿块不明显而首先发现颈淋巴结肿大者。

(二)体征

甲状腺癌多为单个结节,结节可为圆形或椭圆形,有些结节形态不规则,质硬而无明显压痛,常与周围组织粘连而致活动受限或固定。若发生淋巴结转移,常伴有颈中下部、胸锁乳突肌旁肿大的淋巴结。一般来说,甲状腺单个结节比多个结节、小的实质性结节比囊性结节、男性比女性发生甲状腺癌的可能性大,但多发性结节、囊性结节均不能排除甲状腺癌的可能。家族型甲状腺髓样癌常为双侧肿块,并可有压痛。甲状腺癌较大时可压迫和侵袭周围组织与器官,常有呼吸困难、吞咽困难及声音嘶哑。远处转移时,可出现相应的临床表现。甲状腺髓样癌可有肠鸣音亢进、气促、面颈部阵发性皮肤潮红、血压下降及心力衰竭等类癌综合征体征。

三、辅助检查

(一)实验室检查

1.甲状腺功能测定

一般应测定血清 TT_4、FT_4、TT_3、FT_4、$sTSH(uTSH)$。必要时还应检测抗甲状腺球蛋白抗体和 TPOAb 或 TSAb 等。如均正常,一般不考虑有甲状腺功能异常。如 $sTSH<0.5mU/L$,FT_4(或 FT_3)正常或稍升高,即应考虑有亚临床型甲亢可能。甲状腺癌患者的甲状腺功能一般正常,少数可因肿瘤细胞能合成和分泌 T_3、T_4 而出现甲亢症状,较轻者可仅有 TSH 下降和 FT_3、FT_4 的升高。肿瘤出血、坏死时,有时也可出现一过性甲亢。

2.血清甲状腺球蛋白测定

血清 Tg 测定主要用于分化良好的甲状腺癌的复发判断。当血 TSH 很低时,一般测不到Tg,使用重组的人 TSH(rhTSH)后,Tg 分泌增多,血 Tg 一般升高 10 倍以上;分化程度差的肿瘤患者升高不足 3 倍。但分化较好的甲状腺癌患者(约 20%)血清中存在 Tg 自身抗体,用免疫化学和 RIA 法测定 Tg 时可使 Tg 呈假性升高或降低。分析结果时必须引起注意。接受

L—T$_4$治疗的甲状腺癌患者,如血清 Tg 正常或测不出,提示复发的可能性小,5 年存活率高;如血清 Tg 高于正常,提示肿瘤已复发。

3.血清 CT 测定及五肽促胃液素兴奋试验

血清 CT 升高是甲状腺髓样癌的较特异性标志。髓样癌患者在滴注钙剂后,血 CT 进一步升高,而正常人无此反应。因此,血清 CT 测定及钙滴注兴奋试验可作为本病的诊断依据,同时可作为家族型甲状腺髓样癌患者家族成员的筛选与追踪方法之一。血清 CT 测定还可用于筛选非家族型甲状腺髓样癌和甲状腺 C 细胞增生症病例。

因此,在甲状腺肿瘤的术前诊断中,事实上血 CT 测定和五肽促胃液素兴奋试验已经成为继细针活检、B 超、放射核素扫描等的另一项诊断方法。

(二)影像学诊断

1.超声波检查

高分辨率 B 超在甲状腺疾病中主要有以下用途。

(1)了解甲状腺容量和血流情况。B 超较单光子发射计算机断层扫描(SPECT)、CT、MRI 等均有其独到的优越性,尤其在了解血流情况方面其优点突出。

(2)了解甲状腺结节的大小、位置,可发现"意外结节",明确甲状腺后部的结节位置以及与附近组织的关系。

(3)作为结节穿刺、活检的引导,甲状腺 B 超检查已成为甲状腺肿瘤术前诊断和术后追踪的重要方法。在高分辨率 B 超系统中,加入立体定位系统(3D 扫描 B 超),可进·步提高其敏感性和诊断效率。

2.甲状腺核素扫描

采用^{131}I 或^{99m}Tc 作为示踪剂对甲状腺进行扫描,可显示甲状腺肿块的大小、位置、形态、数目及功能状态,有助于甲状腺肿块的性质及异位甲状腺肿块的鉴别与定位。热结节和温结节多为良性甲状腺腺瘤(但也有例外),而凉结节和冷结节提示为无功能甲状腺腺癌、甲状腺囊肿伴有出血坏死或甲状腺癌肿。特别是男性患者,出现边界不清的单个冷结节时,应高度怀疑甲状腺癌的可能。

临床上应用核素扫描显像检查的另一目的是确定甲状腺结节(包括肿瘤)的功能性(摄取碘、合成和分泌 TH 等)。与^{131}I 或^{123}I 比较,^{99m}Tc 或(^{99m}TcO$^-$)的特异性和敏感性更高,而且不会导致碘甲亢。甲状腺恶性病变行甲状腺全切后,可用诊断性^{131}I 检查来判断是否有病灶复发。如血清 Tg 水平大于 10ng/mL,可应用^{131}I(剂量为 3.7GBq,即 100mCi)行甲状腺扫描,以确定是否有复发或甲状腺外转移。

3.甲状腺 CT 和 MRI 检查

(1)甲状腺区 CT 扫描。可用于肿瘤的分级。注意在 CT 片上发现任何多发性淋巴结存在钙化、血供增多、增大、出血、形态不规则,或在 MRI 图像上发现结节呈低至中等 T$_1$ 和 T$_2$ 信号强度(提示含多量 Tg),不论甲状腺内有无病灶,都应考虑甲状腺癌转移灶的可能。

(2)甲状腺区 MRI 检查。当重点了解病变与毗邻组织的关系时,可首选 MRI 检查。MRI 能清楚地显示甲状腺位置、大小、肿块与腺体及周围组织的关系。甲状腺良性肿瘤常为边界清楚、局限性长 T$_1$ 与长 T$_2$ 信号肿块。甲状腺癌常表现长 T$_1$ 及不均匀长 T$_2$ 异常肿块。肿块可向上下蔓延,左右浸润,常伴有颈部淋巴结肿大。

(三)细胞学检查

临床上凡有甲状腺结节(尤其是迅速增大的单个的甲状腺结节)患者都应想到甲状腺癌可能。细针(或粗针)抽吸甲状腺组织,进行细胞学检查是鉴别甲状腺肿块病变性质的简单、易行而且较可靠的方法。其具体方法为选用 22～27 号针头套在 10mL 或 25ml 针筒上,颈部常规消毒后,将针头刺入甲状腺肿块抽吸,也可将针头转换几个不同的角度进行抽吸,抽吸的标本涂片做细胞学检查。目前认为该技术对区别甲状腺肿块性质其敏感性大于80％,特异性大于70％。但限于技术因素和组织细胞类型不同等问题,仍有 16％～20％的病例难以做出诊断。如区别滤泡细胞癌的良、恶性可能需要血管、包膜浸润的证据,因此,没有病理组织学的发现是难以诊断的,同时也可出现假阳性或假阴性。但细针穿刺仍然是大多数病例首选的诊断方法。如果细针穿刺失败,或所得结果不能确诊,换用粗针抽吸活检可提高诊断率,筛选手术病例。穿刺获得的细胞也可作细胞遗传学和分子生物学(如癌基因与抑癌基因突变等)分析协助诊断。

四、诊断

甲状腺癌的诊断应综合病史、临床表现和必要的辅助检查结果。

(1)甲状腺癌患者的主诉常常为"颈部肿块"或"颈部结节"。在病史询问中,要特别注意肿块或结节发生的部位、时间、生长速度,是否短期内迅速增大;是否伴有吞咽困难、声音嘶哑或呼吸困难;是否伴有面容潮红、心动过速及顽固性腹泻等表现;是否因患其他疾病进行过头颈部、上纵隔放射治疗及有无 RAI 治疗史等;是否暴露于核辐射污染的环境史;从事的职业是否有重要放射源以及个人的防护情况等。髓样癌有家族遗传倾向性,家族中有类似患者,可提供诊断线索。

(2)检查时肿块边界欠清,表面高低不平,质硬,活动度小或完全固定,颈部常可扪及肿大淋巴结。髓样癌约有 15％病例呈家族性倾向,可伴发肾上腺嗜铬细胞瘤和甲状旁腺瘤等内分泌系统新生物。

(3)既往有头颈部的 X 线照射史。现已确诊 85％的儿童甲状腺癌的患者都有头颈部放射史。

(4)B 超有助于诊断。放射性核素扫描,大多数甲状腺癌表现为冷结节。

(5)血清降钙素测定对早期诊断甲状腺髓样癌有十分重要的价值,用放射免疫法测定。

(6)有多发性内分泌腺瘤病的家族史者,常提示甲状腺髓样癌。

(7)孤立性甲状腺结节质硬、固定,或合并压迫症状。

(8)存在多年的甲状腺结节,突然生长迅速。

(9)有侵犯、浸润邻近组织的证据;或扪到分散的肿大而坚实的淋巴结。

(10)借助[131]I甲状腺扫描、细胞学检查、颈部 X 线片、间接喉镜等检查,可明确诊断。

(11)确诊应依靠冰冻切片或石蜡切片检查。

五、鉴别诊断

甲状腺癌应与甲状腺瘤或囊肿、慢性甲状腺炎等相鉴别。

(一)甲状腺瘤或囊肿

甲状腺瘤或囊肿为甲状腺一侧或双侧单发性或多发性结节,表面平滑,质地较软,无压痛,吞咽时移动度大。囊肿张力大,也可表现质硬。甲状腺放射性核素扫描,B超波检查等可帮助诊断。仍鉴别困难时,可穿刺行细胞学检查。

(二)慢性甲状腺炎

慢性甲状腺炎以慢性淋巴性甲状腺炎和慢性纤维性甲状腺炎为主。慢性淋巴性甲状腺炎,起病缓慢,甲状腺弥散性肿大,质地坚韧有弹性,如象皮样,表面光滑,与周围正常组织无粘连,可随吞咽运动活动,局部不红不痛无发热,可并发轻度甲状腺功能减退,晚期压迫症状明显,实验室检查可示血沉加快,肝功能絮状反应阳性,血清蛋白电泳分析示γ球蛋白增高,甲状腺扫描常示摄^{131}I率低且分布不匀。慢性侵袭性纤维性甲状腺炎,甲状腺逐渐肿大,质地异常坚硬,如岩石样。其特点为侵袭甲状腺周围组织,甲状腺被固定,不能随吞咽活动,其也可压迫气管、食管,引起轻度呼吸困难或吞咽困难,但一般不压迫喉返神经或颈交感神经节。晚期多合并有甲状腺功能减退。鉴别困难时,可行穿刺细胞学检查。

六、治疗

(一)手术治疗

甲状腺癌一经诊断或高度怀疑甲状腺癌患者,一般均需尽早手术治疗。

1.术前准备

手术前(特别是手术因故推迟时)服用$L-T_4$进行抑制性治疗,可使手术操作更容易,同时也可抑制癌细胞的扩散。手术时应常规行病理检查,以进一步明确病变性质及决定手术方式。

2.甲状腺癌的手术方式和范围

根据布达佩斯国家肿瘤研究所和医学院的建议以及美欧的普遍意见和经验,一般标准术式是甲状腺近全切,仅遗留2~4g上叶组织,并清扫全部可疑淋巴结。术中应仔细探查颈部淋巴结,如颈部淋巴结受累,应行颈部淋巴结清除术。术后4周可根据甲状腺癌的组织类型、是否转移与浸润来进行术后的残留或复发组织的放射碘扫描及放射碘治疗。放射碘全身扫描可确定颈部残留的甲状腺组织及癌组织,同时也可确定远处的转移灶。

(二)术后治疗

1.术后放化疗的原则

对肿瘤直径小于1cm的低危复发患者,术后不必行局部放疗,但对肿瘤直径大于1cm的低危复发患者和所有高危复发患者,在术后必须进行放疗,或给予治疗量的放射性碘。如肿瘤的摄碘能力很差,应行外放射治疗。

甲状腺癌术后应常规用$L-T_4$替代治疗,以维持甲状腺功能,如肿瘤摘除后仍保留有足够的甲状腺组织,一般亦主张加用$L-T_4$(或干甲状腺片),其目的是抑制TSH分泌,防止肿瘤复发。不论是何种甲状腺癌,均应在术后(至少5年内)应用$L-T_4$,抑制血TSH水平在0.1mU/L以下(sTSH或uTSH法),5年后可用$L-T_4$维持在0.1~0.3mU/L范围内。

2.术后患者的病情变化

可能有三种主要类型。

(1)局部复发或远处转移。

（2）临床上有或无症状体征；用 T_4 治疗时，血 Tg 正常或稍高，停用 T_4 后 Tg 升高。

（3）无复发的临床表现和影像学依据，用 T_4 治疗时或停用 T_4 后 Tg 均正常，后两类患者均应积极使用 T_4 抑制 TSH 分泌，一旦确诊为复发，应再次手术或采取放射性碘治疗。

3.术后追踪的主要生化指标

是血清 TSH 和 Tg，一般每 3～6 个月复查 1 次。必要时可定期行 B 超或 CT(MRI)检查，亦可考虑作全身放射碘扫描追踪（至少相隔 2 年）。如临床上高度怀疑有复发，而上述影像检查阴性，可考虑做 ^{201}Tl，或 ^{99m}Tc(^{99m}Tc－sesta－M1B1)扫描，或 18 氟－脱氧葡萄糖－PET，或 ^{11}C－蛋氨酸－PET 扫描，以确定复发病灶的部位和程度。

4.放射性碘治疗

^{131}I 扫描能显示手术后的残余癌组织或远处转移灶。如果患者首先使用 L－T_4（50～70μg）进行替代治疗，当停用 3 周后，患者 TSH 水平升高。再经 2～3 周，当血清 TSH 上升到 50mU/L 时，可服用 ^{131}I 5～10mCi，72h 后行全身扫描。近来，人们已改用重组的人 TSH (rhTSH)先刺激甲状腺（包括含 TSH 受体的癌细胞）及 PET 扫描来对转移灶进行定位与追踪，方法可靠，灵敏度高。如果发现残留的甲状腺癌组织或转移灶，通常可施以 ^{131}I 50～60mCi，如果是有功能的转移癌则剂量加倍。一般 ^{131}I 总量为 100～150mCi。1～2d 后可继以 TH 抑制治疗，将血清 TSH 抑制到小于 0.1mU/L 或对 TRH 全无反应为止。一般 T4 的用量为 300μg。定期的 ^{131}I 扫描要根据患者的情况而定，以每 6 个月 1 次为宜。如果前次扫描已发现有转移病灶，则需要再次行 ^{131}I 全身扫描。而对甲状腺球蛋白不高，前次 ^{131}I 扫描证明无转移的患者，则不需再次扫描，但可在手术 1 年后重复扫描。扫描显示复发，则再次使用 ^{131}I 治疗，并且剂量较前次要大，但 ^{131}I 的总治疗量不超过 500mCi。扫描显示无复发，则继续使用 T_4 治疗。TH 治疗的目的一方面是替代，维持甲状腺的正常功能，另一方面是反馈抑制 TSH 分泌。

（三）放射治疗

未分化癌具有一定的放射敏感性，可采用放射线治疗。乳头状、滤泡状及髓样癌一般不采用放疗。但当乳头状、滤泡状癌组织无摄碘功能或髓样癌术后有高 CT 状态及难以切除的复发癌、残余癌和骨转移癌，亦可用外放射治疗。

（四）化疗

甲状腺癌对化疗不敏感，可用于甲状腺癌综合性姑息治疗。对晚期甲状腺癌或未分化癌可试用环磷酰胺、阿霉素等治疗。

手霉素为法尼基蛋白转移酶抑制剂，常单独或与其他药物联合用于治疗未分化性甲状腺癌。近年来开始试用的单克隆抗体靶向治疗可能是治疗甲状腺癌（主要是髓样癌）的一种新途径（如抗 CEA 放射标记的抗体）。近年来试用生长抑素类似物和干扰素治疗甲状腺髓样癌，有一定疗效，化疗药物与免疫调节剂合用，可提高机体免疫力，加强抗癌效果。

（五）经皮酒精注射治疗

经皮酒精注射治疗主要用于实性小至中等结节的治疗。对拒绝行 ^{131}I 治疗或手术治疗的良性结节亦可考虑用此法治疗。注射酒精最好在 B 超引导下进行，在结节内找到血管最丰富的区域后，用 21～22 号针头注入酒精。治疗前和治疗后应追踪 TSH、FT_4、FT_3 和 Tg。此法可有 60% 左右的治愈率。酒精注射主要用于治疗无功能性甲状腺结节、高功能结节和甲状腺腺瘤。对甲状腺癌患者,尤其是有转移和局部压迫症状者,不能首选酒精注射治疗。

(六)对症治疗

甲状腺癌术后出现甲状旁腺功能减退时,可补充钙剂和维生素 D。甲状腺髓样癌伴类癌综合征时,可服用赛庚啶缓解症状。

第六节　甲状腺功能亢进症

一、病因

(一)诱因

甲状腺功能亢进症(简称甲亢)的发病机制和病因未明,主要有以下因素诱发:免疫功能异常,遗传因素,感染因素,精神因素。

(二)遗传易感性

一般认为,甲状腺功能亢进症是以遗传易感性为背景,在感染、精神创伤等因素作用下,诱发体内的免疫系统功能紊乱,免疫耐受、识别和调节功能减退,抗原特异或非特异性 T_3 细胞功能缺陷,机体不能控制针对自身组织的免疫反应,T_3 细胞减弱了对 TH 细胞的抑制,特异 B 淋巴细胞在特异 TH 细胞辅助下产生异质性免疫球蛋白(自身抗体)。

二、病理生理

(一)甲状腺激素(TH)分泌过多的病理生理作用

TH 分泌过多的病理生理作用是多方面的,其作用机制尚未完全阐明。TH 可促进氧化磷酸化,主要通过刺激细胞膜的 Na^+-K^+-ATP 酶(即 Na^+-K^+ 泵),此酶为一异二聚体蛋白,存在于心、肝、肾、骨骼和脂肪细胞膜中,T3 刺激该酶两个亚基基因的转录,并参与转录后修饰的调节,使 mRNA 增加。此酶在维持细胞内外 Na^+/K^+ 梯度的过程中,需要大量能量以促进 Na^+ 的主动转移,以致 ATP 水解增多,从而促进线粒体氧化磷酸化反应,结果氧耗和产热均增加。甲状腺激素的作用虽是多方面的,但主要在于促进蛋白质的分解,促进产热作用以及儿茶酚胺样作用,从而影响各种代谢和脏器的功能。如甲状腺激素增加基础代谢率,加速营养物质的消耗。甲状腺激素和儿茶酚胺的协同作用加强后者在神经、心血管和胃肠道等脏器的兴奋和刺激作用。

(二)甲状腺激素对心肌、肝脏和脂肪细胞的作用

TH 对心肌、肝脏和脂肪细胞的作用具有直接刺激作用。如可通过激活腺苷环化酶,产生 cAMP,调节心脏 β 肾上腺素能受体基因表达。T_3 过多可降低周围血管阻力,增加心肌收缩力,加快心律。棕色脂肪是啮齿类动物暴露在寒冷环境或过食反应的选择性产热部位。此过程需 T_3 和细胞特异性 $β_2$ 肾上腺素能受体刺激线粒体解耦联蛋白,该蛋白增加棕色脂肪的分解,通过氧化磷酸化解耦联,使能量以热能散发。另外,T_3 既刺激脂肪生成也刺激脂肪分解,内源性脂肪酸是 T_3 的底物,导致产热增多。T_3 诱导脂肪代谢过程许多酶的生成,包括苹果酸脱氢酶、葡萄糖-6-磷酸脱氢酶、脂肪酸合成酶。甲状腺功能改变可引起脂蛋白代谢的变化,

甲状腺功能减退(简称甲减)时低密度脂蛋白胆固醇(LDL－C)和高密度脂蛋白胆固醇(HDL－C)升高,而甲亢时则相反。低密度的变化主要表现在低密度颗粒的清除率方面,而高密度的变化又是由肝细胞表面的低密度受体表达变化引起的。HDL－C 的变化至少与胆固醇酯的转移有关,而决定转换率的主要因素又是基因的多型性,并因此而引起个体在脂肪代谢方面的不均一性变化。

(三)激素原转换酶

将激素原转换为有更强生物活性的激素。神经内分泌细胞有两种特异性 PC(PC$_1$ 和 PC$_2$),激素的活性和分泌速度也受这两种酶活性的调节。T$_3$ 可下调 PC$_2$ mRNA 的表达,PC$_2$ 增强因子中存在 T$_3$ 的反应元件,并可通过 T$_3$ 对这些反应元件的负性调节作用而改变 T$_3$ 的作用,直至导致甲亢或甲减。

三、临床表现

本病多见于女性,男女之比为 1:(4～6)。甲亢起病一般较缓慢,多在起病后 6 个月至 1 年内就诊,也有起病后数年方就诊者。少数可在精神创伤和感染等应激后急性起病,或因妊娠而诱发本病。甲亢的临床表现与患者发病时的年龄、病程和 TH 分泌过多的程度有关。一般患者均有神经质、怕热、多汗、皮肤湿热、心悸、乏力和体重减轻等。部分患者可有发热(一般为低热)。

(一)高代谢症群

由于 T$_3$、T$_4$ 分泌过多和交感神经兴奋性增高,促进物质代谢,加速氧化,使产热、散热明显增多,患者常有疲乏无力,不耐热、多汗,皮肤温暖潮湿、体重锐减、低热(危象时可有高热)等;甲状腺激素促进肠道糖吸收,加速糖的氧化利用和肝糖分解等,可致糖耐量异常或使糖尿病加重;甲状腺激素促进脂肪分解与氧化,胆固醇合成、转化及排出均加速、常致血中总胆固醇降低。蛋白质代谢加速致负氮平衡、体重下降、尿肌酸排出增多;骨骼代谢和骨胶原更新加速、尿钙磷、羟脯氨酸等排出量增高。

(二)甲状腺肿

不少患者以甲状腺肿大为主诉,甲状腺呈弥散性对称性肿大,质软,吞咽时上下移动,少数患者的甲状腺肿大不对称或肿大不明显。

由于甲状腺的血流量增多,故在上、下极外侧可听到血管杂音(为连续性或以收缩期为主的吹风样杂音),可扪及震颤(以腺体上部较明显)。杂音明显时可在整个甲状腺区听到,但以上、下极明显,杂音较轻时仅在上极或下极听到。触到震颤时往往可以听到杂音,但杂音较弱时可触不到震颤。杂音和震颤为本病一种较特异性的体征,对诊断本病具有重要意义。

(三)眼部表现

甲亢时引起的眼部改变大致分两种类型,一类由甲亢本身所引起,系由于交感神经兴奋眼外肌群和上睑肌所致;另一类为浸润性突眼,为眶内和球后组织体积增加、淋巴细胞浸润和水肿所致,又称为甲亢眼病。

1.单纯由甲亢引起的眼部主要改变

(1)上眼睑挛缩。

(2)眼裂增宽(Dalrymple 征)。

（3）上眼睑移动滞缓（von Graefe 征），眼睛向下看时，上眼睑不能及时随眼球向下移动，可在角膜上缘看到白色巩膜。

（4）瞬目减少和凝视（Stellwag 征）。

（5）惊恐眼神。

（6）向上看时，前额皮肤不能皱起（Joffroy 征）。

（7）两眼内聚减退或不能（Mobius 征）。眼部的体征还有很多，可根据需要尽量作多项试验，因为有些试验可为阴性，而另一些试验可为阳性。

2.甲亢眼病

甲亢眼病又称浸润性突眼。患者有明显的自觉症状，常有畏光、流泪、复视、视力减退、眼部肿痛、刺痛、异物感等。检查可发现视野缩小，斜视，眼球活动减少甚至固定。眼球明显突出，突眼度一般在 18mm 以上，两侧多不对称。由于眼球明显突出，眼睛不能闭合，结膜，角膜外露而引起充血、水肿、角膜溃疡等。重者可出现全眼球炎甚至失明。有少数浸润性突眼患者突眼并不明显，但却有明显畏光、流泪、复视、巩膜结膜充血水肿及眼球活动障碍等。因此，眼球突出的程度并不是判断浸润性突眼的最佳指标。

眼球急速运动试验可用于判断眼肌的受累程度。用双目镜等测定眼球急速运动，观察眼球的水平和垂直活动度（10°、20°和 40°），并同时进行眼肌疲劳试验。本试验的个体差异大。在甲亢眼病早期，眼球急速运动试验无明显改变，如有异常说明眼肌病变较严重（如纤维化）。甲亢患者（无论是治疗或未治疗者）血清 IL－6 明显升高，而血清可溶性 IL－6 受体（sIL－6R）水平受治疗的明显影响，与眼病的活动性也有明显关系，伴活动性眼病者的血清 sIL－6R 明显升高。

甲亢常并发青光眼（开角性和正常眼压性）。据报道，在 104 例甲亢患者中，13％有典型青光眼性视野缺损，其中 6.5％为正常眼压性青光眼，而眼压升高者达 22％，均明显高于非甲亢的一般人群。

（四）精神神经系统表现

患者易激动，精神过敏、舌和双手平举向前伸出时有细震颤、多言多动、失眠紧张、思想不集中、焦虑烦躁、多猜疑等，有时出现幻觉，甚而亚躁狂症，但也有寡言、抑郁者，以老年人多见。腱反射活跃，反射恢复时间缩短。甲亢（尤其是亚临床型甲亢）伴有的焦虑症状应与泛发性焦虑症鉴别，Iacovides 等应用四种甲亢/焦虑指数对这两种疾病进行鉴别，认为有一定鉴别意义，但确诊仍有赖于实验室检查证实。

（五）心血管系统表现

甲亢时由于 TH 对心血管系统的作用，以及交感神经兴奋性增高等，常使甲亢患者有明显临床表现，心悸、气促是大部分甲亢患者的突出主诉。

1.心动过速

心动过速是心血管系统最早最突出的表现。绝大多数为窦性心动过速，心律多在 90～120 次/分。心动过速为持续性，在睡眠和休息时有所降低，但仍高于正常。静息和睡眠时心律快慢与基础代谢率呈正比。甲亢时，静息状态下的窦性心律增快主要与 T3 兴奋窦房结细胞 f－通道蛋白质的转录，细胞质 f－通道的电导性增加有关。

2.其他类型的心律失常

房性期前收缩最常见,其次为阵发性或持续性心房颤动。也可见室性交界性期前收缩,偶见房室传导阻滞。有些患者可仅表现为原因不明的阵发性或持续性心房纤颤,尤以老年人多见。

3.心音改变

由于心肌收缩力加强,使心搏增强,心尖部第一心音亢进,常有收缩期杂音,偶在心尖部可听到舒张期杂音。

4.心脏扩大

心脏扩大多见于久病及老年患者。当心脏负荷加重、合并感染或应用 β 受体阻滞药可诱发充血性心力衰竭。持久的房颤也可诱发慢性充血性心力衰竭。出现心脏扩大和心脏杂音,这可能是由于长期高排出量使左室流出道扩张所致,心脏并无明显解剖学异常。

5.血压改变

收缩压升高、舒张压下降和脉压增大为甲亢的特征性表现之一。有时可出现毛细血管搏动征、水冲脉等周围血管征。发生原因系由于心脏收缩力加强、心排出量增加和外周血管扩张、阻力降低所致。

6.甲亢性心脏病

甲亢伴有明显心律失常、心脏扩大和心力衰竭者称为甲亢性心脏病。以老年甲亢和病史较久未能良好控制者多见。其特点为甲亢完全控制后心脏功能可完全恢复正常,用呼吸储备容量的测定可以预测甲亢性心脏病的发生。一般认为,在过量 TH 的长期作用下,心肌肥厚导致高心排出量性心脏病,但在一部分甲亢患者中,也可并发低心排出量性心脏病或心力衰竭。有报道,伴有严重突眼的甲亢患者的右心室内膜活检显示明显的淋巴细胞性心肌炎,而不伴突眼者仅有极轻的心肌炎病变,淋巴细胞浸润伴心肌细胞肥大和间质纤维化,提示为扩张型心肌病,但多数低心排出量性心肌病变与自身免疫的炎症过程无直接关系。

(六)消化系统表现

食欲亢进是甲亢的突出表现之一。但少数老年患者可出现畏食,甚至恶病质。也有少数患者呈顽固性恶心、呕吐,以致体重在短期内迅速下降。由于过多 TH 的作用,使肠蠕动增加,从而使大便溏稀、次数增加,甚至呈顽固性腹泻或脂肪泻。TH 对肝脏也可有直接毒性作用,致肝大,甲亢引起明显肝脏受损者少见,少数可出现肝功能异常,转氨酶升高甚或黄疸。甲亢患者发生畏食的原因很复杂,其中可能主要与年龄(老年人)、肝功能异常和焦虑症状有关,而与高钙血症无关。

(七)血液和造血系统表现

周围血液中白细胞总数偏低、淋巴细胞百分比和绝对值及单核细胞增多,血小板寿命缩短,有时可出现皮肤紫癜。由于消耗增加,营养不良和铁的利用障碍偶可引起贫血。

(八)运动系统表现

运动系统主要表现为肌肉软弱无力,甲亢患者可伴骨密度(BMD)降低。

(九)生殖系统表现

女性患者常有月经稀少,周期延长,甚至闭经,但部分患者仍能妊娠、生育。男性多阳痿,偶见乳腺发育。甲亢患者的黄体生成素（LH）分泌增多，促卵泡激素（FSH）仅男性升高，LH和 FSH 的脉冲性分泌不受影响，催乳素（PRL）分泌正常，男性患者性腺类固醇类激素和性激素结合球蛋白（SHBG）明显升高，而游离睾酮指数下降，这说明男性甲亢患者存在原发性性腺功能减退，可能与 SHBG 升高有关。

（十）皮肤、毛发及肢端表现

皮肤光滑细腻，缺乏皱纹，触之温暖湿润。年轻患者可有颜面潮红，部分患者面部和颈部可呈红斑样改变，触之褪色，尤以男性多见。多数患者皮肤色素正常，少数可出现色素加深，以暴露部位明显。口腔、乳晕无色素加深，也有部分患者色素减退，出现白癜风。甲状腺功能亢进时可出现毛发稀疏脱落，少数患者可出现斑秃，甲亢控制后斑秃可痊愈。约 5% 患者有典型对称性黏液性水肿，常与浸润性突眼同时或之后发生，有时不伴甲亢而单独存在。多见于小腿胫前下 1/3 部位，称为胫前黏液性水肿，是本病的特异性表现之一。黏液性水肿性皮肤损害也可见于足背和膝部、面部、上肢，甚至头部。初起时呈暗紫红色皮损。皮肤粗厚，以后呈片状或结节状叠起，最后呈树皮状，可伴继发感染和色素沉着。在少数患者中尚可见到指端软组织肿胀，呈杵状，掌指骨骨膜下新骨形成（肥皂泡样），以及指或趾甲的邻近游离边缘部分和甲床分离，称为指端粗厚，为甲亢的特征性表现。

（十一）内分泌系统表现

TH 过多除可影响性腺功能外，肾上腺皮质功能于本病早期常较活跃，血促皮质素（ACTH）、氢化可的松及 24h 尿 17－羟皮质类固醇（17－羟）升高，而在重症（如危象）患者中，因受过多 T_3、T_4 抑制而尿 17－羟、17－酮、类固醇均下降，氢化可的松半衰期缩短。其功能呈相对减退。肾上腺皮质储备功能轻微受损。葡萄糖耐量受损，也与血 TH 和血胰岛素生长因子结合蛋白－1（IGFBP－1）增高有关。

（十二）甲亢危象

甲亢危象系本病严重表现，可危及生命，主要诱因为精神刺激、感染、甲状腺手术前准备不充分等。早期为患者原有的症状加剧，伴中等发热，体重锐减，恶心，呕吐，以后发热体温可达 40℃ 或更高，心动过速常在 160 次/分以上，大汗、腹痛、腹泻，甚而谵妄、昏迷。死亡原因多为高热虚脱，心力衰竭，肺水肿，严重水、电解质代谢紊乱等。

（十三）甲亢性肌肉病变

1.急性甲亢性肌病或甲亢伴急性延髓瘫痪

罕见，起病急，数周内可出现说话和吞咽困难，发音不准，也可合并甲亢危象，并可导致呼吸肌瘫痪，威胁生命。

2.慢性甲亢性肌病

较多见，起病慢，早期最多累及近端肌群和肩或髋部肌群，其次是远端肌群；患者诉进行性肌无力，消瘦，甚至萎缩。登楼、蹲位起立甚至梳头困难，新斯的明治疗一般无效，尿肌酐排泄增高。肌病和甲亢的关系未明，可能由于过多的 TH 作用于肌细胞线粒体，发生肿胀变性。近端肌群主要由含线粒体丰富的肌红细胞组成，故在本病中受累最早且重。

3.甲亢伴周期性瘫痪

多见于亚洲地区的患者，年轻男性多发。发作时常伴血清钾过低，葡萄糖和胰岛素静脉滴注可诱发本症,症状和家族性周期性瘫痪相似。

4.甲亢伴重症肌无力

主要累及眼部肌群,有眼睑下垂,眼球运动障碍和复视,朝轻暮重。新斯的明治疗有良好效应。甲亢和重症肌无力均为自身免疫性疾病,肌细胞中均可检出自身抗体,但甲亢并不直接引起重症肌无力,两者可先后或同时见于对自身免疫有遗传缺陷的同一患者中。

四、诊断

(一)血清 TH 测定

1.血清 FT_4 与 FT_3

FT_3、FT_4不受血中甲状腺结合球蛋白(TBG)变化的影响,直接反应甲状腺功能状态。其敏感性和特异性均明显高于 TT_3、TT_4。成人正常参考值,放射免疫分析法(RIA 法):FT_3 3～9pmol/L(0.19～0.58ng/dL),FT_4 9～25pmol/L(0.7～1.9ng/dL)。免疫化学发光法(ICMA 法):FT_3 2.1～5.4pmol/L(0.14～0.35ng/dL),FT_4 9～23.9pmol/L(0.7～1.8ng/dL)。

2.血清 TT_3

血清中 T_3 与蛋白结合达 99.5%以上,故 TT_3 亦受 TBG 的影响。TT_3浓度的变化常与 TT_4的改变平行,但在甲亢初期与复发早期,TT_3上升往往很快,约 4 倍于正常;TT_4上升较缓,仅为正常的 2.5 倍。故 TT_3 为早期甲亢、治疗中疗效观察及停药后复发的敏感指标,亦是诊断 T_3型甲亢的特异指标。但应注意老年人淡漠型甲亢或久病者 TT_3也可能不高。成人正常参考值,RIA 法:1.8～2.9nmol/L(115～190ng/dL)。ICMA 法:0.7～2.1mmol/L(44.5～136.1ng/dL)。

3.血清 TT_4

血清 TT_4是判定甲状腺功能最基本的筛选指标。血清中 99.95%以上的 T_4 与蛋白结合,其中 80%～90%与 TBG 结合。TT_4是指 T_4 与蛋白结合的总量,受 TBG 等结合蛋白量和结合力变化的影响;TBG 又受妊娠、雌激素、病毒性肝炎等因素影响而升高;受雄激素、低蛋白血症(严重肝病、肾病综合征)、泼尼松等影响而下降。成人正常参考值,RIA 法:65～156nmol/L(5～12μg/dL)。ICMA 法:58.1～154.8mmol/L(4.5～11.9μg/dL)。

4.血清 rT_3

rT_3无生物活性,是 T_4 在外周组织的降解产物,其血浓度的变化与 T_3、T_4维持一定比例,尤其与 T_4变化一致,可作为了解甲状腺功能的指标。甲亢初期或复发早期可仅有 rT_3升高。在重症营养不良或某些全身性疾病时,rT_3明显升高,而 TT_3明显降低,为诊断低 T_3综合征的重要指标。成人正常参考值(RIA 法):0.2～0.8nmol/L(13～53ng/dL)。

(二)促甲状腺激素(TSH)测定

甲状腺功能改变时,TSH 的波动较 T_3、T_4更迅速而显著,故血中 TSH 是反映下丘脑-垂体-甲状腺轴功能的敏感指标,尤其对亚临床型甲亢和亚临床型甲减的诊断有重要意义。其测定方法较多。RIA 的灵敏度有限,最低测定值为 0.5mU/L,由于正常人可低于此值,故无法区别甲亢者和正常人,如做促甲状腺激素释放激素(TRH)兴奋试验,则可间接判断甲状腺功能状态及 TRH-TSH-TH 的调节关系。用免疫放射分析(IRMA)法测定超敏促甲状腺激素(sTSH),正常参考值为 0.4～3.0mU/L 或 0.6～4mU/L,本法的最低检出值为0.04mU/L,

约有 90％以上的甲亢患者低于正常低值。故一般可取代 TRH 兴奋试验。用 ICMA 法测定 TSH 的灵敏度可达 0.01mU/L，其敏感性进一步提高，方法简便，快速可靠，且无须担心放射污染。荧光分析（TRIFA）法克服了酶标志物不稳定，化学发光标记仅能一次发光及荧光标记受干扰因素多等缺点，非特异性信号降到了可以忽略的程度，其分析检测限和功能检测限分别为 0.001mU/L 和 0.016mU/L。ICMA 和 TRIFA 较 IRMA 的灵敏度提高了很多倍，故又称为高灵敏度促甲状腺激素（uTSH）。必须指出，不论 TSH 测定的灵敏度多高，都必须结合临床和其他甲状腺功能检查才能做出正确诊断判断预后或做治疗决策。

（三）TSH 受体抗体测定

TSH 受体抗体测定方法较多，易出现假阴性和假阳性结果。促甲状腺激素受体抗体（TRAb）的常规测定方法是用放射受体法来测定 TSH 的结合抑制活性（猪的 TSH 受体），第二代 TRAb 测定法是用重组的人 TSH 受体代替，并包被成固相，据报道，可使敏感度从 70％提高到 86.7％，但仍有假阳性。未经治疗的甲亢患者，血甲状腺刺激抗体（TSAb）阳性检出率可达 80％～100％，有早期诊断意义，对判断病情活动、是否复发亦有价值；还可作为治疗后停药的重要指标。

（四）其他自身抗体

其他自身抗体有抗 p53 蛋白抗体。一般抗 p53 蛋白只存在于肿瘤（如大肠癌、直肠癌）患者中，而 Kuhn 等在 73 例各种自身免疫性疾病中，查出 17 例有抗 p53 蛋白的自身抗体，其中包括甲亢，其发生机制和意义未明。

（五）TRH 兴奋试验

甲亢时血 T_3、T_4 增高，反馈抑制 TSH，故 TSH 不受 TRH 兴奋试验影响。EGO 中30％～50％的人 TRH 兴奋试验无反应或反应性下降。如静脉注射 TRH 200μg 后 TSH 有升高反应可排除甲亢；如 TSH 不增高（无反应）则支持甲亢的诊断。应注意 TSH 无反应还可见于甲状腺功能"正常"的甲亢眼病、垂体疾病伴 TSH 分泌不足等。本试验不良反应少，对冠心病或甲亢性心脏病患者较 T_3 抑制试验更为安全。

（六）甲状腺摄碘（^{131}I）率

本法诊断甲亢的符合率达 90％，缺碘性甲状腺肿也可升高，但一般无高峰前移，必要时可做 T_3 抑制试验鉴别。本法不能反映病情严重程度与治疗中的病情变化，但可用于鉴别不同病因的甲亢，如摄 ^{131}I 率降低可能为甲状腺炎伴甲亢、碘甲亢或外源 TH 引起的甲亢症。

应注意本法受多种食物及含碘药物（包括中药）的影响，如抗甲状腺药物（ATD）、ACTH、可的松、溴剂、利血平、保泰松、对氨基水杨酸、甲苯磺丁脲等均使之降低；长期使用女性避孕药使之升高，故测定前应停用上述药物 1～2 个月。甲状腺摄 ^{131}I 率还受许多疾病的影响，如肾病综合征时增高；应激状态、吸收不良综合征、腹泻时降低。孕妇和哺乳期禁用此项检查。正常参考值，用盖革计数管测定，3h 及 24h 值分别为 5％～25％和 20％～45％，高峰在 24h 出现。甲亢者，3h 大于 25％，24h 大于 45％，且高峰前移。由于 T_3、T_4 和 TSH 测定方法的不断改善，敏感性与特异性进一步提高，目前已很少用甲状腺摄 ^{131}I 率来诊断甲亢。

（七）T_3 抑制试验

T_3 抑制试验主要用于鉴别甲状腺肿伴摄 ^{131}I 率增高系由甲亢抑或非毒性甲状腺肿所致，

亦可用于长期抗甲状腺药物治疗后,预测停药后复发可能性的参考。甲状腺功能正常的活动性眼病患者有 $40\%\sim80\%$ T_3 抑制试验阳性。大多数学者认为对伴眼病的甲亢诊断来说,T_3 抑制试验较 TRH 兴奋试验更可靠,但两试验合用可增加诊断准确性。

方法为先测基础摄 ^{131}I 率后,口服 T_3 $20\mu g$,3 次/天,连续 6d(或甲状腺片 60mg,3 次/天,连服 8d),然后再做摄 ^{131}I 率。对比两次结果,正常人及单纯甲状腺肿患者摄 ^{131}I 下降 50% 以上;甲亢患者不能被抑制,故摄 ^{131}I 下降不足 50%。伴有冠心病、甲亢性心脏病或严重甲亢者禁用本项试验,以免诱发心律失常、心绞痛或甲亢危象。

(八)病理检查

1.甲状腺针吸细胞活检(FNA)

甲亢临床上有典型的甲亢症状,甚至有突眼,临床诊断并不困难,做 FNA 是为了与慢性淋巴细胞性甲状腺炎(CLT)伴甲亢区别。FNA 诊断甲亢时,有许多学者发现甲状腺滤泡上皮细胞一致,但是核的大小差异较大。可有胶质,但一般量较少。上皮细胞胞质内有细小的空泡,有时无胶质,必须和滤泡状甲状腺肿瘤鉴别。Lowhagen 总结甲亢的病理特点如下:①胶质少,切片内血液成分多;②滤泡细胞较大,有丰富的胞质,含有边缘空泡。Myren 发现甲亢的细胞胞核的直径比非毒性甲状腺肿的细胞核直径大。

2.甲状腺超微结构

甲亢的柱状上皮功能活跃,电镜下细胞器多。如高尔基体肥大,线粒体数目增多,粗面内质网和核糖体增多,微绒毛较长且数目增多,胞质表浅部见较多的内吞的胶质滴,有大小不一的溶酶体。

3.组织化学与免疫组织化学

甲亢时,甲状腺过氧化物酶(TPO)、单胺氧化酶及琥珀酸脱氢酶的活性明显升高,免疫组化和电镜观察发现,电镜下可见微绒毛细长且数目增多,微绒毛表面阳性物质反应性增强(微绒毛是 TH 合成的碘化部位)。

(九)影像学检查

1.超声诊断

甲亢时,甲状腺呈弥散性、对称性、均匀性增大(可增大 $2\sim3$ 倍),边缘多规则,内部回声多呈密集、增强光点,分布不均匀,部分有低回声小结节状改变。腺体肿大明显时,常有周围组织受压和血管移位表现。多普勒彩色血流显像(CDFI)显示患者甲状腺腺体内血流呈弥散性分布,为红蓝相间的簇状或分支状图像(繁星闪烁样血流图像),血流量大、速度增快,超过 70cm/s,甚至可达 200cm/s。血流量为正常人的 $8\sim10$ 倍。同时可见显著低阻力的动脉频谱和湍流频谱。甲状腺上、下动脉管径明显增宽。弥散性甲状腺肿大有时难与其他结节性甲状腺肿相区别,因此,需结合临床资料并利用 CDFI 观察到有特异性血流频谱不难做出正确诊断。彩色多普勒超声亦可用于甲亢治疗后的评价。眼球后 B 超有助于甲亢眼病的诊断。

2.核素诊断

甲亢时,可见颈动、静脉提前到 $6\sim8s$ 显像(正常 $8\sim12s$ 颈动脉显像,$12\sim14s$ 颈静脉显像),甲状腺于 8s 时显像,其放射性逐渐增加,明显高于颈动、静脉显像。

3.CT 或 MRI 诊断

目前认为,CT 在甲亢诊断及鉴别诊断方面具有重要价值。首先,用 CT 可排除肿瘤;其次,在眼部病变不明显时,可观察到眼外肌受累的情况。CT 检查尚可鉴别球后眼外肌炎。可在球后减压术前充分估计眶部受累程度,以指导眼科手术。MRI 检查费用昂贵,检查时间长,且未发现具有比 CT 多的优势,不作为首选。鉴别诊断方面,主要是在 CT 上表现为眼外肌肥大的炎症或眼外肌浸润的眶部疾病,如特发性眼肌炎、炎性假瘤、肉芽肿、转移癌等,但这些病变不同于甲亢,常急性发作,有深部疼痛,复视或眼睑下垂。特发性眼肌炎是一种局限性、非特异性眶部炎症,特征是附着在巩膜的肌腱受累。而甲亢在 CT 上主要表现为肌腹肥大,特别是后半部(靠近眶尖部)肌腹肥大明显,而肌腱附着处正常。IH 磁共振分光镜检可测定眼球后组织中硫酸软骨素蛋白聚糖的浓度,为一种新的评估甲状腺相关眼病(TAO)的检查方法。

(十)功能诊断

典型病例经详细询问病史,依靠临床表现即可诊断。不典型病例,尤其是小儿、老年或伴有其他疾病的轻型甲亢或亚临床型甲亢病例易被误诊或漏诊。在临床上,遇有病程长的不明原因体重下降、低热、腹泻、手抖、心动过速、心房纤颤、肌无力、月经紊乱、闭经等均应考虑甲亢的可能;对疗效不满意的糖尿病、结核、心力衰竭、冠心病、肝病等,也要排除合并甲亢的可能性。不典型甲亢的确诊有赖于甲状腺功能检查和其他必要的特殊检查。血 FT_3、FT_4(或 TT_3、TT_4)增高及 sTSH 降低(小于 0.1mU/L)者符合甲亢;仅 FT_3 或 TT_3 增高而 FT_4、TT_4 正常可考虑为 T_3 型甲亢;仅有 FT_4 或 TT_4 增高而 FT_3、TT_3 正常者为 T_4 型甲亢;血 TSH 降低,FT_3、FT_4 正常,符合亚临床型甲亢。必要时可进一步做 sTSH(或 uTSH)测定和(或)TRH 兴奋试验。

(十一)病因诊断

在确诊甲亢基础上,应先排除其他原因所致的甲亢,再结合患者有眼征、弥散性甲状腺肿、血 TSAb 阳性等,可诊断为甲亢。有结节者需与自主性高功能甲状腺结节、多结节性甲状腺肿伴甲亢、毒性腺瘤、甲状腺癌等相鉴别。多结节毒性甲状腺肿和毒性腺瘤患者一般无突眼,甲亢症状较轻,甲状腺扫描为"热"结节,结节外甲状腺组织的摄碘功能受抑制。亚急性甲状腺炎伴甲亢症状者,甲状腺摄[131]I 率减低。CLT 伴甲亢症状者,血中自身抗体阳性。碘甲亢者有过量碘摄入史,甲状腺摄[131]I 率降低,可有 T_3、rT_3 升高而 T_3 不高的表现。其他如少见的异位甲状腺肿伴甲亢、TSH 甲亢及伴瘤综合征性甲亢等均应逐一排除。

五、鉴别诊断

(一)与其他甲亢的鉴别(病因鉴别)

引起甲亢的病因很多,临床上应先排除非甲状腺性甲亢后,甲亢的诊断才能成立。甲亢的病因多种多样。

1.结节性甲状腺肿伴甲亢

本病又称毒性多结节性甲状腺肿,为非毒性甲状腺肿患者(5%~8%)久病后出现甲亢症状,其机制不明。

(1)病因及病理:是否有一种特异致病因素使某些非毒性结节性甲状腺肿发展为甲亢尚不清楚,也无法通过病理学特征把非毒性和毒性结节性甲状腺肿区别开来。从非毒性转变为毒性甲状腺肿的病变涉及甲状腺结节功能自主性的建立,即腺体中一个或几个区域不受 TSH 刺激,甚至在疾病早期也有散在的功能自主性病灶。随着时间的延长,这些散在病灶体积和数量增加,以致表现为甲状腺功能正常的非毒性结节性甲状腺肿,约 1/4 对 TRH 反应低于正常或无反应,说明已有一定程度的自主性 TH 分泌功能。

(2)临床特点:毒性多结节性甲状腺肿多发生于老年人或年龄较大者,多见于服用较大量碘剂(碘甲亢)者。其症状轻重不一,眼征罕见,但可有眼睑挛缩。甲状腺呈结节性肿大,质硬,有多个结节,血管杂音少见。症状一般较甲亢为轻,但常以某一器官或系统的症状为突出,尤其是心血管系统,如心律失常和充血性心力衰竭。消瘦和乏力较为明显,可伴有畏食。

(3)诊断:某些毒性结节性甲状腺肿的诊断比较困难。甲状腺核素显像有助于诊断(示放射性浓聚和缺损征象),浓聚征象较明显。T_3、T_4 多高于正常,当某些患者血清 TT_3、TT_4 或 FT_3、FT_4 较接近或稍微超过正常值范围上限时,诊断也存在困难。T_3 抑制试验又受限制(老年人多有心脏疾患或隐性疾患)。

TRH 兴奋试验反应降低,反映甲状腺至少有部分功能自主性,如 TSH 测不到,TRH 兴奋试验无反应,多提示为毒性结节性甲状腺肿。如实验室检查不能得到明确诊断,而临床有甲状腺毒症的表现时,可用抗甲状腺药物做试验性治疗。

(4)治疗:本病首选放射性[131]I 治疗。因部分患者摄碘率较低,应用剂量较大,为 20～30mCi。放疗前应先用抗甲状腺药物准备至甲状腺功能正常状态,以防止发生放射性甲状腺炎使甲状腺毒症加重。普萘洛尔对改善甲亢症状有帮助,常用于放疗前后的治疗。放疗可致甲减,怀疑有恶变者应予手术。

2.毒性甲状腺腺瘤

本病是具有自主性分泌 T_3、T_4 的甲状腺腺瘤。最早由 Plummer 报道,故又称毒性甲状腺腺瘤为 Plummer 病,腺瘤可为单发性或多发性。

(1)病理:在临床上,本病与甲亢不同,高功能腺瘤并非促甲状腺激素受体抗体刺激引起,结节周围的甲状腺组织因促甲状腺激素受抑制而呈萎缩改变,质地较韧,有时可压迫气管及喉返神经,显微镜下结节可呈腺瘤改变。此病在国内以往认为少见。自从应用甲状腺显像以来,常可发现本病。

(2)临床特点:此病多见于中老年患者。甲亢症状一般较轻微,某些患者仅有心动过速、消瘦、乏力或腹泻不引起突眼;有些患者以心房纤颤、心力衰竭或肌无力为主诉而就诊。检查可发现颈部有圆形或卵圆形结节,边界清楚,质地较硬,随吞咽活动,无血管杂音。血清 T_3、T_4 水平升高,尤以 T_3 增高明显。

(3)诊断:甲状腺显像(扫描或照相)对诊断有意义,结节区可呈聚[131]I 的"热"结节,周围萎缩的甲状腺组织仅部分显影,甚至可在扫描时完全不显示,此时需与先天性单叶甲状腺的扫描图像相鉴别,给予外源性促甲状腺激素 10U 刺激后重复扫描,周围萎缩的甲状腺组织能重新显示。促甲状腺激素受体基因分析或 G 蛋白突变的分析有助于本病的诊断。

(4)治疗:本病在病程中腺瘤有时偶有自发性退行性改变而缩小或消失,或个别病例经促甲状腺激素刺激后发生退行性改变而使腺瘤消失。治疗应根据患者是否有甲亢,若患者血中 T_3、T_4 均正常又无甲亢症状,且腺瘤又无压迫症状,可以留待观察;当患者有甲亢症状,血中

T_3、T_4升高或患者因腺瘤较大有压迫症状和体征时可考虑手术摘除或[131]I治疗。若患者甲亢症状明显,术前应认真准备,手术操作中应避免过多挤压腺瘤而使血循环中甲状腺激素浓度突然升高,引起甲亢危象或引起心律失常。[131]I治疗剂量应较大,一般在 25～50mCi。疗效满意。腺瘤经手术或[131]I治疗后,周围萎缩的甲状腺组织逐渐重新恢复功能,自术后 2 周起,有些病例已可见对侧萎缩的甲状腺在扫描图像上显示出来,这是因为腺瘤去除后,甲状腺激素分泌正常,对促甲状腺激素的反馈抑制解除,萎缩的组织重新恢复功能。Monzani 等报道,在超声引导下经皮酒精注射治疗有自主功能的孤立性甲状腺结节,可引起结节皱缩。对不适合[131]I治疗的年轻患者和手术风险大及结节较大的老年人尤其适用。该技术安全、价格便宜。

3.多发性毒性甲状腺结节

多发性毒性甲状腺结节为另一种类型的结节性甲状腺肿。结节为多发性,且具有自主分泌甲状腺激素的功能,多见于中年以上患者。多数患者是在多个结节中有一个为"热"结节,有的"热"结节在病理形态上表现为腺瘤样改变,5/6 的毒性结节中的细胞有促甲状腺激素受体突变(体细胞性、杂合子),无功能亢进的结节没有促甲状腺激素受体突变。因此,多发性毒性结节中的"热"结节的病因与毒性腺瘤相同,是促甲状腺激素受体突变所致。而非毒性结节可为增生性,其机制与毒性结节不同。

4.碘甲亢

碘的摄入增加容易诱发甲亢,碘甲亢在缺碘区和非缺碘区均可发生。

(1)病因及病理:有报道高碘地区甲亢的患病率是低碘地区的 2～3 倍。碘致甲亢一般发生在服碘 6 个月后,也可发生于服碘 1～2 个月后,补碘 6～10 个月后,发病率逐渐减少。大量服碘早期可发生急性抑制作用(保护机制)。长期大量服碘后,碘的急性抑制作用期过后,则引起甲状腺激素合成过多而致甲亢。

由于缺碘性甲状腺肿的甲状腺激素合成不足而发生代偿性促甲状腺激素分泌增多,补碘后,在过多的促甲状腺激素作用下,使 T_3、T_4合成过多致甲亢,这种甲亢是暂时性的,经过一段时间可自行消失。某些患者甲状腺已有潜在缺陷(潜在性甲亢),由于碘缺乏使甲状腺激素合成减少,而未显现出来,补碘后导致甲状腺激素合成增多而使有潜在缺陷的毒性甲状腺肿功能亢进。

胺碘酮可以从肝脏中置换 T_4,也使 T_4从血中清除减少,引起甲状腺激素增高而致甲亢。甲状腺本身内环境稳定机制发生障碍,由于高浓度碘对甲状腺不能发挥其抑制合成甲状腺激素的效应,以致甲状腺激素合成过多而引起甲亢。大量补碘后,肿大的甲状腺内存在的自主性结节,获得了大量合成甲状腺激素的原料,使甲状腺结节生成更多的甲状腺激素而引发甲亢。

(2)临床特点:碘甲亢的症状与一般甲亢基本相同,但患者年龄相对偏大,症状出现顺序往往是先出现神经、心脏症状,而后出现乏力、体重下降等。碘甲亢患者甲状腺可轻度肿大,质地较硬可触及结节,非缺碘地区结节性甲状腺肿患者补碘后发生甲亢的病例较多见。甲状腺部位无血管杂音和震颤,突眼少见,可有肌肉轻度萎缩。甲状腺摄[131]I率降低为其特征,24h 摄[131]I率可低于 30%,甲状腺显影差,其他检查同一般甲亢。

(3)治疗:碘甲亢首先应停用一切含碘的药物和含碘较多的食物,然后进行观察,有些患者甲亢会自然缓解。如症状不缓解者可加用抗甲状腺药物,剂量同一般甲亢,用药时间较一般甲亢短,甲状腺有结节者可行手术切除。

(4)预防:由于碘剂可治疗甲状腺肿,又易引起碘甲亢,因此在防治地方性甲状腺肿时,碘的用量不宜过大,尤其是甲状腺有结节者更应注意。对非缺碘性结节性甲状腺肿,患者应避免应用碘剂。碘是微量元素,最佳补碘量应掌握在既预防克汀病和地方性甲状腺肿,又不因高碘而诱发甲亢的发生为宜。另外,在使用胺碘酮及含碘的造影剂时应注意有可能诱发碘甲亢。

5.滤泡状甲状腺癌伴甲亢

甲状腺癌伴甲亢较罕见,占甲状腺癌的 $0.25\%\sim2.5\%$,好发于 $30\sim40$ 岁中年人,女性多于男性。在某些特殊病例如滤泡状甲状腺癌,有浓聚碘的能力,但很少能使之转变为有活性的甲状腺激素,因此,出现甲亢的病例极少。

(1)病因及病理:极个别的甲状腺癌组织,由于功能增高,分泌大量甲状腺激素,或转移到甲状腺以外的癌组织分泌大量甲状腺激素,而引起甲亢症状,某些甲状腺癌病灶切除后,垂体分泌 TSH 增多,造成残存的癌组织或转移灶产生甲状腺激素增加而引起甲亢。有一种情况不属于甲状腺癌组织引起甲亢的范畴,即患者患甲状腺癌前已有甲亢存在。

肿瘤未外侵时,不易与腺瘤相区别。多呈圆形或椭圆形肿物,切面红褐色,常被结缔组织分隔成小叶状,可伴有中心坏死及出血。癌细胞形成滤泡状或腺管状,细胞有轻度异型性,可有"共壁"滤泡形成。常侵犯包膜、淋巴管、血管等,可见到静脉内癌栓。滤泡癌尚有一些特殊亚型,如见到多数癌细胞胞质内充满嗜酸性颗粒,称为嗜酸细胞癌;透明胞质者,称为透明细胞癌。滤泡状癌与乳头状癌并存时,称为混合型癌。

(2)临床特点:患者具有甲亢症状,甲状腺肿大不明显,无突眼征,可发生于任何年龄,男性较多,患病年龄较大者相对较多。一般病程较长,生长缓慢,少数近期生长增快,常缺乏明显的局部恶性表现,肿块直径一般为数厘米或更大,多为单发、实性、质韧、边界不清,多中心癌灶比例为 $13\%\sim16\%$。以血行转移为主,较少发生淋巴结转移。据统计,初诊时伴随远处转移率可达 33%,骨、肺、脑为常见转移部位,其次为肝、皮肤等。癌组织具有与正常甲状腺类似的功能,有较强的摄^{131}I能力。

(3)诊断:实验室检查可见血清 T_3、T_4 水平升高,TSH 水平降低,^{131}I 显像见癌组织部位如甲状腺放射性浓聚呈"热"结节征象。结合患者的症状及甲状腺癌的临床、实验室、核素显像等检查情况,可确定是否有甲状腺癌伴甲亢。如患者癌组织切除后仍有甲亢表现,则证明为转移灶所引起的甲亢。

(4)治疗:①手术切除病灶后给予甲状腺激素替代治疗。②对残留甲状腺癌组织或转移灶进行大剂量放射治疗。

(二)与非甲亢疾病的鉴别

1.非毒性甲状腺肿

甲状腺肿大,无甲亢症状与体征。甲状腺摄^{131}I 可增高,但高峰不前移,T_3 抑制试验可被抑制。T_4 正常或偏低,T_3 正常或偏高,TSH(sTSH 或 uTSH)正常或偏高。TRH 兴奋试验反应正常。

2.神经官能症

可有神经官能症甚或神经精神综合征,可有心悸、出汗、失眠等类似于甲亢的表现。但神经官能症患者一般无食欲亢进,心律在静息状态下无增快。查体可有手颤,活动后心律增快,但无甲状腺肿及突眼,甲状腺功能检查均正常。

3.更年期综合征

更年期妇女有情绪不稳定,烦躁失眠、出汗等症状,但更年期综合征为阵发潮热、出汗。发作过后可有怕冷,甲状腺不肿大,甲状腺功能检查基本正常。

4.单侧突眼

单侧突眼要与眶内肿瘤、炎性假瘤等鉴别,眼球后超声检查或 CT 检查即可明确诊断。

5.抑郁症

老年人甲亢多为隐匿起病,表现为体虚乏力、精神忧郁、表情淡漠、原因不明的消瘦、食欲缺乏、恶心、呕吐等表现,也与抑郁症相类似,测定甲状腺功能正常可资鉴别。

6.糖尿病

糖尿病的"三多一少"症状有与甲亢的多食、易饥饿相似之处,特别是少数甲亢患者糖耐量减低、出现尿糖或餐后 30～60min 血糖轻度增高。糖尿病患者亦可出现高代谢症状,但患者无心慌、怕热、烦躁等症状,甲状腺一般不肿大,甲状腺部位无血管杂音。实验室检查甲状腺功能正常,有助于鉴别。

7.心血管系统疾病

甲亢对心血管系统的影响较显著,如心动过速,脉压增大。老年人甲亢有些症状不典型,常以心脏症状为主,如充血性心力衰竭或顽固性心房纤颤,易被误诊为心脏病如冠状动脉粥样硬化性心脏病及原发性高血压。年轻患者出现心律失常尚需注意与风湿性心脏瓣膜病相鉴别。甲亢引起的心力衰竭、房颤对地高辛治疗不敏感。老年人甲亢易与收缩期高血压混淆,临床降压治疗效果欠佳者,需注意排除甲亢,实验室甲状腺功能检查可资鉴别。

8.消化系统疾病

甲亢可致肠蠕动加快,消化吸收不良,大便次数增多,临床常被误诊为慢性结肠炎。但甲亢极少有腹痛,里急后重等肠炎表现,镜检无红、白细胞。有些患者消化道症状明显,可有恶心、呕吐,甚至出现恶病质。因此,在进一步检查排除消化道器质性病变的同时,应进行甲状腺功能检测。

9.其他

以消瘦、低热为主要表现者,应注意与结核、癌症相鉴别。有些甲亢患者表现为严重的肌萎缩,应注意与原发性肌病鉴别。

(三)鉴别方法的临床应用和评价

(1)有鉴别意义的临床表现,通过望、触、听等来了解和掌握患者有关症状和体征。特别要注意患者有不耐热、多汗、易激动、多食易饥饿、腹泻、消瘦、心动过速及眼结膜充血、水肿,甲状腺肿大等症状、体征,在甲状腺部位触及震颤和听到血管杂音,脉压差大等支持甲亢的诊断。

(2)甲亢早期及治疗复发时,血清 T_3 水平升高明显,随着病情进展,T_3、T_4 水平均升高,甲状腺摄^{131}I 率增高,TSH 浓度低于正常。抗甲状腺抗体多为阳性。甲亢的实验室检查应首先测定血 T_3、T_4、TSH,其诊断价值为 TSH(高灵敏检测法)$>FT_3>FT_4>TT_3>TT_4$。如果一般实验室检查仍不能明确诊断,可在摄^{131}I 试验的基础上做 T_3 抑制试验,TRH 兴奋试验等特殊检查。对妊娠妇女及有心脏病症状的老人当血清 T_3、T_4 水平增高不明显时,TRH 兴奋试验对诊断有一定价值。

(四)甲状腺相关眼病的鉴别

75%以上的甲状腺相关眼病都有甲亢所致的全身系统的表现,诊断不困难。困难的是那些眼部表现早于甲亢全身表现及甲状腺功能正常的甲状腺眼病。对于这些患者,有关甲状腺功能的检查是重要的(包括 T_3、T_4、TSH 及 T_3 抑制试验,TRH 兴奋试验,TRAb 检测)。活动性眼病的患者 40%~80%的 T_3 抑制试验异常,甲状腺功能正常眼病中 30%~50%的患者,TRH 兴奋试验无反应或呈低反应。

有研究发现甲状腺功能正常的甲状腺相关眼病中 43% TRAb 阳性,但 TRAb 水平与 T_3 抑制试验及 TRH 兴奋试验结果无明显相关。鉴于 EGO 患者中 TSAb 阳性率低于 50%,因此,TSAb 阴性不能排除 EGO。有人发现此类患者中有甲状腺抗体阳性者约占 69%,而正常人中仅有 10%~20%甲状腺抗体阳性,因此,一般认为有甲状腺抗体存在,T_3 抑制试验不能抑制是甲状腺功能正常眼病组的标志。在随访中,甲状腺功能常常有变化。

甲状腺相关眼病诊断一旦确诊,应对眶部情况做全面评价。首先可用 Hertel 突眼计测突眼度,但使用时应注意,同一医生对同一患者,不同时间的测定结果可能会有 2mm 差异。裂隙灯检查有助于估计由于眼眶挛缩,眼球突出造成的角膜及结膜暴露的程度。Lancaster 屏可以评价眼球的活动,有助于了解眼外肌功能异常的程度。对于视力有改变的患者,即使没有明显突眼,也应常规行视敏度及视野检查,球后 B 超、CT 或 MRI 有助于与眶外肌炎症或浸润眶部的其他疾病相鉴别。

六、甲亢危象的诊断和鉴别诊断

甲亢危象是甲亢病情急剧恶化,导致全身代谢严重紊乱,心血管系统、消化系统、神经系统等功能严重障碍,常危及生命,如诊断和抢救措施不及时,病死率极高。

目前尚无特异的诊断标准。Burch 和 Wartofsky 总结前人的经验,于 1993 年提出以半定量为基础的临床诊断标准。以区别有无危象、甲亢危象前期及甲亢危象以便于尽早诊断。

七、治疗

(一)甲亢的治疗目的和原则

目前对甲亢的治疗方案的选择意见并不一致。在欧洲多优先选用手术治疗,理由是甲亢的病因复杂,发病机制尚未阐明,有些甲亢(如 G 蛋白 α 亚基的突变)对药物的反应性很差,有时在肿大的甲状腺组织中还可能隐藏有肿瘤或其他病变。而在美国,认为放射性碘治疗的疗效可靠,创伤小,疗程短。除少数患者外,多用放射性碘治疗。因此,甲亢的治疗方案要个体化。放射碘治疗的主要顾虑是放射线的致癌作用。

(二)甲亢的治疗方法

甲亢的治疗方法有一般治疗、药物治疗、放射性碘治疗及手术治疗四种,各有其优缺点。治疗前应根据患者的年龄性别、病情轻重、病程长短、甲状腺病理、有无其他并发症,以及患者的意愿、医疗条件和医师的经验等多种因素慎重选用适当的治疗方案。药物疗法应用最广,但仅能获得 40%~60%治愈率;放射性碘治疗及手术治疗均为创伤性措施,治愈率较高,但缺点较多。

1.一般治疗

一般治疗应予适当休息。注意补充足够热量和营养,包括糖类、蛋白质和 B 族维生素等。精神紧张、不安或失眠较重者,可给予地西泮等镇静药。抗氧化剂和营养支持治疗对甲亢患者的恢复有益。另有学者报道心理支持治疗亦非常重要,特别是在甲亢缓解以后。

2.药物治疗

(1)常用药物治疗:常用的抗甲状腺药物(ATD)分为硫脲类和咪唑类两类。硫脲类有甲基硫氧嘧啶(MTU)和丙基硫氧嘧啶(PTU);咪唑类有甲巯基咪唑(MM)和卡比马唑(CMZ)。其作用机制相同,都可抑制甲状腺激素合成,如抑制甲状腺过氧化物酶活性,抑制碘化物形成活性碘,影响酪氨酸残基碘化,抑制单碘酪氨酸碘化为双碘酪氨酸及碘化酪氨酸耦联形成各种碘甲腺原氨酸。

1)ATD 的优点和缺点:①优点:疗效较肯定;不会导致永久性甲减;方便、经济、使用较安全。②缺点:疗程长,一般需 1～2 年,有时长达数年;停药后复发率较高,并存在原发性或继发性失败可能;可伴发肝损害或粒细胞减少症等。

2)ATD 的剂量与疗程:长程治疗分初治期、减量期及维持期,按病情轻重决定剂量。初治期:MTU 或 PTU,300～450mg/d;MM 或 CMZ,30～40mg/d;分 2～3 次口服;至症状缓解或血甲状腺激素恢复正常时即可减量。减量期:每 2～4 周减量 1 次,MTU 或 PTU 每次减 50～100mg,MM 或 CMZ 每次减 5～10mg,待症状完全消除,体征明显好转后再减至最小维持量。维持期:MTU 或 PTU,50～100mg/d;MM 或 CMZ,5～10mg/d;如此维持 1.5～2 年,必要时还可在停药前将维持量减半。疗程中除非有较严重反应,一般不宜中断,并定期随访疗效。治疗中如症状缓解而甲状腺肿或突眼反而恶化时,抗甲状腺药物可酌情减量,并可加用 L－T_4 25～100μg/d,或甲状腺粉 20～60mg/d。长程(1 年半以上)治疗对轻、中度患者的治愈率约为 60%;短程(不足 6 个月)治疗的治愈率约为 40%。在停药后 3 个月至 1 年内易复发。

(3)ATD 的不良反应:主要有粒细胞减少(MTU 多见,MM 次之,PTU 最少),严重时可致粒细胞缺乏症。前者多发生在用药后 2～3 个月内,也可见于任何时期。如外周血白细胞低于 $3×10^9/L$ 或中性粒细胞低于 $1.5×10^9/L$,应考虑停药,并应严密观察。试用升白细胞药物如维生素 B、鲨肝醇、利血生、脱氧核糖核酸、碳酸锂等,必要时给予泼尼松 30mg/d 口服。伴发热、咽痛、皮疹等疑为粒细胞缺乏症时,须停药抢救。此外,药疹较常见,可用抗组胺药物控制,不必停药,但应严密观察,如皮疹加重,应立即停药,以免发生剥脱性皮炎。如发生中毒性肝炎应立即停药抢救。Ichiki 等通过肝活检标本观察到 PTU 可引起中心静脉周围肝细胞坏死,门静脉和小叶区淋巴细胞及中性粒细胞浸润,严重肝损害可致死,需给予甲泼尼龙等激素治疗。偶尔,PTU 可引起 Wegener 肉芽肿,PTU 偶可诱导产生抗中性粒细胞胞质抗体(AN-CA),并可导致自身免疫性血管炎。甲亢用 MM 治疗后可出现贫血,血清中存在 MM 依赖性抗红细胞抗体,这些抗体可与 Rh 复合物蛋白结合,但与其他血细胞不结合,有些患者可合并粒细胞减少和血小板减少。有时也出现抗中性粒细胞特异性 Fcr 受体、Ⅲb 抗体和内皮细胞－血小板黏附分子－1(PECAM－1;CD31),而导致中性粒细胞和血小板减少。

(4)停药与复发问题:复发系指甲亢完全缓解,停药半年后又有反复者,主要发生于停药后的第 1 年,3 年后则明显减少。为减少复发,要求除临床表现及 T_3、T_4 和 TSH 正常外,T_3 抑制试验或 TRH 兴奋试验均正常才停药,则更为稳妥;血 TSAb 浓度明显下降或阴转提示复发的可能性较小。对药物有严重过敏或其他不良反应,或经长期药物治疗仍疗效不佳者,应考虑改用其他方法治疗。

(5)其他药物治疗:①复方碘溶液:仅用于术前准备和甲亢危象。其作用为减少甲状腺充血,抑制甲状腺激素释放,也抑制甲状腺激素合成和外周 T_4 向 T_3 转换,但属暂时性,于给药后 2～3 周内症状渐减轻,继而又可使甲亢症状加重,并延长抗甲状腺药物控制甲亢症状所需的时间。②β 受体阻滞药:有多种药物可供选择(如普萘洛尔 10～40mg,3～4 次/天)。除阻滞 β 受体外,还可抑制 T_4 转换为 T_3,用于改善甲亢初治期的症状,近期疗效显著。此药可与碘剂合用于术前准备,也可用于碘治疗前后及甲亢危象时。支气管哮喘或喘息型支气管炎患者禁用,此时可用选择性 β 受体阻滞药,如阿替洛尔、美托洛尔等。

3.放射性碘(RAI)治疗

利用甲状腺高度摄取和浓集碘的能力及 [131]I 释放 β 出射线对甲状腺的生物效应(β 射线在组织内的射程约 2mm,电离辐射仅限于甲状腺局部而不累及毗邻组织),破坏滤泡上皮而减少甲状腺激素分泌。另外,也抑制甲状腺内淋巴细胞的抗体生成,加强了治疗效果。因而,放射性碘治疗具有迅速、简便、安全、疗效明显等优点。

(1)RAI 治疗的适应证:RAI 治疗主要适应于甲亢患者:①中度甲亢,年龄大于 25 岁者;②对 ATD 药物过敏或长期治疗无效,或治疗后复发者;③合并心、肝、肾疾病等不宜手术,或术后复发,或不愿手术者;④GD 伴高功能结节者。除甲亢患者外,RAI 治疗还适用于毒性甲状腺结节、毒性腺瘤和毒性多发结节性甲状腺肿(TMG)等患者。

(2)RAI 治疗的禁忌证:RAI 治疗禁用于下列情况:①妊娠、哺乳期妇女([131]I 可透过胎盘,进入乳汁);②年龄不足 25 岁的甲亢患者,尤其是女性患者,但看法并不一致,一般认为应依患者本人的意愿而定;③严重心、肝、肾衰竭或活动性结核患者;④外周血白细胞计数低于 $3 \times 10^9/L$ 或中性粒细胞计数低于 $1.5 \times 10^9/L$ 者;⑤重症浸润性突眼者;⑥甲亢危象;⑦甲状腺摄[131]I 不能或摄[131]I 功能低下者;⑧TSH 依赖性甲亢或甲亢伴摄[131]I 率降低者。

(3)RAI 治疗的具体应用注意事项:①RAI 治疗前,一般先作摄[131]I 率试验。为节约时间,可用 5h 或 6h 摄取率来推算 24h 值,因为这样可在当天完成 RAI 治疗。一般要求凡接受 RAI 治疗前均需先作摄[131]I 率试验,以排除因摄碘抑制而使治疗失败的可能。有些药物(如胺碘酮)、淋巴或血管造影剂可阻滞放射碘摄取达数年之久。相反,低碘饮食或襻利尿药(如呋喃苯胺酸)可使甲状腺的摄[131]I 率增高,有利于提高 RAI 的治疗效果。②妊娠期和哺乳期妇女禁用 RAI 治疗。非妊娠期妇女在接受 RAI 治疗后,应避孕数月。如在治疗后 3 个月内怀孕,应终止妊娠。一般认为,RAI 治疗半年后至一年内是妊娠的最佳时期,因为此段时期内发生甲减的可能性小,即使发生甲减,用 L－T_4 替代治疗对胚胎亦无影响。③年龄小于 25 岁或更年轻女性是否可用 RAI 治疗仍有争论,全美甲状腺病学会和全美内分泌学会均未将此作为 RAI 治疗的禁忌证。甲亢患者伴无功能性甲状腺结节时,应先作结节 FNA,如确定为恶性或疑为恶性结节应早期手术治疗。如术后残留有聚碘组织或 TSAb 阳性,可行 RAI 治疗,因为术后的 L－T_4 替代治疗不能抑制甲状腺组织增生。四亚甲戊二酯(TMG)患者(尤其是老年患者),如甲状腺体积较大,摄[131]I 率低,一般 RAI 的治疗效果较差。此时应先给予低碘饮食或口服襻利尿药,以提高甲状腺的摄[131]I功能和RAI治疗效果。毒性腺瘤的结节小,为避免[131]I对毗邻组织的放射性损伤,应尽量采用药物加手术治疗。RAI治疗时必须考虑患者的非甲状腺性并发症,一般情况差者不宜施行RAI治疗。

(4)并发症与疗效:RAI治疗的疗效确切,一般无重大并发症。RAI治疗后,于近期内可出现一过性甲减、放射性甲状腺炎、局部疼痛等,通常能自行缓解或恢复。远期并发症除永久性甲减外,是否会使突眼恶化或增加恶性肿瘤的发病率等仍无定论。

近期并发症:①一过性甲减。较少见,多发生于RAI治疗后1个月内,如TSH升高、T_3、T_4正常(亚临床型甲减)或下降且伴有甲减的临床表现(临床型甲减),可早期用L-T_4治疗。有些患者经过一段时期治疗后,甲减消失,甲状腺功能转为正常则可停药。另有部分患者可能进展为永久性甲减,需要用L-T_4终生替代治疗。②一过性甲亢或甲亢复发。有些患者行RAI治疗后3~6个月内,仍有甲亢表现(T_3、T_4升高)。TSH不能作为诊断甲亢的依据,因为血TSH恢复正常有时需要更长时间。可试用碘剂治疗,如卢戈(Lugol)液,3滴/d;或饱和碘化钾液(SSKI),1滴/d,治疗6~12个月后停药。如仍不能控制则提示为甲亢复发,应改用小剂量抗甲状腺药物治疗或选用其他治疗方法。③放射性甲状腺炎,一般不多见。早期可对症治疗,如给予止痛药、非类固醇类抗感染药等。尽早使用糖皮质激素可抑制放射损伤所致的免疫反应。

远期并发症:①恶性肿瘤的发生率问题。放射性碘治疗甲亢、毒性腺瘤和高功能性甲状腺结节等已有50多年历史。早年曾有不少报道认为,RAI治疗可使患者发生各种恶性肿瘤(包括甲状腺癌)的概率增加,而近年的多中心流行病学调查结果似乎不支持这一看法,但结论性意见尚有待进一步的资料证实。②突眼和眼病恶化问题。可能导致少数甲亢患者的突眼恶化,但多数患者的突眼有程度不等的改善,部分患者的眼部病变无明显变化。目前仍未明了导致以上三种不同结果的原因,突眼恶化者可能与RAI治疗使甲状腺释放眼部成纤维细胞相关性自身抗原或其他自身抗原有关。③对甲状腺局部和毗邻组织的影响。体积小的毒性结节如用过量RAI治疗,有可能损伤甲状腺的正常组织或邻近的非甲状腺组织,但一般均可自行修复,是否与甲状腺恶性病变的发生有关,仍未阐明。

(5)剂量及疗效:根据估计的甲状腺重量及最高摄[131]I率推算剂量。利用超声测量甲状腺的体积比较安全和精确。一般主张每克甲状腺组织一次给予碘2.6~3.7MBq(70~100μCi)放射量。病情较重者先用抗甲状腺药物治疗3个月左右,待症状减轻后,停药3~5d,然后服碘。治疗后2~4周症状减轻,甲状腺缩小,体重增加,3~4个月后约60%以上患者可治愈。如半年后仍未缓解可进行第二次治疗,且于治疗前先用抗甲状腺药物控制甲亢症状。

在行RAI治疗前,通常根据甲状腺的容量(体积)来估计[131]I的用量,或根据放射碘的有效半衰期测定结果来计算用量,但后者需要数天时间。

自主功能性甲状腺结节(单或多结节)及甲亢患者用放射性碘治疗时,因为放射性碘的有效半衰期往往小于4d而影响疗效。Urbannek等报道,投以放射性碘后2~4d内给予碘剂,共3d(3×200μg/d),可使50%以上的患者的放射治疗有效半衰期延长,提高放射剂量29~44Gy。

4.手术治疗

甲状腺次全切除术的治愈率可达 70% 以上,但可引起多种并发症,有的病例于术后多年仍可复发或出现甲减。

(1)适应证:①中、重度甲亢,长期服药无效,停药后复发,或不愿长期服药者。②甲状腺巨大,有压迫症状者。③胸骨后甲状腺肿伴甲亢者。④结节性甲状腺肿伴甲亢者。

(2)禁忌证:①较重或发展较快的浸润性突眼患者行甲状腺大部分切除术,甲亢患者的眼部病变无明显变化。②合并较严重的心、肝、肾、肺疾病,全身状况差,不能耐受手术者。③妊娠早期(第 3 个月前)及晚期(第 6 个月后)。④轻症可用药物治疗者。

(3)术前准备:术前必须用抗甲状腺药物充分治疗至症状控制,心律不足 80 次/分,T_3、T_4 在正常范围内。于术前 2 周开始加服复方碘溶液,每次 3~5 滴,1~3 次/天,以减少术中出血。

八、并发症

甲亢可并发创口出血、呼吸道梗阻、感染、甲亢危象、喉上与喉返神经损伤、甲状旁腺暂时性或永久性功能减退、甲状腺功能减退(10%~15%)及突眼恶化等。

(一)甲状腺功能减退(甲减)

20%~37% 的甲状腺次全切除术者可发生术后暂时性甲减,一般持续时间为 2~3 个月,多可自行恢复,持续时间超过 6 个月多为永久性甲减(临床型或亚临床型),需终生替代治疗。残余甲状腺组织的多少是决定术后是否发生甲减或甲亢复发的主要因素,由于甲减的治疗较甲亢复发容易得多,或为了尽量去除病变组织(如恶性病变或可产生自身免疫性炎症的组织),倾向于术中多切除甲状腺组织。减少复发或其他并发症是以增加甲减的发生率为条件和代价的,因此,甲减不应视为甲状腺手术的失败。除甲状腺组织不足外,甲减还可能与其本身的固有病变有关。甲亢、慢性淋巴细胞性甲状腺炎或某些甲状腺结节患者,因为自身免疫性炎症,即使留有较多的甲状腺组织,甚至不行手术切除也最终出现自发性甲减。而且单从病理形态检查中不一定能查出自身免疫性病变的形态学依据。

(二)甲状旁腺功能减退症(甲旁减)

甲状腺全部或次全或部分切除术后均可发生暂时性或永久性甲旁减。甲状旁腺血循环障碍是暂时性低钙血症、低血清钙性手足搐搦症的最常见原因。甲状旁腺下动脉来自甲状腺下动脉的分支,而甲状旁腺上动脉除主要来自甲状腺下动脉外,少数可来自甲状腺上动脉分支。甲状腺与甲状旁腺之间有细小动脉交通支联系,因此,甲状腺手术即使不伤及甲状旁腺也易因交通支的减少而出现甲旁减。如血液供应逐渐恢复,其功能可于术后数月内逐渐转为正常,故一过性甲旁减亦不应列为手术并发症。永久性甲旁减多发生于根治性手术后和颈淋巴结清扫时,为避免发生永久性甲旁减,可做近全切除术,如残留有恶性病变,可用放射性碘根治或用颈部外照射去除(如髓样癌时),切勿不顾及甲状旁腺而切除过多组织,以免导致永久性甲旁减。再次甲状腺手术容易导致甲旁减。如手术难度太大,可行一侧全切,对侧次全切除以避免永久性甲旁减的发生。

(三)喉返和喉上神经损伤

喉返神经的自然行径变异较多,肿大的甲状腺或邻近的病变可使喉返神经的变异更为复杂难辨。如术中有损伤,应及时作显微吻合修复;如术后出现一侧喉返神经瘫痪,应再次手术探查并全力修复。

(四)其他并发症

其他并发症可有术后出血、创口感染、呼吸道梗阻、颈交感神经损伤和颈部乳糜瘘等,但均少见。

第七节　甲状旁腺功能亢进症

一、甲状旁腺功能亢进症分类

甲状旁腺功能亢进症(简称甲旁亢)可分为原发性、继发性、三发性和假性四类。

(一)原发性甲旁亢

原发性甲旁亢是由于甲状旁腺本身病变引起的甲状旁腺激素(PTH)合成、分泌过多。

(二)继发性甲旁亢

继发性甲旁亢是由于各种原因所致的低钙血症,刺激甲状旁腺,使之增生肥大,分泌过多的 PTH 所致,见于肾功能不全、骨质软化症和小肠吸收不良或维生素 D 缺乏与羟化障碍等疾病。

(三)三发性甲旁亢

三发性甲旁亢是在继发性甲旁亢的基础上,由于腺体受到持久和强烈的刺激,部分增生组织转变为腺瘤伴功能亢进,自主地分泌过多的 PTH,常见于肾脏移植后。

(四)假性甲旁亢

假性甲旁亢是由于某些器官,如肺、肝、肾和卵巢等的恶性肿瘤,分泌 PTH 多肽物质,致血清钙增高。

二、病因及病理

原发性甲状旁腺功能亢进症(原发性甲旁亢)是由于甲状旁腺本身病变引起的甲状旁腺素合成、分泌过多,从而引起钙、磷和骨代谢紊乱的一种全身性疾病,表现为骨吸收增加的骨骼病变、泌尿系结石、高钙血症和低磷血症等。其病理表现如下所述。

(一)甲状旁腺腺瘤

甲状旁腺腺瘤大多单个腺体受累,少数有 2 个或 2 个以上腺瘤。2 个腺体异常,2 个腺体正常的情况不到 3%,多发性腺瘤为 1%～5%。病变腺体中会存在部分正常组织或第二枚腺体正常者,可诊断为腺瘤。腺瘤大小相差悬殊。偶尔病变腺体很大,但血清钙及 PTH 不高,这种腺体通常有囊性变。腺瘤常呈椭圆形、球形或卵圆形。色泽特点似鲜牛肉色,切除时呈棕黄色。

(二)甲状旁腺增生

原发性增生占 7%～15%。所有腺体都受累(不论数目多少),但可以某腺体增大为主。原发性增生有两种类型,即透明主细胞和主细胞增生。肉眼所见腺体呈暗棕色,形状常不规则,有伪足。镜下所见腺体主要由大量透明细胞组成,偶尔含主细胞。主细胞或水样透明细胞增生亦伴有间质脂肪、细胞内脂质增多,常保存小叶结构,手术至少要活检一个以上的腺体,若第二枚腺体也有病变,则能确立原发性增生的诊断;相反如第二枚腺体正常,则增大的腺体为腺瘤。本病并非四枚腺体都同样大小,某些腺体可明显增大,某些腺体可仅稍大于正常。仅根据大小来确定甲状旁腺是否正常并不可靠。

(三)甲状旁腺腺癌

甲状旁腺腺癌少见。细胞排列成小梁状并为厚的纤维索所分割,细胞核大、深染,有核分裂象,镜下可见有丝分裂及无细胞小梁,伴有大的多形性主细胞。甲状旁腺癌呈典型的灰白色、坚硬,可有包膜和血管的浸润或局部淋巴结和远处转移(以肺部最常见,其次为肝和骨骼)。手术时可见结节周围有明显的局部反应,喉返神经、食管及气管常遭侵犯。若怀疑癌肿者不得切开活检。偶尔甲状旁腺癌有较强的侵袭性。

在首次手术时已发现有远处转移。在癌肿中有丝分裂象的增多和腺体基质纤维化的增加可能比肿瘤的浸润表现得更为明显。

(四)骨骼病理

早期仅有骨量减少,以后骨吸收日渐加重,可出现畸形、骨囊性变和多发性病理性骨折,易累及颅骨、四肢长骨和锁骨等部位。镜下见骨内膜和骨外膜的骨吸收部位增多,破骨细胞数量增加,骨皮质哈佛管腔变大且不规则,骨皮质明显变薄。骨形成部位也增多,矿化骨体积减小,但矿化沉积速率仅轻度下降。病程长和(或)病情重者,在破坏的旧骨与膨大的新骨处形成囊肿状改变,囊腔中充满纤维细胞、钙化不良的新骨及大量毛细血管,巨大多核的破骨细胞衬于囊壁,形成纤维性囊性骨炎,较大的囊肿常有陈旧性出血而呈棕黄(棕色瘤)色。

三、临床表现

悲叹、呻吟、结石、骨病(4S)是本病的典型症状。以往的甲旁亢(PT)主要是骨骼和泌尿系病变,患者可有多种症状和体征,包括复发性肾石病、消化性溃疡、精神改变以及广泛的骨吸收。目前大多数患者在发现时没有症状或诉说的症状相当含糊。精神神经的症状较前多见(尤其在老年病例)。约50%无症状PT患者只表现为血清钙、磷生化改变和血PTH升高。具有显著高钙血症的患者可表现出前述高钙血症的症状和体征。

临床症状可分为高血清钙、骨骼病变和泌尿系等三组,可单独出现或合并存在。一般进展缓慢,常数月或数年才引起患者的注意,甚至不能叙述明确的发病时间。在极少数情况下,该病可以突然发病,患者可有严重的并发症,如明显的脱水和昏迷(高钙血症性甲状旁腺危象)。

(一)高钙血症

正常情况下,与正常的血清钙水平对应的是正常的PTH水平。并且,低血清钙常伴有PTH升高,而高血清钙常伴PTH降低。PT时PTH升高,但血清钙亦高。血清钙增高所引起的症状可影响多个系统。中枢神经系统方面有淡漠、消沉、性格改变、反应迟钝、记忆力减退、烦躁、过敏、多疑多虑、失眠、情绪不稳定和衰老加速等。偶见明显的精神症状,如幻觉、狂躁、甚至昏迷。某些患者在甲状旁腺切除后,神经精神表现可逆转。近端肌无力、易疲劳和肌萎缩亦可完全消失,一般无感觉异常。消化系统表现一般不明显,可有腹部不适及胃和胰腺功能紊乱。高血清钙致神经肌肉激惹性降低,胃肠道平滑肌张力降低,蠕动缓慢,引起食欲缺乏、腹胀、便秘,可有恶心、呕吐、反酸、上腹痛。高血清钙可刺激促胃液素分泌,胃酸增多,10%～24%患者有消化性溃疡,随着手术治疗后高血清钙症被纠正,高胃酸、高促胃液素血症和消化性溃疡亦缓解。钙离子易沉着于有碱性胰液的胰管和胰腺内,激活胰蛋白酶原形成胰蛋白酶,5%～10%患者有急性或慢性胰腺炎发作。临床上慢性胰腺炎为甲旁亢的一个重要诊断线索,一般胰腺炎时血清钙降低,如患者血清钙正常或增高,应追查是否存在甲旁亢。高血清钙还可引起心血管症状,如心悸、气短、心律失常、心力衰竭以及眼部病变(如结合膜钙化颗粒、角膜钙化及带状角膜炎)等。

(二)骨骼系统表现

1.骨骼广泛脱钙

骨骼受累的主要表现为广泛的骨关节疼痛,伴明显压痛。绝大多数患者有脱钙,骨密度低。开始症状是腰腿痛,逐渐发展到全身骨及关节,活动受限,严重时不能起床,不能触碰,甚至在床上翻身也引起难以忍耐的全身性疼痛。轻微外力冲撞可引起多发性病理性骨折,牙齿松动脱落,重者有骨畸形,如胸廓塌陷变窄、椎体变形、骨盆畸形、四肢弯曲和身材变矮。有囊样改变的骨骼常呈局限性膨隆并有压痛,好发于颌骨、肋骨、锁骨外 1/3 端及长骨。易误诊为有巨细胞瘤,该处常易发生骨折。病程长、肿瘤体积大、发病后仍生长发育的儿童或妊娠哺乳者骨病变更为严重。骨髓被纤维结缔组织填充而出现继发性贫血和白细胞减少等。80%以骨骼病变表现为主或与泌尿系结石同时存在,但亦可以骨量减少和骨质疏松为主要表现,而纤维性囊性骨炎罕见。

2.骨质软化

骨质软化呈广泛性骨密度减低,程度不等,重者如软组织密度,骨皮质变薄、骨髓腔增大。骨小梁模糊不清,同时可合并长骨弯曲变形、三叶骨盆,双凹脊椎,胸部肋骨变形,致胸廓畸形,可有假骨折线形成。

3.骨膜下骨质吸收

骨膜下骨质吸收常发生于双手短管状骨,表现为骨皮质外缘呈花边状或毛刺状,失去骨皮质缘的光滑锐利外观。严重者呈局限性骨缺损。骨皮质内缘亦可有类似改变,为骨内膜下骨质吸收的表现。骨膜下骨质吸收是甲旁亢的可靠征象,但要注意以下两点:①轻型或早期患者可无此表现。②继发性甲旁亢(特别是肾性骨营养不良症)可有此种表现,诊断时应加以排除。

骨质吸收亦可见于关节软骨下、锁骨近端或远端的软骨下骨、后肋上、下缘骨膜下及指(趾)末节丛状部等处。掌指骨骨膜下骨质吸收以摄放大像(小焦点 0.3mm)或普通照片用放大镜观察显示更清楚。

4.骨囊性病变

骨囊性病变包括破骨细胞瘤(或棕色瘤)和皮质囊肿。前者为较大的骨质密度减低区,圆形或不规则形,与正常骨分界清楚,可发生于骨盆骨,长骨、下颌骨、肋骨等处,直径为 2～8cm,常为多发。手术切除甲状旁腺腺瘤后,此种病变可以消退,仅在原囊壁处残留条状高密度影。皮质囊肿为骨皮质膨起的多发小囊性改变。棕色瘤为甲旁亢的特异表现,具有较高的诊断价值,但常被误诊为骨巨细胞瘤、骨囊肿或骨纤维异常增生症。棕色瘤发生在骨软化的背景上,常呈分叶状,发生在长骨骨干呈多发性,有时棕色瘤巨大,伴骨折。当甲旁亢的病因去除后,棕色瘤可消失。这些特点可与骨肿瘤或骨的肿瘤样病变相区别。

5.颅骨颗粒状改变

在骨密度减低的情况下,颅骨出现大小不等、界限不清的颗粒状高密度影,使颅骨呈现密度不均的斑点状,并夹杂小圆形低密度区,以额骨明显。颅骨外板模糊不清。

6.病理性骨折

骨折往往发生在骨棕色瘤部位,有时表现为明显弯曲变形,有如小儿的青枝骨折,常见为四肢长骨、肋骨、脊椎骨、锁骨、骨盆骨,常为反复多发骨折,骨折处有骨痂生成。

7.牙周硬板膜消失

牙周硬板膜为牙的骨衣,为高密度白线样结构围绕在牙根周围,甲旁亢患者此膜消失。此征象并非本病的特征性表现,畸形性骨炎、佝偻病、维生素D缺乏症亦可有此表现。

(三)泌尿系统表现

长期高钙血症可影响肾小管的浓缩功能,同时尿钙和磷排量增多,因此,患者常有烦渴、多饮和多尿。可反复发生肾脏或输尿管结石,表现为肾绞痛或输尿管痉挛的症状,血尿或砂石尿等,也可有肾钙盐沉着症。结石一般由草酸钙或磷酸钙组成。结石反复发生或大结石形成可以引起尿路阻塞和感染,一般手术后可恢复正常,少数可发展为肾功能不全和尿毒症。肾钙质沉着也可引起肾功能下降和磷酸盐滞留。原发性甲旁亢患者肾石病的发生率国外为57%～90%(国内为41%～49%)。单纯肾石病而无骨病变的甲旁亢患者甚少见。

(四)软组织钙化(肌腱、软骨等处)

软组织钙化可引起非特异性关节痛,常先累及手指关节,有时主要在近端指间关节,皮肤钙盐沉积可引起皮肤瘙痒。新生儿出现低钙性手足抽搐应检查其母有无甲旁亢。软骨钙质沉着病和假痛风在原发性甲旁亢中较常见。对这些患者要仔细筛选。偶尔假痛风可以作为本病的首发表现。在老年人中常存在有其他疾病(如高血压、肾功能减退、抑郁症),选择手术治疗要慎重。

(五)特殊临床类型

1.急性型

少数甲旁亢发病急剧或病程凶险,血清钙迅速升高达4.25mmol/L(15～17mg/dL)伴肾功能不全。患者食欲极差,顽固性恶心、呕吐、便秘、腹泻或腹痛、烦渴、多尿、脱水、氮质血症、虚弱无力、易激惹、嗜睡,最后高热、木僵、抽搐和昏迷,病死率达60%。

2.无症状型

约1/3患者属此型,或仅有一些非本病特有的症状,经检查血清钙而发现本病。有些婴儿因低钙性搐搦症而发现为本病。

3.自发缓解型

甲状旁腺腺瘤发生梗死,PTH分泌锐减,高血清钙症状消失或有暂时性甲旁减症状,血、尿的钙、磷水平恢复正常,但仍有纤维囊性骨炎表现。

4.儿童型

儿童型少见,多数为腺瘤。临床表现模糊,如乏力、生长延缓、反复恶心、呕吐、性格改变等。关节炎较多见,肾结石及消化性溃疡较多,血清钙水平较高。3/4病例血清钙在3.75mmol/L(15mg/dL)以上。

5.母亲型

原发性甲旁亢不影响妇女受孕。但妊娠对母亲和胎儿均不利。母亲高钙血症导致新生儿血清钙低的情况罕见。患有甲旁亢的母亲,其产儿有低钙血症。而有家族性良性高钙血症母亲的婴儿也有低钙血症的报道。新生儿的低钙血症是源自患无症状型甲状旁腺瘤的母亲所致,妊娠期的甲旁亢患者胎儿病死率达17%(1/6),并可危及母亲的安全。妊娠的甲旁亢患者手术治疗时机应在孕6个月时较安全合适。对母亲和胎儿造成死亡危险的因素是严重的高钙血症。

在妊娠期间,高血清钙有所下降,给本病的诊断带来一定困难,但羊水中总钙和离子钙仍明显升高。其分娩的新生儿易发生低钙性搐搦症。如忽视妊娠期营养补充或合并有慢性腹泻、吸收不良等情况时,母亲易伴发维生素 D 缺乏症。另一方面,妊娠期遇有应激情况时,又极易加重甲旁亢病情甚至导致高血清钙危象的发生。

6.正常血清钙型

患者血清总钙正常,但离子钙升高。这些患者的病情多较轻,有些患者可能合并有佝偻病或骨软化症,故血清钙可正常。

7.多发性内分泌肿瘤综合征(MEN)

MEN－Ⅰ型中约有 4/5 患者,MEN－Ⅱ型中约有 1/3 患者伴有甲状旁腺腺瘤或增生。其临床表现依累及的内分泌腺而异。

8.青少年型

长骨的干骺端钙化过度,类骨质钙化不良,其表现与佝偻病类似,常发生四肢弯曲畸形和青枝骨折。本型的血、尿生化检查所见与一般原发性甲旁亢相同。

四、诊断

(一)基本诊断依据

原发性甲旁亢的诊断主要依靠临床和实验室资料。临床上遇有以下情况者,应视为本病的疑诊对象。

1.屡发性、活动性泌尿系结石或肾钙盐沉积症者。

2.原因未明的骨质疏松,尤其伴有骨膜下骨皮质吸收和(或)牙槽骨板吸收及骨囊肿形成者。

3.长骨骨干、肋骨、颌骨或锁骨巨细胞瘤,特别是多发性者。

4.原因未明的恶心、呕吐,久治不愈的消化性溃疡,顽固性便秘和复发性胰腺炎者。

5.无法解释的精神神经症状,尤其是伴有口渴、多尿和骨痛者。

6.阳性家族史者以及新生儿手足搐搦症者的母亲。

7.长期应用抗惊厥药或噻嗪类利尿药而发生较明显的高血清钙症者。

8.高尿钙伴或不伴高钙血症者。

(二)定位诊断

PT 的定位诊断对于 PT 的手术治疗非常重要。诊断方法包括 B 超、CT、MRI、数字减影血管造影和核素扫描等。对有经验的外科医师第一次手术探查的成功率可达 90%～95%。第一次颈部探查前的定位诊断主要是仔细的颈部扪诊,符合率约为 30%。高分辨 B 超可显示甲状旁腺腺瘤,其阳性率也较高。如第一次手术失败,则再次手术前的定位诊断尤其重要。

1.颈部超声检查

B 超(10Hz)可显示较大的病变腺体,定位的敏感性达 89%,阳性正确率达 94%。假阴性的原因是位置太高或太低,或藏在超声暗区,腺体太小等。检查时,患者取仰卧位,颈部后伸,肩部垫枕,做纵切面及横切面检查,对每枚腺体做 3 个方位测定。有时颈部斜位、头转向左或右侧,可帮助显露腺体。

2.放射性核素检查

(1)^{123}I 和 ^{99m}Tc—sestamibi 减影技术可发现 82% 的病变。

(2)^{99m}Tc 和 ^{201}Tl 双重核素减影扫描(与手术符合率可达 92%)可检出直径大于 1cm 的病变,对于甲状腺外病变也特别敏感,阳性率为 83%,敏感性为 75%。

3.颈部和纵隔 CT 检查

颈部和纵隔 CT 能发现纵隔内病变,对位于前上纵隔腺瘤的诊断符合率为 67%。可检出直径大于 1cm 的病变。对手术失败的病例,可利用高分辨 CT 检查以排除纵隔病变。

4.选择性甲状腺静脉取血测免疫反应性甲状旁腺激素(iPTH)

血 iPTH 的峰值点反映病变甲状旁腺的位置,增生和位于纵隔的病变则双侧甲状腺上、中、下静脉血的 iPTH 值常无明显差异。虽为创伤性检查,但特异性强、操作较易,定位诊断率为 70%~90%。国内用此方法定位正确率为 83.3%。

5.选择性甲状腺动脉造影

选择性甲状腺动脉造影对其肿瘤染色的定位诊断率为 50%~70%。动脉造影可能发生严重的并发症,主要为短暂的脊髓缺血或脊髓损伤的危险性,有报道发生偏瘫、失明。因此,这项检查应慎用,造影剂的剂量不可过大、浓度不可过高、注射速度不可过快。手术探查前 1h 静脉滴注亚甲蓝 5mg/kg,可使腺体呈蓝色,有助于定位。再次探查的病例,亦可选择有创性检查方法:①静脉插管,在两侧不同水平抽血查 PTH。②动脉造影,可显示增大的腺体,有 70%~85% 患者可定位。

(三)诊断标准

(1)具备以下第①~⑧项即可诊断。①血清钙经常大于 2.5mmol/L,且血清蛋白无显著变化,伴有口渴、多饮、多尿、尿浓缩功能减退、食欲缺乏、恶心、呕吐等症状。②血清无机磷低下或正常下限(小于 1.13mmol/L)。③血氯上升或正常上限(大于 106mmol/L)。④血 ALP 升高或正常上限。⑤尿钙排泄增加或正常上限(大于 200mg/d)。⑥复发性两侧尿路结石,骨吸收加速(广泛的纤维囊性骨炎,骨膜下骨吸收,齿槽硬线消失,病理骨折,弥散性骨量减少)。⑦血 PTH 增高(大于 0.6μg/L)或正常上限。⑧无恶性肿瘤。若偶然合并恶性肿瘤,则手术切除后上述症状依然存在。

(2)具备以下第①~③项及第④项中的 a 即可诊断,兼有第④项 b 及第⑤项可确诊,第⑥项可作为辅助诊断。①周身性骨质稀疏,以脊椎骨及扁平骨最为明显。②颅骨内外板模糊不清,板障增厚呈毛玻璃状或颗粒状改变。③纤维囊性骨炎样改变,可成网格状及囊状改变。④骨膜下骨吸收:a.皮质的外缘密度减低或不规则缺失,呈花边状或毛糙不整,失去原有清晰的边缘;b.指骨骨膜下骨吸收最为典型,尤常见中指中节骨皮质外面吸收,出现微细骨缺损区。

⑤软骨下骨吸收,锁骨外端、耻骨联合等处。⑥常伴有异位钙化及泌尿系结石。

五、鉴别诊断

原发性甲状旁亢与下列疾病的诊断进行鉴别。

(一)高钙血症

1.多发性骨髓瘤

多发性骨髓瘤可有局部和全身性骨痛、骨质破坏及高钙血症。通常球蛋白、特异性免疫球蛋白增高、血沉增快、尿中本－周蛋白阳性,骨髓可见瘤细胞。血碱性磷酸酶(ALP)正常或轻度增高,血 PTH 正常或降低。

2.恶性肿瘤

(1)肺、肝、甲状腺、肾、肾上腺、前列腺、乳腺和卵巢肿瘤的溶骨性转移。骨骼受损部位很少在肘和膝部位以下,血磷正常,血 PTH 正常或降低,临床上有原发肿瘤的特征性表现。

(2)假性甲旁亢(包括异位性 PTH 综合征),患者不存在溶骨性的骨转移癌,但肿瘤(非甲状旁腺)能分泌体液因素引起高血清钙。假性甲旁亢的病情进展快,症状严重,常有贫血。体液因素包括 PTH 类物质、前列腺素和破骨性细胞因子等。

3.结节病

结节病有高血清钙、高尿钙、低血磷和 ALP 增高,与甲旁亢颇相似,但无普遍性骨骼脱钙,血浆球蛋白升高,血 PTH 正常或降低。类固醇抑制试验有鉴别意义。

4.维生素 A 或维生素 D 过量

有明确的病史可供鉴别,此症有轻度碱中毒,而甲旁亢有轻度酸中毒。皮质醇抑制试验有助鉴别。

5.甲状腺功能亢进症

由于过多的 T_3 使骨吸收增加,约20%的患者有高钙血症(轻度),尿钙亦增多,伴有骨质疏松。鉴别时甲亢临床表现容易辨认,PTH 多数降低、部分正常。如果血清钙持续增高,血 PTH 亦升高,应注意甲亢合并甲旁亢的可能。

6.继发性甲旁亢

继发性甲旁亢原因很多,主要有以下几条。

(1)各种原因引起低血清钙和血磷高,皆可刺激甲状旁腺增生、肥大,分泌过多的 PTH。如慢性肾功能不全、维生素 D 缺乏,胃、肠道及肝胆、胰疾病,长期磷酸盐缺乏和低磷血症等。

(2)假性甲状旁腺功能减退(由于 PTH 效应器官细胞缺乏反应,血清钙过低、血磷过高),刺激甲状旁腺,使 iPTH 增高。

(3)降钙素过多,如甲状腺髓样癌分泌降钙素过多。

(4)其他原因,如妊娠、哺乳、皮质醇增多症等。

7.三发性甲旁亢

三发性甲旁亢是在继发性甲旁亢的基础上,甲状旁腺相对持久而强烈的刺激反应过度,增生腺体中的一个或几个可转变为自主性腺瘤,引起高钙血症。本病仅在久病的肾衰竭患者中见到。

8.假性甲旁亢

假性甲旁亢是由全身各器官,特别是肺、肾、肝等恶性肿瘤引起血清钙升高,并非甲状旁腺本身病变,常有原发恶性肿瘤的临床表现,短期内体重明显下降、血清 iPTH 不增高。

9.良性家族性高钙血症

在年轻的无症状患者或血 PTH 仅轻度升高者,高钙血症很可能是家族性低尿钙性高钙血症而不是原发性甲旁亢。但该病较少见,为常染色体显性遗传,无症状,高血钙,低尿钙小于2.5mmol/24h(100mg/24h),血 PTH 正常或降低。

(二)骨骼病变

1.骨质疏松症

血清钙磷和 ALP 都正常,骨骼普遍性脱钙。牙硬板、头颅、手等 X 线无甲旁亢的特征性骨吸收增加的改变。

2.骨质软化症

血清钙、磷正常或降低,血 ALP 和 PTH 均可增高,尿钙和磷排量减少。骨 X 线有椎体双凹变形、假骨折等特征性表现。

3.肾性骨营养不良

骨骼病变有纤维性囊性骨炎、骨硬化、骨软化和骨质疏松四种。血清钙降低或正常,血清磷增高,尿钙排量减少或正常,有明显的肾功能损害。

4.骨纤维异常增生症(Albright 综合征)

骨 X 线片似纤维性骨炎,但只有局部骨骼改变,其余骨骼相对正常,临床有性早熟及皮肤色素痣。

(三)正常血清钙型原发性甲旁亢

现认为没有真正的正常血清钙性甲旁亢,这种病例可能发生在下列诸种情况中。

1.早期或轻型甲旁亢

早期或轻型甲旁亢只有血清钙离子的升高,或者 PTH 呈间歇性分泌状态,故其血清钙表现为间歇性增高,只有多次化验检查,才能发现血清钙升高。

2.钙和(或)维生素 D 摄入不足

钙和(或)维生素 D 摄入不足并发佝偻病或成人骨质软化症,此时 X 线片也很少发现纤维囊性骨炎的特点,造成 X 线片上的诊断困难。

3.病程长而严重的代谢性骨病患者

骨钙储存量已很少,即使在大量 PTH 的动员作用下,也难以有足量矿物质释出。此时表现为血清钙水平正常,而血清磷很低,与肾小管疾病所致低磷酸盐血症难以鉴别。但 2 和 3 两种情况在补充足量的钙及维生素 D 后,仍可出现高钙血症。

(四)原发性甲旁亢伴外胚层来源器官畸形

马方综合征患者兼有四肢长、蜘蛛样指(趾)、腭弓高、晶体脱位、漏斗胸、躯干瘦长、驼背及脊柱侧弯等骨骼畸形。可伴发外胚层来源器官的组织增生或肿瘤,如结节性硬化症多发性神经纤维瘤等。

（五）原发性甲旁亢伴某些免疫紊乱疾病

如副蛋白血症、单克隆γ病等。有报道用原发性甲旁亢患者的血浆可使正常人的B细胞增多，手术切除甲状旁腺腺瘤后，此效应消失，可能是患者的甲状旁腺产生了一种物质，兴奋了淋巴细胞的免疫能力。

（六）肾石病

本病尚需与肾石病鉴别，结石多为一侧，通常是草酸钙或磷酸钙结石。尿酸结石或胱氨酸盐结石较少见而且X线不显影。原发性甲旁亢者的结石在双侧肾盂中常呈鹿角形，且反复发作。

六、治疗

（一）一般治疗

1.多饮水

限制食物中钙的摄入量，如忌饮牛奶、注意补充钠、钾和镁盐等，并禁用噻嗪类利尿药、碱性药物和抗惊厥药物。慢性高血清钙者，可口服H_2受体拮抗药，如西咪替丁（甲氰咪胍），0.2g，3次/天；或肾上腺能阻滞药，如普萘洛尔（心得安）10mg，3次/天；必要时加用雌激素、孕激素或结合雌激素治疗。

2.降钙素

鲑鱼降钙素4～8U/kg，肌内注射，6～12h 1次，或酌情增减剂量。降钙素为人工合成的鲑鱼降钙素，50～100U/次，肌内注射，每日或隔日1次。依降钙素为合成的鳗鱼降钙素益钙宁，每支20U，每周肌内注射一次既可以抑制骨吸收，与二磷酸盐共用时还可急速降低血清钙。

3.磷酸盐

磷酸盐常用制剂有多种，可根据需要选用，如磷酸钠或磷酸钾，1～2g/d。如血清钙升高较明显，宜用中性磷酸盐溶液治疗。中性磷酸盐溶液含磷酸氢二钠（$Na_2HPO_4 \cdot 12H_2O$）和磷酸二氢钾（$KH_2PO_4 \cdot 2H_2O$）。配制方法：磷酸氢二钠96.3g，磷酸二氢钾10.3g，混合后加水至500mL（每10ml含元素磷215mg），每日口服30～60mL。近年来发现，二磷酸酯与内生焦磷酸盐的代谢关系密切，二磷酸酯与骨组织的亲和力大，并能抑制破骨细胞的功能，可望成为治疗本病的较佳磷酸盐类。其中应用较多的有羟乙二磷酸盐（EHDP）和双氯甲基二磷酸盐（Cl2MDP）。据报道，其疗效和耐受性均优于中性磷酸盐。应用磷酸盐治疗期间，应注意肾功能变化和导致异位钙化的可能。

（二）高血清钙危象的治疗

1.高血清钙危象的临床特点

血清钙高于3.75mmol/L（15mg/mL）时，可发生高血清钙危象，若抢救不及时，常突然死亡。如血清钙高于3.75mmol/L，即使无症状或症状不明显，亦应按高血清钙危象处理。在高血清钙患者出现恶心、呕吐，应警惕发生危象可能。

2.高血清钙危象的诊断

诊断PT高血清钙危象要有3个条件：①存在PT。②血清离子钙水平超过1.87mmol/L［正常人血清离子钙水平为（1.18±0.05）mmol/L，甲旁亢血清离子钙水平大于或等于1.28mmol/L］。③临床出现危象症状。

3.高血清钙危象的治疗

(1)输液:高血清钙危象者因畏食、恶心、呕吐常伴有脱水,加重高血清钙及肾功能不全,故迅速扩充血容量至关重要。恢复血容量、增加尿量和促使肾脏排钙,静脉输注生理盐水,补充钠盐,产生渗透性利尿作

用,随着尿钠的排出,钙也伴随排出体外。需输注大量 5% 葡萄糖生理盐水,输液量控制在每 4h 1000mL。第 1 日需输注生理盐水 4~8L,最初 6h 输入总量的 1/3~1/2,小儿、老年人及心、肾、肺衰竭者应慎用,并将部分生理盐水用 5% 葡萄糖液代替。

(2)利尿:血清钙过高,每日尿量过少者在补充血容量后予以利尿,使尿量保持在100mL/h以上。可选用呋塞米(速尿)20~40mg,3~4 次/天,或 40~100mg 静脉注射。呋塞米能提高大量输液的安全性,既可避免发生心力衰竭、肺水肿,又可抑制肾小管重吸收钙,有利于降低血清钙,利尿排钙。亦可选用其他利尿药,如依地尼酸(利尿酸钠)50~200mg 静脉推注等,血清钙过高患者每 1~2h 可以重复注射。但应避免使用噻嗪类利尿药。利尿仅能暂时降低血清钙,故应与其他治疗措施结合使用。

(3)补充电解质:每日监测血、尿电解质,以决定钠、钾、镁的补充量。治疗期间应每 4~6h 测定血清钙、镁、钠、钾,注意维持电解质平衡。一般情况下,每排尿 1000mL 需补充 20mmol 氯化钾和 500mmol 氯化钠。

(4)磷酸盐:每 6h 口服 1 次,每次 20~30mL,可供 230~645mg 元素磷,使血清钙下降。如果急需降低血清钙,可静脉注射中性磷溶液,其配方为 Na_2HPO_4 0.081 克分子,KH_2PO_4 0.019克分子,加蒸馏水到 1000mL,每升含磷元素 3.1g,常用量为每 6~8h 静脉输入 500mL。血清磷高于 0.97mmol/L(3mg/dL)者慎用,静脉注射过量磷酸盐可引起严重低血清钙。口服磷酸盐时禁服抗酸剂,以防与磷酸盐结合而妨碍吸收。若降低血清钙的效果不佳,可改用磷酸盐灌肠或静脉滴注。应用期间要监测血清钙磷和肾功能,防止低钙血症和异位钙化的发生。

(5)依地酸二钠(EDTA 钠盐):仅在严重高血清钙或一般治疗无效时应用,常用量50mg/kg,加入 5% 葡萄糖液 500mL 中静脉滴注,4~6h 滴完。亦可用硫代硫酸钠 1g 加入生理盐水 100mL 中静脉滴注,紧急情况下可直接以 5% 浓度静脉推注。输液过程中要监测血清钙。

(6)二氯甲酯(二磷酸酯):可抑制破骨细胞活性,降低血清钙,对 PTH 或 cAMP 水平无影响,可口服或静脉注射,1600mg/d 或 1~5mg/kg。

(7)西咪替丁(甲氰米胍):慢性 PT 高血清钙者可用西咪替丁治疗,用于急性原发性甲旁亢危象,西咪替丁 200mg 每 6h 1 次,可阻止 PTH 的合成和(或)释放,降低血清钙,也可作为甲旁亢患者手术前的准备,或不宜手术治疗的甲状旁腺增生患者,或甲状旁腺癌已转移或复发的患者。服用西咪替丁后血浆肌酐上升,故肾功能不全或肾病继发甲旁亢高血清钙患者要慎用。

(8)透析:首选血液透析,无条件时亦可采用腹膜透析,但必须采用无钙透析液。

(9)普卡霉素(光辉霉素):降低血清钙作用可能与减缓肠钙吸收、抑制 PTH 对骨骼的溶解作用,或与抗肿瘤作用有关。常用量 10~25μg/kg,用适量生理盐水稀释后静脉滴注,若36h 后血清钙下降不明显,可再次应用。每周 1~2 次,用药后 2~5d 血清钙可降到正常水平。

长期使用时,每周不得超过 2 次,必要时可与其他降血清钙药同用。应用期间,必须严密观察血清钙、磷变化和本药对骨髓、肝、肾等的毒性作用。此药为抗癌药,可抑制骨髓,对肝、肾毒性大,应慎用。

(10)糖皮质激素:病情允许时可口服,紧急情况下可用氢化可的松或地塞米松静脉滴注。

(11)降钙素:有助于降低血清钙,理论上 12h 内可用 $400\sim1000U$。实际降钙素的剂量应根据病情、药源及经济情况,并结合患者对大量输液及利尿药的反应而定。

(12)急诊手术:甲状旁腺危象多数系腺瘤所致,且一般病程较晚,肿瘤体积较大,易定位,因而更趋向于做单侧探查。手术时机掌握在血清钙下降到相对安全的水平,或血清钙上升停止而开始下降,患者全身情况可以耐受手术时,施行急诊手术,一般效果良好。

(13)其他疗法:其他疗法有如下几种。①放射性保护有机磷制剂。WR-2721 具有迅速降低 PTH 分泌的作用,但有较明显的不良反应。②无升高血清钙的维生素 D 制剂。在慢性肾功能不全所致的甲旁亢中有较好的疗效,亦可用于 PT 的治疗。另一方面,PT 患者体内存在高 PTH、低 $211-(OH)D_3$ 现象,提示 PT 患者伴有维生素 D 不足或缺乏。③二磷酸盐类。虽可迅速降低血清钙,但 3 个月后血清钙回升。④酒精注射疗法。在 B 超引导下,将酒精注入甲状旁腺腺瘤,在 36h 或 24h 内血清钙可以降到正常。每 24h 可注射 $1\sim3$ 次,在高血清钙危象时更显有用,但长期疗效尚有待观察。⑤钙感受器激动剂。NPSR-568 已用于 PT 的治疗,但尚需进一步观察临床疗效。

(三)手术治疗

1.手术指征

(1)对所有明显高血清钙者(若无禁忌证),均应作颈部探查,理由如下:①可以明确诊断。②难以预料靶器官损害。③该病会导致骨质改变加速,特别是老年妇女。④26%患者在 10 年内可发生并发症。⑤手术安全,手术成功率高达 95%以上。

(2)无症状的原发性甲旁亢需手术治疗的指征。一般认为,无症状而仅有轻度高钙血症的原发性甲旁亢病例需随访观察,如有以下情况则需手术治疗:①骨吸收病变的 X 线表现。②肾功能减退。③活动性尿路结石。④血清钙水平超过或等于 $3mmol/L(12mg/dL)$。⑤血 iPTH 较正常增高 2 倍以上。⑥严重的精神病、溃疡病、胰腺炎和高血压等。

2.手术方式

射线引导下的甲状旁腺切除术可以治愈 95%的患者,并大大降低了老式手术方式的危险性,故用福善美增加骨钙而放弃手术治疗的做法不妥。

(1)手术优点:射线引导下的微创性甲状旁腺切除术是近年来开展的新技术,可在局麻下施行。它的优点是:①术前已知 4 个腺体中哪一个活性较高。②创伤小,对侧不受影响。③麻醉方式多为局麻。④切口只有 2.5cm,为时 25min(常规 $1\sim2h$),术后即可进食,第 2 日即可恢复日常工作。⑤耐受性好。⑥治愈率为 99%~100%(常规手术为 90%~96%)。⑦价格低廉。⑧甲旁减的风险为零,术后并发症少。但适宜本手术治疗的患者只包括那些 sestamibi 扫描证实为单个腺瘤的原发性甲旁亢患者(85%~90%的患者属于此类)。

(2)术前准备:对已确诊者,按一般术前处理即可。血清钙明显升高者,应先行内科治疗,将高血清钙控制在安全范围内,并加强支持治疗,改善营养,纠正酸中毒。其中要特别注意中性磷酸盐的补充,以增加骨盐沉积,缩短术后骨病和血生化的恢复时间。高钙血症易导致严重的心律失常,除采用有效措施降低血清钙外,还应根据病情和心律失常的性质给予相应治疗。

(3)手术步骤:手术常选用全身麻醉,横形切开颈部切口。在中线分离带状肌后,选择一叶甲状腺并向内侧翻转。清除甲状腺叶下方的组织直至气管以显示喉返神经和甲状腺下动脉。在大多数患者,喉返神经位于气管食管沟内,较少见的也可位于气管旁;在气管前侧方常见但特别容易造成损伤。喉返神经也可在颈部直接发出而不像往常那样环绕右锁骨下动脉。喉上神经外支是声带张力最重要的神经,它通常紧邻甲状腺上极血管束的内侧。游离甲状腺时应小心操作以免损伤该神经。可能存在 4 个以上的甲状旁腺,因此,颈部探查需要非常耐心。由于冰冻切片有助于判定甲状旁腺而需要一名有经验的病理学家的帮助。上甲状旁腺较易发现,通常位于甲状腺背侧表面的上 2/3 水平。下甲状旁腺较上甲状旁腺大,且位置常不固定,正常情况下可存在自甲状腺上 1/2 水平至深入纵隔内。下甲状旁腺较上甲状旁腺位置更靠前。如果上甲状旁腺已被发现则应仔细检查另一侧的胸腺蒂并切除。从颈部切口可切除绝大多数位于纵隔内的甲状旁腺腺瘤。

(4)术中注意事项:①术中应做好高血清钙危象的抢救准备工作,包括各种降血清钙药物,进行血清钙、磷和心电图监测。②术中均应仔细探查所有的甲状旁腺:如属腺瘤,不论单发或多发,应全部切除,仅保留一枚正常腺体;如属增生,常为多枚腺体同时累及,故宜切除其中的三枚,第四枚切除 50% 左右,然后取小部分作甲状旁腺自体移植;如属异位腺瘤,多数位于纵隔,可沿甲状腺下动脉分支追踪搜寻。有时异位甲状旁腺包埋在甲状腺中,应避免遗漏。如属腺癌,则应作根治术。③首次手术未能发现病变而进行的二次颈部探查难度极大,所以应在首次手术时细心操作以避免二次手术。如果需二次手术,不仅甲状旁腺组织辨别更为困难,而且也更易损伤喉返神经。

3.术后处理

(1)手术成功:血磷常迅速恢复正常,血清钙和血 PTH 则多在术后 1 周内降至正常。伴有明显骨病者,由于术后钙、磷大量沉积于脱钙的骨组织,故术后数日内可发生手足搐搦症。有时血清钙迅速下降,可造成意外,故必须定期检查血生化指标。轻度低钙血症经钙盐补充和维生素 D 治疗可纠正,较重者应给予活性维生素 D 制剂如 $1\alpha-(OH)D_3$ 或 $1,211-(OH)_2D_3$。如低钙症状持续 1 个月以上,提示有永久性甲旁低。

(2)手术失败:患者如术后症状无缓解,血清钙和血 PTH 于 1 周后仍未能纠正,提示手术失败。其常见原因有:①腺瘤为多发性,探查中遗漏了能自主分泌 PTH 的腺瘤,被遗漏的腺瘤可能在甲状腺、食管旁、颈动脉附近甚至纵隔。②甲状旁腺有五枚以上,腺体切除相对不足。③甲状旁腺腺癌复发或已有远处转移。④非甲状旁腺来源的异位 PTH 综合征(假性甲旁亢)。

(3)术后低钙血症:甲状旁腺手术后可出现低钙血症,轻者手足和面部发麻,重则手足搐搦。一般术前 ALP 很高,又有纤维性囊性骨炎者则术后会有严重的低钙血症,常降至 1.75mmol/L(7mg/dL),甚至 1mmol/L(4mg/dL)。

引起低钙血症的原因:①骨饥饿和骨修复,切除病变的甲状旁腺组织后,血中 PTH 浓度骤降,大量钙和磷:迅速沉积于骨中,致血清钙降低。②甲状旁腺功能减退,切除功能亢进的甲状旁腺组织后,剩余的甲状旁腺组织的功能受到长期高血清钙的抑制而功能减退(多数为暂时性)。③由于部分骨骼或肾对 PTH 作用的抵抗,发生于原发性甲旁亢合并有肾衰竭、维生素 D 缺乏、肠吸收不良或严重的低镁血症。如有持续性和顽固性低钙血症,应想到同时存在低镁血症(血清镁低于 0.5mmol/L,即 1mEq/L)的可能。镁 40～60mmol(80～120mEq)静脉滴注 8～12h,或 20%硫酸镁分次深部肌内注射。如低钙血症由于低镁血症所致,当补充镁后,通常在 24～48h 之内血清钙恢复正常。当 PTH 恢复正常分泌率,激素的周围反应也转正常。

低钙血症的症状:可开始于术后 24h 内,血清钙最低值出现在手术 2～3d 后,可出现手足搐搦,持续 1～2d 甚至 3～4 个月。但这种现象不一定损伤了甲状旁腺,可因骨骼的"钙饥饿"状态,术后钙质向骨基质内沉积而引起低血清钙。大部分患者在 1～2 个月内血清钙可恢复至 2mmol/L(8mg/dL)以上。血磷浓度于术后近期进一步降低,尿磷排量甚少。

治疗:一般于低钙血症症状出现时,立即口服乳酸钙或葡萄糖酸钙(相当于元素钙 1～3g)。口服 10%氯化钙溶液,每数小时服 10mL 亦可逐渐恢复。手足抽搐明显者可以缓慢静脉注射 10%葡萄糖酸钙 10～20mL,有时需要补充镁盐以缓解肌肉抽搐。难治顽固性低钙血症可以静脉滴注葡萄糖酸钙[溶于 5%或 10%葡萄糖液内,钙可按 0.5～3 mg/(kg·h)给予],常可缓解症状和体征,补充钙量是否足够,视神经肌肉应激性和血清钙值两方面而定。同时补充维生素 D_2 或 D_3,开始剂量 3 万～5 万 U/d,以后酌情减少用量。$1\alpha-(OH)D_3$ 和 $1,211-(OH)_2D_3$ 可在 24～96h 内使血清钙升达正常,当合并有肾功能损害时,应优先采用此类药物。手术后完全恢复骨的正常矿化可能要 1～2 年,应持续补充钙剂及适量维生素 D 直至 X 线片骨密度正常后,才可停药。

七、预后

血清钙水平是极好的指标,可证明手术是否成功。手术结果一般在手术后可以立即判断出来。如术中未发现病变腺体,术后仍持续存在高血清钙;如腺瘤或癌肿已切除,在术后 24～48h 内血清钙会下降 2～3mg,然后在 3～4d 后恢复正常。手术切除病变的甲状旁腺组织后 1～2 周,骨痛开始减轻,6～12 个月明显改善。骨结构明显修复需 1～2 年或更久。如术前活动受限者,大都术后 1～2 年可以正常活动并恢复工作。手术成功切除则高钙血症纠正,不再形成新的泌尿系结石。X 线检查显示有骨改变及 ALP 升高者,术后血清钙下降会更加严重,低血清钙重而持续时间长,需给予数周至数月或更久的钙及维生素 D 治疗。PT 手术并发症很少,偶可发生甲亢、胰腺炎,原因尚不清楚。胰腺炎临床表现很重。约 1/2PT 患者手术后出现低血清镁,由于长期低血清钙合并低血清镁,使这种并发症的处理极为复杂。

第七章　乳腺疾病

第一节　乳腺腺病

一、病因

乳腺腺病可能与卵巢功能紊乱雌激素刺激乳腺致使乳腺组织增生,但其确切病因仍不十分清楚。

二、病理

(一)病理分期

(1)早期——小叶增生期。

(2)中期——纤维腺病期。

(3)晚期——纤维化期。

(二)大体所见

标本为灰白色较坚硬的肿块,无包膜与周边乳腺组织分界不清,与乳腺癌病理标本很难鉴别。

(三)镜下所见

(1)早期:乳腺小叶内导管及腺泡均增生、数目增多,小叶体积增大,但乳腺小叶及小叶间纤维组织增生不明显,小叶间界限仍保持清楚,乳腺小叶结构仍存在。

(2)中期:除乳腺小叶内导管和滤泡的增生进一步加重外,乳腺小叶内及小叶间的纤维组织增生更加明显,肿块质地更加硬韧,小叶内导管腺泡继续增生,使小叶结构紊乱形态消失。

(3)后期:小叶导管及腺泡受压变形逐渐萎缩呈现所谓硬化性腺病改变。再进一步发展,镜下可见实质性增生被纤维组织包裹,此时酷似浸润性乳腺癌。此种改变称为乳腺腺病瘤。这种晚期(纤维化期)病理特点是乳腺腺病早、中期病理表现已经消失。小叶完全失去了原有的结构和形态,被大量增生的纤维组织代替,致使管泡萎缩消失。

三、临床表现

乳腺腺病多发于20~50岁育龄期妇女,早期可出现一侧或双侧乳腺局限性肿块,伴有疼痛,但疼痛与月经周期无明确的关系。肿块一般在1~3cm,质地较韧活动度不好,与周围腺体境界不清,多位于外上象限,可单发也可多发。部分患者伴有浆液性或血性乳头溢液。病变继续发展,肿块可以进一步增大,此时肿块很少伴有疼痛,质地也更加硬韧,活动度不佳。临床上极易和乳腺癌混淆。应认真鉴别。

四、治疗

乳腺腺病的治疗主要是外科手术,首先行肿块局部切除或乳腺区段切除,术中可做冰冻切片,如有恶变应按乳腺癌处理。如病变范围较广累及乳腺大部可考虑行乳腺单侧切除术。

第二节　乳腺囊肿

乳腺囊肿是女性乳房的常见疾病,常多发也可以单发。它们被认为是由于小叶内组织不断地分泌液体或导管阻塞造成,也被认为是乳腺内液体的分泌和回吸收的失衡造成。本病多发生在 30～50 岁的女性和绝经后女性使用雌激素替代疗法者。

乳腺囊肿的发生原因不清楚,但一个女性在患有一个乳腺囊肿之后,将来发生另外数个囊肿的可能性增大,而且乳腺囊肿常常对内分泌水平的变化有反应,如绝经期或绝经后使用激素替代疗法者出现该病的很多见,所以,一般认为它的发生和女性体内的激素作用有关。另外有调查报道称,咖啡因与乳腺囊肿的发生有关,在饮用较多咖啡因的女性中,其乳腺囊肿的发生率升高。

在病理上,乳腺囊肿的形成主要是由末梢导管高度扩张所致,临床上可见单个的较大的囊肿,也可以见到多个小的囊肿,囊壁较薄,光滑。其内壁一般衬有一层扁平上皮,无明显上皮增生。大囊肿因其内的压力升高而使得内衬上皮变扁,甚至完全萎缩消失,以致囊壁仅由拉长的肌上皮和胶原纤维构成,较小的囊肿则由立方或柱状上皮构成,上皮增生不明显。

一、临床诊断

(一)临床表现

1.乳房肿块,可单个孤立发生,也可多个发生,多发与单发的比例大约在 3∶1,可以缓慢长大,也可以在一定时间内生长迅速。

2.质地不硬、大小不均、球形或椭圆形、表面光滑、边界清楚、活动度大,大的囊肿有的可以有囊样感。

3.肿块可以自觉疼痛,也可以经前有触痛或自觉痛或经前变硬,经后变软。

4.不伴腋下淋巴结肿大,无乳头内陷,肿块不会和皮肤或胸壁粘连,无橘皮样变。

5.绝经期后的乳腺囊肿,在不使用激素替代疗法的情况下,往往会逐渐萎缩甚至消失。

(二)相关检查

1.乳腺 X 线摄影检查

囊肿表现主要为圆形的、椭圆形的密度和乳腺组织相近的或增高的块影,其内密度均匀,边缘光滑,和周围组织分界清楚,囊壁偶尔可见呈蛋壳样的斑片样钙化。但在图像中,囊肿与实性的、形态规则的良性肿块如纤维腺瘤,常常看起来很相似,难于鉴别。这时,增加乳腺的 B 超检查非常重要。

2.B 超

乳腺囊肿一般呈明显的边界清楚的液性回声,囊肿后方回声增强,两侧伴有声影,探头在囊肿局部加压时,囊肿的形态可以发生改变。依据囊肿在 B 超上的表现,将它们分成单纯囊肿和复合囊肿两类。

(1)单纯囊肿:形态规则,呈圆形或椭圆形,超声波信号很容易通过,它们在图像上看起来很黑,有清楚的边界。单纯囊肿内所含的液体大多是淡黄色透明的浆液性的液体,这种囊肿和乳腺癌无关。

（2）复合囊肿：形态欠规则，超声波信号不是很容易通过，它们可能包含稠密的液体，或者有死亡的细胞漂浮其中，肿块在图像中将表现出灰黑色，边缘可能有绒毛样改变。一些实体的肿块也可能有同样的表现，所以当 B 超不能确定时，需要穿刺帮助判断。一般这些囊肿抽出的囊肿液呈黄色、棕色、绿色、琥珀色，其中可能有一些碎屑物质存在。如果有血性的囊肿液一定要送病理涂片和实验室检查，因为这个囊肿有可能会和恶性肿瘤有关。

3.穿刺活检

对考虑为乳腺囊肿的病例，穿刺是最常用的方法，如果在穿刺过程中，能带出少许细胞，可以进行细胞学活检。一般来讲囊肿很少与乳腺癌有关。

二、鉴别诊断

（一）乳腺癌

乳腺癌的肿块不规则，质地更坚硬，活动度差，常有腋下淋巴结的肿大、乳头内陷、酒窝征、橘皮样改变，在乳腺 X 线摄影检查中有沙粒样钙化，星形影等改变，在 B 超检查中和囊肿的表现也不相同。

（二）乳腺脂肪瘤

乳房脂肪瘤发生在脂肪丰富的大乳房内，部分发生在绝经后，生长缓慢或停止，无囊性感，B 超为实质性的低回声区，乳腺 X 线摄影检查为黑色透明的边缘清楚的圆形和椭圆形肿块影。

三、治疗

有些乳腺囊肿，特别是单纯囊肿，在患者没有疼痛症状和不适时，可以不予治疗，但需进行每年一次的复查追踪。有疼痛不适症状的单纯囊肿患者，或者一些复合囊肿的患者，可以细针穿刺抽出囊液。有些病例会在治疗后复发，可以再次使用穿刺抽吸法治疗。

反复发生的乳腺囊肿，特别是复合囊肿，在多次穿刺抽液后仍然复发，可以考虑手术切除囊肿，或者一些在穿刺细胞学活检中发现有囊肿内上皮非典型性增生者，或囊内液为血性者（不是外伤性血肿，也不是刺针所造成的出血），应考虑手术切除肿块。

虽然穿刺抽液，囊肿可以闭合，绝经后，偶有患者囊肿可以消失，但绝大多数需要手术治疗。

（1）细胞学检查囊内上皮增生、乳头状瘤，应手术切除，以排除恶性变。

（2）囊内为血性液体。

（3）经多次穿刺，囊肿仍不萎缩者。

手术切除原则是局麻下，选择放射状切口，做囊肿连同周围部分乳腺组织一并切除。切下的组织标本，送病理检查。

第三节　积乳囊肿

积乳囊肿是因乳汁潴留而引起的囊肿，是乳腺不太常见的疾病，多单个发生，常在哺乳停止后被发现，以外上象限相对多见。它的发病原因是哺乳期，乳腺导管阻塞，乳汁无法排放，淤积而成。肉眼观,积乳囊肿一般在 1~3cm 大小,椭圆形或圆形,囊壁厚薄不一,但比较完整,囊肿内包含有陈旧的乳汁或浓缩的如奶酪样的液体。显微镜下,囊肿由立方或扁平上皮细胞排列形成,由于脂类的刺激,可见细胞质空泡形成,囊壁常常纤维化。囊肿周围的间质中常有淋巴细胞的浸润,一旦囊肿破裂,囊内物质外溢,可以刺激周围组织,诱发炎性反应。

一、临床诊断

(一)临床表现

积乳囊肿发生于 20~40 岁的育龄妇女,往往在断乳后的数月到 2 年之间被发现,因为随着乳腺组织的日渐复原,乳房内的肿块逐渐显得格外容易被发现。妊娠的中后期也可以发生,但不常被发现。肿块常不大,往往在 1~3cm,表面极光滑、活动,呈球形或椭圆形,质地稍硬,活动,与皮肤和胸壁无粘连,被覆皮肤也无水肿和颜色改变,一般无自觉痛,也无触痛,无乳头异常分泌物,与月经周期无关,无腋下淋巴结肿大。但个别在有炎症反应时,它的表现可以类似乳腺炎,有红肿热痛,可以与周围组织有粘连,及腋下淋巴结肿大。

(二)相关检查

乳腺 X 线摄影检查对积乳囊肿的诊断有意义。一般可见一个圆形的或椭圆形的、边界光滑清楚的块影,可发生于乳房的任何部位。这个积乳囊肿在放大的图像中,呈现由脂肪和稠密的液体混合而成,而其中的一些斑驳影可能是乳汁凝结造成。但有时它们在图像上和一些其他的含有脂肪的病灶之间,又不太容易鉴别。这种情况可以借助 B 超帮助。

B 超下可以显示囊肿的情况,液性回声,完整的包膜,囊内呈均匀一致的等回声,中后部有增强的回声光点聚集,此为乳汁的细小凝结块所致。探头在肿块部位加压时,囊肿的形态可以有部分改变。细针穿刺检查是最常用的。在积乳囊肿中,只要抽到像陈旧的乳汁样、黄白色或灰白色较稠的囊液,诊断就可以确定。有的病程较短者,抽出的囊内液和新鲜乳汁相似,在涂片上往往为脂性蛋白物质和泡沫状细胞。有继发感染时,囊内液混浊,涂片可见较多炎性细胞。

二、鉴别诊断

(一)乳腺纤维腺瘤

乳腺纤维腺瘤是光滑活动的实性肿块,有时它呈分叶状,在乳腺 X 线摄影检查中,它多呈均匀的密度增高影,在 B 超中,它为边界光滑的低回声区,探头在肿块上加压时纤维腺瘤不变形。穿刺活检有重要鉴别意义。

(二)乳腺癌

中后期的乳腺癌,由于它有特征的表现,诊断不难,但早期的乳腺癌则易于与乳腺积乳囊肿发生混淆,癌性肿块坚硬,呈多形性,边界不清,表面欠光滑,常有酒窝征。在乳腺 X 线摄影检查中,有沙粒样钙化,不规则的块影,肿块边缘有毛刺等。

(三)乳腺囊性增生症

乳腺囊性增生症中有较大的囊肿发生时,也会出现类似的临床表现,但囊性增生症的囊肿常成串的多发,活动度较小,病员有周期性的乳房疼痛,往往双乳发生,增生部位常有触痛。针吸活检进针有涩针感,抽到的囊液是浆液状的,与乳汁样的积乳囊肿完全不同。

(四)乳腺囊肿

乳腺单纯囊肿和复合囊肿往往发生的时间和哺乳无关,部分乳腺囊肿有疼痛,部分和月经周期有关,最主要的鉴别在于穿刺所抽取的囊内液体的不同。

三、治疗

积乳囊肿的治疗很简单,就是细针穿刺,完全抽出囊内液,此项操作可以在 B 超下顺利完成。若是在医生掌控之下进行的,可以在穿刺一周后 B 超复查,以证实囊内液已消除。对于还需要生育的女性,或个别囊肿有反复炎症发作者,或囊肿不断增大者,可以考虑行乳腺积乳囊肿摘除术。

(一)穿刺抽液治疗

有些小囊肿能自行消退,或穿刺抽液后消退,故体积小,无症状的囊肿,可将囊内乳汁吸尽,继续观察。

(二)手术切除

较大的囊肿、抽吸治疗肿块不消者,有继发感染反复发作者,应手术切除。方法是:

1.麻醉:一般用局麻,用皮内麻醉。即用 2% 利多卡因,沿切口注射连续皮丘,呈一条线的皮内麻醉。

2.做一与乳头呈放射状切口,切开皮肤、皮下、脂肪组织。

3.用手指触找囊肿,触清囊肿后,用弯止血钳顺囊壁做钝性分离。分离中尽量不要分破囊肿。此时若患者有疼痛,可在囊肿周围的乳腺组织内,追加注射麻药。厚壁囊肿常可顺利剥下,一般多无困难,但剥离面应妥善止血。

4.遇上较韧的粘连条索,不要强行分断,应用止血钳夹住切断结扎,因此类条索中,常有血管和乳管分支。

5.薄壁囊肿一旦在分离中破裂,只要将囊壁清除完即可,无须切除乳腺正常组织。

6.切除囊肿后的空腔,做间断缝合。皮下置橡皮引流条,逐层缝合切口,外加敷料包扎,24h 后拔除橡皮引流条,术后第 9 天拆线。

四、预防

本病的预防主要是在哺乳期,尽量减少乳汁淤积的发生,授乳时尽量排空乳汁,可以用手从乳房的四周向中央部位按摩,防止乳汁潴留。哺乳期应使用松紧合适的乳罩托起乳房。在乳房发生炎症时要积极治疗,以防对乳腺组织造成太大的损伤。对年轻女性进行外科手术时,应注意尽可能少地损伤导管。以上所说的几个方面都有助于减少积乳囊肿的发生。

第四节　急性乳腺炎

一般来讲,急性乳腺炎病程较短,预后良好,但若治疗不当,也会使病程迁延,甚至可并发全身性化脓性感染。急性乳腺炎绝大多数发生于初产妇,约 25:1,常发病于产后 2～4 周。

一、病因

发生急性乳腺炎的主要原因有两个:①乳汁淤积;②细菌感染。首先,这是因为初产妇缺乏哺乳经验和授乳不得法造成的。其次,初产妇的乳头皮肤较嫩,抵抗力较弱,容易被婴儿的吸吮造成破损,给细菌入侵打开了通道。由于乳头的破损,使哺乳时产生疼痛而影响产妇正常哺乳甚至造成积乳。乳汁是细菌的很好培养基质,细菌很容易在积乳处繁殖发病。

二、临床表现

急性乳腺炎在开始时患侧乳房胀满、疼痛,哺乳时尤甚,乳汁分泌不畅,乳房结块,全身症状可不明显,或伴有全身不适、食欲欠佳等。然后,局部乳房变硬,肿块逐渐增大,此时可伴有明显的全身症状,如高烧、寒战、全身无力等。常可在 4~5d 内形成脓肿,可出现乳房搏动性疼痛,局部皮肤红肿、透亮。形成脓肿时中央变软,按之有波动感。若为乳房深部脓肿,可出现全乳房肿胀、疼痛、高热,但局部皮肤红肿及波动不明显,需经穿刺方可明确诊断。有时脓肿可有数个,或先后不同时期形成,可穿破皮肤,或穿入乳管,使脓液从乳头溢出。破溃出脓后,脓液引流通畅,可消减肿痛而愈。若治疗不善,脓肿就有可能穿破胸大肌筋膜前的疏松结缔组织,形成乳房后脓肿,或乳汁自创口处溢出而形成乳漏,严重者可发生脓毒症。急性乳腺炎常伴有患侧腋窝淋巴结肿大,有触痛,白细胞总数和中性粒细胞数增加。

三、诊断

(1)患者多为哺乳期妇女,尤其以初产妇为多见,发病前多有乳头皲裂破损史及乳汁淤积不畅史。

(2)局部症状:乳房红、肿、热、痛及化脓,患侧腋窝淋巴结可有肿大。

(3)全身症状:寒战、高热、烦躁、乏力等。

(4)化验检查:白细胞计数升高,特别是中性粒细胞数明显增加,化脓时局部穿刺可有脓性分泌物。

四、鉴别诊断

炎性乳癌又称弥散性乳癌,是一种比较少见的乳腺癌。其主要临床特征为乳房红肿,疼痛亦很明显,但一般局部没有肿块可扪及。肿瘤发展迅速,常累及整个乳房。由于其恶性程度高,病理切片见癌细胞呈弥散性,乳房和乳房淋巴管内充满大量癌细胞。炎性乳癌亦好发于妊娠或哺乳期女性,由于其来势凶猛,转移出现早且广泛,患者常于 1~3 年内死亡。急性乳腺炎与炎性乳癌的主要鉴别点为:

(1)两者均可见乳房部的红、肿、热、痛等炎症表现,但患急性乳腺炎时皮肤红肿较局限,亦可较广泛,颜色为鲜红;而患炎性乳癌时皮肤改变广泛,往往累及整个乳房,其颜色为暗红色或紫红色。患急性乳腺炎时皮肤呈一般的凹陷性水肿,而炎性乳癌的皮肤水肿则呈"橘皮样"。

(2)两者均可见到腋下淋巴结肿大,但急性乳腺炎的腋下淋巴结相对比较柔软,与周围组织无粘连,活动性好;而炎性乳癌的腋下淋巴结肿大而质硬,与皮肤及周围组织粘连,活动性差。

(3)从全身症状来看,急性乳腺炎常有寒战、高热等明显的全身性炎症反应;而炎性乳癌通常无明显的全身炎症反应,如伴有发热,则为低热或中等热度。

(4)从病程来看,急性乳腺炎病程短,可在短期内化脓,抗感染治疗有效,预后好;而炎性乳癌则病情凶险,一般无化脓,不发生皮肤溃破,却可延及同侧乳房以外的颈部及手臂,甚至可侵及对侧乳房,抗感染治疗无效,预后差。炎性乳癌和急性乳腺炎在初期比较难鉴别,随着病情的发展其不同点就愈来愈明显了。

五、治疗

急性乳腺炎炎症期的治疗是比较关键的阶段。因为此阶段若治疗及时,方法恰当,炎症可以吸收而治愈,否则超过 5～6d,则必然形成脓肿。

(1)疏通阻塞的乳腺管在初发病已有乳腺肿块而无炎症时最为重要,即便是炎症初期(2～4d)同样也需要设法疏通阻塞的导管。因为任何药物治疗,若在严重的乳汁淤积情况下,是很难控制其炎症的发展的。其方法有:①热敷加排乳:用热毛巾湿敷,每 2～4h 1 次。热敷后用吸奶器将淤积的乳汁吸出,也可让婴儿或亲人用嘴吸吮。②热敷加按摩:热敷后,用手掌根部将肿块适当用力按压在胸壁上,按顺时针方向

和逆时针方向反复按揉,迫使阻塞的导管疏通,直到肿块变软消失为止。肿块经按揉消散后,每隔 2～4h 需重复按揉 1 次。因病变的导管尚未完全恢复正常排乳,几小时后可能再次发生淤积。此种按揉方法对急性乳腺炎的早期治疗效果是非常好的。③局部用硫酸镁热敷:用 25%硫酸镁加热后外敷局部肿块,2～4h 1 次,对消肿有效,但仍要及时按摩和排空乳汁。

(2)局部封闭疗法:用青霉素 160 万 U 加等渗盐水 20mL 或庆大霉素 8 万 U 加入 20mL 生理盐水中,注入肿块周围,4～6h 可重复注射 1 次。

(3)全身治疗:①在肿块未出现急性炎症前,可给予适当的抗生素口服或肌内注射,以预防感染的发生,如肌内注射青霉素 80 万 U,每 8～12h 1 次,共 3d,或口服抗生素片。②若已出现急性炎症改变,则需要选择有效、足量的抗生素静脉滴注,如青霉素(或新青Ⅱ)、氨苄西林、头孢菌素类以及甲硝唑等。经局部及全身治疗,急性乳腺炎大多在此期可治愈。若未能控制,则必将形成乳腺脓肿。

六、预防

预防产后急性乳腺炎,关键在于避免乳汁淤积,同时防止乳头损伤,保持乳房卫生。具体的预防措施有:①在妊娠后期,要经常用温水或 75%酒精擦洗乳房、乳头,每 2～3d 1 次,尤其是初产孕妇要养成习惯,以增强乳头皮肤的抵抗力。②有乳头内陷的孕妇,应该用手指挤捏、提拉乳头加以矫正。③养成定时授乳的习惯,注意乳头清洁。每次哺乳应将乳汁吸空,并两乳交替哺乳。如有积乳,可用手挤压按摩,或用吸奶器帮助吸出乳汁,使乳汁排尽,防止积乳。④如果乳头有破损或皲裂,应予治疗,不应让婴儿含着乳头睡眠。⑤断奶时应先减少哺乳次数,然后再行断奶。断奶前服煎麦芽,以减少乳汁分泌。

第五节　乳房结核

结核杆菌感染乳房,在乳房形成结核病灶,称乳房结核。它是乳房不常见的感染性疾病,无特殊好发年龄段,但成年人多见,男性也可以发生。它在一些结核病高发地区发生率略高。乳房结核的感染途径主要有:

(1)血行感染,其原发灶在肺、肾、骨等。

(2)直接接触感染,结核杆菌经乳房部皮肤破损处或乳头逆行感染。

（3）邻近组织器官的结核病灶蔓延而来，如原发病灶在局部肋骨、胸膜、肩关节的都可能对乳房构成。

（4）淋巴系统的逆行感染，同侧腋下淋巴结、颈、锁骨上淋巴结或内乳淋巴结的结核，可沿淋巴管逆行至乳房造成感染。

大体可见病灶呈结节形，边界不清，有的在向周边扩散后，在其附近已形成新的结节，结节形病灶之间趋于融合，而形成更大的肿块，肿块中央常有液化，可见如豆腐渣样的干酪样坏死物流出，这种冷脓肿常自行破溃形成结核性窦道，时间长久以后，结核病灶在乳房中使乳腺组织破坏严重。显微镜下可见包括干酪样变性、上皮细胞和朗汉氏细胞的结核肉芽肿。

一、临床表现

乳房结核发展缓慢，病程由数月到一两年不等，其临床表现主要以局部体征为主，部分伴发结核病全身症状。多单个发生，双乳出现者实为非常罕见。许多患者可能既往有结核病史，或者正患身体其他部位的结核，或者在患者的家庭中有结核病患者。

（一）早期

逐渐缓慢增长的乳房肿块，不痛，质硬。肿块在 2cm 左右时，往往呈球形，活动度较大，边界较清楚，与乳腺的某些良性肿瘤很相似。全身症状不明显。

（二）中期

肿块长大，形状变得不规则，边界不清楚，趋于固定，胸壁和皮肤可以受累，有触痛，局部皮肤水肿，颜色可以发生少许改变。如未得到及时诊治，可以有冷脓肿形成，扪之有波动感，继而发生溃破形成窦道，脓液清稀，其中含白色豆腐渣样物质。如果肿块发生在离乳头较近的部位，可能影响乳头而引起乳头内陷。可有同侧腋下淋巴结肿大，轻微触痛。

这时可能出现午后或晚间低热，潮热盗汗，体重减轻，食欲下降等结核感染全身症状。

（三）后期

后期局部潜形性空腔，溃口难以愈合。严重的病例，腋下淋巴结可以受累而出现腋下淋巴结结核。全身结核症状变得明显。若有混合感染发生，病情进展会明显加快，脓液也会变得混浊。

二、相关检查

由于结核病灶形成冷脓肿的特点，乳房结核在有窦道有溃口的时候诊断不难，只要取少许脓液做涂片查找结核杆菌，或者夹下少许脓腔壁组织送病理检查即可。

对于未溃破的乳房结核，针吸细胞学检查和涂片查找结核杆菌是诊断乳房结核的最好方法。当在肿块的中心抽吸到这种冷脓肿物质时，临床诊断就可以基本确定。

血沉加快常常是活动期结核的表现，乳房结核也不例外。当有混合感染时，白细胞总数和中性粒细胞计数会升高。

乳房结核在乳腺 X 线摄影图像上，呈密度增高的肿块影，边界不太清楚，形态不甚规则，有时可见皮下脂肪失去透明带和皮肤增厚，或者多个结节影。

乳房结核的 B 超图像，常显示一个混合的回声病灶，或者难以定义的低回声灶。被怀疑乳房结核的患者，有必要接受胸部 X 线片，以了解胸部情况。

三、鉴别诊断

乳房感染性疾病乳房结核在中后期,有它特殊的表现形式,冷脓肿形成和慢性窦道,鉴别诊断容易,但当它在早期阶段时,容易与许多乳腺疾病混淆。

(一)乳腺癌

早期在乳房结核还是一个实质性肿块时,它和早期的乳腺癌难以鉴别,通过有无结核病史、发病的年龄等可帮助进行推断,然后依靠穿刺活检确定。虽然乳腺癌晚期也发生溃疡,但常呈菜花样,流出血水,恶臭。

(二)浆细胞性乳腺炎

浆细胞性乳腺炎乳头常常可以挤出粉刺样有臭味的物质,若有溃口,窦道的开口常常在乳晕内,可以见到少许白色脓样物质排除,呈破溃→愈合→再破溃→再愈合,反复发生的状况和乳房结核的冷脓肿不一样。它在急性期的表现有局部红肿热痛,也和乳房结核不同。

(三)慢性乳腺炎

慢性乳腺炎一般曾有一个急性乳腺炎的过程,经大量使用抗生素或苦寒的中药而形成,可能会逐渐缓慢地消退,或者呈反复发作状态,抗生素治疗有效。

(四)乳腺纤维腺瘤

乳腺纤维腺瘤为缓慢生长的或停滞不变的乳腺良性肿瘤,它不会化脓,更不会破溃,但早期临床鉴别难,乳腺 X 线摄影有些帮助,乳腺纤维腺瘤呈边界清楚的圆形块影。在 B 超声像图中,乳腺纤维腺瘤呈实性,边界光滑清楚。针吸细胞学活检将帮助鉴别。

(五)乳腺囊肿疾病

乳腺的囊肿也常为球形质地较硬的肿块,早期的乳房结核与它们之间的鉴别需要用 B 超进行,或者用细针穿刺获得囊内液后,乳腺疾病涂片检查常能帮助诊断。

四、治疗

现代中西医诊疗乳房结核的治疗和普通结核病的治疗一样,采用适量、联合、正规、全程的抗结核治疗。

(1)链霉素、异烟肼和利福平联合治疗半月(治疗期间注意链霉素的不良反应,一旦有听力损害应立即停用),一般在治疗半月后,乳房的肿块就开始变小,停止链霉素治疗。

(2)异烟肼和利福平继续治疗五个半月,窦道愈合,肿块将逐渐缩小消失,结核病全身症状会消退。

(3)注意治疗中监测肝功能。

五、手术治疗

乳腺结核窦道的治疗,以手术切除治疗为主,药物治疗为辅,加强营养,增强患者抵抗力为基础。因为,单纯用抗结核药物治愈乳腺结核,既浪费时间和金钱,又不可能。尤其是病变较大的患者,有溃疡、窦道的患者,手术切除又可不误乳癌的治疗。

(一)病变局部切除

适用于 5cm 以下肿块。手术要求:切除干净,止血彻底,切口一期缝合,不置引流条,略作加压包扎,术后继续抗结核药物治疗 2～3 个月。

（二）单纯乳房切除

适应于病变超过乳房一个象限，或超过 1/3 乳房，或合并溃疡、窦道者。这种患者，虽也可做局部病灶切除，但易复发，应做单纯乳腺切除为彻底。若有肋骨结核、胸壁结核，应同时清除，术后继续抗结核治疗，即肌内注射链霉素 0.5g 一日 2 次，共 3 个月，口服异烟肼 200mg，3 次/天，共 6～12 个月。

六、预防

乳房结核的预防方式主要是积极治疗原发结核病灶。

第六节　乳头炎

乳头由致密结缔组织构成，被复层鳞状上皮覆盖。乳头的表面皮肤对雌激素非常敏感，当雌激素缺乏时，乳头皮肤就会萎缩变薄，分娩后体内雌激素水平骤然下降，乳头皮肤也因而变薄，容易受损，哺乳时会产生一种灼痛感，因此乳头炎多见于哺乳期妇女。

一、病因

(1)抵抗力低下的产妇生产时体力消耗较大，因产后哺乳、照顾婴儿，休息较差，身体不易很快恢复，抗病力较低。另外，糖尿病患者身体免疫功能低下，也是容易患病的内因。

(2)乳头破损和婴儿吸吮的机械性刺激、咬伤或局部病变引起的乳头皲裂。

(3)细菌侵入并藏于乳房皮肤表面，当乳头损伤或皲裂后，便可从乳头破损处乘虚而入，引起感染。

二、临床表现

乳头炎可为单侧，亦可为双侧。主要表现为乳头红、肿及皲裂，多为放射状小裂口，裂口可深可浅，深时可出血。裂口的干性分泌物可结成黄色痂皮，并发生干燥性疼痛，往往影响哺乳。婴儿吸吮时，剧痛难忍。患者多无发热、寒战等全身中毒症状，但极易发展为急性乳腺炎而使病情加重。

三、诊断

(1)哺乳期妇女，有婴儿咬伤史。

(2)局部症状：乳房红、肿、热、痛，严重者可见乳头皲裂，患侧腋窝淋巴结可有肿大。

(3)全身症状：寒战、高热、烦躁、乏力等。

(4)化验检查：白细胞计数升高，特别是中性粒细胞数明显增加。

四、治疗

主要为局部治疗，重者可口服抗生素，停止直接向小儿授乳，用吸奶器将乳汁吸出喂养婴儿，也可将玻璃罩橡皮乳头放在乳头周围皮肤上哺乳。如炎症轻者，可在哺乳后局部敷药，哺乳前将药擦去。乳头皲裂处可用温盐水清洗，然后涂以抗生素软膏或食用油使皲裂处软化，使疼痛减轻，易于治愈，同时应避免进食刺激性食物。

第七节　乳腺囊性增生病

乳腺囊性增生病是妇女内分泌功能失调所致的乳腺上皮和间质增生及复旧不全引起的疾病。由于性激素不平衡的长期作用,增生和复旧性变化可同时存在,在疾病的不同时期其组织学改变可能不同,临床表现亦有差别。同时本病的命名较多,如慢性囊性乳腺炎、乳腺囊性增生症、乳腺腺病,乳腺纤维腺病、囊性乳痛症、乳腺增生症、乳腺小叶增生症、乳腺结构不良症和乳腺纤维囊性病等,国内多称之为乳腺囊性增生病。

一、病因及病理生理

在育龄期妇女当卵巢分泌功能失调,雌激素占优势,孕激素绝对或相对不足或黄体期缩短,乳腺组织长期处于优势雌激素的作用使之增生和复旧过程不完全,造成乳腺正常结构紊乱时即导致本病发生。患者可在卵泡期血浆雌二醇含量明显高于正常,在黄体期血浆黄体酮浓度降低,雌激素正常或增高而黄体期黄体酮浓度低于正常。多数患者可伴有月经周期紊乱或既往曾患有卵巢和子宫疾病。绝经后应用雌激素替代治疗亦是导致本病的原因之一,而因缺乏孕激素的协调作用,易导致乳腺导管上皮细胞增生。

二、病理组织学

疾病的不同时期病变特征不同,使其病理组织学改变形态多样。其基本病理过程为:①初期为乳腺小叶内腺上皮细胞增生,导管分支增多,腺泡增生并可有分泌现象。此时常称为乳腺小叶增生,如卵巢功能恢复,组织学改变可完全恢复正常。②进展期为乳腺小叶增生进一步发展,小叶内导管和腺泡及纤维结缔组织呈中度或重度增生,腺小叶增大,甚至相互融合,致使小叶形态不规则、变形。部分腺小叶因纤维组织增生使原有结构紊乱,部分区域导管增多、密集、受压,呈现腺瘤样改变,其间可有多少不等的淋巴细胞浸润。因此也称之为纤维性乳腺病、乳腺结构不良症或乳腺腺病伴腺瘤样结构形成等。由于间质纤维化及导管;上皮细胞增生,腺泡分泌物滞留导致末端导管、腺泡扩张,形成大小不等的囊肿,称为囊性增生病或纤维囊性增生病。部分可发生非典型增生或大汗腺样化生。③慢性期:因纤维组织增生压迫血管,乳腺小叶呈退行性改变,导管—腺泡系统萎缩,硬化,间质透明变性,存留的导管或腺泡可扩张。常见纤维组织包绕的扩张导管内上皮细胞增生。由于乳腺组织的增生和复旧过程失调,可在病灶中同时存在增生性和退行性变化,纤维组织增生、小叶增生、导管扩张、囊肿形成、上皮细胞增生和间质淋巴细胞浸润等可同时存在,呈现出组织学的多形性改变。

三、乳腺囊性增生病与乳腺癌发生的关系

早在20世纪60年代就有很多学者通过对乳腺癌旁病变共存性研究和临床回顾性调查的结果,提出乳腺囊性增生病与乳腺癌相关。随访研究显示,与普通人群比较,活检证实的乳腺囊性增生病发生乳腺癌的危险增加1.4～1.8倍。但是,直到近年仍有人对将乳腺囊性增生病作为癌前病变持不同意见。认为乳腺囊性增生病发病率高而癌变率低,虽然其发生乳腺癌的危险指数有流行病学意义,却不能给临床工作提供明确指导。笼统地把乳腺囊性增生病称为癌前病变容易造成误解,增加社会、患者和医生的心理压力。进一步的研究发现乳腺囊性增生

病的病变导管或腺泡上皮非典型增生与乳腺癌发生相关。经随访发现病变呈囊肿、大汗腺化生、腺病、硬化性腺病或炎症者，与普通人群比较，乳腺癌发生危险并不增加，而仅在有上皮增生和乳头状瘤病者癌变危险才增加。

四、临床表现

乳腺囊性增生病多发生在育龄女性，以 30～40 岁发病率较高。初期病变可表现在一侧乳房，半数以上为双侧。主要表现为乳房疼痛、压痛、腺体局限性增厚或形成包块。

(一)乳房疼痛

多为胀痛或针刺样痛，重者可向腋下及患侧上肢放射，影响工作和生活。同时乳房的敏感性增强，触摸、压迫等均可加重疼痛。至病变后期疼痛的规律性消失。有 10％～15％的患者尽管临床和乳腺 X 线片、B 超检查或红外线扫描等证实有乳腺囊性增生病，但很少或无乳房疼痛，仅以乳房包块就诊，其原因尚不清楚。

(二)乳房包块

可限于一侧或为双侧，常呈多发性，早期外上象限最常受累。表现为乳腺组织增厚、张力增加，压痛明显，在月经期可伴随乳房疼痛的缓解而乳房包块缩小或消失。在进展期乳房可扪及边界不清的条索状或斑片状增厚腺体，部分出现斑块状或囊性肿块，与乳腺组织无明显界线，而不易与乳腺癌或其他病理性肿块鉴别。

(三)乳头溢液

少数乳腺囊性增生者有乳头溢液，多为双侧多个乳腺导管溢液，溢液可为水样、黄色浆液样、乳样或呈混浊状。可伴有乳房包块。

绝经期后乳腺腺体萎缩，逐渐被脂肪组织所代替，多数患者的症状、体征缓解。但部分患者原有的乳腺导管扩张、囊肿和上皮增生等变化未能消失。临床上，40％～80％的绝经后患者因乳腺导管扩张、囊肿包块或疼痛就诊，此时乳腺导管内上皮细胞增生和非典型增生的比例增加。

五、诊断

有乳房疼痛、乳房包块或伴有乳头溢液者，尤其有伴随月经周期变化的乳房症状者可初步诊断。当患者有乳腺癌易感因素时，应做进一步检查。常用的乳腺检查方法包括钼靶 X 线乳腺摄影、选择性乳腺导管造影 X 线检查、B 超检查、近红外线乳腺扫描检查及乳头溢液涂片脱落细胞学检查等。对疑有非典型增生或癌变者应行细针针吸细胞学检查或必要时手术活检。通过联合检查，综合分析，明确病变的性质及程度，并应除外或确定有无乳腺癌变。

六、治疗

(一)药物治疗

1.生素类

维生素 A、维生素 B、维生素 C、维生素 E 能保护肝脏及改善肝功能，从而改善雌激素的代谢。另外维 A 酸是上皮细胞生长和分化的诱导剂，给予正常需要量对预防乳腺病的发生有一定作用。维生素 E 可防止重要细胞成分氧化，防止毒性氧化产物生成，对维持上皮细胞的正常功能起重要作用。目前常用作治疗的辅助药物。

2.基酸类

天冬素片原由鲜天冬中分析提取,后经人工合成,有效成分为天冬酚胺。临床应用对乳腺囊性增生病有治疗作用。

3.碘制剂类

碘制剂类其作用是刺激腺垂体,产生黄体生成素以促进卵巢滤泡囊黄体素化,调节雌激素水平。常用药物为 10％碘化钾,对乳房疼痛有较好疗效,但对口腔有刺激作用。

4.激素类

他莫昔芬具有雌激素样活性,作为雌二醇的竞争剂竞争靶细胞的雌激素受体从而使雌激素对靶细胞失去作用,而不影响血浆雌激素水平。实验观察发现他莫昔芬对乳腺非典型增生细胞生长有抑制作用。临床上对乳腺囊性增生病的治疗作用较其他药物更显著。但因其对子宫等有雌激素受体的器官、组织均有影响,应在医生的指导和观察下使用。

5.溴隐亭

溴隐亭是半合成的麦角生物碱衍生物,有多巴胺活性。作用于下丘脑,增加催乳素抑制激素的分泌,抑制催乳素的合成和释放,并可直接作用于腺垂体,解除催乳素对促性腺激素的作用而促使黄体生成激素的,周期性释放等,故可治疗乳腺囊性增生病。但本药不良反应较大,常引起恶心、呕吐等胃肠道症状,严重者可发生直立性低血压。需用时应在专科医生指导下用药。

(二)用药方法及应注意的问题

1.联合用药

乳腺囊性增生病的治疗一般首选中药,可根据病情特点选用单独用药或不同作用机制的药物联合治疗,辅以维生素类药物。应用激素类药物需掌握指征,一般用于雌激素水平过高雌/孕激素比例明显失调且其他药物治疗无效者,有严重乳腺增生、用其他药物治疗后症状虽有部分缓解但增生性病变无改善者,病情反复发作且增生性病变逐渐加重者,一般用雌激素受体阻滞药他莫昔芬可能有效。有合并非哺乳期乳头溢液或溢乳而可除外其他疾病时可用溴隐亭。

2.长期用药

由于本病发生的基础是激素分泌功能紊乱,所使用的各种中、西药以调整机体的周期性激素平衡为主要目的,同时收到改善症状和组织学变化的效果。因此用药时间应较长,一般以 2个月为一个疗程,待症状完全缓解乳腺增生病变消失方可停药。因患者可因各种原因再度导致女性内分泌系统紊乱而致疾病复发,因此所选治疗药物应具有疗效较好、不良反应较少,可较长期和反复使用者。同时应用实用有效的方法监测病情变化,警惕乳腺癌。

(三)手术治疗

对乳腺囊性增生病用一般药物治疗无效、不随月经周期变化的乳房腺体增厚或包块者,经治疗其他增生性病变已改善而有孤立的乳腺肿块不消失者,合并有单个乳腺导管的乳头溢液不能除外其他疾病者,绝经期以后,又出现症状和体征者应予乳房病变区活检,活检证实有Ⅱ级以上非典型增生,且细胞核 DNA 含量明显增加、出现异常基因表达产物或有癌基因蛋白表达时应行单纯乳腺切除,以防止乳腺癌发生。

第八节　单纯性乳腺上皮增生症

单纯性乳腺上皮增生症又名乳痛症,是乳腺增生症的早期阶段,多见于青年女性,特别多见于大龄未婚、已婚未育、已婚未哺乳的妇女。

一、病因

其病因与长期精神紧张、劳累过度、晚婚晚育、神志不畅、所欲不遂等因素作用于丘脑一垂体一卵巢轴,使垂体前叶与卵巢的功能调节关系失常,引起内分泌紊乱,雌激素和孕激素比例失常,黄体素分泌减少,雌激素、泌乳素分泌增多,导致乳腺组织增生与复旧不全,致乳腺导管上皮、腺上皮及间质纤维组织不同程度的增生,引起乳腺胀痛及结节形成。病因消除可恢复,大多属生理性增生。

二、病理

大体形态乳腺增生的病变区质地坚韧,无包膜与正常组织界限不清,切面呈灰白色小颗粒状外观。镜下所见末端乳管和腺泡上皮增生并脱落,使得乳管膨胀而胀痛;引起乳腺导管扩张而形成小囊肿;乳腺小叶内纤维组织增生,小叶间互相融合;小叶间质有淋巴细胞浸润。

三、临床表现

本病主要临床症状乳房胀痛及肿块具有明显的周期性和自限性特点。

(一)乳房胀痛

即月经来潮前 3~4 d 开始出现乳腺间歇性胀痛,经后锐减,呈周期性、疼痛可为弥散性钝痛或为局限性刺痛。一般仅累及一侧乳房,电可同时累及两侧,而以一侧为重。疼痛大多仅限于乳房的某一部分,约 50% 位于外,上部,20% 位于中上部,痛处有压痛。疼痛有时很剧烈,并放射到肩胛部、腋部,随情绪波动或劳累,阴雨天气等而加重。患者大多数月经期短,且量稀少,情绪稳定或心情舒畅时,症状可减轻,随喜怒而消长。疼痛发作时对外界刺激很敏感,如衣服摩擦,走路稍快,上肢活动稍猛,均可加重乳腺疼痛。

(二)乳内肿块

患者多为发育较差的小乳腺,半数可触及增厚的乳腺区或有细结节感,以外上象限多见。经前变大、变硬,经后缩小变软。

四、诊断

根据本病特点之一,乳房胀痛及乳内肿块具有周期性,即经前加剧,经后锐减。特点之二,疾病的自限性及有时反复,往往在发病几年或更长时间后,症状好转或消失,但有时反复。患者为育龄期妇女。根据以上几点常能得出诊断。

五、治疗

向患者讲清本病的性质属一种生理性良性病变,而且有一定的自限性,以解除患者的思想顾虑,多数患者可不需任何治疗,若疼痛剧烈者,可酌情给予小剂量镇静药或考虑用药物治疗。

(二)碘制剂治疗

碘制剂有碘化剂或复方碘溶液,用碘制剂可改善患者的乳痛症状。其作用机制是碘剂作用于垂体前叶,使其产生黄体素,降低体内雌激素水平,恢复卵巢正常功能,缓解乳腺所受雌激素的刺激增生作用。但用药时间不宜太长,以免造成体内激素紊乱,还可影响甲状腺功能。常用5％碘化钾10mL,每日3次,口服。

(三)激素治疗

1.达那唑

达那唑又名炔睾醇,为17d-乙炔睾醇的衍生物,可作用于丘脑下部、垂体及卵巢,抑制卵巢功能,减少促卵激素(FSH)和促黄体素(LH)的分泌,并能降低血清泌乳素(PRL)水平。每次200～300mg,口服,每日2～3次。一个月后减量为每日100mg,治疗2个月有效者,为减少不良反应可继续减量为每隔日100mg或仅在黄体期内用药。不良反应有体重增加、痤疮、多毛和月经失调等。

2.三苯氧胺

三苯氧胺为合成雌激素受体拮抗药,竞争性地与雌激素受体结合,阻断过高含量的雌激素对乳腺增生作用:可按周期给药,在月经后2～5d开始口服三苯氧胺,每次10mg,每日2次。共用药15～20d。侯孝云等采用小剂量三苯氧胺治疗乳腺增生症,月经后第4日至行经前1d,每天10mg,1次口服,连续服用4个月为一个疗程。结果总有效率为97.8％。二苯氧胺的不良反应是月经紊乱、白带异常,并可能提高发生子宫内膜癌的危险性。且疗程结束后部分患者乳腺疼痛和结节复发。因此对适应证的选择、剂量和疗程,应进一步研究。

3.溴隐亭

近年来研究认为乳腺增生症的病因与血清内泌乳素增多有密切关系。溴隐亭是一种血清泌乳素的抑制药,它是多巴胺受体的长效激活药,通过它作用于垂体泌乳细胞多巴胺受体释放多巴胺来抑制泌乳细胞合成及释放泌乳素。给药方法:采用周期给药,即月经来潮的第11～13日,每日服溴隐亭1.25mg,自第14日至下次月经来潮时,服用1.25mg,每日2次。用药时间一般不超过6个月。本药的不良反应有恶心、头晕等症状,还有降低血压的作用,应引起注意。

第九节　慢性乳房痛

一、残余性乳腺炎

残余性乳腺炎(乳房内疼痛肿块),是指在断奶后数月或数年,乳腺仍有残余乳汁分泌。引起感染者。本病多发生在40～50岁的妇女,病程较长,很少形成脓肿,仅表现为乳房局部疼痛和有肿块。

(一)临床表现

患者诉述乳房局部疼痛,并摸到有一肿块来诊。自觉有低热,但不明显,除有局部疼痛外。乳头还可挤出乳汁。断奶已很久,经抗生素治疗后,病情可缓解,但常反复复发。

(二)局部所见

乳房外观欠正常,微肿,皮肤无橘皮样变,但微红。乳房内可扪及一边界欠清的肿块,中等硬,有压痛。挤压乳头乳晕,常可挤出少许乳汁样液。患者多是中年女性。

(三)诊断

残余性乳腺炎。

(四)特点

(1)患者已断奶后数月或数年。挤压时,有时可挤出乳汁。

(2)乳腺仍有乳汁分泌(称残余乳汁分泌),并在乳房内形成一肿块。

(3)肿块中等硬,有触痛,边界不清,皮肤微红,但无橘皮征。

(4)患者多是 40～50 岁的妇女。

(5)病程较长,反复复发,但很少形成脓肿,易被误认为炎性乳癌。

(五)发生原因

残余性乳腺炎的原因,是乳房内的残乳引起。致病菌常为金黄色葡萄球菌等化脓菌。

(六)治疗

治疗同急性乳腺炎,可用青霉素 480 万。加入 5% 葡萄糖盐液内静脉点滴。或口服广谱抗生素。应警惕恶性肿瘤。在抗感染治疗无效时。应做肿块切除。送病理切片检查。

二、慢性纤维性乳腺炎

慢性纤维性乳腺炎(乳房内硬结),又称乳腺硬变症,是急性化脓性乳腺炎后,乳腺内或乳管内,残留 1 个或 2、3 个硬韧的炎性结节,或潴留性肿块。随身体的抵抗力强弱可时大时小。

(一)临床表现

患者有急性乳腺炎史,急性炎症消失后,局部有一压痛性肿块,随着时日,肿块渐渐缩小,但未完全消退,不久或患者抵抗力低下时,肿块再度肿大,疼痛。经抗生素、理疗等治疗。肿块又可逐渐缩小或消退。不久可能又出现,如此反复发生。

(二)局部所见

乳腺内有一硬结,边界不清,活动,微压痛。与皮肤无粘连。

(三)诊断

慢性纤维性乳腺炎。

(四)特点

(1)急性化脓性乳腺炎后,乳腺内出现 1 个,或 2、3 个硬块结节。

(2)结节界限不清,起初有微压痛,后渐渐缩小,但抵抗力低时,又可增大。

(3)抗生素、理疗治疗后,炎症可消退,但以后不久又可复发,并如此反复发作。

(五)发生原因

由于炎症阻塞了乳腺管,使腺管内积液潴留,形成硬节肿块。此病易与恶性肿瘤混淆。应取活体病理检查鉴别。

(六)治疗

手术切除。

第十节　少见特异性乳腺炎

一、真菌性乳腺炎

真菌性乳腺炎,亦称乳腺真菌病。它包括有:毛真菌病、曲菌病、放线菌病、芽生菌病。其临床特点常常表现为乳房内肿块、脓肿等。因极少见,临床上不认识,很易被误诊误治。

(一)毛霉菌病

毛霉菌病(皮肤苔藓样丘疹),是很少见的真菌病,消耗性疾病的患者易患,如糖尿病、白血病、恶性肿瘤等抵抗力差的患者。该菌可从皮肤、黏膜呼吸道、伤口侵入人体。经血液、淋巴道侵入器官。最多侵犯的是鼻窦、肺,较少侵犯乳腺。

1.临床表现

乳房皮肤上,出现苔藓样的丘疹病变,即皮疹呈丘疹样增生,瘙痒。患者是一些消耗性慢性病的患者,如恶性肿瘤、白血病、糖尿病等。

2.局部所见

乳房局部皮肤,见有苔藓样丘疹病变、伴有结节、脓肿、溃疡和乳腺内硬节。

3.诊断

毛霉菌病,组织活检可得到明确诊断。

4.特点

(1)乳房毛霉菌病是一种很少见的真菌感染性疾病。

(2)多发生在消耗性疾病的患者。如糖尿病、白血病等患者。

(3)毛霉菌广泛存在于自然界中。繁殖力很强。可经皮肤、黏膜、呼吸道、伤口等侵入人体。

(4)侵入后,经血液、淋巴管扩散到全身。最常侵犯鼻窦,继之很快波及脑、肺、肠道及乳腺,但侵犯乳房较少。

5.治疗

抗生素治疗无效。制霉菌素、二性霉素治疗,可收到较好的效果。坏死严重者应手术切除。

(二)曲霉菌病

乳房曲菌病(皮肤增厚皮下结节),为一种慢性炎症病变,多见于用免疫抑制药治疗的,抵抗力低的患者,如白血病、恶性淋巴瘤等。曲菌广泛存在于自然界,繁殖力很强,病菌多经皮肤、黏膜侵入人体。然后经血路播散到支气管、肺和乳腺。在组织内形成结节样病变。曲菌病,见于免疫抑制药治疗的患者。多经皮肤黏膜侵入人体。

1.临床表现

乳房皮肤局部增厚,水肿,呈紫色。并可触及皮下结节。不痛、不痒。患者都是一些抵抗力低下的患者,长期使用免疫抑制药治疗的患者,如恶性淋巴瘤、器官移植、白血病等患者。

2.局部所见

乳房内触及结节性病变。皮肤增厚,水肿,带有紫色。乳房深部可触及结节样硬块。若有继发感染,可见有散在的小红色丘疹。

3.诊断

曲霉菌病。结节活检,可得诊断。

4.特点

(1)曲霉菌病,为一种慢性炎症性病。

(2)主要症状是皮下结节,结节不痛。

(3)结节处皮肤呈紫色、水肿、增厚。

(4)患者多为免疫制剂长期使用者。

5.发病原因

曲霉菌引起。该菌种类很多。有烟色曲菌、土色曲菌、黄色曲菌等。在自然界中到处都有,繁殖力强。

6.治疗

同毛霉菌病。

(三)放线菌病

放线菌病(脓液内黄色颗粒,多发窦道),是一种由厌氧放线菌引起的,慢性化脓性肉芽肿疾病。乳腺放线菌病不多见,由牛放线菌引起。本病菌寄生于人体,平时寄生在牙齿中。也可寄生在扁桃体隐窝中。一般不引起疾病。但当人体抵抗力下降,或伴有细菌感染时,可引起发病。病变常向四周扩散,并深入邻近组织,形成排脓窦道。脓液中有硫黄颗粒或小菌团,它可经血路进入组织器官。

1.临床表现

皮下见有小结节。早期结节较小,继之结节增大,呈暗红色硬性肿块。渐渐中央区发生破溃,流液,流出脓样液体。乳腺深部受到放线菌感染后,使组织发生没有炎性细胞浸润的坏死。坏死组织内有硫黄颗粒。可经局部向四周扩散和经血路扩散到肺。

2.局部所见

早期,皮下为小结节,随后增大成一暗红色硬块。中央区继之破溃流脓,脓液内见有黄色小颗粒,为硫黄颗粒。晚期皮肤增厚变硬,呈木样改变,伴有许多小窦道,并不断流出含硫黄颗粒的脓液。

显微镜下,病变组织除坏死外,皮肤内有脓肿和肉芽组织。早期脓肿周围有淋巴细胞、浆细胞、组织细胞、纤维细胞。后期以成纤维细胞为主。

3.诊断

放线菌病。脓液内含硫黄小粒可诊断。

4.特点

(1)乳腺放线菌病很少见,我国常常由牛放线菌引起。

(2)本病菌平时寄生在牙齿,或扁桃体隐窝中。在机体抵抗力低下时,经血路进入人体。

(3)常引起肺部感染,偶尔引起乳腺感染。

(4)乳腺肿块溃破流出的脓液中,有细小的硫黄颗粒。

(5)本病往往长期不愈。一般抗生素治疗无效。易被误诊为结核。

5.发病原因

由放线菌引起,多发生在抵抗力差的人群。

6.鉴别诊断

主要与乳腺结核鉴别。乳腺结核的脓液为干酪样物,内可找到结核杆菌。本病脓液中有硫黄颗粒。

7.治疗

青霉素治疗有一定效果。抗真菌类药物治疗无效。手术切除,效果最佳。

二、乳房皮肤念珠菌病

乳房皮肤念珠菌病不常见,是指由念珠菌引起的,急性或亚急性乳房皮肤湿疹样变。

(一)临床表现

乳房的皮肤皱褶部,或两乳房之间,有不同程度的瘙痒、灼热和疼痛感。患处潮红,有丘疱疹和渗液。常见于肥胖的、萎缩的、巨大的乳房下反折线处皮肤。

(二)局部所见

患处皮肤潮红,皮损为边界清楚的擦烂红斑,上有针头大小的丘疹、丘疱疹。有渗液、结痂相间存在。乳房较大、下垂。

(三)诊断

乳房皮肤念珠菌病。

(四)特点

1.患者多肥胖,乳房大、萎缩下垂。

2.病变多在乳房皮肤皱褶部,乳房下反折线处。

3.病变为边界清楚的擦伤样红斑,有针头大小的丘、疱疹。

4.有渗液,结痂相间存在。有程度不同的瘙痒。

(五)发生原因

由念珠菌引起。乳房肥胖,萎缩、下垂、摩擦是诱因。真菌培养阳性,即可确诊。

(六)治疗

1.用 4％硼酸液,或 1∶5000 高锰酸钾溶液清洗。

2.局部涂以 2％甲紫,一日 2～3 次。

3.保持局部干燥,可预防本病。

三、乳房皮肤湿疹

乳房皮肤湿疹,是皮肤的一种非特异性过敏性炎症,多见于哺乳期妇女,在非哺乳的妇女中,应与湿疹性乳癌鉴别。

(一)临床表现

多见于中青年哺乳妇女,在乳头、乳晕。特别是乳房下部奇痒。伴有粟粒样密集丘疹,糜烂、易渗出。常常反复发生而成慢性。常见于双侧乳房。转为亚急性或慢性后,皮损则经久不愈。按皮肤湿疹治疗,很快消退。哺乳、衣服摩擦时疼痛加重。并有奇痒和烧灼感,晚间更为明显。断奶后,湿疹可自愈。

(二)局部所见

初起急性期,皮肤上可见密集成片的、多形性。粟粒样大小的丘疹、疱疹或小水疱。水疱基底潮红,有点状渗出和糜烂面,并不断渗出浆液,伴有结痂,脱屑等。皮损与周围组织边界不清。按皮肤病治疗,常很快见效。转为亚急性或慢性时,皮肤表面变粗、变厚。乳头出现皲裂,伴有疼痛。

(三)诊断

乳房皮肤湿疹。

(四)特点

(1)见于哺乳期和非哺乳的妇女,多见于中青年妇女。

(2)病变部位多发生在乳头乳晕部,伴有奇痒、密集的粟粒状丘疹。其间合并有糜烂、渗液。

(3)按皮肤湿疹治疗,很快收效。多见于双侧乳房。

(4)湿疹若发生在哺乳期。多可在断奶后自愈

(五)发生原因

(1)发生原因很多很复杂,一般认为与过敏体质有关。由于遗传因素,使得一些人对某种物质具有高度敏感性,当与这些物质接触时,即可引起皮肤湿疹。

(2)过敏物既可来自体内,也可来自体外,如食物、药物、日用化妆品、衣服、某些粉尘,甚至乳汁。

(六)鉴别诊断

主要与湿疹性乳癌(Paget 病)鉴别。

(1)Paget 病多见于老年妇女,见于单侧乳头乳晕部,皮肤变厚,易出血,但无奇痒。病变皮肤与正常皮肤界限清楚。按皮肤湿疹病治疗无效。

(2)乳房皮肤湿疹,有奇痒,皮肤质软,按湿疹治疗,很快见效。

(3)局部皮损部细胞学检查,或活体病理学检查,可明确诊断。

(七)治疗

除去致敏原,保护病变皮肤,减少刺激。

(1)除去致敏原,避免局部刺激,如热水烫洗,抓挠。

(2)急性渗出期,可用 4%硼酸溶液湿敷,或外涂炉甘石洗剂。慢性者,局部可用氟轻松、丙酸氯倍他索软膏(恩肤霜)、丁酸氢化可的松乳膏(尤卓尔)等软膏涂擦患处。

(3)口服一些抗组胺类药,如氯本那敏 4~8mg,3 次/天。阿司咪唑 10mg,1 次/天。同时可加服维生素 A、维生素 B、维生素 C 等。

四、乳头乳晕过度角化病

乳头乳晕过度角化病极少见,多见于发育期、妊娠期的妇女。发生原因不明。

(一)临床表现

双侧乳头乳晕皮肤呈棕黑色,表面伴粗糙不平,有过度角化和乳头瘤样增生。局部干燥,不痛、不痒。

（二）治疗

可用维生素 A 软膏外用。

五、乳房皮下闭塞性静脉炎

乳房部闭塞性静脉炎,亦称皮下浅表性静脉炎,并不少见,为一种无菌性炎症所致的浅表静脉闭塞。发生在四肢称为 Mondor 病。

（一）临床表现

多见于 30～50 岁的妇女,20 岁以下少见。通常见于一侧乳房皮下,罕见有双侧发病的,并也常见于上臂腋侧、腋下皮下和上腹壁皮下。患者感局部疼痛,尤其在挺胸、咳嗽时疼痛明显。弯腰、放松腹壁肌肉时,疼痛可减轻。局部有触摸痛。

（二）局部所见

局部皮肤不红不肿,可在乳房下方皱褶处上,向下到上腹部皮下,可触及一根粗细 1～3mm。

长 10～20cm 的条索物。硬似琴弦,与皮肤粘连。有轻压痛,上身后仰时,疼痛明显。用两手指将条索物两端拉紧,可见索条与皮肤粘连处有一浅凹沟。

（三）诊断

乳房皮下闭塞性静脉炎,或皮下浅表性静脉炎。

（四）病理所见

条索为小静脉闭塞,无炎性表现,部分有纤维化和玻璃样变。

（五）特点

(1)乳房、腋下、上臂内侧皮下,有一条索物。

(2)条索物硬似琴弦,与皮肤粘连,有触痛。

(3)用两手指拉紧索条两端,见索条与皮肤粘连,并有一浅凹沟。

(4)多见于 40 岁左右的妇女,20 岁以下者少见。

（六）发生原因

确切的发生原因不清楚,推测与慢性炎症有关。多数患者有乳房部手术史,或腋下慢性炎症,引起局部静脉炎和血管闭塞。

（七）治疗

1.观察

本病都可在 3 个月内自行消退,一般不必治疗。

2.外用

喜疗妥,但效果不佳。

3.肝素液皮内注射

效果良好,通常注射一次即有效。

方法如下:用手先摸清皮下索条。用圆珠笔沿索条划一蓝线。作为标志。然后用碘酊消毒皮肤。注意不要将标志线擦去。以免注射不准。

取肝素注射液 1 支(2mL,12500U)。用 1mL 皮试注射器。吸取肝素液 0.5mL(便于注射)。先在索条两端皮内。各注射 1 个直径为 1cm 的皮丘。然后沿索条(按圆珠笔标志线)每隔 1cm。注射 1 个 1cm 大小的皮丘。2 个皮丘间的间距。不要超过 0.5cm。否则效果欠佳。将整条标志线注满。

肝素液一般 1 次用量为 2～4mL。最多不超过 4mL(2 支)。如果索条过长。可以分次分段注射。

注射完毕后,再用酒精消毒皮肤一次,针眼处盖上无菌纱布,外加包扎。每个注射针眼,都会有一点渗血,无须特殊处理。

注射中注意事项有以下几点。

(1)肝素液必须注射在索条表面皮肤的皮内,不要注射到皮下或索条周围,以免皮下出血。

(2)肝素液用原液,不要稀释。

(3)第一次注射后,若索条未完全消退,可于第 3 天,在第一次注射的两点之间。再注射 1 次,或在未消的索条、硬结上再注射 1 次。

一般注射 1～2 次,索条即消退,症状消失而痊愈。

第十一节　乳腺导管内乳头状瘤

导管内乳头状瘤又称大导管乳头状瘤、囊内乳头状瘤等,是发生于乳头及乳晕区大导管的良性乳头状瘤。肿瘤由多个细小分支的乳头状新生物构成,常为孤立、单发,少数亦可累及几个大导管。

本病多见于经产妇女,以 40～45 岁居多。其确切发病率很难统计,但发病率较低,从临床上看,导管内乳头状瘤较乳腺纤维腺瘤,甚至较乳腺癌亦明显少见。本病病程长,少数可以发生癌变。乳腺导管内乳头状瘤与乳腺纤维腺瘤、乳腺囊性增生的发病原因相同,多数学者认为主要与雌激素水平增高或相对增高有关。

一、病理

(一)大体观察

大导管内乳头状瘤是发生在乳管开口部至壶腹部以下 1.5cm 左右的一段乳管内的肿瘤。病变大导管明显扩张,内含淡黄色或棕褐色或血性液体,管腔内壁有乳头状物突向腔内,乳头状物的数目及大小不等,一般直径 0.5～1cm,亦有直径达 2.5cm 者,乳头的蒂粗细、长短不一,也可为广基无蒂。一般短粗的乳头内纤维成分较多,呈灰白色,质地较坚实,不易折断;而细长顶端呈颗粒状鲜红的乳头质脆,特别是呈树枝状尖而细的乳头更易折断出血。有时乳头状瘤所在的导管两端闭塞,形成囊肿样,即称为囊内乳头状瘤。

(二)镜下所见

乳腺导管内乳头状瘤的基本特点是导管上皮和间质增生形成有纤维脉管束的乳头状结构。该瘤境界清楚,但无纤维包膜。乳头及腔壁表面被覆双层细胞,表层为柱状上皮,其下是圆形或多边形细胞层,该层外是基膜,上皮与基膜之间可见肌纤维细胞。瘤细胞无异型,排列极性整齐。纤维脉管束可纤细疏松,亦可粗厚致密。多数肿瘤可见灶性上皮增生、大汗腺化生及实性上皮细胞巢。1988 年乳腺疾病专题讨论会上有学者认为,乳腺导管内乳头状瘤上皮有

Ⅲ级以上增生者恶变率较高。

发生于乳腺中小导管的多发性乳头状瘤称为乳头状瘤病,该病常伴有乳腺囊性增生。乳头状瘤病在中小乳管内呈白色半透明状小颗粒,附于管壁,无蒂,上皮生长旺盛,属癌前病变,癌变率 5%～10%。

二、临床表现

(一)症状

导管内乳头状瘤多以乳头溢液就诊,多数是在内衣上发现血迹或黄褐色污迹。无疼痛及其他不适,挤压乳腺时乳头溢液。少数以乳房肿块就诊,而以肿块就诊者,病变多在中小乳管。发生于大导管的乳头状瘤溢液发生率 70%～85%,Stout 报道的乳头状瘤,溢液发生率仅为10%～25%。乳头溢液的性质一半左右为血性,其次为浆液性溢液,约占 30%。有学者统计300 例血性乳头溢液患者,45 岁以上癌变率约为 23%。

(二)查体

本病的特点是挤压肿瘤所在区域,乳头出现血性或其他性质的溢液。大导管内乳头状瘤能在乳晕区触及肿块者占 1/3 左右,肿块呈圆形、质韧、表面光滑、边界清楚。如继发感染,则肿瘤有压痛,也可与皮肤粘连。发生于中小乳管的乳头状瘤,肿瘤多在周边区,瘤体较大,可能由于乳管被阻塞、液体潴留所致。肿瘤亦可与皮肤粘连。

三、诊断

对于有乳头溢液,特别是血性溢液的患者,如能在乳晕附近扪及 1cm 以下的圆形肿物,则95%的患者可诊断为乳腺导管内乳头状瘤。对于只有溢液而不能触及肿块的患者,则应采取一些辅助检查,以明确诊断。

(一)选择性乳导管造影

对乳头溢液而言,选择溢液乳导管进行造影,是一项既能明确诊断又安全可靠的方法。

1.方法

常规患侧乳头及周围皮肤消毒,找准溢液乳导管开口,用钝头细针轻轻插入病变乳导管,避免用力插入,以免刺破乳导管,一般进针 1～2cm 后,注入碘油或 76%复方泛影葡胺,然后拍钼靶片。注意注药时不要推入空气。

2.正常乳导管造影表现

乳导管自乳头向内逐渐分支、变细,呈树枝状。自乳管开口处可分为以下几种。

(1)一级乳管:宽 0.5～2.3mm,长 1～3cm。

(2)二级乳管:宽 0.5～2mm。

(3)三级乳管:宽 0.2～1mm。

正常乳腺导管壁光滑、均匀、分支走向自然。如注射压力过高,造影剂进入腺泡内,形成斑点状阴影。哺乳期乳管略粗。

3.乳腺导管内乳头状瘤的表现

肿瘤多位于主导管及二级分支导管,表现为单发或多发的圆形或椭圆形充盈缺损。可有远端乳导管扩张,或出现导管梗阻,梗阻处呈弧形杯口状,管壁光滑、完整,无浸润现象。中小乳管内乳头状瘤主要表现为乳管梗阻现象。较大的乳腺导管内乳头状瘤可见病变导管扩张,呈囊状,管壁光滑完整,其间可见分叶状充盈缺损。

(二)脱落细胞学或针吸细胞学检查

将乳头溢液涂片进行细胞学检查,如能找到瘤细胞,则可明确诊断,但阳性率较低。对于可触及肿物的病例,采用针吸细胞学检查,可与乳腺癌进行鉴别诊断。

(三)乳导管镜检查

乳管镜是近几年发展起来的一种特殊检查,通过此方法可以明确诊断。找到溢液乳导管,先注入表面麻醉剂,用扩张器扩张乳导管,放入乳导管镜对一、二、三级导管进行检查。导管内乳头状瘤呈粉红色或鲜红色突出于导管壁或堵塞乳导管。

(四)乳腺钼靶片

对鉴别诊断有一定参考价值。

四、鉴别诊断

因乳管内乳头状瘤的主要症状为乳头溢液,故凡可引起乳头溢液的乳腺疾病均应进行鉴别诊断。

(一)乳腺癌

乳腺导管内乳头状癌、导管癌等可引起乳头溢液。

1.乳管造影表现

(1)乳管本身受到癌浸润、梗阻,破坏引起的征象包括:患病乳导管不规则浸润、僵硬、狭窄及中断,截断面呈"鼠尾状"。

(2)因癌侵犯、收缩、压迫等引起的征象有:树枝状结构受压或受牵引移位,导管分支减少或结构紊乱,有时因肿瘤浸润而致多个相邻分支突然中断。

2.乳管镜检查

发现乳导管僵硬、结节状改变。

3.脱落细胞学或针吸细胞学检查

可发现异型细胞,可疑癌细胞甚或癌细胞。

4.钼靶拍片

有时可见砂粒状钙化。

(二)乳腺囊性增生

本病溢液多为浆液性或黄绿色,且多为双乳头多乳导管溢液,临床上本病呈周期性疼痛,月经前疼痛明显,乳腺可扪及结节状肿物,质韧且压痛。

乳导管造影无充盈缺损之表现。硬化型腺病表现为乳管及其分支变细,呈细线状;囊肿型表现为与导管相连的较大囊性扩张;小导管及腺泡囊性增生型表现为终末导管、腺泡呈较均匀的小囊状或串珠状扩张。

(三)乳导管扩张

乳导管扩张临床上有乳头溢液,但多为淡黄色液体,偶有溢血。乳管造影示:乳晕下大导管显著扩张、迂曲,严重者呈囊性,无充盈缺损。

(四)乳管炎

乳管炎溢液为混浊、脓性,乳管镜发现乳导管充血、水肿、有分泌物。

五、治疗

乳腺导管内乳头状瘤能明确诊断者均应手术治疗。40 岁以下者以区段切除为主，年龄超过 40 岁或多个乳管溢液者，可行保留乳头的乳腺单纯切除术（皮下乳房切除术）。术后标本均应送病理检查，如有癌变，可追加放疗或化疗。

手术注意事项：术前两天不要挤压乳房，以免积液排净，术中找不到溢液乳管；术中用钝针插入溢液导管作为引导或注入亚甲蓝，将整个蓝染的乳腺小叶及相关乳导管一并切除。如疑有恶变，术中应行冰冻病理检查。

对于乳头溢液的治疗，当除外生理性、内科疾病及药物等因素所致者外，原则上亦应手术治疗，特别是年龄在 40 岁以上者，更应行手术治疗。

第十二节　乳房平滑肌瘤

乳腺平滑肌瘤是一种少见的乳腺良性肿瘤。细胞来自乳头、乳晕区的平滑肌及乳腺本身的血管平滑肌。发生于乳头的称乳头平滑肌瘤，发生在乳头以外乳腺其他部位的称乳腺平滑肌瘤。根据其生长部位、细胞来源和结构的不同又可分为三个类型：来源于乳晕区皮肤平滑肌的浅表平滑肌瘤，来源于乳腺本身血管平滑肌的血管平滑肌瘤，来源于乳腺本身血管平滑肌和腺上皮共同构成的腺样平滑肌瘤。

一、病理

肿瘤呈圆形或卵圆形，边界清楚，可有包膜，直径 0.5～3cm，实性，质中等硬，切面灰白色或淡粉色，稍隆起，呈编织状，偶见血管样腔隙或有黏液样物。镜下观察肿瘤由分化成熟的平滑肌细胞构成。瘤细胞呈梭形，胞质丰富、粉染，边界清楚并可见肌原纤维。胞核呈杆状，两端钝圆，位于细胞中央，不见核分裂。瘤细胞排列呈束状、编织状或栅栏状，间质为少量的纤维组织。血管平滑肌瘤由平滑肌和厚壁血管构成，血管腔大小不等，内含红细胞。腺样平滑肌瘤在平滑肌细胞之间夹杂着数量不等的由柱状或立方腺上皮构成的乳腺小管。

二、诊断

在临床中很容易被误诊为乳腺纤维腺瘤。乳腺 X 线片可以显示一个质地均匀、中等密度、边界清楚的圆形块影，无内部结构紊乱，无局部皮肤增厚，无钙化的良性病灶。

三、治疗

乳腺部分切除术。完整切除肿块和其周围 1cm 正常乳腺组织。偶有复发的报道，复发乳腺平滑肌瘤的治疗方法仍为手术切除。

第十三节　乳腺纤维腺瘤

乳腺纤维腺瘤常见于青年妇女。早在 19 世纪中叶，国外学者即对本病进行了阐述及命名。在对本病的认识过程中，曾被称为乳腺纤维腺瘤、腺纤维瘤、腺瘤等。实际上这仅仅是由构成肿瘤的纤维成分和腺上皮增生程度的不同所致,当肿瘤构成以腺管上皮增生为主,而纤维成分较少时则称为纤维腺瘤;如果纤维组织在肿瘤中占多数,腺管成分较少时,则称为腺纤维瘤;肿瘤组织由大量腺管成分组成时,则称为腺瘤。但上述 3 种情况只是具有病理形态学方面的差异,而 3 种肿瘤的临床表现、治疗及预后并无差别,所以准确分类并无必要。

一、发病率

乳腺纤维腺瘤的发病率在乳腺良性肿瘤中居首位。好发年龄 18～25 岁,月经初潮前及绝经后妇女少见。有报道,本病在成年妇女中的发病率为 9.3%。乳腺纤维腺瘤是良性肿瘤,但文献报道少数可以恶变。肿瘤的上皮成分恶变可形成小叶癌或导管癌,多数为原位癌,亦可为浸润性癌,其癌变率为 0.038%～0.12%。肿瘤间质成分也可以发生恶性变,即恶变为叶状囊肉瘤,此种恶变形式较为常见,为叶状囊肉瘤的发生途径之一。如果肿瘤的上皮成分及间质成分均发生恶变即形成癌肉瘤,此种癌变形式少见。纤维腺瘤恶变多见于 40 岁以上患者,尤以绝经期和绝经后妇女恶变危险性较高,临床上应予注意。

二、病因

乳腺纤维腺瘤虽好发于青年女性,但详细发病机制不详,一般认为与以下因素有关。

1.性激素水平失衡:如雌激素水平相对或绝对升高,雌激素的过度刺激可导致乳腺导管上皮和间质成分异常增生,形成肿瘤。

2.乳腺局部组织对雌激素过度敏感。

3.饮食因素:如高脂、高糖饮食。

4.遗传倾向。

三、临床表现

乳腺纤维腺瘤可发生于任何年龄的妇女,多见于 20 岁左右。多为无意中发现,往往是在洗澡时自己触及乳房内有痛性肿块,亦可为多发性肿块,或在双侧乳腺内同时或先后生长,但以单发者多见。肿瘤一般生长缓慢,怀孕期及哺乳期生长较快。

查体:本病好发于乳腺外上象限,一般乳腺上方较下方多见,外侧较内侧多见。肿瘤多为单侧乳房单发性肿物,但单乳或双乳多发肿物并不少见,有时,乳腺内布满大小不等的肿瘤,临床上称之为乳腺纤维腺瘤病。肿瘤直径一般在 1～3cm,亦可超过 10cm,甚或占据全乳,临床上称之为巨纤维腺瘤,青春期女性多见。肿瘤外形多为圆形或椭圆形、质地韧实、边界清楚、表面光滑、活动,触诊有滑动感,无触压痛,肿瘤表面皮肤无改变,腋窝淋巴结不大。对该肿瘤的详细触诊,是对该病诊断的重要手段,仔细触诊,虽肿瘤光滑,但部分肿瘤有角状突起或分叶状。有学者将本病临床上分为三型。

(一)普通型

普通型最常见,肿瘤直径在 3cm 以内,生长缓慢。

(二)青春型

青春型少见,月经初潮前发生,肿瘤生长速度较快,瘤体较大,可致皮肤紧张变薄,皮肤静脉怒张。

(三)巨纤维腺瘤

巨纤维腺瘤亦称分叶型纤维腺瘤。多发生于 15～18 岁青春期及 40 岁以上绝经前妇女,瘤体常超过 5cm,甚至可达 20cm。扪查肿瘤呈分叶状改变。以上临床分型对本病的治疗及预后无指导意义。

四、病理

(一)大体形态

肿瘤一般呈圆球形或椭圆形,直径多在 3cm 以内,表面光滑、结节状、质韧、有弹性、边界清楚,可有完整包膜。肿瘤表面可有微突的分叶。切面质地均匀,灰白色或淡粉色,瘤实体略外翻。若上皮成分较多则呈浅棕色。管内型及分叶型纤维腺瘤的切面可见黏液样光泽,并有大小不等的裂隙。管周型纤维腺瘤的切面不甚光滑,呈颗粒状。囊性增生型纤维腺瘤的切面常见小囊肿。病程长的纤维腺瘤间质常呈编织状且致密,有时还可见钙化区或骨化区。

(二)镜下观察

根据肿瘤中纤维组织和腺管结构的相互关系可分为 5 型。

1.管内型纤维腺瘤

管内型纤维腺瘤主要为腺管上皮下结缔组织增生形成的肿瘤,上皮下平滑肌组织也参与肿瘤形成,但无弹力纤维成分。病变可累及一个或数个乳管系统,呈弥散性增生,早期,上皮下结缔组织呈灶性增生,细胞呈星形或梭形,有程度不等的黏液变性。增生的纤维组织从管壁单点或多点突向腔面,继而逐渐充填挤压管腔,形成不规则的裂隙状,衬覆腺管和被覆突入纤维组织的腺上皮因受挤压而呈两排密贴。在断面上,因未切到从管壁突入部分,纤维组织状如生长在管内,故又称之为管内型纤维腺瘤,纤维组织可变致密,并发生透明变性,偶可见片状钙化。上皮及纤维细胞无异形。

2.管周型纤维腺瘤

管周型纤维腺瘤病变主要为腺管周围弹力纤维层外的管周结缔组织增生,弹力纤维也参与肿瘤形成,但无平滑肌,也不呈黏液变性。乳腺小叶结构部分或全部消失,腺管弥散散布。增生的纤维组织围绕并挤压腺管,使之呈腺管状。纤维组织致密,常呈胶原变性或玻璃变,甚至钙化、软骨样变或骨化。腺上皮细胞正常或轻度增生,有时呈乳头状增生。上皮及纤维细胞均无异型。

3.混合型纤维腺瘤

混合型纤维腺瘤一个肿瘤中以上两种病变同时存在。

4.囊性增生型纤维腺瘤

囊性增生型纤维腺瘤为乳腺内单发肿块,与周围乳腺组织分界清楚,可有包膜。肿瘤由腺管上皮和上皮下或弹力纤维外结缔组织增生而成。上皮病变包括囊肿、导管上皮不同程度的增生、乳头状瘤病、腺管型腺病及大汗腺样化生等。上皮细胞和纤维细胞无异型。本病与囊性增生病的区别在于后者病变范围广泛,与周围组织界限不清,且常累及双侧乳腺,镜下仍可见小叶结构。

5.分叶型纤维腺瘤(巨纤维腺瘤)

本瘤多见于青春期和 40 岁以上女性,瘤体较大,基本结构类似向管型纤维腺瘤。由于上皮下结缔组织从多点突入高度扩张的管腔,又未完全充满后者,故在标本肉眼观察和显微镜检查时皆呈明显分叶状。一般纤维细胞和腺上皮细胞增生较活跃,但无异型。本型与向管型的区别在于,分叶型瘤体大、有明显分叶。与叶状囊肉瘤的区别在于,后者常无完整包膜、间质细胞有异型,可见核分裂。以上几种分型与临床无明显关系。

五、诊断

乳腺纤维腺瘤的诊断一般较为容易,根据年轻女性、肿瘤生长缓慢及触诊特点,如肿瘤表面光滑、质韧实、边界清楚、活动等,常可明确诊断。对于诊断较困难的病例,可借助乳腺的特殊检查仪器、针吸细胞学检查甚至切除活检等手段,以明确诊断。

(一)乳腺钼靶片

乳腺纤维腺瘤表现为圆形、椭圆形、分叶状,密度略高于周围乳腺组织且均匀的块影,肿瘤边界光滑整齐,有时在肿瘤周围可见一薄层透亮晕,病程长者可有片状或弧形钙化,但无沙粒样钙化。瘤体大小与临床触诊大小相似。乳腺钼靶拍片不宜用于青年女性,因为此阶段乳腺组织致密,影响病变的分辨,且腺体组织对放射线敏感,过量接受放射线会造成癌变。

(二)B超

B超是适合年轻女性的无创性检查,且可以重复操作。肿瘤为圆形或卵圆形,实质性,边界清楚,内部为均质的弱光点,后壁线完整,有侧方声影,后方回声增强。B超可以发现乳腺内多发肿瘤。

(三)液晶热图

液晶热图显示肿瘤为低温图像或正常热图像,皮肤血管无异常。

(四)红外线透照

红外线透照显示肿瘤与周围正常乳腺组织透光度基本一致,瘤体较大者边界清晰,周围没有血管改变的暗影。

(五)针吸细胞学检查

乳腺纤维腺瘤针吸细胞学检查的特点是可以发现裸核细胞或有黏液,诊断符合率可达90%以上。

(六)切除活检

切除活检既是一种诊断手段,又是一种治疗手段。但对于有以下情况者不宜盲目行切除活检,宜收入病房,并在快速冰冻病理监测下行肿瘤切除活检。①患者年龄较大,或同侧腋下有肿大淋巴结;②乳腺特殊检查疑有恶性可能者;③有乳腺癌家族史者;④针吸细胞学有异形细胞或有可疑癌细胞者。

六、治疗

乳腺纤维腺瘤的治疗原则是手术切除。

(一)关于手术时机

1.对于诊断明确且年龄小于25岁的患者,可行延期手术治疗。因为该病一般生长缓慢、极少癌变。

2.对于已婚,但尚未受孕者,宜在计划怀孕前手术切除。妊娠后发现肿瘤者,宜在妊娠3～6个月间行手术切除,因妊娠和哺乳可使肿瘤生长加速,甚至发生恶变。

3.对于年龄超过35岁者,均应及时手术治疗。

4.如肿瘤短期内突然生长加快,应立即行手术治疗。

（二）手术注意事项

因本病患者多为年轻女性，手术应注意美观性。放射状切口对乳腺管损伤较小，对以后需哺乳者较为适宜；环状切口瘢痕较小，更美观。乳晕附近的肿瘤可采取沿乳晕边缘的弧形切口；乳腺下部近边缘的肿瘤，可沿乳房下缘做弧形切口，瘢痕更隐蔽。临床触摸不到的纤维腺瘤可以 B 超定位下手术治疗。近年来，出于美学的要求，开展了麦默通微创手术治疗乳腺纤维腺瘤。麦默通微创旋切装置需在 B 超或钼靶 X 线引导下进行，切口一般选择在乳腺边缘，0.3～0.5cm，术后基本不留瘢痕，且一个切口可以对多个肿瘤进行切除。但肿瘤最大直径应小于 2.5～3cm，术后加压包扎。该方法价格较为昂贵。手术切除的肿瘤标本一定要送病理组织学检查，以明确诊断。

七、预后

乳腺纤维腺瘤手术时，应将肿瘤及周围部分正常乳腺组织一并切除，单纯肿物摘除，增加术后复发的机会。乳腺纤维腺瘤如能完整切除，则很少复发。但同侧或对侧乳腺内仍发生异时性乳腺纤维腺瘤，仍应手术切除。

第十四 节乳腺分叶状瘤

乳腺分叶状瘤是罕见的乳腺良性肿瘤，占所有乳腺良恶性肿瘤的 0.3%～1%。大多发生在 50～70 岁的女性，发病原因至今仍不清楚，也找不出发病的相关因素。它和乳房纤维腺瘤一样，来源于小叶内间质，不同的是乳腺分叶状瘤具有巨大的生长潜能，可以比纤维腺瘤大数倍，甚至占据整个乳房后仍然向外膨胀性生长。

它的特点是瘤体生长很快，在过去它常常以一个大得难以预料的肿块出现在临床。手术中和切下的标本肉眼观：是一个大的分叶状的肿块，形状怪异，质地较硬，肿块和正常组织间有明显的分界，它的周边正常组织如腺组织和胸肌组织往往是受到推挤而未受到浸润，有些很大的乳腺分叶状瘤内可见有囊性分隔。

显微镜下，它是纤维上皮瘤，分支状的增生的导管被过度生长的乳腺间质所包围。它的主要成分是纤维，但细胞数目比纤维腺瘤更多，细胞可能会有一些异型。

一、临床诊断

（一）临床表现

乳腺分叶状瘤是以局部膨胀性生长为特点的乳腺良性肿瘤。常单个乳房发生，肿块常在几个月内成倍地长大，两三年后甚至可以大到长 30～40cm，表面成块状的凹凸不平，质硬，但与皮肤无粘连，其基底部也可以活动。当肿块巨大时，患侧乳房常常严重变形，皮色光亮或微紫，乳房皮下静脉淤曲扩张，有的触诊时有囊样感。早期常无疼痛，但当肿块大到一定程度后，开始出现疼痛，步行时或受到挤压、碰击时会痛，巨大的肿块会有触痛，常不伴腋下淋巴结肿大。

乳腺分叶状瘤无明显家族史及遗传倾向。在其体积较小的时候，如 1～5cm 大小时，很难与纤维腺瘤鉴别。在这种时候，观察它的生长速度便是一个重要的方面。

(二)相关检查

1.乳腺 X 线摄影

早期的乳腺分叶状瘤呈现圆形、卵圆形、分叶形的类似纤维腺瘤的 X 线摄影图像,当它长大以后呈不规则形的大块影,一般边界较清楚,密度增高,其内密度均匀或不均匀,可伴见较大的钙化灶。一般即使肿块大,但边缘光滑呈弧形,而不像乳腺癌常有角状凸起或毛刺等征象。

2.B 超

B 超可以显示实质性的低回声的肿块,圆形或卵圆形,常有分叶,大肿块可以呈不规则形,边缘清楚,光滑圆整,结构致密,其内回声可不甚均匀。有的巨大肿块内还可以探及有低回声的呈分隔状的囊性变。

3.CT 扫描

它也可以见到一个与周边组织分界清楚的乳房肿块,多呈分叶形,在使用对比增强的方式后,可以看到肿块常无明显的增强。

值得注意的是,凭病史、临床表现和相关检查,对于有上述特征的大的生长迅速的肿块,不难想到它是乳腺分叶状瘤。但是它与另外一个发病率更少的恶性疾病即乳腺分叶状囊肉瘤,则很难用临床的这些方式进行鉴别,病理切片几乎是唯一的鉴别方式。

由于这类肿瘤生长迅速,一旦发现都以手术切除获得病理结果。如果穿刺细胞活检,很难区别是乳腺分叶状瘤还是乳腺分叶状囊肉瘤,或处于它们中间的良恶性交界状态,所以不主张选用针吸活检,而应当直接手术活检。

二、治疗

乳腺分叶状瘤在术中冰冻活检明确诊断之后,一般应当施行单乳全切术,一些发现早的病例可以考虑行扩大范围的肿块切除术,即至少连同其周边 1～2cm 范围内的组织也一并切除,术后应复查追踪。另外,由于它和乳腺分叶状囊肉瘤在临床中难以鉴别的缘故,应实行限期手术,以获得可靠的病理诊断。

三、预后

乳腺分叶状瘤是良性疾患,一般手术完整切除后预后很好,但有个别术后局部复发,特别是那些仅行了肿块切除术或扩大范围的肿块切除术的患者。对复发病灶的处理,就是手术再次切除病灶,如果上次手术保留了患侧乳房,复发是应当考虑做单乳切除术,连复发病灶带残留的乳腺组织一并切除。另外,在随后的追踪访问中,要多留心其对侧乳房的情况,它或有双乳发生的可能。

第十五节　乳腺癌

乳腺癌是危害妇女健康的主要恶性肿瘤,全世界每年约有 120 万妇女发生乳腺癌,有 50 万妇女死于乳腺癌。北美、北欧是乳腺癌的高发地区,其发病率约为亚、非、拉美地区的 4 倍。我国虽是乳腺癌的低发地区,但其发病率正逐年上升,尤其沪、京、津及沿海地区是我国乳腺癌的高发地区,以上海最高,上海的乳腺癌发病率为 20.1/10 万,1988 年则为 28/10 万,是女性恶性肿瘤中的第 2 位。

一、病因学

(一)月经初潮年龄和绝经年龄

月经初潮年龄和绝经年龄与乳腺癌的发病有关。初潮年龄早于 13 岁者发病的危险性为年龄大于 17 岁者的 2.2 倍,绝经年龄大于 55 岁者比小于 45 岁的危险性增加 1 倍,绝经年龄小于 35 岁的妇女,乳腺癌的危险性仅为绝经年龄大于 50 岁的妇女的 1/3,行经 40 年以上的妇女比行经 30 年以下的妇女,发生乳腺癌的危险性增加 1 倍。

(二)生育因素

生育因素中与乳腺癌发病危险性最有关的是初次足月产的年龄,20 岁以前有第一胎足月生产者,其乳腺癌的发病率仅为第一胎足月生产在 30 岁以后者的 1/3,危险性随着初产年龄的推迟而逐渐增高。初产年龄在 35 岁以后者的危险性高于无生育史者。

哺乳可降低乳腺癌发病的危险性。第一次生产后哺乳期长者乳腺癌危险性降低。哺乳总时间与乳腺癌危险性呈负相关。可能因哺乳推迟了产后排卵及月经的重建,并使乳腺组织发育完善。

(三)遗传

妇女有第一级直亲家族的乳腺癌史者,其乳腺癌的危险性是正常人群的 2～3 倍。其危险性又与家属的乳腺癌发生年龄及单侧或双侧有关。

(四)乳腺良性疾病

乳腺良性疾病与乳腺癌的关系尚有争论。一般认为乳腺良性疾病可增加乳腺癌的危险性。Warren 等认为病理证实的乳腺小叶增生或纤维腺瘤患者发生乳腺癌的危险性为正常人群的 2 倍,多数认为乳腺小叶有上皮高度增生或不典型增生时可能与乳腺癌的发病有关。有些良性疾病可增加致癌或促癌物质的易感性,同时有些良、恶性疾病可能具有某种共同的危险性。

(五)激素

长期应用雌激素治疗或用避孕药与乳腺癌的关系尚待研究。在更年期长期服用雌激素可能增加乳腺癌的危险性。在卵巢未切除的妇女,如应用雌激素的总量达 1500mg 以上,其发生乳腺癌的危险性是未用者的 2.5 倍。口服包括雌激素及黄体酮的避孕药并不增加乳腺癌的危险性。

可见乳腺癌的发病与体内激素情况有关。乳腺受体受多种内分泌激素的作用,如雌激素、孕激素、催乳素、生长激素、皮质激素、甲状腺素及胰岛素等,以维持乳腺的生长、发育及乳汁分泌的功能。激素在乳腺癌的发生过程中有十分重要的作用。雌激素中的雌酮及雌二醇对乳腺癌的发病有直接的关系,雌三醇与黄体酮被认为有保护作用,而催乳素则在乳腺癌发展过程中有促进作用。但各种因素间的联系尚未完全明了。

(六)饮食

近年的研究指出,饮食习惯的改变,尤其是脂肪饮食,可以改变内分泌环境,加强或延长雌激素对乳腺上皮细胞的刺激及增加乳腺癌的危险性。一般认为人类恶性肿瘤中有 1/3 与饮食有关。动物实验中,应用高脂肪饮食喂饲小鼠,可使乳腺癌发病率增加,而脂肪中不饱和脂肪酸的作用似大于饱和脂肪酸。高脂肪饮食可使二甲基苯蒽诱发小鼠乳腺癌的时间缩短,说明脂肪在乳腺肿瘤形成过程中的促癌阶段起作用。脂肪增加乳腺癌的危险性可能与脂肪加速儿童期生长发育、提早性成熟,使乳腺上皮细胞较早暴露于雌激素及催乳素中,从而增加癌变机会。此外脂肪能增加雄烯二酮转化为雌激素,也可能有增加垂体释放催乳素作用。

(七)电离辐射

放射电离辐射与乳腺癌的发病有关,其危险性随照射剂量的增加而增大。在长崎及广岛原子弹爆炸时的幸存者中,乳腺癌发病率有增高趋势,接受放射线治疗产后急性乳腺炎以及儿童胸腺增大用放射线照射后乳腺癌的发病率亦增加。

由于乳腺癌的发病与电离辐射有关,Bailer 提出在乳腺癌筛查时反复应用乳腺摄片是否可能增加乳腺癌的危险性。从目前资料看,由于摄片筛查能早期发现乳腺癌,可能降低乳腺癌的病死率,因而是利大于弊。但摄片时应尽量减少乳腺所受的射线剂量。

(八)其他

多种治疗高血压的药物,包括利血平、吩噻唑、甲基多巴和三环类镇痛药有增加催乳素分泌的作用。Kelsty 认为利血平与乳腺癌发病率之间的关系并不明确,但以后 Willams 等认为长期应用可能有正相关,而短期应用则呈负相关。目前利血平与乳腺癌发病率的关系尚难定论。其他如乳汁因子、吸烟、饮酒及染发剂的应用等与乳腺癌发病的关系也尚不肯定。

二、诊断

(一)临床表现

乳腺位于身体表面,一旦发生病变容易发现,当患者就诊时,临床医生必须仔细分析病史,认真进行检查,必要时配合 X 线乳腺摄影、超声显像、热图检查或 CT 等。在决定治疗前,除了解肿瘤的良恶性外,还应估计肿瘤的生物学行为、浸润范围、淋巴结转移情况及是否有远处转移等,根据所有资料来制订治疗计划。

1.无痛性肿块

乳房的无痛性肿块常是促使患者就诊的主要症状。为确定肿块的性质,应对肿块发生的时间、生长速度、生长部位、肿块大小、质地、活动度、单发或多发、与周围组织的关系以及是否同时伴有区域性淋巴结肿大等情况做全面的检查,结合患者的年龄、全身情况及有关病史才能做出比较正确的诊断及鉴别诊断。乳腺癌应当与炎性肿块、乳腺增生病及良性肿瘤相鉴别。乳腺癌的肿块呈浸润性生长,即使肿块很小,如累及乳腺悬韧带时可引起皮肤粘连,较大的肿块可有皮肤水肿、橘皮样变、乳头回缩或凹陷、淋巴结肿大等症状,后期可出现皮肤卫星结节甚至溃疡。但在早期阶段,有时很难与良性疾病相鉴别。

2.乳头溢液

乳头溢液可以是生理性或病理性的,非妊娠哺乳期的乳头溢液发生率约为 $3\%\sim8\%$。乳腺导管尤其是大导管上皮增生、炎症、出血、坏死及肿瘤等病变都可能发生乳头溢液。溢液可以是无色、乳白色、淡黄色、棕色、血性等;可以呈水样、血样、浆液性或脓性;溢液量可多可少,间隔时间也不一致,常因溢液污染内衣而为患者发现。癌性溢液应当与生理性、非肿瘤性乳腺疾病、全身性疾病引起的乳头溢液相鉴别。乳腺癌原发于大导管或为管内癌者,合并乳头溢液较多,但乳腺癌以乳头溢液为唯一症状者少见,多数伴有乳腺肿块。管内乳头状瘤恶变,乳头湿疹样癌等亦可有乳头溢液。

3.乳头和乳晕异常

当病灶侵犯到乳头或乳晕下区时,乳腺的纤维组织和导管系统可因肿瘤侵犯而缩短,牵拉乳头,使乳头偏向肿瘤一侧,病变进一步发展可使乳头扁平、回缩、凹陷,直至完全缩入乳晕下,看不见乳头。有时因乳房内纤维组织挛缩,使整个乳房抬高,临床可见两侧乳头不在同一水平面上。乳头糜烂也是 Paget 病的典型症状。

少数病例以腋淋巴结肿大作为首发症状而就诊,其乳腺内原发病灶很小,临床难以扪及,称为隐性乳腺癌。

炎性乳腺癌时局部皮肤呈炎症样表现,颜色由淡红到深红,开始时比较局限,不久即扩大到大部分乳腺皮肤,同时伴有皮肤水肿。触诊时感皮肤增厚、粗糙、表面温度升高。

当肿瘤发生远处转移时出现相应症状。

(二)病理

1.组织学分类

乳腺癌的组织形态较为复杂,类型众多,往往在同一块癌组织中甚至在同一张切片中,可有两种以上的类型同时存在,因此,乳腺癌的组织学分类较为混乱。目前,国内将乳腺癌分类分为非浸润性癌、早期浸润性癌和浸润性癌 3 大类。

(1)非浸润性癌:又称原位癌。指癌细胞局限在导管基膜内的肿瘤,需取较多组织块,并经连续切片及网状纤维染色证实。按其组织来源,又可分为小叶原位癌和导管内癌两类。

1)小叶原位癌:来自乳腺小叶内导管或小叶内末梢导管。约占乳腺癌的1.5%。发病年龄较其他类型乳腺癌早8~10年,累及双侧乳腺的机会较多。小叶原位癌常为多中心性,累及多数小叶。临床往往无明确的肿块触及。肉眼检查病变常不明显,或可见粉红色或半透明、稍硬的颗粒状区,往往和小叶增生并存。在切除的乳腺标本内有42%~70%为多灶性病变。显微镜下可见小叶结构存在,小叶增大,小叶内末梢导管和小叶内导管增粗,可因癌细胞充塞而成实质性;细胞大小形状不一,极性丧失;看不到正常导管的双层结构;核大而圆,较一致,染色质细,可见核分裂,但分裂象不多。小叶原位癌可和其他类型的癌并存,有时在浸润性癌的肿块旁发现小的原位癌病灶。小叶原位癌发展缓慢,预后良好。

2)导管内癌:是来自乳腺中小导管的肿瘤,癌细胞局限于导管内。临床可扪及肿块,部分病例伴有乳头 Paget 病。肉眼见癌组织切面呈颗粒状,质脆,有时管腔内充满灰黄或灰白色半固体物,可挤出牙膏样的条索状物。显微镜下根据导管内癌细胞的组织结构特征分为实质型、筛状型和乳头状型三个亚型。本病倾向于多中心性生长,双侧乳腺同时或先后发病的频发率也较高,彻底切除后预后良好。

(2)早期浸润性癌:乳腺癌从非浸润性的原位癌到浸润性癌,是一个逐渐发展的过程,其间需经过早期浸润阶段,即癌组织开始突破基膜,刚向间质浸润的时期,既不同于原位癌,又不同于一般的浸润癌。根据形态不同分为早期浸润性小叶癌和早期浸润性导管癌两类。

(3)浸润性癌:癌组织向间质内广泛浸润,形成各种结构的癌组织和间质相混杂的图像。国内将具有特殊组织结构的浸润性癌归为特殊型癌,其余为非特殊型和罕见型癌。特殊型癌的预后较非特殊型好。非特殊型癌包括浸润性小叶癌、浸润性导管癌、单纯癌、髓样癌、硬癌和腺癌。

1)浸润性小叶癌：小叶内癌的癌细胞突破基膜及小叶范围，向间质内浸润，癌细胞常围绕导管，呈同心圆结构而形成靶样图像，是浸润性小叶癌的形态特征。

2)浸润性导管癌：导管内癌的癌细胞突破基膜，向间质内浸润，部分区域内尚可见到导管内癌成分。

3)单纯癌：是最常见的乳腺癌类型，占80％以上。体积往往较小。形态特点是癌组织中主质和间质的比例相当，其形态复杂、多样，癌细胞常排列成巢、索、腺样或呈片块状。

4)髓样癌：较单纯癌少见，肿块体积常较大，位于乳腺组织的深部，质地较软，边缘整齐，与周围组织分界清楚。肿瘤切面呈灰白色，常见出血、坏死。镜下特点是主质多、间质少，癌细胞体积大，形态不一，胞浆丰富，核大呈空泡状，核仁清楚，分裂象多见。淋巴结转移率较低。有淋巴细胞浸润的髓样癌预后较好。

5)硬癌：常与其他类型的乳腺癌并存。本病侵袭性强，易转移，恶性程度高。肉眼检查肿块体积较小，边界不清，与周围组织呈放射状交界，质地较硬。显微镜下见癌细胞形成小巢状或条索状，细胞异形性显著，核分裂易见，间质多于主质，致密的纤维组织可发生胶原变性、钙化或骨化。

6)黏液腺癌：本病发病年龄较大，生长缓慢，转移发生迟，预后较好。巨检肿瘤体积较大，边界清楚，呈不规则形，切面半透明，呈胶冻状。显微镜下可见间质内有丰富的黏液，癌细胞分隔成岛状或小巢状，胞浆内有小空泡，核小而圆，染色深，偏于一侧，分裂象少。由于本类乳腺癌含有大量细胞外黏液，癌细胞数量少，故在生化法测定雌激素受体时往往出现假阴性结果，用免疫组化法检查时可见细胞内有阳性颗粒。

7)Paget病：又名湿疹样癌。乳头及乳晕皮肤有湿疹样改变，显微镜下见乳头及乳晕表皮内有体积大的Paget细胞，胞浆丰富，核大而圆，核仁清楚，分裂象多，有时胞浆内可见色素颗粒。单纯的湿疹样癌发展慢，预后好，尤其临床无肿块及淋巴结转移者。但单纯的湿疹样癌极少，往往和导管癌或其他浸润癌伴发，其预后取决于乳腺实质中伴发的癌的类型和淋巴结转移情况。

8)乳头状癌：较少见，多发生在乳腺大导管内，部分患者有乳头溢液，多为血性。本病可单发或多发，多数生长缓慢，转移较晚，预后好。肉眼见肿瘤呈棕红色结节，质脆。显微镜下见癌细胞排列成乳头状，细胞大小、形态不一，核深染，分裂象常见。

9)腺管样癌：较少见，发展慢，恶性程度低。肿瘤常为双侧性和多中心性，体积较小，镜下为高度分化的浸润性癌，癌细胞无明显异形，排列成腺管状。

其他罕见的癌有大汗腺癌、鳞形细胞癌、黏液表皮样癌、类癌、未分化癌及分泌型癌等。

2.播散转移

(1)局部扩散：乳腺癌绝大多数起源于乳腺导管上皮，癌细胞沿导管蔓延（有学者认为是导管上皮继续癌变），或沿筋膜间隙伸展，继而侵及皮肤，先累及乳腺悬韧带，使之缩短，皮肤表面出现牵扯状凹陷。如皮下淋巴管被癌细胞堵塞，引起淋巴回流障碍，可出现真皮水肿，皮肤表面呈"橘皮样"改变。继而皮肤增厚、变硬、变色，可陆续出现多数硬癥块，皮肤表现为铠甲状。淋巴管内癌细胞继续生长，可发展成为分散的皮肤结节，即"卫星结节"。癌细胞侵及皮肤及深部小血管,使局部血流不畅,导致充血,在临床上出现"毛细管扩张样癌""丹毒样癌"或"炎性癌"。肿瘤同时可向深部发展,侵及胸肌筋膜或胸肌,后期可侵及肋间肌、肋骨及胸壁。随着肿瘤的生长,局部血供不足,肿瘤内发生坏死,形成溃疡。

(2)淋巴道转移:癌细胞沿小叶周围的细小淋巴管网引流到乳头部位,进入乳晕下淋巴管丛,再由外侧干或内侧干两条较大的输出淋巴管向腋窝淋巴结引流,从腋窝淋巴结进而转移到锁骨下淋巴结。锁骨下淋巴结有较大的输出淋巴管,向上与来自颈部及纵隔的其他淋巴干汇合,形成总淋巴干,右侧于锁骨下静脉或颈静脉汇合处进入血道,左侧进入胸导管,或在颈内静脉与锁骨下静脉汇合处进入血道,发生血道转移;或进入颈下深淋巴结,引起锁骨上淋巴结转移。也可直接进入纵隔淋巴结。

乳腺癌患者腋下淋巴结转移率很高,文献报道患者在就诊时有 $50\%\sim70\%$ 已有腋淋巴结转移。腋淋巴结转移情况与原发肿瘤大小有关,肿瘤体积越大,病期越晚,腋淋巴结转移率越高,转移数越多。有报道 2189 例乳腺癌腋淋巴结转移情况,临床 I 期病例腋淋巴结转移率为 20.3%,Ⅲ期病例的转移率为 76.6%。

即使临床未扪及腋下有肿大淋巴结,术后也常发现有淋巴结转移,临床与病理间误差为 $22\%\sim46\%$,这与检查是否仔细及医生的经验有关。常规病理检查阴性的淋巴结再作连续切片检查,可发现 $18\%\sim33\%$ 的阴性淋巴结实际为阳性。

乳腺的任何部分,特别是内侧和中央的肿瘤,可随乳内血管的肋间穿枝引流到内乳淋巴结链,内乳淋巴结向上终于颈深淋巴结组最低位的淋巴结,左侧最终进入胸导管,右侧进入右淋巴导管,或直接进入颈内静脉与锁骨下静脉汇合处。内乳淋巴结和腋淋巴结同样是乳腺癌转移的第 1 站淋巴结。内乳淋巴结转移率与病灶部位及病期有关。沈镇宙等报道内乳淋巴结的转移率,外侧病灶的为 12.9%,病灶位中央的为 22.0%,病灶位内侧的为 21.9%;临床 I 期病例为 4.7%,临床 Ⅱ 期病例为 14.2%。有腋淋巴结转移的病例内乳淋巴结转移率增高,临床检查腋淋巴结无肿大的病例,病理证实内乳淋巴结转移率为 9.1%,有腋淋巴结肿大的病例,内乳淋巴结转移率为 21%;病理检查腋淋巴结无转移的病例,内乳淋巴结转移率为 6.0%,有转移的病例,内乳淋巴结转移率为 28.6%。

锁骨上淋巴结是乳房淋巴引流的第 2 站,其转移主要是经腋淋巴结或内乳淋巴结,多数是同侧的,也可转移到对侧锁骨上淋巴结,淋巴结位于锁骨内侧段的后、上方,胸锁乳突肌深面。出现锁骨上淋巴结肿大常表示病期较晚,不宜做根治性手术。

肿瘤细胞也可通过逆行途径转移到对侧腋窝或腹股沟淋巴结。当乳内淋巴干受阻时,癌细胞可逆流,沿皮肤深筋膜淋巴管经腹直肌筋膜通向膈下淋巴结,引起肝脏和腹腔内转移,原发肿瘤位于乳房内下方时较易发生。

当肿瘤侵犯胸壁时,癌细胞可通过肋间的收集淋巴管,随肋间血管流向肋间后淋巴结,再进入胸导管和锁骨上淋巴结,癌栓可反流引起胸膜或脊柱转移。

(3)血道转移:乳腺癌细胞也可直接侵入血管引起远处转移。肋间旁支可通过胸廓内静脉进入同侧无名静脉后进入肺循环。乳腺深部组织、胸肌和胸壁的静脉汇入腋静脉,进入锁骨下静脉和无名静脉,是肺转移的重要途径。肋间静脉流向奇静脉、半奇静脉,最后经上腔静脉入肺,奇静脉系可通过椎间静脉、椎外静脉丛后组与椎内静脉相连,椎静脉系与腔静脉的血流在腹内压改变时可互相流动,因此,有些患者在未出现腔静脉系(如肺)转移前,先出现颅骨、脊柱、盆骨等转移。

远处转移发生率与原发肿瘤的大小、淋巴结转移数目和病理分级有关,受体情况、肿瘤倍增时间、细胞增生周期中的 S 期细胞比例、肿瘤细胞内 DNA 含量等也影响远处转移发生率。

最常见的远处转移为肺,其次为骨、肝、软组织、脑、肾上腺等。乳腺癌患者临床确诊时约5%~15%已有远处转移。有腋下淋巴结转移的患者术前作全身骨扫描,发现约 20%有异常改变,但患者常无临床症状。Cote 用单克隆抗体法检测,发现可手术的乳腺癌病例中 35%骨髓中可见癌细胞,淋巴结阴性和阳性病例中,分别有 27%和 41%骨髓内可找到癌细胞。死于乳腺癌的病例作尸检,60%~80%有肺转移,50%~60%有肝转移,50%有骨转移。

1)肺转移:癌细胞在肺毛细管内停留、生长,继之侵出血管,形成转移瘤。肿瘤侵及肺组织的淋巴管和肺静脉,引起肺淋巴组织的转移或全身转移。肺转移多数表现为肺内大小不等的结节,偶为单个结节。少数病例表现为癌性淋巴管炎,临床上有明显的咳嗽、气急、发绀,早期X 片无异常或仅见肺纹增多,容易误诊。

2)骨转移:以胸、腰椎和盆骨最多,其次为肋骨、股骨等;多数为溶骨性改变,少数为成骨性;长骨转移时可发生病理性骨折,脊柱转移时由于脊髓受压可引起截瘫。临床上有进行性加剧疼痛,早期时 X 片可能无阳性发现,骨扫描较 X 片敏感,平均可提前 3 个月发现骨转移,因此,乳腺癌患者出现持续性疼痛时,应作骨扫描检查。放射治疗对骨转移的疼痛有明显姑息作用,经放疗后 90%病例疼痛缓解,并可延迟或防止脊髓压迫所引起的截瘫。

3)肝转移:早期症状不明显,患者有乏力、食欲减退等,容易忽略,超声显像及 CT 检查有助于早期发现肝转移。肝转移患者预后差,化疗及激素治疗效果不理想。

4)胸膜转移:常继发于肺转移,偶亦有单纯胸膜转移者,主要表现为胸腔积液,可为血性,有时胸腔积液内可找到癌细胞。治疗可用全身化疗加胸腔内化疗。

5)脑转移:在女性脑转移瘤中,乳腺癌是常见的原发灶,CT 检查对诊断有帮助。全头颅放疗可取得暂时性症状缓解,但治疗效果不理想。

(三)实验室及其他检查

1.X 线检查

乳腺照相是乳腺癌诊断的常用方法,分为干板照相及低剂量 X 线照相。干板照相又称静电摄影,其优点是对微小钙化点的分辨率较高,检查时能紧贴胸壁,包括乳房后间隙,这正是 X线照相易遗漏的部位。但干板照相每次接受的 X 线量较大,干板的装置还有些机械方面的问题。

钼靶 X 线照相又称软 X 线照相,适用于软组织及乳腺照相。目前采用低剂量片一屏组合系统、高分辨增感屏和单向感光乳剂细颗粒胶片,每次剂量为 0.2~0.3rad。每次检查应用 2个位置,中线所接受的剂量为 0.3~0.8rad,这种剂量所致的放射致癌危险性已接近自然发病率。Dodd 的研究指出,假定以 35~39 岁的人群摄乳房片作为基线,对 100 万妇女在 40 岁以后每年作乳房照相,那么在这些人群的一生中最少有 150 人,最多有 1000 人可能有因放射线而致乳腺癌,但这 100 万人可以在早期做出诊断,治疗后生存率很高。乳腺照相有时可看到微小钙化灶而检出导管原位癌。但在片子上乳腺癌与其他增生性疾病或管内乳头状瘤不易鉴别。乳腺疾病在 X 线片上表现一般可分为肿块或结节病变,钙化影及皮肤增厚征群,导管影改变等。85%的乳腺癌的 X 线表现为边界不规则的肿块或结节阴影,肿块的密度较高,边缘有毛刺征象时对诊断十分有助。毛刺较长超过病灶直径时称为星形病变。X 线片中显示肿块常比临床触诊为小,此亦为恶性征象之一。片中的钙化点应注意其形状、大小、密度,同时考虑钙化点的数量和分布。乳腺癌中 30%~50%在片中可见钙化点,颗粒甚小,密度很不一致,呈点状、小分支状或呈泥沙样,当钙化点群集时,尤其集中在 1cm 范围内则乳腺癌的可能性很大。钙化点超过 10 个以上时,恶性可能性很大。有时有 3~4 个钙化点,但有发病高危因素时亦应考虑作活检。其他的一些 X 线征象如导管影增生、导管扭曲、皮肤增厚改变等常是间接的征象。

X 线片可以查出导管原位癌,主要表现在导管影增厚及微小钙化点。如果摄片发现有可疑时应在定位摄片下作病灶切除。方法是将亚甲蓝注入或用金属针插入后摄定位片。切除的病灶应作标本的 X 线检查以观察病灶是否已被切除。如标本摄片未发现病灶,则应再作活检或在活检所造成的肿胀、组织反应消退后再作摄片检查。

年轻妇女的乳腺组织容易受放射线的损伤,同时其乳腺组织较致密,一般不易做出诊断及鉴别,因而对 35 岁以下的妇女常不主张作乳腺照相检查。乳腺照相临床上常用于鉴别乳腺良、恶性病变,用于普查可以发现临床上未能触及的肿块。临床应用于:①乳腺癌的术前检查:有时可以发现一些隐性或多发性的病灶,术前常规检查也可能发现同时存在的双侧乳腺癌,即对侧的隐性病灶。②乳腺病变的鉴别诊断。③临床有乳头排液、溃疡、酒窝征,或乳头回缩、皮肤增厚时的辅助诊断。④对高危险因素患者的随访及普查时的应用:如一侧乳腺癌治疗后随访对侧乳腺,有母系乳腺癌家属史,月经初潮早或绝经迟,第一胎足月生产在 35 岁以上者,有乳腺良性疾病史,乳腺增大或缩小而临床不易检查者以及腋下、锁骨上或其他部位有转移性腺癌,乳腺摄影可作为寻找原发灶方法之一。

2.超声显像检查

超声显像检查无损伤性,可以反复应用。对乳腺组织较致密者应用超声显像检查较有价值,但主要用途是鉴别肿块系囊性还是实质性。囊性肿块有时可在超声显像引导下作针吸,如果吸出液体可以不必手术。超声显像对乳腺癌诊断的正确率为 80%~85%,对肿块在 1cm 以下者诊断正确率不高,目前正在改进中,如应用高分辨率的探头,改进检查方法如用水浴式多头探测等方法。超声显像对明确肿块大小常较正确,因而可以用来比较非手术治疗方法(如化疗、放疗、内分泌治疗等)的疗效。

3.其他影像学检查

(1)热图像检查:常用有液晶及远红外热图像两种方法。热图像是利用肿瘤细胞代谢快,无糖酵解产生的热量较周围组织高,因而在肿块部位显示热区。但热图像对较小肿瘤检出率低,假阳性及假阴性较多,经广泛评价后,目前大多已不将热图作为诊断乳腺癌的主要依据。热图有时可能预报乳腺癌的危险性,乳腺癌有明显异常温度记录者预后较差。

(2)近红外线扫描:近红外线的波长为 600~900μm,易穿透软组织。利用红外线透过乳房不同密度组织显示出各种不同灰度影,从而显示乳房肿块。此外红外线对血红蛋白的敏感度强,乳房血管影显示清晰。乳腺癌常有局部血运增加,附近血管变粗,红外线对此有较好的图像显示,有助于诊断。

(3)CT检查:CT检查可作为乳腺摄影的补充,而不是作为常规方法。CT可用于不能扪及的乳腺病变活检前定位,确诊乳腺癌的术前分期,检查乳腺后区、腋部及内乳淋巴结有无肿大,有助于制订治疗计划。

(4)磁共振检查:浸润性导管癌的磁共振表现为边界不清、不规则毛刺的低信号强度肿块,但磁共振不能显示微细钙化点。有一组120例妇女用照相及磁共振比较,前者阳性率高于后者。

4.实验室检查

理想的生物学标志物应具备以下条件:①特异性强:可作用于特定的肿瘤。②敏感性高:微小肿瘤即可显示标志物的量变。③方法简便。目前能用于乳腺癌诊断的生物学及生化学标志物有多种,但其特异性均不甚理想。较有参考价值的有以下数种。

(1)癌胚抗原(CEA):近年来由于放射免疫测定的进展,证实CEA不仅存在于胃肠道肿瘤及胎儿组织内,在其他肿瘤及非肿瘤性疾病(如溃疡性结肠炎,肝炎,肝硬化等)中也有存在。乳腺癌术前检查约20%～30%血中CEA含量升高,而晚期及转移性癌中则有50%～70%出现CEA高值。Haagensen等报道CEA与治疗反应呈正相关,CEA值增高时提示病变在进展,降低时好转。因而目前对CEA的研究集中于作为预后及随访指标。Wang等于乳腺癌手术后10d时测定CEA,如阳性者复发率达65%,阴性者仅20%。

(2)降钙素:以往认为是甲状腺髓样癌所特有,但目前发现在其他肿瘤中也有,如肺癌(40%)、结肠癌(33%)、胰腺癌(46%)等有不同程度的增高,乳腺癌患者中38%～100%有血浆降钙素的上升,但在早期病例中仅25%有上升,因而早期诊断的参考价值不大。

(3)铁蛋白:血清铁蛋白反映体内铁的储存状态,在很多恶性肿瘤如Hodgkin病、白血病、胰腺癌、胃肠道肿瘤、乳腺癌中有铁蛋白的升高。从肿瘤中测出的铁蛋白称癌胚铁蛋白,但肿瘤内铁蛋白浓度升高是由于基质反应,而非肿瘤合成。Tappin报道50例乳腺癌术前有42%病例铁蛋白含量升高,且与病期有关。治疗后有复发者铁蛋白亦升高。

(4)单克隆抗体:用于乳腺癌诊断的单克隆抗体CA15－3对乳腺癌诊断符合率为33.3%～57%。对早期诊断尚有困难,主要是没有找到特异性抗原。

目前的生物学标志物单一应用尚无足够的敏感性及特异性。应用多种标志物作为联合指标,可以提高诊断价值,但亦只限于较晚期的病例,对早期病例亦无足够的敏感性。

5.细胞学及组织学检查

(1)脱落细胞学检查:对有乳头溢液的病例,可将液体做涂片细胞学检查,对早期管内癌有乳头排液者阳性率为50%,有时尚未有肿瘤可扪及前,已可被检查出。乳头糜烂怀疑Paget病时可做糜烂部位的刮片或印片进行细胞学检查,阳性率为70%～80%。

(2)细针吸取细胞学检查:是简单易行的方法,目前已被广泛采用。细针吸取是利用癌细胞黏着力低的特点,将肿瘤细胞吸出作涂片,其准确率较高。Scanlon报道一组6000例有怀疑的病灶,应用细针吸取,其中12%是阳性的。据报道应用细针吸取法与切除活检法,患者的生存率无差别,但操做时应注意避免造成肿瘤的播散。对较小或临床有怀疑的病灶即使细胞学检查为阴性时亦应做活组织检查,以免延误诊断。

（3）活组织检查：明确诊断必须做活组织检查。除非肿瘤很大，一般均以做切除活检为好，有学者报道一组 142 例乳腺癌随访 15 年，其中切除活检 75 例，切取活检 67 例，切除活检组的 5，10，15 年生存率明显高于切取活检组（P＜0.05）。切除活检时应将肿瘤连同周围少许正常乳腺组织一并切除，最好能作冰冻切片检查。如果是恶性的则作根治性手术，标本应同时作激素受体测定。如无冰冻切片条件，可在病理证实后再手术，希望能不迟于 2～4 周。

三、治疗

（一）手术治疗

对能手术治疗的乳腺癌，手术的目的是获得局部及区域淋巴结的最大限度的控制，减少局部复发，同时得到必要的资料以判断预后及选择术后的辅助治疗。在满足以上要求后，再考虑外形及功能越接近正常越好。

1.手术适应证

乳腺癌的手术适应证为符合国际临床分期的 0、Ⅰ、Ⅱ 期及部分 Ⅲ 期而无手术禁忌证的患者。

2.手术禁忌证

（1）全身性禁忌证：①肿瘤已有远处转移。②一般情况差，恶液质。③全身主要脏器有严重疾病，不能耐受手术者。④年老、体弱不能耐受手术者。

（2）局部病灶的禁忌证：三期病例有以下情况之一时：①皮肤橘皮水肿，超过乳房面积一半以上。②皮肤有卫星结节。③肿瘤直接侵犯胸壁。④胸骨旁淋巴结肿大，病理证实为转移。⑤锁骨上淋巴结证实为转移。⑥患侧上肢水肿。⑦急性炎性乳腺癌。

有以下 5 种情况中任何 2 项以上者：①肿瘤溃破。②皮肤橘皮水肿，占全乳面积 1/3 以上。③肿瘤与胸大肌固定。④腋淋巴结最大直径超过 2.5cm 以上。⑤淋巴结彼此粘连或与皮肤或深部组织粘连。根治术前必须有组织学的证实，不能单根据临床诊断。细针细胞学检查有一定的假阳性或假阴性，因而一般不作为确定诊断的最后依据。明确诊断最好是采用冰冻切片，在做好根治术的准备下将肿瘤切除送检，如证实为恶性时即选择适当的根治性手术。如果无冰冻切片的条件时应将肿块做完整的切除，术时彻底止血，在病理检查为恶性时及时手术。活检与根治术的间隔时间一般越短越好，Copeland 等提出最好在活检后 72h 内进行手术，Baker 等认为对乳腺肿块进行门诊活检，应具备的条件是外科医师的熟练手术、快速石蜡或冰冻切片及确诊后能及时手术治疗。目前大多数作者同意此观点，对从活检到手术间隔时间的安全范围认为应为 2～4 周。肿瘤切除后标本应同时送有关检测，如激素受体的测定等，为以后进一步治疗提供客观指标。

3.手术方式

目前对乳腺癌手术切除范围的分歧很大，原发灶的切除可有肿瘤切除，1/4 乳房切除，全乳房切除及同时包括胸肌的切除，术后再合并放射治疗。腋淋巴结的切除范围可作腋淋巴结全部清除，部分清除，单做活检，或暂时不处理，有肿大淋巴结出现后再手术。内乳淋巴结的处理有作手术清除，活检或暂不处理，放射治疗等。因而常用的手术方式有乳腺癌根治术、乳腺癌改良根治术、乳腺癌扩大根治术、全乳房切除以及小于全乳房切除的部分乳房切除等方式。各种手术方式很多，但没有一个统一的手术方式能适合于各种乳腺癌的不同情况，手术方式的选择还是要根据病变部位、病期、手术医师的习惯以及各种辅助治疗的条件而定。

一般腋淋巴结的数字自 7~72 个,差别之大除了个体原因外,与病理科医师检查详细与否有关。但预后主要与淋巴结的阳性数有关,淋巴结转移数越多其预后亦越差。淋巴结的转移数亦与病理检查情况有关,对区域淋巴结的治疗目前亦有很大分歧,有些作者认为区域淋巴结有一定的免疫功能,清除了淋巴结可以损伤局部的免疫功能,亦有作者认为腋下群淋巴结无转移时很少有上、中群淋巴结的转移,为了分期的目的,仅需要取淋巴结做活检即可。但是免疫功能应是全身性的,NSABP 对 1665 例比较了全乳切除、全乳切除加放疗、根治术的疗效,经 6 年随访,根治术及腋部放疗者腋淋巴结的复发率明显减少,亦证实腋淋巴结的处理并不影响免疫机制。进行淋巴结清除,还可了解淋巴结的转移数及分群,将有助于术后辅助治疗的选择。部分患者腋淋巴结清除后可减少局部复发,提高了生存率。因而腋淋巴结的清除是局部治疗的重要组成部分。

(1)乳腺癌根治术:乳腺癌根治术操作方法的手术原则为①原发灶及区域淋巴结应作整块切除。②切除全部乳腺及胸大、小肌。③腋淋巴结做整块彻底的切除。乳腺癌根治手术,强调除了严格选择病例外,手术操作应特别彻底,主要有:①细致剥离皮瓣。②皮瓣完全分离后,从胸壁上将胸大、小肌切断,向外翻起。③解剖腋窝,胸长神经应予以保留,如腋窝无明显肿大淋巴结者则胸背神经亦可以保留。④胸壁缺损一律予以植皮。此手术方式目前仍是乳腺癌手术的常用方式。

由于乳腺癌根治术未清除内乳淋巴结,因而很多作者提出术后应予以内乳区做放射治疗,尤其是病灶位于内侧及中央者。

(2)乳腺癌扩大根治术:亦即根治术时同时清除内乳区淋巴结。

清除内乳淋巴结自 1~4 肋间淋巴结,术时需切除第二、第三、第四肋软骨。手术方式有胸膜内法(Urban 法)及胸膜外法(Margottini 法)。

扩大根治术目前的应用较以往为少,大多认为内乳淋巴结有转移者的预后较差,也可以应用放射或其他方法来代替手术。但应用放射等方法疗效不如手术。由于内乳淋巴结有一定的转移率,术前尚无有效的方法能估计内乳淋巴结有无转移,同时内乳淋巴结亦是预后的重要指标,因而对某些病例,主要是临床Ⅰ、Ⅱ期,尤其是病灶在中央及内侧者,应用扩大根治术有其实用意义。

(3)乳腺癌改良根治术:认为胸肌筋膜相对无淋巴管,因而肿瘤很少经此转移,手术时可以将胸肌筋膜切除而保留胸肌。腋淋巴结无广泛转移时,腋上群淋巴结很少有转移,因而术时只需清除腋中、下群淋巴结。由此产生了乳腺癌的改良根治手术,其有两种手术方式:①保留胸大肌,切除胸小肌的改良根治一式。②保留胸大、小肌的改良根治二式。前者的腋淋巴结清除范围基本与根治术相仿,后者则清除了腋窝中、下群淋巴结。

改良根治术目前已成为常用的手术方式,其保存了胸肌使术后外形较为美观,同时亦便于以后整形。术时常采用横切口,同时必须保留胸前神经及胸肩峰动脉,以免术后造成胸肌萎缩。

(4)全乳房切除术:乳腺癌可做单纯乳房切除术,术后应用放射线照射腋部,其Ⅰ、Ⅱ期病例的治疗效果与根治术相仿。在临床早期病例如无肿大淋巴结者,腋淋巴结可暂不处理,待有明显转移时再做手术切除。但很多资料表明腋淋巴结的临床与病理检查间常有一定的误差,腋淋巴结有隐性转移时手术清除后的效果与无转移者相似。全乳切除的手术范围亦必须将整个乳腺切除,包括腋尾部及胸大肌筋膜。此手术方式适宜于原位癌及微小癌、年老体弱不适合作根治术者以及局部病灶已趋晚期,作为综合治疗的一部分。

(5)小于全乳房切除的保守手术:应用局部切除治疗乳腺癌已有较长的历史。Mustakallio 首先报道肿瘤切除后放射治疗,保留乳房的方法对淋巴结未能扪及的病例取得较好的效果。近年来,由于放射治疗设备的进步,发现的病灶较以往为早以及患者对术后生存质量的要求提高,因而报道有很多小于全乳房切除的保守手术方式。手术的方式自局部切除直到 1/4 乳房切除,术后有些应用放射治疗。

保留乳房的手术并非适合于所有乳腺癌病例,亦不能代替所有的根治术,而是一种乳房癌治疗的改良方式,应注意避免局部复发。其适应证大致如下:①肿瘤较小,适用于临床 T_1 及部分 T_2(小于 4cm)以下病灶。②周围型肿瘤,位于乳晕下者常不适宜。③单发性病灶。④肿瘤边界清楚,如肉眼或显微镜下看不到清楚边界者常不适宜。⑤腋淋巴结无明确转移者。治疗的效果与以下因素有关:①肿瘤切缘必须有正常的边界,如果切缘有足够的正常组织者预后较好。②原发肿瘤的大小及组织学分级。③术后放射治疗,术后如不做放射治疗,局部复发率较高。

(二)放射治疗

1.放射治疗的方法

(1)射线种类选择:乳腺癌起源于,上皮细胞,需要较高的放射剂量,才能杀灭肿瘤细胞,故应采用能量较高的射线,如 60Co 的 γ 线或高能 X 线。由于乳腺癌往往有皮肤及皮下组织浸润,因此,使用加速器不加填充物照射时,宜应用 4~6MV 的 X 线,不宜选用大于 6MV 的 X 线,以免使贴近皮肤的浅层组织照射剂量不足。外放射结束后,对残余肿瘤或肿瘤床可作间质内治疗,或选用适当能量的电子束作加量放射,以减少正常组织的损伤。

(2)射野设置:我国妇女的体格及乳房体积一般较小,经常用四野进行照射,各射野的设置如下。①原发灶:采用双侧切线野,以减少胸内脏器的曝射量。设野时患者平卧,患侧上肢外展 90°,手置于头下,内侧切线野超过中线 2cm,外侧切线野位于腋中线,照射野上缘与锁骨野下缘相接,下界达乳房皱折或皱折下 1~2cm,射野大小及位置应根据肿瘤部位、大小及患者体型、乳房大小而改变,但必须包括全乳房及骨性胸壁,并尽可能避免肺组织照射过多。射野一般长 15~20cm,宽度应超过乳房高度 1cm。②淋巴引流区:锁骨上、下及腋窝区常设一前野,用⁶⁰Co 照射,射野,上缘达环甲膜水平,内侧沿胸锁乳突肌前缘向下达前中线,外侧位于肩胛盂边缘,避开肱骨头,下界与切线野上缘相接于第 2 前肋间,线束方向垂直或外倾斜 10°~15°以保护喉、气管及脊髓。腋顶部需另设腋后野补充剂量,腋后野呈不规则形,设野时患者俯卧,上肢外展 90°,射野上缘在肩胛岗边缘,内侧沿骨性胸壁边缘向下,外侧为肱骨内缘,下界至腋后皮肤皱折。一般不设内乳野照射,如患者体格特大,切线间距太宽时,可另设内乳野照射。此时,内侧切线野需移至内乳野外缘,内乳野上缘与锁骨野下缘相接,内侧位于前正中线,下界到第 6 肋骨上缘,一般宽 5cm。双侧内乳区不作常规照射。

(3)照射剂量:原发灶剂量以切线野间距的中点计算,剂量 50~60Gy/5~6 周,外放射结束后残余肿瘤或肿瘤床加量 20～40Gy/2～3 周。锁上区以皮下 2cm 深度计算剂量,给 50～60Gy/5～6 周。腋窝区以腋部前后径的中心点为剂量计算点。切线野照射时必须精确计算照射角度,以保证治疗的正确性。可采用切线尺直接测量或用计算法计算角度。

切线野照射不加填充物时,乳腺区剂量不均匀,剂量差别超过 20%。加用填充物后剂量分布较均匀,但皮肤剂量增加,容易发生湿性脱皮。使用楔形滤片可使剂量分布均匀,应根据患者体形及乳房大小选用合适的楔形角及使用比例。有条件的单位应尽量使用治疗计划系统(TPS)来设计治疗方案。

2.术前放射

在化疗广泛应用于临床前,对局部晚期乳腺癌常采用术前放射加根治术治疗。术前放射:①可以提高手术切除率,使部分不能手术的患者再获手术机会。②由于放射抑制了肿瘤细胞的活力,可降低术后复发率及转移率,从而提高生存率。③由于放射,延长了术前观察时间,能使部分已有亚临床型远处转移的病例避免一次不必要的手术。术前放射的缺点是增加手术并发症,影响术后正确分期及激素受体测定。而且,放射与手术一样,都是局部治疗,不能解决治疗前可能已存在的亚临床型转移灶,因此近年来已有被术前化疗取代的趋势。

术前放射指征如下:①原发灶较大,估计直接手术有困难者。②肿瘤生长迅速,短期内明显增大者。③原发灶有明显皮肤水肿,或与胸肌粘连者。④腋淋巴结较大或与皮肤及周围组织有明显粘连者。⑤应用术前化疗肿瘤退缩不理想的病例。

术前放射常采用三野照射,即二切线野及锁、腋部照射野。设野方法同单纯放射。一般不设腋后野及内乳野。原发灶照射剂量为 40～50Gy/4～5 周,锁骨区为 50Gy/5 周。

3.术后放射

根治术后是否需要放射,曾经是乳腺癌治疗中争论最多的问题。近年来,国外较多学者认为术后放射对 I 期病例无益,对 II 期以后患者可能降低局部及区域性复发率;术后放射对病灶位于乳腺内侧者能降低复发率,提高生存率。目前,根治术后并不作常规放射,但对于有复发可能性的病例,选择性地应用放射治疗可以降低复发率、提高生存质量。术后放疗指征如下:①单纯乳房切除术后(照射胸壁及淋巴引流区)。②根治术后病理报告有腋中群或腋上群淋巴结转移者。③根治术后病理证实转移性淋巴结占检查的淋巴结总数一半以上,或有 4 个以上淋巴结转移者。④病理证实乳内淋巴结转移的病例(照射锁骨上区)。⑤原发灶位于乳房中央或内侧者作根治术后,尤其有腋淋巴结转移者。术后放射应尽量采用电子束照射,也可用 ^{60}Co 或 ^{60}Co 加深度 X 线照射胸壁及内乳区前,应做 CT 或超声显像测定胸壁厚度,根据厚度选择适当能量,以免肺及纵隔受到过多照射。

根治术后照射锁骨区及内乳区,设野时患者平卧,头转向对侧,上肢放于体侧,射野设置如前述,一般不常规照射双侧内乳区。单纯乳房切除术后照射胸壁,照射野应包括全前胸壁直至瘢痕下端。术后放射剂量为 50Gy/5 周。以往术后常先做放疗,放疗结束后再化疗,近年来认为延迟化疗将影响疗效。可采用放疗与化疗同时应用的方法,或在化疗间隙期做术后放疗。

乳腺组织疏松,易随体位的变动而改变形态,因此,在设置各照射野时应当采用同一体位。照射时也应完全按照设野时的体位。在设野及照射时应尽可能避免在射野联接处造成热点或冷点。

第八章　泌尿外科疾病

第一节　肾结石

一、肾结石的病因与发病机制

尿路结石是泌尿系统的常见疾病之一。随着我国经济的发展和饮食结构的改变,我国尿路结石的发病率呈逐年上升的趋势。近20年来,微创技术的发展使得尿路结石的治疗发生了革命性的进步。尿路结石按部位可分为上尿路(肾和输尿管)结石和下尿路(膀胱和尿道)结石。其中上尿路结石约占80%。

我国尿路结石总的发病率为1%～5%。结石的发生率与患者的性别、年龄、种族、体重指数、职业、水的摄入量、水质、气候和地理位置有关。尿路结石多发于中年男性,男女比约为(2～3):1。男性的高发年龄为30～50岁,女性有两个发病高峰,35岁和55岁,近年来女性的尿路结石发病率有增高趋势。肥胖患者容易患尿酸结石和草酸钙结石,可能与胰岛素抵抗造成低尿pH和高尿钙有关。从事高温作业的人员尿路结石的发病率高,与其出汗过多、机体水分丢失有关。南方地区和沿海诸省市区的发病率可高达5%～10%,在这些地区,尿路结石患者可占泌尿外科住院患者的50%以上,这与日照时间长、机体产生较多$VitD_3$和高温出汗水分丢失有关。水的硬度高低与尿路结石的发生率之间没有定论,但大量饮水确实可以降低尿路结石发生的风险。经济发达地区居民饮食中蛋白和碳水化合物比例较高,其肾结石的发生比例较高。

(一)肾结石的种类

肾结石由基质和晶体组成,晶体占97%,基质只占3%。由于结石的主要成分为晶体,通常按照结石的晶体成分将肾结石主要分为含钙结石、感染性结石、尿酸结石和胱氨酸结石4大类。不同成分的结石的物理性质、影像学表现不同。结石可以由单一成分组成,也可以包含几种成分。

(二)肾结石的病因

肾结石的形成原因非常复杂。包括四个层面的因素:外界环境、个体因素、泌尿系统因素以及尿液的成石因素。外界环境包括自然环境和社会环境,流行病学中提到的气候和地理位置属于自然环境,而社会经济水平和饮食文化属于社会环境。个体因素包括:种族和遗传因素、饮食习惯、代谢性疾病和药物等。泌尿系统因素包括肾损伤、泌尿系统梗阻、感染、异物等。上述因素最终都导致尿液中各种成分过饱和、抑制因素的降低、滞留因素和促进因素的增加等机制,导致肾结石的形成。

与肾结石形成有关的各种代谢性因素包括:尿pH异常、高钙血症、高钙尿症、高草酸尿症、高尿酸尿症、胱氨酸尿症、低枸橼酸尿症等。其中常见的代谢异常疾病有:甲状旁腺功能亢进、远端肾小管性酸中毒、痛风、长期卧床、结节病、皮质醇增多或肾上腺功能不全、甲状腺功能亢进或低下、急性肾小管坏死恢复期、多发性骨髓瘤、小肠切除、Crohn病、乳碱综合征等。

药物引起的肾结石占所有结石的1%左右。药物诱发结石形成的原因有两类。一类为能够诱发结石形成的药物,包括钙补充剂维生素D、维生素C(每天超过4g)、乙酰唑胺(利尿剂)等,这些药物在代谢的过程中导致了其他成分结石的形成。另一类为溶解度低的药物,在尿液浓缩时析出形成结石,药物本身就是结石的成分,包括磺胺类药物、氨苯蝶啶、茚地那韦(抗病毒药物)等。

尿路梗阻、感染和异物是诱发肾结石的主要局部因素,而梗阻、感染和结石等因素可以相互促进。各种解剖异常导致的尿路梗阻是肾结石形成的重要原因,临床上容易引起肾结石的梗阻性疾病包括机械性梗阻和非机械性梗阻两大类。其中机械性梗阻原因包括:肾小管扩张(髓质海绵肾)、肾盏盏颈狭窄(包括肾盏憩室、肾盏扩张)、肾盂输尿管连接部狭窄、马蹄肾及肾旋转不良、重复肾盂输尿管畸形、输尿管狭窄(包括炎症性、肿瘤、外压性因素)、输尿管口膨出等。非机械性梗阻原因包括:神经源性膀胱、膀胱输尿管反流和先天性巨输尿管等。反复发作的泌尿系统感染、肾盂肾炎是导致感染性肾结石的常见原因。

了解结石的成分和病因,对于肾结石的治疗和预防有重要的指导意义。

二、肾结石的临床表现

(一)症状

肾结石的临床表现多样。常见症状是腰痛和血尿,部分患者可以排出结石,此外还可以出现发热、无尿、肾积水、肾功能不全等表现。不少患者没有任何症状,只在体检时偶然发现。应当注意,无症状并不意味着患者的肾功能正常。

1.疼痛

40%～50%的肾结石患者有腰痛症状,发生的原因是结石造成肾盂梗阻。通常表现为腰部的酸胀、钝痛。如肾结石移动造成肾盂输尿管连接部或输尿管急性梗阻,肾盂内压力突然增高,可造成肾绞痛。肾绞痛是上尿路结石的典型症状,表现为突然发作的脊肋角和腰部的刀割样疼痛,常伴有放射痛,受累部位为同侧下腹部、腹股沟、股内侧,男性可放射到睾丸和阴茎头,女性患者放射至阴唇。发作时,患者表情痛苦、坐卧不宁、辗转反侧、排尿困难、尿量减少,可以出现面色苍白、出冷汗、恶心、呕吐、低热等症状,甚至脉搏细速、血压下降。肾绞痛发作持续数分钟或数小时,经对症治疗可缓解,也可以自行缓解,缓解后可以毫无症状。肾绞痛可呈间歇性发作。部分患者疼痛呈持续性,伴阵发性加重。

2.血尿

血尿是肾结石的另一常见临床表现,常常在腰痛后发生。血尿产生的原因是结石移动或患者剧烈运动导致结石对集合系统的损伤。约80%患者可出现血尿,但大多数患者只表现为镜下血尿,其中只有10%左右的患者表现为全程肉眼血尿。部分患者可以只出现无痛性全程肉眼血尿,需要与泌尿系统肿瘤等其他疾病进行鉴别诊断。

3.排石

患者尿中排除结石时,可以确诊尿路结石诊断。应收集排出的结石并进行成分分析,以发现可能的代谢因素,利于结石的治疗和预防。排石常在肾绞痛发作后出现,也可以不伴有任何痛苦。

4.发热

肾绞痛时可能伴或不伴低热。由于结石、梗阻和感染可互相促进,肾结石造成梗阻可继发或加重感染,出现腰痛伴高热、寒战。部分患者可表现为间断发热。感染严重时可造成败血症。出现发热症状时,需要引起高度重视,及早进行抗感染、引流尿液处理,以预防全身严重感染的发生。

5.无尿和急性肾功能不全

双侧肾结石、功能性或解剖性孤立肾结石阻塞造成尿路急性完全性梗阻,可以出现无尿和急性肾后性肾功能不全的表现,如水肿、恶心、呕吐、食欲减退等。出现上述情况,需紧急处理,引流尿液。无尿患者可以伴或不伴腰痛。

6.肾积水和慢性肾功能不全

单侧肾结石造成的慢性梗阻常不引起症状,长期慢性梗阻的结果可能造成患侧肾积水、肾实质萎缩。孤立肾或双侧病变严重时可发展为尿毒症,出现贫血、水肿等相应临床表现。

(二)体征

肾结石造成肾绞痛、钝痛时,临床表现为"症状重、体征轻"。典型的体征是患侧肾区叩击痛。脊肋角和腹部压痛可不明显,一般不伴腹部肌紧张。肾结石慢性梗阻引起巨大肾积水时,可出现腹部包块。

三、肾结石的诊断

(一)肾结石的诊断原则

1.诊断依据

为病史、症状、体征、影像学检查和实验室检查。

2.通过诊断需要明确

是否存在结石、结石的位置、数目、大小、形态、可能的成分、肾脏功能、是否合并肾积水、是否合并尿路畸形、是否合并尿路感染、可能的病因以及既往治疗等情况。这些因素都在肾结石的治疗和预防方法选择中起重要作用。

3.鉴别诊断

肾结石应当与泌尿系统结核、各种可能出现肾脏钙化灶的疾病、各种引起上尿路梗阻的疾病相鉴别。

(二)病史

对于所有怀疑尿路结石诊断者,都应当全面采集病史,包括家族史、个人史和既往结石症状的发作和治疗等。25%的肾结石患者存在结石家族史。了解患者的居住和工作环境、饮食习惯、水摄入量,以及是否存在痛风、甲状旁腺功能亢进、远端肾小管性酸中毒、长期卧床、结节病、维生素D中毒、皮质醇增多或肾上腺功能不全、甲状腺功能亢进或低下、急性肾小管坏死恢复期、多发性骨髓瘤等各种代谢性疾病。既往结石发作情况、排石情况、治疗方法及结局、结石成分分析结果等。

(三)影像学检查

明确肾结石的主要影像学检查为B超、泌尿系统X线片(KUB)及静脉尿路造影(IVU)和腹部CT。通过影像学检查不但要明确是否存在肾结石,还需明确肾结石的位置、数目、大小、形态、可能的成分、是否合并肾积水、是否合并尿路畸形等情况。当然,诊断肾结石的同时,还应当明确尿路其他部位是否存在结石。磁共振、逆行造影、顺行造影和放射性核素检查在肾结石及其相关诊断中也有一定的作用。

1.B超

由于B超简便、快捷、经济、无创,对肾结石的诊断准确性较高,是《CUA尿路结石诊疗指南》推荐的检查项目。B超可以发现2mm以上的肾结石,包括透X线的尿酸结石。B超还可以了解是否存在肾积水。肾结石的B超表现为肾脏集合系统中的强回声光团伴声影,伴或不伴肾盂肾盏扩张。肾结核的钙化在B超上的部位在肾实质,同时可能发现肾实质的破坏和空洞。但B超检查的不足之处是对于输尿管结石的诊断存在盲区,对肾功能的判断不够精确,对肾脏的钙化和结石的鉴别存在一定困难。

2.泌尿系统X线片

KUB是《CUA尿路结石诊疗指南》推荐的常规检查方法。摄片前需要排空肠道,摄片范围包括全泌尿系统,从11胸椎至耻骨联合。90%左右的肾结石不透X线,在KUB X线片上可显示出致密影。KUB X线片可初步判断肾结石是否存在,以及肾结石的位置、数目、形态和大小,并且初步地提示结石的化学性质。在KUB X线片上,不同成分的结石显影程度从高到低依次为:草酸钙、磷酸钙和磷酸镁铵、胱氨酸、含钙尿酸盐结石。纯尿酸结石和黄嘌呤结石能够透过X线,在KUB X线片上不显影,称为透X线结石或阴性结石。胱氨酸结石的密度低,在KUB X线片上的显影比较浅淡。应当注意,KUB片上致密影的病因有多种,初诊时不能只根据KUB X线片确诊肾结石,更不能只凭KUB就进行体外碎石、手术等治疗。需要结合B超、静脉尿路造影或CT等与肾结核钙化、肿瘤钙化、腹腔淋巴结钙化、胆囊结石等其他致密影像鉴别。KUB可用于肾结石治疗后的复查。

3.静脉尿路造影

静脉尿路造影又称静脉肾盂造影(IVP)。IVU是《CUA尿路结石诊疗指南》推荐的检查方法。在非肾绞痛发作期,KUB/IVU是诊断尿路结石的"金标准"。IVU应与KUB X线片联合进行,通常在注射造影剂后10分钟和20分钟摄片。通过IVU可了解肾盂肾盏的解剖结构,确定结石在集合系统的位置,还可以了解分侧肾功能,确定肾积水程度,并与其他KUB X线片上可疑的致密影像鉴别。KUB X线片上不显影的尿酸结石在IVU片上表现为充盈缺损。如一侧肾脏功能受损严重而不显影时,延迟至30分钟以上拍片常可以达到肾脏显影的目的,也可应,用大剂量造影剂进行造影。应当注意,肾绞痛发作时,急性尿路梗阻可能会导致患侧尿路不显影或显影不良,对分肾功能的判断带来困难,应尽量避免在肾绞痛发作时行IVU。

在使用造影剂时,应当注意以下问题:①使用前应进行造影剂过敏试验,对于有过敏史或可能存在造影剂过敏风险时,可在检查前应用糖皮质激素和(或)抗组胺药物,并且避免使用离子型造影剂。②静脉使用造影剂可能导致肾脏灌注减低和肾小管损害。使用造影剂3日内血清肌酐增高超过44pmol/L,如无其他合理解释,则考虑出现造影剂损害。危险因素包括:血清肌酐异常、脱水、超过70岁、糖尿病、充血性心衰、应用非甾体类抗感染药物或氨基糖苷类药物(应停药24小时以上)等。应当避免在48小时内重复使用造影剂。③糖尿病患者如服用二甲双胍,造影剂可能会加重其乳酸酸中毒。应在造影后停服二甲双胍 48 小时,如肾功能异常,还应在造影前停服 48 小时;如怀疑出现乳酸酸中毒,应检测血 pH、肌酐和乳酸。④未控制病情的甲状腺功能亢进者,禁用含碘造影剂。

4.逆行造影

通过膀胱镜进行输尿管逆行插管进行造影,为有创检查,不作为肾结石的常规检查手段。在 IVU 尿路不显影或显影不良或对造影剂过敏、不能明确 KUB 片上致密影的性质又无条件行 CT 检查时,可行逆行造影。逆行造影可以清晰直观地显示上尿路,判定是否同时存在肾盂输尿管连接部狭窄等解剖因素。传统的逆行插管双曝光已很少应用。

5.顺行造影

已行肾穿刺造瘘者,可通过造瘘管顺行造影了解集合系统的解剖以及与结石的关系。

6.CT

CT 是《CUA 尿路结石诊疗指南》可选检查方法。CT 在尿路结石诊断中的应用越来越普及。螺旋 CT 平扫对肾结石的诊断准确、迅速,其准确率在 95% 以上,高于 KUB 和 IVU,能够检出其他影像学检查中可能遗漏的小结石。而且不需要肠道准备,不必使用造影剂,不受呼吸的影响。CT 片上结石的不同的 CT 值可以反映结石的成分、硬度及脆性,可以为体外碎石等治疗方法的选择提供参考。增强 CT 能够显示肾脏积水的程度,观察肾实质的血供和造影剂的排泄情况、测算肾实质的体积,从而反映肾脏的形态和功能。CT 还能明确肾脏的解剖、结石的空间分布和周围器官的解剖关系,指导经皮肾镜等治疗。此外,CT 还可以发现其他腹腔内的病变。CT 增强及三维重建可以进行 CT 尿路显像(CTU),可以代替 IVU。由于 CT 的诸多优势,有逐步代替 KUB/IVU 成为尿路结石的首选检查方法的趋势。

7.磁共振(MR)

MR 对尿路结石的诊断不敏感,结石在 MR 的 T_1、T_2 加权像上都表现为低信号。但磁共振水成像(MRU)能够了解上尿路梗阻的形态,而且不需要造影剂即可获得与静脉尿路造影同样的效果,不受肾功能改变的影响。适合于对造影剂过敏者、肾功能受损者、未控制的甲亢患者以及儿童和妊娠妇女等。

8.放射性核素检查

肾图和肾动态显像可以评价肾功能,并不受肾功能异常的影响,在肾功能异常时可以进行该检查。肾动态显像可以了解肾脏血流灌注状况、测定分肾小球滤过率以及判断是否存在尿路梗阻以及梗阻性质等信息,因此对手术方案的选择以及手术疗效的评价具有一定价值。此外,甲状旁腺[99m]TcMIBI([99]锝－甲氧异丁基异腈)显像是甲状旁腺功能亢进的定位诊断的最佳检查方法。

(四)实验室检查

通过实验室检查可以辅助结石的诊断、了解患者的肾功能、是否合并感染、是否合并代谢性疾病等。

1.尿常规

尿常规可以提供多种信息,在肾结石诊断中具有非常重要的意义。全部结石患者都应行尿常规检测。肾结石患者在绞痛发生后和运动后常出现镜下血尿。尿 WBC 增多和亚硝酸盐阳性表明结石合并细菌感染。尿 pH 与某些结石有关,如尿酸和胱氨酸在酸性尿中容易产生,用碱化尿液的方法进行溶石治疗时需要监测尿 pH;感染性结石患者的尿液呈碱性;如晨尿 pH 过高超过 5.8,应怀疑远端肾小管酸中毒的可能。尿中出现各种成分的结晶有助于结石的诊断。

2.尿培养及细菌敏感药物试验

尿 WBC 增多者,应行此项检查,以指导临床进行敏感抗生素的选择。

3.血常规

肾绞痛时可伴血 WBC 短时轻度增高。结石合并感染或发热时,血 WBC 可明显增高。结石导致肾功能不全时,可有贫血表现。

4.血生化检查

血清肌酐、尿素氮和肾小球滤过率反映总肾功能。肾功能不全时可出现高血钾或二氧化碳结合力降低。远端肾小管酸中毒时,可出现低钾血症和血氯增高。甲状旁腺功能亢进时骨溶解增加,可导致血碱性磷酸酶增高。

5.尿液代谢因素的检测

24 小时尿的尿量、钙、磷、镁、钠、钾、氯、草酸、枸橼酸、磷酸、尿酸、尿素、胱氨酸等。标本最好留两次。标本中加入适量盐酸可以预防尿液储存过程中析出草酸钙和磷酸钙沉淀,避免维生素 C 氧化成草酸,并预防尿液中细菌生长而改变尿液某些成分。在酸化尿液中尿酸和胱氨酸发生沉淀,如需检测其中的尿酸和胱氨酸,则必须加碱使其尿酸盐沉淀溶解。添加了叠氮化钠的尿液可以进行尿酸盐分析;由于尿液存放一段时间后其 pH 可能发生改变,检测尿 pH 值时需要收集新鲜晨尿。

6.血液代谢因素的有关检查

包括血钙、磷、钾、氯、尿酸、清蛋白等。测定血,钙可以发现甲状旁腺功能亢进或其他导致高钙血症的原因,测定清蛋白可以矫正结合钙对血钙浓度的影响。如血钙浓度≥2.60mmol/L,应怀疑甲状旁腺功能亢进的可能,可以重复测定血钙并测定甲状旁腺激素(PTH)水平。尿酸结石患者血尿酸可能增高。肾小管酸中毒可以表现为低钾血症、高氯性酸中毒。

7.尿酸化试验

早餐后服用氯化铵 0.1g/kg 体重,饮水 150ml,上午九点开始每小时收集尿液测定 pH 并饮水 150ml,共进行 5 次。如尿 pH≤5.4 则不存在肾小管酸中毒。

8.结石成分分析

自发排出的结石、手术取石和体外碎石排出的结石应进行结石成分分析,以明确结石的性质,为溶石治疗和预防结石复发提供重要依据,还有助于缩小结石代谢异常的诊断范围。结石成分分析方法包括物理方法和化学方法两类。物理分析法比化学分析法精确,常用的物理分析法是 X 线晶体学和红外光谱法。红外光谱法既可分析各种有机成分和无机成分,又可分析晶体和非晶体成分,所需标本仅为 1mg。化学分析法的主要缺点是所需标本量较多,而且分析结果不很精确,但该法简单价廉,可以基本满足临床需要。

四、肾结石的治疗

(一)肾结石的治疗原则

1.肾结石治疗的总体原则是:解除痛苦、解除梗阻、保护肾功能、有效祛除结石、治疗病因、预防复发。

2.保护肾功能是结石治疗的中心。

3.具体的治疗方法需要个体化,根据患者的具体情况选择适宜的治疗方法。影响肾结石治疗的因素多样,包括患者的具体病情和医疗条件两大类。其中患者的病情包括:结石的位置、数目、大小、形态、可能的成分、发作的急缓、肾脏功能、是否合并肾积水、是否合并尿路畸形、是否合并尿路感染、可能的病因、患者的身体状况以及既往治疗等情况,都影响结石治疗具体方法的选择。此外,医疗因素包括医生所掌握的治疗结石的技术和医院的医疗条件、仪器设备,也影响了结石的治疗方法的选择。

肾结石的治疗主要包括以下内容:严重梗阻的紧急处理、肾绞痛的处理、合理有效祛除结石、病因治疗等方面。

(二)严重梗阻的紧急处理

结石引起的梗阻,如果造成肾积脓、肾功能不全、无尿等严重情况,危及患者生命,需要紧急处理。

梗阻合并感染可造成肾积脓、高热、甚至感染中毒性休克。体外冲击波碎石后输尿管"石街"形成时,容易造成急性梗阻感染。患者具有明显的腰部疼痛,体征出现明显肾区叩痛、腰大肌压迫症阳性,血白细胞明显增高。如广谱抗生素不能控制感染,需要紧急行超声或 CT 引导下经皮肾穿刺造瘘,充分引流,同时根据血培养或脓液的细菌培养、药物敏感试验结果,选择敏感抗生素。此时留置输尿管导管或双猪尾管亦有一定效果,但由于脓液黏稠,引流可能不充分,甚至脓液堵塞管腔。

如未能留置双猪尾管,或留置双猪尾管 3 日体温仍得不到有效控制,此时需行肾穿刺造瘘。如引流及时充分,感染通常可以得到控制,待病情稳定后,再处理结石。孤立肾或双肾肾后性完全梗阻,可造成少尿、无尿,甚至肾功能不全及尿毒症。有时患者并无明显疼痛,以无尿、恶心呕吐等症状就诊,影像学检查发现肾积水,如患者无感染表现,可行留置输尿管双猪尾管引流,如逆行插管失败,行超声引导肾穿刺造瘘。如病变为双侧,通常急诊只需处理肾实质好的一侧即可。如为急性肾后性梗阻,影像学显示肾实质厚度正常,梗阻解除后肾功能可能恢复,不必行急诊血液透析,待肾功能恢复后再处理结石。如为慢性梗阻,影像学显示肾脏萎缩、肾实质结构紊乱,则肾功能是否能恢复及恢复的程度,需要持续引流观察,而且,在这种情况下,通常需行双侧肾脏引流。如充分持续引流肾功能不恢复,则按照慢性肾功能不全处理。应当注意,在急性肾后性梗阻解除后,可出现多尿期,一般持续 2~4 天,尿量可能每日超过 4000ml,需要注意维持水电解质平衡。

(三)肾绞痛的治疗

肾绞痛是泌尿外科的常见急症,需紧急处理。结石导致肾绞痛的原因通常为较小结石移动到肾盂输尿管连接部或进入输尿管所导致的上尿路急性梗阻。肾绞痛治疗前应与其他急腹症相鉴别。肾绞痛的主要治疗方法为药物镇痛、解痉。肾绞痛急性发作期可以适当限制水的入量,利尿剂的应用和大量饮水可以加重肾绞痛的发作。

肾绞痛的镇痛药物的使用遵循三级镇痛原则。一级镇痛药物为非甾体类镇痛抗感染药物。常用药物有双氯芬酸钠(扶他林,50mg,口服)、布洛芬(芬必得,0.3g,口服)和吲哚美辛栓(消炎痛,100mg,肛塞)等,具有中等程度的镇痛作用。双氯芬酸钠还能够减轻输尿管水肿,双氯芬酸钠50mg口服每日3次可明显减少肾绞痛的反复发作。但双氯芬酸钠会影响肾功能异常者的肾小球滤过率,但对肾功能正常者不会产生影响。二级药物为非吗啡类中枢镇痛剂,常用药物为:曲马朵(50mg,口服),该药无呼吸抑制作用,无便秘。耐受性和依赖性很低。三级镇痛药物为较强的阿片类受体激动剂,具有较强的镇痛和镇静作用。常用药物有:布桂嗪(50~100mg,肌内注射)、盐酸哌替啶(杜冷丁,50mg,肌内注射)、盐酸吗啡(5mg,皮下或肌内注射)等。阿片类药物具有眩晕、恶心、便秘、呼吸抑制等不良反应,对于慢性肺通气功能障碍、支气管哮喘患者禁用。该类药物可加重肾绞痛患者的恶心呕吐,在治疗肾绞痛时避免单独使用阿片类药物,一般需要配合硫酸阿托品、氢溴酸山莨菪碱(654-2)等解痉类药物一起使用。

解痉药物包括:①M型胆碱受体阻滞剂,常用药物有:硫酸阿托品(0.3~0.5mg,皮下、肌肉或静脉注射)和氢溴酸山莨菪碱(654-2,10mg,口服、肌肉或静脉注射),可以松弛输尿管平滑肌、缓解痉挛。青光眼患者禁用该类药物;②黄体酮(20mg,肌内注射)可以抑制平滑肌的收缩而缓解痉挛,对止痛和排石有一定的疗效,尤其适用于妊娠妇女肾绞痛:者;③钙离子拮抗剂,硝苯地平(心痛定,10mg,口服或舌下含化),对缓解肾绞痛有一定的作用;④α受体阻滞剂(坦索罗辛0.2mg口服、多沙唑嗪4mg口服等),近期国内外的一些临床报道显示,α受体阻滞剂在缓解输尿管平滑肌痉挛,治疗肾绞痛中具有一定的效果。

此外,针灸也有一定解痉止痛效果,常用穴位有肾俞、京门、三阴交或阿是穴等。

如经上述治疗肾绞痛不缓解,则可进行留置输尿管引流或急诊体外碎石、输尿管镜手术取石等处理。

(四)排石治疗

祛除肾结石的方法包括排石、溶石、体外冲击波碎石(ESWL)、输尿管镜碎石、经皮肾镜取石(PCNL)、腹腔镜或开放手术取石等方法。20年来,由于各种微创方法的不断发展和推广,ESWL、输尿管镜碎石、PCNL等技术的应用越来越普及,大多数肾结石可以通过上述微创方法得到有效治疗。传统的开放手术在肾结石的治疗中应用已逐步减少,但对那些需要同时解决解剖异常的结石患者,仍为一种有效治疗。具体采用何种方法治疗肾结石,主要取决于结石的大小、位置、数目、形态、成分。对于某位患者来说,应选择损伤相对更小、并发症发生率更低的治疗方式。

此外,还要考虑肾脏功能、是否合并肾积水、是否合并尿路畸形、是否合并尿路感染、可能的病因、患者的身体状况以及既往治疗等情况。

1.排石

排石治疗的适应证为:肾结石直径≤6mm、未导致尿路梗阻或感染、疼痛症状可以得到有效控制。直径≤4mm的结石自然排石率为80%,再辅以排石药物,可进一步提高排石率。直径≥7mm的结石自然排石率很低。

排石治疗的措施有:①每日饮水3000ml以上,保持24小时尿量2000ml,且饮水量应24

小时内均匀分配;②服用上述非甾体类药物或 α 受体阻滞剂、钙离子拮抗剂;③服用利湿通淋的中药,主要药物为车前子,常用成药有排石颗粒、尿石通等;常用的方剂如八正散、三金排石汤和四逆散等;④辅助针灸疗法,常用穴位有肾俞、中腕、京门、三阴交和足三里等。

较小肾盏结石可长期滞留,无临床表现。应严密观察,定期复查。如果结石增大、或引起的严重症状、或造成肾积水或肾盏扩张、继发感染时,应行其他外科治疗。

2.溶石

溶石治疗是通过化学的方法溶解结石或结石碎片,以达到完全清除结石的目的,是一种有效的辅助治疗方式,常作为体外冲击波碎石、经皮肾镜取石、输尿管镜碎石及开放手术取石后的辅助治疗。主要用于尿酸结石和胱氨酸结石的治疗。溶石手段包括口服药物、增加尿量、经肾造瘘管注入药物等。其他结石也可尝试溶石治疗。

(1)尿酸结石

1)碱化尿液:口服枸橼酸氢钾钠 6~10mmol,每日 3 次,使尿液 pH 达到 6.5~7.2。尿液 pH 过高可能导致感染性结石的发生。

2)大量饮水,使 24 小时尿量超过 2000~2500ml。

3)口服别嘌醇 300mg,每日 1 次,减少尿尿酸排出。

4)减少产生尿酸的食品的摄入,如动物内脏等,每日蛋白质入量限制在 0.8g/(kg·d)。

5)经皮溶石可选用三羟甲基氨基甲烷(THAM)液。

(2)胱氨酸结石

1)碱化尿液:口服枸橼酸氢钾钠或碳酸氢钠,使尿液 pH 维持在 7.0 以上。

2)大量饮水,使 24 小时尿量超过 3000ml,且饮水量在 24 小时内保持均匀分配。

3)24 小时尿胱氨酸排出高于 3mmol 时,可应用硫普罗宁(α-巯基丙酰甘氨酸)或卡托普利。

4)经皮溶石可选用 0.3mol/L 或 0.6mol/L 的三羟甲基氨基甲烷(THAM)液,以及乙酰半胱氨酸。

(3)感染性结石:磷酸镁铵和碳酸磷灰石能被 10% 的肾溶石酸素(pH3.5~4)及 Suby 液所溶解。具体的方法是在有效的抗生素治疗的同时,溶石液从一根肾造瘘管流入,从另一根肾造瘘管流出。溶石时间的长短取决于结石的负荷,完全性鹿角形结石往往需要比较长的时间才能被溶解。冲击波碎石后结石的表面积增加,增加了结石和溶石化学液的接触面积,有利于结石的溶解。该疗法的最大优点是不需麻醉即可实施,因此,也可作为某些高危病例或者不宜施行麻醉和手术的病例的治疗选择。口服药物溶石的方案:①短期或长期的抗生素治疗。②酸化尿液:口服氯化铵 1g,每日 2~3 次,或者甲硫氨酸 500mg,每日 2~4 次。③对于严重感染者,使用尿酶抑制剂,如乙酰羟肟酸或羟基脲。建议使用乙酰羟肟酸 250mg,每日 2 次,服用 3~4 周。如果患者能耐受,则可将剂量增加到 250mg,每日 3 次。

(五)有效祛除结石

祛除结石适应证包括结石直径≥7mm、结石造成尿路梗阻、感染、肾功能损害等。祛除结石的方法包括:体外冲击波碎石 ESWL、输尿管镜碎石、经皮肾镜取石 PCNL、手术取石等。CUA 尿路结石诊疗指南对这些方法的选择提出了推荐性意见。下面分别对这些方法进行介绍。

1.体外冲击波碎石(ESWL)

20世纪80年代初体外冲击波碎石的出现,为肾结石的治疗带来了革命性变化。其原理是将液电、压电、超声或电磁波等能量,会聚到一个焦点上,打击结石,实现不开刀治疗肾结石。曾经ESWL几乎用于治疗全部肾结石,包括鹿角形肾结石。但随着经验积累,人们发现了ESWL的各种并发症,如肾被膜下血肿、肾破裂、肾萎缩、输尿管"石街"形成、肾积脓、大结石的治疗时间长等。20多年来,随着临床经验的积累和碎石机技术的发展,对ESWL的适应证、治疗原则及并发症的认识有了新的改变。第三代碎石机与早期碎石机相比,碎石效率提高,更安全,费用降低,而且更灵巧,还实现了多功能化。现代体外碎石机可具备X线定位和B超定位双重方式。由于ESWL具有创伤小、并发症少、可门诊进行等优点。

(1)ESWL的适应证:直径≥7mm的肾结石。对于直径7～20mm大小的各种成分的肾结石,并且不合并肾积水和感染者,ESWL是一线治疗。对于直径>20mm的肾结石,ESWL虽然也能够成功碎石,但存在治疗次数多时间长、排石问题多等缺点,采用PCNL能够更快更有效地碎石。ESWL可与PCNL联合应用于较大肾结石。

(2)ESWL的禁忌证:妊娠妇女、未纠正的出血性疾病、未控制的尿路感染、结石远端存在尿路梗阻、高危患者如心力衰竭和严重心律失常、严重肥胖或骨骼畸形、腹主动脉瘤或肾动脉瘤、泌尿系活动性结核等。

(3)治疗过程和复查:现代碎石机都采用干式碎石方式,患者平卧在碎石机上碎石。对于痛觉敏感或精神紧张者,可给予静脉镇痛药物。儿童患者,可给予全身麻醉。碎石后患者可出现血尿。可给予排石药物进行辅助。应收集尿液中的结石,进行结石成分分析。患者停止排石2～3天复查KUB,以观察碎石效果,严密观察是否形成输尿管"石街"。残余结石较大者,可再次行ESWL。残余结石较小者,应进行跟踪随访。

(4)ESWL治疗次数和治疗时间间隔:ESWL治疗肾结石一般不超过3～5次(具体情况依据所使用的碎石机而定),如结石较大或硬度较大,应该选择经皮肾镜取石术。ESWL治疗肾结石的间隔时间目前无确定的标准,公认不能短于1周。

通过研究肾损伤后修复的时间,现认为两次ESWL治疗肾结石的间隔以10～14天为宜。

(5)影响ESWL效果的因素:碎石效率除了与碎石机的效率有关,还与结石的大小、数目、位置和硬度有关。

1)结石的大小:结石越大,需要再次治疗的可能性就越大。直径<20mm的肾结石应首选ES-WL治疗;直径>20mm的结石和鹿角形结石可采用PCNL或联合应用ESWL。若单用ESWL治疗,建议于ESWL前插入双J管,防止"石街"形成阻塞输尿管。

2)结石的位置:肾盏结石容易粉碎,肾中盏和肾上盏结石的疗效较下盏结石好。对于下盏漏斗部与肾盂之间的夹角为锐角、漏斗部长度较长和漏斗部较窄者,ESWI后结石的清除不利。可结合头低脚高位进行体位排石。

3)结石的成分:磷酸铵镁和二水草酸钙结石容易粉碎,尿酸结石可配合溶石疗法进行ES-WL,水草酸钙和胱氨酸结石较难粉碎。

4)解剖异常:马蹄肾、异位肾和移植肾结石等肾脏集合系统的畸形会影响结石碎片的排出,可以采取辅助的排石治疗措施。

5)ESWL 的效果还与操作医生的经验有关:由于通常碎石治疗需要持续 30 分钟左右,患者可以发生体位的变化,所以在碎石过程中,操作者需要经常校正碎石机焦点以对准结石,并且根据监测的碎石效果,调整碎石机的能量输出和打击次数。ESWL 是一项非常专业的技术,需要经过培训的泌尿外科医师进行操作。

(6)ESWL 并发症:ESWL 可能出现肾绞痛、肾被膜下血肿、肾破裂、局部皮肤淤斑、输尿管“石街”形成、肾积脓、败血症等。长期并发症有肾萎缩。对于出现肾绞痛的患者,按前述药物治疗方法进行治疗。局部皮肤淤斑可以自愈,一般不需处理。

如患者出现较剧烈的腰部胀痛,怀疑肾被膜下血肿、肾破裂时,行 CT 检查明确。确诊者,严密监测腰部症状、体征、血红蛋白和影像学,通常卧床休息 1～2 周,对症治疗好转。对于不能控制的出血,可行选择性肾动脉栓塞。

输尿管“石街”形成、肾积脓、败血症者,应紧急行肾穿刺造瘘,同时应用敏感抗生素,为避免这几种并发症,重点在于预防。尽量不对直径＞20mm 的肾结石行 ESWL 治疗,如需进行 ESWL,事先留置输尿管支架管。对于感染性结石,有发热历史、或尿 WBC 增高者,ESWL 前预防性应用抗生素;并持续到碎石后至少 4 天。

2.经皮肾镜取石

(1)PCNL 适应证:各种肾结石都可经 PCNL 治疗,对于直径＞2cm 的肾结石和＞1.5cm 的肾下盏结石是一线治疗(无论是否伴有肾积水)。还包括:ESWL 难以击碎的直径＜2cm 的肾结石、肾结石合并肾积水者,胱氨酸结石,有症状的肾盏或憩室内结石,蹄铁形肾结石,移植肾合并结石,各种鹿角形肾结石等。

(2)禁忌证

1)凝血异常者:未纠正的全身出血性疾病;服用阿司匹林、华法林等抗凝药物者,需停药 2 周,复查凝血功能正常才可以进行手术。

2)未控制的感染:合并肾积脓者,先行肾穿刺造瘘,待感染控制后,行Ⅱ期 PCNL。

3)身体状态差,严重心脏疾病和肺功能不全,无法承受手术者。

4)未控制的糖尿病和高血压者。

5)脊柱严重后凸或侧凸畸形、极度肥胖或不能耐受俯卧位者为相对禁忌证,可以采用仰卧、侧卧或仰卧斜位等体位进行手术。

(3)PCNL 技术特点:PCNL 技术的核心是建立并维持合理的经皮肾通道。合理的经皮肾通道的基本组成为:皮肤肾皮质—肾乳头—肾盏肾盂。皮肤穿刺点多选在腋后线,经肾的背外侧少血管区域(Brodel 线)进入肾实质,出血的风险较低。至于穿刺肾的上、中、下盏,要便于操作、能最大限度地取出肾结石。

PCNL 分为Ⅰ期和Ⅱ期。Ⅰ期 PCNL 是建立通道后马上进行碎石,适用于各种肾结石;Ⅱ期 PCNL 是在建立通道 5～7 天后再行碎石,适用于合并感染、肾后性肾功能不全者需要引流者;Ⅰ期操做出血明显或残余结石者。Ⅰ期的优点是:一次操作、患者痛苦小、住院时间短、费用低,结石是否合并肾积水都可进行。缺点是:容易出血、视野不清,由于窦道未形成,操作鞘脱出后容易失败。Ⅱ期手术的优点是:窦道已经形成,出血少,视野清晰。缺点是患者治疗时间长,对于不积水的肾结石不易建立通道,而且由非手术医生建立的皮肾通道可能不是最佳通道,不利于术者操作。

通道的大小可以 F14～F30。一般将 F14～F20 称为微造瘘 mPCNL,F22～F24 称为标准通道,F26～F30 称为大通道。大多数肾结石可以通过单个通道治疗,对于复杂肾结石可以建立两个或多个通道。

(4)术前准备

1)影像学检查:术前需要进行必要的影像学检查,包括 KUB/IVP 加 CT 平扫,或 KUB 加 CT 增强。术前需要明确肾结石的数目、大小、分布,并对肾脏双周围器官的解剖进行仔细评估,以选择最佳穿刺通道,以避免并发症的发生。

2)控制感染:尿常规异常、与结石有关的发热者,需要控制感染。治疗前应根据尿培养药敏试验选择敏感的抗生素,即使尿培养阴性,手术当天也应选用广谱抗生素预防感染。

3)签署患者知情同意书:虽然 PCNL 是一种微创手术,但它仍然存在一定风险,手术前应将残余结石、出血、周围器官损伤、情况严重时需中转开放手术、甚至需要行肾切除等情况以书面的形式告知患者及其家属。

(5)Ⅰ期 PCNL 手术步骤

1)麻醉:连续硬膜外麻醉,或蛛网膜下隙麻醉联合连续硬膜外麻醉,或全麻。

2)留置输尿管导管:膀胱镜下留置 F5～F7 输尿管导管,作用是:①向肾盂内注水造成人工"肾积水",利于经皮肾穿刺,对于不积水的肾结石病例更有作用;注入造影剂使肾盂肾盏显影,指导 X 线引导穿刺针;②指导肾盂输尿管的位置;③碎石过程中防止结石碎块进入输尿管;④碎石过程中,通过输尿管导管加压注水,利于碎石排出。

3)体位:多采用俯卧位,但俯卧位不便于施行全麻。也可采用侧卧位、斜侧卧位。

4)定位:建立经皮肾通道需要 B 超或 X 线定位。X 线的优点是直观;缺点是有放射性,而且不能观察穿刺是否损伤周围脏器。B 超的优点是无辐射、可以实时监测穿刺避免周围脏器损伤、熟练掌握后穿刺成功快;术中还能明确残余结石位置,指导寻找结石,提高结石取净机会;缺点是不够直观,需要经过特殊培训才能掌握。

5)穿刺:穿刺点可选择在 12 肋下至 10 肋间腋后线到肩胛线之间的区域,穿刺经后组肾盏入路,方向指向肾盂。对于输尿管上段结石、肾多发性结石以及合并输尿管肾盂的接合处 UPJ 狭窄需同时处理者,可首选经肾后组中盏入路,通常选 11 肋间腋后线和肩胛下线之间的区域作穿刺点。穿刺上、下组肾盏时,须注意可能会发生胸膜和肠管的损伤。穿刺成功后,有尿液溢出。将导丝经穿刺针送入肾盂。该导丝在 PCNL 中具有重要作用,在随后的操作中,必须保持导丝不脱出。撤穿刺针,记住穿刺针的方向和穿刺深度。

6)扩张:用扩张器沿导丝逐级扩张至所需要的管径。扩张器进入的方向要与穿刺针进入的方向一致。扩张器进入的深度不能超过穿刺针进入的深度。否则,进入过深容易造成肾盂壁的损伤、或穿透对侧肾盂壁,造成出血,而且无法用肾造瘘管压迫止血。扩张器可使用筋膜扩张器、Amplatz 扩张器、高压球囊扩张器或金属扩张器扩张,具体使用哪种扩张器以及扩张通道的大小,必须根据医师的经验以及当时具备的器械条件决定。扩张成功后,将操作鞘置入肾盏。

7)腔内碎石与取石:较小结石可直接取出,较大结石可利用钬激光、气压弹道、超声、液电器械等击碎。碎石过程中需保持操作通道通畅,避免肾盂内压力增高,造成水中毒或菌血症。碎石可用冲洗和钳取方式取出。带吸引功能的超声气压弹道碎石器可在碎石同时吸出结石碎片,使肾内压降低,尤其适用于体积较大的感染性结石患者。根据情况决定是否放置双 J 管。手术结束时留置肾造瘘管可以压迫穿刺通道、引流肾集合系统、减少术后出血和尿外渗,有利于再次处理残石,而且不会增加患者疼痛的程度和延长住院的时间。有些医生尝试术后不留置造瘘管,对于初学者不适用。

8)术后处理:监测生命体征和引流液颜色,防治水中毒、感染等。术后 1 日复查 KUB,如无残余结石,可于术后 1~2 日拔除肾造瘘管。如存在残余结石,根据情况进行Ⅱ期 PCNL、或多通道 PCNL、或联合 ESWL、残余尿酸胱氨酸结石可通、过造瘘管进行溶石治疗。

(6)常见并发症及其处理

1)肾实质出血:是Ⅰ期经皮肾镜操作的常见并发症。通常为静脉性出血。术中肾实质出血常可通过操作鞘压迫控制,如术中出血严重,应停止手术,用气囊导管压迫控制,择期行Ⅱ期手术。术后出血可夹闭肾造瘘管,通常出血可得到控制。如出血较多,需要及时输血。动脉性出血较严重,如出血不能得到控制、血红蛋白进行性下降者,可行动脉造影检查,必要时行选择性肾动脉栓塞,若出血凶险难以控制,应及时改开放手术,以便探查止血,必要时切除患肾。

2)邻近脏器损伤:肋间穿刺可能损伤胸膜、肝、脾,利用超声引导穿刺可以避免。一旦发现患者出现胸痛、呼吸异常、怀疑气胸或液气胸,应立即停止手术,留置肾造瘘管并保持引流通畅,留置胸腔闭式引流。穿刺位点偏下或偏前,可能损伤肠管。重在预防和及时发现,并做出符合外科原则的处理。

3)集合系统穿孔:操作中器械移动幅度过大、碎石器械损可造成集合系统穿孔,如保持操作通道通畅,小的穿孔可不必处理。如穿孔造成出血、水吸收等应停止手术,放置输尿管支架管及肾造瘘管,充分引流。择期行Ⅱ期手术。

4)稀释性低钠血症:手术时间过长、高压灌注造成水吸收过多所致。停止手术,急查电解质,予高渗盐水、利尿、吸氧等治疗可缓解。

5)感染和肾周积脓:重在预防,术前控制泌尿系统感染,肾积水明显者予充分引流。手术后保持输尿管导管、肾造瘘管通常非常重要,并予抗生素治疗。

(7)开展 PCNL 注意事项:PCNL 是一项技术要求很高的操作,需要术者具有相当的专业技术和经验,应在有条件的医院施行。开展 PCNL 前,应利用模拟器械、动物手术等进行模拟训练。开展手术早期宜选择简单病例,如:单发肾盂结石合并中度以上肾积水,患者体形中等,无其他伴随疾病。复杂或体积过大的肾结石手术难度较大,应在经验丰富的医生指导下手术。合并肾功能不全者或肾积脓先行经皮肾穿刺造瘘引流,待肾功能改善及感染控制后再Ⅱ期取石。完全鹿角形肾结石可分期多次多通道取石,但手术次数不宜过多(一般单侧取石不超过 3次),每次手术时间不宜过长,需视患者耐受程度而定。

3.输尿管肾镜碎石

虽然直径<2cm 的肾结石首选 ESWL 治疗,但随着输尿管镜技术的发展,近年来利用逆行输尿管肾镜(RIRS)成功治疗肾结石,与 ESWL 相比,RIRS 虽然是有创治疗,但其碎石效果

精确、彻底。RIRS 主要利用软输尿管镜。软输尿管镜型号 F7.5 左右,容易达到肾盂。为了观察到全部肾盏,需要 X 线透视辅助。

(1)适应证:直径<2em 的肾结石。尤其适用于 ESWL 定位困难的 X 线阴性肾结石、ESWI 治疗效果不好的嵌顿性肾下盏结石和坚韧结石(如一水草酸钙结石、胱氨酸结石等),极度肥胖、严重脊柱畸形建立 PCNL 通道困难者,不能停用抗凝药物者及肾盏憩室内结石。

(2)禁忌证:不能控制的全身出血性疾病。未控制的泌尿道感染。严重的心肺功能不全,无法耐受手术。严重尿道狭窄及输尿管狭窄。严重髋关节畸形,截石位困难。

(3)术前准备:术前准备与 PCNL 相似,主要内容包括通过 KUB/IVP 和 CT 精确定位结石,术前控制尿路感染,预防性应用抗生素等。

(4)操作方法:采用逆行途径,向输尿管插入导丝,经输尿管硬镜或者软镜镜鞘扩张后,软输尿管镜沿导丝进入肾盂并找到结石。使用 200μm 软激光传导光纤,利用钬激光将结石粉碎成易排出的细小碎粒。部分较大碎石可利用镍制套石网篮取出。使用输尿管软镜配合 200μm 可弯曲的(钬激光)纤维传导光纤,可以到达绝大多数的肾盏。盏颈狭窄者,可以利用钬激光光纤切开狭窄的盏颈再行碎石。

钬激光配合 200μm 的纤维传导光纤,是目前逆行输尿管软镜治疗肾结石的最佳选择。综合文献报道,结石清除率为 71%～94%。逆行输尿管软镜治疗肾结石可以作为 ESWL 和 PCNL 的有益补充。

(5)逆行输尿管软镜治疗肾结石的影响因素

1)结石的大小:结石的大小与碎石后清除率成负相关。对于大的肾结石,手术的时间和风险会相应增加。直径>2cm 的肾结石,碎石时间常常需要 1 小时以上,术者和患者应有充分的思想准备并密切配合。

2)肾盂肾下盏夹角:当肾盂肾下盏夹角过小,例如<90°时,将会影响输尿管镜末端的自由转向,从而影响激光光纤抵达部分结石,影响碎石效果。

3)软输尿管肾镜的技术要求非常高,需要术者具备相当的腔镜操作经验。

(6)并发症及其处理:近期并发症包括败血症、"石街"形成、输尿管损伤、尿路感染等,发生率 5%～9%。输尿管撕脱为较严重的并发症,可采用自体肾移植或肠代输尿管治疗。重在预防。导丝的应用和 X 线透视辅助对预防输尿管撕脱有帮助。如操作中发现输尿管阻力大或发现输尿管裂伤明显,应及时终止手术。

发现输尿管穿孔,可留置输尿管支架管 2 周。远期并发症主要是输尿管狭窄,发生率约 1%,与所用器械和术者经验显著有关。

4.开放手术或腹腔镜手术取石

近年来,随着体外冲击波碎石和腔内泌尿外科技术的发展,特别是经皮肾镜和输尿管镜碎石取石术的广泛应用,开放性手术在肾结石治疗中的运用已经显著减少。在某些医院,肾结石病例中开放手术仅占 1%～5.4%。但是,开放性手术取石在某些情况下仍具有极其重要的临床应用价值。

(1)适应证

1)ESWL、PCNL、URS 手术或治疗失败,或上述治疗方式出现并发症须开放手术处理。

2)骨骼系统异常不能摆 ESWL、PCNL、URS 体位者。

3)肾结石合并解剖异常者,如肾盂输尿管连接部狭窄、漏斗部狭窄、肾盏憩室等。这些解剖异常需要在取石同时进行处理。

4)异位肾、马蹄肾等不易行 ESWL、PCNL、URS 等手术者。

5)同时需要开放手术治疗其他疾病。

6)无功能肾需行肾切除。

7)小儿巨大肾结石,开放手术简单,只需一次麻醉。

(2)手术方法:包括肾盂切开取石术、肾盂肾实质联合切开取石术、无萎缩性肾实质切开取石术、无功能肾切除术和肾脏部分切除术、肾盂输尿管连接部成形术等。这些手术方式现在基本可以通过腹腔镜手术来完成。一般来说,腹腔镜手术比开放手术出血少、并发症少、住院时间短、恢复快,但手术时间较长。腹腔镜手术需要经过专门培训,还需要完善的设备支持。

第二节　输尿管结石

输尿管结石是泌尿外科的常见病之一,在泌尿外科住院患者中占居首位。输尿管结石绝大多数来源于肾脏。包括肾结石或体外震波后结石碎块降落所致。由于尿盐晶体较易随尿液排入膀胱,故原发性输尿管结石极少见。有输尿管狭窄、憩室、异物等诱发因素时,尿液滞留和感染会促使发生输尿管结石。输尿管结石大多为单个,左右侧发病大致相似,双侧输尿管结石占 2%~6%。临床多见于青壮年,20~40 岁发病率最高,男与女之比为 4.5:1,结石位于输尿管下段最多,占 50%~60%。输尿管结石可引起之上的尿流梗阻、扩张积水,并危及患肾,严重时可使肾功能逐渐丧失。

结石成因及成分与肾结石相似。结石常见于以下部位:肾盂输尿管连接部;输尿管跨越髂血管部位;女性输尿管经过子宫阔韧带的基底部;男性输精管跨越输尿管处;输尿管膀胱壁段包括膀胱开口处。主要的继发病变有尿路梗阻,感染和上皮损伤、癌变等,较大或表面粗糙的结石,易嵌顿于输尿管狭窄部位致严重梗阻,肾功能损害,严重的双侧输尿管结石甚至引起肾衰竭。

一、流行病学因素

(一)性别和年龄

尿石症人群发病率 1%~5%,肾结石治疗后在 5 年内约 1/3 患者会复发。男性与女性之比为 3:1,女性易患感染性结石。在我国,上尿路结石男女比例相近,下尿路结石男性明显多于女性,为(3.7~5.3):1。尿石症好发于 25~40 岁,20 岁以前患尿石症者少。儿童多发生于 2~6 岁,常与畸形、感染、营养不良有关。女性有两个高峰,即 25~40 岁和 50~65 岁。男性老年人患尿石症与前列腺增生引起尿路梗阻有关,可继发产生膀胱结石。

(二)种族

尿石症的发病率与种族有关,美国尿结石年发病率为 1.4%,其中有色人种比白种人患尿石症的少。

(三)职业

有资料显示职业与尿石症的发病相关,如高温作业的人、飞行员、海员、外科医师、办公室工作人员等发病率较高,空军中飞行员肾结石的患病率就高于地勤人员 3.5～9.4 倍。

(四)地理环境和气候

尿石症发病有明显的地区性差别。山区、沙漠、热带和亚热带地域尿石症发病率较高,这主要与饮食习惯、温度、湿度等环境因素有关。在我国南方,泌尿外科诊治患者以尿石症为最常见的疾病,而在北方只占 10%～15%。

(五)饮食和营养

饮食的成分和结构对尿结石的形成有重要影响。有资料表明,饮食中大量摄入动物蛋白、精制糖,可增加上尿路结石形成的危险性。其他如脂肪嘌呤、草酸、钙、磷、微量元素、维生素等都会影响尿结石的形成。营养状况好,动物蛋白摄入过多时,容易形成肾结石,主要成分是草酸钙、磷酸钙;营养状况差,动物蛋白摄入过少时容易形成膀胱结石,主要成分是尿酸。在我国由于社会经济发展和生活水平提高,饮食结构发生变化,营养状况得到改善,目前上尿路结石的发病率远高于下尿路结石,尤其小儿的膀胱结石已少见。

(六)水分摄入

任何破坏水的摄入量与损失量平衡的因素如出汗过多,都会使尿液中钙和盐的过饱度增加,有利于尿结石的形成。反之,大量饮水使尿液稀释,能减少尿中晶体形成。

(七)疾病

有些尿结石的形成与遗传性疾病有关,如胱氨酸尿症、家族性黄嘌呤尿等。尿结石的形成常表现为家族性,并发现有与之相关的基因突变。先天性畸形如多囊肾、蹄铁形肾、肾盂输尿管连接处梗阻(UPJO)、髓质海绵肾和下尿路畸形等,也与尿石症形成密切相关。代谢紊乱如甲状旁腺功能亢进、高尿酸尿症和高草酸尿症等,以及尿路梗阻和感染等亦为尿结石形成的因素。

二、病因

(一)尿液改变

1.形成尿结石的物质排出增加:尿液中钙、草酸或尿酸排出量增加。长期卧床、甲状旁腺功能亢进者尿钙增加;痛风患者尿酸排出增多;内源性合成草酸增加或肠道吸收草酸增加引起高草酸尿症等。

2.尿 pH 改变:在碱性尿中易形成磷酸镁铵及磷酸盐沉淀;在酸性尿中易形成尿酸和胱氨酸结晶。

3.尿量减少,使盐类和有机物质的浓度增高。

4.尿中抑制晶体形成和聚集的物质减少,如枸橼酸、焦磷酸盐、酸性黏多糖、镁等。

5.尿路感染时尿基质增加,使晶体黏附。有些细菌如大肠埃希菌能分解尿素产生氨,使尿 pH≥7.2,易形成磷酸镁铵结石。

(二)泌尿系解剖结构异常

有认为肾乳头的,上皮下钙化斑是结石形成的病灶,可以引起草酸盐、磷酸盐和尿酸结晶沉淀。尿路任何部位的狭窄、梗阻、憩室都可使尿液滞留,导致晶体或基质在该部位形成沉积,而尿液滞留继发尿路感染有利于结石形成。

尿结石成分及特性草酸钙结石最常见磷酸盐、尿酸盐、碳酸盐次之,胱氨酸结石罕见。通常尿结石以多种盐类混合形成。草酸钙结石形成的原因尚不明,其质硬,不易碎,粗糙,不规则,呈桑葚样,棕褐色,X线片易显影。磷酸钙、磷酸镁铵结石与尿路感染和梗阻有关,易碎,表面粗糙,不规则,常呈鹿角形,灰白色、黄色或棕色,X线片可见多层现象。尿酸结石与尿酸代谢异常有关,其质硬,光滑,多呈颗粒状,黄色或红棕色,纯尿酸结石不被X线片所显影。胱氨酸结石是罕见的家族性遗传性疾病所致,质坚,光滑,呈蜡样,淡黄至黄棕色,X线片亦不显影。

尿路结石在肾和膀胱内形成,绝大多数输尿管结石和尿道结石是结石排出过程中停留该处所致。输尿管有3个生理狭窄处,即肾盂输尿管连接处、输尿管跨过髂血管处及输尿管膀胱壁段。结石沿输尿管行径移动,常停留或嵌顿于3个生理狭窄处,并以输尿管下1/3处最多见。尿路结石可引起泌尿道直接损伤、梗阻、感染或恶性变。所有这些病理生理改变与结石部位、大小、数目、继发炎症和梗阻程度等有关。

三、诊断

(一)临床表现

输尿管结石和肾结石的症状基本相似。结石的大小与梗阻、血尿和疼痛程度不一定成正比。在输尿管中、上段部位的结石嵌顿堵塞或结石在下移过程中,常引起典型的患侧肾绞痛和镜下血尿。疼痛可向大腿内侧、睾丸或阴唇放射。常伴有恶心、呕吐,有时血尿为肉眼可见。输尿管膀胱壁间段最为狭小,结石容易停留。由于输尿管下段的肌肉和膀胱三角区相连,并且直接附着于后尿道,故常伴发尿频、尿急和尿痛的特有症状。在不影响尿流通过的较大结石,可仅有隐痛,血尿也轻。输尿管结石常见并发症是梗阻和感染,前者可引起肾积水,出现上腹部或腰部肿块;后者则表现为尿路感染症状。在孤立肾的输尿管结石阻塞或双侧输尿管阻塞,或一侧输尿管结石阻塞使对侧发生反射性无尿等情况,都可发生急性无尿,甚至肾功能不全。

(二)病史和体检

与活动有关的疼痛和血尿,有助于此病的诊断确立,尤其是典型的肾绞痛。询问病史中,要问清楚第一次发作的情况,确认疼痛发作及其放射的部位,以往有无结石史或家族史,既往病史包括泌尿生殖系统疾病或解剖异常,或结石形成的影响因素等。体检可排除其他可引起腹部疼痛的疾病,如急性阑尾炎、异位妊娠、卵巢囊肿扭转、急性胆囊炎、胆石症、肾盂肾炎等。疼痛发作时可有肾区叩击痛。

(三)实验室诊断

尿常规检查常能见到肉眼或镜下血尿。伴感染时有脓尿。有时可发现晶体尿。感染性尿结石患者尿细菌培养呈阳性。当临床怀疑患者尿路结石与代谢状态有关时,应测定血、尿的钙、磷、尿酸、草酸等,必要时做钙负荷试验。此外,应做肾功能测定。结石成分分析是确诊结石性质的方法,也是制订结石预防;措施和选用溶石疗法的重要依据,此外,它还有助于缩小结石代谢评估的范围。结石标本可经手术、碎石和自排取得。结石成分分析包括定性分析和定量分析,通常定性分析就可满足临床需要。

(四)影像学诊断

1.B超

超声波检查简便、经济、无创伤,可以发现 2mm 以上 X 线阳性及阴性结石,能显示结石的特殊声影,超声波检查还可以了解结石以上尿路的扩张程度,间接了解肾实质和集合系统的情况,可发现泌尿系 X 线片不能显示的小结石和 X 线透光结石。对造影剂过敏、孕妇、无尿或肾功能不全者,不能做排泄性尿路造影,而 B 超可作为首选诊断方法,尤其是在肾绞痛时作为首选方法。此外,可用于指引经皮介入肾造口术或指引经皮肾镜诊断和治疗的路径。但是,由于受肠道内容物的影响,超声波检查诊断输尿管中下段结石的敏感性较低。

2.X 线检查

目的是确定结石的存在、特点及解剖形态,确定是否需要治疗,确定合适的治疗方法。①泌尿系 X 线片能发现 90% 左右的 X 线阳性结石。正侧位摄片可以除外腹内其他钙化阴影如胆囊结石、肠系膜淋巴结钙化、静脉石等。侧位片显示上尿路结石位于椎体前缘之后,腹腔内钙化阴影位于椎体之前。能够大致地确定结石的位置、形态、大小和数量,并且初步地提示结石的化学性质。因此,可以作为结石检查的常规方法。在尿路 X 线片上,不同成分的结石显影程度依次为草酸钙、磷酸钙和磷酸镁铵、胱氨酸、含尿酸盐结石。单纯性尿酸结石和黄嘌呤结石能够透过 X 线(X 线阴性),胱氨酸结石的密度低,后者在尿路 X 线片上的显影比较淡。②静脉尿路造影应该在尿路 X 线片的基础上进行,其价值在于了解尿路的解剖,确定结石在尿路的位置,发现尿路 X 线片,上不能显示的 X 线阴性结石,鉴别 X 线片,上可疑的钙化灶,有无引起结石的尿路异常如先天性畸形等。若有充盈缺损,则提示有 X 线透光的尿酸结石可能。此外,还可以了解分侧肾脏的功能,确定肾积水程度。在一侧肾脏功能严重受损或者使用普通剂量造影剂而肾脏不显影的情况下,采用加大造影剂剂量(双剂量或大剂量)或者延迟摄片的方法往往可以达到肾脏显影的目的。肾绞痛发作时,由于急性尿路梗阻往往会导致尿路不显影或显影不良,因此对结石的诊断会带来困难。③逆行肾盂造影很少用于初始诊断阶段,往往在其他方法不能确定结石的部位或结石以下尿路系统病情不明时被采用。④平扫 CT 很少作为结石患者首选的诊断方法,但是,由于 CT 扫描不受结石成分、肾功能和呼吸运动的影响,而且螺旋 CT 还能够同时对所获取的图像进行二维及三维重建,因此,能够检出其他常规影像学检查中容易遗漏的小结石。CT 诊断结石的敏感性比尿路 X 线片及静脉尿路造影高,尤其适用于急性肾绞痛患者的诊断,可以作为 X 线检查的重要补充。另外,结石的成分及脆性可以通过不同的 CT 值改变来进行初步的评估,从而对治疗方法的选择提供参考。增强 CT 能够显示肾脏积水的程度和肾实质的厚度,从而反映了肾功能的改变情况。也有助于鉴别不透光的结石、肿瘤、血凝块等,以及了解有无肾畸形。另外,疑有甲状旁腺功能亢进时,应做骨摄片。

3.放射性核素肾显像

评价治疗前肾受损的肾功能和治疗后肾功能恢复状况;确定双侧尿路梗阻患者功能较好的肾。

4.内镜检查

包括肾镜、输尿管镜和膀胱镜检查。通常在泌尿系 X 线片未显示结石,排泄性尿路造影有充盈缺损而不能确诊时,借助于内镜可以明确诊断和进行治疗。

四、治疗

(一)药物治疗

肾绞痛是泌尿外科的常见急症,需紧急处理,应用药物前注意与其他急腹症仔细鉴别。目前缓解肾绞痛的药物较多,各地可以根据自身条件和经验灵活地应用药物。

1.非甾体类镇痛抗感染药物

常用药物有双氯芬酸钠(扶他林)和吲哚美辛(消炎痛)等,它们能够抑制体内前列腺素的生物合成,降低痛觉神经末梢对致痛物质的敏感性,具有中等程度的镇痛作用。双氯芬酸钠还能够减轻输尿管水肿,减少疼痛复发率,常用方法为 50mg,肌内注射。吲哚美辛也可以直接作用于输尿管,用法为 25mg,口服,或者吲哚美辛栓剂 100mg,脏塞。双氯芬酸钠会影响肾功能不良患者肾小球滤过率,但对肾功能正常者不会产生影响。

2.阿片类镇痛药

为阿片受体激动药,作用于中枢神经系统的阿片受体,能缓解疼痛感,具有较强的镇痛和镇静作用,常用药物有氢吗啡酮(5～10mg,肌内注射)、哌替啶 50～100mg,肌内注射)、布桂嗪(强痛定,50～100mg,肌内注射)和曲马朵(100mg,肌内注射)等。阿片类药物在治疗肾绞痛时不应单独使用,一般需要配合阿托品、山莨菪碱等解痉类药物一起使用。

3.解痉药

①M 型胆碱受体阻断药,常用药物有硫酸阿托品和山莨菪碱,可以松弛输尿管平滑肌,缓解痉挛。山莨菪碱通常剂量为 20mg,肌内注射。②黄体酮治疗输尿管结石,主要作用于 β 受体,因其能使输尿管平滑肌松弛、扩张,因而有利于结石的排出。因黄体酮还能抑制醛固酮的分泌,并能影响肾小管上皮细胞对 Na^+、Cl^- 的重吸收,从而导致渗透性利尿,这样可借助尿液的冲击和推动作用,有利于结石的排出抑制平滑肌的收缩而缓解痉挛,对止痛和排石有一定的疗效,通常剂量为 20mg,肌内注射,2 次/天,14d 为 1 个疗程。③钙离子阻滞药,硝苯地平 10mg 口服或舌下含化,对缓解肾绞痛有一定的作用。④α 受体阻滞药(坦索罗辛),近期国内外的一些临床报道显示,α 受体阻滞药在缓解输尿管平滑肌痉挛,治疗如肾绞痛中具有一定的效果。但是,其确切的疗效还有待于更多的临床观察。

(二)外科治疗

当疼痛不能被药物缓解或结石直径＞6mm 时,应考虑采取外科治疗措施。

1.体外冲击波碎石治疗(ESWL),将 ESWL 作急症处置的措施,通过碎石不但能控制肾绞痛,而且还可以迅速解除梗阻。

2.输尿管内放置支架,还可以配合 ESWL 治疗。

3.经输尿管镜碎石取石术:输尿管镜下取石或碎石方法的选择,应根据结石的部位、大小、成分(密度)、合并感染情况、可供使用的仪器设备、泌尿外科医生的技术水平和临床经验以及病大本身的条件和意愿等综合考虑,一般适于输尿管中下段结石。

4.经皮肾造口引流术,特别适用于结石梗阻合并严重感染的肾绞痛病例。

5.经皮肾镜碎石取石术,适用于肾盂输尿管连接部以上的肾盂、肾盏内结石,特别是鹿角样铸型结石。

6.开放手术和腹腔镜治疗:开放性手术仅用在 ESWL 和输尿管镜碎石、取石治疗失败的情况下。此外,开放手术还可应用于输尿管镜取石或 ESWI 存在着禁忌证的情况下。后腹腔镜下的输尿管切开取石可以作为开放手术的另一种选择。

7.溶石治疗:只有纯尿酸结石才能通过口服溶石药物溶石,而那些含有尿酸铵或尿酸钠的结石则不行。对于 X 线下显示低密度影的结石,可以利用输尿管导管或双"J"管协助定位试行 ESWL。尿酸结石在行逆行输尿管插管进行诊断及引流治疗时,如导管成功到达结石上方,可在严密观察下行碱性药物局部灌注溶石,较口服溶石药溶石速度更快。

第三节　膀胱结石

膀胱结石是较常见的泌尿系结石,好发于男性,男女比例约为 10∶1。膀胱结石的发病率有明显的地区和年龄差异。总的来说,在经济落后地区,膀胱结石以婴幼儿为常见,主要由营养不良所致。随着我国经济的发展,膀胱结石的总发病率已显著下降,多见于 50 岁以上的老年人。

一、病因

膀胱结石分为原发性和继发性两种。原发性膀胱结石多由营养不良所致,现在除了少数发展中国家及我国一些边远地区外,其他地区该病已少见。继发性膀胱结石主要继发于下尿路梗阻、膀胱异物等。

(一)营养不良

婴幼儿原发性膀胱结石主要发生于贫困饥荒年代,营养缺乏、尤其是动物蛋白摄入不足是其主要原因。只要改善婴幼儿的营养,使新生儿有足够的母乳或牛乳喂养,婴幼儿膀胱结石是可以预防的。

(二)下尿路梗阻

一般情况下,膀胱内的小结石以及在过饱和状态下形成的尿,盐沉淀常可随尿流排出。但当有下尿路梗阻时,如良性前列腺增生、膀胱颈部梗阻、尿道狭窄、先天畸形、膀胱膨出、憩室、肿瘤等,均可使小结石和尿盐结晶沉积于膀胱而形成结石。

此外,造成尿流不畅的神经性膀胱功能障碍、长期卧床等,都可能诱发膀胱结石的出现。尿液潴留容易并发感染,以细菌团、炎症坏死组织及脓块为核心,可诱发晶体物质在其表面沉积而形成结石。

(三)膀胱异物

医源性的膀胱异物主要有长期留置的导尿管、被遗忘取出的输尿管支架管、不被机体吸收的残留缝线、膀胱悬吊物、由子宫内穿至膀胱的 Lippes 环等,非医源性异物如发夹、蜡块等。膀胱异物可作为结石的核心而使尿盐晶体物质沉积于其周围而形成结石。此外,膀胱异物也容易诱发感染,继而发生结石。当发生血吸虫病时,其虫卵亦可成为结石的核心而诱发膀胱结石。

（四）尿路感染

继发于尿液潴留及膀胱异物的感染，尤其是分泌尿素酶的细菌感染，由于能分解、尿素产生氨，使尿 pH 升高，使尿磷酸钙、铵和镁盐的沉淀而形成膀胱结石。这种由产生尿素酶的微生物感染所引起、由磷酸镁铵和碳磷灰石组成的结石，又称为感染性结石。

含尿素酶的细菌大多数属于肠杆菌属，其中最常见的是奇异变形杆菌，其次是克雷白杆菌、假单胞菌属及某些葡萄球菌。少数大肠埃希菌、某些厌氧细菌及支原体也可以产生尿素酶。

（五）代谢性疾病

膀胱结石由人体代谢产物组成，与代谢性疾病有着极其密切的关系，包括胱氨酸尿症、原发性高草酸尿症、特发性高尿钙、原发性甲状旁腺功能亢进症、黄嘌呤尿症、特发性低柠檬酸尿症等。

（六）肠道膀胱扩大术

肠道膀胱扩大术后膀胱结石的发生率高达 36%～50%，主要原因是肠道分泌黏液所致。

（七）膀胱外翻－尿道上裂

膀胱外翻－尿道上裂患者在膀胱尿道重建术前因存在解剖及功能方面的异常，易发生膀胱结石。在重建术后，手术引流管、尿路感染、尿液潴留等又增加了结石形成的危险因素。

二、病理

膀胱结石的继发性病理改变主要表现为局部损害、梗阻和感染。由于结石的机械性刺激，膀胱黏膜往往呈慢性炎症改变。继发感染时，可出现滤泡样炎性病变、出血和溃疡，膀胱底部和结石表面均可见脓苔。偶可发生严重的膀胱溃疡，甚至穿破到阴道、直肠，形成尿瘘。晚期可发生膀胱周围炎，使膀胱和周围组织粘连，甚至发生穿孔。

膀胱结石易堵塞于膀胱出口、膀胱颈及后尿道，导致排尿困难。长期持续的下尿路梗阻可使膀胱逼尿肌出现代偿性肥厚，并逐渐形成小梁、小房和憩室，使膀胱壁增厚和肌层纤维组织增生。长期下尿路梗阻还可损害膀胱输尿管的抗反流机制，导致双侧输尿管扩张和肾积水，使肾功能受损，甚至发展为尿毒症。肾盂输尿管扩张积水可继发感染而发生肾盂肾炎及输尿管炎。

当尿路移行上皮长期受到结石、炎症和尿源性致癌物质刺激时，局部上皮组织可发生增生性改变，甚至出现乳头样增生或者鳞状上皮化生，最后发展为鳞状上皮癌。

三、临床表现

膀胱结石的主要症状是排尿疼痛、排尿困难和血尿。疼痛可为耻骨上或会阴部疼痛，由结石刺激膀胱底部黏膜而引起，常伴有尿频和尿急，排尿终末时疼痛加剧。如并发感染，则尿频、尿急更加明显，并可发生血尿和脓尿。排尿过程中结石常堵塞膀胱出口，使排尿突然中断并突发剧痛，疼痛可向阴茎、阴茎头和会阴部放射。排尿中断后，患者须晃动身体或采取蹲位或卧位，移开堵塞的结石，才能继续排尿，并可缓解疼痛。

小儿发生结石堵塞，往往疼痛难忍，大声哭喊，大汗淋漓，常用手牵扯阴茎或手抓会阴部，并变换各种体位以减轻痛苦。结石嵌顿于膀胱颈口或后尿道，则出现明显排尿困难，尿流呈滴沥状，严重时发生急性尿潴留。

膀胱壁由于结石的机械性刺激,可出现血尿,并往往表现为终末血尿。尿流中断后再继续排尿亦常伴有血尿。

老年男性膀胱结石多继发于前列腺增生症,可同时伴有前列腺增生症的症状;神经性膀胱功能障碍、尿道狭窄等引起的膀胱结石亦伴有相应的症状。少数患者,尤其是结石较大、且有下尿路梗阻及残余尿者,可无明显的症状,仅在做 B 超或 X 线检查时发现结石。

四、诊断

根据膀胱结石的典型症状,如排尿终末疼痛、排尿突然中断,或小儿排尿时啼哭牵拉阴茎等,可做出膀胱结石的初步诊断。但这些症状绝非膀胱结石所独有,常需辅以 B 超或 X 线检查才能确诊,必要时做膀胱镜检查。

体检对膀胱结石的诊断帮助不大,多数病例无明显的阳性体征。结石较大者,经双合诊可扪及结石。婴幼儿直肠指检有时亦可摸到结石。经尿道将金属探条插入膀胱,可探出金属碰击结石的感觉和声音。目前此法已被 B 超及 X 线检查取代而很少采用。

实验室检查可发现尿中有红细胞或脓细胞,伴有肾功能损害时可见血肌酐、尿素氮升高。

超声检查简单实用,结石呈强光团并有明显的声影。当患者转动身体时,可见到结石在膀胱内移动。膀胱憩室结石则变动不大。

腹部 X 线片亦是诊断膀胱结石的重要手段,结合 B 超检查可了解结石大小、位置、形态和数目,还可了解双肾、输尿管有无结石。应注意区分 X 线片上的盆部静脉石、输尿管下段结石、淋巴结钙化影、肿瘤钙化影及粪石。必要时行静脉肾盂造影检查以了解上尿路情况,作膀胱尿道造影以了解膀胱及尿道情况。纯尿酸和胱氨酸结石为透 X 线的阴性结石,用淡的造影剂进行膀胱造影有助于诊断。

尿道膀胱镜检查是诊断膀胱结石最可靠的方法,尤其对于透 X 线的结石。结石在膀胱镜可一目了然,不仅可查清结石的大小、数目及其具体特征,还可明确有无其他病变,如前列腺增生、尿道狭窄、膀胱憩室、炎症改变、异物、癌变、先天性后:尿道瓣膜及神经性膀胱功能障碍等。膀胱镜检查后,还可同时进行膀胱结石的碎石治疗。

五、治疗

膀胱结石的治疗应遵循两个原则,一是取出结石,二是去除结石形成的病因。膀胱结石如果来源于肾、输尿管结石,则同时处理;来源于下尿路梗阻或异物等病因时,在清除结石的同时必须去除这些病因。有的病因则需另行处理或取石后继续处理,如感染、代谢紊乱和营养失调等。

一般来说,直径小于 0.6cm,表面光滑,无下尿路梗阻的膀胱结石可自行排出体外。绝大多数的膀胱结石均需行外科治疗,方法包括体外冲击波碎石术、内腔镜手术和开放性手术。

(一)体外冲击波碎石术

小儿膀胱结石多为原发性结石,可首选体外冲击波碎石术;成人原发性膀胱结石≤3cm 者亦可以采用体外冲击波碎石术。膀胱结石进行体外冲击波碎石时多采用俯卧位或蛙式坐位,对阴囊部位应做好防护措施。由于膀胱空间大,结石易移动,碎石时应注意定位。较大的结石碎石前膀胱需放置 Foley 尿管,如需作第 2 次碎石,两次治疗间断时间应大于 1 周。

（二）腔内治疗

几乎所有类型的膀胱结石都可以采用经尿道手术治疗。在内镜直视下经尿道碎石是目前治疗膀胱结石的主要方法，可以同时处理下尿路梗阻病变，如前列腺增生、尿道狭窄、先天性后尿道瓣膜等，亦可以同时取出膀胱异物。

相对禁忌证：①严重尿道狭窄经扩张仍不能置镜者；②合并膀胱挛缩者，容易造成膀胱损伤和破裂；③伴严重出血倾向者；④泌尿系急性感染期；⑤严重全身性感染；⑥全身情况差不能耐受手术者；⑦膀胱结石合并多发性憩室应视为机械碎石的禁忌证。

一般采用蛛网膜下隙麻醉、骶管阻滞麻醉或硬膜外麻醉均可，对于较小、单发的结石亦可选择尿道黏膜表面麻醉。小儿患者可采用全身静脉麻醉。手术体位取截石位。

目前常用的经尿道碎石方式包括机械碎石、液电碎石、气压弹道碎石、超声碎石、激光碎石等。

1.经尿道机械碎石术

经尿道机械碎石是用器械经尿道用机械力将结石击碎。常用器械有大力碎石钳及冲压式碎石钳，适用于2cm左右的膀胱结石。如同时伴有前列腺增生，尤其是中叶增生者，最好先行前列腺切除，再行膀胱碎石，两种手术可同时或分期进行。

机械碎石有盲目碎石和直视碎石两种，盲目碎石现已很少使用，基本上被直视碎石所取代。直视碎石是先插入带内镜的碎石钳，充盈膀胱后，在镜下观察结石的情况并在直视下将碎石钳碎。操作简便，效果满意且安全。

由于膀胱结石常伴有膀胱黏膜的充血水肿，若碎石过程中不慎夹伤黏膜或结石刺破黏膜血管，有可能导致膀胱出血。因此，碎石前必须充盈膀胱，使黏膜皱褶消失，尽量避免夹到黏膜；碎石钳夹住结石后，应稍上抬离开膀胱壁，再用力钳碎结石。术后如无出血，一般无须留置导尿管。如伴有出血或同时做经尿道前列腺切除手术，则需留置导尿管引流，必要时冲洗膀胱。

膀胱穿通伤是较严重的并发症，由碎石钳直接戳穿或钳破膀胱壁所致。此时灌注液外渗，患者下腹部出现包块，有压痛，伴有血尿。如穿通至腹膜外，只需停留导尿管引流膀胱进行保守治疗和观察即可；如出现明显腹胀及大量腹腔积液，说明穿通，至腹腔内，需行开放手术修补膀胱。

2.经尿道液电碎石术

液电碎石的原理是通过置入水中的电极瞬间放电，产生电火花，生成热能制造出空化气泡，并进一步诱发形成球形的冲击波来碎石。液电的碎石效果不如激光和气压弹道，而且其热量的非定向传播往往容易导致周围组织损伤，轰击结石时如果探头与膀胱直接接触可造成膀胱的严重损伤甚至穿孔，目前已很少使用。

3.经尿道超声碎石术

超声碎石是利用超声转换器，将电能转变为声波，声波沿着金属探条传至碎石探头，碎石探头产生高频震动使与其接触的结石碎裂。超声碎石常用内含管腔的碎石探头，其末端接负压泵，能反复抽吸进入膀胱的灌注液，一方面吸出碎石，另一方面使视野清晰并可使超声转换器降温，碎石、抽吸和冷却同时进行。

在膀胱镜直视下,将碎石探头紧触结石,并将结石压向膀胱壁而可进行碎石。注意碎石探头与结石间不能有间隙。探头不可直接接触膀胱壁,以减少其淤血和水肿。负压管道进出端不能接错,否则会使膀胱变成正压,导致膀胱破裂。超声碎石的特点是简单、安全性高,碎石时术者能利用碎石探头将结石稳住,同时可以边碎边吸出碎石块。但由于超声波碎石的能量小,碎石效率低,操作时间较长。

4.经尿道气压弹道碎石术

气压弹道碎石于 1990 年首先在瑞士研制成功,至今已发展到第三代、同时兼备超声碎石和气压弹道碎石的超声气压弹道碎石清石一体机。

气压弹道碎石的原理是通过压缩的空气驱动金属碎石杆,以一定的频率不断撞击结石而使之破碎。气压弹道能有效击碎各种结石,整个过程不产生热能及有害波,是一种安全、高效的碎石方法。其缺点是碎石杆容易推动结石,结石碎片较大,常需取石钳配合使用。膀胱结石用气压弹道碎石时结石在膀胱内易移动,较大的结石需要时间相对比较长,碎石后需要用冲洗器冲洗或用取石钳将结石碎片取出膀胱。

使用超声气压弹道碎石清石一体机可同时进行超声碎石和气压弹道碎石,大大加快碎石和清石的速度,有效缩短手术时间。

5.经尿道激光碎石术

激光碎石是目前治疗膀胱结石的首选方法,目前常用的激光有钕-钇铝石榴石(Nd:YAG)激光、Nd:YAG 双频激光(FREDDY 波长 532nm 和 1064nm)和钬-钇铝石榴石(Ho:YAG)激光,使用最多的是钬激光。钬激光是一种脉冲式近红外线激光,波长为 2140nm,组织穿透深度不超过 0.5mm,对周围组织热损伤极小。有直射及侧射光纤,365μm 的光纤主要用于半硬式内镜,220μm 的光纤用于软镜。钬激光能够粉碎各种成分的结石,碎石速度较快,碎石充分,出血极少,其治疗膀胱结石的安全性、有效性和易用性已得到确认,成功率可达100%。同时,钬激光还能治疗引起结石的其他疾病,如前列腺增生、尿道狭窄等。

膀胱镜下激光碎石术只要视野清晰,常不易伤及膀胱黏膜组织,术后无须做任何特殊治疗,嘱患者多饮水冲洗膀胱即可。

(三)开放手术治疗

耻骨上膀胱切开取石术不需特殊设备,简单易行,安全可靠,但随着腔内技术的发展,目前采用开放手术取石已逐渐减少,开放手术取石不应作为膀胱结石的常规治疗方法,仅适用于需要同时处理膀胱内其他病变时使用。

开放手术治疗的相对适应证:①较复杂的儿童膀胱结石;②大于 4cm 的大结石;③严重的前列腺增生、尿道狭窄或膀胱颈挛缩者;④膀胱憩室内结石;⑤膀胱内围绕异物形成的大结石;⑥同时合并需开放手术的膀胱肿瘤;⑦经腔内碎石不能击碎的膀胱结石;⑧肾功能严重受损伴输尿管反流者;⑨全身情况差不能耐受长时间手术操作者。

开放手术治疗的相对禁忌证:①合并严重内科疾病者,先行导尿或耻骨上膀胱穿刺造瘘,待内科疾病好转后再行腔内或开放取石手术;②膀胱内感染严重者,先行控制感染,再行手术取石;③全身情况极差,体内重要器官有严重病变,不能耐受手术者。

第四节　肾损伤

一、病因与分类

(一)闭合性损伤

造成肾脏闭合性损伤的外力因素可以是直接外力,也可以是间接外力。直接外力引起的闭合性损伤往往是钝性外力直接撞击腹部、腰部或背部造成的肾实质损伤。由交通事故、体育活动撞击或暴力冲突等产生的外力挤压肾脏,并导致肾脏与脊柱、肋骨相撞引起肾实质损伤或裂伤。

间接外力引起的闭合性损伤主要是指身体剧烈运动或体位变化导致的肾实质损伤。机动车突然减速、高处坠落等可以诱发瞬间的肾脏过度活动,进而导致肾实质裂伤、肾血管内膜撕脱或肾盂输尿管连接部断裂等。由于轻微外力引起肾损伤的患者往往提示其肾脏可能存在某种先天性或病理性改变如肾盂输尿管连接部狭窄导致的肾积水、肾肿瘤等。

(二)开放性损伤

开放性肾脏损伤主要以刀刺伤、枪击伤多见。刀刺伤引起的肾损伤往往为肾脏贯通伤,严重时可以同时穿透肾实质、集合系统及肾血管。此外,肾损伤的程度与刀具或匕首的长短、粗细、刺入部位和深度密切相关。枪击伤引起的肾脏贯通伤通常伴有延迟性出血、尿外渗、感染及脓肿形成等表现。这是由于子弹穿过肾脏可产生放射性或爆炸性能量,其气流冲击作用使软组织呈洞状损坏,其组织破坏程度与发射子弹的速度相关,并易出现延迟性组织坏死。

(三)医源性损伤

医源性损伤是指在疾病诊断或治疗过程中发生的肾损伤。如体外冲击波碎石、肾盂输尿管镜、经皮肾镜以及腹腔镜检查或治疗时造成的损伤。常见的医源性肾损伤是肾血管损伤引起的大量出血、肾实质损伤引起的肾周血肿、肾裂伤以及肾脏集合系统损伤引起的尿外渗等。

(四)自发性肾破裂

自发性肾破裂是指在无明显外伤情况下突然发生的肾实质、集合系统或肾血管的损伤,临床较罕见。自发性肾破裂的发生往往由肾脏本身病变所致,如巨大肾错构瘤或肾癌、肾动脉瘤、肾积水以及肾囊肿等疾患引起。

二、发病机制

肾损伤的发生机制和肾损伤的分类密切相关。

对于闭合性肾损伤的患者来讲,直接外力和间接外力引起损伤的机制也有所不同。直接外力引起的闭合性肾损伤是由于肾脏局部承受的压力突然增加导致肾脏移位并撞击邻近骨骼,或肾被膜破裂而产生。间接外力引起的闭合性肾损伤主要是由于肾脏随呼吸正常活动的范围突然加大导致肾脏过度活动而产生。

显而易见,开放性肾损伤的发生就是肾脏直接受到外界创伤的结果。一般认为贯通性肾损伤约80%同时合并多处脏器的损伤。肾损伤的发生机制也与是否发生泌尿系以外的脏器损伤相关,腹部贯通伤涉及肾脏的占6%～17%。文献报道贯通性肾损伤合并胸腔或腹腔脏器损伤的比例高达85%～95%。而贯通性肾损伤的发生与体表受伤的部位相关。当刀刺进入部位在腋前线或腋后线时,肾损伤同时合并其他脏器损伤的仅占12%。

肾蒂血管损伤的发生主要见于开放性肾损伤的患者,但是也有20%左右闭合性肾损伤的患者可以表现为肾血管损伤。国内外的文献报道显示在肾蒂血管损伤的患者中,肾动脉、肾静脉均损伤者占47%,肾静脉损伤者占34%,而肾动脉损伤者仅占19%。

三、诊断

在肾损伤的诊断中最主要的一项内容就是创伤或外伤史的了解,同时配合全面的体格检查和各种辅助检查对患者进行全面的评估,获得明确的诊断。

(一)创伤史

创伤史的了解应该首先考虑患者的受伤程度和病情的危急状况,尽可能在较短的时间内了解外伤或创伤现场的情况,有无体表创伤的发生,体表创伤的部位,深度和利器的种类。无论损伤是来自钝器直接暴力或刀刺贯通伤,根据体表解剖特点,如果受伤部位是从后背、侧腰部、上腹部或下胸部,均可能导致肾损伤。贯通伤的利器或子弹类型等也是询问并记录的重要内容,这不仅可评估损伤程度,也有助于考虑对失去血供组织清创术的范围。如因机动车交通事故所致,需了解机动车车速、伤者是司机、乘客或是行人。高处坠落伤应了解坠落高度及坠落现场地面情况。无论是机动车或高处坠落突然减速致伤,虽然未出现血尿也不能忽略有肾损伤的可能,必须进一步检查以明确有无肾损伤和是否需要外科治疗。

(二)临床表现

患者受到各种创伤后的临床表现非常复杂,同时临床表现会随时发生变化,因此在了解创伤史的同时应该掌握其临床表现的特征,做到不延误治疗时机的目的。

1.休克

患者受到各种创伤后发生的休克分为创伤性休克和失血性休克。创伤性休克是由于创伤后腹腔神经丛受到创伤引起的强烈刺激,导致血管张力下降和心排出量下降出现暂时性血压下降所致,一般情况下经输液治疗后可以获得恢复。而失血性休克是因为肾损伤伴随的大量出血和血容量的减少导致血压下降,需要及时输血补充患者的血容量,并同时采用各种方法止血,迅速达到救治目的。

2.血尿

尽管血尿被认为是肾损伤最常见,也是最重要的临床表现,但是我们不能忽略的是有5%～10%肾损伤的患者可以暂时没有血尿的表现。出现肉眼血尿通常预示患者有较严重的肾损伤,但是血尿的严重程度并不完全和损伤机制及肾损伤的程度相关。某些重度肾损伤如肾血管断裂、肾盂输尿管连接部破裂、输尿管断裂或血块阻塞输尿管,可能表现为镜下血尿,甚至无血尿。而在受到创伤前明确有肾脏疾病的患者如肾肿瘤、肾血管畸形、肾囊肿等,有时较轻的创伤也会出现不同程度的血尿。

3.疼痛

疼痛往往是患者受到外伤之后的第一个症状。一般情况下,疼痛部位和程度与受创伤的部位和程度是一致的。疼痛症状可以由肾被膜下出血导致的张力增加引起,表现为腹部或伤侧腰部的剧烈胀痛等疼痛症状。输尿管血块梗阻,引起的疼痛常表现为钝痛。血块在输尿管内移动可导致痉挛,出现肾绞痛症状。肾损伤后出现的肾周血肿和尿外渗通常伴随明显的进行性的局部胀痛,在部分患者可以触及腰部或侧腹部肿块。

如果肾损伤引起的出血仅局限于腹膜后,疼痛症状以腰肌紧张、僵直以及较剧烈的疼痛为主。如果腹膜后血肿或尿液刺激腹膜或后腹膜破裂,血肿进入腹膜腔就会出现明显的腹痛和腹膜刺激征。同时合并腹腔脏器损伤的患者也会表现为明显的腹膜刺激征,但是应该注意的是出现腹膜刺激征并非一定有腹腔脏器损伤。

4.多脏器损伤

肾损伤合并其他脏器损伤的发生率和创伤部位与创伤程度有关。与肾损伤同时出现的合并伤主要涉及与肾相邻的脏器如肝、脾、胰腺、胸腔、腔静脉、主动脉、胃肠道、骨骼及神经系统等。有合并伤的肾损伤患者其临床表现更为复杂。合并腹腔内脏器损伤者主要表现为急腹症及腹胀等症状。合并胸腔脏器损伤者多表现为呼吸循环系统症状。合并大血管损伤的患者可以表现为失血性休克,合并不同部位骨折及神经系统损伤的患者也会出现相应的临床表现。国内近期多篇报道肾损伤合并其他脏器损伤占 14%～41%,而国外报道明显高于国内,闭合性损伤合并其他脏器损伤者 44%～100%。贯通性肾损伤合并腹腔胸腔脏器损伤者 80%～95%,其中枪伤全部合并其他脏器损伤。

(三)体格检查

对所有创伤患者首先应该积极监测各项生命体征的变化。定时监测患者的血压、脉搏、呼吸及意识等。如果患者的收缩压<90mmHg 应该考虑有发生休克的可能。在进行全面体格检查时,注意观察创伤的部位和创伤程度。如果受伤部位在下胸部、上腹部、腰部并伴随有血尿等症状时,应考虑有肾损伤的可能。腰部或腹部触及肿块表明有严重肾损伤和腹膜后出血的可能。对于体表或体内有利器残留的患者,应该观察利器扎入体内的深度,是否伴随有出血或尿液样体液的流出,以及利器是否随呼吸移动等特征。

因肾损伤同时合并腹部脏器损伤发生率高达 80%,临床检查时要除外是否合并腹部脏器损伤。对于已经明确有腹部脏器损伤的患者,应该注意有无同时发生肾损伤的可能。

(四)尿液检查与分析

对于疑有肾损伤的患者应尽早获取尿液标本进行检测,判断有无血尿的发生。血尿的判断分为肉眼血尿和镜下血尿两种,出现肉眼血尿的患者同时还应该通过血尿的状况,如有无血块等初步判断出血量的多少以及是否需要留置尿管进行膀胱冲洗等。尿液标本收取过程中应该特别注意收集伤后第一次尿液进行检测,因为有些伤者在受伤后第一次排尿为血尿,而之后的几次排尿由于输尿管血块堵塞的原因出现暂时性血尿消失的现象。

(五)影像学检查

影像学检查包括腹部 X 线片、静脉尿路造影、计算机断层扫描(CT)、肾动脉造影、超声检查、磁共振成像(MRI)及逆行造影等各种类型检查手段。

1.B 超

由于 B 超检查的普及以及快捷方便的特点,对于怀疑有肾损伤,尤其是闭合性损伤的患者应该尽早进行 B 超检查。必要时可以反复进行 B 超检查进行动态对比,目的就是对肾损伤获得早期诊断。由于方便可靠的特点,在肾损伤的影像学检查中 B 超检查被认为是首选检查手段。

B超检查可以判断肾脏体积或大小的变化,有无严重肾实质损伤的存在,肾血管的血流是否正常等,同时也能够对肾脏有无积水,肿瘤占位等病变做出判断。对造影剂过敏、不能接受X线检查的患者(如妊娠妇女)及有群体伤员时可以作为一种筛查性手段。

2.腹部 X 线片与静脉尿路造影

腹部 X 线片应包括双肾区、双侧输尿管及膀胱区。在获得腹部 X 线片后应该首先观察骨骼系统有无异常、伤侧膈肌是否增高等泌尿系之外的变化,及时判断有无多脏器损伤的可能。对于开放性肾损伤的患者,通过腹部 X 线片还可以了解体内有无金属利器、断裂刀具以及子弹或碎弹片的残留。静脉尿路造影通常采用大剂量造影剂快速静脉推入后连续观察的手段。当静脉尿路造影显示患肾不显影表明功能严重受损,可能为肾损伤严重或肾动脉栓塞,而肾动脉栓塞的可能性约占 50%。

3.CT

CT 对肾周血肿及尿外渗范围的判断能力均优于静脉尿路造影。采用增强扫描可观察肾实质缺损部位、程度,辨别有无肾动脉或分支的损伤和栓塞。采用螺旋 CT 可更清晰地显示复杂肾损伤的生理解剖学图像。CT 应包括全腹及盆腔,必要时口服对比剂或灌肠以排除胃肠道的破裂,达到了解腹膜内脏器有无合并伤的目的,为重度肾损伤患者是否能采用非手术治疗提供更多信息,避免过多开放手术导致肾切除的风险,尤其是孤立肾及双肾损伤患者。

CT 平扫对创伤部位、深度肾血管损伤,有无尿外渗及肾功能的判断效果差,常需增强扫描补充。临床经验认为无论是闭合性还是贯通性损伤常常以 CT 作为首选,减少过多地搬动患者,并能为医生对病情判断提供更快更有价值的信息。

四、分级

肾损伤的分级在肾损伤的诊断与治疗中意义重大,对肾损伤严重程度的正确评估是制订合理的进一步检查和处理措施的基础。而根据肾损伤的分级判断患者能否进行进一步检查,选择何种治疗手段,最大限度地达到救治患者及保护患肾的目的。

最初肾损伤按其损伤机制进行分类,即分为闭合性损伤及贯通性损伤,其中包括医源性损伤及自发性肾破裂等。肾创伤有多种分类,而其中被广泛接受和使用的分类是美国创伤外科协会提出的。

为了临床诊治的方便,有学者提出肾损伤只分轻度和重度。轻度损伤为肾挫伤、被膜下少量血肿、肾浅表裂伤。重度损伤为肾深层实质裂伤、裂伤深达髓质及集合系统、肾血管肾蒂损伤、肾破碎、肾周大量血肿。并认为轻度损伤占 70%,破碎肾和肾蒂损伤占 10%～15%。也有学者将肾损伤分为轻度、中度、重度。轻度为肾挫伤和小裂伤占 70%,中度为较大裂伤,约占20%,重度为破碎伤及肾蒂损伤,约占 10%。

然而,这些分级及分类方法只是根据肾脏本身的损伤程度限定的,并不完全反映伤者的整体状况。创伤患者的特点和整体状况密切相关,如肾损伤常常同时合并多脏器的损伤。然而,目前关注更多的问题是对肾损伤的评估应该建立在对患者全身状况正确评估的基础上,尤其是合并多脏器损伤的患者,在进一步的临床检查和治疗过程中常常需要多个科室医师的密切配合。因此,不论何种肾损伤的分级方法都不能替代对患者全身状况的评估。

三、肾脏损伤的治疗

在肾损伤的临床治疗中,如何选择手术时机和手术方法一直都是泌尿外科医师关注的问题。在决定治疗方式之前,更重要的一点就是需要判断患者是否具有手术适应证。而手术适应证的判断主要是根据患者的创伤史、损伤的种类与程度、送入急诊室后的临床表现及全面检查的结果决定。

(一)急诊救治

实际上,对送入急诊室的创伤患者来讲,临床治疗和检查是同步进行的。通过对血压、脉搏、呼吸及体温等生命体征的监测,需要立即决定患者是否需要输血、输液或复苏处理。在询问创伤史的同时,完成各项常规检查。根据创伤的分类即闭合性或开放性损伤,初步判断患者是单纯肾损伤还是多脏器损伤。对于仅怀疑为单纯肾损伤的患者,应该根据患者有无血尿以及血尿常规检查和B超等辅助检查的结果决定患者进一步的治疗计划。如果是多脏器损伤需要与相关科室的医师取得联系,共同决定下一步临床检查的内容和救治方案。

(二)保守治疗

肾脏闭合性损伤的患者90%以上可以通过保守治疗获得治疗效果。近年来随着影像技术的进展与普及,尤其是CT检查,对闭合性肾损伤患者肾脏损伤的程度能够获得明确的判断,手术探查发生率明显下降。手术探查往往会出现难以控制的出血而导致患肾切除,因此,需要严格把握手术探查的适应证。一般认为接受保守治疗的患者应该具备以下条件:①各项生命体征平稳;②闭合性损伤;③影像学检查结果显示肾损伤分期为Ⅰ、Ⅱ期的轻度损伤;④无多脏器损伤的发生。

在保守治疗期间应密切观察各项生命体征是否平稳,采取输液,必要时输血补充血容量和维持水电解质平衡等支持疗法,并给以抗生素预防感染。注意血尿的轻重腹部肿块扩展及血红蛋白、血细胞比容的改变。患者尿量减少,要注意患者有无休克或伤后休克期过长发生急性肾衰可能。患者有先天性畸形或伤前有病理性肾病如先天性孤立肾,对侧肾有病理性肾功能丧失而发生肾血管栓塞,尿路血块梗阻等均可导致尿量减少或无尿。必要时进行影像学检查或复查,随时对肾损伤是否出现进展或并发症进行临床判断和救治。在观察期间病情有恶化趋势时应及时处理或手术探查。

接受保守治疗的患者需要绝对卧床2周以上,直到尿液变清,并限制活动至镜下血尿消失。因伤后损伤组织脆弱,或局部血肿,尿外渗易发生感染,因此往往在伤后1~3周内因活动不当常可导致继发出血。

(三)介入治疗

随着血管外科介入治疗的发展,越来越多的肾损伤患者可以通过介入治疗获得明确的效果。当肾损伤合并出血但血流动力学平稳,由于其他损伤不适宜开腹探查或延迟性再出血,术后肾动静脉瘘及肾动脉分支损伤,均可采用选择性动脉插管技术,在动脉造影的同时栓塞出血的肾动脉。由于介入治疗失败后还存在外科治疗的可能,因此对暂时不具备外科治疗适应证,同时存在出血风险的患者可以考虑进行血管造影及介入治疗。目前介入治疗可以达到超选择性血管栓塞的效果,对止血以及保护肾功能都具有临床意义。介入治疗尤其适用于对侧肾阙如,或对侧肾功能不全的肾损伤患者。肾损伤患者介入治疗后需要卧床休养和观察,在此期间一旦病情发生变化需要外科治疗时应该积极准备下一步外科治疗的实施。

(四)外科治疗

对于肾损伤患者,在决定外科治疗时应该考虑的几个问题是该患者是否需要手术治疗,手术治疗的目的是外科探查还是目标明确的肾修补术。在外科治疗之前一定要明确对侧肾脏的状况,同时要告知患者及其家属伤侧肾脏有切除的可能。因为不论是手术探查还是肾修补术,手术前都很难判断伤侧肾脏的具体情况,必要时术者需要术中和向患者家属交代病情,决定手术方式。

1.外科探查

外科探查主要见于下列几种状况。

(1)难以控制的出血:由于肾外伤导致大量的持续性显性出血或全身支持疗法不能矫正休克状态的患者,应立即手术止血挽救生命。可以在手术中进行静脉尿路造影了解双肾功能。

(2)腹部多脏器损伤:腹部脏器损伤是手术适应证。肾损伤往往伴有腹部多脏器损伤。腹部多脏器损伤采用CT、超声波等综合诊断后可以进行手术,同时探查肾脏损伤状况。

(3)大量尿外渗:尿外渗是由于肾损伤导致肾脏集合系统包括肾盂、输尿管连接部损伤断裂所致。少量的尿外渗大部分可以自然愈合,大量的尿外渗可形成尿性囊肿,若继发感染后导致脓肿及肾出血。肾损伤后出现大量尿外渗的患者,应该积极进行手术探查尽早修补集合系统的损伤。

2.外科探查原则

(1)外科探查前或打开腹膜后血肿前未作影像学检查者应手术中行大剂量静脉尿路造影,了解肾损伤严重程度及对侧肾功能。对侧肾脏有病理性改变及先天阙如者应尽力保留伤肾。对侧肾功能正常者原则上也须尽力保留,不能轻易切除伤肾。

(2)在打开后腹膜清除肾周血肿暴露肾脏前必须控制肾脏的血液循环,以避免出现难以控制的出血而导致生命危险及患肾切除。

(3)探查时肾血管控制温缺血时间不应超过60分钟,如超时需用无菌冰降温并给予肌苷以保护肾功能的恢复。

(4)暴露整个肾脏并仔细检查肾实质、肾盂、输尿管及肾血管,并评估损伤程度,注意有无失去活力组织及尿外渗。

(5)需彻底清创,尤其是因枪伤所致的肾损伤。清除因子弹爆炸效应出现的组织缺血坏死,可减少术后感染、出血及高血压等并发症。

(6)腹膜后留置导管引流。因肾损伤常累及集合系统,术后尿外渗及渗血可经引流管导出,避免术后尿性囊肿及感染等并发症。

3.外科探查手术入路

(1)急性肾创伤的手术探查最好采取经腹途径,以便探查腹腔脏器和肠管。通常取剑突下至耻骨的腹正中切口,此入路能在打开肾周筋膜清理血肿前较易游离并控制双肾的动脉及静脉。

(2)迅速进入腹腔,在出血不严重时探查腹腔脏器并可修补。在探查肾脏之前,如有必要,应先对大血管、肝脏、脾脏、胰腺和肠管创伤进行探查及处理。当出血证实主要来自肾脏应尽快暴露肾血管及肾脏控制出血。

(3)由于腹膜后有大量血肿使正常解剖关系破坏变形,需仔细辨别标志。可提起小肠暴露后腹膜,在肠系膜下动脉、主动脉前壁向下剪开后腹膜。血肿过大难以辨认主动脉时可以肠系膜静脉作为标志,祛除血肿找到主动脉前壁向下剪开后腹膜。

(4)从左肾静脉与下腔静脉连接处提起左肾静脉较易暴露双侧肾动脉和腹主动脉。游离双肾的动脉静脉,注意约 25% 患者双侧有多个肾动脉而 15% 患者有多个肾静脉。多个肾静脉者约 80% 发生在右侧肾脏。

(5)将游离的肾脏血管分别用橡皮带提起或用无损伤血管钳夹住。确保肾血管已得到控制后,提起伤肾侧结肠,剪开侧腹膜并打开肾周筋膜清理肾周血肿并完全暴露肾脏,观察肾脏损伤程度及范围。也可分别从升结肠或降结肠外侧腹膜处剪开上至肝区或脾区,将结肠推向中线,暴露肾脏血管。

4.肾修补缝合术和肾部分切除术

当肾裂伤比较限局时可行肾脏修补缝合术控制出血。在肾上极或下极有严重裂伤也可采用肾部分切除术。在控制肾血管及暴露肾脏之后,剥离肾包膜并尽可能保留肾包膜,锐性清除破碎及无活力组织。肾创伤断面有撕裂肾盏或肾盂及较大血管可用蚊式钳夹住并以 4-0 可吸收铬制线间断缝扎关闭破碎集合系统及止血。再以 2-0 铬制缝线通过肾包膜贯穿褥式缝合裂开肾实质,以游离的包膜遮盖肾裂伤处,避免术后出血。结扎缝线时应松紧适度,于裂伤及缝线处置垫备好的脂肪或可吸收的明胶海绵,避免结扎缝线用力过度,撕裂肾实质。包膜短缺也可用带蒂网膜或邻近裂伤处腹膜遮盖创面并缝合止血。网膜中间切开勿损伤主要血管。将其网膜片由外侧裹向前方,可用 1-0 可吸收肠线绑扎数道避免大网膜滑脱。开放肾循环观察无出血后,冲洗伤口并腹膜后留置引流管一根,缝合伤口。大网膜包裹伤肾,取材方便,能增加伤肾血供,可促进其恢复。

肾脏损伤后的修复技术可影响损伤的愈合。过多的缝合肾实质可能导致局部压迫性坏死,破坏肾实质的结构。因此尽可能缝合肾包膜而少缝肾实质。包膜不够时可用腹膜或大网膜移植皮片或特殊结构网套(聚乙醇酸网)包绕肾脏。应用该网套 60 天可完全吸收。肾被膜重建完整而用肠线缝合三个月仍有肠线残留且伴炎性反应。因此采用合成缝线较铬制肠线更佳。

5.肾切除术

术中发生难以控制的出血,肾蒂损伤,集合系统断裂无法修复与吻合,或肾栓塞时间过长,功能难以恢复时,在对侧肾功能良好的情况下可考虑肾切除术。以肾蒂钳双重钳夹肾蒂,剪断肾蒂血管,用 10 号丝线双重结扎及缝扎肾蒂血管,钳夹及剪断上段输尿管,以 7 号丝线结扎输尿管远端。切除伤肾后清除血肿并冲洗肾窝,如止血充分可不置引流管。如放置引流可于术后 1~3 天祛除。

6.肾切除术的适应证

肾创伤修补术受很多因素影响。体温低、凝血功能差的病情不稳定患者,如果对侧肾脏功能良好则不应冒险进行肾修补术。如前所述,24 小时内有计划的紧急处理(包扎伤口、控制出血和纠正代谢和凝血异常)为治疗提供了选择机会。对于广泛肾创伤,如行肾修补术危及患者生命时,应立即采取完整肾切除术。Nash和同伴回顾由于肾创伤行肾切除术的病例时发现77%的肾切除是因为肾实质、血管创伤和严重的复合伤,其余的23%是在肾修补术中因血流动力学不稳定而被迫施行肾切除术。

7.肾损伤外科治疗术后观察要点

(1)注意观察生命体征,包括血压、脉搏、体温、尿量、尿颜色、伤口出血、血红蛋白、血细胞比容等变化,必要时可用止血药物。

(2)保持卧床2周以上,直到尿液变清。

(3)引流管无血性液体或尿外渗等分泌物排出可于术后5～10天祛除。

(4)采用抗感染治疗一个月。

(5)定期检测肾功能及影像学检查。

(6)观察可能发生的并发症如延迟性出血,局部血肿,尿性囊肿,脓肿形成及高血压等,必要时应用超声及CT检查。根据不同情况选用穿刺引流,选择性肾动脉栓塞或再次手术肾切除等方法治疗。

第九章　颅脑疾病

第一节　头皮损伤

一、应用解剖

(一)额顶枕部

头皮是被覆于头颅穹隆部的软组织,头皮是颅脑部防御外界暴力的表面屏障,具有较大的弹性和韧性,对压力和牵张力均有较强的抗力。故而暴力可以通过头皮及颅骨传入颅内,造成脑组织的损伤,而头皮却完整无损或有轻微的损伤。头皮的结构与身体其他部位的皮肤有明显的不同,表层毛发浓密、血运丰富,皮下组织结构致密,有短纤维隔将表层、皮下组织层和帽状腱膜层连接在一起,三位一体不易分离,其间富含脂肪颗粒,有一定保护作用。帽状腱膜与颅骨骨膜之间有一疏松的结缔组织间隙,使头皮可赖以滑动,故有缓冲外界暴力的作用。当近于垂直的暴力作用在头皮上,由于有硬组织颅骨的衬垫,常致头皮挫伤或头皮血肿,严重时可引起挫裂伤;近于斜向的或切线的外力,因为头皮的滑动常导致头皮的裂伤、撕裂伤,但在一定程度上又能缓冲暴力作用在颅骨上的强度。解剖学上可分为5层。

(1)皮肤层较身体其他部位的厚而致密,含有大量毛囊、皮脂腺和汗腺。含有丰富的血管和淋巴管,外伤时出血多,但愈合较快。

(2)皮下组织层由脂肪和粗大而垂直的纤维束构成,皮肤层和帽状腱膜层均由短纤维紧密相连,是结合成头皮的关键,富含血管神经。

(3)帽状腱膜层覆盖于颅顶上部,为大片白色坚韧的腱膜结构,前连于额肌,后连于枕肌,侧方与颞浅筋膜融合,坚韧且有张力。该层与骨膜连接疏松,是易产生巨大帽状腱膜下血肿的原因。

(4)腱膜下层由纤细而疏松的结缔组织构成,其间有许多血管与颅内静脉窦相通。

(5)骨膜层紧贴于颅骨外板,在颅缝贴附紧密,其余部位贴附疏松,可自颅骨表面剥离。

(二)颞部

颞部头皮向上以颞上线与额顶枕部相接,向下以颧弓上缘为界。组织结构可分以下6层。

(1)皮肤颞后部皮肤与额顶枕部相同,前部皮肤较薄。

(2)皮下组织与皮肤结合不紧密,没有致密纤维性小梁,皮下组织内有耳颞神经、颞浅动、静脉经过。

(3)颞浅筋膜系帽状腱膜直接延续而成,在此处较薄弱。

(4)颞深筋膜被盖在颞肌表面,上起颞上线,向下分为深浅两层,分别附于颧弓的内外面,两层间合成一封闭间隙,内容脂肪组织。深层筋膜质地较硬,内含腱纤维,创伤撕裂后,手指触及裂缘,易误认为骨折。

（5）颞肌起自颞窝表面，向下以肌腱止于下颌骨喙突。颞肌表面与颞深筋膜之间有一间隙，内含脂肪，向下与颊脂体相延续。

（6）骨膜此处骨膜与骨紧密相结合，不易分开。

（三）颅顶软组织血管

1.动脉

颅顶软组织的血液供给非常丰富，动脉之间吻合极多，所以头皮损伤愈合较快，对于创伤治疗十分有利。但是另一方面因为血管丰富，头皮动脉在皮下组织内受其周围的纤维性小梁的限制，当头皮损伤时血管壁不易收缩，所以出血极多甚至导致休克，必须用特殊止血法止血。

供应颅顶头皮的动脉，除眼动脉的两个终枝外，都是颈外动脉的分枝。

（1）眶上动脉和额动脉是眼动脉（发自颈内动脉）的终枝。自眶内绕过眶上缘向上分布于额部皮肤。在内眦部，眼动脉的分枝鼻背动脉与面动脉的终枝内眦动脉相吻合。

（2）颞浅动脉是颈外动脉的一个终枝，越过颧弓根部后，行至皮下组织内（此处可以压迫止血），随即分成前、后两枝。前枝（额枝）分布额部，与眶上动脉相吻合；后枝（顶枝）走向顶部与对侧同名动脉相吻合。

（3）耳后动脉：自颈外动脉发出后，在耳郭后上行，分布于耳郭后部的肌肉皮肤。

（4）枕动脉起自颈外动脉，沿乳突根部内侧向后、上，在乳突后部分成许多小枝，分布顶枕部肌肉皮肤。另有脑膜枝经颈静脉孔和髁孔入颅，供应颅后窝的硬脑膜。

上述诸动脉的行走方向都是由下向上，呈放射状走向颅顶，故手术钻孔或开颅时，皆应以颅顶为中心做放射状切口，皮瓣蒂部朝下，以保留供应皮瓣的血管主干不受损伤。

2.静脉

头皮静脉与同名动脉伴行，各静脉相互交通，额部的静脉汇成内眦静脉，进而构成面前静脉；颞部的静脉汇成颞浅静脉；枕部的静脉汇入颈外浅静脉。

颅外静脉还借导血管和板障静脉与颅内的静脉窦相交通。头颅部的静脉没有静脉瓣，故头、面部的化脓性感染，常因肌肉收缩或挤压而经此路径引起颅骨或颅内感染。

常见的颅内、外静脉交通有以下几支。

（1）内眦静脉经眼静脉与海绵窦交通在内眦至口角连线以内的区域发生化脓感染时，可通过此路径而造成感染性海绵窦栓塞，故此区有"危险三角区"之称。

（2）顶部导血管位于顶骨前内侧部，联结头皮静脉与上矢状窦。顶部帽状腱膜下感染可引起上矢状窦感染性栓塞。

（3）乳突部导血管经乳突孔联结乙状窦与耳后静脉或枕静脉。

（4）枕部导血管联结枕静脉和横窦。项部的痈肿有引起横窦栓塞的危险。

（5）经卵圆孔的导血管联结翼静脉丛和海绵窦，故面深部的感染引起海绵窦感染者也不少见。正常情况下，板障静脉和导血管的静脉血流很不活跃，但当颅压增高时，颅内静脉血可经导血管流向颅外，所以在长期颅压增高的患者，板障静脉和导血管可以扩张变粗，儿童尚可见到头皮静脉怒张现象。

（四）淋巴

颅顶没有淋巴结，所有淋巴结均位于头颈交界处，头部浅淋巴管分别注入下述淋巴结。

(1)腮腺(耳前)淋巴结位于颧弓上下侧,咬肌筋膜外面,有颞部和部分额部的淋巴管注入。

(2)下颌下淋巴结在颌下腺附近,有额部的淋巴管注入。

(3)耳后淋巴结在枕部皮下斜方肌起始处,有颅顶后半部的淋巴管注入。

以上淋巴结最后注入颈浅淋巴结和颈深淋巴结。

(五)神经

除面神经分布于额肌、枕肌和耳周围肌外,颅顶部头皮的神经都是感觉神经。额部皮肤主要是三叉神经第一枝眼神经的眶上神经和滑车上神经分布。颞部皮肤主要由三叉神经第三枝下颌神经的耳颞神经分布。耳郭后面皮肤由颈丛的分枝耳大神经分布。枕部皮肤由第2颈神经的后枝枕大神经和颈丛的分枝枕小神经分布。枕大神经投影在枕外隆凸下2cm距中线2～4cm处,穿出斜方肌腱,分布枕部大部皮肤。枕大神经附近的瘢痕、粘连可引起枕部疼痛(枕大神经痛),常在其浅出处做枕大神经封闭治疗。

二、头皮损伤的类型及处理

颅脑损伤患者多有头皮损伤。头皮是一种特殊的皮肤,含有大量头发、毛囊、皮脂腺、汗腺及皮屑,往往隐藏污垢和细菌,一旦发生开放性损伤,容易引起感染,但头皮的血液循环十分丰富,仍有较好的抗感染能力。头皮损伤外科处理时的麻醉选择,要根据伤情及患者的合作程度而定。头皮裂伤清创缝合一般多采用局麻,对头皮损伤较重或范围较大者,仍以全身麻醉为佳。单纯头皮损伤通常不致引起严重后果,但有时也可因头皮损伤后大量出血导致休克,所以应妥善处理。另外,头皮损伤若处理不当,可诱发深部感染,因此对于头皮损伤应给予足够的重视。

(一)头皮擦伤

1.临床表现

(1)头皮表层不规则轻微损伤。

(2)有不同深度的表皮质脱落。

(3)有少量出血或血清渗出。

2.诊断要点

损伤仅累及头皮表层。

3.治疗原则

处理时一般不需要包扎,只需将擦伤区域及其周围头发剪去,用肥皂水及生理盐水洗净,拭干,涂以红汞或甲紫即可。

(二)头皮挫伤

1.临床表现

(1)头皮表面可见局限性的擦伤,擦伤处及其周围组织有肿胀、压痛。

(2)有时皮下可出现青紫、淤血。

(3)可同时伴有头皮下血肿。

2.诊断要点

损伤仅累及头皮表层及真皮层。

3.治疗原则

将损伤局部头皮消毒包扎即可,亦可在涂以红汞或甲紫后采用暴露疗法,注意保持伤口干燥。

(三)头皮血肿

头皮富含血管,遭受各种钝性打击后,可导致组织内血管破裂出血,从而形成各种血肿。头皮出血常发生在皮下组织、帽状腱膜下或骨膜下并易于形成血肿。其所在部位和类型有助于分析致伤机制,并能对颅骨和脑的损伤做出估计。

1.皮下血肿

头皮的皮下组织层是头皮血管、神经和淋巴汇集的部位,伤后易发生出血、水肿。

(1)临床表现:由于头皮下血肿位于头皮表层和帽状腱膜,受皮下纤维隔限制而有其特殊表现:①体积小、张力高。②疼痛十分显著。③扪诊时中心稍软,周边隆起较硬,往往误为凹陷骨折。

(2)诊断要点:采用 X 线切线位拍片的方法或在血肿缘加压排开组织内血液和水肿后,即可辨明有无凹陷骨折。有助于排除凹陷骨折,以明确皮下血肿的诊断。

(3)治疗原则:皮下血肿无须特殊治疗,早期给予冷敷以减少出血和疼痛,24～48h 后改为热敷以促进其吸收。

2.帽状腱膜下血肿

帽状腱膜下层是一疏松的结缔组织层,其间有连接头皮静脉和颅骨板障静脉以及对脑神经。原发性颅脑损伤静脉窦的导血管。当头部遭受斜向暴力时,头皮发生剧烈的滑动,可引起导血管撕裂,出血较易扩散,常形成巨大血肿。

(1)临床表现:①血肿范围宽广,严重时血肿边界与帽状腱膜附着缘一致,前至眉弓,后至枕外隆凸与上项线,两侧达颞弓部,恰似一顶帽子戴在患者头上。②血肿张力低,波动明显,疼痛较轻,有贫血外貌。③婴幼儿巨大帽状腱膜下血肿,可引起失血性休克。

(2)诊断要点:采用影像学检查结合外伤史及临床表现诊断。

(3)治疗原则:帽状腱膜下血肿的处理,对较小的血肿亦可采用早期冷敷、加压包扎,24～48h 后改为热敷,待其自行吸收。若血肿巨大,则应在严格皮肤准备和消毒下,分次穿刺抽吸积血后加压包扎,尤其对婴幼儿患者,须间隔1～2d 穿刺1次,并根据情况给予抗生素,必要时尚需补充血容量的不足。多次穿刺仍复发的头皮血肿,应考虑是否合并全身出血性疾病,并做相应检查,有时需要切开止血或皮管持续引流。头皮血肿继发感染者,应立即切开排脓,放置引流,创口换药处理。

3.骨膜下血肿

颅骨骨膜下血肿,除婴儿可因产伤或胎头吸引助产所致者外,一般都伴有颅骨线形骨折。出血来源多为板障出血或因骨膜剥离而致,血液积聚在骨膜与颅骨表面。

(1)临床表现:血肿周界限于骨缝,这是因为颅骨在发育过程中,将骨膜夹嵌在骨缝之内,故很少有骨膜下血肿超过骨缝者,除非骨折线跨越两块颅骨,但血肿仍将止于另一块颅骨的骨缝。

(2)诊断要点:采用影像学检查结合临床表现诊断。

（3）治疗原则：骨膜下血肿的处理，早期仍以冷敷为宜，但忌用强力加压包扎，以防积血经骨折缝流入颅内，引起硬脑膜外血肿。血肿较大时，应在严格备皮和消毒情况下施行穿刺，抽吸积血1～2次即可恢复。对较小的骨膜下血肿，亦可采用先冷敷，后热敷待其自行吸收的方法。但婴幼儿骨膜下血肿易发生骨化形成骨性包壳，难以消散，对这种血肿宜及时行穿刺抽吸并加压包扎。

4.新生儿头皮血肿及其处理

（1）胎头水肿（产瘤）：新生儿在分娩过程中，头皮受产道压迫，局部血液、淋巴循环障碍，血浆外渗，致使产生头皮血肿。表现为头顶部半圆形包块、表皮红肿，触之柔软，无波动感透光试验阴性。临床不需特殊处理，3～5d后可自行消失。

（2）帽状腱膜下血肿：出血量较大，血肿范围广。头颅明显肿胀变形，一般不做血肿穿刺而行保守治疗。血肿进行性增大，可试行压迫颞浅动脉，如果有效，可结扎该动脉。患儿如出现面色苍白、心率加快等血容量不足表现，应及时处理。

（3）骨膜下血肿（头血肿）：由于骨外膜剥离所致。多见于初产妇和难产新生儿，约25%可伴有颅骨骨折。血肿多发于头顶部，表面皮肤正常，呈半圆形、光滑、边界清楚，触之张力高，可有波动感。以后由于部分血肿出现骨化，触之高低不平。常合并产瘤，早期不易发现。一般2～6周逐渐吸收，如未见明显吸收，应在严格无菌条件下行血肿穿刺抽出积血，以避免演变成骨囊肿。

5.并发症及其防治

（1）头皮感染：急性头皮感染多为伤后初期处理不当所致，常发生于皮下组织，局部有红、肿、热、痛，耳前、耳后或枕下淋巴结有肿大及压痛，由于头皮有纤维隔与帽状腱膜相连，故炎症区张力较高，患者常疼痛难忍，并伴全身畏寒、发热等中毒症状，严重时感染可通过导血管侵入颅骨及（或）颅内。治疗原则是早期给予抗菌药物及局部热敷，后期形成脓肿时，则应施行切开引流，持续全身抗感染治疗1～2周。

（2）帽状腱膜下脓肿：帽状腱膜下组织疏松，化脓性感染容易扩散，但常限定在帽状腱膜的附着缘。脓肿源于伤后头皮血肿感染或颅骨骨髓炎，在小儿偶尔可因头皮输液或穿刺引起。帽状腱膜下脓肿患者常表现头皮肿胀、疼痛、眼睑水肿，严重时可伴发全身性中毒反应。帽状腱膜下脓肿的治疗，除抗菌药物的应用外，均应及时切开引流。

（3）骨髓炎颅盖部位的急性骨髓炎：多表现为头皮水肿、疼痛、局部触痛，感染向颅骨外板骨膜下扩散时，可出现波特水肿包块。颅骨骨髓炎早期容易忽略，X线片也只有在感染2～3周之后始能看到明显的脱钙和破坏征象。慢性颅骨骨髓炎则常表现为经久不愈的窦道，反复溃破流脓，有时可排出脱落的死骨碎片。此时X线片较易显示虫蚀状密度不均的骨质破坏区，有时其间可见密度较高的片状死骨影像，为时过久的慢性颅骨骨髓炎，也可在破坏区周围出现骨质硬化和增生，通过X线片可以确诊。颅骨骨髓炎的治疗，应在抗菌治疗的同时施行手术，切除已失去活力和没有血液供应的病骨。

（四）头皮裂伤

头皮裂伤后容易招致感染，但头皮血液循环十分丰富，虽然头皮发生裂伤，只要能够及时施行彻底的清创，感染并不多见。在头皮各层中，帽状腱膜是一层坚韧的致密结缔组织，它不仅是维持头皮张力的重要结构,也是防御浅表感染侵入颅内的屏障。当头皮裂伤较浅,未伤及帽状腱膜时,裂口不易张开,血管断端难以收缩止血,出血较多。若帽状腱膜断裂,则伤口明显裂开,损伤的血管断端易于随伤口收缩、自凝,反而较少出血。

1.头皮单纯裂伤

(1)临床表现:常因锐器的刺伤或切割伤,裂口较平直,创缘整齐无缺损,伤口的深浅多随致伤因素而异。除少数锐器直接穿戳或劈砍进入颅内,造成开放性颅脑损伤者外,大多数单纯裂伤仅限于头皮,有时可深达骨膜,但颅骨常完整无损,也不伴有脑损伤。

(2)诊断要点:详细询问伤情,并结合临床表现,必要时进行头颅影像学检查排除其他伤情。

(3)治疗原则:应尽早施行清创缝合,即使伤后逾24h,只要没有明显的感染征象,仍可进行彻底清创一期缝合,同时应给予抗菌药物及TAT注射。

清创缝合方法:剃光裂口周围至少8cm以内的头皮,在局麻或全麻下,用灭菌盐水冲洗伤口,然后用消毒软毛刷蘸肥皂水刷净创口和周围头皮,彻底清除可见的毛发、泥沙及异物等,再用生理盐水冲洗,冲净肥皂泡沫,继而用灭菌干纱布拭干以碘酒,乙醇消毒伤口周围皮肤,对活跃的出血点可用压迫或钳夹的方法暂时控制,待清创时再一一彻底止血。常规铺巾后由外及里分层清创,创缘修剪不可过多,以免增加缝合时的张力。残存的异物和失去活力的组织均应清除,术毕缝合帽状腱膜和皮肤。若直接缝合有困难时可将帽状腱膜下疏松组织层向周围潜行分离,施行松解后缝合;必要时亦可将裂口做S形或瓣形延长切口,以利缝合。一般不放皮下引流条。

2.头皮复杂裂伤

(1)临床表现:常为钝器损伤或因头部碰撞所致,裂口多不规则,创缘有挫伤痕迹,创口间尚有纤维组织相连,没有完全断离。伤口的形态常能反映致伤物的大小和形状。这类创伤往往伴有颅骨骨折或脑损伤,严重者可引起粉碎性凹陷骨折,故常有毛发或泥沙等异物嵌入,易致感染。

(2)诊断要点:详细询问伤情,并结合临床表现,必要时进行头颅X线片或CT检查排除其他伤情。

(3)治疗原则:清创缝合方法是术前准备和创口的冲洗,清创方法已如上述。对复杂的头皮裂伤进行清创时,应做好输血的准备。机械性清洁、冲洗应在麻醉后进行,以免因剧烈疼痛刺激引起的心血管不良反应。对头皮裂口应按清创需要有计划地适当延长,或做附加切口,以便创口能够一期缝合或经修补后缝合。创缘修剪不可过多,但必须将已失去血供的挫伤皮缘切除,以确保伤口的愈合。对头皮残缺的部分,可采用转移皮瓣的方法,将创面闭合,供皮区保留骨膜,以中厚皮片植皮。

3.头皮撕裂伤

(1)临床表现:大多为斜向或切线方向的暴力作用在头皮上所致,撕裂的头皮往往呈舌状或瓣状,常有一蒂部与头部相连。头皮撕裂伤一般不伴有颅骨和脑损伤,极少伴有颅骨骨折或颅内出血。这类患者失血较多,有时可达到休克的程度。

(2)诊断要点:详细询问伤情,并结合临床表现,头颅影像学检查可排除其他伤情。

（3）治疗原则：清创缝合方法是原则上除小心保护残蒂之外，应尽量减少缝合时的张力，可采用帽状腱膜下层分离，松解裂口周围头皮，然后予以分层缝合。由于撕裂的皮瓣并未完全撕脱，常能维持一定的血液供应，清创时切勿将相连的蒂部扯下或剪断。有时看来十分窄小的残蒂，难以提供足够的血供，但却能使整个皮瓣存活。若缝合时张力过大，应首先保证皮瓣基部的缝合，然后将皮瓣前端部分另行松弛切口或转移皮瓣加以修补。

（五）头皮撕脱伤

强大暴力拉扯头皮，将大片头皮自帽状腱膜下层或连同骨外膜撕脱，甚至将肌肉、一侧或双侧耳郭、上眼睑一并撕脱。

1.现场急救处理

（1）防止失血性休克，立即用大块无菌棉垫、纱布压迫创面，加压包扎。

（2）防止疼痛性休克，使用强镇痛剂。

（3）注射破伤风抗毒素。

（4）在无菌、无水和低温密封下保护撕脱头皮并随同伤者一起，送往有治疗条件的医院。

2.头皮撕脱伤的治疗

原则是根据创面条件和头皮撕脱的程度，选择显微外科技术等最佳手术方法，以达到消灭创面、恢复和重建头皮血运的目的，从而最大限度地提高头皮存活率。

（1）撕脱头皮未完全离体，有良好血液供应：剃发彻底清创、消毒后，将撕脱头皮直接与周围正常皮肤缝合，留置皮管负压引流，创面加压固定包扎。

（2）撕脱头皮完全离体，无血液供应：①撕脱头皮无严重挫伤，保护良好，创面干净，血管无严重扯拉损伤。此种情况，应立即行自体头皮再植术。撕脱头皮的头发尽量地剪短，不刮头皮，避免损伤头皮和遗留残发不易清除，消毒后放入冰肝素林格液中清洗，寻找头皮主要血管（眶上动静脉、滑车动静脉、颞浅动静脉、耳后动静脉）并做出标记，选择直径较大动静脉 1～2 条，在显微镜下行血管端端吻合。吻合动脉直径必须大于 1mm，吻合部位必须是从正常头皮中分离而出，血管内膜无损伤，否则吻合成功率明显降低。为减少头皮热缺血时间，应争分夺秒先吻合 1 支头皮动脉，然后再逐一吻合其他血管。如果头皮静脉损伤严重，吻合困难，可采用自体大隐静脉移植，必须保证至少一条静脉吻合通畅。如果撕脱头皮颜色转红，创面出现渗血，说明吻合口通畅，头皮血液供应恢复。缝合固定头皮时，应避免吻合血管扭曲和牵拉。留置皮管负压引流，轻压包扎。应慎重选择吻合血管，以免吻合失败后，创面失去一期植皮的机会。②因各种原因无法进行头皮血管显微吻合术，头部创面无明显污染，骨膜完整。此种情况，可将撕脱头皮削成薄层或中厚皮片一期植皮。皮片与周围正常皮肤吻合固定，加压包扎以防止移位。皮片越薄，成活率越高，皮片越厚，成活率越低，但存活后皮片越接近正常皮肤。③头皮连同骨膜一起撕脱，颅骨暴露，血管显微吻合失败。在创面小的情况下，可利用旋转皮瓣或筋膜转移覆盖暴露的颅骨，同时供应区皮肤缺损行一期植皮。筋膜转移区创面择期行二期植皮。④颅骨暴露范围大而无法做皮瓣和筋膜转移者，可行大网膜移植联合植皮术。剖腹取自体大网膜，结扎切断左胃网膜动静脉，保留右胃网膜动静脉以备血管吻合。将离体大网膜置于利多卡因肝素液中，轻轻挤揉，然后铺盖颅骨表面，四周吻合固定。将右胃网膜动静脉与颞浅动静脉吻合，如果颞浅静脉损伤，取自体大隐静脉一条，长 8～10cm，做右胃网膜静脉和颈外静脉搭桥。大网膜血液循环恢复后,立即取自体中厚皮片一块,覆盖大网膜表面,四周与正常皮肤吻合固定,轻压包扎。⑤对于上述诸种手术均失败,且伴大面积颅骨暴露者。切除颅骨外板或在颅骨表面每间隔1cm钻孔直达板障层。待肉芽生长后二期植皮。

3.头皮、创面严重挫伤和污染

(1)撕脱头皮严重挫伤或污染,而头部创面条件较好者,可从股部和大腿内侧取薄层或中厚皮片,行创面一期植皮。

(2)头部创面严重挫伤或污染而无法植皮者,彻底清创消毒后可以利用周围正常头皮做旋转皮瓣覆盖创面,皮瓣下留置引流管。供皮区头皮缺损一期植皮。

(3)创面已感染者,应换药处理。待创面炎症控制,肉芽生长良好时行二期植皮。

(六)头皮缺损

1.小面积头皮缺损的处理

头皮缺损小于1.0cm,沿原创口两侧,潜行分离帽状腱膜下层各4~5cm,使皮肤向中心滑行靠拢,而能直接缝合伤口。

2.中等面积头皮缺损的处理

头皮缺损小于6.0cm,无法直接缝合,需做辅加切口,以改变原缺损形态,减少缝合张力,以利缝合。

(1)椭圆形或菱形头皮缺损:利用"S"形切口,沿伤口轴线两极做反方向弧形延长切口后,分离伤口两侧帽状腱膜下层,再前后滑行皮瓣,分两层缝合伤口。

(2)三角形头皮缺损:利用三臂切口,沿伤口三个角做不同方向的弧形延长切口,长度根据缺损大小确定,充分分离切口范围的帽状腱膜下层,旋转滑行皮瓣,分两层缝合伤口。

3.大面积头皮缺损的处理

不规则和大面积头皮缺损,利用转移皮瓣修复。常用辅加切口有弧形切口和长方形切口。切口长度和形态需要经过术前计算和设计。双侧平行切口因为影响伤口血液供应而目前已少用。术中通过皮瓣移位和旋转覆盖原头皮缺损区,供皮区出现的新鲜创面应有完整骨膜,可行一期植皮。皮瓣转移后,在基底部成角处多余皮肤形成"猫耳",不可立即切除,以免影响皮瓣血液供应,应留待二期处理。临床常用头皮瓣有:颞顶后或颞枕部皮瓣向前转移修复顶前部创面;枕动脉轴型皮瓣向前转移修复颞顶部创面;颞顶部和颞枕部皮瓣向后转移修复顶枕部创面。

第二节　脑损伤

脑损伤是指暴力作用于头部造成的脑组织器质性损伤。根据致伤物、受力程度等因素不同,将伤后脑组织是否与外界相通而分为开放性和闭合性脑损伤;前者多由锐器或火器直接造成,均伴有头皮裂伤,颅骨骨折、硬脑膜破裂和脑脊液漏;后者为头部受到钝性物体或间接暴力所致,往往头皮颅骨完整,或即便头皮、颅骨损伤,但硬脑膜完整,无脑脊液漏,为闭合性脑损伤。

　　根据脑损伤发生的时间,可将颅脑损伤分为原发性和继发性脑损伤,前者主要是指暴力作用在脑组织的一瞬间所造成损伤,即神经组织和脑血管的损伤,表现为神经纤维的断裂和传出功能障碍,不同类型的神经细胞功能障碍甚至细胞的死亡,包括脑震荡、脑挫裂伤等;后者指受伤一定时间后出现的脑损伤,包括脑缺血、颅内血肿、脑肿胀、脑水肿和颅内压升高等。

一、脑震荡

　　脑震荡又称轻度创伤性脑损害,头部受力后在临床上观察到有短暂性脑功能障碍,系由轻度脑损伤所引起的临床综合征,其特点是头部外伤后短暂意识丧失,旋即清醒,除有近事遗忘外,无任何神经系统缺损表现。脑的大体标本上无肉眼可见到的神经病理改变,显微病理可有毛细血管充血、神经元胞体肿大、线粒体和轴索肿胀。

(一)临床表现

1.意识改变

受伤当时立即出现短暂的意识障碍,对刺激无反应,可完全昏迷,常为数秒或数分钟,大多不超过半个小时。个别出现为期较长的昏迷,甚至死亡。

2.短暂性脑干症状

伤情较重者在意识改变期间可有面色苍白、出汗、四肢肌张力降低、血压下降、心动徐缓、呼吸浅慢和各生理反射消失。

3.无意识凝视或语言表达不清

4.语言和运动反应迟钝

回答问题或遵嘱运动减慢。

5.注意力易分散

不能集中精力,无法进行正常的活动。

6.定向力障碍

不能判断方向、日期、时间和地点。

7.语言改变

急促不清或语无伦次,内容脱节或陈述无法理解。

8.动作失调

步态不稳,不能保持连贯的行走。

9.情感夸张

不适当的哭泣,表情烦躁。

10.记忆缺损

逆行性遗忘,反复问已经回答过的同一问题,不能在 5min 之后回忆起刚提到的 3 个物体的名称。

11.恢复期表现

头痛、头昏恶心、呕吐、耳鸣、失眠等症状。通常在数周至数月内逐渐消失,有的患者症状持续数月甚至数年,即称为脑震荡后综合征或脑外伤后综合征。

12.神经系统检查

可无阳性体征。

(二)辅助检查和神经影像检查

1.实验室检查

腰椎穿刺颅内压正常;脑脊液无色透明,不含血,白细胞正常。

2.神经影像检查

头颅 X 检查,有无骨折发现。

(三)诊断

主要以受伤史、伤后短暂意识障碍、近事遗忘,无神经系统阳性体征作为依据。目前尚缺乏客观诊断标准,常需参考各种辅助方法,如腰穿测压、颅骨 X 线片。

(四)治疗

1.观察病情变化

伤后短时间内可在急诊科观察,密切注意意识、瞳孔、肢体运动和生命体征的变化。对于离院患者,嘱其家属在当日密切注意头痛、恶心、呕吐和意识障碍,如症状加重即来院检查。

2.无须特殊治疗

卧床休息,急性期头痛、头晕较重时,嘱其卧床休息,症状减轻后可离床活动。多数患者在2 周内恢复正常,预后良好。

3.对症治疗

头痛时可给予罗通定等镇痛剂。对有烦躁、忧虑、失眠者可给予地西泮,三溴合剂等药物。

二、弥散性轴索损伤

弥散性轴索损伤(DAI)是指头部遭受加速性旋转暴力时,在剪应力的作用下,脑白质发生的以神经轴索断裂为特征的一系列病理生理变化。

病理改变主要以位于脑的中轴部(胼胝体、脑白质、脑干上端背外侧及小脑上脚等处)的挫伤、出血或水肿为主。

大体改变:组织间裂隙及血管撕裂性出血灶。镜下检查可见神经轴索断裂、轴浆溢出,并可见轴索断裂形成的圆形轴缩球及血细胞溶解后的含铁血黄素。

(一)临床表现

1.意识障碍

意识障碍是其典型的表现,通常 DAI 均有脑干损伤表现,且无颅内压增高。受伤当时立即出现昏迷,且昏迷时间较长。神志好转后,可因继发性脑水肿而再次昏迷。

2.瞳孔变化

如累及脑干,可有一侧或双侧瞳孔散大。对光反应消失,或同向性凝视。

(二)辅助检查

1.血常规检查

了解应激状况。

2.血生化检查

鉴别昏迷因素。

3.头颅 CT 扫描

可见大脑皮质与髓质交界处、胼胝体、脑干、内囊区或第三脑室周围有多个点或片状出血灶,常以脑挫伤改变作为诊断标准。

4.头颅 MRI 扫描

可精确反映出早期缺血灶、小出血灶和轴索损伤改变。

(三)诊断

(1)创伤后持续昏迷 6h 以上。

(2)CT 显示脑白质、第三脑室、胼胝体、脑干以及脑室内出血。

(3)颅内压正常但临床状况差。

(4)无颅脑明确结构异常的创伤后持续植物状态。

(5)创伤后弥散性脑萎缩。

(6)尸检 DAI 可见的病理征象。

(四)治疗及预后

(1)对 DAI 的治疗仍沿用传统的综合治疗方式,无突破性进展。此病预后差,占颅脑损伤早期死亡的 33%。

(2)脱水治疗。

(3)昏迷期间加强护理,防止继发感染。

三、脑挫裂伤

暴力作用于头部时,着力点处颅骨变形或发生骨折,同时脑组织在颅腔内大幅度运动,导致脑组织着力点或冲击点损伤,均可造成脑挫伤和脑裂伤,由于两种改变往往同时存在,故又统称脑挫裂伤。前者为脑皮质和软脑膜仍保持完整;而后者,有脑实质及血管破损、断裂,软脑膜撕裂。脑挫裂伤的显微病理表现为脑实质点片状出血,水肿和坏死。脑皮质分层结构不清或消失,灰质与白质分界不清。脑挫裂伤常伴有邻近的局限性血管源性脑水肿和弥散性脑肿胀。

外伤性急性脑肿胀又称弥散性脑肿胀(DBS),是指发生在严重的脑挫裂伤和广泛脑损伤之后的急性继发性脑损伤,以青少年多见。治疗以内科为主。

(一)临床表现

1.意识障碍

受伤当时立即出现,一般意识障碍时间均较长,短者半小时数小时或数日,长者数周、数月,有的为持续昏迷或植物状态。

2.生命体征改变

常较明显,体温多在 38℃ 左右,脉搏和呼吸增快,血压正常或偏高。如出现休克,应注意全身检查。

3.局灶症状与体征

受伤当时立即出现与伤灶相应的神经功能障碍或体征,如运动区损伤的锥体束征、肢体抽搐或瘫痪,语言中枢损伤后的失语以及昏迷患者脑干反应消失等。颅压增高:为继发脑水肿或颅内血肿所致。尚可有脑膜刺激征。

4.头痛、呕吐

患者清醒后有头痛、头晕,恶心呕吐、记忆力减退和定向力障碍。

(二)检查

1.实验室检查

(1)血常规:了解应激状况。

(2)血气分析:可有血氧低、高二氧化碳血症存在。

(3)脑脊液检查:脑脊液中有红细胞或血性脑脊液。

2.神经影像学检查

(1)头颅 X 线片:多数患者可发现有颅骨骨折。

(2)头颅 CT:了解有无骨折、有无中线移位及除外颅内血肿。

(3)头颅 MRI:不仅可以了解具体脑损伤部位、范围及其周围脑水肿情况,而且尚可推测预后。

(三)常规治疗

(1)轻型脑挫裂伤患者,通过急性期观察后,治疗与弥散性轴索损伤相同。

(2)抗休克治疗:如合并有休克的患者首先寻找原因,积极抗休克治疗。

(3)重型脑挫裂伤患者,应送重症监护病房。

(4)对昏迷患者,应注意维持呼吸道通畅。

(5)对来院患者呼吸困难者,立即行气管插管连接人工呼吸机进行辅助呼吸。对呼吸道内分泌物多,影响气体交换,且估计昏迷时间较长者(3～5d 以上),应尽早行气管切开术。

(6)对伴有脑水肿的患者,应适当限制液体入量,并结合脱水治疗。

(7)脱水治疗颅内压仍在 40～60mmHg(5.32～7.98kPa)会导致严重脑缺血或诱发脑疝,可考虑行开颅去骨瓣减压和(或)脑损伤灶清除术。

(8)手术指征:对于脑挫裂伤严重,局部脑组织坏死伴有脑水肿和颅内压增高的患者,经各种药物治疗无效,症状进行性加重者。具体方法:清除挫伤坏死的脑组织及小的出血灶,再根据脑水肿、脑肿胀的情况进行颞肌下减压或局部去骨瓣减压。

(四)其他治疗

(1)亚低温治疗,维持体温 33～34℃,多针对重型或特重型脑外伤患者。

(2)药物治疗:糖皮质激素、改善脑细胞代谢、止血剂等。

(3)高压氧疗法(HBO)。

四、脑干损伤

脑干原发损伤在头、颈部受到暴力后可以立即出现,多不伴有颅内压增高表现。病理变化有脑干神经组织结构紊乱、轴索断裂、挫伤和软化。由于脑干内除脑神经核团、躯体感觉运动传导束外,还有网状结构和呼吸、循环等生命中枢,故其致残率和病死率均较高。

原发性脑干损伤的病理变化常为脑挫伤伴灶性出血和水肿,多见于中脑被盖区,脑桥及延髓被盖区次之。继发性脑干损伤常因严重颅内高压致脑疝形成,脑干受压移位,变形使血管断裂可引起出血和软化等继发病变。

(一)临床表现

1.典型表现

多为伤后立即陷入持续昏迷状态,生命体征多有早期紊乱,表现为呼吸节律紊乱,心跳及血压波动,双瞳大小多变,眼球斜视,四肢肌张力增高,去皮质强直状态,伴有锥体束征。多有高热、消化道出血、顽固性呃逆、甚至脑性肺水肿。

2.中脑损伤表现

意识障碍突出,瞳孔可时大时小双侧交替变化,去皮质强直。

3.脑桥损伤表现

除持久意识障碍外,双瞳常极度缩小,角膜反射及嚼肌反射消失,呼吸节律不整,呈现潮式呼吸或抽泣样呼吸。

4.延髓损伤表现

主要为呼吸抑制和循环紊乱,呼吸缓慢、间断,脉搏快弱、血压下降,心眼反射消失。

(二)辅助检查

1.腰椎穿刺

脑脊液多呈血性,压力多为正常或轻度升高,当压力明显升高时,应除外颅内血肿。

2.头颅 X 线片

往往多伴有颅骨骨折。

3.头颅 CT 扫描

在伤后数小时内检查,可显示脑干有点片状高密度区,脑干肿大,脚间池、桥池,四叠体池及第四脑室受压或闭塞。

4.头颅及上颈段 MRI 扫描

有助于明确诊断,了解伤灶部位和范围。

5.脑干诱发电位

波峰潜伏期延长或分化不良。

(三)治疗

(1)一般治疗措施同脑挫裂伤。

(2)对一部分合并有颅内血肿者,应及时诊断和手术。对合并有脑水肿或弥散性轴索损伤及脑肿胀者,应用脱水药物和激素等予以控制。

(3)伤后 1 周,病情较为稳定时,为保持患者营养,应由胃管进食。

(4)对昏迷时间较长的患者,应加强护理,防止各种并发症。

(5)有条件者,可行高压氧治疗,以助于康复。

五、下丘脑损伤

单纯下丘脑损伤少见,多伴有严重脑干损伤和(或)脑挫裂伤,可引起神经－内分泌紊乱和机体代谢障碍。其损伤病理多为灶性出血、水肿、缺血、软化及神经细胞坏死,偶可见垂体柄断裂和垂体内出血。

(一)临床表现

(1)意识与睡眠障碍。

(2)循环及呼吸紊乱。

(3)体温调节障碍,中枢性高热,高达 41℃甚至 42℃。

(4)水电解质代谢紊乱,尿崩。

(5)糖代谢紊乱。

(6)消化系统障碍。

(7)间脑发作。

（二）诊断

通常只要有某些代表丘脑下部损伤的征象，即可考虑伴有此部位的损伤。

（三）治疗

与原发性脑干损伤基本相同。需加强监测。

第三节　颅内血肿

一、概述

颅内血肿属颅脑损伤严重的继发性病变，在闭合性颅脑损伤中约占 10％；在重型颅脑损伤中占 40％～50％。颅内血肿继续发展，容易导致脑疝。因此，颅内血肿的早期诊断和及时手术治疗非常重要。一般而言，急性颅内血肿量幕上超过 20mL，幕下 10mL 即可引起颅内压增高症状。由于脑实质不能被压缩，所以调节颅内压作用主要在脑脊液和脑血容量之间进行。颅内压增高时只有 8％的颅腔代偿容积。若颅内高压的发生和发展较为缓和，颅腔容积的代偿力可以充分发挥，这在颅内压监测示容积压力曲线上可以看到。若颅内高压的发生与发展十分急骤，超出容积代偿力，越过容积压力曲线的临界点，则可很快进入失代偿期。此时，颅腔容积的顺应性极差，即使从脑室入出 1mL 脑脊液，亦可使压力下降 0.4kPa（3mmHg）以上。若颅内高压达到平均体动脉压水平时，脑灌注压已少于 2.6kPa（20mmHg），则脑血管趋于闭塞，中枢血液供应濒临中断，患者将陷于脑死亡状态。

颅内血肿类型如下。

1.按血肿在颅内结构的解剖层次不同可分为三种类型

(1)硬脑膜外血肿：指血肿形成于颅骨与硬脑膜之间者。

(2)硬脑膜下血肿：指血肿形成于硬脑膜与蛛网膜之间者。

(3)脑内（包括脑室内）血肿：指血肿形成于脑实质内或脑室内者。

2.按血肿的症状出现时间的不同亦分为 3 型

(1)急性型：伤后 3d 内出现者，大多数发生在 24h 以内。

(2)亚急性型：伤后 4～21d 出现者。

(3)慢性型：伤后 3 周以后出现者。

3.特殊部位和类型的血肿

如颅后窝血肿、多发性血肿等。因其各有临床特点而与一般血肿有所区别。

（一）临床表现

1.症状与体征

(1)头痛、恶心、呕吐：血液对脑膜的刺激或颅内血肿引起颅内压增高可引起症状。一般情况下，脑膜刺激所引起的头痛、恶心和呕吐较轻。在观察中若症状加重，出现剧烈头痛、恶心和频繁呕吐时,可能有颅内血肿,应结合其他症状或必要时采用辅助检查加以确诊。

(2)意识改变:进行意识障碍为颅内血肿的主要症状之一。颅内血肿出现意识变化过程,与原发性脑损伤的轻重有密切关系,通常有 3 种情况:原发性脑损伤较轻,可见到典型的"中间清醒期"(昏迷→清醒→再昏迷),昏迷出现的早晚与损伤血管的大小或出血的急缓有关,短者仅 20～30min,长者可达数日,但一般多在 24h 内。有的伤后无昏迷,经过一段时间后出现昏迷(清醒→昏迷),多见于小儿,容易导致漏诊;若原发性脑损伤较重,则常表现为昏迷程度进行性加深(浅昏迷→昏迷),或一度稍有好转后又很快恶化(昏迷→好转→昏迷);若原发性脑损伤过于严重,可表现为持续性昏迷。一般认为,原发性昏迷时间的长短取决于原发性脑损伤的轻重,而继发性昏迷出现的迟早主要取决于血肿形成的速度。所谓的中间清醒期或中间好转期,实质上就是血肿逐渐长大,脑受压不断加重的过程,因而,在此期内,伤员常有躁动、嗜睡、头痛和呕吐加重等症状。在排除了由于药物引起的嗜睡或由于尿潴留等原因引起的躁动后,即应警惕有并发颅内血肿的可能。

(3)瞳孔改变:对于颅内血肿者,阳性体征的出现极为重要。一侧瞳孔进行性散大,光反应消失,是小脑幕切迹疝的重要征象之一。在瞳孔散大之前,常有短暂的瞳孔缩小,这是动眼神经受刺激的表现。瞳孔散大多出现在血肿的同侧,但约 10% 的伤员发生在对侧。若脑疝继续发展,则脑干受压更加严重,中脑动眼神经核受损,可出现两侧瞳孔均散大,表明病情已进入垂危阶段。

一般情况下,出现两侧瞳孔散大,可迅速注入脱水药物,如一侧缩小而另一侧仍然散大,则散大侧多为脑疝或血肿侧;如两侧瞳孔仍然散大,则表示脑疝未能复位,或由于病程已近晚期,脑干已发生缺血性软化。若术前两侧瞳孔均散大,将血肿清除后,通常总是对侧瞳孔先缩小,然后血肿侧缩小;如术后血肿侧瞳孔已缩小,而对侧瞳孔仍然散大,或术后两侧瞳孔均已缩小,但经过一段时间后对侧瞳孔又再次散大,多表示对侧尚有血肿;如术后两侧瞳孔均已缩小,病情一度好转,但经一段时间后手术侧的瞳孔再度散大,应考虑有复发性血肿或术后脑水肿的可能,还应及时处理。瞳孔散大出现的早晚,也与血肿部位有密切关系。颞区血肿,瞳孔散大通常出现较早,额极区血肿则出现较晚。

(4)生命体征变化:颅内血肿者多有生命体征的变化。血肿引起颅内压增高时,可出现 Cushing 反应,血压出现代偿性增高,脉压增大,脉搏徐缓、充实有力,呼吸减慢、加深。血压升高和脉搏减慢常较早出现。颅后窝血肿时,则呼吸减慢较多见。随着颅内压力的不断增高,延髓代偿功能衰竭,出现潮式呼吸乃至呼吸停止,随后血压亦逐渐下降,并在呼吸停止后,经过一段时间心跳亦停止。如经复苏措施,心跳可恢复,但如血肿未能很快清除,则呼吸恢复困难。一般而言,如果血压、脉搏和呼吸 3 项中有 2 项的变化比较肯定,对颅内血肿的诊断有一定的参考价值。但当并发胸腹腔脏器损伤并发休克时,常常出现血压偏低、脉搏增快,此时颅内血肿的生命体征变化容易被掩盖,必须提高警惕。

(5)躁动:常见于颅内血肿伤员,容易被临床医师所忽视,或不做原因分析即给予镇静剂,以致延误早期诊断。躁动通常发生在中间清醒期的后一阶段,即在脑疝发生(继发性昏迷)前出现。

(6)偏瘫:幕上血肿形成小脑幕切迹疝后,疝出的脑组织压迫同侧大脑脚,引起对侧中枢性面瘫和对侧上下肢瘫痪,同时伴有同侧瞳孔散大和意识障碍,也有少数伤员的偏瘫发生在血肿的同侧,这是因为血肿将脑干推移致对侧,使对侧大脑脚与小脑幕游离缘相互挤压,这时偏瘫与瞳孔散大均发生在同一侧,多见于硬脑膜下血肿;血肿直接压迫大脑运动区,由于血肿的位置多偏低或比较局限,故瘫痪的范围也多较局限,如额叶血肿和额颞叶血肿仅出现中枢性面瘫或中枢性面瘫与上肢瘫,范围较广泛的血肿亦可出现偏瘫,但一般瘫痪的程度多较轻,有时随着血肿的发展,先出现中枢性面瘫,而后出现上肢瘫,最后出现下肢瘫。矢状窦旁的血肿可出现对侧下肢单瘫,跨矢状窦的血肿可出现截瘫。左侧半球血肿还可伴有失语;由伴发的脑挫裂伤直接引起,这种偏瘫多在伤后立即出现。

(7)去脑强直:在伤后立即出现此症状,应考虑为原发性脑干损伤。如在伤后观察过程中出现此症状时,则为颅内血肿或脑水肿继发性脑损害所致。

(8)其他症状:婴幼儿颅内血肿可出现前囟突出。此外,由于婴幼儿的血容量少,当颅内出血量达100ml左右即可产生贫血的临床表现,甚至发生休克。小儿的慢性血肿可出现头颅增大等。

2.影像学检查

(1)颅骨X线片:在患者身情情况允许时,应行颅骨X线片检查,借此可确定有无骨折及其类型,尚可根据骨折线的走行判断颅内结构可能出现的损伤情况,利于进一步的检查和治疗。颅盖骨折X线片检查确诊率为95%～100%,骨折线经过脑膜中动脉沟、静脉窦走行区时,应注意有无硬脑膜外血肿发生的可能。颅底骨折经X线片确诊率仅为50%左右,因此,必须结合临床表现做出诊断,如有无脑神经损伤及脑脊液漏等。

(2)头颅CT扫描:是目前诊断颅脑损伤最理想的检查方法。可以准确地判断损伤的类型及血肿的大小、数量和位置。脑挫裂伤区可见点、片状高密度出血灶,或为混杂密度;硬脑膜外血肿在脑表面呈现双凸球镜片形高密度影;急性硬脑膜下血肿则呈现新月形高密度影;亚急性或慢性硬脑膜下血肿表现为稍高密度、等密度或稍低密度影。

(3)头颅MRI扫描:一般较少用于急性颅脑损伤的诊断。头颅CT和MRI扫描对颅脑损伤的诊断各有优点。对急性脑外伤的出血,CT显示较MRI为佳,对于亚急性、慢性血肿及脑水肿的显示,MRI常优于CT。急性早期血肿在T_1及T_2加权图像上均呈等信号强度,但亚急性和慢性血肿在T_1加权图像上呈高信号,慢性血肿在T_2加权图像上可见低信号边缘,血肿中心呈高信号。应注意血肿与脑水肿的MRI影像鉴别。

(二)手术技术

1.早期手术

对有颅内血肿可能的伤员,应在观察过程先把头发剃光,并做好手术器械的消毒和人员组织的准备,诊断一经确定,即应很快施行手术。对已有一侧瞳孔散大的脑疝伤员,应在静脉滴注强力脱水药物的同时,做好各项术前准备,伤员一经送到手术室,立即进行手术。对双侧瞳孔散大、病理呼吸、甚至呼吸已经停止的伤员,抢救更应当争分夺秒,立即在气管插管辅助呼吸下进行手术。为了争取时间,术者可带上双层手套(不必刷手),迅速进行血肿部位钻孔,排出部分积血,使脑受压得以暂时缓解,随后再扩大切口或采用骨瓣开颅,彻底清除血肿。

2.钻孔检查

当病情危急，又未做 CT 扫描，血肿部位不明确者，可先做钻颅探查。在选择钻孔部位时，应注意分析损伤的机制，参考瞳孔散大的侧别、头部着力点颅骨骨折的部位、损伤的性质以及可能发生的血肿类型等安排钻孔探查的先后顺序。

(1)瞳孔散大的侧别：因多数的幕上血肿发生在瞳孔散大的同侧，故首先应选择瞳孔散大侧进行钻孔。如双侧瞳孔均散大，应探查最先散大的一侧。如不知何侧首先散大，可在迅速静脉滴入强力脱水药物过程中观察，如一侧缩小而另侧仍散大或变化较少，则首先在瞳孔仍然散大侧钻孔。

(2)头部着力部位：可借头皮损伤的部位来推断头部着力点。如着力点在额区，血肿多在着力点处或其附近，很少发生在对冲部位，应先探查额区和颞区。如着力点在颞区，则血肿多发生在着力部位，但也可能发生在对冲的颞区，探查时宜先探查同侧颞区，然后再探查对侧颞区。如着力点在枕区，则以对冲部位的血肿为多见，探查应先在对侧额叶底区和颞极区，然后同侧的额叶底区和颞极区，最后在着力侧的颅后窝和枕区。

(3)有无骨折和骨折部位：骨折线通过血管沟，并与着力部位和瞳孔散大的侧别相一致时，以硬脑膜外血肿的可能性为大，应首先在骨折线经过血管沟处钻孔探查。若骨折线经过上矢状窦，则应在矢状窦的两侧钻孔探查，并先从瞳孔散大侧开始。如无骨折，则以硬脑膜下血肿的可能性为大，应参考上述的头部着力部位确定钻孔探查顺序。

(4)损伤的性质：减速性损伤的血肿，既可发生在着力部位，也可发生在对冲部位，例如枕部着力时，发生对冲部位的硬脑膜下血肿机会较多，故应先探查对冲部位，根据情况再探查着力部位。前额区着力时，应探查着力部位。头一侧着力时，应先探查着力部位，然后再探查对冲部位。加速性损伤，血肿主要发生在着力部位，故应在着力部位探查。

3.应注意多发血肿存在的可能

颅内血肿中约有 15％为多发性血肿。在清除一个血肿后，如颅内压仍很高，或血肿量少不足以解释临床症状时，应注意寻找是否还有其他部位的血肿，如对冲血肿、深部的脑内血肿和邻近部位的血肿等。怀疑多发血肿，情况容许时，应立即进行 CT 检查，诊断证实后再行血肿清除。

4.减压术

清除血肿后脑迅速肿胀，无搏动，且突出于骨窗处，经注入脱水药物无效者，在排除多发性血肿后，应同时进行减压术。术中脑膨出严重，缝合困难者，预后多不良。

5.注意合并伤的处理

闭合性颅脑伤伤员在观察过程中出现血压过低时，除注意头皮伤的大量失血或婴幼儿颅内血肿所引起外，应首先考虑有其他脏器损伤，而未被发现，必须仔细进行全身检查，根据脏器出血和颅内血肿的急缓，决定先后处理顺序。一般应先处理脏器出血，然后行颅内血肿清除手术。如已出现脑疝，可同时进行手术。

6.复发血肿或遗漏血肿的处理

术后病情一度好转，不久症状又加重者，应考虑有复发性血肿或多发性血肿被遗漏的可能。如及时再次进行手术清除血肿，仍能取得良好效果。如无血肿，则行一侧或双侧颞肌下减压术,也可使伤员转危为安。

(三)并发症及其防治

部分颅内血肿患者同时伴有重型颅脑损伤,因全身处于应激状态和长期昏迷,极易造成全身并发症。其中肺部并发症、肾衰竭、严重上消化道出血以及丘脑下部功能失调等严重并发症是临床患者死亡和伤残的主要原因之一,正确处理这些并发症是颅脑救治工作中的重要环节。

1.肺部感染

肺部感染十分常见,它可进一步加重脑损害,形成恶性循环,是导致死亡的重要原因。防治措施如下。

(1)保持呼吸道通畅:①保持口腔清洁,及时彻底清除口腔及呼吸道的分泌物、呕吐物及凝血块等,做好口腔护理,用3%过氧化氢或生理盐水清洗口腔,防止口唇皮肤干燥裂开和及时治疗口腔炎、黏膜溃疡及化脓性腮腺炎等口腔感染。②定时翻身叩背,经常变换患者体位,以利于呼吸道分泌物排出,防止呕吐物误吸,并定时采用拍击震动法协助排痰。定时改变体位除能预防压疮形成外,尚能减轻肺淤血,提高氧气运送能力,克服重力影响造成的气体分布不均,改善通气与灌注的比例,并能促进分泌物的排出。拍击震动可使小支气管分泌物松动而易于排至中气管和大气管中,利于排出体外。③消除舌后坠,舌后坠影响呼吸通畅者,应取侧卧位并抬起下颌或采用侧俯卧位,仰卧时放置咽导管等,以改善呼吸道通气情况。④解除支气管痉挛,由于炎症的刺激,常引起支气管痉挛和纤毛运动减弱或消失,导致通气不畅和痰液积聚,故解除支气管痉挛对防治肺部感染甚为重要,严重支气管痉挛时可用氨茶碱或异丙肾上腺素肌内或静脉注射。一般可用雾化吸入。⑤及时清理呼吸道,彻底吸痰对预防颅脑损伤患者肺部感染是极其重要的,可经口腔、鼻腔或气管切开处吸痰。吸痰动作要轻柔,吸痰管自气管深部左右前后旋转,向外缓慢退出,防止因吸力过大或动作过猛造成口腔、气管黏膜损伤,引起出血。⑥纤维支气管镜吸痰和灌洗,主要用于严重误吸、鼻导管不易插入气管、插入气管内吸痰已无效,或已证实大片肺不张时,应尽早行纤维支气管镜吸痰。吸痰过程中要注意无菌操作。吸痰前要先从X线胸片了解痰液积聚和肺不张的部位,进行选择性吸引;双侧肺病变时应先吸重的一侧,后吸轻的一侧,防止发绀发生。吸引时间不宜过长,一般不超过1min。

吸痰过程中要进行心电、血压、呼吸和氧饱和度的监测,观察口唇、指甲颜色,遇到心率增快,血压过低或过高,氧饱和度下降明显或发绀严重时应暂停操作,予以大流量面罩吸氧,待情况稳定后重新进行。严重肺部感染患者,即使在纤维支气管镜直视下进行吸痰,有时也难将呼吸道清理干净,此时可采用灌洗方法,将气管插管放入左支气管或右支气管内,注入灌洗液,当患者出现呛咳时,立即向外抽吸。可反复灌洗,左右支气管交替进行,灌洗液中可加入相应的抗生素,目前认为灌洗是治疗严重肺部感染的有效措施。⑦气管切开,颅脑损伤患者咳嗽反应差,如出现误吸、呼吸道梗阻、气管内分泌物增多而排出不畅,或合并颅面伤、颅底骨折及昏迷或预计昏迷时间长的患者,均应尽早行气管切开。气管切开及时能有效解除呼吸道梗阻,易于清除下呼吸道分泌物阻塞,减少通气无效腔,改善肺部通气功能,保证脑组织供氧,对减轻脑水肿和防治肺部感染具有积极重要作用。

(2)加强营养支持治疗,提高机体免疫力:颅脑损伤患者基础代谢率升高,能量消耗增加,蛋白分解利用大于合成,呈低蛋白血症、负氮平衡状态,营养不良可以导致机体免疫力降低。

因此,对颅脑损伤患者应采用高热量、高蛋白营养支持治疗,可采用胃肠道内营养和胃肠道外营养两种方式予以补充,必要时应给予输新鲜血及血液制品等支持,同时注意维持水电解质和酸碱平衡。

(3)抗生素的应用:正确及时地选用抗生素,是肺部感染治疗成功的关键。由于颅脑损伤合并肺部感染的致病菌株不断增多,菌群复杂,毒力和侵袭力强的致病菌表现为单纯感染,而毒力和侵袭力弱的致病菌则以混合感染的形式存在。因此,临床用药宜根据细菌敏感试验。在早期尚无药敏试验之前,可根据经验用药。采用足量针对性强的抗生素,严重的混合感染应采用联合用药。临床资料显示,颅脑损伤合并肺部感染的主要病原菌为革兰氏阴性杆菌,其病死率高达 70%。颅脑损伤合并肺部感染诊断一旦明确,经验性给药应选用广谱抗菌力强的抗生素,如第 2 代或第 3 代头孢菌素类药物或氟喹诺酮类。在经验性给药后 24～48h 内必须密切观察患者病情,注意症状、体征、体温的变化,痰的性状和数量增减等,以评估患者病情是否好转,同时行必要的痰涂片,细菌培养及药敏试验或其他有助于病因学确诊的检查,为进一步更有效治疗提供依据。治疗中,患者体温持续不退,肺部感染症状体征及 X 线胸片检查无改善,应考虑是否存在混合感染、二重感染及抗药性病原菌。应根据反复呼吸道分泌物的培养结果,调整抗生素种类和剂量,或采用联合用药,以便达到最佳的治疗效果。抗生素的使用时间应该根据肺部感染的性质和轻重而定,不能停药太早,但也不宜长期用药。一般情况下,体温维持在正常范围 5d 左右,外周血白细胞计数已在正常范围,临床肺部感染症状体征消失者,即可考虑停药。对于严重感染、机体免疫功能低下者,疗程应适当延长。

2.上消化道出血

上消化道出血是颅脑损伤的常见并发症,文献报道其发生率为 16%～47%,多见于下丘脑损伤、脑干损伤、广泛脑挫裂伤及颅内血肿等重症患者,对患者的生命有很大威胁。

(1)预防性措施:①积极治疗原发性病变,如降低增高的颅内压,纠正休克,维持正常血氧浓度,保持水电解质及酸碱平衡等措施,解除机体的持续应激状态。②早期留置胃管,抽吸胃液及观察其性状,有利于早期发现和及时处理。③应用抗酸药物。严重颅脑损伤尤其有下丘脑损伤时,可预防性应用如氢氧化铝凝胶、雷尼替丁或法莫替丁,抑制胃酸分泌,提高胃液pH,减轻胃肠黏膜损害。④维持能量代谢平衡,予以静脉高价营养,纠正低蛋白血症,给予大剂量维生素 A,有助于胃黏膜的再生修复。⑤减少使用大剂量肾上腺皮质激素及阿司匹林等诱发应激性溃疡的药物。

(2)非手术治疗:①密切观察病情,注意血压、脉搏及呕血或黑便的数量。②持续胃肠减压,吸尽胃液及反流的胆汁,避免胃扩张。③停用肾上腺皮质激素。④应用维生素 K、酚磺乙胺(止血敏)、巴曲酶(立止血)、凝血因子 I(纤维蛋白原)及抗纤维蛋白溶解药等止血药物。⑤建立通畅的静脉通道,对大出血者应立即输血,进行抗休克治疗。⑥抗酸止血治疗,通过中和胃酸、降低胃液 pH 或抑制胃液分泌,达到抗酸止血目的。常用药物包括:氢氧化铝凝胶、西咪替丁(甲氰咪胍)、雷尼替丁、法莫替丁(高舒达)、奥美拉唑(洛赛克)、生长抑素等。⑦局部止血治疗,胃管注入冰盐水去甲肾上腺素液(去甲肾上腺素 6～8mg 溶于 100mL 等渗冰盐水中),每 4～6h 可重复使用 1 次。⑧内镜止血治疗,可经内镜注射高渗盐水、肾上腺素混合液或注射医用 99.9%纯乙醇,使血管收缩,血管壁变性及血管腔内血栓形成而达到止血目的;或经内镜通过激光、高频电凝、热探头及微波等热凝固方式,起到有效的止血作用;也可通过内镜活检管道将持夹钳送入胃腔,直视下对出血部位进行钳夹止血,适用于喷射性小动脉出血。⑨选择性动脉灌注血管紧张素胺(加压素),经股动脉插管,将导管留置于胃左动脉,持续灌注血管紧张素胺(加压素),促使血管收缩,达到止血目的。

(3)手术治疗:部分患者出血量大或反复出血,经非手术治疗无效,应考虑行手术治疗。可根据情况选择全胃切除、胃部分切除、幽门窦切除加迷走神经切除或幽门成形加迷走神经切除等手术方式。

3.急性肾衰竭(ARF)

颅脑损伤出现急性肾衰竭是一严重的并发症,其病情发展快,对机体危害大,如处理不当,可导致严重后果。

(1)预防性措施:①消除病因,积极抗休克,控制感染,及时发现和治疗弥散性血管内凝血,积极治疗脑损伤、清除颅内血肿,防治脑水肿,避免神经源性肾衰竭的发生。②及时纠正水、电解质失衡,对颅脑损伤患者,要补充适量的含钠盐溶液,避免过分脱水,维持有效循环血量,改善和维护肾小管功能和肾小球滤过率,减少肾衰竭的发生。③减轻肾脏毒性损害作用,避免或减少使用对肾脏有损害的抗生素及其他药物(如氨基糖苷类抗生素);积极碱化尿液,防止血红蛋白在肾小管内形成管型;对已有肾功能损害者,减少或停用甘露醇降颅压,改用甘油果糖或呋塞米(速尿)注射液,可取得同样降颅压效果;积极控制感染消除内毒素的毒性作用。④解除肾血管痉挛,减轻肾缺血,休克患者伴有肾衰竭时,不宜使用易致肾血管收缩的升压药物(如去甲肾上腺素等);如补充血容量后仍少尿,可用利尿合剂或扩血管药物(如多巴胺)以解除肾血管痉挛。

(2)少尿或无尿期的治疗:①严格控制液体入量,准确记录24h出入水量,包括显性失水隐性失水及内生水,按"量出为人,宁少勿多"的原则进行补液。②控制高钾血症,高血钾是急性肾衰竭的危险并发症,可引起严重心律失常,威胁患者生命。因此,必须每日1或2次监测血清钾离子浓度及心电图变化,及时处理。措施包括禁用钾盐,避免使用含钾离子的药物(青霉素钾盐)、陈旧库存血及控制含钾离子饮食的摄入;彻底清创,减少创面坏死和感染引起的高血钾;积极预防和控制感染,纠正酸中毒,防治缺氧和血管内溶血;供给足够热量,减少蛋白质分解;高渗葡萄糖液加胰岛素静脉滴注,使钾离子转移至细胞内;5%碳酸氢钠对抗钾离子对心脏的毒性作用;应用阳离子交换树脂,每次15g,口服,每日3次;对抗心律失常:钙剂能拮抗钾离子的抑制心脏作用和兴奋、加强心肌收缩作用,减轻钾离子对心脏的毒性作用。③纠正酸中毒,可根据患者情况给予11.2%乳酸钠,5%碳酸氢钠或7.2%三羟甲基氨基甲烷溶液,每次100～200mL静脉滴注。④供给足够热量,减少蛋白分解,采用低蛋白、高热量、高维生素饮食,减少机体蛋白质的分解,减轻氮质血症及高血钾。同时应用促进蛋白质合成的激素苯丙酸诺龙或丙酸睾酮。⑤防治感染,患者应适当隔离,注意口腔、皮肤及会阴部的护理。在应用抗生素控制感染时,应考虑药物半衰期在肾功能不全时的延长因素,适当减少用药剂量及用药次数,避免引起肾脏毒性反应或选用对肾脏无毒性损害的抗菌药物。⑥透析治疗,随着透析设备的普及及技术上的提高,对急性肾衰竭患者,近年多主张早期进行透析治疗,对减轻症状、缩短病程、减少并发症和争取良好预后有着重要意义;对防治水中毒、高钾血症及其他电解质紊乱、消除体内代谢毒物或产物、纠正酸中毒、改善全身症状等都有肯定作用。

（3）多尿期的治疗：急性肾衰竭进入多尿期，病情初步好转，患者的尿量明显增加，体内电解质特别是钾离子大量丢失，需积极补充入量，以防止细胞外液的过度丧失造成缺水，补液量以每日出量的 1/3～1/2 为宜，每日根据电解质测定结果，来决定补充适量的钾盐、钠盐，以维持水电解质的平衡。同时要补充足够的维生素，逐步增加蛋白质的摄入，以保证组织修复的需要，积极治疗感染，预防并发症的发生，纠正贫血，使患者迅速康复。

（4）恢复期的治疗：此期患者仍十分虚弱，还应加强支持治疗，增强抗病能力；定期复查肾功能，避免使用损害肾脏的药物，注意休息，积极治疗原发病，促进肾功能的完全恢复。

二、急性与亚急性硬脑膜外血肿

在颅脑损伤中，硬脑膜外血肿占 30% 左右，可发生于任何年龄，但以 15～30 岁的青年比较多见。小儿则很少见，可能因小儿的脑膜中动脉与颅骨尚未紧密靠拢有关。血肿好发于幕上半球的凸面，绝大多数属于急性，亚急性型者少见，慢性型者更为少见。

（一）出血来源与血肿位置

1.出血来源

（1）脑膜中动脉：为最为常见的动脉破裂出血点。脑膜中动脉经棘孔进入颅腔后，沿脑膜中动脉沟走行，在近翼点处分为前后两支，当有骨折时，动脉主干及分支可被撕破出血，造成硬脑膜外血肿。脑膜中动脉的前支一般大于后支，骨沟也较深，故前支较后支更容易遭受损伤，发生血肿的机会也更多，而且，血肿形成的速度也更快。

（2）静脉窦：骨折若发生在静脉窦附近，可损伤颅内静脉窦引起硬脑膜外血肿，血肿多发生在矢状窦和横窦，通常位于静脉窦的一侧，也可跨越静脉窦而位于其两侧，称为骑跨性血肿。

（3）脑膜中静脉：与脑膜中动脉伴行，较少损伤，出血较缓慢，容易形成亚急性或慢性血肿。

（4）板障静脉或导血管：颅骨板障内有网状的板障静脉和穿通颅骨的导血管。骨折时出血，流入硬脑膜外间隙形成血肿，系静脉性出血，形成血肿较为缓慢。

（5）脑膜前动脉和筛动脉：是硬脑膜外血肿出血来源中少见的一种，发生于前额部和颅前窝颅底骨折时，出血缓慢，易漏诊。

此外，少数病例并无骨折，可能是外力造成颅骨与硬脑膜分离，以致硬脑膜表面的小血管撕裂，此类血肿形成亦较缓慢。

2.血肿位置

硬脑膜外血肿最多见于颞部区、额顶区和颞顶区。近脑膜中动脉主干处的出血，血肿多在颞区，可向额区或顶区扩展；前支出血，血肿多在额顶；后支出血，则多在颞顶区；由上矢状窦出血形成的血肿则在它的一侧或两侧；横窦出血形成的血肿多在颅后窝或同时发生在颅后窝与枕区。脑膜前动脉或筛动脉所形成的血肿则在额极区或额叶底区。

（二）临床表现

1.症状与体征

（1）颅内压增高：由于血肿形成造成颅内压增高，患者在中间清醒期内，颅内压增高症更为明显，常有剧烈头痛、恶心、呕吐、血压升高、呼吸和脉搏缓慢等表现，并在再次昏迷前患者出现躁动不安。

(2)意识障碍：一般情况下，因为脑原发性损伤比较轻，伤后原发性昏迷的时间较短，多数出现中间清醒或中间好转期，伤后持续性昏迷者仅占少数。中间清醒或中间好转时间的长短，与损伤血管的种类及血管直径的大小有密切关系。大动脉出血急剧，可在短时间内形成血肿，其中间清醒期短，再次昏迷出现较早，多数正数小时内出现。个别严重者或合并严重脑挫裂伤，原发性昏迷未恢复，继发性昏迷又出现，中间清醒期不明显，酷似持续性昏迷。此时，与单纯的严重脑挫裂伤鉴别困难。但可详细了解伤后昏迷过程，如发现昏迷程度有进行性加重的趋势，应警惕有颅内血肿的可能。

(3)神经损害症状与体征：硬脑膜外血肿多发生在运动区及其附近，可出现中枢性面瘫、偏瘫及运动性失语等；位于矢状窦的血肿可出现下肢单瘫；颅后窝硬脑膜外血肿出现眼球震颤和共济失调等。

(4)脑疝症状：当血肿发展很大，引起小脑幕切迹疝时，则出现 Weber 综合征，即血肿侧瞳孔散大，对光反射消失，对侧肢体瘫痪、肌张力增高，腱反射亢进和病理反射阳性。此时伤情多发展急剧，短时间内即可转入脑疝晚期，有双瞳散大、病理性呼吸或去皮质强直等表现。如抢救不及时，即将引起严重的脑干损害，导致生命中枢衰竭而死亡。

2.影像学检查

(1)颅骨 X 线片：颅骨骨折发生率高，硬脑膜外血肿患者约有 95％显示颅骨骨折，绝大多数发生在着力部位。以线形骨折最多，凹陷骨折少见。骨折线往往横过脑及脑膜血管沟或静脉窦。

(2)CT 或 MRI 检查：对重症患者应作为首选检查项目，不仅能迅速明确诊断，缩短术前准备时间，而且可显示血肿发生的位置，为手术提供准确部位。一般而言，CT 的阳性发现在急性期优于 MRI。

(3)脑血管造影：在无 CT 设备时，如病情允许可行脑血管造影检查，在血肿部位显示典型的双凸形无血管区，并有中线移位等影像，在病情危急时，应根据受伤部位、局灶神经症状、体征及颅骨 X 线片征象果断进行血肿探查和清除术。

(三)手术技术

1.适应证

(1)伤后有明显的中间清醒期，骨折线经过血管沟或静脉窦，伴有明显脑受压症状和(或)出现一侧肢体功能障碍及早期钩回疝综合征者。

(2)头颅 CT 检查，颅内有较大的血肿，中线明显移位者。

(3)经钻孔探查证实为硬脑膜外血肿者。

2.禁忌证

(1)双侧瞳孔散大，自主呼吸停止 1h 以上，经积极的脱水、降颅压治疗无好转，处于濒死状态者。

(2)患者一般状态良好，CT 检查见血肿量较小，且无明显脑受压症状者，在严密观察病情变化情况下，可先行非手术治疗。

3.术前准备

(1)麻醉：一般麻醉方法多采用气管插管全身麻醉，部分患者也可在局部麻醉下进行。可根据血肿部位。应采用相应的体位。

（2）术前认真采集病史，进行全身体格检查和神经系统检查，阅读辅助检查资料，明确诊断，讨论手术方案。

（3）向患者家属交代病情、手术必要性、危险性及可能发生的情况，以求理解。

（4）剃光全部头发，头皮清洗、消毒后用无菌巾包扎。

（5）备血及术前、麻醉前用药。

4.手术入路与操作

（1）皮瓣的大小依血肿大小而定，切口一般为马蹄形，基底部较宽。以保证有充足的血液供应。

（2）按常规行皮瓣、肌骨瓣或游离骨瓣开颅，部分患者可行骨窗开颅，开瓣大小要充分，以能全部或大部暴露血肿范围为宜。

（3）翻开骨瓣后可见到血肿，血肿多为暗红色血细胞凝集块，附着在硬脑膜外，可用剥离子或脑压板轻轻将血肿自硬脑膜上游剥离下来，亦可用吸引器将其吸除。血肿清除后如遇到活动小血，应仔细寻找出血来源，探明损伤血管后，应将其电凝或用丝线贯穿结扎，以期彻底止血。位于骨管内段的脑膜中动脉破裂时，可采用骨蜡填塞骨管止血处理。如上矢状窦或横窦损伤，可覆盖吸收性明胶海绵压迫止血，出血停止后，可于静脉窦损伤处，用丝线缝合对吸收性明胶海绵加以固定。对硬脑膜表面的小血管渗血，要一一予以电凝，务求彻底止血。

（4）血肿清除、彻底止血后，应沿骨瓣周围每隔 2～3cm，用丝线将硬脑膜与骨膜悬吊缝合。如仍存有渗血处，须在硬脑膜与颅骨内板之间放置吸收性明胶海绵止血。对骨瓣较大者，应根据骨瓣大小，于骨瓣上钻数小孔。做硬脑膜的悬吊，尽量消灭无效腔。

（5）硬脑膜外放置引流，回复骨瓣，缝合切口各层。

5.术中注意事项

（1）在清除血肿过程中，如残留薄层血块与硬脑膜紧密粘连，且无活动出血时，不必勉强剥离，以免诱发新的出血。

（2）血肿清除后，如果发现硬脑膜张力很高，脑波动较弱，硬脑膜下方呈蓝色，说明硬脑膜下可能留有血肿，应切开硬脑膜进行探查，如发现有血肿，则按硬脑膜下血肿继续处理。如未见硬脑膜下有血肿并排除邻近部位的脑内血肿时，提示可能在远隔部位存在血肿，应行 CT 复查或钻孔探查，以免遗漏血肿。

（3）如果血肿清除后，受压的脑部不见膨起回复，已无波动，多因脑疝未能复位所致。可将床头放低，行腰椎穿刺，向内注入生理盐水 20～30mL，常能使脑疝复位，脑即逐渐膨起。若仍处于塌陷状态不见膨起，可经颞叶下面轻轻上抬钩回使之复位，或切开小脑幕游离缘，解除钩回的嵌顿。

（4）特殊紧急情况下，为争取抢救时间，可采取骨窗开颅清除血肿，但术后遗留有颅骨缺损，需后期修补。

6.术后处理

术后处理方面与一般开颅术后处理相同，但出现下列 3 种情况应予特殊处理。

（1）脑疝时间较长，年老体弱，或并发脑损伤较重，脑疝虽已回复，但估计意识障碍不能在短时间内恢复者,宜早期行气管切开术,保持呼吸道通畅。

(2)对继发严重脑干损伤,术后生命体征不平稳。可采用人工呼吸机辅助呼吸,必要时进行冬眠低温疗法。

(3)对重症患者,如条件许可,应收入重症监护病房,进行监护。

(四)并发症及其防治

除一般颅脑损伤与开颅术后常易发生的并发症外,尤应注意:①术后应严密观察病情变化,发现复发血肿及迟发性血肿,应及时处理。②应妥善控制继发性脑肿胀和脑水肿。③重症患者可并发上消化道出血,术后早期应加以预防。④长期昏迷患者易发生肺部感染、水电解质平衡紊乱、下丘脑功能紊乱、营养不良、压疮等。在加强护理措施的同时,以及时予以相应的处理。⑤出院后应于1~3个月内进行随访调查,以了解手术效果和可能存在的颅内并发症。

三、慢性硬脑膜外血肿

(一)概述

慢性硬脑膜外血肿较少见,系指伤后2~3周以上出现血肿者。一般而言,伤后13d以上,血肿开始有钙化现象即可作为慢性血肿的诊断依据。

慢性硬脑膜外血肿的转归与硬脑膜下血肿不同,通常在早期血细胞凝集块状,后期在局部硬脑膜上形成一层肉芽组织,这些肉芽组织可在CT上显示。仅有少数慢性血肿形成包膜及中心液化,但为时较久,一般约需5周左右。临床上可发现少数迟发性硬脑膜外血肿:即首次CT扫描时无明显影像异常,但在相隔几小时甚至十多天之后再次CT扫描时,才发现血肿,这是指血肿的期龄或病程的急缓。

此外,整个硬脑膜外血肿的5%~22%,男性青年较多,原因可能是患者头部外伤时存在硬脑膜的出血源,但因伤后脑组织水肿、其他与此形成的血肿及某些引起颅内压增高的因素,形成了填塞效应而对出血源有压迫作用。

但继后来采用过度换气、强力脱水、控制脑脊液漏、清除颅内血肿及手术减压等措施,或因全身性低血压的影响使颅内高压迅速降低,突然失去了填塞效应,故而造成硬脑膜自颅骨剥离,遂引起迟发性硬脑膜外血肿。

(二)临床表现

1.症状与体征

以青年男性为多见,好发部位与急性或亚急性硬脑膜外血肿相似,多位于额区、顶区、枕区等处,位于颞区较少。

临床出现慢性颅内高压症状,也可出现神经系统阳性体征,如意识障碍、偏瘫、瞳孔异常或眼部症状等。

2.影像学检查

(1)慢性硬脑膜外血肿的诊断有赖影像学检查。绝大多数患者有颅骨骨折,骨折线往往穿越硬脑膜血管压迹或静脉窦。

(2)CT扫描表现典型,见位于脑表面的梭形高密度影,周界光滑,边缘可被增强,偶见钙化。

(3)MRI扫描T_1和T_2加权图像上均呈边界锐利的梭形高信号区。

(三)手术技术

1.适应证

对已有明显病情恶化的患者,应及时施行手术治疗。除少数血肿发生液化,包膜尚未钙化者,可行钻孔冲洗引流之外,其余大多数患者须行骨瓣开颅清除血肿,达到暴露充分与不残留颅骨缺损的目的,同时,利于术中查寻出血点和施行止血操作。

2.禁忌证

对个别神志清楚、症状轻微、没有明显脑功能损害的患者,亦有人采用非手术治疗,在 CT 监护下任其自行吸收或机化。

术前准备、手术入路与操作、术中注意事项、术后处理与并发症及其防治与急性、亚急性硬脑膜外血肿处理基本相同。

四、急性与亚急性硬脑膜下血肿

(一)概述

硬脑膜下血肿可分为急性、亚急性和慢性三种。急性、亚急性硬脑膜下血肿在闭合性颅脑损伤中占 5%~6%,在颅内血肿中占 50%~60%,为颅内血肿中最常见者,也是颅脑伤患者死亡的主要原因之一。

急性和亚急性硬脑膜下血肿与脑挫裂伤的关系密切,多发生在减速性损伤。大多数血肿的出血来源为脑皮质的静脉和动脉。血肿常发生在着力部位的脑凸面、对冲部位或着力部位的额、颞叶底区和极区,多与脑挫裂伤同时存在,其实为脑挫裂伤的一种并发症,称为复合性硬脑膜下血肿。复合性硬脑膜下血肿受继发性脑水肿所引起的颅内压升高的限制,出血量多不大,多局限在挫裂伤部位,与挫伤的脑组织混杂在一起。当然,如脑挫裂伤和脑水肿不重,也可形成较大的血肿。另一种比较少见的称为单纯性硬脑膜下血肿。由于桥静脉在经硬脑膜下隙的一段被撕裂或静脉窦本身被撕裂。血肿常分布于大脑凸面的较大范围,以位于额顶区者多见。如回流到矢状窦的桥静脉或矢状窦被撕裂,血肿除位于大脑凸面外,也可分布于两大脑半球间的纵裂内;如果回流到横窦或岩上窦的脑底区静脉撕裂,则血肿也可位于脑底区。单纯性硬脑膜下血肿伴有的原发性脑损伤多较轻,出血量一般较复合型者为多,如及时将血肿清除,多可获得良好的效果。

(二)临床表现

1.症状与体征

临床表现系在脑挫裂伤症状的基础上又加上脑受压的表现。

(1)意识障碍:复合性硬脑膜下血肿临床表现与脑挫裂伤相似,有持续性昏迷,或意识障碍的程度逐渐加重,有中间清醒期或中间好转期者较少,如果出现,时间也比较短暂。单纯性或亚急性硬脑膜下血肿由于出血速度较慢,多有中间清醒期。因此,在临床上,对伴有较重脑挫裂伤的伤员,在观察过程中如发现意识障碍加重时,应考虑有血肿存在的可能。

(2)瞳孔改变:由于病情进展迅速,复合性血肿多很快出现一侧瞳孔散大,而且由于血肿增大,对侧瞳孔亦散大;单纯性或亚急性血肿的瞳孔变化多较慢。

(3)偏瘫:主要有三种原因。伤后立即出现的偏瘫系脑挫裂伤所致;由于小脑幕切迹疝所致的偏瘫,在伤后一定时间才出现,常同时出现一侧瞳孔散大和意识进行性障碍;颅内血肿压迫运动区,也在伤后逐渐出现,一般无其他脑疝症状,瘫痪多较轻。复合性血肿时,上述三种原因均可存在,而单纯性血肿则主要为后两种原因。

(4)颅内压增高和脑膜刺激症状:出现头痛、恶心、呕吐、躁动和生命体征的变化,颈强直和凯尔尼格征阳性等脑膜刺激症状也比较常见。

(5)其他:婴幼儿血肿时,可出现前囟隆起,并可见贫血,甚至发生休克。

2.影像学检查

(1)主要依靠 CT 扫描,既可了解脑挫裂伤情况,又可明确有无硬脑膜下血肿。

(2)颅骨 X 线片检查发现有半数患者可出现骨折,但定位意义没有硬脑膜外血肿重要,只能用作分析损伤机制的参考。

(3)磁共振成像(MRI)不仅能直接显示损伤程度与范围,同时对处于 CT 等密度期的血肿有独到的效果,因红细胞溶解后高铁血红蛋白释出,T1、T_2 加权像均显示高信号,故有其特殊优势。

(4)脑超声波检查或脑血管造影检查,对硬脑膜下血肿亦有定侧或定位的价值。

(三)手术技术

1.适应证

(1)伤后意识无明显的中间清醒期,表现有明显脑受压症状和(或)出现一侧肢体功能障碍者。

(2)伤后意识进行性加重,出现一侧瞳孔散大等早期脑疝症状者。

(3)头颅 CT 检查示颅内有较大血肿和(或)伴有脑挫裂伤,中线明显移位者。

(4)经钻孔探查证实为硬脑膜下血肿者。

2.禁忌证

(1)意识处于深昏迷,双侧瞳孔散大,去皮质强直,自主呼吸停止 1h 以上,经积极的脱水、降颅压治疗无好转,处于濒死状态者。

(2)患者一般状态良好,CT 检查见血肿量较小和(或)伴有局灶性脑挫裂伤,且无明显脑受压症状,中线移位不明显者,在严密观察病情变化情况下,可先行非手术治疗。

3.术前准备

(1)麻醉:一般麻醉方法多采用气管插管全身麻醉,部分患者也可在局部麻醉下进行。可根据血肿部位,应采用相应的体位。

(2)术前认真采集病史,进行全身体格检查和神经系统检查,阅读辅助检查资料,明确诊断,讨论手术方案。

(3)向患者家属交代病情、手术必要性、危险性及可能发生的情况,以求理解。

(4)剃去全部头发,头皮清洗、消毒后用无菌巾包扎。

(5)备血及术前、麻醉前用药。

4.手术入路与操作

根据血肿是液体状(多为单纯性硬脑膜下血肿和亚急性硬脑膜下血肿)或固体凝血块(多为复合性硬脑膜下血肿),分别采用钻孔引流或骨瓣开颅两种不同的血肿清除方法。急性硬脑膜下血肿往往与脑挫裂伤和脑内血肿并存,且多位于对冲部位的额叶底区和颞极区,易发生于两侧,故多需采用开颅手术清除血肿。

(1)骨瓣开颅切口:按血肿部位不同,分别采取相应骨瓣开颅。因额叶底和额极的对冲伤最为多见,常采用额颞区骨瓣或双侧前额区冠状瓣开颅,具有手术野显露广泛和便于大范围减压的优点,但其缺点为不能充分显露额极区与颞极区以及脑的底面,难以彻底清除上述部位坏死的脑组织,及对出血源止血。对损伤严重者可采用扩大的翼点入路切口,即在发际内起自中线旁3cm,向后延伸,在顶结节前转向额部,再向前下止于颧弓中点。皮瓣翻向前下,额颞骨瓣翻向颞侧,骨窗的下界平颧弓,后达乳突,前达颞窝及额骨隆突后部。这种切口可以充分显露额叶前中区与其底面、外侧裂、颞极和颞叶底区。有利于清除硬脑膜下血肿及止血,易于清除额极区和颞极底区的挫裂伤灶。如血肿为双侧,对侧亦可采用相同切口。

(2)钻孔减压:对于脑受压明显,估计颅内压显著升高者,可先在设计的颞区切口线上做小的切开,颅骨钻孔后,切开硬脑膜,清除部分血肿,迅速减轻脑受压。如系两侧血肿,也用同法将对侧血肿放出后再继续扩大开颅完成手术全过程。这样可以避免加重脑移位,防止脑膨出和脑皮质裂伤,以及损伤脑的重要结构。

(3)清除血肿:翻开硬脑膜瓣后,先用生理盐水冲洗术野及冲洗出骨瓣下较远部位脑表面的血液,吸除术野内的血块和已挫裂失活的脑组织。对脑皮质出血用积极电凝耐心细致地加以止血。然后分别从颅前窝底和颅中窝底将额叶和颞叶轻轻抬起,探查脑底面挫裂伤灶。用吸引器清除失活的脑组织,并彻底止血。最后用大量生理盐水冲洗出术野内积血。

(4)减压:应视情况而定。如损伤以出血为主,脑挫裂伤不重,血肿清除后见脑组织已自行塌陷、变软、波动良好者,只需将颞鳞区做适当切除,行颞肌下减压即可;如血肿量不太多,脑挫裂伤较重,血肿清除后仍有明显脑肿胀或出现急性脑膨出,并确已证明无其他部位血肿时,在应用脱水药物的同时将额极区和颞极区做适应切除,并弃去骨瓣,行颅内外减压术,否则,术后严重的脑水肿和脑肿胀常常导致脑疝或脑干功能衰竭,患者难免死亡。

(5)关颅:用生理盐水冲洗伤口内积血,用过氧化氢(双氧水)和电凝彻底止血后,将硬脑膜边缘缝在颞肌上,伤灶处置一引流,分层缝合切口。

5.术中注意事项

(1)在翻开骨瓣切开硬脑膜时,要特别注意观察,如果硬脑膜很紧张,脑压很高,最好用宽的脑压板经硬脑膜的小切口伸入硬脑膜下将脑皮质轻轻下压,然后迅速将硬脑膜切口全部剪开,以免在切开硬脑膜的过程中,严重肿胀的脑组织由较小的切口中膨出,造成脑皮质裂伤。

(2)在清除血肿过程中,要特别注意多血管的活动出血。必须耐心细致地探查,避免遗漏并逐一加以电凝止血。

(3)对已挫伤失活的脑组织,必须彻底清除,否则术后脑水肿和颅内压增高难以控制。

6.术后处理

与一般颅脑损伤及开颅术后处理相同,但出现下列3种情况应予特殊处理。

(1)年老体弱,脑疝形成时间较长,原发脑损伤较重,虽经积极治疗脑疝已回复,但估计意识障碍不能在短时间内恢复者,宜早期行气管切开术,保持呼吸道通畅。

(2)对继发严重脑干损伤,术后生命体征不平稳,可采用人工呼吸机辅助呼吸,必要时进行冬眠低温疗法。

（3）对重症患者，如条件许可，应收入重症监护病房，进行生命体征及颅内压动态监护。

（四）并发症及其防治

除一般颅脑损伤与开颅术后常易发生的并发症外，尤应注意下列四种情况。①术后应严密观察病情变化，发现复发性血肿及迟发性血肿，应及时处理。②应妥善控制继发性脑肿胀和脑水肿。③重症患者易并发上消化道出血，术后早期应采取相应措施加以预防。④长期昏迷患者易发生肺部感染、下丘脑功能紊乱、营养不良、压疮等，在加强护理措施的同时，应及时予以相应的处理。

五、慢性硬脑膜下血肿

（一）概述

慢性硬脑膜下血肿是指头部伤后 3 周以上出现症状者。血肿位于硬脑膜与蛛网膜之间，具有包膜。好发于小儿及老年人，占颅内血肿的 10%。占硬脑膜下血肿的 25%。起病隐匿，临床表现多不明显，容易误诊。从受伤到发病的时间，一般在 1～3 个月。

一般将慢性硬脑膜下血肿分为婴幼儿型及成人型。成人型绝大多数都有轻微头部外伤史，老年人额前或枕后着力时，脑组织在颅腔内的移动较大，易撕破脑桥静脉，其次静脉窦、蛛网膜粒等也可受损出血。非损伤性慢性硬脑膜下血肿十分少见，可能与动脉瘤、脑血管畸形或其他脑血管疾病有关。慢性硬脑膜下血肿扩大的原因。可能与患者脑萎缩、颅内压降低、静脉张力增高及凝血机制障碍等因素有关。婴幼儿慢性硬脑膜下血肿以双侧居多，除由产伤和一般外伤引起外，营养不良、维生素 C 缺乏病、颅内外炎症及有出血性素质的儿童，甚至严重脱水的婴幼儿，也可发生本病。出血来源多为大脑表面汇入上矢状窦的脑桥静脉破裂所致，非外伤性硬脑膜下血肿则可能由全身性疾病或颅内炎症所致的硬脑膜血管通透性改变引起。

（二）临床表现

1.症状与体征

存在很大差异，可将其归纳为三种类型。①发病以颅内压增高症状为主者较常见，表现为头痛、呕吐、复视和视盘水肿等，但缺乏定位症状，易误诊为颅内肿瘤。②发病以智力和精神症状为主者，表现为头昏、耳鸣、记忆力和理解力减退，反应迟钝或精神失常等，易误诊为神经官能症或精神病。③发病以神经局灶症状和体征为主者，如出现局限性癫痫、偏瘫、失语等，易与颅内肿瘤混淆。婴幼儿型慢性硬脑膜下血肿，常表现有前囟突出、头颅增大类似脑积水的征象，常伴有贫血等症状。

2.影像学检查

（1）头颅 CT 扫描不仅能从血肿的形态上估计其形成时间。而且能从密度上推测血肿的期龄。一般从新月形血肿演变到双凸形血肿，需 3～8 周左右，血肿的期龄平均在 3.7 周时呈高密度，6.3 周时呈低密度，至 8.2 周时则为等密度。但对某些无占位效应或双侧慢性硬脑膜下血肿的患者，必要时尚需采用增强后延迟扫描的方法，提高分辨率。

（2）MRI 更具优势，对 CT 呈等密度时的血肿或积液均有良好的图像鉴别。

（三）手术技术

1.适应证

慢性硬脑膜下血肿患者的病史相对较长，血肿体积多逐渐增大，大部分经钻孔冲洗引流的简单手术方法即可治愈,故确诊后有症状者都应手术治疗。

2.禁忌证

(1)血肿量过少,且无颅压增高和脑压迫症状者可暂不行手术。

(2)血肿已形成厚壁甚至钙化,且患者一般情况不佳,难以耐受血肿切除术者,可视为手术禁忌证。

3.术前准备

(1)麻醉:大部分患者可在局部麻醉下进行。可根据血肿部位,应采用相应的体位。

(2)术前认真采集病史,进行全身体格检查和神经系统检查,阅读辅助检查资料,明确诊断,讨论手术方案。

(3)向患者家属交代病情、手术必要性、危险性及可能发生的情况,以求理解。

(4)剃去全部头发,头皮清洗、消毒后用无菌巾包扎。

(5)备血及术前、麻醉前用药。

4.手术入路与操作

(1)钻孔冲洗引流术:①钻孔冲洗引流法。即在血肿最厚的位置将头皮切一个3～5mm小口,用骨钻经颅骨钻孔,骨缘周围涂抹骨蜡止血,可见硬脑膜发蓝,电凝硬脑膜外小血管,尖刀"十"字划开硬脑膜,可见暗红色陈旧性血液涌出,待大部血液流出后,放入带侧孔的引流管,用生理盐水反复冲洗,直至流出的液体清亮五色透明为止,保留引流管,将切口缝合,引流管接闭式引流装置,行闭式引流。这种方法简单易行,但遇血肿较大时,冲洗有时不易彻底。②双孔冲洗引流法。于血肿的后上方与前下方各钻1孔。切开硬脑膜后,用2支导管分别置于血肿腔中,用生理盐水反复冲洗,直至流出的液体清亮五色透明为止。然后将前方导管拔出缝合切口,保留后方导管,接闭式引流装置,做闭式引流。

(2)骨瓣开颅血肿切除术:根据血肿的部位,沿血肿边缘做一大型骨瓣开颅,皮瓣呈马蹄形。瓣状切开硬脑膜,向中线翻转;如血肿外侧囊壁与硬脑膜粘连致密不易分离时,可将其一同切开和翻转。从血肿上方内侧开始,逐渐将包膜从脑表面分离后切除。如粘连致密不易分离时可留小片包膜,亦可只将外侧包膜切除。严密止血后,按常规缝合关颅。腔内置引流管引流。

5.术中注意事项

(1)采用钻孔冲洗引流术式时,因骨孔较小,插入的导管不宜过硬,而且手法要轻柔,不可强行插入引流管,避免将导管穿过内侧包膜插入脑内造成脑组织损伤。可将骨孔适当扩大以便插入引流管冲洗引流。

(2)冲洗时避免将空气注入血肿腔,应使冲洗与排液均在密闭条件下进行,以防止空气逸入,形成张力性气颅。如用两管开放冲洗时,应用生理盐水填充残腔将空气排出后再行缝合引流。

(3)采用单孔冲洗引流法冲洗较大血肿时,应将引流管更换不同方向冲洗,尽量避免遗留残血。

(4)采用开颅清除血肿术时,提倡在手术显微镜下施行,可以使止血更为彻底,脑组织损伤轻微。

6.术后处理

(1)除一般常规处理外,可将床脚垫高,早期补充大量液体(每日 3500~4000mL),避免低颅压,利于脑复位。

(2)记录每 24h 血肿腔的引流量及引流液的颜色,如引流量逐渐减少且颜色变淡,表示脑已膨胀,血肿腔在缩小,3~5d 后即可将引流管拔除。如颜色为鲜红,多示血肿腔内又有出血,应及时处理。

(四)并发症及其防治

1.脑损伤

因放置引流管时操作技术不当而引起,应仔细操作。

2.张力性气颅

发生原因及防止办法已如前述。

3.硬脑膜下血肿

多为血肿包膜止血不彻底所致,或血肿抽吸后颅内压急剧下降引起桥静脉的撕裂,应及时再次手术处理。

4.硬脑膜外血肿

多为钻孔时硬脑膜与颅骨间的血管被剥离撕裂引起出血,出血后又使剥离不断扩大,应及时开颅将血肿清除。

六、脑内血肿

(一)概述

外伤性脑内血肿,系指外伤后发生在脑实质内的血肿。它常与枕部着力的额、颞区对冲性脑挫裂伤并存,也可由着力部位凹陷骨折所致。在闭合性脑损伤中其发生率为 0.5%~1%。外伤性脑内血肿多数属于急性,少数为亚急性。一般分为浅部与深部两型,前者又称复合型脑内血肿,后者又称为单纯型脑内血肿,临床上以浅部血肿较多见。浅部血肿多由于挫裂伤的脑皮质血管破裂出血所引起,因此在血肿表面常可有不同程度的脑挫裂伤,时常与急性硬脑膜下血肿同时存在,一般而言,血肿多位于额叶和颞叶前区靠近脑底的部位;深部血肿多位于脑白质内,系脑深部血管破裂出血所致,可向脑室破溃造成脑室内出血,脑表面无明显损伤或仅有轻度挫伤,触诊可有波动感。

(二)临床表现

1.症状与体征

脑内血肿与伴有脑挫裂伤的复合性硬脑膜下血肿的症状极为相似,常出现以下症状与体征。

(1)颅内压增高和脑膜刺激症状:头痛、恶心、呕吐、生命体征的变化等均比较明显。部分亚急性或慢性脑内血肿,病程较为缓慢,主要表现为颅内压增高,眼底检查可见视盘水肿。

(2)意识改变:伤后意识障碍时间较长,观察中意识障碍程度多逐渐加重,有中间清醒期或中间好转期者较少。因脑内血肿常伴有脑挫裂伤或其他类型血肿,伤情变化多较急剧,可很快出现小脑幕切迹疝。

(3)多数血肿位于额叶、颞叶前区且靠近其底面,常缺乏定位体征,位于运动区附近的深部血肿,可出现偏瘫、失语和局限性癫痫等。

2.影像学检查

(1)头颅 CT 扫描:90%以上急性期脑内血肿可显示高密度团块,周围有低密度水肿带;2～4 周时血肿变为等密度,易于漏诊;至 4 周以上时则呈低密度。应注意发生迟发性脑内血肿,必要时应复查头颅 CT 扫描。

(2)紧急情况下可根据致伤机制分析或采用脑超声波定侧,尽早在颞区或可疑的部位钻孔探查,并行额叶及颞叶穿刺,以免遗漏脑内血肿。

(三)手术技术

1.适应证

(1)CT 诊断明确,颅内压增高或局灶症状明显者。

(2)伤后持续昏迷,出现一侧瞳孔散大或双侧瞳孔散大,经积极的脱水和降颅压治疗一侧瞳孔回缩者。

(3)硬脑膜下或硬脑膜外血肿清除后颅内压仍高,脑向外膨出或脑皮质有限局性挫伤,触诊有波动者。

(4)血肿位于重要功能区深部,经穿刺吸引后,血肿无减少,颅内压增高不见改善者。

2.禁忌证

(1)单纯型脑内血肿,血肿量较小,且无颅内压增高或仅轻度增高者。

(2)经穿刺吸引后,血肿已缩小不再扩大,颅内压增高已改善者。

(3)意识处于深昏迷,双侧瞳孔散大,去皮质强直,自主呼吸停止,经积极的脱水、降颅压治疗无好转,自主呼吸无恢复,处于濒死状态者。

3.术前准备

(1)多采用气管插管全身麻醉,钻孔引流手术可采用局部麻醉,根据血肿部位不同,采用适当体位。

(2)术前认真采集病史,进行全身体格检查和神经系统检查,阅读辅助检查资料,明确诊断,讨论手术方案。

(3)向患者家属交代病情、手术必要性、危险性及可能发生的情况,以求理解。

(4)剃去全部头发,头皮清洗、消毒后用无菌巾包扎。

(5)备血及术前、麻醉前用药。

4.手术入路与操作

(1)开颅脑内血肿清除术:选择血肿距表面最近且避开重要功能区处骨瓣开颅,翻开骨瓣时,如遇硬脑膜外或硬脑膜下有血肿时应先行清除。剪开硬脑膜后,检查脑表面有无挫伤,在挫伤重的位置常常可发现浅部的脑内血肿。如看不到血肿,可选择挫伤处为穿刺点,先行电凝脑表回小血管,然后用脑室针逐渐向脑内穿刺确定血肿位置。如脑表面无挫伤,则按 CT 确定的血肿方向在非功能区的脑回上选择穿刺点进行穿刺。确定深部脑内血肿的位置后,电凝脑表面小血管,切开 2～3cm 的脑皮质,然后用脑压板和吸引器按穿刺的方向逐渐向脑深部分离,直达血肿腔内。探及血肿后,直视下用吸引器将血肿吸除,如有活动性出血予以电凝止血。对软化、坏死的脑组织也要一并清除。彻底止血后,血肿腔内置引流管,关闭切口。如脑组织塌陷,脑波动恢复良好,脑压明显降低,可缝合硬脑膜,还纳骨瓣,逐层缝合头皮关颅;如脑组织仍较膨隆,脑张力较高,可不缝合硬脑膜,去骨瓣减压,逐层缝合头皮关颅。

(2)脑内血肿钻孔穿刺术:适用于血肿已液化,不伴有严重脑挫裂伤及脑膜下血肿的患者。对虽未液化或囊性变,但并无颅内高压或脑受压表现的深部血肿,特别是脑基底核或脑干内的血肿,一般不考虑手术,以免增加神经功能损伤。手术方法:根据脑内血肿的定位,选择非功能区又接近血肿的部位切开头皮长 2～3cm,颅骨钻孔,孔缘涂抹骨蜡止血。电凝硬脑膜仁的血管,硬脑膜"十"字形切开,电凝脑回表面的血管,选择适当的脑针,按确定的部位,缓缓刺入,达到预定的深度时,用空针抽吸观察。证实到达血肿后,如果颅内压高,可自任血肿积液流出,然后用空针轻轻抽吸,负压不可过大。排除部分血肿积液后,即可抽出脑穿刺针,按脑穿刺针的深度,改用软导管插入血肿腔,用生理盐水反复冲洗,直至冲洗液变清亮为止。留置导管经穿刺孔引出颅外,接闭式引流装置,术后持续闭式引流,持续引流期间,在严格无菌操作下,可经引流管注入尿激酶溶解固态血块,加强引流效果。

5.术中注意事项

(1)清除脑深部血肿时,脑皮质切口应选择非功能区和距脑表面最近的部位,不宜过大,以免加重脑损伤。

(2)提倡在手术显微镜下进行手术,以期止血彻底,脑损伤轻微。

(3)在处理接近脑组织的血肿时,应减轻吸引力,以防出现新的出血和加重脑的损伤。对与脑组织粘连较紧的血块不必勉强清除,以防引发新的出血。

(4)钻孔穿刺冲洗时,应避免将空气带入血肿腔。

6.术后处理

(1)对原发脑损伤较重,估计意识障碍不能在短时间内恢复者,应早期行气管切开术,保持呼吸道通畅。

(2)对继发严重脑干损伤,术后生命体征不平稳,可采用人工呼吸机辅助呼吸,在密切观察病情的前提下,可行冬眠低温疗法。

(3)对重症患者,如条件许可,应收入重症监护病房,进行生命体征及颅内压动态监护。

(四)并发症及其防治

(1)术后应严密观察病情变化,发现复发性及迟发性血肿,应及时处理。

(2)应妥善控制继发性脑肿胀和脑水肿。

(3)重症患者易并发上消化道出血,术后应早期采取相应措施加以预防。

(4)长期昏迷患者易发生肺部感染、水电解质平衡紊乱、下丘脑功能紊乱、营养不良、压疮等,在加强护理措施的同时,应及时予以相应的处理。

七、颅后窝血肿

(一)概述

颅后窝血肿包括小脑幕以下的硬脑膜外、硬脑膜下、脑内及多发性等 4 种血肿。按其出现症状的时间可分为急性、亚急性和慢性 3 种。颅后窝血肿较为少见,占颅内血肿的 2.6%～6.3%,易引起小脑扁桃体疝及中枢性呼吸、循环衰竭,病情极为险恶,病死率达 15.6%～24.3%。颅后窝血肿常由枕区着力的损伤所引起。颅后窝血肿中,以硬脑膜外血肿多见,出血多来自横窦,也可来自窦汇、脑膜血管、枕窦或乙状窦等。临床上以亚急性表现者为多见。硬脑膜下血肿较少见,常伴有小脑、脑干损伤,血肿主要来源于小脑表面的血管或注入横窦的静脉破裂,亦可来源于横窦和窦汇的损伤。小脑内的血肿罕见,因小脑半球挫裂伤引起。血肿范围以单侧者多见,双侧者较少。颅后窝血肿中约有1/3合并其他部位的颅内血肿,以对冲部位的额叶底区和颞极区硬脑膜下血肿为多见。颅后窝硬脑膜外血肿亦可伴发横窦上方的枕区硬脑膜外血肿(即骑跨性血肿)。

(二)临床表现

1.症状与体征

(1)枕部头皮伤:大多数颅后窝血肿在枕区着力部位有头皮损伤,在乳突区或枕下区可见皮下淤血(Battle征)。

(2)颅内压增高和脑膜刺激症状:可出现剧烈头痛,频繁呕吐,躁动不安,亚急性或慢性血肿者可出现视盘水肿。

(3)意识改变:约半数有明显中间清醒期,继发性昏迷多发生在受伤24h以后,若合并严重脑挫裂伤或脑干损伤时则出现持续性昏迷。

(4)小脑、脑干体征:意识清醒的伤员,半数以上可查出小脑体征,如肌张力低下、腱反射减弱、共济失调和眼球震颤等。部分患者可出现交叉性瘫痪或双侧锥体束征,或出现脑干受压的生命体征改变,如果发生呼吸障碍和去皮质强直,提示血肿对脑干压迫严重,必须迅速治疗,以免脑干发生不可逆的损害。

(5)眼部症状:可出现两侧瞳孔大小不等、眼球分离或同向偏斜。如伴有小脑幕切迹上疝,则产生眼球垂直运动障碍和瞳孔对光反射消失。

(6)其他:有时出现展神经和面神经瘫痪以及吞咽困难等。强迫头位或颈部强直,提示有可能发生了枕骨大孔疝。

2.影像学检查

(1)X线额枕前后位平片:多数可见枕骨骨折。

(2)头颅CT扫描:可见颅后窝高密度血肿影像。

(三)手术技术

1.适应证

颅后窝的容积较小,对占位性病变的代偿功能力很差,加之血肿邻近脑干,故一旦诊断确定,除出血量小于10mL,患者状态良好者外,都应尽早进行手术将血肿清除。

2.禁忌证

对于血肿量小于10ml,患者意识清楚,无颅内压增高表现者,可在严密观察下行非手术疗法。

3.术前准备

(1)采用气管内插管全身麻醉。患者取侧卧位或侧俯卧位。

(2)术前认真采集病史,进行全身体格检查和神经系统检查,阅读辅助检查资料,明确诊断,讨论手术方案。

(3)向患者家属交代病情、手术必要性、危险性及可能发生的情况,以求理解。

（4）剃去全部头发,头皮清洗、消毒后用无菌巾包扎。

（5）备血及术前、麻醉前用药。

4.手术入路与操作

如为单侧硬脑膜外或脑内血肿,可于同侧枕下中线旁行垂直切口。如血肿位于中线或双侧或为硬脑膜下血肿时,则行正中垂直切口,切口应上超过枕外隆凸,或枕下弧形切口。遇骑跨性血肿时,可用向幕上延伸的中线旁切口,或将正中垂直切口在幕上做向病侧延伸的倒钩形切口。切开皮肤及皮下组织后,将枕下肌肉向两侧剥离,边电凝边剥离,用颅后窝牵开器牵开切口,探查有无骨折线存在。如有骨折线,应先在枕鳞区靠近骨折线处钻孔,并用咬骨钳逐渐扩大使之形成骨窗。亦可先在血肿周围做多处钻孔,而后用咬骨钳将各骨孔间咬断,骨瓣大小可按血肿的范围而定。见到硬脑膜外血肿后,清除血肿的方法与幕上硬脑膜外血肿相同。清除血肿后需彻底止血。对硬脑膜上的出血,电凝止血即可。如为横窦损伤,止血方法参照静脉窦损伤的处理。清除硬脑膜外血肿后,如见硬脑膜下呈蓝色且张力仍高时,则应将硬脑膜呈放射状切开进行探查,如发现硬脑膜下血肿或小脑内血肿,则予以清除。硬脑膜是否需要囊肿,囊肿合,应根据血肿清除术后小脑的肿胀程度而定。为了防止术后脑肿胀对脑干的压迫,多采用不缝合的枕下减压术。仔细止血后,分层缝合切口。

5.术中注意事项

（1）要注意横窦损伤后形成的硬脑膜外骑跨性血肿,不可仅将幕下血肿清除而将幕上血肿遗漏。

（2）在未准确判断是否为非主侧横窦之前,不可轻易用横窦结扎法止血。

6.术后处理

除一般常规处理外,最好置脑室引流。

（四）并发症及其防治

除一般颅脑损伤与开颅术后常易发生的并发症外,尤应注意对呼吸道的管理。

八、多发性血肿

（一）概述

颅脑损伤后颅内同时形成一个以上不同部位及类型的血肿者称为多发性血肿。该类血肿占颅内血肿总数的 14.4％～21.4％。

多发性颅内血肿一般以减速伤较加速伤为多见,在减速伤中,枕区与侧面着力较额区着力者多见。根据部位和血肿类型的不同将血肿分为:①同一部位不同类型的多发血肿。其中以硬脑膜外和硬脑膜下血肿、硬脑膜下和脑内血肿较多见;硬脑膜外和脑内血肿较少。②不同部位同一类型的多发血肿,较多见。多数为一侧额底（极）区和颞极（底）区或双侧半球凸面硬脑膜下血肿,多发性硬脑膜外血肿则很少见。③不同部位不同类型的多发性血肿,较少见。以着力部位的硬脑膜外血肿和对冲部位的硬脑膜下血肿及脑内血肿为常见。

（二）临床表现

1.症状与体征

症状比单发性颅内血肿更严重。

（1）伤后持续昏迷或意识障碍进行加重者较多见,很少有中间清醒期。

(2)伤情变化快,脑疝出现早,通常一侧瞳孔散大后不久对侧瞳孔也散大。

(3)颅内压增高、生命体征变化和脑膜刺激症状等都较明显。

2.影像学检查

(1)当疑有多发性血肿可能时,应及早施行辅助检查如 CT、MRI 或脑血管造影。

(2)颅骨 X 线片可以提示有无跨越静脉窦或血管压迹的骨折线。

(3)脑超声波探测若发现中线波无移位或稍有偏移而与临床体征不符时,即应考虑存在多发血肿。

(三)手术技术

根据损伤机制,估计多发血肿可能发生的部位和发生机会,合理设计手术入路方法和先后顺序。酌情做骨窗或骨瓣开颅。依次清除血肿后,脑肿胀仍较重时,应进行一侧或两侧充分减压。

1.适应证

病情危急,头颅 CT 检查,颅内有多发血肿者。

2.禁忌证

双侧瞳孔散大,自主呼吸停止 1h 以上,经积极的脱水、降颅压治疗无好转,处于濒死状态者。

3.术前准备

(1)采用气管内插管全身麻醉。视不同情况决定体位。

(2)术前认真采集病史,进行全身体格检查和神经系统检查,阅读辅助检查资料,明确诊断,讨论手术方案。

(3)向患者家属交代病情、手术必要性、危险性及可能发生的情况,以求理解。

(4)剃去全部头发,头皮清洗、消毒后用无菌巾包扎。

(5)备血及术前、麻醉前用药。

4.手术入路与操作

根据血肿大小、部位,尤其是对颅内压增高或脑干受压的影响,确定对一个或几个血肿进行手术。

5.术中注意事项

清除一个血肿后,其余血肿可能因为颅内压下降而增大,需提高警惕。术后处理、并发症及其防治与脑内血肿、急性硬脑膜下血肿基本相同。

九、脑室内出血

(一)概述

脑室内出血在重型颅脑损伤患者中,发生率为 1.5%～5.7%,在头颅 CT 检查的颅脑损伤患者中,占 7.1%。外伤性脑室内出血大多数伴有脑挫裂伤,出血来源多为脑室附近的脑内血肿,穿破脑室壁进入脑室,或室管膜下静脉撕裂出血。

(二)临床表现

1.症状与体征

(1)大多数患者在伤后有意识障碍,昏迷程度重、持续时间长。

（2）瞳孔呈多样变化，如出现两侧缩小，一侧散大或两侧散大，对光反射迟钝或消失。

（3）神经局灶体征比较少见，部分患者可有轻偏瘫，有的患者呈去皮质强直状态。

（4）出现明显脑膜刺激征，呕吐频繁，颈强直和凯尔尼格征阳性比较常见。

（5）常有中枢性高热。

2.影像学检查

头颅 CT 扫描：可见高密度影充填脑室系统，一侧或双侧，有时可见脑室铸形。

（三）手术技术

1.适应证

（1）患者意识障碍进行性加重，脑室内积血较多或脑室铸形者。

（2）伴有严重脑挫裂伤，脑深部血肿破入脑室，或因开放性贯通伤继发脑室内积血者。

2.禁忌证

（1）脑内血肿量较小，患者意识情况较好，无颅内压增高或仅轻度增高者。

（2）合并有严重的脑组织损伤，意识深昏迷，以侧瞳孔散大，自主呼吸停止，濒临死亡者。

3.术前准备

（1）根据术式不同，采用局部麻醉或气管内插管全身麻醉及相应的体位。

（2）术前认真采集病史，进行全身体格检查和神经系统检查，阅读辅助检查资料，明确诊断，讨论手术方案。

（3）向患者家属交代病情、手术必要性、危险性及可能发生的情况。以求理解。

（4）剃上全部头发，头皮清洗、消毒后用无菌巾包扎。

（5）备血及术前、麻醉前用药。

4.手术入路与操作

（1）脑室内血肿引流术：颅骨钻孔脑室引流的方法与传统的脑室穿刺引流相同。首先根据脑室内血肿的部位，按侧脑室穿刺的标准入路，施行穿刺，穿刺成功后，放入脑室引流管，然后再轻转向内送入 1～2cm，并检查确定导管确在脑室内。用生理盐水 3～5mL 反复冲洗。待冲洗液转清时，留置引流管，经穿刺孔导出颅外，如常缝合钻孔切口。

（2）骨瓣开颅脑室内血肿清除术：骨瓣开颅，切开硬脑膜。于清除脑内血肿之后，可见血肿腔与脑室相通，此时即有血性脑脊液流出。用脑压板深入到脑室破口处，剥开脑室壁，正直视下吸出脑室内血细胞凝集块。可利用吸引器上的侧孔，调节负压强度，将血细胞凝集块吸住，轻轻拖出脑室。然后将引流管插入脑室，反复冲洗并留置引流管，作为术后持续引流。仔细止血，分层缝合切口。

5.术中注意事项

（1）穿刺脑室置引流管成功后，应注意小心冲洗交换，切不可用力推注和抽吸，以免引起新的出血。

（2）骨瓣开颅进入脑室显露血细胞凝集块后，应仔细操作，如血细胞凝集块与脑室壁粘连紧密，切忌粗暴强行完全剥离，避免损伤脑室壁引发新的出血。

6.术后处理

（1）对原发脑损伤较重，估计意识障碍不能在短时间内恢复者，应早期行气管切开术，保持呼吸道通畅。

（2）对继发严重脑干损伤，术后生命体征不平稳，可采用人工呼吸机辅助呼吸，在密切观察病情的前提下，可行冬眠低温疗法。

（3）对重症患者，如条件许可，应收入重症监护病房，进行生命体征及颅内压动态监护。

(四)并发症及其防治

（1）术后应严密观察病情变化，发现复发性及迟发性血肿，应及时处理。并做影像复查。

（2）应妥善控制继发性脑肿胀和脑水肿。

（3）重症患者易并发上消化道出血，术后应早期采取相应措施加以预防。

（4）长期昏迷患者易发生肺部感染、水电解质平衡紊乱、下丘脑功能紊乱、营养不良、压疮等，在加强护理措施的同时，应及时予以相应的处理。

第四节　颅内血管畸形

颅内血管畸形是脑血管先天发育异常性病变。由于胚胎期脑血管胚芽发育障碍形成的畸形血管团，造成脑局部血管的数量和结构异常，并影响正常脑血流。可发生在任何年龄，多见于 40 岁以前的青年人，占 60%～72%。可见于任何部位，但大脑半球发生率最高，为 45%～80%，8%～18% 在内囊、基底节或脑室；也有国外学者报道脑室内及其周围的血管畸形占所有血管畸形的 8%，发生于颅后窝的血管畸形占 10%～32%。有 6% 为存在两个以上同一种病理或不同种病理的多发性颅内血管畸形，有的甚至同时存在十多个互不相连的海绵状血管瘤。

由于颅内血管畸形的临床和病变的多样化，其分类意见亦不同，目前临床主要采用 Russell 和 Rubinstein 分类方法将颅内血管畸形分为 4 类：①脑动静脉畸形。②海绵状血管瘤。③毛细血管扩张。④脑静脉畸形。这些血管畸形的组成及血管间的脑实质不同。

一、脑动静脉畸形

脑动静脉畸形又称脑血管瘤、血管性错构瘤、脑动静脉瘘等。在畸形的血管团两端有明显的供血输入动脉和回流血的输出静脉。虽然该病为先天性疾病，但大多数患者在若干年后才表现出临床症状，通常 50%～68% 可发生颅内出血，其自然出血率每年为 2%～4%，首次出血的病死率近 10%，致残率更高。其发病率报道不一，美国约为 0.14%，有学者回顾一般尸检和神经病理尸检资料，发现其发病率为 0.35%～1.1%，回顾 4069 例脑解剖，脑动静脉畸形占 4%。与动脉瘤发病率比较，国外的资料显示脑动静脉畸形比脑动脉瘤少见，综合英美两国 24 个医疗中心收治的脑动静脉畸形和动脉瘤患者的比率是 1:6.5。

(一)病因及发病机制

在胚胎早期原始脑血管内膜胚芽逐渐形成管道，构成原始血管网，分化出动脉和静脉且相互交通，若按正常发育，动静脉之间应形成毛细血管网，如若发育异常，这种原始的动静脉的直接交通就遗留下来而其间无毛细血管网相隔，因无正常的毛细管阻力，血液直接由动脉流入静脉，使动脉内压大幅度下降，可由正常体循环平均动脉压的 90% 降至 45%～62%，静脉因压力增大而扩张，动脉因供血增多而变粗，又有侧支血管的形成和扩大，逐渐形成迂曲缠绕、粗细不等的畸形血管团,血管壁薄弱处扩大成囊状。因畸形血管管壁无正常动静脉的完整性而十分薄弱,在病变部位可有反复的小出血;也由于邻近的脑组织可有小的出血性梗死软化,使病变缺乏支持也容易发生出血,血块发生机化和液化,再出血时使血液又流入此腔内,形成更大的囊腔,病变体积逐渐增大;由于病变内的动静脉畸形管壁的缺欠和薄弱,长期经受增大的血流压力而扩大曲张,甚至形成动脉瘤样改变。这些均构成了动静脉畸形破裂出血的因素。

(二)病理

1.分布

位于幕上者约占 90%,幕下者约 10%,左右半球的发病率相同。幕上的动静脉畸形大多数累及大脑皮质,以顶叶受累为最多,约占 30%,其次是颞叶约占 22%,额叶约占 21%,顶叶约占 10%。脑室、基底节等深部结构受累约占 10%,胼胝体及其他中线受累者占 4%~5%。幕上病变多由大脑中动脉和大脑前动脉供血,幕下者多由小脑上动脉供血或小脑前下动脉或后下动脉供血。

2.大小和形状

脑动静脉畸形的大小差别悬殊,巨大者直径可达 10cm 以上,可累及整个大脑半球,甚至跨越中线;微小者直径在 1cm 以下,甚至肉眼难以发现,脑血管造影不能显示。畸形血管团的形状不规则,血管管径粗细不等,有时细小,有时极度扩张、扭曲,甚至走行迂曲呈螺旋状。大多数表现为卵圆形、球形或葡萄状,约有 40%的病例表现出典型形状,为圆锥形或楔形。畸形的血管团一般成楔形分布,尖端指向脑室壁。

3.形态学

脑动静脉畸形是一团发育异常的,由动脉、静脉及动脉化的静脉组成的血管团,无毛细血管存在,病变区内存在胶质样变的脑组织是其病理特征之一。镜下见血管壁厚薄不等,偶有平滑肌纤维多无弹力层。血管内常有血栓形成或机化及钙化,并可伴有炎性反应。血管内膜增生肥厚,有的突向管腔内,使之部分堵塞。内弹力层十分薄弱甚至缺失,中层厚薄不一。血管壁上常有动脉硬化样斑块及机化的血凝块,有的血管可扩张成囊状。静脉可有纤维变或玻璃样变而增厚,但动静脉常难以区别。

病变血管破裂可发生蛛网膜下隙出血、脑内或脑室内出血,常形成脑内血肿,偶可形成硬膜下血肿。因多次反复的小出血,病变周围有含铁血黄素沉积使局部脑组织发黄,邻近的甚至较远的脑组织因缺血营养不良可有萎缩,局部脑室可扩大;颅后窝病变可致导水管或第四脑室阻塞产生梗阻性脑积水。

(三)临床表现

绝大多数脑动静脉畸形患者可表现出头痛、癫痫和出血的症状,也有根据血管畸形所在的部位表现出相应的神经功能障碍者;少数患者因血管畸形较小或是隐性而不表现出任何症状,往往是在颅内出血后被诊断,也有是在查找癫痫原因时被发现。

1.颅内出血

颅内出血是脑动静脉畸形最常见的症状,约 50%的患者为首发症状,一般多发生在 30 岁以下年龄较轻的患者,高峰年龄较动脉瘤早,为 15~20 岁。为突然发病,多在体力活动或情绪激动时发生,也有在日常活动及睡眠中发生者。表现为剧烈头痛、呕吐,甚至意识不清,有脑膜刺激症状,大脑半球病变常有偏瘫或偏侧感觉障碍、偏盲或失语;颅后窝病变可表现有共济失调、眼球震颤、眼球运动障碍及长传导束受累现象。颅内出血除表现为蛛网膜下隙出血外,可有脑内出血、脑室内出血,少数可形成硬膜下血肿。较大的脑动静脉畸形出血量多时可引起颅压升高导致脑疝而死亡。出血可反复发生,约50%以上患者出血2次,30%以上出血3次,20%以上出血4次以上,最多者可出血十余次,再出血的病死率为12%～20%。再出血时间的间隔,少数患者在数周或数月,多数在1年以上,有者可在十几年以后发生,平均为4～6年。有报道13%的患者在6周以内发生再出血。小型、隐匿型、位置深在和向深部引流的脑动静脉畸形极易出血,动静脉畸形越小,其阻力越大,易出血;位于深部的动静脉畸形的供血动脉较短,病灶内的压力大,也易出血。

与颅内动脉瘤比较,脑动静脉畸形出血的特点是出血年龄早、出血程度轻、早期再出血发生率低,出血后发生脑血管痉挛较一般动脉瘤轻,出血危险程度与年龄、畸形血管团大小及部位有关。

2.癫痫

癫痫也是脑动静脉畸形的常见症状,发生率为28%～64%,其发生率与脑动静脉畸形的大小、位置及类型有关,位于皮质的大型脑动静脉畸形及呈广泛毛细血管扩张型脑动静脉畸形的发生率高。癫痫常见于30岁以上年龄较大的患者,约有半数患者为首发症状,在一部分患者为唯一症状。癫痫也可发生在出血时,以额、顶叶动静脉畸形多见。病程长者抽搐侧的肢体逐渐出现轻瘫并短小细瘦。癫痫的发作形式以部分性发作为主,有时具有Jackson型癫痫的特征。动静脉畸形位于前额叶者常发生癫痫大发作,位于中央区及顶叶者表现为局灶性发作或继发性全身大发作,颞叶病灶表现为复杂性、部分性发作,位于外侧裂者常出现精神运动性发作。

癫痫发生的原因主要是由于脑动静脉畸形的动静脉短路,畸形血管团周围严重盗血,使脑局部出现淤血性缺血,脑组织缺血乏氧所引起;另外,动静脉短路血流对大脑皮质的冲击造成皮质异常放电,也可发生癫痫;由于出血或含铁血黄素沉着使病变周围神经胶质增生形成致病灶;畸形血管的点燃作用尤其是颞叶可伴有远隔处癫痫病灶。

3.头痛

约60%的患者有长期头痛的病史,16%～40%为首发症状,可表现为偏头痛局灶性头痛和全头痛,头痛的部位与病灶无明显关系,头痛的原因与畸形血管扩张有关。当动静脉畸形破裂时头痛变得剧烈且伴有呕吐。

4.神经功能障碍

约40%的患者可出现进行性神经功能障碍,其中10%者为首发症状。表现的症状由血管畸形部位、血肿压迫、脑血循环障碍及脑萎缩区域而定。主要表现为运动或感觉性障碍,位于额叶者可有偏侧肢体及颜面肌力减弱,优势半球可发生语言障碍;位于颞叶者可有幻视、幻嗅、听觉性失语等;顶枕叶者可有皮质性感觉障碍、失读、失用、偏盲和空间定向障碍等;位于基底结者常见有震颤、不自主运动、肢体笨拙,出血后可发生偏瘫等;位于脑桥及延髓的动静脉畸形可有锥体束征、共济失调、听力减退、吞咽障碍等脑神经麻痹症状,出血严重者可造成四肢瘫、角弓反张、呼吸障碍等。神经功能障碍的原因主要与下列因素有关。

(1)脑盗血(动静脉畸形部位邻近脑区的动脉血流向低压的畸形区,引起局部脑缺血称为脑盗血)引起短暂脑缺血发作,多见于较大的动静脉畸形,往往在活动时发作,其历时短暂,但随着发作次数的增加,持续时间加长,瘫痪程度也加重。

(2)由于脑盗血或血液灌注不充分所致的缺氧性神经细胞死亡,以及伴有的脑水肿或脑萎缩引起的神经功能障碍,见于较大的动静脉畸形,尤其当病变有部分血栓形成时,这种瘫痪持续存在并进行性加重,有时疑为颅内肿瘤。

(3)出血引起的神经功能障碍症状,可因血肿的逐渐吸收而减轻甚至完全恢复正常。

5.颅内杂音

颅内血管吹风样杂音占脑动静脉畸形患者的 2.4%～38%,患者感觉自己脑内及头皮上有颤动及杂音,但别人听不到,只有动静脉畸形体积较大且部位较浅时,才能在颅骨上听到收缩期增强的连续性杂音。

横窦及乙状窦的动静脉畸形可有颅内血管杂音。主要发生在颈外动脉系统供血的硬脑膜动静脉畸形,压迫同侧颈动脉杂音减弱,压迫对侧颈动脉杂音增强。

6.智力减退

可呈现进行性智力减退,尤其在巨大型动静脉畸形患者,因严重的脑盗血导致脑的弥散性缺血和脑的发育障碍。也有因频繁的癫痫发作使患者受到癫痫放电及抗癫痫药物的双重抑制造成智力减退。轻度的智力减退在切除动静脉畸形后可逆转,较重者不易恢复。

7.眼球突出

位于额叶或颞叶、眶内及海绵窦者可有眼球突出。

8.其他症状

动静脉畸形引流静脉的扩张或其破裂造成的血肿、蛛网膜下隙或脑室内出血,均可阻塞脑脊液循环通路而引起脑水肿,出现颅内压增高的表现。脑干动静脉畸形可引起复视。在婴儿及儿童中,因颅内血循环短路,可有心力衰竭,尤其是病变累及大脑大静脉者,心力衰竭甚至可能是唯一的临床症状。

(四)实验室检查

1.脑脊液

出血前多无明显改变,出血后颅内压大多在 14.4～28.8mmHg,脑脊液呈血性。

2.脑电图

多数患者有脑电图异常,发生在病变同侧者占 70%～80%,如对侧血流紊乱缺血时,也可表现异常;因盗血现象,有时一侧大脑半球的动静脉畸形可表现出双侧脑电图异常;深部小的血管畸形所致的癫痫用立体脑电图可描记出准确的癫痫灶。脑电图异常主要表现为局限性的不正常活动,包括 α 节律的减少或消失,波率减慢,波幅降低,有时出现弥散性 θ 波,与脑萎缩或脑退行性改变的脑电图相似;脑内血肿者可出现局灶性 β 波;幕下动静脉畸形可表现为不规则的慢波;约一半有癫痫病史的患者表现有癫痫波形。

3.核素扫描

一般用 ^{99m}Tc 或 Hg 做闪烁扫描连续摄像,90%～95% 的幕上动静脉畸形出现阳性结果,可做定位诊断。直径在 2mm 以下的动静脉畸形不易发现。

(五)影像学检查

1.头颅 X 线片

有异常发现者占 22%～40%,表现为病灶部位钙化斑、颅骨血管沟变深加宽等,颅底 X 线片有时可见破裂孔或棘孔扩大。颅后窝动静脉畸形致梗阻性脑积水者可显示有颅内压增高的现象。出血后可见松果体钙化移位。

2.脑血管造影

蛛网膜下隙出血或自发性脑内血肿应进行脑血管造影或磁共振血管造影(MRA),顽固性癫痫及头痛提示有颅内动静脉畸形的可能,也应行脑血管造影或 MRA。通过造影可显示畸形血管团的部位、大小及其供血动脉有无动脉瘤和引流静脉数量、方向及有无静脉瘤样扩张,畸形团内有否伴有动静脉瘘及瘘口的大小,对血管畸形的诊断和治疗具有决定性的作用,但仍有约 11% 的患者因其病变为小型或隐型,或已被血肿破坏或为血栓所闭塞而不能被脑血管造影发现。

一般小的动静脉畸形进行一侧颈动脉造影或一侧椎动脉造影,可显示出其全部供血动脉及引流静脉;大的动静脉畸形应行双侧颈动脉及椎动脉造影,可以了解全部供血动脉、引流静脉和盗血情况,必要时可进行超选择性供血动脉造影以了解其血管结构和硬脑膜动脉供血情况。颞部动静脉畸形常接受大脑中动脉、后动脉及脉络膜前的供血,故该处的动静脉畸形应同时做颈动脉及椎动脉造影。额叶动静脉畸形常为双侧颈内动脉供血;顶叶者多为双侧颈内动脉及椎动脉系统供血,故应行全脑血管造影。实际上为了显示脑动静脉畸形的血流动力学改变,发现多发性病灶或其他共存血管性病变,对脑动静脉畸形患者均应进行全脑血管造影。三维脑血管造影能更清楚地显示动脉与回流静脉的位置,对指导术中夹闭病灶血管十分有利;数字减影血管造影可消除颅骨对脑血管的遮盖,能更清楚地显示出供血动脉与引流静脉及动静脉畸形的细微结构。三维数字减影血管造影能进行水平方向的旋转,具有较好的立体感,有利于周密地设计手术切除方案。该方法尤其适用于椎-基底动脉系统和硬脑膜动静脉畸形的观察,也可用于检查术后的血管分布情况及手术切除的程度。

脑动静脉畸形的脑动脉造影影像是最具特征性的。在动脉期摄片上可见到一团不规则的扭曲的血管团,有一根或数根粗大的供血动脉,引流静脉早期出现于动脉期摄片上,扭曲扩张导入颅内静脉窦。半数以上的动静脉畸形还可显示出深静脉和浅静脉的双向引流。病变远侧的脑动脉不充盈或充盈不良。如不伴有较大的脑内血肿,一般脑动静脉畸形不引起正常脑血管移位。因脑动静脉畸形的动脉血不经过毛细血管网而直接进入静脉系统,故经动脉注射造影剂后立刻就能见到引流静脉。由于大量的动静脉分流,使上矢状窦、直窦或横窦内血流大量淤积而使皮质静脉淤滞,造影剂可向两侧横窦或主要向一侧横窦引流。大的动静脉畸形常有一侧或两侧横窦管径的扩大;脑膜或脑膜脑动静脉畸形,横窦扩大甚至可扩大几倍;脑动静脉畸形的血管管壁薄,在血流的压力下易于扩张,引流静脉扩张最明显,甚至局部可形成静脉瘤,静脉窦也有极度扩大。

在超选择性血管造影见到畸形血管的结构是:①动脉直接输入血管团。②动脉发出分支输入病灶。③与血流有关的动脉扩张形成动脉瘤。④不在动静脉畸形供血动脉上的动脉瘤。⑤动静脉瘘。⑥病灶内的动脉扩张形成动脉瘤。⑦病灶内的静脉扩张形成静脉瘤。⑧引流静脉扩张。

3.CT 扫描

虽然不像血管造影能显示病变的全貌,但可同时显示脑组织和脑室的改变,亦可显示血肿的情况,有利于发现较小的病灶和定位诊断。无血肿者 CT 平扫表现出团状聚集或弥散分布的蜿蜒状及点状密度增高影,其间为正常脑密度或小囊状低密度灶,增强后轻度密度增高的影像则更清楚;病灶中高密度处通常是局灶性胶质增生、新近的出血、血管内血栓形成或钙化所引起;病灶中的低密度表示小的血肿吸收或脑梗死后所遗留的空腔、含铁血黄素沉积等;病灶周围可有脑沟扩大等局限性脑萎缩的表现,颅后窝可有脑积水现象。有血肿者脑室可受压移位,如出血破入脑室则脑室内呈高密度影像;新鲜血肿可掩盖血管畸形的影像而难以辨认,应注意观察血肿旁的病变影像与血肿的均匀高密度影像不同,有时血肿附近呈现蜿蜒状轻微高密度影,提示可能有动静脉畸形;也有报道血肿边缘呈弧形凹入或尖角形为动静脉畸形血肿的特征。血肿周围表现出程度不同的脑水肿;动静脉畸形引起的蛛网膜下隙出血,血液通常聚集在病灶附近的脑池。如不行手术清除血肿,经 1~2 个月后血肿自行吸收而形成低密度的囊腔。

4.MRI 及 MRA

MRI 对动静脉畸形的诊断具有绝对的准确性,对畸形的供血动脉、血管团、引流静脉、出血、占位效应、病灶与功能区的关系均能明确显示,即使是隐性脑动静脉畸形往往也能显示出来。主要表现是圆形曲线状、蜂窝状或葡萄状血管流空低信号影,即动静脉畸形中的快速血流在 MRI 影像中显示为无信号影,而病变的血管团、供血动脉和引流静脉清楚地显示为黑色。

动静脉畸形的高速血流血管在磁共振影像的 T_1 加权像和 T_2 加权像上都表现为黑色,回流静脉因血流缓慢在 T_1 加权像表现为低信号,在 T_2 加权像表现为高信号;畸形血管内有血栓形成时,T_1 和 T_2 加权像都表现为白色的高信号,有颅内出血时也表现为高信号,随着出血时间的延长 T_1 加权像上信号逐渐变成等或低信号,T_2 加权像上仍为高信号;钙化部位 T_1 和 T_2 加权像上看不到或是低信号。磁共振血管造影不用任何血管造影剂便能显示脑的正常和异常血管、出血及缺血等,能通过电子计算机组合出全脑立体化的血管影像,对蛛网膜下隙出血的患者是否进行脑血管造影提供了方便。

5.经颅多普勒超声(TCD)

经颅多普勒超声是运用定向微调脉冲式多普勒探头直接记录颅内一定深度血管内血流的脉波,经微机分析处理后计算出相应血管血流波形及收缩期血流速度、舒张期血流速度、平均血流速度及脉搏指数。通过颞部探测大脑中动脉、颈内动脉末端、大脑前动脉及大脑后动脉;通过枕骨大孔探测椎动脉、基底动脉和小脑后下动脉;通过眼部探测眼动脉及颈内动脉虹吸部。正常人脑动脉血流速度从快到慢的排列顺序是大脑中动脉、大脑前动脉、颈内动脉、基底动脉、大脑后动脉、椎动脉、眼动脉、小脑后下动脉。随着年龄的增长血流速度减慢;脑的一侧半球有病变则两个半球的血流速度有明显差异,血管痉挛时血流速度加快,血管闭塞时血流速度减慢,动静脉畸形时供血动脉的血流速度加快。术中利用多普勒超声帮助确定血流方向和动静脉畸形血管结构类型,区分动静脉畸形的流入和流出血管,深部动静脉畸形的定位,动态监测动静脉畸形输入动脉的阻断效果和其血流动力学变化,有助于避免术中因血流动力学变化所引起的正常灌注压突破综合征等并发症。经颅多普勒超声与 CT 扫描或磁共振影像结合有助于脑动静脉畸形的诊断。

(六)诊断与鉴别诊断

1.诊断

年轻人有突然自发性颅内出血者多应考虑此病,尤其具有反复发作性头痛和癫痫病史者更应高度怀疑脑动静脉畸形的可能;听到颅内血管杂音而无颈内动脉海绵窦瘘症状者,大多可确定为此病。CT 扫描和经颅多普勒超声可提示此病,协助确诊和分类,而选择性全脑血管造影和磁共振成像是明确诊断和研究本病的最可靠依据。

2.应注意与下列疾病相鉴别

(1)海绵状血管瘤:是年轻人反复发生蛛网膜下隙出血的常见原因之一,出血前无任何症状和体征,出血后脑血管造影也无异常影像,CT 扫描图像可显示有蜂窝状的不同密度区,其间杂有钙化灶,增强后病变区密度可略有增高,周围组织有轻度水肿,但较少有占位征象,见不到增粗的供血动脉或扩大而早期显影的引流静脉。磁共振影像的典型表现为 T_2 加权像上病灶呈现网状或斑点状混杂信号或高信号,其周围有一均匀的为含铁血黄素沉积所致的环形低信号区,可与脑动静脉畸形做出鉴别。

(2)血供丰富的胶质瘤:因可并发颅内出血,故须与脑动静脉畸形鉴别。该病为恶性病变,病情发展快、病程短,出血前已有神经功能缺失和颅内压增高的症状;出血后症状迅速加重,即使在出血不明显的情况下,神经功能障碍的症状也很明显,并日趋恶化。脑血管造影中虽可见有动静脉之间的交通与早期出现的静脉,但异常血管染色淡、管径粗细不等,没有增粗的供血动脉,引流静脉也不扩张迂曲,有较明显的占位征象。

(3)转移癌:绒毛膜上皮癌、黑色素瘤等常有蛛网膜下隙出血,脑血管造影中可见有丰富的血管团,有时也可见早期静脉,易与脑动静脉畸形混淆。但血管团常不如动静脉畸形那么成熟,多呈不规则的血窦样,病灶周围水肿明显且常伴有血管移位等占位征象。转移癌患者多数年龄较大,病程进展快。常可在身体其他部位找到原发肿瘤,以做鉴别。

(4)脑膜瘤:有丰富血供的血管母细胞性脑膜瘤的患者,有抽搐、头痛及颅内压增高的症状。脑血管造影可见不正常的血管团,其中夹杂有早期的静脉及动静脉瘘成分,但脑膜瘤占位迹象明显,一般没有增粗的供血动脉及迂曲扩张的引流静脉,供血动脉呈环状包绕于瘤的周围。CT 扫描图像可显示明显增强的肿瘤,边界清楚,紧贴于颅骨内面,与硬脑膜黏着,表面颅骨有被侵蚀现象。

(5)血管网状细胞瘤:好发于颅后窝、小脑半球内,其血供丰富易出血,须与颅后窝动静脉畸形鉴别。血管网状细胞瘤多呈囊性,瘤结节较小位于囊壁上。脑血管造影中有时可见扩张的供血动脉和扩大的引流静脉,但较少见动静脉畸形那样明显的血管团。供血动脉多围绕在瘤的周围。CT 扫描图像可显示有低密度的囊性病变,增强的肿瘤结节位于囊壁的一侧,可与动静脉畸形区别。但巨大的实质性的血管网状细胞瘤鉴别有时比较困难。血管网状细胞瘤有时可伴有血红细胞增多症及血红蛋白的异常增高,在动静脉畸形中从不见此种情况。

(6)颅内动脉瘤:是引起蛛网膜下隙出血的常见原因,其严重程度大于动静脉畸形的出血,发病年龄较大,从影像学上很容易鉴别。应注意有时动静脉畸形和颅内动脉瘤常并存。

（7）静脉性脑血管畸形：常引起蛛网膜下隙出血或脑室出血，有时有颅内压增高的征象。有时在四叠体部位或第四脑室附近可阻塞导水管或第四脑室而引起阻塞性脑积水。在脑血管造影中没有明显的畸形血管团显示，仅可见一根增粗的静脉带有若干分支，状似伞形样。CT扫描图像可显示能增强的低密度病变，结合脑血管造影可做出鉴别诊断。

（8）Moyamoya病：症状与动静脉畸形类似。脑血管造影的特点是可见颈内动脉和大脑前、中动脉起始部有狭窄或闭塞，大脑前、后动脉有逆流现象，脑底部有异常血管网，有时椎—基底动脉系统也可出现类似现象，没有早期显影的扩大的回流静脉，可与动静脉畸形鉴别。

（七）治疗

脑动静脉畸形的治疗目标是使动静脉畸形完全消失并保留神经功能。治疗方法有显微手术、血管内栓塞、放射治疗，各有其特定的适应证，相互结合可以弥补各自的不足，综合治疗是治疗动静脉畸形的趋势。综合治疗可分为：①栓塞（或放疗）＋手术。②栓塞（或手术）＋放疗。③栓塞＋手术＋放疗。不适合手术者可行非手术疗法。

1.手术治疗

（1）脑动静脉畸形全切除术：仍是最合理的根治方法，即杜绝了出血的后患，又除去了脑盗血的根源，应作为首选的治疗方案。适用于1～3级的脑动静脉畸形，对于4级者因切除的危险性太大，不宜采用，3级与4级间的病例应根据具体情况决定。

（2）供血动脉结扎术：适用于3～4级和4级脑动静脉畸形及其他不能手术切除但经常反复出血者。可使供血减少，脑动静脉畸形内的血流减慢，增加自行血栓形成的机会，并减少盗血量。但因这种手术方式没有完全消除动静脉之间的沟通点，所以在防止出血及减少盗血方面的疗效不如手术切除方式，只能作为一种姑息性手术或作为巨大脑动静脉畸形切除术中的前驱性手术时应用。

2.血管内栓塞

由于栓塞材料的完善及介入神经放射学的不断发展，血管内栓塞已成为治疗动静脉畸形的重要手段。对于大型高血流量的脑动静脉畸形；部分深在的重要功能区的脑动静脉畸形；供血动脉伴有动脉瘤；畸形团引流静脉细小屈曲使引流不畅，出血可能性大；高血流量动静脉畸形伴有静脉瘘，且瘘口较多或较大者，均可实施血管内栓塞的治疗。栓塞方法可以单独应用，也可与手术切除及其他方法合用。

3.立体定向放射治疗

立体定向放射治疗是在立体定向手术基础上发展起来的一种新的治疗方法。该方法利用先进的立体定向技术和计算机系统，对颅内靶点使用1次大剂量窄束电离射线，从多方向、多角度精确的聚集于靶点上，引起放射生物学反应而达到治疗疾病的目的。因不用开颅，又称为非侵入性治疗方法。常用的方法有γ刀、X—刀和直线加速器。立体定向放射治疗适用于：①年老体弱合并有心、肝、肺、肾等其他脏器疾病，凝血机制障碍，不能耐受全麻开颅手术。②动静脉畸形直径＜3cm。③病变位于丘脑、基底节、边缘系统和脑干等重要功能区不宜手术，或位于脑深部难以手术的小型动静脉畸形。④仅有癫痫、头痛或无症状的动静脉畸形。⑤手术切除后残留的小部分畸形血管。⑥栓塞治疗失败或栓塞后的残余部分。

4.综合治疗

(1)血管内栓塞治疗后的显微手术治疗(栓塞＋手术):手术前进行血管内栓塞有如下优点:①可使畸形团范围缩小,血流减少,盗血程度减轻,术中出血少,易分离,利于手术切除。②可消除动静脉畸形深部供血动脉和在手术中较难控制的深穿支动脉,使一部分认为难以手术的病例能进行手术治疗。③对并发畸形团内动脉瘤反复出血者,能闭塞动脉瘤,防止再出血。④对大型动静脉畸形伴有顽固性癫痫或进行性神经功能障碍者有较好的控制作用。⑤术前分次栓塞可预防术中及术后发生正常灌注压突破(NPPB)。采用术前栓塞可明显提高治愈率,降低致残率和病死率。一般认为栓塞后最佳手术时机是最后一次栓塞后 1～2 周,也有报道对大型动静脉畸形采用分次栓塞并且在最后一次栓塞的同时开始手术。

(2)放射治疗后的显微手术治疗(放疗＋手术):术前进行放疗的优点:①放疗后可形成血栓,体积缩小,使残余动静脉畸形易于切除。②放疗后动静脉畸形血管减少,术中出血少,易于操作,改善手术预后。③放疗后可把大型复杂的动静脉畸形转化成较简单的动静脉畸形,易于手术,提高成功率。④放疗可闭塞难以栓塞的小血管,留下大的动静脉瘘可采用手术和(或)栓塞治疗。

(3)血管内治疗后的放射治疗(栓塞＋放疗):放疗前栓塞的优点:①使动静脉畸形范围缩小,从而减少放射剂量,减轻放疗的边缘效应且不增加出血的危险。②可闭塞并发的动脉瘤,减少了放疗观察期间和动静脉畸形血栓形成期间再出血的概率。③可闭塞对放疗不敏感的动静脉畸形伴发的大动静脉瘘。

(4)显微手术后的放射治疗(手术＋放疗):对大型复杂的动静脉畸形可先行手术切除位于浅表的动静脉畸形,然后再对深部、功能区的动静脉畸形进行放疗,可提高其治愈率,并可防止一次性切除巨大动静脉畸形发生的正常灌注压突破。

(5)栓塞＋手术＋放疗的联合治疗:对依靠栓塞和(或)手术不能治愈的动静脉畸形可用联合治疗的方法。

5.自然发展

如对动静脉畸形不给予治疗,其发展趋势有以下几种。

(1)自行消失或缩小:该情况极为罕见,多因自发血栓形成使动静脉畸形逐渐缩小。主要见于年龄大、病灶小、单支或少数动脉供血动静脉畸形,但无法预测哪一个病例能有此归宿,故仍须施行适合的治疗方法。

(2)保持相对稳定:动静脉畸形在一段时间内不增大也不缩小,临床上亦无症状,但在若干年后仍破裂出血。

(3)不再显影:第一次出血恢复后不再发生出血,脑血管造影也不显影。主要由于动静脉畸形小,出血引起局部组织坏死使动静脉畸形本身破坏,或是颅内血肿压迫使畸形区血流减少,导致广泛性血栓形成而致。

(4)增大并反复破裂出血:这是最常见的一种结局。随着脑盗血量的不断增多,动静脉畸形逐渐增大并反复出血,增加致残率和病死率。一般认为 30 岁以下年轻患者的动静脉畸形易于增大,故应手术切除,一方面可预防动静脉畸形破裂,另一方面可预防其进行性增大所导致的神经功能损害,更重要的是不会失去手术治疗的机会,因为病灶增大使那些原本能手术切除的动静脉畸形变得不能切除了。

二、硬脑膜动静脉畸形

硬脑膜动静脉畸形是指单纯硬脑膜血管,包括供血动脉、畸形团和引流静脉异常,多与硬脑膜动静脉瘘同时存在,常侵犯侧窦(横窦及乙状窦)和海绵窦,也有位于直窦区者。约占颅内动静脉畸形的12%。硬脑膜动静脉畸形可分为两种,即静脉窦内动静脉畸形和静脉窦外动静脉畸形,以第一种多见。

(一)病因及发病机制

可能与以下因素有关:①体内雌激素水平改变:致使血管弹性降低,脆性增加,扩张迂曲,由于血流的冲击而容易形成畸形血管团,所以女性发病率高。②静脉窦炎及血栓形成。正常情况下脑膜动脉终止于窦壁附近,发出许多极细的分支营养窦壁硬膜并与静脉有极为丰富的网状交通,当发生静脉窦炎和形成血栓时,静脉回流受阻,窦内压力增高,可促使网状交通开放而形成硬脑膜动静脉畸形。③外伤、创伤、感染:颅脑外伤、开颅手术创伤、颅内感染等,可致静脉窦内血栓形成,发展成硬脑膜动静脉畸形或是损伤静脉窦附近的动脉及静脉,造成动静脉瘘。④先天性因素:血管肌纤维发育不良,血管弹性低易扩张屈曲形成畸形团。有学者报道,在妊娠5～7周时子宫内环境出现损害性改变,可致结缔组织退变造成起源血管异常而发生硬脑膜动静脉畸形。

(二)临床表现

1.搏动性耳鸣及颅内血管杂音

血管杂音与脉搏同步,呈轰鸣声。病灶接近岩骨时搏动性耳鸣最常见,与乙状窦和横窦有关的颅后窝硬脑膜动静脉畸形的患者约70%有耳鸣,与海绵窦有关的硬脑膜动静脉畸形中,耳鸣约占42%。有耳鸣的患者中约40%可听到杂音,瘘口小,血流量大者杂音大。

2.颅内出血

占43%～74%,多由粗大迂曲壁薄的引流静脉破裂所致,尤其是扩张的软脑膜静脉。颅前窝及小脑幕的动静脉畸形常引流到硬脑膜下的静脉,易发生出血,可形成蛛网膜下隙出血、硬脑膜下出血、脑内血肿。

3.头痛

多为钝痛或偏头痛,也有持续性剧烈的搏动性头痛者,在活动、体位变化或血压升高时加重。海绵窦后下方区的硬脑膜动静脉畸形尚可引起三叉神经痛。其原因主要有:①静脉回流受阻、静脉窦压力增高、脑脊液循环不畅使颅内压增高。②扩张的硬脑膜动静脉对硬脑膜的刺激。③小量硬脑膜下或蛛网膜下出血刺激脑膜。④病变压迫三叉神经半月节。⑤向皮质静脉引流时脑血管被牵拉。

4.颅内压增高

其原因有:①动静脉短路使静脉窦压力增高,脑脊液吸收障碍和脑脊液压力增高。②反复少量的出血造成脑膜激发性反应。③静脉窦血栓形成造成静脉窦内压力增高。④曲张的静脉压迫脑脊液循环通路,约4%的患者有梗阻性脑积水,有3%者有视盘水肿和继发性视神经萎缩。

5.神经功能障碍

受累的脑组织部位不同其表现各异,主要有言语、运动、感觉、精神和视野障碍,有癫痫、眩晕、共济失调、抽搐、半侧面肌痉挛,小脑或脑干等症状。

6.脊髓功能障碍

发生率低,约 6%。颅后窝,尤其是天幕和枕大孔区的病变可引流入脊髓的髓周静脉网,引起椎管内静脉压升高,产生进行性脊髓缺血病变。

(三)影像学检查

1.头颅 X 线片

有的患者可见颅骨上血管压迹增宽,脑膜中动脉的增宽占 29%。颅底位可见棘孔增大,有时病变表面的颅骨可以增生。

2.脑血管造影

表现为脑膜动脉与静脉窦之间异常的动静脉短路。供血动脉常呈扩张,使在正常情况下不显影的动脉,如天幕动脉等也能显示。病变位于颅前窝,其供血动脉为硬脑膜动脉及眼动脉之分支筛前动脉;病变位于颅中窝海绵窦附近,供血动脉可来自脑膜中动脉、咽升动脉、颞浅动脉、脑膜垂体干前支,静脉引流至海绵窦;病变位于横窦或乙状窦附近,供血动脉可来自脑膜垂体干,椎动脉硬脑膜分支、枕动脉、脑膜中动脉及咽升动脉,静脉引流至横窦或乙状窦。引流静脉有不同程度的扩张,严重者呈静脉曲张和动脉瘤样改变,一般引流静脉顺流入邻近的静脉窦,当静脉窦内压力增高后,可见逆行性软脑膜静脉引流,有时不经静脉窦直接引流,直接引流入软脑膜静脉,个别者可进入髓周的静脉网。引流静脉或静脉窦常在动脉期显影,但较正常的循环时间长。常伴有静脉窦血栓形成。对有进行性脊髓病变的患者,如脊髓磁共振影像和椎管造影见髓周静脉扩张,而脊髓血管造影阴性,应进行脑血管造影以排除有颅内动静脉畸形引起的髓周静脉所致。硬脑膜动静脉畸形者脑血管造影的表现,有 3 个特点:①软脑膜静脉逆行引流。②引流静脉呈动脉瘤样扩张。③向 Galen 静脉引流时,明显增粗迂曲。

3.CT 扫描

CT 扫描可见白质中异常的低密度影是静脉压增高引起的脑水肿;有交通性或阻塞性脑积水;出血者可见蛛网膜下隙出血、脑内或硬脑膜下血肿;静脉窦扩张。增强后 CT 可见扩张的引流静脉所致的斑片或蠕虫样血管影;有时可见动脉瘤样扩张;脑膜异常增强。三维 CT 血管造影可显示异常增粗的供血动脉和扩张的引流静脉及静脉窦,但对瘘口和细小的供血动脉不能显示。

4.磁共振影像

可显示脑水肿、脑缺血、颅内出血、脑积水等改变,可显示 CT 不能显示的静脉窦血栓形成、闭塞、血流增加等。

(四)诊断

选择性脑血管造影是目前确诊和研究该病的唯一可靠手段。选择性颈内动脉和椎动脉造影,可以除外脑动静脉畸形,并确认动脉的脑膜支参与供血的情况;颈外动脉超选择造影可显示脑膜的供血动脉及畸形团的情况,以寻找最佳治疗方法和手术途径;可了解引流静脉及其方向、畸形团大小、有无动静脉瘘和脑循环紊乱情况等。常见部位硬脑膜动静脉畸形有如下几种。

1.横窦—乙状窦区硬脑膜动静脉畸形

以耳鸣、颅内杂音和头痛最为常见,其次是颅内出血和神经功能障碍,如视力障碍、运动障碍、癫痫、眩晕、脑积水等。其供血动脉主要是来自枕动脉脑膜支、脑膜中动脉后颞枕支、咽升动脉的神经脑膜支和耳后动脉,其次是颈内动脉的天幕动脉和椎动脉的脑膜后动脉,偶尔锁骨下动脉的颈部分支也参与供血。静脉引流是经过硬膜窦或软脑膜血管,大多数患者伴有静脉窦血栓。

2.海绵状区硬脑膜动静脉畸形

以眼部症状、耳鸣和血管杂音最为常见。可有眼压升高、复视、眼肌麻痹、视力减低、突眼、视盘水肿和视网膜剥离。有时引流静脉经冠状静脉或海绵间窦进入对侧海绵窦,可使对侧眼上静脉扩张,表现为双眼结膜充血,如患侧眼上静脉有血栓形成,可使患侧眼球正常而对侧眼球充血。其供血主要来自颈外动脉,包括颈内动脉的圆孔动脉、脑膜中动脉及咽升动脉神经脑膜干的斜坡分支,也可来自颈内动脉的脑膜垂体干和下外侧干。静脉引流入海绵窦,软脑膜静脉引流较少见,约占10%。

3.颅前窝底硬脑膜动静脉畸形

本形很少见。临床症状以颅内出血最常见,常形成额叶内侧脑内血肿,尚有眼部症状,由于眼静脉回流障碍变粗,出现突眼、球结膜充血、眼压增高、视野缺损和眼球活动障碍;如果病灶破坏嗅沟骨质,破裂后进入鼻腔,可有癫痫和鼻出血的症状;亦常见耳鸣和血管杂音。其供血动脉主要是筛前、后动脉及其分支,其次是脑膜中动脉、颞浅动脉和颌内动脉等。

4.小脑幕缘区硬脑膜动静脉畸形

本形常见的症状是颅内出血、脑干和小脑症状及阻塞性脑积水,有的患者因髓周静脉压力高而产生脊髓症状,少见耳鸣和颅内杂音。其供血动脉主要是脑膜垂体干的分支天幕动脉、颈外动脉的脑膜中动脉和枕动脉;此外还有大脑后动脉天幕支、小脑上动脉天幕支、脑膜后动脉、咽升动脉、脑膜副动脉、颈外动脉下外侧干也参与供血。引流静脉多为软脑膜静脉,也可经Galen静脉、脑桥静脉和基底静脉引流,部分可引流入髓周静脉网。约57%的软脑膜静脉发生瘤样扩张。

5.上矢状窦和大脑凸面区硬脑膜动静脉畸形

本形很少见,常见症状是头痛,其次是颅内出血,也可有失明、失语、癫痫、杂音、偏瘫等症状。主要供血动脉是脑膜中动脉、枕动脉和颞浅动脉的骨穿支,眼动脉和椎动脉的脑膜支。经软脑膜静脉引流进入上矢状窦,引流静脉大多有曲张。

(五)治疗

硬脑膜动静脉畸形的治疗原则是永久、完全地闭塞动静脉瘘口,目前尚无理想的方法处理所有的病变。常用的治疗方法有保守治疗、颈动脉压迫、血管内治疗、手术切除、放射治疗及联合治疗。

1.保守观察或颈动脉压迫法

病变早期再出血率较低、症状轻、畸形团较小者,可行保守治疗,轻者可自愈。也可应用颈动脉压迫法,以促进血栓形成。压迫方法是用手或简单的器械压迫患侧颈总动脉,30分钟/

次，3 周可见效。压迫期间注意观察有无脑缺血引起的偏瘫及意识障碍。

2.血管内治疗

血管内栓塞已成为主要的治疗途径，除颅前窝底区病变外，所有部位的硬脑膜动静脉畸形都可应用血管内栓塞方法治疗。栓塞途径有经动脉栓塞、经静脉栓塞和联合动静脉栓塞。经动脉栓塞适用于以颈外动脉供血为主，供血动脉与颈内动脉、椎动脉之间无危险吻合，或虽有危险吻合，但用超选择性插管可避开；颈内动脉或椎动脉的脑膜支供血，应用超选择性插管可避开正常脑组织的供血动脉，也可经动脉栓塞。经静脉栓塞的适应证是对窦壁附近硬脑膜动静脉畸形伴有多发动静脉瘘，动脉内治疗无效者；静脉窦阻塞且不参与正常脑组织引流者。

3.手术切除

适用于有颅内血肿者；病变伴有软脑膜静脉引流或已形成动脉瘤样扩张，有破裂可能者；有颈内动脉和椎动脉颅内分支供血者；硬脑膜动静脉瘘和脑动静脉畸形共存者。开颅翻开骨瓣时要十分小心，因在头皮、颅骨及硬脑膜间有广泛异常的血管，或是硬脑膜上充满了动脉化的静脉血管，撕破后可引起大出血。常用的手术方法有：①引流静脉切除术，适用于病变不能完全切除或病变对侧伴有主要引流静脉狭窄时。②畸形病变切除术，适用于颅前窝底、天幕等部位的硬脑膜动静脉畸形。③静脉窦切除术，适用于横窦乙状窦区，且静脉窦已闭塞者。④静脉窦孤立术。⑤静脉窦骨架术等。

4.放射治疗

常规放疗及立体定向放射治疗仅作为栓塞或手术后的辅助治疗，或用于手术或栓塞有禁忌或风险较大者；畸形团较小也可用放射治疗，放疗可引起血管团内皮细胞坏死、脱落、增生等炎症反应，使管壁增厚闭塞。

5.联合治疗

硬脑膜动静脉畸形的供血常很复杂，有时单一的治疗方法很难达到目的，可采用联合治疗方法，如栓塞＋手术、栓塞＋放疗、手术＋放疗等。

6.其他方法

包括颈外动脉注入雌激素使血管闭塞及受累静脉窦的电血栓形成。

三、海绵状血管瘤

海绵状血管瘤是由众多结构异常的薄壁血管窦聚集构成的团状病灶，也称海绵状血管畸形。可发生在中枢神经系统任何部位，但以大脑半球为最多见，72％～78％位于幕上，其中75％以上在大脑半球表面；20％左右位于幕下，7％～23％位于基底结、中脑及丘脑等深部结构；位于脑室系统者占 3.5％～14％；也有位于脊髓的报道。在医学影像学应用之前，对该病的认识是在出现并发症而手术或尸检时发现。其发病率较低，可见于任何年龄，文献中报道，最小者是 4 个月，最大者是 84 岁，以 20～40 岁多见，无明显性别差异。海绵状血管瘤多数为多发，基因学和临床研究提示该病有家族史，并且家族性患者更易出现多发病灶，也可与其他类型的脑血管畸形同时存在。

(一)病理

海绵状血管瘤外观呈紫红色，为圆形或分叶状血管团，剖面呈海绵状或蜂窝状，血管壁无平滑肌或弹力组织，由单层内皮细胞组成，多数有包膜。病灶内可含有新旧出血、血栓、钙化或胶原间质,不含脑组织,有时病灶周边可呈分叶状突入邻近脑组织内,病灶周围脑实质常有含铁血黄素沉积、巨噬细胞浸润和胶质增生;少数可能有小的低血流供血动脉和引流静脉。病灶大小 0.3~4.0cm,也有报道其直径大于 10cm 者。病灶大小可在很长时间内无变化,但也有报道病灶随时间而增大,并可能与病灶出血、血栓、钙化和囊肿有关。

(二)临床表现

1.癫痫

癫痫是病灶位于幕上患者最常见的症状,发生率约为 62%。病灶位于颞叶,伴钙化或严重含铁血黄素沉积者癫痫发生率较高。有报道估计,单发海绵状血管瘤的癫痫发生率为 1.51%,多发者为 2.48%。各种癫痫类型都可出现。癫痫的发病原因多认为是由于病灶出血、栓塞和红细胞溶解,造成周围脑实质内含铁血黄素沉积和胶质增生,对正常脑组织产生机械或化学刺激而形成癫痫灶所致。

2.出血

几乎所有的海绵状血管瘤病灶均伴亚临床微出血,有明显临床症状的出血相对较少,为 8%~37%。幕下病灶、女性尤其孕妇、儿童和既往有出血史者有相对高的出血率。首次明显出血后再出血的概率明显增加,每人年出血率为 4.5%,无出血者每人年出血率仅为 0.6%,总的来看,每人年出血率为 0.7%~1.1%。出血可局限在病灶内,但一般多在海绵状血管瘤周围脑实质内,少数可破入蛛网膜下隙或脑室内,可有头痛、昏迷或偏瘫。与脑动静脉畸形比较,海绵状血管瘤的出血多不严重,很少危及生命。

3.局灶性神经症状

常表现为急性或进行性神经缺失症状,占 16%~45.6%。位于颅中窝的病灶,向前可侵犯颅前窝,向后侵犯岩骨及颅后窝,向内可侵犯海绵窦、下丘脑、垂体和视神经,表现有头痛、动眼神经麻痹、展神经麻痹、三叉神经麻痹、视力减退和眼球突出等前组脑神经损伤的症状。患者可有肥胖、闭经、泌乳或多饮多尿等下丘脑和垂体损害的症状。

4.头痛

不多见,主要因出血引起。

5.无临床症状

无任何临床症状或仅有轻度头痛,据近年的磁共振扫描统计,无症状的海绵状血管瘤占总数的 11%~14%,部分无症状者可发展为有症状的病变,Robinson 等报道 40% 的无症状患者在半年至 2 年后发展为有症状的海绵状血管瘤。

(三)影像学检查

1.颅骨 X 线片

表现为病灶附近骨质破坏,无骨质增生现象。可有颅中窝底骨质吸收、蝶鞍扩大、岩骨尖骨质吸收及内听道扩大等;也有高颅压征象;部分病灶有钙化点,常见于脑内病灶。

2.脑血管造影

由于海绵状血管瘤的组织病理特点,血管造影很难发现该病,可能与病灶内供血动脉细小血流速度慢、血管腔内血栓形成及病灶内血管床太大、血流缓慢使造影剂被稀释有关。多表现为无特征的泛血管病变,动脉相很少能见到供血动脉和病理血管;静脉相或窦相可见病灶部分染色。如果缓慢注射造影剂使动脉内造影剂停留的时间延长,可增强病变血管的染色而发现海绵状血管瘤。颅中窝底硬脑膜外的海绵状血管瘤常有明显的染色,很像是一个脑膜瘤,但从影像学特点分析,脑膜瘤在脑血管造影动脉期可早染色及可见供血动脉,有硬脑膜血管和头皮血管增多、扩张。

3.CT 扫描

脑外病灶平扫时表现为边界清楚的圆形或椭圆形等密度或高密度影,也可呈混杂密度影。有轻度增强效应,有时可见环状强化,周围无水肿。脑内病变多显示为边界清楚的不均匀高密度影,常有钙化斑注射对比剂后有轻度增强或不增强。如病灶较小或等密度可漏诊。在诊断海绵状血管瘤上 CT 扫描的敏感性和特异性低,不如磁共振成像。

4.MRI

具有较高的敏感性和特异性,是目前确诊和评估海绵状血管瘤的最佳检查方法。典型的表现是在 T_2 加权像上有不均一高强度信号病灶,周围伴有低密度信号环,应用顺磁性造影剂后,病灶中央部分有强化效应,病灶周围无明显水肿,也无大的供血或引流血管。当伴有急性或亚急性出血时,显示出均匀高信号影。如有反复多次出血,则病灶周围的低信号环随时间而逐渐增宽。应注意的是有时海绵状血管瘤与脑动静脉畸形在鉴别诊断上很困难,一些磁共振影像上表现得非常典型的海绵状血管瘤病灶,实际上是栓塞的脑动静脉畸形或是具有海绵状血管瘤与脑动静脉畸形混合性病理特征的脑血管畸形。Zimmerman 等指出,海绵状血管瘤的出血一般不进入脑室或蛛网膜下隙,而隐匿性或小的脑动静脉畸形的出血常进入脑脊液循环系统。因为真正的脑动静脉畸形无包膜,出血常向阻力最小的方向突破而进入脑脊液,海绵状血管瘤出血常进入病灶中的血管窦腔内而不进入周围的脑组织或脑室系统,仔细观察出血的情况有助于诊断。

(四)治疗

1.保守治疗

适用于偶然发现的无症状的患者;有出血但出血量较少不引起严重神经功能障碍者;仅发生过一次出血,且病灶位于深部或重要功能区,手术风险大者;以癫痫发作为主,用药能控制者;不能确定多发灶中是哪个病灶引起症状者以及年龄大体质弱者。在保守期间应注意症状及病灶的变化情况。

2.手术切除

手术指征是有明显出血;有显著性局灶性神经功能缺失症状;药物不能控制的顽固性癫痫;单发的无症状的年轻患者,或是准备妊娠的青年女性,其病灶位置表浅或是在非重要功能区者。

3.放射治疗

应用 γ 刀或 X－刀治疗,可使病灶缩小和减少血供,但易出现放射性脑损伤的并发症。目前仅限于手术难于切除的或位于重要功能区的有明显症状者,并应适当减少周边剂量以防止放射性脑损伤。

四、脑静脉畸形

脑静脉畸形又称为脑静脉性血管瘤或发育性静脉异常。认为在胚胎发育时的意外导致脑引流静脉阻塞,侧支静脉代偿增生,或为脑实质内的小静脉发育异常所致。可发生在静脉系统的任何部位,约70%位于幕上,多见于额叶,其次是顶叶和枕叶,小脑病灶占27%,基底结和丘脑占11%。好发年龄在30~40岁,男性略多于女性。

(一)病理

脑静脉畸形常合并脑动静脉畸形、海绵状血管瘤、面部血管瘤等。大体见病变主要位于脑白质,由许多异常扩张的髓样静脉和1条或多条扩张的引流静脉两部分组成,髓样静脉起自脑室周围区,贯通脑白质,在脑内有吻合;中央引流静脉向大脑表面浅静脉系统或室管膜下深静脉系统引流;幕下病灶多直接引流到硬膜窦。镜下见畸形血管完全由静脉成分构成,少有平滑肌和弹力组织,管壁也可发生透明样变而增厚;静脉管径不规则,常有动脉瘤样扩张。扩张的血管间散布有正常脑组织,这是该病的特点,不同于脑动静脉畸形和海绵状血管瘤,脑动静脉畸形的血管间为胶质化的脑组织,海绵状血管瘤的血管间无脑组织。

(二)临床表现

大多数患者很少有临床症状,症状的发生主要依病灶的部位而定。主要临床症状如下。

1.癫痫

癫痫是最常见的症状,幕上病灶发生最多,主要表现为癫痫大发作。

2.局限性神经功能障碍

可有轻度偏瘫,可伴有感觉障碍。

3.头痛

以幕上病灶最常见。

4.颅内出血

发生率为16%~29%,蛛网膜下隙出血多于脑内血肿,幕下病变的出血率比幕上病变的出血率高,尤其小脑最多,并且易发生再出血。

(三)影像学检查

1.脑血管造影

病灶在动脉期无表现,只在静脉期或毛细血管晚期显影,表现为数条细小扩张的髓静脉呈放射状汇聚成1条或多条扩张的引流静脉,引流静脉再经皮质静脉进入静脉窦,或向深部进入室管膜下系统。这种表现分别被描述为"水母头""伞状""放射状"或"星状"改变。动脉期和脑血流循环时间正常。如果不发生颅内血肿,不会引起血管移位。

2.CT扫描

平扫的阳性率较低,最常见的影像是扩张的髓静脉呈现的高密度影。增强扫描后阳性率明显提高,引流静脉呈现为粗线状的增强影指向皮质和脑深部,其周周无水肿和团块占位,有时可表现为圆点状病灶。CT扫描的特异性不高,诊断意义较小,但可于定位及筛选检查,对早期出血的诊断较磁共振优越。

3.磁共振成像

表现类似CT扫描,但更清晰。在T_1加权像上病灶呈低信号,在T_2加权像上多为高信号,少数为低信号。

（四）治疗

大多数脑静脉畸形患者无临床症状,出血危险小,自然预后良好。对有癫痫和头痛者可对症治疗,如有反复出血或有较大血肿者,或难治性癫痫者应考虑手术治疗。该病对放射治疗反应不佳,经治疗后病灶的消失率低且可引起放射性脑损伤。

五、毛细血管扩张症

毛细血管扩张症又名毛细血管瘤或毛细血管畸形,是一种临床上罕见的小型脑血管畸形,是由于毛细血管发育异常所引致。该病大多在尸检时被发现,其发现率为 0.04%～0.15%,无性别差异。

（一）病理

发病部位以脑桥基底部最常见,发生在小脑者多见于齿状核和小脑中脚处,其次是大脑半球皮质下或白质深部,亦可见于基底节。病灶表现为红色边界清楚的小斑块,无明显供血动脉。镜下见血管团是许多细小扩张的薄壁毛细血管,管腔面覆盖单层上皮,管壁无平滑肌和弹力纤维。管腔径大小不等,扩张的血管间有正常脑组织,是与海绵状血管瘤的根本区别。其邻近组织少有胶质增生,不含铁血黄素和钙沉积。

（二）临床表现

一般无临床症状,只有在合并其他脑血管病,如出血或癫痫时进行检查而被发现。多数表现是慢性少量出血,很少见大出血,但因其好发部位在脑桥,可产生严重症状,乃至死亡。

（三）影像学检查

脑血管造影、CT 扫描可无异常表现,磁共振成像上有学者报道表现为低信号,但也有的学者认为在不增强的磁共振成像上也无异常表现。目前看该病在影像学检查方面尚无特异性表现。

（四）治疗

一般无须治疗,若有出血或癫痫可视病情决定对症或手术治疗。

第五节　脑室内出血

脑室内出血是指由非外伤因素导致颅内血管破裂、血液进入脑室系统引起的综合征。其发病率很高,约占自发性颅内出血的 20%～60%。根据其出血部位来源分为原发性和继发性脑室内出血。

原发性脑室内出血是指出血部位在脑室脉络丛或室管膜下区 1.5cm 以内的出血,占脑室出血的 7.4%～18.9%。引起原发性脑室内出血的原因依次为动脉瘤、高血压动脉硬化、烟雾病、脑动静脉畸形,肿瘤、梗死性出血、寄生虫和血液病等。

继发性脑室内出血是指室管膜下区 1.5cm 以外的脑实质出血破入脑室,约占脑室内出血的 93%。引起继发性脑室内出血的病因依次为高血压动脉硬化、动脉瘤、动静脉畸形、烟雾病、颅内肿瘤、血液病、肝病和梗塞后出血等。

不同部位的出血穿破脑室的路径不尽相同,蛛网膜下隙的出血,血液可通过第四脑室侧孔及正中孔逆流入脑室系统;丘脑出血多破入第三脑室;Willis 环处动脉瘤破裂出血以及壳核出血多破入侧脑室;小脑出血多破入第四脑室。另外,血肿可破坏胼胝体进入第三脑室。

一般脑室内出血的自然吸收、消失的时间要比脑实质血肿快,平均血肿消失时间 12 天,少数需较长时间。血肿可造成广泛蛛网膜粘连及蛛网膜颗粒阻塞,引起不同程度迟发交通性脑积水,多在发病后 1 周左右出现,发病后 1 个月左右逐渐消退,少数遗有持续性脑积水。

一、临床表现

多数患者在发病前有明显的诱因,如洗澡、情绪激动、用力活动、饮酒等。多为急性起病,少数可呈亚急性或慢性起病。

(一)一般表现

视出血部位及出血量多少而异,轻者可表现为头痛、头晕、恶心、呕吐、血压升高和脑膜刺激征等;重者表现为意识障碍、癫痫发作、高热、肌张力高、双侧病理反射等。晚期可出现脑疝、去脑强直和呼吸循环障碍以及自主神经系统紊乱。部分患者可伴有上消化道出血、急性肾衰竭、肺炎等并发症。

(二)原发脑室内出血

除具有一般表现外,与继发脑室内出血相比尚有以下特点:①可亚急性或慢性起病。②多以认识功能、定向力障碍和精神症状为常见。③意识障碍相对较轻。④定位体征不明显。

(三)继发脑室内出血

除具有一般表现外,还因原发出血部位不同其临床表现各异:①丘脑的出血,表现为意识障碍,偏瘫、一侧肢体麻木,双眼上视困难、高烧、尿崩症、病理反射阳性等。②位于内囊前肢的血肿,极易破入脑室,临床表现相对较轻。③位于内囊后肢前 2/3 的血肿,由于距脑室相对较远,当血肿穿破脑室时,脑实质破坏严重,临床表现为突然昏迷、偏瘫,主侧半球的血肿可有失语、病理反射阳性以及双眼球向病灶侧凝视。④位于内囊后 1/3 的血肿,多有感觉障碍和视野变化。⑤脑干出血,轻者表现为头痛剧烈、眼花、呕吐、后组颅神经损伤和颈项强直等,重者深昏迷、交叉瘫,双侧瞳孔缩小和呼吸衰竭等。⑥小脑的出血表现为头痛、头晕、恶心、呕吐、颈项强直、共济失调等,重者出现意识障碍、呼吸衰竭等。

(四)脑室出血的临床分级

脑室内出血的临床分级或分型对指导治疗和判断预后有着重要的意义。

二、辅助检查

(一)CT

为首选的检查方法,能准确证实出血部位和范围,以及脑室大小,并可重复检查,便于对出血的动态观察及随诊。

(二)脑血管造影

脑血管造影能显示出自发性脑室出血的病因,如动脉瘤、脑血管畸形、烟雾病和颅内肿瘤等,显示血肿破入脑室后的某些血管受压、移位的特征性表现。

(三)脑脊液检查及脑室造影

有一定的危险性,可能加重病情。目前已不做常规检查,除非无 CT 条件或某些特殊需要时方可施行,检查应在严格掌握适应证条件下谨慎从事。

三、治疗

选择恰当的治疗方法是直接关系到患者预后的一个关键问题。脑室内出血的治疗包括脑室穿刺引流术、开颅血肿清除术和内科治疗。

(一)脑室穿刺引流术

脑室穿刺引流术简单易行、安全有效，并发症少，对各类型的脑室内出血均实用。尤其是Ⅱ级患者效果最好。无特殊的禁忌证，故凡高龄，有心、肺、肝、肾等脏器严重疾患者，以及脑干血肿不能直接手术或脑疝晚期的患者，均可应用脑室穿刺引流术。尤其对有急性梗阻性脑积水的原发性脑室出血患者更为适用。手术宜尽早施行，一般7小时内手术效果最好。

手术并发症主要有术后再出血和颅内感染。注意事项包括：①预防感染，严格无菌操作，避免漏液和逆流，预防应用抗生素。②引流管选择，宜选择质软、无毒、壁薄、腔大的导管，一般用内径为4mm的橡胶管。③钻颅及置管的位置，一般可于含血量少的一侧或健侧引流，若室间孔阻塞时可同时行双侧引流。有时由于血块阻塞而致引流失败。近年来，有人向脑室内注尿激酶，引流血液，证实效果良好，但关于尿激酶的有效剂量、次数、时机和用药并发症，有待深入研究。④拔管时机，一般当脑脊液已变淡或颅内压已正常，特别是经CT复查脑室内血肿已消失即可拔管。总之，根据情况尽早拔管为原则。

(二)开颅血肿消除术

一般对Ⅲ级患者应考虑血肿清除术，但不同原因的脑室内出血手术适应证及手术方法不尽相同。

第六节 蛛网膜下隙出血

蛛网膜下隙出血系指脑底部或脑表面的血管破裂，血液直接流入蛛网膜下隙，又称自发性蛛网膜下隙出血，以先天性脑动脉瘤为多见。由脑实质内或脑外伤出血破入脑室系统或蛛网膜下隙者，称继发性蛛网膜下隙出血。故本病为多种病因引起的临床综合征。

一、病因病理及发病机制

1.病因病理

蛛网膜下隙出血最常见的病因为先天性动脉瘤，其次为动静脉畸形和脑动脉硬化性动脉瘤，再次为各种感染所引起的脑动脉炎、脑肿瘤、血液病、胶原系统疾病抗凝治疗并发症等。部分病例病因未明。颅内动脉瘤多为单发，多发者仅占15‰。好发于脑基底动脉环交叉处。脑血管畸形多见于天幕上脑凸面或中深部，脑动脉硬化性动脉瘤则多见于脑底部。动脉瘤破裂处脑实质破坏并继发脑血肿、脑水肿。镜下可见动脉变性、纤维增生和坏死。

2.发病机制

由于先天性及病理性血管的管壁薄弱，内弹力层和肌层纤维的中断，有的血管发育不全及变性，尤其在血管分叉处往往承受压力大，在血流冲击下血管易自行破裂，或当血压增高时被冲裂而出血。此外由于血液的直接刺激，或血细胞破坏释放大量促血管痉挛物质(去甲肾上腺素等)，使脑动脉痉挛，如果出血量大将会引起严重颅内压增高，甚至脑疝。

二、临床表现

在活动状态下急性起病,任何年龄组均可发病,以青壮年居多,其临床特点如下所述。

1.头痛

患者突感头部剧痛难忍如爆炸样疼痛,先由某一局部开始,继而转向全头剧痛,这往往指向血管破裂部位。

2.呕吐

呕吐常并发于头痛后,患者反复呕吐,多呈喷射性。

3.意识障碍

患者可出现烦躁不安,躁动不宁、谵妄及胡言乱语,意识模糊,甚至昏迷或抽搐,大小便失禁。

4.脑膜刺激征

脑膜刺激征为常见且具有诊断意义的体征。在起病早期或深昏迷状态下可能阙如,应注意密切观察病情变化。

5.其他

定位体征往往不明显,绝大部分病例无偏瘫,但有的可出现附加症状,低热、腰背痛、腹痛、下肢痛等。如为脑血管畸形引起常因病变部位不同,而表现为不同的局灶性体征。如为脑动脉瘤破裂引起,多位于脑底 Willis 环,其临床表现为:①后交通动脉常伴有第Ⅲ脑神经麻痹。②前交通动脉可伴有额叶功能障碍。③大脑中动脉可伴有偏瘫或失语。④颈内动脉可伴有一过性失明,轻偏瘫或无任何症状。

三、辅助检查

1.腰椎穿刺

出血后两小时,脑脊液压力增高,外观呈均匀,血性且不凝固,此检查具诊断价值。3～4天内出现胆红质,使脑脊液黄变,一般持续 3～4 周。

2.心电图

心电图可有心肌缺血缺氧性损伤,房室传导阻滞,房颤等改变。

3.脑血管造影或数字减影

脑血管造影或数字减影以显示有无脑动脉瘤或血管畸形,并进一步了解动脉瘤的部位,大小或血管畸形的供血情况,以利手术治疗。

4.CT 扫描

CT 平扫时可见出血部位、血肿大小及积血范围(脑基底池、外侧裂池、脑穹隆面、脑室等)。增强扫描可发现动脉瘤或血管畸形。

5.经颅多普勒超声波检查

此检查对脑血流状况可做出诊断,并对手术适应证能提供客观指标。

四、诊断与鉴别诊断

1.诊断

(1)病史:各年龄组均可发病,以青壮年居多,青少年以先天性动脉瘤为多,中老年以动脉硬化性动脉瘤出血为多。既往可有头痛史及有关原发病病史。

（2）诱因：可有用力排便、咳嗽、情绪激动、过劳、兴奋紧张等诱因。

（3）临床征象：急性起病，以剧烈头痛、呕吐，脑膜刺激征阳性，绝大部分患者无偏瘫，腰椎穿刺为血性脑脊液即可确诊。但脑动脉瘤和脑血管畸形主要靠脑血管造影或数字减影来判断病变部位、性质及范围大小。

2.鉴别诊断

本病应与脑出血、出血性脑炎及结核性脑膜炎相鉴别，后者具有明显的脑实质受损的定位体征，以及全身症状突出并有特征性脑脊液性状。CT 扫描脑出血显示高密度影，血肿位于脑实质内。

五、治疗

总的治疗原则为控制脑水肿，预防再出血及脑血管痉挛、脑室积水的产生，同时积极进行病因治疗。急性期首先以内科治疗为主。

（1）保持安静，头部冷敷，绝对卧床 4～6 周，烦躁时可选用镇静剂。保持大便通畅，避免用力排便、咳嗽、情绪激动等引起颅内压增高的因素。

（2）减轻脑水肿，降低颅内压，仍是治疗急性出血性脑血管病的关键。发病 2～4 小时内脑水肿可达高峰，严重者导致脑疝而死亡。

（3）止血剂对蛛网膜下隙出血有一定帮助。①6－氨基己酸（EACA）。18～24g 加入 5％～10％葡萄糖液 500～1000ml 内静脉滴注，1～2 次/日，连续使用 7～14 日或口服 6～8g/d，3 周为 1 疗程。但肾功能障碍应慎用。②抗血纤溶芳酸（PAMBA）。可控制纤维蛋白酶的形成。每次 500～1000mg 溶于 5％～10％葡萄糖液 500mL 内静脉滴注，1～2 次/日，维持 2～3 周，停药采取渐减。③其他止血剂。酌情适当相应选用如止血环酸（AMCHA）、仙鹤草素溶液、卡巴克络（安络血）、酚磺乙胺（止血敏）及云南白药等。

（4）防治继发性脑血管痉挛：在出血后 96 小时左右开始应用钙通道阻滞剂尼莫地平，首次剂量 0.35mg/kg，以后按 0.3mg/kg，每 4 小时 1 次，口服，维持 21 日，疗效颇佳。还可试用前列环素、纳洛酮、血栓素等。

（5）预防再出血：一般首次出血后 2 周内为再出血高峰，第 3 周后渐少。临床上在 4 周内视为再出血的危险期，故需绝对安静卧床，避免激动，用力咳嗽或打喷嚏，并低盐少渣饮食，保持大便通畅。

（6）手术治疗：一旦明确动脉瘤应争取早期手术根除治疗，可选用瘤壁加固术，瘤颈夹闭术，用微导管血管内瘤体填塞等手术，以防瘤体再次破裂出血。动静脉畸形部位浅表，而不影响神经功能障碍，亦可用电凝治疗或手术切除。如出现脑积水可采用侧脑室分流术。

第七节　高血压性脑出血

一、定义

脑出血是指原发性非外伤性脑实质内出血，出血可来源于脑内动脉、静脉或毛细血管的坏死、破裂，但以动脉出血最为多见而且重要。脑出血的原因有外伤性和非外伤性两类。非外伤性脑出血又称自发性脑出血或原发性脑出血,其中约半数是由高血压病所致,其他原因包括颅内动脉瘤破裂、脑血管畸形破裂、败血症、脑肿瘤出血、动脉炎、血液病、子痫、抗凝治疗的并发症和维生素 C 缺乏症等。

高血压是脑出血最常见的病因,高血压伴发脑内小动脉病变,血压骤升引起动脉破裂出血,称为高血压性脑出血,约 1/3 的高血压患者可发生脑内出血,是脑血管疾病患者中病死率和致残率最高的一种疾病。

二、诊断

(一)发病年龄

高血压性脑出血常发生在 50～70 岁,男性略多于女性。多有高血压病史。目前高血压发病有年轻化趋势,甚至在 30 岁左右高血压患者也可发生脑出血。

(二)发病时间

常在情绪激动,剧烈活动时突然起病,大多数病例病前无预兆,病情发展迅速,很快出现意识障碍及偏瘫的完全性卒中的表现,往往在数小时内达到顶峰。

(三)急性期常见的主要表现

急性期临床表现有头痛、呕吐、意识障碍、肢体瘫痪、失语等。

(四)临床表现

临床表现可因出血部位及出血量不同而临床特点各异。

1.内囊－基底核区出血

内囊出血的患者典型的临床特征为头和眼转向了出血病灶侧(凝视病灶)和"三偏症状"(偏瘫、偏身感觉障碍和偏盲)。优势半球出血者尚有语言障碍。

按其出血部位与内囊的关系可分为:①外侧型(壳核型),系豆纹动脉尤其是其外侧支破裂所致。出血局限外囊、壳核和屏状核。②内侧型(丘脑型),由丘脑膝状动脉和丘脑穿通动脉破裂所致。出血局限于丘脑附近。③混合型(内囊出血),出血扩延到内囊的内外两侧。

(1)壳核出血:依出血量及病情进展,患者可有意识障碍或无意识障碍,并伴有不同程度的"三偏",即病变对侧中枢性面瘫及肢体瘫痪、感觉障碍和同向偏盲,双眼向病侧偏斜、头转向病侧。优势半球出血者还伴有语言障碍等。

(2)丘脑出血:发病后多数患者出现昏迷及偏瘫。丘脑内侧或下部出血者可出现典型的眼征,即垂直凝视麻痹,多为上视障碍,双眼内收下视鼻尖;眼球偏斜视,出血侧眼球向下内侧偏斜;瞳孔缩小,可不等大,对光反应迟钝;眼球不能聚合以及凝视障碍等。出血向外扩展,可影响内囊出现"三偏"征。丘脑出血侵入脑室者可使病情加重,出现高热、四肢强直性抽搐等。丘脑出血因发生的位置不同其症状亦各异:丘脑前内侧部出血时可出现精神障碍、遗忘或痴呆,而左侧丘脑出血可有三种基本体征:①感觉障碍重于运动障碍。②伴有眼球运动障碍、瞳孔缩小、对光反射迟钝或消失。③丘脑性失语,丘脑受损后可出现语言迟钝、重复语言及语义性错语症。右侧丘脑出血的基本体征有:①结构性失用症,患者左半身出现感觉障碍,对物体的形状、体积、长度、重量产生错觉。②偏侧痛觉缺失,表现为对侧躯体感觉障碍及偏身失认症。

2.脑叶出血

其发病率仅次于基底核出血,多数学者认为脑叶出血好发于顶叶、颞叶与枕叶,即大脑后半部。脑叶出血的临床表现与基底核出血不同。脑叶出血后易破入邻近的蛛网膜下隙,因距中线较远而不易破入脑室系统,故脑膜刺激征重而意识障碍轻。

其临床表现特征为:①意识障碍少见而相对较轻。②偏瘫与同向凝视较少、程度较轻,这是因为脑叶出血不像基底核出血那样容易累及内囊。③脑膜刺激征多见。

临床表现与出血所在的四个脑叶不同而有所不同:①额叶,可有智力障碍、尿失禁,可出现对侧偏瘫,偏瘫多发生于上肢、下肢和面部,较轻微。②顶叶,对侧半身感觉障碍,较轻的偏瘫。③枕叶,可有一过性黑矇、同侧眼痛和对侧同向偏盲,有些可扩展至上 1/4 象限。④颞叶,在优势半球者,出现语言不流利和听力障碍,理解力差,但重复性相对较好。

3.小脑出血

其典型的临床特征为突发的头痛、眩晕、频繁呕吐。无明显瘫痪。主要体征为躯干性共济失调、眼球震颤及构音障碍。病情往往发展较快,患者很快昏迷,呼吸不规则或突然停止,甚至死亡。典型的小脑功能障碍只见于部分患者,对发病突然,迅速出现意识障碍和急性脑干受压者,小脑体征常被掩盖。

4.脑桥出血

90％以上高血压所致的原发性脑干出血发生在脑桥,少数发生在中脑,延髓出血罕见。脑干出血一直被认为是发病急骤、病死率高、预后较差的疾病。因为绝大多数脑干出血发生在脑桥,故此处只叙述脑桥出血。脑桥出血的临床症状取决于出血灶的部位和大小。常突然发病,可表现为剧烈头痛、恶心、呕吐、头晕或眩晕;出现一侧或双侧肢体无力,偏身或半侧面部麻木;大量出血常迅速出现深昏迷、针尖样瞳孔、四肢瘫痪和双侧锥体束征阳性、高热、头眼反射和前庭眼反射消失等。患者可出现呼吸节律的改变,表现为呼吸不规则,呼吸浅、频率快,或出现陈—施氏呼吸。

5.脑室出血

原发性脑室出血十分罕见。发病急骤、头痛、无明显偏瘫体征,迅速出现丘脑下部及脑干症状,如昏迷、高热、瞳孔极度缩小。

(五)辅助检查

1.计算机断层扫描(CT)

计算机断层扫描是临床确诊脑出血的首选检查。可早期发现脑出血的部位、范围、形态、是否破入脑室,血肿周围有无低密度水肿带及占位效应,脑组织移位和梗阻性脑积水等。

2.磁共振成像(MRI)

脑出血合并脑梗死诊断明确,可与脑肿瘤性出血鉴别。

3.数字减影脑血管造影

可与脑血管畸形、Moyamoya 病、血管炎等鉴别。

4.腰椎穿刺

脑脊液多呈洗肉水样均匀血性,压力一般均增高。

三、外科治疗

手术治疗的目的是清除血肿、降低颅内压、避免脑疝发生,挽救患者的生命及减轻后遗症。在考虑是否施行手术时,被大家公认的最重要因素是术前患者的意识状况。

(一)手术适应证

手术治疗的目的是清除血肿、降低颅内压、解除或防止脑疝发生和发展,改善脑组织血液循环,促进受压迫脑组织的功能恢复。依照高血压脑出血的临床分级,一般认为,Ⅰ级患者出血量不多(不足 30mL),内科保守治疗效果良好,不需要手术。Ⅱ～Ⅳ级患者绝大多数适于手术治疗,其中Ⅱ级、Ⅲ级手术效果较佳。Ⅴ级患者病情危重,病死率高,手术难以奏效,一般不宜手术治疗。

高血压脑出血手术治疗指征的确定,需要综合考虑出血部位、出血量、病程进展、患者情况等多个因素。

1.出血部位

壳核、大脑半球皮质下、脑叶浅部和小脑半球等较浅部位的出血,适于手术治疗。小脑出血靠近脑干,除非出血量很少、症状轻微,一般应该积极考虑手术。脑干或丘脑出血,通常不是手术治疗的适应证。若存在脑室内出血或脑积水,可行脑室体外引流或分流术。

2.出血量

幕上血肿量超过 30mL,占位效应明显,患侧脑室明显受压,中线结构明显向健侧移位;幕下血肿量大于 10mL,四脑室受压变形、移位,即有手术必要。

3.病情进展

高血压脑出血后病情稳定,患者神志清楚,功能损害不明显,内科治疗效果良好,不需手术治疗。若经积极内科治疗,病情仍无好转或不稳定,出血部位比较表浅,应考虑手术治疗。尤其是对于病情好转或稳定后又发生恶化或出现脑疝征象者,应争取时间尽快手术。对于发病后进展急骤,很快进入深昏迷,出现严重功能障碍、一侧或双侧瞳孔散大、生命体征不稳定者,手术治疗效果不佳,病死率很高,不宜进行手术治疗。

4.患者情况

患者若存在心、肺、肝、肾等脏器严重功能障碍,血压控制不好,持续超过 26.7～16.0kPa(200/120mmHg),应列为手术禁忌,但年龄不是决定是否手术的主要因素。

(二)手术时机

目前国内外学者普遍认为高血压脑出血需要手术者,应尽量在发病后 6～7 小时内行超早期手术。

(三)术前检查及准备

1.CT 扫描

CT 扫描是诊断脑出血最安全、最可靠的手段,应列为首选。

2.脑血管造影

对于不能明确脑出血病因的或疑诊动脉瘤、脑血管畸形的患者,在病情允许的情况下,为避免手术的盲目性,可考虑行脑血管造影。

3.MRI

一般不作为脑出血首选的检查方法,但适用于脑干、小脑部位出血的检查。

4.术前准备

按常规开颅手术的要求做好其他术前准备,尤其应注意适当控制血压,保持呼吸道通畅,合理使用脱水降颅压药物。

(四)手术方法

1.快速钻颅血肿碎吸术

(1)麻醉:清醒和合作者,可采用局部麻醉。有意识障碍者多采用气管内插管全身麻醉。

(2)体位:患者取仰卧位,头部稍抬高,肩下垫枕,头转向健侧,使病侧颞部在上。

(3)操作方法:根据 CT 扫描结果,选择最靠近血肿处(注意避开重要功能区)直接钻颅或颅骨钻孔,用脑穿针或带导芯的硅胶引流管穿刺血肿,抽吸出血肿的液体部分。可用无菌生理盐水适当行血肿腔冲洗,并留置引流管,持续引流。

2.皮质下血肿清除术

(1)麻醉:采用气管内插管全身麻醉。

(2)体位:根据血肿部位选择体位。

(3)操作方法:①切口和骨瓣开颅,一般以出血的脑叶部位为中心做马蹄形切口,头皮及帽状腱膜翻向下方,在预定钻孔处推开骨膜准备钻孔。一般钻 4 孔成形骨瓣,连同骨膜把骨瓣翻向下方或侧方。②硬脑膜切开,若颅内压力很高时,先在硬脑膜切一小口,电凝止血后穿刺血肿,抽出一些陈旧血液后弧形剪开硬脑膜,硬脑膜翻向矢状窦侧。③皮质切开血肿清除,选无血管区或以穿刺点为中心切开皮质 2～3cm,双极电凝脑表面血管后,再用窄脑压板分开皮质则可达到血肿,应用吸引器吸除血块。血肿清除后脑组织则塌陷,搏动恢复,用等渗盐水冲洗血肿腔后置硅胶管引流,若发现活动性出血,则用双极电凝止血,吸引器吸除血凝块时要防止对周围脑组织的损伤。④关颅,血肿清除后血肿腔内用硅胶管引流。颅内压力仍很高时也可去骨瓣减压。如脑组织塌陷、搏动好可缝合硬脑膜。骨瓣复位,逐层缝合头皮后关颅。

3.基底核区脑出血

(1)麻醉:采用气管内插管全身麻醉。

(2)体位:仰卧位,患侧肩下垫一小枕,头略偏向对侧。

(3)操作方法:①切口和开颅,有骨瓣开颅和小骨窗开颅两种入路。骨瓣开颅术做颞部皮瓣,翻向耳侧,然后再做大骨瓣,亦翻向同一方向,剪开硬脑膜,暴露外侧裂及两侧的额颞皮质。小骨窗开颅术做与外侧裂相投影的头皮直切口,约 6cm 长,直达骨膜。用梳状拉钩将切口牵拉开,然后在外耳孔上方 2～3cm 处钻孔。将颅骨孔扩大到直径约 3cm 大小的小骨窗。十字形切开硬脑膜,暴露外侧裂及颞叶皮质。②血肿定位,用脑穿针穿刺血肿定位后,做皮质切口约 2cm。皮质切口可有两种选择,经侧裂入路和经颞叶入路。前者则挑开外侧裂蛛网膜后,用脑压板把额叶和颞叶牵开,向深部分离,避开大脑中动脉的分支,到脑岛皮质。切开脑岛皮质向后内方深入可进入血肿腔。经颞叶入路即在颞上回切开皮质,向深部分离,在侧裂动脉的下方,切开脑岛皮质,可达血肿腔。③血肿清除,用吸引器轻轻地吸除血块,并用双极电凝镊凝固动脉性出血点。血肿壁的静脉出血可用吸收性明胶海绵压迫止血。操作应在直视下进行,如血肿太大或血块与壁粘连十分紧密时,可残留小部分。必须彻底止血和避免对脑深部结构的损伤。如血肿有部分残留时,血肿腔内放置一根直径 3～4mm 的硅胶管,术后可注入纤溶药物促使血块溶化并引流出来。④切口关闭,硬脑膜减张缝合,酌情去颅骨减压,分层缝合切口。

4.脑室内血肿清除术

当出现以下情况时应考虑行脑室内血肿清除术。①经 CT 扫描检查证实脑室内已充满血液铸型引起急剧性颅内压增高。②壳核－锥体束－脑室型脑出血,其血肿的大部分已破入一侧脑室者。③由于脑室内血肿,患者呈现深昏迷,颅内压高,有发生脑疝的前驱症状,或已发生一侧瞳孔散大,意识障碍加深,对侧肢体无力或偏瘫加重者。④脑室内血肿形成的阻塞性脑积水,经脑室引流或其他保守疗法不见改善者。

(1)麻醉:一般行气管内插管全麻。

(2)体位:血肿位于侧脑室前部者多取仰卧位,头略偏向对侧;若血肿在脑室三角区或后部者,则取侧卧位,血肿侧在上。

(3)操作方法:①切口,大部分血块进入侧脑室前角时,则采用前额部马蹄形切口。若大部血块积聚在侧脑室后部时,则采取顶后部马蹄形切口。②开颅,做额部或顶部骨瓣开颅,一般钻 4 个孔,额部骨瓣翻向前方,顶部骨瓣翻向颞部。③硬脑膜切开,当脑膜张力很大时,在硬脑膜切开前先行脑室穿刺放液,降低颅内压力;也可快速静脉滴入 20% 甘露醇 250mL 和呋塞米 20～40mg,多数患者颅内压力可得到暂时缓解。将硬脑膜呈弧形切开翻向矢状窦侧。④脑切开,一般在额中回运动区前 2～3cm 处切开皮质 3cm,切开前也可用脑穿针向侧室前角穿刺,抽出少许凝血块或陈旧血液,以确定进入侧脑室的方向和深度,再用两个脑压板沿穿刺针方向分开皮质 3～4cm,即可进入侧脑室。这时常从切口处涌出一些黑色血块,扩大切口范围,电凝两侧白质的出血点,以棉片保护好周边脑组织后,用脑室自动牵开器或蛇形脑自动牵开器将脑切口牵开。充分暴露侧脑室前角及脑室内血肿。如血肿在侧脑室后部区域,则可在顶部脑回少血管区切开 3cm,切开前先行脑针穿刺,方向对准侧脑室三角区,穿刺抽出黑色积血后,沿穿刺针方向分开脑组织 3～4cm 深即可进入侧脑室三角区,显露侧脑室后部的血肿,予以清除。⑤清除血肿,血肿在脑室内呈占位性压迫,与脑室很少有粘连,可用吸引器将血肿分块吸出,也可用取瘤钳把血块分块钳出,千万不要加重脑室壁及周围结构的损伤。当大部分血凝块清除后,应用等渗盐水反复冲洗,从三角区进入颞角的血块也可冲出。其次,检查室间孔处和第三脑室内的血块,轻轻将其吸出;如血块较大难以吸出时,也可将一侧穹隆柱切断,扩大室间孔,这样就容易取出第三脑室内的血块。对室间孔后缘的豆纹静脉、脉络丛组织用棉片盖好,防止损伤引起出血性梗死。如第三脑室由于充满血块异常扩大时,也可轻轻地用吸引器或取瘤钳将其取出,用含抗生素的等渗盐水冲洗,将脑室内血块彻底清除。由于脑室内血肿是由壳核或丘脑出血破入脑室的,一般不必寻找原出血点,当冲洗干净后,置一脑室引流管进行术后引流。如清除血肿后脑组织肿胀严重,估计术后难以渡过水肿关,可同时行额叶前部切除的内减压手术。⑥硬脑膜严密缝合,将骨瓣复位,头皮分两层缝合。⑦在术后第二天进行 CT 扫描,若发现脑室内还有较多的残存血块,应向脑室内注入尿激酶使血块溶解排出,并同时行腰椎穿刺放出血性脑脊液。也可经腰椎穿刺注入氧气治疗,促使脑脊液内血液加快吸收,减少蛛网膜下隙粘连,避免脑积水发生或减轻发生程度。

5.小脑血肿清除术

小脑出血一旦确诊,除非血肿量较少(小于 10mL)或病情已进入脑干受压晚期,均应积极开颅手术清除血肿行颅后窝减压,解除对脑干的压迫,防止病情进一步加重。

(1)麻醉:气管插管全身麻醉。

(2)体位:侧卧位。

(3)操作方法:取一侧颅后窝旁正中切口或枕下正中直切口,分离肌肉,暴露枕骨鳞部。颅骨钻孔后扩大骨窗,一般需将枕骨大孔后缘和环椎后弓咬开 1～1.5cm 宽。放射状切开硬脑膜,打开枕大池放出脑脊液。在邻近血肿的小脑皮质表面电灼切开 2～3cm,脑压板分离至血肿,分块清除血肿,仔细止血,反复冲洗。减压不满意者可不缝合硬脑膜,肌肉彻底止血,严密缝合,逐层关颅。

6.脑干内血肿清除术

脑干内出血大多病情危重,进展急骤,手术危险性大,病死率高,选择手术一定要慎重。

(1)麻醉:气管插管全身麻醉。

(2)体位:侧卧位。

(3)操作方法:根据脑干内出血的部位不同,可采取不同的手术入路。①小脑幕上枕下入路:适用于清除一侧中脑血肿。取患侧枕部马蹄形皮肤切口,常规骨瓣开颅,弧形切开硬脑膜翻向横窦侧,抬起枕叶,切开小脑幕游离缘,暴露中脑及中脑大脑脚,选择血肿最表浅最膨隆的部位切开 3～5mm,用生理盐水冲洗血肿腔或用吸引器轻柔吸除血块。②脑桥小脑角入路:适用于清除脑桥血肿。取患侧枕下旁正中切口,骨窗开颅,放射状切开硬脑膜,枕大池放液,一般需切除小脑半球外侧 1/3,以利于显露。向脑桥小脑角探查,解剖面神经、听神经和三叉神经至脑桥背外侧,选择脑桥外侧最膨隆处,纵行切开 3～5mm,吸除血肿。③四脑室入路:适用于清除脑桥延髓交界处的血肿。取枕下正中直切口,骨窗开颅,咬开枕骨大孔后缘和环椎后弓,“Y”形切开硬脑膜。分开两侧小脑扁桃体,切开小脑下蚓部,向第四脑室底探查。选样菱形窝的隆起处或颜色变蓝处切开。

7.立体定向脑内血肿清除术

适用于脑内各部位的出血,尤其适合脑干、丘脑等重要部位的局限性血肿。

(1)麻醉:局麻。

(2)体位:根据血肿位置决定。

(3)操作方法:局麻下安装立体定向头架,然后行颅脑 CT 扫描或 MRI 扫描,一般 CT 平扫即能看清血肿的位置和大小。选择血肿最大层面中心为靶点,确立靶点三维坐标参数,根据血肿位置避开皮质功能区,设计合理手术途径。颅骨钻孔,“十”字形切开硬脑膜。安装立体定向仪导向装置,先用细穿刺针试穿验证血肿位置,然后更换内径 2～3mm 的穿刺管穿刺血肿中心,用生理盐水冲洗血肿腔至液体变清。若有血凝块不能吸出,可用螺旋针将血凝块打碎,也可通过留置在血肿腔内的导管注入尿激酶溶凝。术毕可留置硅胶引流管,缝线固定,拆除定向仪和头架,无菌包扎。

以上几种术后处理:;严密观察病情,包括意识状况、瞳孔、肢体活动、言语功能、生命体征等;控制血压,全身血压维持在收缩压 21.3kPa(160mmHg)、舒张压 13.3kPa(100mmHg)较为合适;使用脱水剂;应用抗生素预防感染;积极防治并发症如肺炎、消化道出血、尿路感染等;妥善治疗其他重要器官的病变,如心脏病、糖尿病、肾功能不全等。注意水、电解质平衡。

四、内科治疗

在急性期，主要是控制脑水肿、调整血压、防治内脏综合征及考虑是否采取手术清除血肿。

(一)一般处理

应保持安静、卧床休息、减少探视，严密观察体温、脉搏、呼吸、血压等生命体征，注意瞳孔和意识变化。保持呼吸道通畅，及时清理呼吸道分泌物，必要时吸氧。

(二)控制脑水肿,降低颅内压

这是抢救能否成功的主要环节。常用药为甘露醇、呋塞米及皮质激素等。临床上为加强脱水效果，减少药物的不良反应，一般均采取上述药物联合应用。常采用甘露醇＋呋塞米、甘露醇＋呋塞米＋激素等方式，但量及用药间隔时间均应视病情轻重及全身情况尤其是心脏功能及是否有高血糖等而定。20％甘露醇为高渗脱水剂，其降颅压作用迅速，一般成人用量为 1g/(kg·次)，每 6 小时快速静脉滴注一次。呋塞米有渗透性利尿作用，可减少循环血容量，对心功能不全者可改善后负荷，用量为 20～40mg/次，每日静脉注射 1～2 次。应用呋塞米期间注意补钾。皮质激素多采用地塞米松，用量 15～20mg，静脉滴注，每日 1 次。

(三)治疗高血压

高血压是脑出血的主要原因，治疗脑出血首先想到降低高血压，但由于高血压往往为颅高压的自身的自动控制所致，可将发病后的血压控制在发病前血压数值略高一些的水平。如原有高血压，发病后血压又上升更高水平者，所降低的数值可按上升数值的 30％ 左右控制。常用的降压药物有硝普钠，50mg 加入液体静脉滴注；25％硫酸镁 10～20mL/次，肌内注射；注意不应降血压太快和过低。

(四)维持水、电解质平衡

水、电解质平衡和营养，注意防治低钠血症，以免加重脑水肿。

(五)防治并发症

选择对致病菌有效的抗菌药物，防止并发肺误吸、泌尿系统感染及应激性溃疡，抗利尿激素分泌异常综合征、痫性发作、中枢性高热、下肢深静脉血栓形成等。

第八节　先天性颈内动脉异常

一、颈内动脉纤维肌肉发育不良

(一)病理

其主要特征是发育异常的节段性血管壁畸形，亦可合并颈动脉夹层、完全性颈动脉闭塞、脑梗死或 TIA，常伴有颅内动脉瘤。文献中报道颈内动脉纤维肌肉发育不良 21％～51％伴发颅内科动脉瘤。Stanley 根据组织学变化将颈内动脉纤维肌肉发育不良分为四种类型：①动脉内膜纤维组织增生。②中层增生。③中层纤维肌肉增生。④动脉中层周围发育不良。其中以纤维肌肉增生最为常见。近年来的超微结构研究发现颈内动脉的平滑肌细胞呈纤维细胞变形是血管壁内的主要病理变化。Bellot 报道动脉内膜发育不良致颈内动脉纤维肌肉发育不良，主要累及大动脉，最先发现在肾动脉，多影响分支少的长动脉。最常见的部位是颈内动脉的颅

外段,累及椎动脉较少,约占 25%。颈内动脉近端部分均不受影响。病变一般局限于颈内动脉第二颈椎水平处,其远端亦不受累。60%～80% 的患者同时累及双侧颈内动脉。

(二)病因

其病因目前尚未明确。认为它是一种少见的非动脉硬化性非炎性节段性动脉性疾病。近来的电镜研究结果认为它是一种先天性胚层疾病,为一种均匀的形态发育过程中的异常。因血管壁内的内膜或中膜或外膜发育不良而致畸。女性激素可能是一种诱因。代谢及免疫因素亦有关。

(三)临床表现

1.年龄与性别

以中青年为高发年龄,发病年龄多在 27～86 岁,亦侵及儿童。平均年龄约 50 岁。文献中报道 50 岁以上的女性发病率高,而日本则报道以男性为主。

2.伴发疾病

约 50% 患者可伴发出血性疾病,约 2/3 的患者伴有高血压,21%～51% 的患者伴有动脉瘤,偶可伴有脑动脉阻塞。

3.症状与体征

患者可以没有症状或出现动脉分布区的脑缺血症状,其中以头痛最为常见,可能因管状狭窄的动脉内激活的血小板释放血管活性物质的作用所致。搏动性耳鸣在伴有多发性动脉异常者常见。压迫星状颈交感神经节发出的交感神经纤维可出现霍纳综合征。31% 的患者并发缺血性脑血管病。颈动脉窦的神经纤维受累可发生昏厥。椎动脉狭窄可引起眩晕。据 Bergan 报告的 101 例患者的临床统计,颈动脉杂音 77%,TIA 41.4%,高血压 33%,非局限性神经症状 31%,心脏杂音 23%,黑矇 23%,完全性脑卒中 22%,心电图异常 17%,非症状性杂音 8%,延长的缺血发作 2%,其他 6%。其他少见的表现有心律不齐、癫痫、听力损害、心绞痛、潮红发作、冠心病及心肌梗死等。

4.脑血管造影

由于节段性动脉中层纤维增厚和中层弹性组织消失、变薄交替出现,造成动脉管腔狭窄与扩张相混杂。因此,脑血管造影上的典型特征是不规则的串球状变形或扭结畸形。根据脑血管造影可将之分为三种类型。

(1)Ⅰ型:呈典型串珠样型,被累及的血管节段上血管腔有多处收缩,在两处收缩之间血管腔宽度正常。

(2)Ⅱ型:又分为两亚型,Ⅱa 型血管腔狭窄伴有或不伴有进一步收缩,Ⅱb 型在血管的狭窄节段,管腔狭窄伴有颈动脉瘤样扩张。

(3)Ⅲ型:动脉伴有半圆周损害,损害集中在血管壁的一侧,呈憩室样平滑的或有皮纹的袋状。

(四)诊断与鉴别诊断

以往由于人们对此病认识不足,加之有些患者无明显症状,故早期诊断较为困难。凡中老年女性伴有多发性原因不明的症状,如头痛、耳鸣、眩晕、心律不齐及昏厥等,应想到本病的可能。若肾动脉造影发现有动脉纤维肌肉发育不良者,应常规行脑血管造影。确诊有赖于脑血管造影及手术病理检查。此病尚需要与动脉粥样硬化症、动脉痉挛、颈动脉炎及颈动脉发育不良等相鉴别。

(五)治疗与治疗效果

颈内动脉纤维肌肉发育不良的自然病史目前尚不清楚。由于它是一种进展非常缓慢的病变,目前对该病治疗主要是手术切除病变段动脉并行大隐静脉移植。Morris 首先提出用外科方法治疗此病。1970 年以来人们开始用管腔内分度扩张技术治疗。对狭窄的血管用由小到大的不同直径的扩张器(直径 1.5~4mm),使狭窄的血管扩大到正常。管腔内扩张须反复多次应用,否则,易再度出现狭窄或闭塞。操作时应防止血管穿孔,有时脑内扩张术与颈内动脉内膜切除术联合应用更为有效。其病变部位便于手术时,可将病变段切除,做静脉移植术。对无症状的颈内动脉纤维肌肉发育不良的患者,预防性手术治疗似无必要,对仅有 TIA 者,可用血小板抑制剂治疗。激素治疗无效。

二、先天性颈内动脉发育不全或缺失

先天性颈内动脉发育不全,是指颈内动脉的一部分在突然狭窄的近端轻度扩大。颈内动脉缺失一般是指由于颈内动脉在胚胎发育时缺陷而引起的颈内动脉完全阙如,可为一侧或两侧颈内动脉缺失。两者均是罕见的先天性脑血管病。先天性颈内动脉发育不全最早由 Hyrtl 于 1836 年报道。颈内动脉发育不全或缺失在人类罕见,估计少于 0.01%。在合并其他畸形而死亡的婴儿尸解中可以见到上述异常病变,在脑血管造影时偶尔也可发现。有人统计 7000 例颈动脉造影,在 140 例非动脉硬化性血管病中,有 3 例颈内动脉发育不全。

一侧颈内动脉发育不全或缺失,可导致对侧动脉代偿性扩张,基底动脉增粗扩张。由于对侧颈内动脉或基底动脉的侧支循环,一侧或两侧颈内动脉发育不全或缺失可不出现症状。但亦可出现偏瘫、短暂性缺血性发作,有的早期癫痫发作。基底动脉扩张可压迫后组脑神经,出现后组脑神经麻痹症状。颈内动脉代偿性扩张或伴发的动脉瘤破裂,可发生蛛网膜下隙出血。颈内动脉发育不全或缺失可伴有 Willis 环发育异常、颅内动脉瘤及侧支吻合血管扩张,并常伴有其他先天性畸形,故患者多在婴儿期死亡。

三、先天性颈内动脉弯曲和扭结

胎儿的颈内动脉在舌咽动脉通过处常常是弯曲的,若在儿童期仍弯曲或发生扭结,则是一种先天性异常。先天性颈内动脉弯曲和扭结临床上少见,成年人由于后天性动脉变性而使局部动脉弯曲和扭结成角,也时有发生。事实上,许多报道的在所有症状性颈动脉供血不足的患者中,有 15%~20% 是由这些畸形造成的。当颈部转动时,弯曲的动脉进一步扭结,甚至阻塞,导致脑供血不足,扭结段动脉的内膜受到损伤,为血栓形成袖提供了病理基础。形态学上,颈内动脉弯曲和扭结可分为三类:①Ⅰ型(弯曲型),血管呈 S 或 C 外状,常伴有扩张,弯曲角度不锐利,对血流无明显的影响,这种畸形可为先天性或动脉硬化性。②Ⅱ型(盘绕型),血管绕其轴线呈祥状或螺旋状异常延长,常为双侧或对称性,这种畸形可能为先天性的。③Ⅲ型(扭结型),血管较正常者长,伴有一个或多个锐角弯曲,且常有狭窄,角度过锐或狭窄时,可导致血流量显著下降,甚至造成暂时血流中断,此型是动脉硬化和(或)肌纤维增生所致。这三型可合并存在,以Ⅰ与Ⅲ型并存最常见。颈内动脉扭结使颈动脉窦扩张,引起反射性低血压和心动过缓。上述病变都可引起脑动脉供血不足而出现相应的神经系统症状和体征,例如癫痫发作、短暂性偏瘫、偏盲和语言困难等,在颈内动脉弯曲的患者中,轻型缺血性卒中的发病率较高。

对于反复一过性脑缺血发作,确诊为一侧颈内动脉弯曲或扭结,而又无其他血管病理性改变来解释神经症状者,可考虑手术治疗。手术的参考适应证为:①必须肯定颈动脉弯曲或扭结与脑供血不足之间有明确的关系。②血管病变必须位于手术可及的部位。③神经病学上的缺陷必须是中度和暂时性的。现行的手术方式有三种:①颈内动脉切除吻合术,即将过度长的一段颈内动脉切除,将其拉直,行端端吻合与血管重建。②颈总动脉切除吻合术,方法与上者类似,但手术部位位于颈总动脉,这种手术适合于颈动脉分叉较高或颈外动脉也有弯曲的患者。③颈内动脉移植术,将颈内动脉从起源处切断,并于颈总动脉球处缝合其切口,将血管的断端移植于颈总动脉,行端侧吻合。这种手术适应于分叉较低的患者。由于这种手术方法简单、安全,还能保留颈动脉球的压力感受器,故多采用后种手术方式治疗。

第九节　颅骨骨髓炎

颅骨骨髓炎是开放性或火器性(也偶可是闭合性)颅脑损伤的重要并发症之一。引起这类病变的常见原因有:在开放性损伤过程中颅骨直接被污染,而伤后清创又不够及时或在处理中不够恰当;头皮损伤合并伤口感染经导血管蔓延至颅骨,或是头皮缺损使颅骨长期外露坏死而感染;开放性颅骨骨折,累及鼻窦,中耳腔和乳突。

一、开放性损伤后颅骨骨体炎

(一)局限性颅骨骨髓炎

病变通常限于原伤口的范围内,其中一种是因为头皮伤口感染经导血管蔓延至颅骨,或头皮下脓肿侵及骨膜引起感染延及颅骨。另一种是颅骨直接被污染,虽经清创处理,但往往因就诊时间过晚或清创不够彻底所引起的颅骨感染。无论是上述哪一种情况,在急性炎症期后,这类伤口可形成窦道或瘘管长期不能愈合,或呈假性愈合,但反复溃破,窦道或瘘管内有少量脓液,亦可有小碎死骨和异物排出。在早期颅骨 X 线片上可无异常表现。在急性炎症期以后,X 线片可显示受累颅骨的外板粗糙,典型的颅骨骨髓炎改变为局部钙化、死骨形成、骨质缺损或残缺不齐;如原来为粉碎性骨折,可见有游离的骨折片,呈死骨样改变;如系线形骨折,则骨折线可增宽,并在其周围发生炎症变化;若原来有较广泛的骨质缺损,病变则主要限于缺损的边缘,经久未愈者则出现边缘硬化,增生现象。这类患者多无严重的全身症状。对局部有伤口长期不愈或形成瘘道者均应考虑到有慢性颅骨骨髓炎的可能。

在治疗中急性感染期主要是应用大剂量抗生素以抗感染。已形成慢性骨髓炎者对药物治疗已无效,因此常需手术治疗,手术的目的是要达到清除伤口中的感染源,去除游离的死骨和异物,咬除无出血的坏死骨组织,直至正常骨质部位为止,再换上一把干净咬骨钳,咬除一圈正常骨质,或在坏死骨质周围正常骨组织处钻成一骨瓣,去除坏死骨。同时清除肉芽组织,消灭感染区无效腔,切除瘘道,反复冲洗后缝合头皮并作皮下引流。若无明显指征表明硬脑膜下有感染,则不应切开硬脑膜,以免导致硬脑膜下感染。

(二)骨瓣感染后颅骨骨髓炎

常发生在因颅脑损伤所行的开颅术后,其原因可能是:对开放伤清创不及时或不彻底;不恰当地在污染或感染的部位施了骨瓣成形开颅术;在发生长期不愈的伤口处手术时使感染接种波及到骨瓣及骨窗边缘;在手术时过于广泛地剥离掉骨膜,使外板侧的营养动脉遭到破坏,也可能造成骨质坏死和感染扩散。

上述感染常见有两种情况,一种是局限于骨瓣边缘的某一块;另一种是整个骨瓣都被感染,全部成为死骨。前者常在局部造成经久不愈的瘘口,断断续续地排脓;后者发生时,最初常使整个皮瓣红肿,继之在切口沿线发生多个瘘道,常可引起全身症状,如寒战、高热等。对这类病例有时需要多次摄取头颅 X 线片,才能发现有典型的骨髓炎改变。在早期急性期仍以药物控制感染为主,但往往单凭药物很难治愈。对病变局限者可咬除局部病变骨组织及其相对的骨窗缘,有的甚至需要多次手术清除继续发生的死骨。对不整个骨瓣感染者,则须将整个骨瓣去除,同时还要清除骨瓣下的肉芽组织和脓肿。在彻底清创术后方可将皮瓣作一层全部或部分缝合。

(三)颅底骨折后颅骨骨髓炎

颅底骨折后很少发生颅骨骨髓炎,这是由于颅底骨板障层不发达的原因,但当骨折线累及鼻窦,中耳腔或乳突,而这些部位在伤前就已有慢性炎症存在时,则在局部引起骨髓炎,其中较多见的是额骨骨髓炎。因为额窦前壁的板障层较发达,而额窦炎又较常见。对额骨骨髓炎可采用手术治疗,其余则多无明显症状,只有在出现颅内并发症时才可能被发现。

关于治疗方面,主要是预防感染及清除硬脑膜外、硬脑膜下或脑内形成的脓肿。

(四)大块头皮撕脱伤后颅骨骨髓炎

这种情况常发生在大片颅骨长期外露,颅骨外膜则又因随头皮被撕脱而发生了颅骨坏死和骨髓炎。这种病例诊断较易。在治疗方面,早期除进行抗感染治疗外,应采用显微手术带蒂转移皮瓣或大网膜植皮修补缺损处,覆盖颅骨,以免颅骨坏死。而无颅骨骨髓炎者可采取将颅骨外板凿除,在颅骨上钻许多骨孔,深达板障层,待肉芽组织长出后,再行植皮治疗;已有颅骨骨髓炎者,应清除坏死颅骨,再行皮瓣或大网膜移植治疗。

(五)电灼伤后颅骨骨髓炎

此类损伤常伴有头皮、颅骨、硬脑膜和脑组织的局部坏死。在早期颅骨只有浅在的灼伤裂纹,数天后可见明显的分界线,最后在分界线内出现骨坏死。坏死部位的外板呈灰黄色,与正常骨质的界线非常清楚。颅骨的灼伤通常比头皮的范围小,但可深达内板,受累部位很久以后才逐渐变成死骨,当死骨脱落后头皮才能逐渐愈合。若发生了感染,其临床表现与其他颅骨骨髓炎相似。

因此,对这种损伤的治疗,要把预防感染放在首位。早期彻底清创尤为重要。整个骨瓣感染者,则须将整个骨瓣去除,同时还要清除骨瓣下的肉芽组织和脓肿。在彻底清创术后方可将皮瓣作一层全部或部分缝合。

二、闭合性损伤后颅骨骨髓炎

在闭合性颅脑损伤的情况下,也偶可发生颅骨骨髓炎,这可能是由于头皮毛囊感染或因闭合性颅脑损伤发生头皮血肿,尤其是骨膜下血肿。这种血肿可能被感染的毛囊所感染,或因反复抽吸血肿过程中被污染所致。起病时首先在头皮局部发生红肿、疼痛,继之形成脓肿,自行破溃后可经久不愈,有时可在脓液中发现死骨碎屑。头颅 X 线片至少需在发病后 2 周以上才能看出骨质的改变。

第十节　脑型阿米巴病

脑型阿米巴病是由于阿米巴原虫侵入脑组织后的一种脑部并发症。由于阿米巴原虫病原体的类型不同,而出现不同的脑部并发症。溶组织阿米巴感染后出现阿米巴脑脓肿,是脑型阿米巴病中最常见的一种;而营自由生活的阿米巴福勒尔耐格里原虫和棘阿米巴原虫可引起原发性阿米巴脑膜炎。临床极为少见。国内仅 1 例报道,另有 1 例在尸解脑组织切片中发现。

一、病理

(1)溶组织阿米巴原虫寄生在大肠腔内可多年无症状,但也可侵入肠壁引起各种类型的阿米巴肠病。阿米巴原虫借血流或直接蔓延而侵入脑组织,则出现脑组织的阿米巴病,常见为阿米巴脑脓肿。

(2)营自由生活的阿米巴福勒尔耐格里原虫和棘阿米巴原虫则不经过胃肠道感染阶段,污染水源后由鼻黏膜通过筛板而达中枢神经系统引起阿米巴脑膜炎。

二、诊断要点

(一)阿米巴性脑脓肿

患阿米巴肠病多年后发病,多继发于肝、肺阿米巴病。突出的症状为头痛,并有意识模糊、谵妄、木僵、抽搐及昏迷,也可有局灶性神经定位体征,如复视、偏瘫及失语等。病情笃重,发展迅速,数日内可死亡。粪便中可找到病原体。脑脊液涂片可找到阿米巴滋养体。

(二)原发性阿米巴脑膜炎

潜伏期 2～7d,常呈暴发性和亚急性脑膜炎。起病急,突发头痛、发热、恶心、呕吐,可有咽痛、嗅觉减退及颈项强直,常在第 3d 出现惊厥、意识不清及昏迷。后期可出现局灶性神经体征。病程很短,患者往往在 1 周内死亡。血液中白细胞增高,中性粒细胞核左移。脑脊液呈脓血性,蛋白增高,糖降低,氯化物稍低,细胞数高达(400～20000)×10^9/L,中性粒细胞占0.89～1。涂片及培养无细菌,但涂片可找到阿米巴滋养体。

棘阿米巴原虫引起的脑膜炎,通常发生在有免疫缺陷或慢性疾病者(肝病、糖尿病等),或接受抗生素、放射、激素治疗的患者中。患者无游泳史。临床发展缓慢,表现为精神异常、头痛、发热、抽搐、视力障碍、共济失调、失语及进行性颅内压增高等症状。病程短则 1 周,长达 4 个月以上。常因慢性疾病致全身衰竭以及脑部出血、坏死病变而引起死亡。

(三)CT 扫描

可见脑脓肿的征象。

三、处理

(一)抗阿米巴原虫

常用的有依米丁、氯喹、喹碘方、双碘喹啉、卡巴肿、四环素、泛喹酮、甲硝唑、甲硝磺唑、两性霉素 B 及酮康唑等。

(二)对症治疗

有癫痫发作者应用抗痫药物,颅内压增高、脑水肿患者应用脱水剂等。

(三)手术治疗

阿米巴脑脓肿可行外科手术抽取脓液或脓肿切除;对脑水肿、颅内压增高者,病情允许可考虑行去骨瓣减压。

第十一节　脑囊虫病

脑囊虫病是人体感染了猪绦虫的蚴虫(囊尾蚴)并侵入脑内所致的一种最为常见的脑寄生虫病。在我国散在流行于华北、东北、西北和华东地区,华南地区罕见。国外在亚洲、欧洲,南美洲地区都有散在的流行。其感染途径有 3 种。

(1)内在自身感染:患有猪绦虫病的患者,由于呕吐或肠道逆蠕动,使绦虫的妊娠节片和虫卵反流至胃内。每个成熟的妊娠节片含虫卵达 3 万～5 万个。

(2)外在自身感染:猪绦虫患者由于手部沾有虫卵,自己经手传人胃肠道。

(3)外来感染:患者本身无猪绦虫寄生,因食人带有绦虫虫卵的蔬菜及水果等食物而传入胃肠道。虫卵进入胃和小肠内,经 1～3d 孵化出六钩蚴,钻入肠壁的肠系膜小静脉和淋巴循环而散布于全身,经 2～4 个月发育成囊虫,常成批出现于脑、肌肉、皮下、视网膜及玻璃体等处。一般认为自身感染是主要的感染途径,但也有认为外来感染的发病率较高。

一、临床分型

由于囊虫侵入神经系统的部位、数量及生物状态不同(发育、静止或死亡期),其临床表现各异。按不同的发生部位分为 4 型。

(一)大脑实质型

囊虫数少并位于非重要功能区,可不引起症状,仅于尸检时偶被发现。有症状者,在囊虫发育旺盛期,即感染后 2 个月至半年内表现最为显著。

1.癫痫

由于脑皮质受广泛刺激所致,在有症状组其发生率达 80% 以上。多数为大发作,局部发作或其他类型发作较少。

2.精神症状

轻者出现寡言、智力减退、迟钝及淡漠;重者痴呆,不能劳动及自理生活;少数表现欣快、间歇性兴奋、不安或狂躁。

3.颅内压增高

出现持续性头痛,时有呕吐。视盘水肿显著;感染严重时较快引起继发性视神经萎缩及视力减退,以至失明。在广泛性脑水肿、肿胀的病理基础上,个别病例可在呕吐及用力等诱因下,脑干突然急剧受压或下移而发生猝死。

4.局部症状

出现局部症状者不到半数,如轻偏瘫、感觉异常及锥体束征阳性等。体征大多轻微或弥散,定位不准确。部分病例仅表现出进行性颅内压增高和继发性视力障碍,而无其他症状。

(二)脑室型

1.颅内压增高

囊虫造成脑脊液循环通路活塞性梗阻,引起阵发性头痛及呕吐。视盘水肿多较轻,且出现稍晚。

2.局部症状

第四脑室囊虫可出现强迫前倾头位及颈强直。当急速转动或变动头位时,游离的囊虫突然刺激第四脑室底及阻塞脑脊液的通路,患者当即出现剧烈眩晕和呕吐,或伴有循环和呼吸障碍,即 Bruns 综合征。少数患者可因囊虫突然嵌顿在正中孔急剧压迫延髓而立即死亡。部分病例出现轻度眼震及共济失调。文献报道第四脑室底囊虫患者厌甜食、厌腻食或有症状性糖尿。第三脑室及侧脑室囊虫较少见。多无局部症状。

(三)脑池或蛛网膜下隙型

(1)较常出现头痛、呕吐、颈强直等慢性脑膜刺激症状。如囊虫阻塞脑池或引起炎症粘连,导致交通性脑积水,也可发生颅内压增高。

(2)依囊虫所在的部位不同,引起不同的脑神经损害症状。视交叉池囊虫引起视力低下及视野缺损;脑桥小脑角囊虫引起听力及面部感觉减退;延髓或上颈神经周围囊虫引起咽反射减弱、吞咽障碍、伸舌偏斜及单侧颈枕区疼痛等。

(四)混合型较少见。

为上述类型中的二或三型合并存在,故不同类型的相应症状混合出现。

二、诊断要点

(1)对有慢性进行性颅内压增高及视力减退而定位体征不明显者,特别是有癫痫发作或精神、智力障碍,应考虑到大脑皮质囊虫的可能。需了解有无排绦虫节片及吃“米猪肉”病史。并仔细检查患者全身皮下、舌下有无结节。其特点是黄豆大,软而韧,移动性好,与皮肤及基底均无粘连,必要时做活检确定。

(2)有典型的阵发性头痛、呕吐及 Bruns 综合征,病史及实验室检查支持本病,身体他处有囊虫结节,可诊断为第四脑室囊虫。

(3)血、脑脊液检查,部分患者血、脑脊液中白细胞或嗜酸粒细胞增多,囊虫免疫试验(间接血凝、补体结合和酶联免疫吸附试验等)为阳性。

(4)X 线检查头颅平片大多正常,偶可见囊虫钙化影。

(5)CT 扫描因病变部位及病理阶段不同其表现也不同:①脑实质型。早期表现脑炎型,显示两侧大脑半球髓质密度广泛减低,脑室缩小,脑室和脑池部分或全部消失,中线结构无移位。以后可发展为多发小囊型,显示出两侧大脑半球多发散在圆形或卵圆形囊性低密度区,直径约为 0.5~1cm,多不强化,有时周围有不同程度的水肿及占位效应。病灶进一步发展可出现多发结节和环状强化,并可出现脑室受压变小。慢性期,囊虫死亡,由于细胞浸润,囊虫机化形成纤维组织或钙化,CT 可见多发的钙化灶,直径 2~3mm,周围无水肿,脑室及中线结构无移位。增强检查无变化,表现也较典型。②脑池及蛛网膜下隙型。由于囊虫引起蛛网膜粘连或阻塞脑脊液循环通路而继发脑积水,CT 显示脑室对称性扩大,难以与其他脑积水鉴别,有时可见到外侧裂池内囊性低密度病变,并可出现轻度占位表现。③脑室型。因囊虫位于脑室内,显示圆形、卵圆形或扩大的脑室状囊性低密度区,近似脑脊液密度,边缘光滑,无囊性强化,因脑脊液循环阻塞而发生梗阻上方脑室扩大。

(6)脑囊虫病的 MRI 诊断在分期方面优于 CT。在活动期,MRI 可发现脑实质内及脑室内的囊虫,多见于第四脑室,脑室呈类圆形扩大,信号均匀。退变死亡期,囊体可略为变大,仍呈长 T_1 长 T_2 异常信号,局限性脑水肿加重。在钙化期,CT 较 MRI 征象明显。

三、预防

开展爱国卫生运动,搞好饮食卫生宣传工作,养成良好的个人卫生习惯,饭前便后洗手,加强餐具的卫生管理,不生吃蔬菜或吃前认真清洗,加强屠宰管理及粪便管理,不吃米猪肉,预防绦虫病。

四、处理

(一)病因治疗

应用驱绦虫药,目前较普遍应用的是阿苯达唑和吡喹酮。

(1)阿苯达唑,18~20mg/(kg·d),每天分 2 次连服,共 12d。

(2)吡喹酮,120~180mg/(kg·d),每天分 3 次连服,共 10d。

(二)对症治疗

颅内压增高和脑水肿,酌情应用脱水药及激素等。有癫痫发作者,应长期服用苯妥英钠或丙戊酸钠抗痫治疗。

(三)手术治疗

有局灶性神经系统损害,CT 检查明确病变部位,且为单个,可手术摘除,效果良好。对病情较急,病变广泛,颅内压力显著增高者,可行颞肌下减压。对病变位于软脑膜有广泛粘连或脑室内囊虫有明显脑积水时,可行脑室内囊虫摘除及分流术。

1.颞肌下减压术

脑实质型的患者,伴有较严重的脑水肿和颅内压增高症状,经药物对症治疗后,仍有持续性头痛和视力下降时,为了抢救视力和防止脑疝,根据病情行一侧或双侧颞肌下减压术。

2.开颅探查术

颅内压增高明显,经影像学诊断证实为梗阻性脑积水、第四脑室或导水管上有囊虫存在,应施行枕下开颅术摘除第四脑室内囊虫或幕上开颅摘除第三脑室的囊虫,并根据情况选用分流术,术中注意完整摘除囊虫,避免囊液外流造成的毒性反应,术后也应注意毒性反应的防治,可选用激素治疗或术后腰穿以减轻毒性反应。

3.分流术

对脑池和蛛网膜下隙型病例,出现交通性脑积水时,可根据病情行第三脑室前部或终板池和侧脑室一腹腔分流术,以减低颅内压。

(四)治愈标准

临床症状消失或仍残留某些神经体征和头颅钙化影,血和脑脊液检查结果恢复正常。

（五）好转标准

临床症状改善，血和脑脊液检查结果好转。

第十二节　脑肺吸虫病

脑肺吸虫病是由于肺吸虫的成虫侵入脑组织后所致的一种脑寄生虫病。青壮年多发，男性较多见。我国散发于华东、东北、台湾及鄂西等地。国外在亚洲、非洲及南美洲许多国家有散在流行。由生吃或吃半生不熟的含有肺吸虫囊蚴的蟹类或蝲蛄而感染。囊蚴在胃和小肠内脱囊而成幼虫，幼虫穿过肠壁进入腹腔、腹壁肌肉或皮下等处，大多数穿过膈肌，经胸腔进入肺部，逐渐发育成成虫，即患肺吸虫病。部分病例，成虫经后纵隔，沿颈部软组织，主要沿颈动脉管上行，经破裂孔等骨孔进入颅中窝，侵入颞、枕、顶诸叶或基底核内。侵入小脑或双侧大脑者少见。

一、临床分型

中枢神经系统肺吸虫病大都伴有肺部及其他部位的病变。脑型肺吸虫病的症状、体征为头痛、癫痫发作、视觉障碍、感觉运动障碍、精神障碍、偏盲、视神经盘水肿及视神经萎缩等。根据临床表现，脑肺吸虫可分为 4 种类型。

（一）脑膜炎型

起病较急，以头痛、发热、颈强直及呕吐为主要症状。Kernig 征常呈阳性。脑脊液压力不高，但有白细胞增多，以单核细胞为主，尤以嗜酸粒细胞增多明显。蛋白质增高，多在 1g/L 以上。有时并可查到虫卵。

（二）蛛网膜下隙出血型

主要表现为突发剧烈头痛、呕吐及脑膜刺激征。腰穿为血性脑脊液。以上两型可能相当于虫体刚侵入颅内不久，或刚从较陈旧的包囊中穿出，形成一新的病变。

（三）扩张型

其主要表现很像脑肿瘤。除有头痛、恶心及呕吐等一般症状外，常有局限性或全身性癫痫发作，视力进行性减退，象限性偏盲、同向偏盲等，少数患者出现视盘水肿。脑脊液压力增高达 2kPa 以上，色澄清，有少量白细胞、蛋白质含量稍高。此型相当于虫体侵入较久，已有多房性囊肿形成。

（四）萎缩型

急性或亚急性炎性症状和颅内压增高的症状都不明显，主要表现为智能减退、精神症状、反复发作的局限性或全身性癫痫及肢体的进行性瘫痪。腰穿脑脊液压力不高，色澄清，细胞数及蛋白可正常。这一型相当于病变的纤维化阶段。脊髓型者表现为截瘫，类似脊髓压迫症。

二、诊断要点

脑型肺吸虫病，先有肺部症状并可在痰中找到肺吸虫卵，出现脑部症状及体征就应想到这一诊断的可能。主要诊断依据：

（1）来自肺吸虫病的流行区，并有生食蟹类或蝲蛄史。

（2）血中嗜酸粒细胞增高并排除其他寄生虫的感染。

（3）有游走性皮下包块或皮下包块经活检证实。

（4）痰、胸腔积液或脑脊液检查发现嗜酸粒细胞增多或虫卵。

（5）肺吸虫皮内试验阳性。

（6）血及脑脊液补体结合试验或对流免疫电泳试验阳性。

（7）CT 检查显示脑部多灶性大小不等、不规则低密度病变。注意与结核性脑膜炎、蛛网膜下隙出血、脑脓肿、脑肿瘤、脑囊虫及原发性癫痫等相鉴别。

三、处理

（一）病因治疗

1.吡喹酮

总剂量 120～150mg/kg，2～3d 疗法。1d 量 2～3 次分服。疗效甚佳，不良反应小。

2.硫双二氯酚

口服后易吸收，排泄较缓慢，但无明显蓄积作用。成年人每日 3g，儿童 50mg/kg，分 3 次服，每日或间日服药，10～15d 为 1 个疗程，可重复 2～3 个疗程。不良反应轻微，有头昏、头痛、胃肠症状及皮疹等。有严重肝病、肾病、心脏病以及妊娠期妇女，应暂缓治疗。

（二）对症治疗

对颅内压增高者酌情应用脱水药及激素等。有癫痫发作时，应长期服用苯妥英钠或丙戊酸钠抗痫治疗。

（三）手术治疗

在药物治疗下，中枢神经的病变仍继续发展，而非药物治疗所能解决，应考虑手术。其手术的适应证如下。

（1）病变属扩张型或成人有明显的颅内压增高的表现，或有脊髓压迫表现。

（2）病变比较局限，定位明确，估计可以切除。

（3）病情在不断恶化，提示病灶内有活成虫在活动。对于萎缩性病变或病变十分广泛者，则手术应慎重，以免加重症状。手术中应注意寻找瓜仁样的成虫，将其清除，以杜绝病情的继续发展。术后的药物治疗应以全身的肺吸虫病变是否治愈为标准决定是否继续治疗。

（四）治愈标准

临床症状消失或仍残留某些神经体征，脑脊液中肺吸虫卵及补体结合试验转阴。

（五）好转标准

临床症状好转，脑脊液虫卵减少，补体结合试验滴度下降。

第十三节　脑血吸虫病

脑血吸虫病是人体感染血吸虫后，虫卵和毒素侵入脑组织所致的并发症。约占血吸虫病的 1.74%～4.29%，多发生在青壮年，男性较女性多。我国主要流行在长江流域的 13 个省、市。国外在日本、菲律宾、印度尼西亚等均有本病的流行。

血吸虫虫卵污染水源后,卵内毛蚴孵化而出。钻入钉螺内发育为尾蚴,尾蚴不断逸人水中。人在疫水中与尾蚴接触,尾蚴迅速脱尾,头部钻入皮肤进入人体内,经血液大小循环到达肠系膜毛细血管,或循环至肺毛细血管,穿入胸腔经膈肌入腹腔,最后经门静脉系进入肝内发育成成虫。由于成虫以及不断产生的虫卵的刺激,主要引起肝脏的病变。虫卵也可通过血流到达并积聚于全身,包括脑组织。虫卵抵达脑组织的途径,有以下几种可能:

(1)直接来自寄生在颅内静脉窦的成虫。少数情况下,成虫也可寄生在门静脉以外的静脉中。

(2)来自寄生在门静脉系统的成虫虫卵,通过体循环而沉积于脑组织中,即谓"虫卵栓塞过程"。

(3)虫卵通过脊椎静脉系统抵达颅内。

一、临床分型

血吸虫病的神经系统损害根据其临床表现可分为急性和慢性两大类。急性型具有弥散性神经症状,慢性型则表现为局灶性神经症状。

(一)急性血吸虫的神经症状

主要表现为急性脑膜炎的症状,轻者有嗜睡、定向障碍、意识不清及精神症状等。重者可有昏迷、抽搐、排便和排尿失禁及瘫痪、痉挛、脑膜刺激症状等。此外有高热及嗜酸细胞增多等全身症状。这些症状一般随体温恢复正常而逐渐好转或完全消失,极少有后遗症。应注意与其他感染性疾病所致的中毒性脑病相鉴别。

(二)慢性血吸虫的神经症状

虫卵经血液循环到达神经组织,引起特异性的虫卵肉芽肿和非特异性的胶质细胞增生、脑水肿、脑软化,以及虫卵阻塞造成的小动脉炎、静脉炎、毛细血管增生等病理改变及继发性局灶性脑萎缩。一般感染后半年至数年后发生,多有颅内压增高症。症状表现多样,常分为癫痫型、脑瘤型、脑卒中型及脊髓压迫型等。

二、诊断要点

(1)曾居住于流行区,有疫水接触史。有"痢疾"或过敏症状史,或过去已证实患过血吸虫病而后出现脑部症状者。

(2)免疫学检查如环卵沉淀试验(COPH)、冻干血细胞间接血凝试验(IHA)和酶联免疫吸附试验(ELBA)等呈阳性反应,可提示为血吸虫的感染,有一定的辅助诊断价值。

(3)CT扫描表现为占位性病变征象或脑萎缩性改变。

(4)个别病例可经手术病理证实。

三、处理

(一)病因治疗

目前较普遍应用的杀虫剂为吡喹酮。吡喹酮是一种广谱抗蠕虫药,对日本血吸虫的作用尤强。治疗方法如下。

(1)急性血吸虫病总剂量按120mg/kg,分4d,12次服完。宜住院治疗。

(2)慢性早期患者一般无其他并发症,采用集中服药方法,40mg/kg,顿服。

(3)晚期患者伴有多种并发症,以住院治疗为宜。总剂量40mg/kg,分两次,1d服完。吡喹酮的不良反应一般轻微且短暂,表现为头痛、肌肉酸痛、乏力、眩晕及行走不稳等。另外,也有用锑剂治疗,现已逐步被淘汰。

(二)对症治疗

颅内压增高者,酌情应用脱水药及激素等。有癫痫发作时,应长期服用苯妥英钠或丙戊酸钠抗痫治疗。

(三)手术治疗

手术指征如下。

(1)有大的血吸虫性肉芽肿,引起明显的颅内压增高,药物治疗无效。

(2)脑部炎性水肿反应造成急性颅内压增高、脑脊液循环通路阻塞或脑疝形成,内科药物脱水减压处理无效时应考虑手术减压后药物治疗。手术方法可根据情况采用病灶摘除或去骨瓣减压术。

(四)治愈标准

临床症状消失或仍残留某些神经体征,粪便等实验室检查结果转阴。

(五)好转标准

临床症状改善,粪便等实验室检查好转。

第十四节　脑蛛网膜炎

脑蛛网膜炎是一种继发于颅内非化脓性感染的组织反应性改变,以蛛网膜增厚、粘连和囊肿形成为主要特征。脑蛛网膜因浆液性炎症发生增厚、粘连和囊肿,引起对脑和颅神经的压迫和供血障碍。好发于中青年。其主要病理改变是局限性或弥散性蛛网膜与软脑膜的慢性反应性炎症、蛛网膜增厚、粘连,部分脑组织、脑血管、室管膜和脉络丛也可有不同程度的炎症改变。因此,以往文献中又称浆液性脑膜炎、局限性粘连性蛛网膜炎、假性脑瘤和良性颅内压增高症。

一、病因与分型

(一)病因

1.感染

(1)颅内感染细菌、真菌、病毒和各种寄生虫病等引起的各种类型脑膜炎、脑脊髓膜炎脓肿等均可引起蛛网膜炎,其中最常见为结核性感染。

(2)颅脑邻近病灶感染蝶窦、额窦等的感染灶易引起视交叉部位的蛛网膜炎,中耳炎与乳突炎易引起颅后窝蛛网膜炎,尚有扁桃体炎、上呼吸道感染等,亦可引起蛛网膜炎。

(3)全身感染可由感冒、风湿热、盆腔炎、败血症等引起。

2.外伤

颅脑损伤、颅脑手术后等。

3.颅内原发病灶并发症

如脱髓鞘疾病、脑血管硬化等血管病变及脑表浅肿瘤。

4.医源性因素

鞘内注射某些药物,如抗生素、抗肿瘤药物、造影剂、麻醉剂等均可引起蛛网膜炎。

(二)分型

1.根据不同病程中组织形态学改变分为三型

(1)炎症型:主要在急性期,表现为炎性细胞浸润,有轻度纤维增生。

(2)纤维型:多见于亚急性期,主要以网状层纤维增生为主要表现。

(3)增生型:主要为内皮细胞增生,多见于慢性期,此型多见。

2.根据手术所见分为三型

(1)斑点型:蛛网膜上散在白色斑点或花纹。

(2)粘连型:蛛网膜呈不规则增厚,并与软脑膜、脑表面及血管、神经呈片状或条索样粘连。

(3)囊肿型:在蛛网膜粘连的基础上形成囊肿,内含无色透明脑脊液,或黄绿色囊液,囊内可有间隔,囊肿增大可出现占位效应。

上述三型可同时存在,或以某一型为主要表现。

二、临床表现

(一)起病方式

可呈急性、亚急性和慢性起病。

(二)炎症表现

急性、亚急性的患者可有不同程度的发热、全身不适及脑膜刺激征等症状,慢性起病者炎症表现不明显。

(三)脑部受损表现

脑蛛网膜炎的部位不同,临床表现也不同。

1.视交叉区蛛网膜炎

这是颅底蛛网膜炎最常见的受累部位,表现为额部及眶后疼痛,视力、视野障碍,视盘呈炎性改变、水肿,原发性或继发性萎缩,累及丘脑下部时可有垂体机能异常,如嗜睡、轻度尿崩、性机能减退等。多数颅内压正常。

2.颅后窝蛛网膜炎

约占脑蛛网膜炎的1/3,又分为三亚型。

(1)中线型:最常见,侵犯枕大池区,粘连阻塞中孔、侧孔或枕大孔,引起梗阻性脑积水导致颅内压增高症,病程发展快,一般病情较重。累及延髓时可发生真性球麻痹。

(2)小脑凸面型:病程可达1~3年,表现为慢性颅内压增高征及小脑体征。

(3)桥小脑角型:出现桥小脑角综合征,如眩晕、眼震、病侧耳鸣及耳聋、周围性面瘫、颜面疼痛及感觉减退、共济失调等。如累及颈静脉孔区,可出现病变侧颈静脉孔综合征,即同侧舌咽、迷走及副神经受累。颅内压增高较少。病程较缓慢,可长达数年。

3.大脑半球凸面蛛网膜炎

病变发展慢,可反复发作,可长达数月或数年,主要累及大脑半球凸面及外侧裂,表现为头痛、精神症状及癫痫发作。无或轻度偏瘫、偏侧感觉障碍及失语等。

4.混合型

以上各型蛛网膜炎可混合存在,如大脑凸面、颅底和环池等广泛粘连,引起交通性脑积水,主要表现颅内压增高征,局灶性体征不明显。

(四)脊髓受损表现

脑蛛网膜炎可并发脊髓蛛网膜炎,出现相应的脊髓症状。

三、辅助检查

(一)腰椎穿刺

早期可压力正常,多数患者脑脊液压力有轻度升高,有脑积水者压力多显著增高。急性期脑脊液细胞数多稍有增加(50×10^6/L 以下),以淋巴细胞为主,慢性期可正常。蛋白定量可稍增高。

(二)CT 扫描

可显示局部囊性低密度改变,脑室系统缩小、正常或一致性扩大。通过扫描可排除其他颅内占位性病变。

(三)MRI 扫描

对颅底颅后窝显示比 CT 更清晰,排除颅内占位性病变,有助于本病的诊断。

四、诊断

单独依靠临床表现诊断不易,须结合辅助检查、综合分析才能明确诊断。在诊断时,应了解患者是否有引起蛛网膜炎的原发病因如颅内外感染、颅脑损伤及手术、蛛网膜下隙出血等病史。症状常有自发缓解或在感冒、受凉和劳累时加重或复发,局灶体征轻微或呈多灶性,症状多变等特点。

五、鉴别诊断

(一)颅后窝中线区肿瘤

颅后窝中线型蛛网膜炎须与该区肿瘤相鉴别,包括小脑蚓部肿瘤、第四脑室肿瘤。该区肿瘤儿童多见,且常为恶性髓母细胞瘤,症状发展快、病情严重,可出现脑干受压征、小脑体征、脑积水及双侧锥体束征。

(二)桥小脑角区肿瘤

桥小脑角型蛛网膜炎应与该区肿瘤相鉴别,该区肿瘤多为听神经瘤、脑膜瘤及表皮样囊肿。听神经瘤及脑膜瘤,可早期出现听神经损害症状,随后出现面神经、三叉神经及小脑损害症状;表皮样囊肿早期多出现三叉神经痛症状。颅骨 X 线片,听神经瘤可出现内听道口破坏与扩大,脑膜瘤可有岩骨破坏及钙化。CT 或 MRI 扫描可确定诊断。

(三)鞍区肿瘤

视交叉部位的蛛网膜炎须与该区肿瘤相鉴别,该区最常见肿瘤为垂体腺瘤、颅咽管瘤及脑膜瘤。垂体腺瘤绝大多数早期出现内分泌障碍,眼底及视野改变比较典型;颅咽管瘤多见于儿童,X 线片鞍上可有钙化;鞍结节脑膜瘤,表现为视神经慢性受压的视力减退和视野障碍,后期出现原发性视神经萎缩。这些病变经 CT 和 MRI 扫描,各有病变特点,鉴别不难。

(四)大脑半球凸面肿瘤

大脑半球凸面蛛网膜炎与大脑半球表浅胶质瘤、血管瘤、转移瘤及结核球等病变相鉴别,这些病变绝大多数可通过 CT 或 MRI 扫描,做出明确诊断。

六、治疗

(一)非手术治疗

1.抗感染治疗

可根据感染灶的部位和感染性质,选择恰当的抗生素治疗。对于结核引起的蛛网膜炎应常规给予抗结核药物治疗。激素也有明显的抗感染作用,并且对预防和治疗蛛网膜粘连均有较好的疗效,尤其在蛛网膜炎的早期,在应用抗生素的同时,应给予激素治疗,包括适量鞘内应用地塞米松。

2.降低颅内压力

根据颅内压增高的程度,选择口服或静脉应用脱水剂。重复腰椎穿刺,每次缓慢放液10～20mL,也有降低颅内压与减轻蛛网膜粘连的作用。

3.其他药物

适当选择改善脑组织营养及血运的药物,如 ATP、辅酶 A、维生素 B_6、维生素 C、烟酸、地巴唑、654－2、维脑路通等。

(二)手术治疗

1.开颅蛛网膜粘连松解切除术

对颅后窝中线型蛛网膜炎有第四脑室正中孔和小脑延髓池粘连者,可手术分离、松解、切除,疏通正中孔,必要时可切开下蚓部,保证正中孔通畅。对脑桥小脑角和小脑半球的蛛网膜粘连和囊肿,可行剥离松解、切除。对于视交叉部位的蛛网膜炎,经非手术治疗效果不佳或病情恶化者,可开颅行粘连及囊肿分离,切除绞窄性纤维带和压迫神经的囊肿,有效率为30％～40％,故术后仍应继续各种综合治疗。

2.脑脊液分流术

对于枕大池广泛粘连,无法剥离,可试行第四脑室枕大池分流术,或先行枕肌下减压术,最后再作脑室－腹腔分流术。弥散性蛛网膜炎导致梗阻性或交通性脑积水明显者,可行脑室腹腔分流术。

3.单纯蛛网膜囊肿切除术

适用于蛛网膜囊肿引起癫痫、颅内压增高或其他神经功能障碍者。

4.腰椎穿刺

术后应反复腰椎穿刺释放脑脊液,并应用激素。每次 10～20mL,亦可同时注入滤过氧或空气 10～20mL。

七、预后

各种治疗方法均有一定疗效,但病灶完全消退者少见。可自行缓解或治疗后好转又复发。因此,患者可能长期存在一些症状,时轻时重。一般不会影响生命。

第十五节　脑真菌性肉芽肿

脑真菌性肉芽肿是一种深部真菌感染,虽不是新生物,但属于颅内占位性病变,所以也引起颅内压增高及局限性脑定位征。真菌感染比细菌感染少见得多,但随着广谱抗生素、肾上腺皮质激素和免疫抑制剂的广泛、长期应用,真菌感染的发生率已有所提高。

一、病因

脑真菌性肉芽肿由引起深部组织感染的真菌侵入脑内而形成。真菌侵入脑的方式,常先从呼吸道吸入,形成肺部病灶,再由肺经血行播散于全身器官和入颅。少数真菌(如曲霉菌、放线菌和芽生菌)可经口腔、鼻腔、副鼻窦、眼眶、脊椎骨等处的病灶直接侵入中枢神经系统,个别病例可经腰穿、手术植入而发生脑部真菌感染。患有单核吞噬细胞系统恶性肿瘤、糖尿病等患者较易发生本病。

引起脑真菌性肉芽肿的真菌较多,如放线菌、念珠菌、隐球菌、新型隐球菌、粗球孢子菌、星形诺卡菌、荚膜组织孢浆菌及曲霉菌等。以新型隐球菌及曲霉菌等较多见。其感染主要有三种形式:脑膜炎、脑膜脑炎和肉芽肿。脑膜炎主要影响脑基底部,炎症侵入血管周围间隙即构成脑膜脑炎。当真菌侵入脑内时即形成肉芽肿,常为多发肉芽肿周围可有包膜。

二、临床表现

(一)年龄、性别

本病可发生于任何年龄,但 2/3 病例发生在 30~50 岁之间,男性多于女性。

(二)病程

本病多慢性或亚急性发展,病程数周至半年,偶有超过 1 年者,少数病例可有缓解和复发。未经治疗者多死亡。

(三)症状、体征

大多数患者在原发病变症状尚不明显时,即出现神经系统症状。临床表现酷似颅内肿瘤,有颅内压增高和局灶性神经体征。患者一般有低热,首发症状多为头痛,伴恶心、呕吐,有颈项强直等脑膜刺激征,严重者可出现意识障碍,常伴因颅底蛛网膜粘连引起的交通性脑积水。

三、辅助检查

(一)腰椎穿刺和脑脊液检查

大多数压力增高,脑脊液可呈无色透明或黄色混浊状,白细胞增多,以淋巴细胞为主,一般在 300×10^6/L 以下,蛋白增高,糖和氯化物皆降低。脑脊液涂片,墨汁染色可找到隐球菌。补体结合试验和乳胶凝集试验,可测定患者脑脊液或血清中抗原和抗体,如脑脊液中含抗原而无抗体,提示病变仍属活动期。

(二)CT 扫描

隐球菌脑膜炎可表现脑基底池模糊变形,不对称,强化明显。脑实质内肉芽肿呈等密度或高密度影。强化扫描显示大小不一、多发、边界清晰的中等强化结节,或呈不均匀性强化或环形强化,周围脑水肿不明显。有时伴有钙化。

(三)MRI 扫描

表现为脑基底池 T_1 和 T_2 弛豫时间略缩短,而脑池的信号增强,强化扫描表现为基底池明显强化,与低信号的脑组织形成明显对比,此为隐球菌性脑膜炎的特点。

四、诊断

本病的重要诊断依据是脑脊液涂片染色、培养和接种或脑组织和肉芽组织标本的病理检查发现了病原菌。真菌皮肤试验阳性反应,其他器官、组织发现真菌感染等有辅助诊断价值。根据临床表现,起病缓慢,病程较长,伴有脑膜刺激征、颅内压增高症等改变,结合其他辅助检查,可做出诊断,若脑脊液涂片找到真菌即可确诊。

五、鉴别诊断

本病的临床表现和脑脊液检查与结核性脑膜炎相似,故应反复作脑脊液检查和涂片,如查到真菌有助于鉴别诊断。

六、治疗

(一)手术治疗

真菌感染一旦形成肉芽肿,则药物治疗难以消除,手术切除为主要手段,但手术前后都需要抗真菌药物治疗,并对原发感染灶进行系统治疗。

(二)药物治疗

目前治疗真菌的药物有两性霉素 B、氟康唑、氟胞嘧啶等。对不同的真菌需用不同的药物,可以合并用药,如两性霉素 B 对隐球菌、球孢子菌、念珠菌等效果较好,制霉菌素对隐球菌、念珠菌等效果较好,克霉唑对念珠菌、球孢子菌等有效,两性霉素 B 和氟康唑合用治疗隐球菌致病疗效更佳,大剂量青霉素、林可霉素、氯霉素对放线菌感染有效。

两性霉素 B 仍是目前治疗中枢神经系统隐球菌感染的首选药物,首次剂量 1mg/d,静脉滴入,注意本药禁溶于生理盐水中。以后根据患者的耐受性每日增加 2～5mg,直至 1mg/(kg·d),但浓度不能超过 0.1mg/mL,每次静脉滴入的时间至少 6h,并避光。新型隐球菌合成荚膜时需要维生素 B_1,故应用两性霉素 B 治疗过程中避免使用维生素 B_1,并注意低维生素 B_1 饮食 3 个月以上。由于本药不易透过血脑屏障,故常同时鞘内给药。咪康唑为广谱抗真菌药,毒性低,较安全,可鞘内注射,1 次用量为 20mg,3～7 日 1 次。

5.氟尿嘧啶由于能通过血脑屏障,可与两性霉素 B 合用。两性霉素 B 的剂量为 0.3mg/(kg·d),不但可减少两性霉素 B 的毒性,还可减少耐药性。全疗程 6 周。此药的不良反应是抑制骨髓,一旦出现,则只能停用。

上述药物应用的期限要根据脑脊液常规、生化、涂片检查和培养结果决定是否停药。

第十六节　颅缝早闭

颅缝早闭又称狭颅症,新生儿发病率约为 0.6/1000。婴儿第一年脑重量增加近 1.5 倍,头围增加 0.5 倍,在 10～12 岁停止增长,颅缝主要由致密的结缔组织联系。正常颅缝约在儿童 6 岁左右开始骨化,30～50 岁完成。如果颅缝在 1 岁内早期融合,就会在一定方向上限制了头颅的生长方向,由于脑组织的发育代偿性的引起其他部位的生长,形成相应的畸形。

一、一般临床表现

主要为头颅畸形,其程度与颅缝闭合的早晚而不同。多数患儿产前就有畸形存在,单纯产后的颅缝早闭并不多见。除人字缝早闭无法触及外,其他早闭的颅缝可触及局限的骨质隆起(骨嵴),两侧的颅骨活动度小。颅缝闭合越早,程度越重,临床症状越严重,可以出现颅高压表现,视力下降,呼吸道受阻和烦躁不安等。智力发育迟缓可以是颅缝早闭的结果,也可能是合并其他疾病的表现。多颅缝早闭者智力发育迟滞较单发者明显。但是90%单发矢状缝或冠状缝早闭者智商可能正常。合并脑积水者并不多见,以交通性脑积水常见,可以出现破壶音。头围等测量值在颅骨变形情况下仍可正常。一些代谢性疾病容易出现颅缝早闭,如克汀病、维生素D缺乏症、黏多糖病。

二、辅助检查

(一)X线片

显示骨缝早闭的中心缺乏正常透光性,而其他未闭合的颅缝可能增宽,甚至分离。但一些骨缝局部形成骨刺,X线(甚至CT)检查可正常。颅内压增高者可出现颅缝分离和鞍部骨质吸收。

(二)CT

有助于显示颅骨轮廓,颅缝早闭处颅骨增厚,和(或)形成骨嵴,可显示脑积水,额部蛛网膜下隙扩大,三维CT可更好地显示颅骨异常。

(三)放射性核素骨扫描

上述方法仍不能诊断者,可行此项检查。生后第一周任何颅缝均不能摄取同位素,过早闭合的颅缝比其他(正常)颅缝摄取能力增高,完全闭合的颅缝不能摄取同位素。

(四)MRI

通常仅用于诊断伴随颅内其他病变的患者,骨质改变显示的效果不如CT和X线片。

三、鉴别诊断

注意与小头畸形进行鉴别,后者是由于脑组织发育不良而出现头颅停止增大,如无脑、积水性无脑畸形或脑发育不良。其颅缝闭合是继发的,导致颅骨发育不良。很多头形异常而怀疑为颅缝早闭者是由于平卧体位所致(如枕部)。应嘱其父母避免患儿平躺体位,并于6~8周后复查。体位所致者头形改善,否则即为颅缝早闭。注意区别半侧颜面短小或单侧冠状缝早闭所致的斜头畸形。

四、治疗方法

(一)对孕妇

一些致畸因素可以促使颅缝早闭,如苯安英钠引起特异性的矢状缝和冠状缝闭合。一些导致胎儿骨质缺损的因素与颅缝早闭可能有关,如甲氨蝶呤。因此要避免接触此类物质。

(二)手术

治疗目的在于使颅腔适应于脑组织的增长,并且矫正畸形。首选手术,多以整容为目的,并能避免由颅面畸形带来的严重心理障碍。总之,多颅缝早闭的颅骨阻碍了脑发育,常导致颅内压增高。单一颅缝早闭患者,颅内压增高发生率11%。冠状缝早闭可导致弱视,单一颅缝早闭者多可通过颅缝骨缘切除获得治疗。多颅缝或颅底骨缝早闭的治疗通常需要神经外科和颅面外科医师协作完成,某些需分期治疗。如果患儿一般情况允许,确诊后应及早手术,对于多个颅缝早闭的患儿应在1周内手术,1~2个颅缝早闭者可以延至生后1~2个月,手术风险包括主要为出血、败血症、皮下积液和癫痫。有时一次手术并不能完全解决问题,需要分阶段多次手术。

五、不同类型颅缝早闭的临床表现和治疗

(一)矢状缝早闭

1.临床表现

最常见的颅缝早闭,占 40%～70%,80% 为男性。闭合后头颅左右方向生长受阻,主要向前后方向生长,导致长头或舟状头畸形伴额部隆起,枕部突出,可触及骨嵴。头围(枕额)基本正常,但双顶径(BPD)显著减小。

2.治疗

可采取纵向或横向皮肤切口。自冠状缝至人字缝之间的矢状缝行线形切开,在生后 3～6 个月内手术效果较好。切开宽度至少 3cm,无证据表明使用人工材料(如硅胶包裹顶骨骨缘)可延长复发时间。必须注意避免硬膜撕裂损伤矢状窦。6 个月以下的患儿的颅骨融合应再次手术。1 岁以上的患者需要更为广泛的颅骨塑形。

(二)冠状缝早闭

1.临床表现

占颅缝早闭的 18%～40%,女性多见。多为双侧,形成前额扁平,为宽头畸形;合并额蝶缝和额筛缝早闭,可出现尖头畸形,可以出现前颅窝缩短,上颌骨发育不良,眶部过浅和进行性眼部突出。单侧冠状缝早闭少见,约 4%,引起斜头畸形,前额患侧眼部以上平坦或凹陷,眶上线高于健侧。眼眶转向健侧,可导致弱视,如不加以治疗,颜面平坦加重和鼻向健侧移位(鼻根部旋转变形),在 Crouzon 综合征还伴有蝶骨、眶骨和面颅异常(颜面中部发育不良),Apert 综合征则伴并指(趾)畸形。

2.外科治疗

单纯对受累骨缝行切开常可取得良好的整容效果。但有学者认为仅采用这种治疗是不够的。目前常行单侧或双侧额颅切除术;同时切除眼眶骨来抬高眼外眦。

(三)额缝早闭

不多见,占 5%～10%,自前囟至鼻根形成骨嵴,向前突出,严重者前额正中隆起突出,如包块,形成三角头畸形。多有 19p 染色体异常和发育迟滞。

(四)人字缝早闭

原报道发病率低,占 1%～9%,近期报道为 10%～20%,男:女＝4:1,70% 为右侧受累。常于生后 3～18 个月发病,最早在 1～2 个月。

1.临床表现

单侧或双侧枕骨平坦。单侧病变有时称作人字形斜头畸形,严重者同侧前额隆起致颅骨呈"菱形",同侧耳位于对侧耳的前下方。对侧眼眶和额部可以变平。

2.诊断方法

颅骨 X 线和 CT 上,76% 病例可出现人字缝两侧骨缘硬化,约 70% 出现明显的额部蛛网膜下隙增宽,2% 的患者出现脑组织异常,如灰质异位、脑积水和胼胝体发育不良。此外,行骨扫描检查时,1 岁以内人字缝对同位素摄取增加,3 个月时为高峰。

3.治疗

对严重的颅面变形或颅内压增高者应该早期手术。也有采用保守治疗,多数患者病情稳

定或随时间推移和简单的保守治疗后病情改善。但约有 15％颜面畸形进一步发展。

(1)非手术治疗:尽管病情常可改善,某些仍有不同程度的颜面畸形。85％患者改换体位的治疗有效,将患儿置于健侧或俯卧位。先天性斜颈致枕部平坦的婴儿应进行积极的物理治疗,并且应在 3～6 个月内消失。

(2)手术治疗:只有约 20％需要手术治疗。理想手术年龄为 6～18 个月。患者俯卧位,头部头托固定(抬高面部,麻醉师每 30 分钟轻轻按摩防止压伤)。手术方法的选择包括由单纯一侧颅缝颅骨切除到复杂的颅面外科重建。对年龄在 12 周内无严重颜面变形者行矢状缝至星点的线形颅骨切除已足够,必须注意避免星点附近硬膜撕裂,因为此处有横窦经过,切除的骨缝可见内嵴,手术年龄越早效果越好,6 个月以上的患儿可能需更为彻底的手术治疗。术中一般失血 100～200mL,因而常需要输血。

第十章　胸部疾病

第一节　食管烧伤

　　食管烧伤并不少见,儿童和成人均可发生,主要是吞服腐蚀剂如强酸或强碱引起的食管损伤及炎症,亦称为食管腐蚀伤。在丹麦食管烧伤每年的发生率为 5/10 万,而 5 岁以下的儿童达 10.8%;在美国每年大约 5000 例 5 岁以下儿童误服清洁剂引起食管烧伤。尽管我国食管烧伤的发生率尚无确切的统计,但全国大多数地均有报道。

一、病因

　　食管烧伤主要是吞服强碱或强酸引起,以吞服碱性腐蚀剂最多见,是吞服酸性腐蚀剂引起食管烧伤的 11 倍。实验证实 2% 的氢氧化钠就可以引起食管的严重损伤,成年人吞服腐蚀剂的原因常是企图自杀,吞服量多,引起食管损伤严重,甚至引起食管广泛坏死及穿孔,导致患者早期死亡,儿童多为误服。欧美国家家用洗涤剂碱性较强,一般家庭放置在餐桌上,虽然 20 世纪 70 年代美国政府立法对家用洗涤剂的浓度及包装进行了严格规定,加强了警示标志,儿童仍然易当做饮料误服,但这种类型所致的食管损伤多不严重。一组 743 例吞服腐蚀剂的儿童中,85% 小于 3 岁,仅 20% 证实有食管烧伤,仅 5% 产生瘢痕狭窄,3% 需要食管扩张治疗。我国不少地区家庭备有烧碱,尤其重庆地区人们喜欢吃火锅,不少食物如毛肚、鱿鱼等食前需用碱水浸泡,常用白酒瓶或饮料瓶盛装,儿童易当饮料饮用,成人易当白酒饮用,这种碱液浓度较高,饮入一口即可造成食管严重损伤。近年来,由于电动玩具广泛使用小型高能电池,儿童可将钮扣电池取出放入口中,误咽下的钮扣电池常停滞在食管腔内,破碎后漏出浓度很高的 KOH 或 NaOH 能够在 1h 内引起食管的严重损伤。

二、发病机制

　　食管烧伤的病理改变与吞服腐蚀剂的种类浓度和性状有关。浓度较高的腐蚀剂,无论酸或碱均可引起食管的严重损伤。液体腐蚀剂可引起食管广泛的损害,而固形腐蚀剂常贴附于食管壁,灼伤较局限但损伤严重,甚至波及食管全层。碱性腐蚀剂对食管造成的损害比酸性腐蚀剂更为严重。强碱可使蛋白溶解,脂肪分化,水分吸收而致组织脱水,并于溶解时产生大量热量也可对组织造成损伤,而强酸则产生蛋白凝固造成坏死,通常较为浅表,但不像碱性腐蚀剂可被胃液中和,因而可引起胃的严重损伤。但如吞服强碱量多,也同样可引起胃的严重损伤。

　　食管烧伤的病理变化与皮肤烧伤非常类似,轻型病例表现为黏膜充血、水肿,数日即可消退,较严重的病例,表层组织坏死,形成类似白喉样的假膜,食管黏膜可发生剥脱及溃疡形成,如果没有其他因素影响,这类患者可以逐渐愈合。严重的食管烧伤可累及食管全层,并形成深度溃疡,甚至引起穿孔,形成纵隔炎及液气胸,或侵及邻近血管引起致命性的大出血。严重食管烧伤愈合后形成的瘢痕,必然引起不同程度的食管狭窄。

有人采用纤维食管镜对食管烧伤患者进行了动态观察,较严重病例完全愈合需要4个月左右。

吞服腐蚀剂后,口腔、咽、食管及胃均可引起损伤,特别严重的病例甚至引起十二指肠的损伤。由于吞咽后的反流,可累及声门。受损伤较严重的部位是食管的三个生理狭窄区,特别是食管胃连接部。由于腐蚀剂在幽门窦部停留时间较久;严重损伤后瘢痕愈合常导致幽门梗阻,因而对需要行胃造口饲食的患者,于胃造口时,应注意探查幽门部。

食管烧伤的程度按Estrera推荐食管化学性烧伤的临床分级与内镜所见可以分为3度。

Ⅰ度烧伤食管黏膜和黏膜下层充血、水肿和上皮脱落,未累及肌层,一般不造成瘢痕性食管狭窄。Ⅱ度烧伤穿透黏膜下层而深达肌层、黏膜充血、出现水疱、深度溃疡,因此食管失去弹性和蠕动,大多形成食管瘢痕狭窄。Ⅲ度烧伤累及食管全层和周围组织,甚至食管穿孔,引起纵隔炎,可因大出血、败血症、休克而死亡,幸存者可产生重度狭窄。

Andreoni介绍米兰一医院20世纪90年代内镜分级法,不仅有形态学,还有功能上的观察,如食管蠕动情况和括约肌的张力等,反映了食管壁坏死的深度。

根据这种分级法,1级、2级患者,或介于2~3级之间的患者,可以采取保守治疗方法。3级、4级患者应考虑急诊切除坏死食管和胃、颈段食管外置和空肠造瘘。再择期做消化道重建。

三、临床表现

食管烧伤的临床表现与吞服腐蚀剂的浓度、剂量、性状有关。Ⅰ度食管烧伤主要表现为咽部及胸部疼痛,有吞咽痛,进食时尤为明显。大多在数天之后就可恢复经口进食,而Ⅱ度以上者除有明显的胸痛、吞咽痛外,常有吞咽困难,亦可发生呕吐,呕吐物带有血性液体。吞服量多而浓度高的病例,可以出现中毒症状,如昏迷、虚脱等。喉部损伤尚可引起呼吸困难,甚至窒息。因食管穿孔引起纵隔炎,一侧或两侧液气胸而出现相应的症状。穿入气管引起食管气管瘘,穿破主动脉引起大出血,这种大出血常发生在伤后10天左右。严重的胃烧伤常可引起胃坏死穿孔,出现腹痛、腹肌紧张、压痛及反跳痛等弥散性胸膜炎表现。

吞咽困难是食管烧伤整个病程中突出的症状。早期由于烧伤后的炎症、水肿引起,大多数病例经治疗后随着炎症、水肿的逐渐消退,约1周以后吞咽困难逐渐好转。若损伤不严重,不形成瘢痕狭窄的病例,逐渐恢复正常饮食,但如食管烧伤严重,3~4周后因纤维结缔组织增生,瘢痕挛缩而致狭窄,再度出现逐渐加重的吞咽苦难,最后甚至流质饮食亦不能咽下,引起患者消瘦,营养不良。

四、诊断

(一)病史及体查

1.应向患者或陪同亲友仔细询问吞服腐蚀剂的剂量、浓度、性质(酸或碱)、性状(液体或固体)及原因(误服或企图自杀),这对诊断、损伤的严重程度及治疗均有帮助。

2.注意神态、血压、脉搏、呼吸的变化及有无全身中毒的症状及体征。

3.观察口唇、口腔及咽部有无烧伤,但应注意大约20%的患者没有口腔的烧伤而有食管的损伤,70%有口腔损伤而无食管损伤。

4.胸部及腹部检查:有明显胸痛及呼吸困难患者,应检查有无气胸或液气胸的征象,腹痛患者检查腹部有无腹膜刺激症状。

(二)影像学检查

1.胸部 X 线检查

可发现有无反流引起的肺部炎症及食管穿孔的表现。

2.食管造影检查

早期食管吞钡检查,可见钡剂通过缓慢,并可见局部痉挛。如疑有食管穿孔,可用碘油或水溶性碘剂造影,如碘剂溢出食管腔外即可明确诊断。

3.胸部 CT 和超声内镜

对食管烧伤的诊断亦有帮助,但临床应用较少。

(三)食管镜检查

对食管烧伤后食管镜检查的时间有争议,认为早期食管壁较脆弱,检查引起的穿孔危险性较大,因而多主张1周后进行检查。近年来大多数主张伤后 24~48h 内施行,认为有经验的内镜专家进行了纤维食管镜检查,引起穿孔的危险性小,对早期明确损伤的严重程度,及时做出比较正确的处理对策很有帮助。

五、治疗

(一)早期处理

吞服腐蚀剂立即来院诊治的患者,应根据吞服腐蚀剂的浓度、剂量及病情严重程度进行处理。吞服量多而病情较严重的患者应禁食,给予静脉输液镇静、止痛,应用广谱抗生素防治感染。有喉部损伤出现呼吸困难者,应立即做气管切开,给患者饮用温开水或牛奶,饮用量不超过 15mL/kg,量过多可诱发呕吐,加重食管损伤。目前多不主张吞服强碱者饮用弱酸性液体或强酸饮用弱碱性液体进行中和,认为中和可产生气体和热量,加重食管损伤。对是否灌洗亦有不同意见,虽然有人不主张灌洗,但对吞服量多、浓度高及有毒物质(如农药)等仍以灌洗为好,可反复多次洗胃,每次注入量不宜太多,以免胃有烧伤时引起穿孔。对较重的患者应放置胃管,作为饲食维持营养及给予药物,尚可起到支撑,防止食管前、后壁粘连的作用。

(二)急诊手术

对吞服腐蚀剂量多、浓度高的患者,特别是对企图自杀者,可有上消化道的广泛坏死、穿孔、严重出血,及时诊断及时手术治疗可望挽救部分患者的生命。除切除坏死食管或胃外,尚需行颈段食管外置及空肠造口,后期再行食管或胃重建。Vereezkei 等报道 24 例食管烧伤,10例急诊手术中,4 例因损伤广泛未做进一步处理,均在 24h 内死亡,余下 6 例中行食管胃切除或全胃切除及食管外置,3 例第一次手术后生存,择期行食管重建。

(三)食管瘢痕狭窄的预防方法

在食管烧伤的治疗中,应考虑到后期如何减轻和防止瘢痕狭窄的形成。目前研究或已用于临床的方法主要集中在药物和机械两方面。

1.采用药物控制瘢痕形成

类固醇早已用于食管烧伤后瘢痕狭窄的预防,但至目前对其疗效仍有争议,理论上类固醇可抑制炎症反应,减轻食管烧伤后瘢痕狭窄形成。动物实验研究亦证实有明显的效果,但一些临床对比研究中,未见到明显的差异,如一组 246 例经食管镜明确诊断的严重碱性腐蚀伤患者,97 例采用甲泼尼龙治疗,167 例作为对照组,结果发现两组狭窄的发生率无明显的差异。Uarnak 等的观察亦得出了类似的结果。但多数人认为早期应用皮质激素,对中等程度的食管腐蚀伤仍有良好效果,不少人仍认为抗生素、皮质激素和食管扩张仍是目前治疗食管烧伤的基本模式之一。

2.食管扩张治疗

食管扩张在预防和减轻食管烧伤后瘢痕狭窄的疗效已得到公认,对瘢痕组织形成早期行食管扩张的效果较好,但严重、多发及广泛狭窄则效果不佳。目前何时开始施行治疗扩张时仍有不同的看法,一些人认为过早施行扩张对有炎症、糜烂的食管创面会加重损伤,因而主张在食管再度上皮化后,开始进行扩张。有人用狗进行试验,长 10cm 的食管黏膜剥脱后需要 8 周才能再次上皮化。一般情况多在食管烧伤后 10 天开始进行扩张,但近一些年来,不少人主张早期扩张,其效果更为显著,甚至有在烧伤后 24～48h 开始扩张,扩张时应注意。扩张器探查由细而粗逐步扩大。每次扩张更换探子不得超过 3 条,探子应在狭窄部位停留数分钟后再更换下一型号探子,开始扩张间隔时间每周 1 次,逐步延长至每月 1 次,扩张至直径 1.5cm 而不再缩小才算成功。一般扩张时间需要半年至 1 年,为增强扩张治疗的效果。有作者于扩张时在病灶内注射皮质激素,经临床病例对比观察,可减少扩张的次数,提高治疗的效果。食管扩张的技术操作并不复杂,但要仔细操作,预防食管穿孔的并发症。食管扩张在欧美国家效果甚佳,大多数患者避免了复杂的重建手术,但国内常受多方面原因影响未能按时扩张,因而扩张治疗的效果并不理想。

除采用扩张器进行食管扩张外,亦可采用循环扩张法,这种方法是先做胃造口及放入牵拉用的丝线,食管扩张可在表面麻醉下进行,扩张时将口端之丝线缚于橄榄形之金属探头或梭形塑料探子,涂上或吞服少许液状石蜡,探头另一端再缚上丝线,将探子从口腔经狭窄区拉入胃内,再由胃内拉出。扩张后将口端及胃端的丝线妥为固定,以免拖出,待下次扩张时使用。这种方法虽然早已用于临床,但最近国外仍有人采用,认为这种方法较为简单、方便、穿孔危险性较小,效果可靠,特别在我国一些经济不发达地区更为适用。

3.食管腔内置管

Rey 及 Mills 首先报道采用食管腔内置管预防食管烧伤后瘢痕狭窄。方法是在食管腔内置入长约 40cm、内径 0.95cm 的医用硅胶管,下方有一抗反流活瓣,上端缚一小管,经口置入食管后,从鼻部引出,作为固定导管用。一般置管 3 周后拔出,同时应用抗生素和类固醇治疗,Mils 报道 4 例均获成功,但 Bremer 治疗 6 例,3 例仍然发生狭窄,失败原因认为是严重食管烧伤深达肌层及置管时间较短有关。最近 Mutaf 报道长时间的食管腔内置管 69 例,68% 治愈,而对照用传统的方法,如食管扩张和激素等治疗 172 例,治愈率为 33%,两组治疗效果有非常显著的差异。食管腔内置管组失败的原因主要由患者不能耐受长时间的置管和食管瘢痕形成短食管导致胃食管反流所致。

(四)食管瘢痕狭窄的外科治疗

严重食管烧伤瘢痕愈合后必然引起狭窄。狭窄部位可以在咽部、食管各段甚至全食管,以食管下段最为多见,可能与食物通过食管上段较快,下段较慢,接触腐蚀剂时间长,造成食管损伤也较严重有关。吞服酸性腐蚀剂除引起食管灼伤产生狭窄外,尚可引起胃烧灼伤,产生胃挛缩或幽门梗阻。腐蚀剂在幽门窦部停留时间较长,可无胃体的严重损伤而引起幽门梗阻。除酸性腐蚀剂容易引起胃的烧灼伤外,如吞服浓度高、剂量多的碱性腐蚀剂亦可引起胃的烧灼伤。

最近研究表明由于末端食管括约肌受到损伤或食管瘫痪形成造成的短食管而致末端食管功能不全,可以产生胃食管反流,是加重已产生的狭窄或狭窄经扩张后很快复发的原因。因此,对食管烧伤的患者进行食管功能学检查及 24h pH 监测,对末端食管括约肌了解是有意义的。亦有报道伤后 5 天进行食管测压,对损伤严重程度判定亦有帮助。

已形成瘢痕狭窄的病例,除部分可采用扩张治愈外,对扩张或其他方法治疗失败的食管狭窄病例,需要行外科手术治疗以解决患者的经口进食。

1.手术适应证

(1)广泛性食管狭窄:广泛而坚硬的瘢痕狭窄,企图扩张治疗是危险而无效的,常因扩张而导致食管穿孔。

(2)短而硬的狭窄:经扩张治疗效果不佳者。

(3)其他部位的狭窄,如幽门梗阻等。

2.手术方法

除个别非常短的食管狭窄可采取纵切横缝的食管成形术外,绝大多数的患者需要行食管重建。胃、结肠、空肠甚至肌皮瓣均可用于食管重建,但以结肠应用最多。除急性期有食管或胃坏死、穿孔、大出血等需要急诊手术外,已进入慢性狭窄期的病例多主张 6 个月后再行重建手术,此时病变已较稳定,便于判定切除和吻合的部位。食管瘢痕狭窄行食管重建是否切除瘢痕狭窄的食管仍有争议,主张切除者认为旷置的瘢痕食管,其食管癌的发生率比普通人群高1000 倍,并认为切除的危险性不如人们想象的大。多数人认为切除瘢痕狭窄甚为困难,出血较多,也容易损伤邻近的脏器,发生癌变的概率并不很高,多在 13～71 年后,而且恶变病例远处转移较少,预后较通常的食管癌好,因而主张旷置狭窄的病变行旁路手术。亦有人对病变波及中上段者行旁路手术,而对中下段者,则行病变食管切除,认为中下段食管解剖位置较松动,切除病变食管较容易,进行食管重建也较方便。

3.常用的食管重建方法(有以下几种)

(1)胃代食管术:食管狭窄位于主动脉弓以下,可经左胸后外侧切口进胸,切开膈肌,游离胃,如旷置瘢痕食管,游离胃时,已将贲门离断者则将胃上提,在狭窄上方行食管胃侧侧吻合。如狭窄位置较低,胃足够大,未离断贲门者,最好在狭窄段食管上端切断,远端缝合关闭,近端与胃行端侧吻合。如切除病变食管,手术方法与食管癌切除的食管胃吻合方法相同。对中上段食管狭窄,如切除瘢痕食管,可经右胸前外侧切口进胸,再经腹将胃游离;将胃经食管床上拉到胸部(或颈部吻合)。虽然用胃重建食管具有操作简便,较安全的优点,但有时胃或幽门均遭受腐蚀损伤,难以用胃重建食管。

(2)倒置胃管或顺行胃管代食管术:切取胃大弯做成长管状代替食管,其优点是胃有丰富的血供,做成的胃管有足够的长度,可以与颈部食管,甚至咽部进行吻合,而且无须恐惧酸性胃液反流。但国内开展这一术式甚少。

（3）结肠代食管术：由于结肠系膜宽长，边缘血管较粗，其血液供应丰富，对酸有一定耐受力，口径与食管相仿，能切取的长度可以满足高位吻合的需要，采用结肠重建能较好的维持正常的胃肠功能。因而在广泛性食管狭窄的病例，只要既往未做过结肠手术，无广泛结肠病变或因炎症或手术造成腹腔广泛粘连，均可采用结肠重建食管。对计划切除瘢痕食管者，可采用右胸前外侧切口进胸，将整个胸段食管游离后，于膈肌上方2～3cm处切断食管，用丝线贯穿缝合后，并通过颈部切口将其拉出。如不切除病变食管行旷置手术则不开胸，上腹正中切口进入腹腔后，必要时可将剑突切除，检查结肠边缘动脉的分布情况。选定使用的结肠段后，用无创伤血管钳阻断预计切断的血管，并用套有胶皮管的肠钳钳夹预计切断结肠段的两端，观察边缘动脉的搏动及肠管的色泽15min。如边缘动脉搏动良好，肠管色泽红润，说明血供良好；若无动脉搏动，色泽转为暗紫，说明该段血运不佳，应另选其他肠段或改行其他术式。

若用升结肠和回肠末端移植，则切断结肠右动脉，保留结肠中动脉供血，重建后为顺蠕动。若用横结肠顺蠕动方向移植，则保留结肠左动脉，切断结肠中动脉；若用横结肠逆蠕动方向移植则切断左结肠动脉，以结肠中动脉供血；若用升结肠代食管，则以结肠中动脉供血。上述各段结肠均可用于食管重建，具体应用可结合自己的经验和患者的具体情况，用升结肠和回肠末端重建，为顺蠕动，回盲瓣有一定的抗反流作用，在最近几年报告的文献中采用最多。左半结肠少有血管变异，肠腔口径大，肠壁较厚，容易吻合，在术后早期因逆蠕动部分患者进食可出现少量返吐。

如患者全身情况较差，移植段结肠可不经胸骨后隧道而由前胸皮下提至颈部，分别在颈部切口下缘和腹部切口，上缘皮下正中分离，上下贯通，形成宽约5cm的皮下隧道。这种经皮下结肠重建的方法，进食不如胸骨后通畅，而且也不太美观。

结肠代食管术在多个解剖部位施行，创伤较大，并发症较多，除一般常见的并发症外，主要有如下。

1）颈部吻合口瘘：发生原因多为移植结肠血供不良，吻合技术欠佳，局部感染和吻合有张力等。多发生在术后4～10天，主要表现为局部红肿，有硬块压痛，此时需要将缝线拆除数针，分开切口，可有泡沫状分泌物流出，口服亚甲蓝可有蓝色液体流出。只要不是移植肠段大块坏死，预后大都良好，经更换敷料很快治愈。

2）声带麻痹：患者表现有声嘶，进食发呛，特别在流质食物时更为明显，可嘱患者进食较黏稠食物，经过一段时间，大多能代偿而恢复正常饮食。

3）颈部吻合口狭窄：多发生在术后数周甚至数月，患者有吞咽困难，甚至反吐，严重病例流质饮食亦难咽下。吞钡造影可明确狭窄的严重程度及长度，治疗可采用食管扩张，对扩张治疗无明显效果的患者应行手术治疗。对较短的吻合口狭窄，可行纵切横缝的成形手术，也可将狭窄切除重新吻合；对较长的吻合口狭窄，虽然可以将狭窄段切除采用游离空肠间置，但需开腹及颈部手术操作及显微外科技术，尚有吻合血管形成栓塞之虞。有学者采用颈阔肌皮瓣修复结肠重建食管后颈部吻合口狭窄，效果甚佳。

4）结肠代食管空肠代胃术：少数严重病例，除食管瘢痕狭窄，胃亦受到严重烧伤而挛缩。这类病例可按上述方法行结肠代食管，移植结肠下端与距屈氏韧带10cm空肠做端侧吻合，再在吻合口之下方空肠做5cm长之侧侧吻合。这种手术吻合口多，创伤较大，术前应做好肠道准备及营养支持等,严防吻合口瘘的发生。

5)带蒂空肠间置术:空肠受系膜血管弓的影响,有时难以达到足够的长度,而且对胃液反流的耐受较差,因而临床上很少用于食管烧伤后瘢痕狭窄的重建。但对过去曾做过结肠切除手术或结肠本身有较广泛病变的病例,亦可采用空肠代食管术。

第二节 食管穿孔

食管穿孔常由于器械或异物损伤引起,近年来,随着内镜的广泛使用,其发生率有所上升,如不及时处理,几乎毫无例外地发生急性纵隔炎、食管胸膜瘘,并可能致死。正确的诊断和及时的治疗有赖于对食管穿孔临床特征的认识及正确选择影像学检查,治疗效果与引发因素、损伤部位、污染程度及穿孔至治疗的时间有关。据报道,食管穿孔的病死率可达20%,穿孔24h后接受治疗病死率甚至可高达40%。外科手术治疗较其他治疗方法可减少50%～70%的病死率。

一、病因及发病机制

食管可以被多种不同的原因引起穿孔。近年来,随着在食管腔内用仪器进行诊断和治疗的病例迅速增加,医源性食管穿孔在这类疾病中占的比例也不断增大,目前已达59%;其次依次是食管内异物(12%)、创伤(9%)、手术损伤(2%)、肿瘤(1%)及其他(2%)。

食管由于没有浆膜层而不同于消化道的其他部位,更易受到损伤。食管的颈段后壁黏膜被覆一层很薄的纤维膜,中段仅被右侧胸膜覆盖,下段被左侧胸膜覆盖,周围没有软组织支持,加上正常胸腔内压力低于大气压,这些是食管易于穿孔的解剖因素。食管腔内检查和治疗引起的食管穿孔多位于食管的3个解剖狭窄段,最常见的部位是环咽肌和咽括约肌连接处颈部食管的Killian's三角,这个三角由咽括约肌和在颈椎5、6水平的环咽肌构成,这一区域的食管后侧没有肌层保护。其他易于发生食管穿孔的部位是食管的远端与胃连接处,还有梗阻病变的近段、食管癌延伸的部位以及进行检查活检或扩张的部位。发生食管穿孔的原因也与患者的体质、年龄以及患者是否合作有关。

医源性食管穿孔常见于食管镜检查、硬化治疗、曲张静脉结扎、球囊扩张、探条扩张及激光治疗。纤维食管镜的使用使因硬质食管镜检查导致的食管穿孔由0.11%下降至0.03%,同期行食管扩张则可使食管穿孔的发生率上升0.09%。内镜下硬化剂治疗食管静脉曲张可使食管黏膜坏死性损伤而导致食管穿孔的发生率为1%～6%,降低硬化剂的浓度和用量可使食管穿孔发生率下降。球囊扩张治疗贲门失弛缓症的食管穿孔发生率为1%～5%,球囊压力过高、既往有球囊扩张史患者发生率上升。放置胃管、球囊压迫止血、食管支架放置、气管内插管等操作同样可引起食管穿孔。

手术过程中可因直接损伤或在食管周围的操作导致食管穿孔的发生。常见于肺切除术、迷走神经切断术、膈疝修补术、颈椎骨折手术、食管超声及主动脉手术等。

穿透性食管穿孔主要发生在颈部,其发生率和病死率与合并伤相关。胸部钝性损伤导致的食管穿孔极少见,常见于车祸和Heimlich操作手法。异物和腐蚀性物质的摄入所导致的食管穿孔常发生于咽食管入口、主动脉弓、左主支气管及贲门等解剖狭窄处。白发性食管穿孔常见于剧烈呕吐、咳嗽、举重等原因使食管腔内压力突然升高,常发生于膈上升高左侧壁,呈全层纵行破裂,溢出的液体可进入左侧胸腔或腹膜腔。食管癌及转移性肿瘤、Barrett's溃疡、食管周围感染、免疫缺陷性疾病等均可导致食管穿孔。

食管穿孔后口腔含有的大量细菌随唾液咽下,酸度很强的胃液、胃内容物在胸腔负压的作用下,较易经过穿孔的部位流入纵隔,导致纵隔的感染和消化液的腐蚀,并可穿破纵隔胸膜进入胸腔,引起胸腔内化脓性炎症。重者引起中毒性休克。

二、临床表现

食管穿孔的临床表现与食管穿孔的原因、穿孔部位以及穿孔后到就诊的时间等因素有关。由于食管穿孔的临床表现常与心肌梗死、溃疡穿孔、胰腺炎、主动脉瘤撕裂、自发性气胸、肺炎等胸腹部疾病相混淆,因而临床诊断较困难。常见的临床表现主要有胸痛、呼吸困难、吞咽困难、皮下气肿、上腹部疼痛、发热、心率增快等。

颈部食管穿孔症状较轻,较之胸部和腹部食管穿孔更易于治疗。颈部食管穿孔后污染物经食管后间隙向纵隔的扩散比较慢,而且食管附着的椎前筋膜可以限制污染向侧方扩散。患者诉颈部疼痛、僵直,呕吐带血性的胃内容物和呼吸困难。颈部触诊可发现颈部僵硬和由于皮下气肿产生的捻发音。95%患者有影像学检查阳性。

胸部食管穿孔后污染物迅速污染纵隔,胸膜完整的患者,胃内容物进入纵隔形成纵隔气肿和纵隔炎,迅速发展为坏死性炎症。如胸膜破裂,可同时污染胸膜腔。由于胸膜腔为负压,胃液及胃内容物经破口反流到纵隔和胸膜腔,引起胸膜腔的污染和积液,形成纵隔和胸膜腔化脓性炎症。中上段食管穿孔常穿破右侧胸腔;下段食管穿孔则常穿破入左侧胸腔。食管穿孔后引起的这种炎症过程和体液的大量积蓄在临床上表现为一侧胸腔剧烈疼痛,同时伴有呼吸时加重。在穿孔部位有明确的吞咽困难,低血容量,体温升高,心率增快。全身感染中毒症状、呼吸困难的程度,根据胸腔污染的严重性、液气胸的量以及是否存在有气道压迫而有轻重不同。体格检查可发现患者有不同程度的中毒症状,不敢用力呼吸,肺底可听到啰音,当屏住呼吸时,可听到随着每次心跳发出的纵隔摩擦音或捻发音。颈根部或前胸壁触及皮下气体,当穿孔破入一侧胸腔胸膜腔时,出现不同程度的液气胸的体征。受累侧胸腔上部叩诊鼓音,下部叩诊为浊音,病侧呼吸音消失。少数病例可发展为伴有气管移位、纵隔受压的张力性气胸,纵隔及胸腔的炎症产生对膈肌的刺激可表现为腹痛、上腹部肌紧张、腹部压痛,应注意与急腹症鉴别。

腹腔食管穿孔较少见,胃的液体进入游离腹腔,引起腹腔污染,临床表现为急性腹膜炎的症状和体征,与胃、十二指肠穿孔很相似。有时污染仅局限在后腹膜,使诊断更加困难,由于腹腔段食管与膈肌相邻近,常有上腹部疼痛和胸骨后钝痛并放射到肩部的较典型的特征,患者常诉背部疼痛,不能平卧。和胸腔内穿孔一样,患者早期即可出现心率增快、呼吸困难、发热并迅速出现败血症和休克。

三、诊断

早期迅速诊断可减少食管穿孔病死率和并发症发生率。50%患者由于症状不典型导致延误诊断和治疗。对所有行食管内器械操作后出现颈部、胸部或腹部疼痛的患者,均应想到发生食管穿孔的可能性。结合有关病史、症状、体征及必要的辅助检查多可做出及时正确诊断。少数病例早期未能及时诊断,直至后期出现脓胸,甚至在胸穿或胸腔引流液中发现食物方做出诊断。

(一)X 线检查

1.颈部穿孔

行侧位 X 线检查可以发现颈椎前筋膜平面含有气体,这一征象早于胸部 X 线和临床症状。胸部食管穿孔时 90%患者胸部正侧位 X 片发现纵隔影增宽,纵隔内有气体或气液平、胸腔内气液平,但与摄片时间有关,软组织影和纵隔气肿一般于穿孔后 1h 左右出现,而胸腔积液和纵隔增宽则需数小时。腹部食管穿孔时可发现隔下游离气体。

2.食管造影

食管造影仍然是诊断食管穿孔的主要手段。对于怀疑食管穿孔而考虑行食管造影者首选口服泛影葡胺,其阳性率颈部为 50%、胸部 75%~80%,但一旦吸入肺内,其毒性可引起严重的坏死性肺炎。如泛影葡胺未能发现食管穿孔而临床仍高度怀疑,可使用薄钡进行造影,钡剂造影可显示穿孔瘘口的大小、部位及纵隔的污染程度,阳性率在颈部为 60%,胸部达到 90%。尽管使用造影剂作为常规诊断手段,但仍有 10%的假阴性,因此当造影阴性时也不能完全除外食管穿孔,可在造影后间隔数小时复查或进行 CT、纤维食管镜检查。

3.纤维食管镜检查

纤维食管镜的食管穿孔诊断率可达到 100%,尤其对于微小穿孔、黏膜下穿孔的诊断。用纤维食管镜可直接看到食管穿孔的情况,并能提供准确的定位,了解污染的情况。但同时应该注意,当怀疑有微小穿孔时,禁忌通过食管镜注入空气。食管镜的结果也有助于治疗的选择。

4.CT 检查

当今的胸腹部 CT 检查已应用得相当普遍。当临床怀疑有食管损伤而 X 线不能提示确切的诊断依据、食管造影无法进行时,可选择胸部或腹部 CT 检查。CT 影像有以下征象时应考虑食管穿孔的诊断:食管周围的纵隔软组织内有气体;食管壁增厚;充气的食管与一个临近纵隔或纵隔旁充液的腔相通;在纵隔或在胸腔的脓腔紧靠食管;左侧胸腔积液则更进一步提示食管穿孔的可能。经初步治疗患者症状无明显改善的可应用 CT 定位指导胸腔积液的抽取或胸腔引流的定位。

5.其他检查

食管穿孔患者由于唾液、胃液和大量消化液进入胸腔,在做诊断性胸腔穿刺时,抽得胸腔液体内含有未消化的食物、pH 值低于 6.0,并且淀粉酶的含量升高,是一项简单而有诊断意义的方法。在怀疑有食管损伤的病例口服小量亚甲蓝后和可见引流物或胸腔穿刺液中有蓝色,同样有助于诊断。

四、治疗方法

食管穿孔的治疗选择取决于诱发食管穿孔的原因、部位、穿孔的严重程度以及穿孔至接受治疗的间隔时间。除年龄和患者的全身状态外,应同时考虑食管周围组织的损伤程度、伴随的食管病理及损伤。治疗的目标主要是防止来自穿孔的进一步污染,控制感染,恢复消化道的完整性,建立营养支持通道。因此,清除感染和坏死组织,精确的闭合穿孔,消除食管远端的梗阻,充分引流污染部位是治疗成功的关键。同时,必须应用胃肠外营养、抗生素。

（一）手术治疗

手术治疗包括一期缝合、加固缝合、食管切除、单纯引流、T-管引流食管外置和改道。手术方式及手术径路的选择与以下因素有关：损伤的原因；损伤的部位；是否同时存在其他食管疾病；从穿孔到诊断的时间；食管穿孔后污染的程度；炎症蔓延的情况；是否有邻近脏器损伤；患者年龄及全身情况；医院的医疗条件及医生的技术水平等。较小、污染程度轻的颈部至气管隆突的穿孔可经颈部切口行单纯的引流。胸部食管中上段穿孔选择右侧进胸切口，下段则选择左侧胸部进胸切口。上腹部正中切口则是治疗腹段食管穿孔的最好选择。

早期食管穿孔多采用一期缝合手术。术中应进一步切开肌层，充分暴露黏膜层的损伤，彻底清除无活力的组织，在良性病变大多数病例黏膜正常，手术时应将穿孔缘修剪成新鲜创缘，大的穿孔应探查纵隔，仔细找到穿孔的边缘，用 2-0 的可吸收缝线，也可以用不吸收的细线，间断缝合修补，同时灌注和引流污染区域。分层闭合黏膜和肌层是手术修复成功的关键。没有适当的暴露和严密的缝合是术后发生漏、增加病死率和延长康复时间的主要原因。如果损伤时间较长，组织产生水肿时，可以仅闭合黏膜层，并同时彻底冲洗和清除污染的组织。用较大口径的闭式引流，7～10 天后行食管造影，如没有造影剂外溢，则可恢复经口进食。食管穿孔时间大于 24h 或局部污染、炎症反应严重、组织有坏死时，应只做局部引流，不修补穿孔。一期缝合最好是在健康的食管组织，当有远端梗阻时，单纯一期缝合是无效的，必须同时解决梗阻，才能达到成功的修复。

由于一期缝合食管损伤有因组织继续坏死而发生裂开和瘘的可能性，因此有必要采用周围组织移植包垫加固缝合的方法闭合食管穿孔。Grillo 等首先报道胸部食管穿孔一期缝合后采用周围较厚、发生炎症反应的胸膜片进行加固。其他可利用的组织还有网膜、膈肌瓣、背阔肌、菱形肌、心包脂肪垫等。对于颈部食管穿孔，可选择胸骨舌骨肌、胸骨甲状肌、胸锁乳突肌等组织材料。膈肌瓣不易坏死，有一定的张力，弹性较好，再生能力强。取全层 12cm 长、5～7cm 宽，基底位于食管处，向上翻起，用于食管下段的修复。缺损的膈肌切口可直接缝合。在使用带蒂的肋间肌瓣时，其基底部在内侧、椎旁沟处，并要有足够的长度。不论用哪种组织修复加固，这种组织最好是用在修复的食管壁之中，而不是简单覆盖于修复上。

对部分有严重的食管坏死、食管病理性梗阻的患者可选择食管切除与重建术。除保持胃肠道的完整性外，食管切除术可消除造成污染的食管穿孔，治疗造成食管穿孔的基础食管病变。Orringer 等建议使用颈部胃食管吻合，该方法使吻合口远离污染处，即使发生吻合口漏，其治疗较胸腔内吻合更为简单。

因延误诊断造成严重污染和炎症的食管穿孔患者禁忌一期缝合。颈部穿孔可单纯行引流。而胸腹部食管穿孔由于污染物的继续污染使胸腹部感染持续存在，因而不能单纯行引流手术，可行 T 管引流，控制食管胃内容物继续污染胸腹部。

食管外置或旷置的手术方式有多种报道，其基本方法是关闭穿孔、广泛引流污染组织，同时行颈部食管外置造瘘术或胃造瘘减压术。但该方法近年来已很少使用，仅仅适应于营养状况极度不良的患者及无法用常规手术方法治疗的病例或手术失败的病例。

近年来有报道胸腔镜辅助治疗食管穿孔，疗效有待于进一步观察。

食管有梗阻性病变如食管狭窄、贲门失弛缓症或严重的胃肠道反流等病变的食管穿孔必须在手术治疗食管穿孔的同时加以处理。食管狭窄、贲门失弛缓症可采用食管扩张,Moghissi等报道显示,仅修补穿孔而未同期处理远端梗阻的食管穿孔患者病死率达100%,而同时处理食管穿孔和梗阻性病变的病死率为29%。胃肠道反流可采用临床常规应用的抗反流手术。食管穿孔合并食管恶性肿瘤患者必须行食管肿瘤切除术,广泛转移者可行食管内支架放置。

(二)保守治疗

食管穿孔患者行保守治疗必须经过严格的选择。1965年,Mengold等首先报道应用保守治疗成功治愈食管穿孔患者,18例因腔内损伤且24h内诊断明确的患者经保守治疗仅死亡1例。1975年,Larrieu报道成功治愈自发性食管穿孔。

经过多年临床经验的积累,Altorjay等总结食管穿孔接受保守治疗的指征为:①器械引起的颈部食管穿孔;②早期诊断小的局限的穿孔;③食管狭窄行食管扩张或硬化剂治疗食管静脉曲张;④食管穿孔延误诊断但临床症状轻微;⑤食管穿孔后食管周围有纤维化形成,能限制纵隔的污染;⑥穿孔引起的污染限于纵隔或纵隔与壁层胸膜之间,没有造影剂溢入附近体腔;⑦穿孔的位置不在肿瘤部位、不在腹腔、不在梗阻的近端;⑧症状轻微,无全身感染迹象。

具体方法为:①禁食:禁食48~72h,如患者临床症状改善,可口服无渣流质。②应用广谱抗生素7~14天。③完全胃肠外营养。④经CT引导下行穿刺或置管引流纵隔或胸腔积液。⑤食管镜引导下行食管灌洗。⑥胃肠减压:应该有选择性地应用胃肠减压,目前有学者认为放入胃肠减压管使食管下段括约肌不能完全关闭,加重胃反流,导致纵隔污染加重。⑦穿过癌症或非癌症部位在食管腔内置管或置入支架。

五、预后及治疗效果

Clayton等总结的726例食管穿孔患者治疗效果显示食管穿孔患者病死率为18%。病死率与导致食管穿孔的原因、穿孔部位、诊断是否及时、食管的原发病变及治疗方法相关。

病因影响食管穿孔患者的预后。自发性食管穿孔的病死率为36%,医源性食管穿孔为19%,创伤性食管穿孔为7%。自发性食管穿孔病死率较高的原因在于临床症状常常与其他疾病相混淆而延误诊断,污染广泛并迅速发展至败血症。医源性食管穿孔多发生于食管腔内操作过程中,易于诊断和治疗。创伤性食管穿孔多发生于颈部,污染较局限,多死于其他脏器的损伤。

食管穿孔部位同样影响患者的转归。颈部食管穿孔患者病死率6%,胸部食管穿孔为27%,腹部穿孔为21%。造成差异的原因在于颈部污染物污染区域由于颈部筋膜的限制而局限,而胸部、腹部食管穿孔可造成胸腹部的二次污染,如延误诊断可迅速导致败血症。

尽管目前临床抗生素应用及临床监护的进步,24h后诊断的食管穿孔患者病死率仍明显高于24h内诊断的患者。White等报道二者的病死率分别为31%和13%。在一组390例食管穿孔患者治疗报道中,病死率分别为27%和14%。

手术方式的选择对食管穿孔患者的病死率有明显影响。一期缝合和加固缝合的病死率为0~31%,平均12%。适当的暴露和严密的黏膜缝合、消除食管穿孔远端梗阻是降低病死率的关键。24h后食管穿孔患者是否采取一期缝合或加固缝合目前尚有不同的观点,Wright等报道一组食管穿孔采用一期缝合或加固缝合的患者中有46%为24h后诊断明确。因而一期缝合或加固缝合适合没有恶性肿瘤、纵隔无弥散性坏死、穿孔远端无梗阻患者。食管切除的病死率为 17%，对于污染严重、合并肿瘤、穿孔远端狭窄患者行食管切除切除是合理的选择。食管外置或旷置患者病死率为 24%，单纯行引流患者病死率为 37%，病死率较高的原因可能与纵隔污染严重、患者全身情况差等因素相关。

在一组 154 例接受保守治疗患者的报道显示，保守治疗患者病死率为 18%，甚至有报道接受保守治疗患者生存率达 100%。这一结果与严格控制保守治疗指征相关。但有报道约 20% 接受保守治疗的患者；由于患者病情进展于 24h 内改为手术治疗。

第三节　贲门失弛缓症

一、概述

贲门失弛缓症（achalasia，AC）是病因不明的原发性食管运动功能障碍性疾病之一，又称贲门痉挛、巨食管症，主要是由于抑制性神经介质与兴奋性神经介质之间的平衡失调，造成的食管下端括约肌（LES）高张力与松弛障碍，导致吞咽时食管体部平滑肌缺乏蠕动或收缩、LES 弛缓不良或无松弛及食管下端括约肌区压力升高。

William 等于 1672 年首先报道本病，为 1 例女性患者，并介绍了该病的治疗方法——食管扩张法。

1821 年，Purton 记载其在尸检中发现了一例食管扩张的患者，贲门部表现为收缩状态，而其试管内充满潴留的食物。

1881 年，Mikulicz 首次以"贲门痉挛"（cardio spasm）命名该病。

1901 年，Gottstein 提出了以食管贲门黏膜外肌层切开术治疗本病。

德国的医生 Ernest Heller 在 1913 年首先利用切开食管前后壁及贲门肌层治疗本病，即为 Heller 手术（esophagomyotomy）或贲门肌层切开术（cardiomyotomy）。现在最常用的手术方法 Heller 手术即是由此手术方法为基础演变而来。

1923 年，Zaaijer 在 Heller 手术的基础上进一步改善，只切开食管下段前面肌层的术式，称为改良的 Heller 手术。但在临床上仍习惯称之为 Heller 手术。

1937 年，Lendrum 考虑本病可能是食管下端括约肌功能障碍所致，以希腊语 achalasia 为之命名，意为缺失弛缓（lack of relation）。

1967 年，Lelcler 再次对 Heller 手术加以改良，在切开的肌层切口上缝上胃底的胃壁，以防止反流性食管炎。

本病曾称为贲门痉挛、贲门不张、巨食管症（megaesophagus）、无蠕动食管（aperistalsis of the esophagus）以及特发性食管扩张（idiophathic esophagus dilation）、贲门狭窄症等。后来人们认识到本病患者的贲门并非痉挛而是弛缓障碍，不易张开，主要病理改变与功能障碍发生在食管体部，现在统称为贲门失弛缓症。

在发现贲门失弛缓症的很长一段时间内，临床医生用经胃食管扩张（transgastric dilatation）或剖腹合式贲门成形术（anastomotic cardioplasty）进行治疗，后者类似现在的幽门成形术。

目前本病的治疗多以缓解症状为主,主要治疗方法包括:药物治疗、内镜下治疗及外科手术治疗。多年来的临床实践表明改良后的 Heller 手术治疗贲门失弛缓症安全有效,既能解除吞咽困难症状,又能有效阻止反流;术后 85％以上患者的吞咽困难症状缓解或解除,并发症的发生率和手术病死率很低,是治疗本病的主要手段。

二、临床表现

贲门失弛缓症在我国并不少见,不是罕见病。本病在国外临床上比较少见,在国外的发病率为 0.03～1.1/10 万,该病可发于任何年龄阶段,其中以 20～40 岁的青壮年人多见。有时甚至见于儿童及 1 岁以内的婴儿。男、女性的发病率无明显差异。而关于本病有无遗传性方面,各方面的报道显示差异性较大,意见不一;而综合多数报道显示本病在欧洲和南美国家相对较为多见,发病率为 1/10 万。

贲门失弛缓症患者主要临床症状及其并发症有吞咽困难、食管反流、疼痛、误吸等。严重者可出现消瘦。

(一)吞咽困难

吞咽困难是贲门失弛缓症患者最为突出和最为常见的初发临床表现。据文献报道,本病吞咽困难症状起初为无痛性,吞咽动作无异常,进食时间延长,发生率可达 80％～95％,尤其是当患者情绪剧烈波动及进食冷饮食物时,这一症状显得更为突出。因此有些作者考虑精神障碍与本病的发生有一定关系,有些患者连吞咽唾液都感到困难。

在发病早期,吞咽困难呈现出轻度间断性,而且没有规律性或节律性。有的患者呈突发性吞咽困难,多为情绪激动、进过冷或辛辣等刺激性食物所诱发,患者顿时感觉无法咽下饮食而且一时不能缓解。但亦有少数患者起初只有胸骨后饱胀感,逐渐发展为吞咽困难。到发病后期,吞咽困难症状逐渐变为持续性。

进食固体食物及流质食物均难以下咽,但有些患者有咽下流质饮食比咽下固体食物更为困难的感觉。使用抗胆碱能制剂在本病发病早期时能暂时缓解吞咽困难症状。

Henderson 等人在 1972 年将此病按患者的食管直径分为 3 期:Ⅰ期(轻度):食管直径小于 4cm;Ⅱ期(中度):食管直径在 4～6cm;Ⅲ期(重度):食管直径大于 6cm。

本病与食管的器质性病变引起的食管狭窄所导致的吞咽困难症状有一定的差别,食管器质性病变引起的吞咽困难常为进行性,无缓解情况,临床上应注意区别。

(二)疼痛

贲门失弛缓症的病程一般呈现出一个无痛性、进行性的过程。但不排除有些患者在发病早期或者病程后期有间断性偶发胸痛,大部分患者有明显的体重减轻现象。本病的疼痛性质不一,可为针刺痛、灼痛、闷痛或锥痛。疼痛部位多在胸骨后、剑突下、右胸部、胸背部、左季肋部或上腹部。疼痛的机制目前仍然不是很清楚。有些作者认为该病早期的疼痛可能与食管平滑肌痉挛或者食管下端括约肌压力显著升高有关,病程晚期则可能是食物滞留性食管炎所致,而随着吞咽困难的加重,梗阻部位以上的食管进一步扩张,反而可以使得疼痛有所减轻。疼痛的发作没有规律性及节律性。疼痛的发生与饮食没有明显的相关性。

(三)呕吐及食物反流

呕吐及食物反流(regurgitation)也是贲门失弛缓症患者常见的症状。85％的患者有进食后呕吐或食物反流现象,反流物一般混有大量黏液及唾液,但不会有胃内容物的特点,因为进食的食物潴留在食管而没有进入胃内。食物反流与患者的体位有一定的关系,食物反流在夜间显得更为多见,大约 1/3 患者发生在夜间,表现为夜间阵发性咳嗽或气管误吸,易造成反复肺部感染、肺脓肿或支气管扩张症等肺部并发症,个别患者甚至可以因为突发的大量食物反流引起误吸而导致窒息。

食管反流的内容物通常为未经消化的隔夜食物或几天之前所吃的食物,可闻及腐败臭味,混有多量黏液与唾液。因患者的食管下端括约肌处于非弛缓性高压状态,所以其反流的内容物多是在食管中存留的腐败变质食物,而非胃内容物。如果在贲门失弛缓症的基础上并发食管炎或食管溃疡,反流出的内容物可见血液,个别患者发生大呕血。

(四)消瘦及其他症状

消瘦或体重减轻是吞咽困难长期影响患者的正常进食及丢失水分所致。贲门失弛缓症患者病程长者还可有营养不良、贫血或维生素缺乏症的临床表现,在病程后期尚可出现食管炎症所致的出血,但因此而导致恶病质的病例极为罕见。贲门失弛缓症后期病例,可因潴留大量食物受累的食管高度扩张迂曲而压迫周围器官而出现相应的症状;如果病变食管压迫上腔静脉,患者可有上腔静脉综合征(SVC 综合征)的临床表现;如果病变食管压迫气管,患者可出现呼气困难、发绀、哮喘或者咳嗽等症状与体征;如果进展至晚期,形成巨大囊袋,压迫到喉返神经,患者还会出现声音嘶哑。

四、诊断方法

贲门失弛缓症的诊断主要根据病史结合临床表现特征,如吞咽困难、疼痛、食物反流及其他症状;辅助检查主要依靠 X 线、内镜、食管动力学检查及放射性核素检查等。其中食管 X 线检查和内镜检查在本病的诊断中应用最多。

X 线检查在本病的诊断及鉴别诊断中应用最多。

(一)上消化道 X 线钡餐造影检查

上消化道 X 线钡餐造影检查是临床上诊断贲门失弛缓症最为常见并具有诊断意义的检查方法。

早期贲门失弛缓症的患者因为 LES 失弛缓并不是很严重,X 线表现为食管下端括约肌间断性开放。有少量钡剂由食管腔内逐渐缓慢流入胃腔内,有时钡剂完全滞留在食管括约肌区上方的食管腔内,长时间不能排空到胃内;但食管扩张并不是很明显。

后期贲门失弛缓症患者随着食管的逐渐扩张,导致其 X 线钡餐图像表现与近端正常的食管阴影形成鲜明对比,其典型的表现为食管下端或中下段呈程度不等的扩张、迂曲与延长,食管的正常蠕动波明显减弱或者消失。虽然上消化道 X 线钡餐造影检查对本病的诊断很有价值,但是部分表面光滑的贲门癌患者的上消化道 X 线钡餐造影也可出现与之类似的现象,应注意鉴别。

本病的上消化道 X 线钡餐造影表现特点:①食管扩张,边缘清晰,密度中等。②扩大的阴影经常会变化。③有些可以见到液平面。④斜位片上可见食管扩张影像。⑤吞钡可见食管充盈,管腔扩大,黏膜皱襞紊乱。⑥贲门部狭窄如萝卜根状、鸟嘴状或漏斗状。

(二)胸部 X 线片

贲门失弛缓症患者在病程早期胸部 X 线片检查一般没有明显异常。随着食管的扩张,当病程发展到后期及晚期阶段时,在 X 线胸部后前位片上可见纵隔右缘膨出或纵隔阴影增宽,该阴影即为扩张的食管,因有食物潴留,形成纵隔阴影增宽的影像,可能会误诊为纵隔肿瘤、肺门阴影增大或肺大疱等。在胸部侧位片上,当扩张的食管腔内有大量食物及液体潴留时可见明显的气液平面。由于食管梗阻,大部分患者的胃泡往往消失不见。当高度扩张的食管压迫气管时,在 X 线胸部侧位片上可有气管前移的征象。

(三)食管镜检查

贲门失弛缓症患者行食管镜检查的主要目的是为了排除恶性肿瘤。因为单凭上消化道 X 线钡餐造影检查所显示的 X 线表现有时很难与发生于食管—胃结合部的恶性肿瘤、高位胃癌相鉴别。该项检查尚可与食管良性肿瘤、食管良性狭窄、食管裂孔疝等疾病相鉴别。

在贲门失弛缓症患者病程早期阶段,内镜检查多无异常表现,有的患者因食管下端括约肌区张力较高,内镜通过时可有阻力感;但大部分患者检查时内镜可无明显阻力地通过食管—胃结合部。随着病程的进展食管—胃结合部可能会有变形、成角及迂曲,但该部位的食管上皮及贲门区的黏膜在内镜下一般无任何病变。

在贲门失弛缓症患者病程晚期阶段,因其内容物长期无法排空而引起食管扩张,食管壁无张力,贲门口关闭等现象,导致内镜很难通过,但少数患者可出现内镜无明显阻力地通过狭窄口。内镜下可见食管管腔宽畅,黏膜水肿、增厚,并伴有不同程度的炎症改变及分泌物。由于长时间的食物刺激,可导致狭窄处形成黏膜糜烂、浅溃疡及出血等症状。

在内镜下于病变处取活检行病理检查,即可明确该病诊断及与其他疾病相鉴别。

(四)食管测压及超声诊断

食管测压近年来被视为诊断贲门失弛缓症的“金标准”,因其对本病的诊断具有高度的特异性和敏感性,其特征性表现为:①食管远端中下部蠕动减弱或消失,而出现低幅同步收缩波。②食管体部常见同时性等压压力波出现。③患者食管下段括约肌静息压比正常人高出 2～3 倍,可达 40～60mmHg(5.33～7.99kPa);使用 24 小时床旁食管运动功能测定有利于该病不同类型之间的鉴别。

超声诊断与其他检查相比,简便、安全、无痛苦,准确、可靠、无损害,而且超声可以观察贲门及下段食管管壁的结构层次与腔外器官组织的关系,动态观察食管及贲门的动力学特点。

五、鉴别诊断

贲门失弛缓症主要需要与下述几种疾病相鉴别,如食管癌、贲门癌、反流性食管炎、食管神经官能症、弥散性食管痉挛、食管锥虫病等。

(一)食管癌、贲门癌

贲门失弛缓症与食管癌及贲门癌的鉴别最为重要,在一般情况下鉴别并不困难,但是有些癌症患者的狭窄段黏膜较为光滑规则,可使与本病的鉴别变得困难。

(二)弥散性食管痉挛

该病属于原发性食管肌肉紊乱疾病,其病因不明,可因进食过冷或过热食物引起,胸痛是本病患者最具特征性的症状之一,多见于中老年人,在我国比较少见。病变累及食管中下 2/3

部分,食管、胃连接部运动功能正常,食管测压显示上 1/3 蠕动正常,X 线钡餐可见此段呈节段性痉挛收缩,其食管-胃吻合部舒缩功能正常,无食管扩张现象。

(三)反流性食管炎

胃灼热和反酸是反流性食管炎患者最常见的症状,胃灼热症状常由胸骨下段向上延伸。贲门失弛缓症患者虽然也会出现反流现象,但其反流物的酸度常较低,相比之下,反流性食管炎患者的反流物酸度接近胃液酸度。依据 X 线钡餐即可将两病相鉴别。

(四)食管神经官能症

食管神经官能症又称为癔症,患者会有喉部持续或间断的无痛性团块或异物感,但是却并没有进食哽咽感。X 线检查无明显异常表现。

总之,在临床工作中遇到疑似贲门失弛缓症患者时,要考虑到其鉴别诊断问题,特别是要注意与食管下段癌、贲门癌及高位胃癌引起的假性贲门失弛缓症的鉴别诊断,防止误诊误治。

六、治疗

外科手术治疗在技术上更为可靠,疗效优于食管扩张疗法,是治疗贲门失弛缓症的首选方法,也是常规治疗手段。

为贲门失弛缓症患者施行食管贲门肌层切开术,可以有效地解除食管下端括约肌区的功能性梗阻和吞咽困难,但不破坏食管下端括约肌防止胃-食管反流的正常机制。手术可以选择经胸、经腹途径完成,也可以选择腹腔镜或电视辅助胸腔镜完成。无论选择何种手术途径,手术技术操作原则都相同,即纵行切开食管下段和贲门部的肌层(纵行肌和环行肌)避免损伤食管黏膜,必要时施行同期抗反流术。

(一)发展简史

Heller 于 1913 年首次经腹施行食管肌层切开术治疗贲门失弛缓症,后来有些作者相继报道了各种经过改良的术式。

Ellis 等在 1984 年指出,为贲门失弛缓症患者施行食管肌层切开术时无须行抗反流术。Pai 等根据采用改良的 Heller 食管肌层切开术治疗贲门失弛缓症 20 年的临床经验总结,认为只要贲门肌层切开的范围不大,不必再做抗反流术。这些作者强调,在食管肌层切开术的基础上增加胃底折叠术,有可能增强食管排空的阻力,进而导致进行性食管扩张,最后导致手术失败。

Topart 等人 1992 年在报道中称:为贲门失弛缓症患者在施行食管肌层切开术的基础上结合正确的胃底折叠术、全胃底折叠术(total fundoplication)后,长期疗效观察结果显示,大多数术前食管运动功能差或者食管肌层肌力差的患者术后出现吞咽困难症状。因此他们认为对这些患者不应施行抗反流术。

Malthaner 等人在 1994 年用外科手术治疗贲门失弛缓症的经验表明,施行肌层切开术的过程中要很准确地在贲门上 5cm 处扩大切开食管肌层,技术上存在较大困难。食管肌层切开术的方向不正确,食管下段纵行肌与环行肌的切开不彻底,患者术后仍有吞咽困难的症状;如果食管肌层切开的范围过大,导致术后胃食管反流。为预防此类并发症,Malthaner 等提出为贲门失弛缓症患者进行改良的 Heller 食管肌层切开术时应彻底切断食管下端括约肌,同时完成抗反流术。

多年以来,外科手术治疗贲门失弛缓症的标准术式或最常用的术式为改良的经胸 Heller 食管肌层切开术加部分抗反流术。经胸途径施行食管肌层切开术,可以扩大(延长)食管肌层切开术的范围,避免因食管肌层切开的范围不足、肌纤维断离不完全而造成术后食管出口梗阻,也可以预防因切断食管-胃结合部的肌层而并发胃-食管反流术及反流性食管炎。

(二)手术适应证

1.进行过正规的内科药物治疗无效的病例。

2.经反复食管扩张治疗后患者的临床症状不见缓解,或出现并发症者。

3.患者症状较重和出现大量食物滞留的。

4.小儿和儿童病例因食管下端伸展延长,食管扩张治疗存在很大风险的。

5.贲门部有溃疡或有瘢痕形成者。

6.并发膈肌裂孔疝或膈上膨出型憩室者。

7.疑有食管癌或贲门癌癌变者。

有些早期贲门失弛缓症的患者不应急于进行手术治疗。手术风险较大的老年患者如若能缓解吞咽困难并能保持较为满意的全身营养状况,不应强调外科手术治疗,在手术前要慎重考虑手术的利弊。

(三)开放手术操作

胸外科治疗贲门失弛缓症多采用改良的 Heller 食管肌层切开术(包括食管下端括约肌的切开)加部分抗反流术。具体手术操作方法如下。

1.患者取右侧卧位,行左胸后外侧切口,经第 7 或第 8 肋间进胸。

2.切断左侧下肺韧带,将左下肺向胸腔上方牵拉,充分暴露纵隔胸膜下部与食管下三角区。

3.在食管下三角区沿食管下段走行方向纵行剪开纵隔胸膜,显露食管下段并触摸管腔内的胃管;钝性游离出食管下段,游离要充分,认清位于其前后壁的迷走神经,不能损伤。

4.将膈食管膜沿食管~下段分离一周后经食管裂孔进入腹腔。用手指分离法适当扩大食管裂孔,显露食管-胃结合部;在麻醉师的协助下经胃管吸除胃内容物,使胃得以减压。

5.经食管裂孔将贲门与胃底上提到左胸腔内;按手术需要酌情处理几支胃短血管以增加胃底部的显露与游离;切除食管-胃结合部的脂肪垫。

6.在食管下段行食管肌层切开术:用左手示指、中指和拇指握食管下端,再次触摸并确定胃管在食管腔内的位置及其在食管腔内的活动度,了解食管壁的厚度与食管腔的位置,以免在切开食管肌层时误伤食管黏膜;在食管下段前壁中 1/3 左、右迷走神经之间先缝合两针,做一牵引线,在两针中间做一纵行切口切断食管肌层(纵行肌与环行肌)直达食管黏膜下层。肌层切开时,用肠钳钳夹胃底部,从胃管内适当注入气体使食管下段贲门处稍隆起,以利于肌层的切开。若使用电刀切开,应将电刀适当调至小功率,以免切破黏膜。

7.准确辨明食管肌层切口与食管黏膜层之间的解剖间隙及层次,逐渐扩大(延长)食管肌层切口;向食管近端延长 6~8cm 达左下肺静脉平面,向下延长到食管-胃结合部下方 1~2cm。

8.切开食管肌层后,从食管黏膜表面向食管下段内、外两侧逐步游离切开的食管肌层,游离的范围应大于食管周径的50％，使食管黏膜在肌层切口之间自然膨胀出。在切开、游离食管肌层的过程中要注意避免损伤食管黏膜，尤其在切开食管－胃结合部的肌层时更要小心仔细，因为此处的黏膜更容易损伤。如食管黏膜被损伤，要用小圆针细线丝或5－0可吸收缝线予以缝合修补，同时用胃管充气试验证实修补是否完全。膨出的食管黏膜不需要用其他组织覆盖，有的作者则用膈肌瓣、胃壁或大网膜进行覆盖。

9.用胃底折叠术重建贲门：切开腹膜后，切开肝三角韧带将左肝叶拉向内侧，横行切开食管－胃接合部上面的腹膜。伸延切口，在左侧切断胃膈韧带和它与胃脾韧带的结合部分，在右侧打开大网膜囊后，分开胃肝韧带的上部。所遇到的胃左动脉、胃短动脉和膈动脉的各个分支要牢固结扎，以免出血。向上推开腹膜、结缔组织和膈食管膜，游离4～6cm下段食管，小心避免损伤迷走神经。用食管布带套过食管胃贲门部，向下牵拉。将胃底后壁由左向右方向，在下段食管后拉过，到达右侧时，此后壁只包裹住食管而非近段胃。第一针缝线穿过胃底前壁，食管下段的肌层和黏膜下层及胃底后壁。将此缝线拉紧，松紧度以缝合部分能通过拇指或示指。为稳定此胃底包裹，再用2～3根缝线，将其下缝固于胃前壁。

10.合并有食管膈上憩室的病例，在切开食管肌层之前要首先切除憩室；仔细游离憩室颈部，用TLH30机械订合器沿食管纵轴将其订合后切除，憩室顶部订合线近侧切缘用食管肌层覆盖、间断缝合固定后再将食管下段顺纵轴旋转90°～180°并行肌层切开术。

11.将食管下段恢复到原食管床。切开的纵隔胸膜一般不需要缝合。左胸腔安装闭式引流管并接水封瓶。常规方法关胸。

(四)胸腔镜下贲门失弛缓症的治疗

1.麻醉

采用双腔管气管插管静脉复合麻醉。

2.体位及切口

右侧卧位。术者站在患者背侧，一般行3个切口。第1切口于左腋后线第10肋间，第2切口位于第7肋间腋前线与锁骨中线之间，第3切口位于第7肋间腋中线，各长1cm。

3.手术操作

(1)术者站在患者背侧，先从第1切口放入胸腔镜，探查胸腔。探查完毕后从第2切口放入胸腔镜，第1切口与第3切口为操作孔，分别置入内镜弯钳及电钩。

(2)切断下肺韧带，打开纵隔胸膜。将肺向上牵拉。然后游离食管并用一硅胶管绕过食管并轻轻提起，将整个食管下段暴露在胸腔镜监视器中央，注意保护迷走神经。

(3)轻轻上提食管，可使食管胃接合部的一小段被拉入胸腔内。在食管下段前壁中1/3左、右迷走神经之间做一纵行切口切断食管肌层(纵行肌与环行肌)，内镜弯钳提起食管纵行肌层，电钩顺肌纤维方向将肌层向外勾起，顺行切开，直达食管黏膜下层。准确辨明食管肌层切口与食管黏膜层之间的解剖间隙及层次，将直钳和电钩直接放入肌层和黏膜之间，上下游离，逐渐扩大(延长)食管肌层切口：向食管近端延长6～8cm达左下肺静脉平面，向下延长到食管－胃结合部下方1～2cm。切开食管肌层后，从食管黏膜表面向食管下段左右两侧逐步游离切开的食管肌层，游离的范围应大于食管周径的50％，使食管黏膜在肌层切口之间自然膨胀出，断开的肌层自然分开2～3cm以上，避免重新粘连。

（4）手术完成后,用胸腔镜检查食管黏膜是否有损伤,温盐水冲洗,浸泡食管下段,将胃管拉至食管中段,注入气体,观察是否有漏气。亦可胃管内注入亚甲蓝,观察是否渗出。如食管黏膜被损伤,可用 4－0Prolene 线予以缝合修补,同时再次胃管充气试验证实修补是否完全。膨出的食管黏膜不需要用其他组织覆盖。完成上述操作,将食管放回纵隔内,使食管－胃接合部恢复到正常的腹内位置。止血满意后,放入胸腔引流管 1 根。

4.术后处理

手术后恢复一般都比较顺利。术后第 1 天就可以拔除胸管,进流食,一般患者在手术后4～5 天可以出院。

七、术后并发症及其处理

改良的 Heller 食管肌层切开术的手术并发症有下列几种。

(一)食管黏膜穿孔

此并发症多因术中电凝止血或切开食管下段括约肌时不小心致使黏膜破损所致,也可因术后剧烈呕吐造成。术后持续胃肠减压可以起到一定的预防作用,疑有该症时应当严密观察并及时确诊,24 小时以内可以开胸或开腹修补。若在术后 24 小时以后发现,除继续胸腔闭式引流之外,进行积极的内科保守治疗,挽救患者的生命。

(二)吞咽困难

出现该并发症的原因有以下几种:①肌层切开不完全;②肌层切开后黏膜剥离不足周径的1/2,胃底悬吊不当影响贲门张开。出现此种情况时可以反复进行定期的食管扩张术,缓解症状。

(三)反流性食管炎

反流性食管炎属于术后长期并发症,与食管下端括约肌的解剖性断裂与薄弱有关。可出现反酸,胃灼热感,胸骨后、上腹部或者剑突下疼痛。系抗反流失败或未行抗反流手术造成。

(四)食管裂孔疝

食管裂孔疝系术中损伤食管裂孔致使食管裂孔过大所致。

(五)巨食管

虽然贲门失弛缓症患者经手术治疗可以解除食管下段的梗阻,但是有些存在严重食管扩张的患者食管体已失去正常的动力学功能,无蠕动及排空功能,导致术后食管仍然扩张。如果症状严重,且患者体质允许,可考虑进一步手术治疗。

八、疗效

贲门失弛缓症的疗效及评定主要根据术后患者症状的变化结合上消化道 X 线钡餐、食管镜检查。综合全国各地医院的报道,手术疗效大多数还是肯定的,患者术后一般都可以顺利进食,体重较前增加,反流症状消失;也有部分患者进食过急或精神紧张时仍有吞咽困难,但是平时无反流症状;但有少部分患者术后仍有进食后胸闷、胃灼热感,极少数患者出现术后症状复旧,并逐渐加重。口服药物多作用轻微,作用时间短暂,仅应用于早期轻度的贲门失弛缓症患者或者拒绝其他治疗方法的患者。内镜下 Botox 注射操作简便,并发症少,近期疗效肯定,但远期容易复发,需重复注射,目前优先应用于无法外科手术或球囊扩张治疗,经外科手术或球囊扩张治疗后复发的贲门失弛缓症患者。内镜下气囊扩张是性价比最高的贲门失弛缓症一线疗法,其操作简便,疗效优于内镜下 Botox 注射,费用相对外科手术低,但存在食管穿孔的风险。近年来腔镜技术的发展使得腔镜下 Heller 肌切开术成为最有效的贲门失弛缓症治疗措施,减少了传统开放式 Heller 术的手术风险,国外荟萃分析更表明腹腔镜下 Heller 术联合抗反流措施是当前治疗贲门失弛缓症的最佳选择,与各种内镜治疗疗法相比其疗效更持久有效,与其他外科手术疗法相比术后症状复发率相似或更低。因此,我们认为在不考虑患者经济基础的情况下,其为首选治疗方法。

第四节　肺大疱

肺大疱是由于肺泡组织破坏引起的肺实质内充满气体的空腔,其内有纤维壁和残余的肺泡间隔构成的分隔。往往由于引起自发性气胸或体积巨大需要外科手术以减轻气急症状,改善肺功能。但至今尚无一种术前检查可以精确评估手术对肺功能的改善程度。另外,未被切除的肺大疱的自然病程目前尚不明了,因为有些患者病情发展迅速,而有些患者可以长时间无变化。

一、病理分型

(一)肺小疱

小疱是在脏层胸膜下,由于肺泡破裂引起的胸膜下气体聚集,包裹在脏层胸膜中,气体通过间质进入到胸膜薄弱的纤维层中,逐渐扩大形成一个小疱,此种小疱在临床上很容易发生破裂导致气胸,手术中多见于肺脏层胸膜下小于 0.3cm 甚至更小的疱性病变。肺小疱通常位于肺尖部,少数可发生在下叶上缘。肺小疱可融合成较大乃至巨大的肺大疱。

(二)肺大疱

肺大疱又称大疱性肺气肿,是由于肺泡组织破坏引起的肺实质内充满气体的空腔,其内有纤维壁和残余的肺泡间隔构成的分隔,几乎都是多发,但多局限在一个肺段或肺叶。肺大疱的病理结构分内外两层,内层由气肿的肺泡退变形成,外层则是脏层胸膜形成的纤维层。肺大疱里面有由残余肺泡及其间隔形成的纤维小梁,小血管贯穿其内,数根细支气管开口于其基部。

Davies 等建议将肺大疱分成三型,第 1 型为小部分肺过度膨胀所形成的肺大疱,特征是有一狭窄的颈部并与胸膜有明显界限;第 2 型肺大疱浅埋于薄层肺内;第 3 型肺大疱基底宽大并延伸到肺组织的深部。

然而,绝大多数学者倾向根据无大疱区肺组织有无明显阻塞性肺病对肺大疱进行分类,第 1 型约占 20%,肺组织正常或接近正常,此型患者基本无症状,肺功能接近正常。从病理学角度看,此型有不同程度间隔旁型肺气肿,巨大的肺大疱常常占据一侧胸腔至少 1/2 的容量。

第 2、3 型占 80%,肺组织有弥散性肺气肿。第 2 型事实上是弥散性全小叶型肺气肿的局限性加重,多为双侧多发,大小不一;第 3 型为毁损肺,肺间质被多发性小肺大疱所取代,常伴有严重的呼吸困难、呼吸衰竭和肺心病。

二、病因和发病机制

经典的对肺大疱的起因及其生物学行为的理解都基于 Baldwin 和 Cooke 的早期观察得出

的球瓣学说,他们认为支气管的炎性损坏导致其远端肺泡内气体只进不出,肺大疱因其内压的不断增高而进行性增大并压迫其周围的肺组织使之萎陷,即病变组织压迫正常功能的肺组织。

Fitzgerald 进一步认为肺气肿引起的正常肺容量的减少及肺弹性回缩力的下降,将使其周围细小支气管受压变窄,而造成相对正常肺组织出现呼气性阻塞。

Morgan 通过动态 CT 扫描观察、大疱内压测定及手术标本的病理学研究否定了,上述理论,他认为肺大疱周围的肺组织其顺应性低于肺大疱,即肺大疱所需的膨胀压低于其周围肺组织,因而在同等的胸腔负压下肺大疱常常比其周围的肺组织优先完全膨胀。因此当某一部位的薄弱肺间质达到一定大小时,其周围肺组织的弹性回缩力将使其形成肺大疱并使之逐渐增大。根据这一理论,外科治疗的目的应更注重于恢复肺组织的结构和弹性,而不是单纯切除肺大疱病变。

尽管有大量报道认为肺大疱的病因与吸烟和 an 抗胰蛋白酶缺陷有关,但目前引起大疱性肺气肿的确切病因尚不详。

此外,原发性肺癌伴发于肺大疱较为常见,可能的机制如下。

1.肺癌好发于诱发肺大疱的瘢痕。

2.被肺大疱压缩的肺间质易于癌变。

3.肺大疱通气差,致癌物质滞留诱发肺癌。因此预防性肺大疱切除可能减少肺癌发生率。

三、临床表现

肺大疱可并发自发性气胸、感染、咯血、胸痛。

(一)自发性气胸

自发性气胸是大疱性肺气肿常见的并发症,由于限制性通气功能障碍,这类患者往往不能耐受少量的气胸,肺大疱引起的气胸复发率高达 50% 以上,明显高于肺小疱病变(12%～15%),而且这类气胸自然愈合时间长,易继发感染,因此常常需早期手术治疗。

(二)感染

事实上肺大疱本身的感染少见,多为大疱旁肺组织继发感染造成肺大疱内反应性积液,胸片显示液平,绝大多数的积液无菌,吸收后肺大疱可能自然消失。因而,肺大疱继发感染宜选择保守治疗。

(三)咯血

肺大疱继发咯血比感染少见,因此当肺大疱患者出现咯血时应排除伴发肿瘤及支气管扩张可能,术前对出血部位也应做出评估。

(四)胸痛

胸痛是肺大疱的主要临床症状之一,多在胸骨后且疼痛性质类似心绞痛,手术切除肺大疱后疼痛即缓解。

四、诊断要点

较小的单发肺大疱可无任何症状,体积较大或多发的肺大疱可有气急、胸痛、胸闷、呼吸困难等症状,与慢性阻塞性肺病难以鉴别。当出现并发症时可有相应的症状。

诊断肺大疱主要靠影像学检查。胸片显示无肺纹理的薄壁空腔,可占据一个肺叶或整个胸腔,有时难以与气胸鉴别。CT 检查有助于明确诊断。

五、治疗

(一)手术适应证

1.无症状的肺大疱

预防性手术可定义为切除无症状的肺大疱。尽管治疗并发症比预防手术难度要大,但由于肺大疱的自然转归的不确定性,导致目前对预防性手术尚存有争论。巨大的无症状肺大疱可因突发并发症如气胸(尤其是张力性气胸)、肺或大疱感染、呼吸衰竭及肺心病而导致患者死亡,绝大多数外科医师同意,当肺大疱占据胸腔容积50%或以上、正常肺组织受压或短期增大明显时应视为手术指征。

2.慢性呼吸困难及活动能力下降

慢性呼吸困难及活动能力下降是主要的肺大疱切除指征。切除肺大疱可减轻限制性通气功能障碍,使大疱旁肺组织的弹性回复力得以恢复,改善通气血流比,减少生理无效腔以达到减小呼吸做功的目的。另外,切除肺大疱使胸腔内压下降,将纠正因高胸腔内压对肺动脉和体静脉回流的影响(气体压塞综合征)所造成的血流动力学失常,而这也是呼吸困难的主要原因之一。切除肺大疱还可恢复重要呼吸肌如膈肌、肋间肌等的长度、张力及收缩力的关系以改善其功能。

(二)术前评估

由于大疱性肺气肿与慢性阻塞性肺病的特殊关系,目前尚无检查手段精确评估肺大疱对其临床症状所产生的比例,因此切除肺大疱对肺功能的改善程度是无法预见的。

手术前至少应对下述三方面进行仔细分析评估。

1.临床评估

临床上有明确慢性支气管炎、支气管痉挛或反复感染发作史的患者手术风险大而手术效果也差。极度呼吸困难者,不管有无缺氧和(或)低氧血症,都非手术禁忌,甚至有的学者认为是最佳手术适应证。是否对呼吸机支持的患者进行手术尚存争论。

有证据表明戒烟可增进手术疗效,而继续吸烟将加速肺大疱切除术后肺功能的恶化。术后体重的下降往往是手术效果良好的标志。

2.解剖学评估

影像学检查可以较准确反映肺大疱的大小、部位以及周边肺组织的受压情况。当单个肺大疱占据一侧胸腔容积的$40\%\sim50\%$,与周边肺组织有明确界限,且短期增大明显或病情恶化时,手术效果好。而弥散性肺气肿患者即使切除较小肺大疱也可使其肺功能和症状得到明显改善。而影像学检查显示肺大疱旁肺组织无明显受压受限时,手术切除肺大疱可能使肺功能进一步受损并形成新的肺大疱。尽管标准胸片可对肺大疱做出较准确的诊断,但胸部CT可更为精确了解肺大疱情况。CT可以对肺气肿进行分型,了解肺大疱数量、大小、位置、胸片不能显示的较小肺大疱以及肺部其他病变如肺癌等。

3.肺功能评估

肺功能检查可以了解肺大疱以外肺组织功能情况、判断肺气肿严重程度,用力肺活量和FEV_1(一秒用力呼气容积)可以粗略估计肺大疱切除后的临床效果,因此尤为重要。当FEV_1低于预计值的35%时手术效果明显下降;呼气流率下降,呼吸道阻力增高往往提示支气管树受肺大疱压迫,术后肺功能会明显改善。

慢性阻塞性肺病患者弥散功能障碍与肺气肿程度正相关,这类患者静息状态氧分压可能正常,运动耐量试验时氧分压将明显下降;有些重度肺动脉高压可能与肺大疱压迫血管床有关,因此这些患者并非绝对手术禁忌,应从多方面考虑。

(三)术前准备

这类患者术前准备极其重要,包括指导患者正确的咳嗽方法、深呼吸、呼吸功能锻炼器的正确使用、胸部理疗(CPT)等;戒烟;肺部感染的控制;停用阿司匹林及甾体激素;术前皮下注射小剂量肝素及 10～15 日的营养支持。

(四)手术方法

肺大疱切除手术的术式选择应遵循的原则是保护所有的血管和尽可能的保留有功能的肺组织。肺大疱局部切除可最大限度的改善肺功能。胸膜下肺大疱可电凝去除,窄基底的肺大疱可于基底部结扎、切除、基底宽的肺大疱可缝扎或折叠缝合,基底宽而巨大的肺大疱,要切开肺大疱,沿其正常边缘切除肺大疱壁。因肺大疱并不局限于解剖段内,故段切除很少采用。因肺叶切除可导致严重的肺功能损害,所以很少行肺叶切除术。

(五)术后处理

术后处理包括 ICU 密切监护,及时发现并处理并发症,早期下床活动,胸部理疗,合理用药,新法镇痛(如硬膜外阻滞等),纤维支气管镜或环甲膜穿刺吸痰等。与肺大疱切除直接相关的并发症包括肺膨胀不全、长时间漏气、胸腔肺感染以及呼吸衰竭。如果病例选择得当,呼吸衰竭并发症并不常见,膨胀不全与漏气经过一段时间多能获痊愈。

第五节　早期肺癌

一、早期肺癌的概念

最初于 1973 年,基于美国 M.D.Anderson 癌症中心 2155 例患者的数据,首次制订了肺癌 TNM 分期系统。1997 年及 2002 年,该分期系统进行了第 5 次和第 6 次修订。2009 年,第 13 届世界肺癌大会(WCLC)正式公布了最新版的肺癌分期系统(第七版)。2015 年,国际肺癌研究学会(International Association for the Study of Lung Cancer,IASLC)对肺癌分期系统进行了更新,制订了第八版国际肺癌 TNM 分期标准。

目前,Ⅰ期和Ⅱ期非小细胞肺癌的治疗以手术为主,即通常意义上的早期肺癌。

Ⅰ期非小细胞肺癌:ⅠA 期包括肿瘤最大径≤2cm(T_{1a})和肿瘤最大径>2cm 但≤3cm(T_{1b})同时无区域淋巴结转移(N_0),ⅠB 期指肿瘤最大径>3cm 但≤5cm(T_{2a})同时无区域淋巴结转移(N_0)。在 CT 和 PET/CT 评估区域淋巴结阴性的患者是否需要术前行纵隔镜或内镜分期目前仍有争议。其中 CT 评估区域淋巴结阴性指淋巴结短径不超过 1cm,PET/CT 评估区域淋巴结阴性指淋巴结的 SUV_{max} 值不超过背景的 1.5 倍。此期患者术中应行系统淋巴结采样或清扫以明确是否有肺门或纵隔淋巴结转移。除常规解剖性肺叶切除术外,此期患者中肺功能较差者还可选择局限性肺切除术。

Ⅱ期非小细胞肺癌：ⅡA期包括肿瘤最大径≤2cm（T_{1a}）、肿瘤最大径＞2cm但≤3cm（T_{1b}）和肿瘤最大径＞3cm但≤5cm（T_{2a}）同时肿瘤转移至同侧支气管旁淋巴结和（或）同侧肺门淋巴结，以及肺内淋巴结，包括直接侵犯（N_1）；或肿瘤最大径＞5cm但≤7cm（T_{2b}）同时无区域淋巴结转移（N_0）。ⅡB期包括肿瘤最大径＞5cm但≤7cm（T_{2b}）同时肿瘤转移至同侧支气管旁淋巴结和（或）同侧肺门淋巴结，以及肺内淋巴结，包括直接侵犯（N_1）；以及肿瘤＞7cm（亚组：T_3＞7cm）或肿瘤已直接侵犯了下述结构之一者：胸壁（包括肺上沟瘤）、膈肌、膈神经、纵隔胸膜、心包壁层（亚组：T_3Inv）；或肿瘤位于距隆突2cm以内的主支气管，但尚未累及隆突（亚组：TgCentr）；或伴有累及全肺的肺不张或阻塞性肺炎（亚组：T_3Centr）或原发肿瘤同一叶内出现分散的单个或多个瘤结节（亚组：T_3Satell）同时无区域淋巴结转移（N_0）。

此期肺癌患者为达到完全切除，除常规解剖性肺叶切除外，可能还需包括双肺叶切除、袖状切除甚至全肺切除在内的术式。

二、手术切口的选择

选择一个合适的手术切口对肺癌手术的成功起到十分关键的作用。

理想的切口应该满足以下几点。

（1）为整个手术范围提供良好的暴露。

（2）应是进入术野最近的通道，并方便术中延长切口。

（3）对术后机体功能影响最小，避免损伤重要血管、神经。

（4）切口愈后尽量美观。

常规肺手术切口多为后外侧切口、前外侧切口、腋下切口、胸骨正中切口等，分述如下。

（一）后外侧切口

1.体位

患者取健侧卧位，健侧上肢可以放在与手术台成直角的臂架上，也可以肘部弯曲后放在头的旁边，患侧上肢可以转向前，悬吊在手术台上方。

2.切口

沿肩胛下角按照术侧上肢肋骨方向作一曲线切口，切口前部沿肋骨走行。标准切口是从腋前线至第4胸椎棘突水平处肩胛骨脊柱缘与棘突之间。上叶切除术选用第4肋间进胸，下叶选第5肋间进胸。切断背阔肌，如需扩大暴露也可切断斜方肌和大小菱形肌，不切断前锯肌，如需扩大暴露，也可在前锯肌附着点切断。术者可将手从肩胛骨下方伸上去计数肋骨。多数情况下触摸到的最高肋为第2肋。

（二）腋下切口

1.体位

术侧上肢从肩部外展90°，肘部弯曲，固定在支架上。注意，固定上肢时要使肩胛骨和肩关节保留一定的活动度，以满足手术暴露的需要，同时避免牵拉可能造成的损伤。

2.切口

皮肤切口，可以选用水平方向，切口一般在第4肋水平。根据需要决定切口宽度，解剖出前方的胸大肌和后方的背阔肌。注意保护肋间臂神经和胸长神经。牵开背阔肌，从肋骨附着点上切开前锯肌，暴露出需要进胸的肋间隙，由肋间进胸。可使用两个牵开器，一个上下牵开肋骨,一个前后牵开背阔肌、胸大肌和前锯肌。

(三)前外侧切口

1.体位

患者仰卧,术侧臀部和背部用沙袋垫高 30°～45°。术侧上肢要在肘部固定,肩部内转,把手放到背后。这种体位可以避免切断背阔肌和前锯肌的纤维。

2.切口

取乳腺下弧形切口,切断肋间切口,上方胸大肌及其筋膜,切口外侧切断胸小肌,沿前锯肌纤维方向切开部分前锯肌。女性患者需要把乳腺下部自胸大小肌筋膜上游离,以露出胸肋间,如需更充分暴露,可结扎位于肋软骨后方距胸骨缘 1cm 处的内乳动静脉,切断切口前缘的胸肋关节或更向前越过中线横断胸骨,会暴露得更好。

(四)胸骨正中切口

1.体位

患者仰卧,双上肢可以外展,也可以固定在身体两侧。

2.切口

胸骨正中切口是沿中线从胸骨切迹到剑突。注意胸骨切迹上 2～3cm 处胸骨上间隙中有颈弓(粗细不等的一条静脉)。剑突软骨上部也总有一条静脉横跨。

(五)局限性切口(不切断肌肉的开胸切口)

随着麻醉技术的进步,尤其是单肺通气的运用,许多胸外科手术并不需要标准的后外侧切口。术中可不切断背阔肌和前锯肌,电刀游离背阔肌前缘,切断背阔肌附着处皮下组织,使背阔肌足以向后牵引切开前锯肌筋膜游离前锯肌后下缘,向前牵开,即可暴露出肋间,可选择第5 肋间切开进胸。

三、手术术式的选择

(一)肺叶切除术

最早于 1940 年由 Blades 和 Kent 报道用于治疗支气管扩张症,是目前最常见的肺癌外科治疗手段,也是肿瘤局限于一个肺叶内的肺癌的标准手术方式。本术式可完整切除肿瘤、癌旁组织和淋巴引流通路。

这一术式的关键是肺叶、叶间裂的解剖以及血管、支气管的处理。

(二)双肺叶切除术

双肺叶切除包括切除右上中叶或右中下叶。前者的适应证主要为肿瘤位于右上肺前段或肿物位于中叶但侵犯肺裂或肺裂发育不全。上述情况下如不行双肺叶切除可能导致切缘阳性或切缘安全范围不足或无法彻底切除引流范围组织。右下叶中央型肺癌由于肿瘤位置靠上或接近中叶支气管也需行双肺叶切除术。其他的适应证还包括叶间血管或淋巴结受侵等。

(三)袖状切除术

袖状切除的切除范围包括切除一个肺叶,周围组织以及附属的主干支气管。它是全肺切除术的主要替代方法之一。此术式可通过吻合远近端支气管以恢复支气管的连续性和保存肺组织。此术式的主要适应证为右上叶或左上叶开口处的支气管内肿瘤。此外,袖状切除也适用于有支气管壁旁局限性淋巴结肿大的病例。1947 年,Price－Thomas 完成了第一例支气管袖状切除术。左主支气管楔形切除加支气管成形术由 D'Abreu 和 McHale 于 1949 年首次完成。这两例都是支气管腺瘤的治疗。Allison 于 1959 年报道了首例肺癌患者的袖状切除术，这也是首例肺动脉部分切除重建术。原则上任何一叶肺组织均可行支气管袖状切除术。但由于解剖上的原因，临床上最容易并且最常开展的是右上肺袖状切除术，其次是左上肺袖状切除术。

（四）全肺切除术

全肺切除术指一侧全肺，即右侧全肺切除或左侧全肺切除术，适用于肺功能良好，估计可耐受一侧全肺切除、上述手术方式无法完整切除肿瘤的病例。Evarts Graham 于 1933 年 4 月施行了首例成功的左全肺切除术，对象是一名 48 岁的左上肺癌患者。术前的计划是行肺叶切除术，但术中发现肿瘤侵犯左下叶支气管，因此术中决定行左全肺切除术。由于当时缺乏胸腔残腔的处理经验，术者同时切除第 7 肋，并行胸廓成形术。患者术后病理诊断为 T_2，N_1，ⅡB 期。患者术后继续生存了 30 年。最终死于心肾疾病。

1933 年 11 月，Overholt 完成了第一例成功的右全肺切除术。

在早期肺癌的外科治疗中，在保证完整切除肿瘤的前提下，应最大限度保留正常肺组织，尽可能少选用全肺切除术。在肿物侵犯肺门结构，如侵犯主支气管、肺动脉主干等时，应首先考虑行支气管成形术或肺动脉成形术。一般来说，右肺功能占全肺功能的 55%，左肺功能占全肺功能的 45%。一般认为，全肺切除术后残余肺功能应满足 $FEV_1 > 0.8L$，有研究显示，在少数极端情况下，术后残余肺功能 FEV_1 可低至 0.5～0.6L。在疾病状态下，全肺切除术的肺功能预测应参考肺灌注显像、运动心肺功能的结果。因此在肿瘤侵犯肺门结构，术前考虑有行袖状切除术甚至全肺切除术可能的情况下，推荐行常规肺功能、肺灌注显像及运动心肺功能检查，此外，还应同时结合患者年龄、身体状态等制订手术决策。

（五）解剖性肺段切除术

解剖性肺段切除术是指分别结扎相应肺段支气管和血管，切除一叶肺的单个或多个支气管肺段的手术。不规则切除部分肺叶的非解剖性手术均应归于楔形切除术。从技术操作难度来讲，肺段切除术要比肺叶切除术更困难些，因为术者需掌握更精确的支气管和血管的三维关系，以及可能发生的血管变异。判断肺段最可靠的标志是支气管，因为支气管的变异最少。通过反复牵拉病灶并同时用手扪及肺门部位，可感觉到被拉紧的支气管，即为相应的肺段支气管。

本术式最早应用于肺结核、支气管扩张，以及其他化脓性的肺疾病。在有效的抗结核药物以及广谱抗生素逐渐发展起来后，这一手术的应用越来越少。1973 年，Jensik 等再次将这一术式应用于早期肺癌领域。Read、Warren 和 Faber 等的研究显示，在早期肺癌领域，这一术式可以取得较好的效果。Kodama 和 Cerfolio 的研究显示，对于肺功能较差的原发性肺癌患者，肺段切除术可为患者带来长期生存。

有关这一术式，最早的随机试验是 1995 年由 Ginsberg 和 Rubenstein 报道的肺癌研究组的研究。但这一试验混杂了肺段切除术和肺楔形切除术，同时也没有考虑病灶大小及肿瘤分期ⅠA、ⅠB 对术后生存的影响，因此在与肺叶切除术比较中，得出了肺段切除与肺楔形切除这一组的结果较差。

一般认为,当患者肺功能受限或外周型肿瘤局限于一个解剖性肺段内时,肺段切除也适用于非小细胞肺癌的外科治疗。但对于小的外周型肿瘤或术前影像学提示低度恶性的肿瘤的效果,肺段切除术或楔形切除术哪个更好,仍需进一步研究。左上肺舌叶切除,尽管包含两个肺段,仍归为肺段切除术,也适用于外周型非小细胞肺癌。

(六)肺楔形切除术

转移瘤切除是这一术式的理想应用。在肺癌外科治疗领域,早期肺癌(Ⅰ、Ⅱ期)患者中,肺功能较差者可能从这类手术中获益。Miller 和 Hatcher 开展的针对肺功能较差患者的小规模研究显示,接受这一术式的 5 年生存率可达 35%。与肺段切除术相比,楔形切除术是非解剖性手术,仅适用于高风险患者的治疗。尽管与解剖性切除相比,楔形切除术的局部复发率更高,但其仍是一个可选择的术式。本院大切片研究发现,在原发灶周围肺泡及引流支气管存在肿瘤细胞的非连续性转移,可能是这一术式术后局部复发的原因之一,因而应保证一定的安全边界。一般认为,应距离肿瘤边界至少 1cm 以上。

(七)准确切除术(precision dissection)或肿物切除术(lumpectomy)

1986 年 Perelman 和 Cooper 等介绍了肺癌外科治疗的一种肿瘤切除术。这一术式主要用于肿瘤位置较深,不适于做楔形切除或肺段切除,肺功能也不允许做肺叶切除时。其技术要点是在肺膨胀状态下,用电灼或激光的方法,把肿瘤连同部分周围正常组织一起切除,位置极深的要解剖和结扎的相应动脉和支气管。缺损的肺泡空间利用电灼或激光封闭,粗糙的肺表面可缝闭或暴露之不做处理。目前尚没有有关这一术式生存结果的报道,但从理论上推测,可把其归入姑息性手术一类看待。

(八)胸腔镜手术

胸腔镜技术已被成功应用于非小细胞肺癌的肺叶切除术、双肺叶切除术、袖状切除术、全肺切除术和局限性切除术。对于有胸腔镜手术技术和经验的外科医生,胸腔镜是开胸手术可选择的替代。在胸腔镜手术时仍需坚持标准切除术的各项原则。

20 世纪 90 年代以来,现代医学工程技术的进步,为胸腔镜外科不断发展成熟提供了可靠的硬件支持。随着胸腔镜器械的不断更新和完善,世界范围内外科医师的胸腔镜操作技能也得到了极大的提升。越来越多的胸外科医师熟悉、适应并掌握了这种新的胸外科手术方式。与传统开胸手术的巨大创伤相比,胸腔镜手术明显的微创优势为全世界的胸外科患者带来了新的希望,这也激励着胸外科医师、医学工程师以及其他相关专业人员不断拓宽、拓深此项技术。传统肺癌外科中有代表性的手术,如楔形切除、肺叶切除、肺袖状切除以及全肺切除等都已经能够在全胸腔镜下完成。胸腔镜肺叶切除联合纵隔淋巴结清扫符合恶性肿瘤的治疗原则,目前已经写入了 NCCN 早期原发性肺癌的诊疗指引。

操作要点:手术采用双腔气管插管全身麻醉,健侧单肺通气。患者取健侧卧位,肩下垫软垫,采取折刀位以增宽肋间隙。手术切口由主操作口、镜孔及辅助操作孔组成。胸腔镜镜孔选择第 8 或 9 肋间腋后线,长约 1.5cm;主操作口选择第 4 肋间腋前线,长约 4cm,不放置开胸器,不牵开肋骨;辅助操作口选择腋后线第 6 肋间与腋前线第 7 肋间,长 1.5cm;不切断背阔肌,沿前锯肌肌纤维方向分离前锯肌。所有的操作过程均在胸腔镜观察下完成,不借助切口进行直视观察,胸内操作完全在镜下进行,血管支气管及肺的切割采用切割缝合器。术者和扶镜者(第二助手)站在患者腹侧进行操作,第一助手站在患者背侧协助牵拉暴露。对需切除肺叶在肺门部位软组织内由表浅的结构开始解剖,依次暴露、离断,逐渐深入,最后处理肺裂,不需翻转肺叶;切除上、中叶时采取从前向后推进;切除下叶时为从下向上推进;对肺门遵循静脉－支气管－动脉－肺裂的游离及离断顺序。

胸腔镜辅助小切口开胸手术(video－assisted mini－thoracotomy,VAMT):VAMT 是在胸腔镜辅助下做一个 8~12mm 的肋间小切口,通过小切口撑开肋间,在胸腔镜辅助下,可达到满意的显露。术者直视下进行解剖性肺叶切除。VAMT 对手术医生的技术要求亦不如VATS 高,国内开展 VAMT 肺癌手术较 VATS 更为普遍,技术成熟的胸外科医生使用常规手术器械经小切口开胸行肺癌根治手术多无明显困难。对于胸腔镜下血管支气管成形,或全肺切除,可考虑该术式,使手术更加安全快捷。

(九)机器人手术

近年来,机器人外科也开始进入胸外科领域。机器人外科潜在的优势包括:改进了胸腔镜器械可操作性的受限,同时也提供了术野更高分辨率的三维图像。利用这一技术进行的早期非小细胞肺癌肺叶切除术也有报道认为是可行和安全的。此外,机器人外科在技术方面仍需不断完善并且需要得到肿瘤外科医生的认可。

四、手术效果的评价

(一)肺叶切除术

经手术治疗的早期非小细胞肺癌患者中,ⅠA 期患者的 5 年生存率为 66%,ⅠB 期患者的5 年生存率为 56%。Ginsberg 和 Wada 报道的肺叶切除术相关病死率只有全肺切除术的一半(2%vs.4%)。Pagni 等报道的肺叶切除术的病死率为:2%(70 岁以上患者,293 例),4%(80岁以上患者,45 例)。Schneider 报道肺叶切除术病死率为 1.9%(75 岁以上患者),与 65~75岁患者无显著性差异。

(二)双肺叶切除术

Keller 等报道的 166 例双肺叶切除术中,肿物侵犯肺裂占 45%,肺裂发育不全占 21%,支气管内肿物占 14%,淋巴结或支气管受侵占 10%,血管受侵占 5%,其他原因占 5%。双肺叶切除术的病死率比肺叶切除术高但比全肺切除术低。

(三)袖状切除术

有 142 例袖状切除术的报道,其中达到完全切除有 87%,手术病死率为 2.5%。Ⅰ期患者的 5 年生存率为 63%,10 年生存率为 52%。总的局部复发率为 23%,完全切除病例的局部复发率为 17%。Yildizeli 等报道了 218 例病例。其中 95.9%可达完全切除。手术病死率和并发症发生率分别为 4.1%和 22.9%。5 年生存率为 53%,10 年生存率为 28.6%。完全切除术后,局部复发 10 例,纵隔复发 20 例,远处复发 25 例。一般认为,袖状切除术的适应证如下:①肺功能可耐受;②肿瘤局限于肺内,可行完整切除;③纵隔淋巴结阴性的患者生存最好。肺功能较差、肿瘤侵犯肺外结构或纵隔淋巴结阳性患者虽然也可行袖状切除术,但并发症发生率更高且生存较差。肺动脉袖状切除可与支气管袖状切除同时进行或单独进行。但需行此类手术的患者多数已不可手术或需行全肺切除术。Ma 等进行的包含 2984 例的 Meta 分析显示,对肺动脉袖状切除的患者,加权手术病死率为 3.3%,并发症发生率为 32.4%。就中位生存时间而言,全肺切除为 26 个月,支气管袖状切除为 60 个月,肺动脉袖状切除联合支气管袖状切除为 30 个月。

(四)全肺切除术

全肺切除术主要适用于肺叶切除术、双肺叶切除术或袖状切除术等无法彻底切除肿瘤时。胸外科医生必须明确,全肺切除创伤大,可能导致患者损失近 50% 的肺功能和肺血管床。全肺切除术的适应证主要为中央型肺癌累及主支气管或肿物累及肺裂或肺门淋巴结受累。在肺门淋巴结受累导致需行全肺切除术时,应在更高站淋巴结未受累且可行完整切除的前提下进行。全肺切除的手术病死率是肺叶切除术的 2 倍左右。日本的 Wada 等报道的 590 例肺癌切除术病例中,全肺切除术的病死率为 3%。右全肺切除术的风险高于左全肺切除术。

(五)肺段切除术

Jensik 等报道的第一个大样本的肺癌肺段切除术临床研究包括 123 例病例,5 年生存率 56%,10 年生存率 27%。Kodama 等比较了 3 组 T_1N_0 的非小细胞肺癌患者:①46 例患者非特殊选择接受肺段切除术;②17 例患者由于肺功能受限接受肺段切除术;③77 例患者接受肺叶切除+纵隔淋巴结清扫术。肺叶切除组与非选择接受肺段切除组长期生存率无显著性差异(88%vs.93%)。但由于肺功能受限而接受肺段切除术的患者长期生存明显差于其他两组(48%)。Warren 和 Faber 比较了 68 例 $T_{1\sim2}N_0$ 接受肺段切除术的患者与 105 例接受肺叶切除术的患者,肺叶切除术组的总生存更好,但对于肿瘤≤3cm 的亚组,差异无统计学意义。整体来讲,肺段切除术组的局部复发率为 23%,而肺叶切除术组的局部复发率为 5%。由 Ginsberg 和 Rubinstein 开展的前瞻性研究显示,接受局限性切除术(包括肺段切除术和楔形切除术)的 T_1N_0 非小细胞肺癌患者的局部复发率为肺叶切除术的 3 倍,但总生存二者无显著性差异。解剖性肺段切除术尽管局部复发的风险增高,但对于肺功能受限或小的周围型肿瘤的患者,肺段切除术仍然是合适的选择。

(六)楔形切除术

Errett 等报道的非随机研究数据显示,97 例因肺功能严重受损而施行楔形切除术的患者与 100 例肺叶切除术的患者相比,尽管预期风险更高,但楔形切除组的手术病死率只有 3%,而肺叶切除术组的手术病死率为 2%。长期生存二者无统计学差异。Landreneau 等回顾性分析 T_1N_0 非小细胞肺癌,其中 42 例接受开胸楔形切除术,60 例接受胸腔镜楔形切除术,117 例接受标准肺叶切除术。尽管两组楔形切除术的病例肺功能更差,年龄更高,但未出现手术死亡,而肺叶切除术组的手术病死率则为 3%。但肺癌研究组(LCSG)的经验是,开放或胸腔镜楔形切除组的局部复发率(分别为 24% 和 16%)高于肺叶切除术(9%)。5 年生存率方面,开放楔形切除术组(58%)低于肺叶切除术组(70%),胸腔镜楔形切除术组(65%)与肺叶切除术组无显著性差异。一般认为,楔形切除应满足以下条件:肿物直径<3cm、肿物位于肺外侧 1/3 部分、能实现足够的局部切除、无支气管内侵犯、冷冻证实切缘阴性、纵隔和肺门淋巴结应采样。当满足上述原则时,对于不能耐受解剖性切除的患者而言,楔形切除术是可接受的选择。

(七)局限性切除术

局限性切除包括肺段切除、楔形切除以及准确切除或肿物切除。在刚刚过去的几年里,局限性切除作为高选择患者,如老年患者或肺癌的根治术或严重心肺疾病患者的肺癌最佳手术方案被越来越多地讨论。目前的研究表明,对于老年患者来讲,与肺叶切除相比,局限性切除是一种围术期并发症更少的安全的手术方式。此外,回顾性数据表明,对于Ⅰ期非小细胞肺癌,尤其是肿瘤直径小于 2cm 时,肺叶切除与局限性切除的肿瘤学效果是相似的。

(八)胸腔镜手术

数十年来,肺癌外科治疗的标准方法就是开胸手术。20 世纪 90 年代末期,随着胸腔镜的出现,微创外科成为了早期非小细胞肺癌外科治疗的又一选择。这一技术的应用仍在争议中不断发展。主要的争议来自胸腔镜是否能达到传统开胸手术同样的肿瘤治疗效果。微创外科的支持者认为,与传统开胸手术相比,微创手术的术后疼痛更轻,住院时间更短,因此康复更快。从而使得术后进行辅助放化疗需要的间隔更短,并且辅助放化疗的依从性更好、完成率更高。其他胸腔镜手术的优势还包括:术中失血更少,术后并发症更少,残存肺功能更多,炎症反应更少,更快恢复到术前的活动。笔者主持的"胸腔镜与小切口开胸治疗临床早期非小细胞肺癌的多中心随机对照研究"显示:①术后两组患者 TNF$-\alpha$、IL-2 和 IL-4 的血浆浓度均较低;②与小切口肺切除对比,胸腔镜术后在疼痛和气促等方面具有较高的生活质量。癌症与白血病研究组 B(CALGB)的 39802 项前瞻性研究评价并确定了胸腔镜手术治疗早期非小细胞肺癌的可行性与安全性。安全性主要指在训练胸腔镜外科医生时不增加患者的风险。多个回顾性研究已经回答了安全性的问题。资料显示,微创外科的训练是安全的,尤其是对于有大量胸腔镜肺叶切除病例的中心而言。胸外科医师协会(STS)的资料显示,与开胸手术相比,胸腔镜手术的并发症发生率更低。随着老龄人口的增加,对于更加安全的手术方式的需求也越来越高。回顾性资料显示,对于 70 岁以上的早期非小细胞肺癌患者,与开胸手术相比,胸腔镜肺叶切除术也是安全且效果良好的手术方式,主要表现为并发症更少且住院时间更短。对于有肺部疾患或肺功能低下的患者,胸腔镜手术也同样是安全的。至于受到质疑的胸腔镜手术在肿瘤治疗方面的效果,主要集中在是否能达到足够的切除范围以及淋巴结清扫范围。此外,在开胸手术中通过双手触诊排除潜在的肺结节在微创手术中也不可行。目前的回顾性资料显示,以 5 年生存率衡量,胸腔镜手术可达到开胸手术相同的肿瘤治疗效果。这一结论尚需前瞻性研究予以确认。目前,美国胸科医师学会认为对于Ⅰ、Ⅱ期非小细胞肺癌,胸腔镜是开胸手术可接受的替代方法。

第六节　小细胞肺癌

一、概述

小细胞肺癌(small cell lung cancer,SCLC)是原发性支气管肺癌中恶性程度最高的一种,包括变异性和复合性小细胞癌,占肺癌总数的 15%～20%,大多发生于叶或段支气管黏膜上皮或者黏膜腺内的嗜银细胞,好发于肺门附近的主支气管,多属中央型,仅大约 20% 位于肺周围,但近年来 SCLC 的发病率逐渐降低。临床特点是肿瘤细胞倍增时间短,进展快,常伴内分泌异常或类癌综合征,生长迅速,淋巴和血行转移早,确诊时约三分之二已有远处转移,其恶性程度高,单纯手术效果相对较差,但对放化疗敏感。

二、病因

通常认为,肺癌的发生是由环境因素单独作用引起的,吸烟是确定的肺癌发病相关危险因素,已有研究表明,环境性吸烟(enviromental tobacco smoke,ETS,被动烟草吸入)亦明显增加肺癌的发病风险。一个来自欧洲的前瞻性研究表明,有 16%～24% 的非吸烟者或戒烟者肺癌患者是由于环境性吸烟引起的。最近一个对 22 个研究进行的荟萃分析显示,暴露在工厂被动吸烟环境中的工人罹患肺癌风险会增加 24%,并且该风险与暴露持续的时间密切相关。某些职业,如矿工、石棉暴露、建船和石油冶炼工与肺癌的发病相关密切。此外,饮食调查表明,摄入高水平含胡萝卜素的水果和蔬菜较低水平摄入相比,可以降低肺癌的发病风险。虽然最近的试验表明补充 β－胡萝卜素和维生素 A 添加物不仅不能降低肺癌的发病风险,反而可能增加了肺癌的死亡风险,但另一个超大样本数的荟萃分析表明提高食物中的隐黄素(维生素 A 前体)水平可减少肺癌的发生风险。一部分研究者认为对环境损伤的易感性具有个体差异,现已公认,遗传位点上癌基因或抑癌基因的突变和杂合性缺失参与了肺癌的发生,虽然大部分的改变是蓄积在体细胞水平上,但是越来越多的证据表明,某些遗传位点上特定等位基因的变异影响肺癌的易感性,尽管作用可能很小。此外,流行病学证据已经显示,在调整了吸烟和其他危险因素后,肺癌可能具有家族聚集性,而且对肺癌发生易感性的不同可以通过孟德尔遗传方式传递下去。有证据显示,肺癌和吸烟相关的肿瘤通常都有可遗传的基因成分,但是这种基因成分尚未被明确证实。

三、病理生理表现

(一)肺癌的生物学

Sheheline 等和 Goldaworthy 等通过小鼠皮肤癌和大鼠肝癌模型深入研究了癌症各个阶段发生的模式,通过这些模型明确了癌症发生的系列变化。即细胞接触了致癌物质后,出现遗传结构不可逆转性的改变,接触第二动因或助催化剂后,即出现了可逆性的膨胀,进一步改变细胞进入进展期,表现出恶性特征,潜在有转移的可能性。

虽然现在我们对肺癌的分子发病机制还了解得不多,但是在过去的几十年里,我们在肺癌的分子癌变机制上还是取得了不少进展。对临床明确的肺癌进行的研究表明:肺癌是由多种遗传和表观遗传学改变累积所致。从组织病理学和生物学的角度看,肺癌是由高度异质性但又密切相关的一组新生物而构成的疾病,可能涉及多条癌前通路。肺癌细胞可能来源于肺气道的主支气管(中央型肿瘤)或小支气管、细支气管以及肺泡(外周型肿瘤),和其他上皮性恶性肿瘤一样,肺癌经癌前病变和原位癌等一系列病理改变进展而来。小细胞肺癌是一种神经内分泌癌,对其前体病变现在了解得还并不清楚。然而,一种叫 DIPENECH 罕见的病变已经被发现与肺的其他神经内分泌性肿瘤的形成相关,这些神经内分泌肿瘤包括典型或不典型的类癌。DIPENECH 包括微小肿瘤处的管腔外局部增生。当神经内分泌增生灶在 0.5cm 以上时,类癌可以从微小肿瘤主观地区分出来。

肺癌中存在多个抑癌基因和癌基因的遗传学改变。肺癌始发于组织学正常的皮细胞,经过一系列按顺序发生的分子改变而演变而成。某些特定等位基因的缺失改变存在先后次序,3p 等位基因缺失(一些 3p 基因位点)后往往伴随着 9p 缺失(p16^{INK4a}位点),这是正常组织上皮细胞内发生的早期改变。端粒酶活化作为一个早期事件预示着肺癌癌变。在端粒酶表达和

p53/Rb 失活之前,端粒的缩短是支气管癌变过程中的一个早期遗传学异常。

然而,在各种组织类型肺癌的形成过程中,各基因激活或失活的具体作用、蓄积性分子改变的次序仍然有待进一步研究。

(二)小细胞肺癌的癌变机制

如前所述,尚无上皮的病变表型被确认为是 SCLC 的病变前体。一项研究比较了 SCLC 和 NSCLC 患者中央支气管正常和轻度异常(增生)上皮中的分子改变(在一些染色体位点 LOH 和微卫星不稳定,性),结果发现,SCLC 的支气管上皮较 NSCLC(鳞状细胞癌和肺腺癌)的支气管上皮具有更高的遗传学异常发生率。这些发现表明,SCLC 患者的支气管上皮具有更普遍和更广泛的遗传损伤。这些 SCLC 患者的正常或轻度异常的支气管上皮具有很高的遗传学改变发生率提示,SCLC 可能直接由组织正常或轻度异常的上皮细胞不经过复杂的组织学改变而直接发生。

(三)病理特点

小细胞肺癌占所有肺癌的 20%,大约三分之二的小细胞肺癌(SCLC)表现为肺门肿块。典型的小细胞肺癌(SCLC)位于支气管周围浸润支气管黏膜下层和支气管周围组织。小细胞肺癌的组织病理学特点与其他类型的肺癌相比,小细胞肺癌的组织细胞学表现较为独特,常呈神经内分泌增生样改变。小细胞肺癌的肿瘤细胞核浆比极高,胞质稀少,核染色质呈细颗粒状。另外,常见到肿瘤病灶因生长迅速,被周围的纤维上皮基质分隔形成"巢样"。由于病理压片处理时可能造成的人工伪像或者病灶的广泛坏死,有时难以从普通切片上明确诊断小细胞肺癌。这时可以通过特殊染色鉴别。小细胞肺癌为上皮来源,角蛋白染色呈阳性,其他特殊染色可以发现有神经内分泌颗粒。根据 Vollmer 等进行的形态测量研究,小细胞肺癌的体积,在大的活检标本上看来要大些,因此,固定良好的开放手术中的小细胞肺癌细胞比在支气管活检标本中的更大。

四、临床表现

小细胞肺癌临床表现的特殊性在于它的高度恶性,往往在肺内原发灶很小时即有转移,有些患者以转移病灶为首发表现。小细胞肺癌(SCLC)易发生血行转移,确诊时约三分之二已有远处转移,80% 以上为胸腔内转移,胸腔外转移以脑、骨转移多见。

早期多数患者以咳嗽、咳痰、痰中带血、气促、胸痛胸闷不适、发热等症状常见,晚期表现为胸腔外扩散,以脑转移,骨转移及各种内分泌综合征多见,脑转移多可表现为局部无力,全身或局部抽搐,意识模糊,共济失调等;而内分泌综合征大多数以抗利尿激素分泌异常综合征、异位 ACTH 综合征、神经综合征及其他内分泌副癌综合征常见。

五、诊断

小细胞肺癌的治疗效果与其早期诊断密切相关,因此,应该大力提倡早期诊断、及早治疗以提高生存率甚至治愈率。详细采集病史,对小细胞肺癌的症状.体征、影像学仔细分析,及时进行细胞学及纤支镜等检查,可以使得小细胞肺癌得到确诊。

(一)高危因素

有吸烟史并且吸烟指数大于 400 支/年、高危职业接触史(如接触石棉)以及肺癌家族史等,年龄在 45 岁以上者,是肺癌的高危人群。

(二)详细的病史询问和物理检查

咳嗽、气促、痰中带血、胸痛、胸闷不适、发热等症状常见,晚期表现为胸腔外扩散,以脑转移、骨转移及各种内分泌综合征多见。

(三)影像检查

1.胸部 X 线检查

胸片是早期发现肺癌的一个重要手段,也是术后随访的方法之一。

2.胸部 CT 检查

胸部 CT 可以进一步验证病变所在的部位和累及范围,也可大致区分其良、恶性,是目前诊断肺癌的重要手段,而 CT 引导下经胸肺肿物穿刺活检是重要的获取细胞学、组织学诊断的技术。

SCLC 周围型较少见,CT 表现为肺内原发灶较小,密度较均匀,坏死不明显,可呈类球形、多芽孢或桑葚状,边缘相对光整,较少毛刺,可有深切迹;中央型小细胞肺癌的 CT 表现:叶支气管管腔不规则狭窄或管外沿受累支气管走行边界清晰的肿块。

3.超声检查

超声检查主要用于发现腹部重要器官以及腹腔、腹膜后淋巴结有无转移,也用于双锁骨上窝淋巴结的检查。

4.MRI 检查

MRI 检查对肺癌的临床分期有一定价值,特别适用于判断脊柱、肋骨以及颅脑有无转移。

5.骨扫描检查

骨扫描检查用于判断肺癌骨转移的常规检查。当骨扫描检查提示骨可疑转移时,可对可疑部位进行 MRI 检查验证。

6.PET/CT 检查

PET/CT 检查不推荐常规使用。在诊断肺癌纵隔淋巴结转移时较 CT 的敏感性、特异性高。

(四)内镜检查

1.纤维支气管镜检查

纤维支气管镜检查技术是诊断肺癌最常用的方法,包括纤支镜直视下刷检、活检以及支气管灌洗获取细胞学和组织学诊断。上述几种方法联合应用可以提高检出率。

2.经纤维支气管镜检查

引导透壁穿刺纵隔淋巴结活检术(TBNA)和经纤维超声支气管镜引导透壁淋巴结穿刺活检术(EBUS-TBNA)经纤维支气管镜引导透壁穿刺纵隔淋巴结活检术有助于治疗前肺癌 TNM 分期的精确 N_2 分期。但不作为常规推荐的检查方法,有条件的医院应当积极开展。经纤维超声支气管镜引导透壁淋巴结穿刺活检术(EBUS-TBNA)更能就肺癌 N1 和 N_2 的精确病理诊断提供安全可靠的支持。

3.纵隔镜检查

作为确诊肺癌和评估 N 分期的有效方法,是目前临床评价肺癌纵隔淋巴结状态的金标准。尽管 CT、MRI 以及近年应用于临床的 PET/CT 能够对肺癌治疗前的 N 分期提供极有价值的证据,但仍然不能取代纵隔镜的诊断价值。

4.胸腔镜检查

胸腔镜可以准确地进行肺癌诊断和分期,对于经纤维支气管镜和经胸壁肺肿物穿刺针吸活检术(TTNA)等检查方法无法取得病理标本的早期肺癌,尤其是肺部微小结节病变行胸腔镜下病灶切除,即可以明确诊断。对于中晚期肺癌,胸腔镜下可以行淋巴结、胸膜和心包的活检,胸腔积液及心包积液的细胞学检查,为制订全面治疗方案提供可靠依据。

(五)血液免疫生化检查

1.血液生化检查

对于原发性肺癌,目前无特异性血液生化检查。肺癌患者血浆碱性磷酸酶或血钙升高考虑骨转移的可能;血浆碱性磷酸酶、谷草转氨酶、乳酸脱氢酶或胆红素升高考虑肝转移的可能。

2.血液肿瘤标志物检查

目前尚并无特异性肺癌标志物应用于临床诊断,故不作为常规检查项目,但有条件的医院可以酌情进

行如下检查,作为肺癌评估的参考。

(1)癌胚抗原(carcinoembryonic antigen,CEA):目前血清中 CEA 的检查主要用于判断肺癌预后以及对治疗过程的监测。

(2)神经特异性烯醇化酶(neurone－specific enolase,NSE):是小细胞肺癌首选标志物,用于小细胞肺癌的诊断和治疗反应监测。

(六)组织学诊断

组织病理学诊断是肺癌确诊和治疗的依据。活检确诊为肺癌时,应当进行规范化治疗。如因活检取材的限制,活检病理不能确定病理诊断时,建议临床医师重复活检或结合影像学检查情况进一步选择诊疗方案,必要时临床与病理科医师联合会诊确认病理诊断。

(七)其他检查

1.痰细胞学检查

痰细胞学检查是目前诊断肺癌简单方便的无创伤性诊断方法之一,连续三天留取清晨深咳后的痰液进行痰细胞学涂片检查可以获得细胞学的诊断。

2.经胸壁肺内肿物穿刺针吸活检术(TTNA)

TTNA 可以在 CT 或 B 超引导下进行,在诊断周围型肺癌的灵敏度和特异性上均较高。

3.胸腔穿刺术

当胸腔积液原因不清时,可以进行胸腔穿刺,以进一步获得细胞学诊断,并可以明确肺癌的分期。

4.胸膜活检术

当胸腔积液穿刺未发现细胞学阳性结果时,胸膜活检可以提高阳性检出率。

5.浅表淋巴结活检术

对于肺部占位病变或已明确诊断为肺癌的患者,如果伴有浅表淋巴结肿大,应当常规进行浅表淋巴结活检,以获得病理学诊断,进一步判断肺癌的分期,指导临床治疗。

(八)临床分期

临床分期评价项目包括病史、体格检查、胸片、血常规、肝肾肺功能、乳酸脱氢酶、电解质的检测、胸腹部 CT 扫描(包括肝和肾上腺)等。对于有转移性症状或体征的患者,应该加做以下检查:骨 ECT,头部增强 CT 或 MRI,骨髓穿刺活检。如果某一种检测方法判定为广泛性病变,可以不进行进一步的分期检查。

FDG－PET/CT 联合应用的作用已充分肯定,有利于对某些患者进行精确分期。由于小细胞肺癌的预后和治疗并不由原发肿瘤或转移淋巴结的大小或数目决定,而是基于病变是否能被包括在放疗野内及 SCLC 的生物学特性,诊断时多为Ⅰ、Ⅳ期,故 TNM 分期应用少,多应用美国退伍军人肺癌协会(Veterans Administration Lung Study Group,VALG)分期:①局限期:病变局限于一侧胸腔、纵隔、前斜角肌及锁上淋巴结,但不能有明显的上腔静脉压迫、声带麻痹和胸腔积液,且能够被纳入一个放疗治疗野内;②广泛期:超出一侧胸腔的病变(明显的上腔静脉压迫、声带麻痹和胸腔积液),包括恶性胸腔积液或心包积液以及血行转移。

六、鉴别诊断

小细胞肺癌在诊断时,应与下述肺小细胞性肿瘤鉴别。

(一)类癌和不典型类癌

一部分小细胞肺癌误诊为不典型类癌。小细胞肺癌与类癌、不典型类癌皆属于肺神经内分泌肿瘤,也是肺组织常见的肿瘤。在鉴别诊断上,应注意以下几点。

1.SCLC 是高度恶性肿瘤,而类癌和不典型类癌属于低度恶性和中度恶性。

2.类癌和不典型类癌呈典型的器官样巢状结构,瘤细胞排列成菊形团、彩带样、条索状、腺管样,瘤细胞较均一,而 SCLC 细胞密集、深染。

3.SCLC 核分裂异常活跃。

4.SCLC 多有广泛、大片状坏死,而类癌一般无坏死,不典型类癌可呈点状坏死。

5.神经内分泌免疫组化检测时类癌、不典型类癌阳性率较 SCLC 阳性高很多。

(二)肺非霍奇金淋巴瘤(NHL)

1.SCLC 具有神经内分泌器官样巢状结构,而 NHL 瘤细胞更弥散、均一,不具有特异性结构。

2.SCLC 瘤细胞排列更为密集,形态更为多样,而 NHL 瘤细胞形态较均一。

3.SCLC 呈大片状广泛坏死,血管壁嗜碱性,而 NHL 没有此改变。

4.临床上 SCLC 发展迅速,很快发生远处转移,而 NHL 发展较慢,多无远处转移。

5.SCLC 以角蛋白和神经内分泌抗体呈阳性,而 NHL 淋巴细胞标记抗体阳性。

(三)小细胞型鳞状细胞癌

小细胞型鳞状细胞癌分化较低,癌细胞较小,核染色质呈颗粒状,细胞形态上与 SCLC 有相似之处。

1.小细胞型鳞状细胞癌瘤细胞表现为胞质较多,核仁较明显,在癌组织总可以找到鳞癌分层结构和细胞内角化,而 SCLC 缺乏上述特点。

2.小细胞型鳞状细胞癌对上皮标志物普遍强阳性达 97%～99%,而 SCLC 低分子量 CK 呈阳性,EMA 只有 50% 阳性。

3.神经内分泌标记抗体检测,SCLC 与小细胞型鳞状细胞癌比较,阳性率较高,表达也较强。

4.SCLC 临床发展较小细胞型鳞状细胞癌快,远处转移也较早。

5.SCLC 对化疗、放疗敏感,而小细胞型鳞状细胞癌治疗首选为外科手术切除。

七、治疗

20 世纪 70 年代以前外科治疗与放射治疗曾作为小细胞肺癌的主要治疗手段,但疗效令人沮丧,5 年生存率几乎为零。英国医学会(Miller 等)报道的一组中心型小细胞肺癌随机分组的病例,手术组的 5 年生存率仅为 1‰;放疗组的 5 年生存率为 4‰。其后一些类似的临床治疗报道的发表,使小细胞肺癌的外科治疗走向低谷,放射治疗逐渐成为小细胞肺癌的常规治疗手段。70 年代初提出了局限期和广泛期的概念,主要是为了放射野的确定应运而生。以后逐步应用到所有小细胞肺癌的临床分期。70 年代后,随着新的化疗药物的不断出现和联合用药尝试的进步,疗效逐渐提高,使化疗逐步成为小细胞肺癌的主要治疗手段之一。人们期待小细胞肺癌的化疗能像淋巴瘤等一样有效,但结果不尽如人意。80 年代提出的综合治疗理念,使小细胞肺癌的治疗水平向前迈进了一大步。放疗与化疗相结合的综合治疗模式,在局限期小细胞肺癌的综合治疗中占有一席之地,但 Lichter 等发现化疗加放疗治疗小细胞肺癌后,仍有 28‰~47‰患者原发部位复发,因而如何控制局部复发成为了重要的问题。20 世纪 80 年代中后期许多学者都报道手术结合化学治疗小细胞肺癌取得了较好的疗效,并能控制局部复发,外科手术逐渐在治疗小细胞肺癌中又开始占有一席之地。近 10 多年来,随着对小细胞肺癌基础和临床研究的深入,一些回顾性和前瞻性研究报告的发表,揭示了外科治疗在这一领域仍有其不可替代的重要价值。一些有外科治疗参与的综合治疗模式其疗效有了较大幅度的提高,越来越受到了专业人士的关注,一些专家学者在总结了前人的外科治疗经验和教训后,提出了小细胞肺癌外科治疗的 3 个手术指征:①孤立性肺结节;②非常局限的中心型病变;③挽救性治疗。

VA(Veteran's administration)癌症注册中心从 1995 年到 2008 年,对 8791 名被诊断为局限期小细胞肺癌的患者进行分析。以年龄、性别、种族、TNM 分期、级别和接受治疗种类来进行分组,最后得出结论:Ⅰ~Ⅲ期 SCLC 的患者手术均有获益,手术治疗局限期小细胞肺癌在各期 OS 均高于非手术治疗。

(一)外科治疗

1.外科治疗的理由

(1)手术可以治愈某些局限期肿瘤。

(2)手术不但可控制原病灶,还可减少放化疗后原发病灶复发及局部区域淋巴结转移,回顾性研究表明手术联合化疗的多模式治疗的生存期与相同 TNM 分期的非小细胞肺癌的相近。

(3)混合细胞对化疗反应稍差,其晚期复发有可能是非小细胞成分引起的。

2.外科治疗原则

肺癌手术分为根治性手术与姑息性手术,应当力争根治性切除,以期达到最佳、彻底的切除肿瘤,减少肿瘤转移和复发,并且进行最终的病理分期,指导术后综合治疗。应当遵守下列外科原则。

(1)全面的治疗计划和必要的影像学检查均应当在非急诊手术治疗前完成,充分评估决定手术切除的可能性并制订手术方案。

(2)尽可能做到肿瘤和区域淋巴结的完全性切除,同时尽量保留有功能的健康肺组织。

(3)电视辅助胸腔镜手术(VATS)是近年来发展较快的微创手术技术,主要适用于Ⅰ～Ⅱ期肺癌患者。

(4)如果患者身体状况允许,应当行解剖性肺切除术(肺叶切除、支气管袖状肺叶切除或全肺切除术)。如果身体状况不允许,则行局限性切除:肺段切除(首选)或楔形切除,亦可选择VATS术式。

(5)完全性切除手术除完整切除原发病灶外,应当常规进行肺门和纵隔各组淋巴结(N$_1$和N$_2$淋巴结)切除并标明位置送病理学检查。最少对 3 个纵隔引流区(N$_2$站)的淋巴结进行取样或行淋巴结清除,尽量保证淋巴结整块切除。建议右胸清除范围为:2R、3a、3p、4R、7～9 组淋巴结以及周围软组织;左胸清除范围为:4L、5～9 组淋巴结以及周围软组织。

(6)术中依次处理肺静脉、肺动脉,最后处理支气管。

(7)袖状肺叶切除术在术中快速病理检查保证切缘(包括支气管、肺动脉或静脉断端)阴性的情况下,尽可能保留更多肺组织(包括支气管或肺血管),术后患者生活质量优于全肺切除术患者。

(8)肺癌完全性切除术后 6 个月复发或孤立性肺转移者,在排除肺外远处转移的情况下,可行复发侧余肺切除或肺转移病灶切除。

(9)心肺功能等机体状况经评估无法接受手术的Ⅰ期和Ⅱ期的患者,可改行根治性放疗、射频消融治疗以及药物治疗等。

3.手术禁忌证

外科手术的禁忌证争议较大,目前大部分学者认可的禁忌证有:①心、肺、肝、肾等重要脏器功能不能耐受手术者;②分期晚于 T$_{1\sim2}$N$_{0\sim1}$M$_0$期的小细胞肺癌。

(二)综合治疗

综合治疗原则有以下几点。

1.小细胞肺癌在确定综合治疗方案前,应力争明确病理学诊断。

2.Ⅰ、Ⅱ期应以手术治疗为主,ⅢA 期应争取手术治疗。

3.术前行 1～2 个疗程新辅助化疗。

4.手术尽可能做到根治性切除,包括肺门、支气管及纵隔淋巴结清扫。

5.有肺门及纵隔淋巴结转移者术后应进行放射治疗。

6.术后继续辅助化疗 3～6 个疗程。

7.预防性全脑照射应酌情实施。

8.复合性小细胞肺癌的治疗方案应同小细胞肺癌。

(三)目前仍然存在的分歧及需要解决的问题

对于那些术前没有病理诊断、术后才获得病理诊断为小细胞肺癌的患者,术后应行化疗和(或)放疗已无争议。但对于那些在治疗前已获得病理诊断的患者,手术是否对患者有益仍存在较多的争议,以下问题仍然值得进一步研究。

1.在治疗前即获得病理诊断为小细胞肺癌Ⅰ期患者手术治疗已无争论,但Ⅱ～ⅢA期患者是否适合手术仍存在较大的争议。

2.Ⅱ～ⅢA期甚至ⅢB期患者通过新辅助化疗有效后,进入哪一临床分期才适合手术治疗,特别是部分患者化疗结合放疗后肺部肿块完全消失,但不久又在原发灶处复发,对于这样的患者在复发前是否需要行肺叶切除手术值得讨论。

3.新辅助化疗虽然能够缩小肿瘤体积,降低临床分期,但术前化疗增加外科手术难度,术前应该进行;几个周期的化疗最为合适,这方面的研究很少。

4.由于小细胞肺癌常常表现为一种全身性疾病,化疗是主导的治疗方法。手术治疗主要目的是切除原发灶,防止复发,减轻瘤负荷,那么楔形手术是否更有利于患者,而不是目前依照非小细胞肺癌的方式行肺叶切除及纵隔淋巴结清扫,目前涉及此方面的研究极少。

八、预后情况

一般认为小细胞肺癌的不良预后因素包括:较差的一般状态(performance status,PS)评分、初诊时即为广泛期患者、体重下降和肿瘤负荷较大等。对于确诊时为局限期小细胞肺癌的患者,若PS评分较好,或为女性,或年龄小于70岁,或乳酸脱氢酶在正常值范围内及分期为Ⅰ期则提示预后较好;若确诊时为广泛期小细胞肺癌的患者,乳酸脱氢酶值正常或转移灶为单个病灶则往往提示预后较好。然而由于肿瘤细胞倍增时间短,进展快,常伴内分泌异常或类癌综合征,生长迅速,淋巴和血行转移早,尽管伴随外科手术及各种综合治疗的应用,小细胞肺癌治疗缓解率不断提高,可是对患者生存期的改善仍然有限,据统计,局限期和广泛期SCLC患者的5年生存率仍仅分别为10%和2%。

九、评语

由于小细胞肺癌的高复发率、高病死率及不良预后,近几年引起国内外学者对于小细胞肺癌基础和临床研究的广泛关注,尤其在诊断分期、手术治疗、放化疗顺序、放疗参与综合治疗时间及新的细胞毒化疗药物、靶向药物应用等领域进行了积极有益的探索,并取得了一定的突破。与非小细胞肺癌相比较,小细胞肺癌在治疗领域并没有取得突破性的进展,但国内外学者在小细胞肺癌的诊断分期、外科手术指征的选择、化放疗顺序、放疗参与综合治疗时间以及新的化疗药物等方面仍进行了广泛而有益的研究。21世纪随着人们对肿瘤生物学本质的不断认识、对小细胞肺癌分子机制及作用靶点的深入研究,诊断技术的不断提高及更多循证医学证据的不断涌现,必将会为小细胞肺癌患者带来更多的获益。

第十一章　椎管内麻醉

第一节　椎管内麻醉的解剖与生理基础

一、椎管的解剖
(一)椎管骨骼的结构

脊椎由 7 节颈椎、12 节胸椎、5 节腰椎、融合成一块的 5 节骶椎以及 3～4 节尾椎组成。成人脊椎呈现四个弯曲,颈曲和腰曲向前,胸曲和骶曲向后。典型椎骨包括椎体及椎弓两个主要部分。椎体的功能是承重,两侧椎弓(椎弓根及椎板)从外侧向后围成椎孔,起保护脊髓的作用。每一椎板有 7 个突起,即 3 个肌突(2 个横突及 1 个棘突),系肌肉及韧带附着处;4 个关节突,上下各 2 个,各有其关节面。椎弓根上下有切迹,相邻的切迹围成椎间孔,供脊神经通过。

位于上、下两棘突之间的间隙是椎管内麻醉的必经之路。从颈椎到第 4 胸椎棘突与椎体的横截面呈水平方向,穿刺时可垂直进针。从第 4 胸椎至第 12 胸椎,棘突呈叠瓦状排列,穿刺方向要向头侧斜 $45°～60°$,方能进入,而腰椎的棘突又与椎体平行,垂直进针较易刺入椎管。骶管裂孔是骶管下后面的斜形三角形裂隙,是硬膜外间隙的终点,用腰部硬膜外相似的穿刺方法,经骶裂隙垂直进针,以提高穿刺成功率。

(二)椎管外软组织

相邻两节椎骨的椎弓由三条韧带相互连接,从内向外的顺序是:黄韧带、棘间韧带及棘上韧带。黄韧带几乎全由弹力纤维构成,上面附着于椎板的前下缘,下迄下一椎板的后上部,外侧连接于关节突的关节囊。两黄韧带从外向内并向后,在中线融合。黄韧带的宽度约等于椎管后壁的 1/2,腰部最坚韧厚实。穿刺时借助于穿刺针,可触知此韧带的坚实感,针再前进,一旦失去阻力,便知进入硬膜外间隙。棘间韧带是比较薄弱的韧带,连接上下两棘突,前面接黄韧带,后方移行于棘上韧带。棘上韧带是连接自第 7 颈椎到骶骨棘突的圆柱形而质地坚实的纤维束,宽约 1.3cm,腰部最宽。老年钙化使棘上韧带坚硬如骨,甚至无法经正中线穿刺,而须避开棘上韧带,以减少穿刺困难。

(三)脊髓及脊神经

脊髓上端从枕大孔开始,在胚胎期充满整个椎管腔,至新生儿终止于第 3 腰椎或第 4 腰椎,成人则在第 1、2 腰椎之间,平均长度为 42～45cm。一般颈部下段脊髓与脊椎相差一个节段,上胸段差两个节段,下胸段差 3 个节段,腰椎则差 4～5 个节段。因此,成人在第 2 腰椎以下的蛛网膜下隙只有脊神经根,即马尾神经。所以,行脊麻时多选择第 2 腰椎以下的间隙,以免损伤脊髓。

供应脊髓的动脉包括脊髓前动脉、脊髓后动脉(均为椎动脉的分支)及根动脉。脊髓前动脉供应脊灰质前部的脊髓,而且脊髓前动脉吻合支少而供应脊髓面积相对较大,故脊髓血流障碍最易影响脊髓前动脉供应的区域,临床表现为运动功能损害。脊髓后动脉供应脊髓的后 1/3,而且不易发生缺血损害,一旦发生损害,在被损害的白质柱以下深部感觉丧失,在被损害的后灰柱以下皮肤感觉丧失,腱反射消失。根动脉供应 1/4 的脊髓,颈根动脉降支与胸根动脉升支在 T_4 脊髓节相交接,而胸根动脉降支与腰根动脉的升支在 L_1 脊髓节相交接。交接处的脊髓节段,血流供应最差,根动脉血流障碍,可导致 T_4 或 L_1 脊髓节段的缺血坏死而发生截瘫。

脊神经有 31 对,包括 8 对颈神经、12 对胸神经、5 对腰神经、5 对骶神经和 1 对尾神经。每条脊神经由前、后根合并而成。后根司感觉,前根司运动。神经纤维分为无髓鞘和有髓鞘两种,前者包括自主神经纤维和多数感觉神经纤维,后者包括运动神经纤维。无髓鞘纤维接触较低浓度的局麻药即被阻滞,而有髓鞘纤维往往需较高浓度的局麻药才被阻滞。

按神经根从脊髓的不同节段发出,而称为神经节段。躯干部皮肤的脊神经支配区:甲状软骨部皮肤是 C_2 神经支配;胸骨柄上缘是 T_2 神经支配;两侧乳头连线是 T_4 神经支配;剑突下是 T_6 神经支配;季肋部肋缘是 T_8 神经支配;平脐是 T_{10} 神经支配;耻骨联合部是 T_{12} 神经支配;大腿前面是 $L_{1\sim3}$ 神经支配;小腿前面和足背是 $L_{4\sim5}$ 神经支配;足、小腿及大腿后面、骶部和会阴部是骶神经支配;上肢主要是 $C_3\sim T_1$ 神经支配。

(四)椎管内腔和间隙

脊髓容纳在椎管内,为脊膜所包裹。脊膜从内向外分三层,即软膜、蛛网膜和硬脊膜。硬脊膜从枕大孔以下开始分为内、外两层。外层与椎管内壁的骨膜和黄韧带融合在一起,内层形成包裹脊髓的硬脊膜囊,抵止于第 2 骶椎。因此通常所说的硬脊膜实际是硬脊膜的内层。软膜覆盖脊髓表面与蛛网膜之间形成蛛网膜下隙。硬脊膜与蛛网膜几乎贴在一起,两层之间的潜在腔隙即硬膜下间隙,而硬脊膜内、外两层之间的间隙为硬膜外间隙。

蛛网膜下隙有无数蛛丝小梁,内含脑脊液,在 L_2 以下,内无脊髓,而且蛛网膜下隙前后径较宽,穿刺安全,且较易成功。硬膜下间隙为一潜在的、不太连贯的结缔组织间隙,内含少量的浆液性组织液。硬膜下间隙以颈部最宽,在此穿刺易误入此间隙。硬膜外阻滞时若误入此间隙,可引起广泛的脊神经节阻滞,而脊麻时穿刺针针尖部分在硬膜下间隙,是导致脊麻失败的原因之一。硬膜外腔是一环绕硬脊膜囊的潜在腔隙,内有疏松的结缔组织和脂肪组织,并有极为丰富的静脉丛,血管菲薄。穿刺或置入硬膜外导管时,有可能损伤静脉丛引起出血,若注入药物易被迅速吸收,导致局麻药中毒。

二、椎管内麻醉的生理学基础

(一)蛛网膜下隙阻滞的生理

蛛网膜下隙阻滞是通过腰穿,把局麻药注入蛛网膜下隙的脑脊液中,从而产生的阻滞。尽管有部分局麻药浸溶到脊髓表面,但局麻药对脊髓本身的表面阻滞作用不大。现在认为,蛛网膜下隙阻滞是通过脊神经根阻滞,离开脊髓的脊神经根未被神经外膜覆盖,暴露在含局麻药的脑脊液中,通过背根进入中枢神经系统的传入冲动及通过前根离开中枢神经系统的传出冲动均被阻滞。因此,脊麻并不是局麻药作用于脊髓的化学横断面,而是通过脑脊液阻滞脊髓的前根神经和后根神经,导致感觉、交感神经及运动神经被阻滞。Cohen 将 ^{14}C 标记的普鲁卡因或利多卡因注入蛛网膜下隙,发现脊神经根和脊髓都吸收局麻药,进一步证实了局麻药的作用部位,而且脊神经根的局麻药浓度,后根高于前根,因后根多为无髓鞘的感觉神经纤维及交感神经纤维对局麻药特别敏感,前根多为有髓鞘的运动神经纤维,对局麻药敏感性差,所以局麻药阻滞顺序先从自主神经开始,次之感觉神经纤维,而传递运动的神经纤维及有髓鞘的本体感觉纤维最后被阻滞。具体顺序为:血管舒缩神经纤维→寒冷刺激→温感消失→对不同温度的辨别→慢痛→快痛→触觉消失→运动麻痹→压力感觉消失→本体感觉消失。消退顺序与阻滞顺序则相反。交感神经阻滞总是先起效而最后消失,因而易造成术后低血压,尤易出现直立性低血压,故术后过早改变患者体位是不恰当的。交感神经、感觉神经、运动神经阻滞的平面并不一致,一般说交感神经阻滞的平面比感觉消失的平面高 2～4 神经节段,感觉消失的平面比运动神经阻滞平面高 1～4 节段。

(二)硬膜外阻滞的作用机制

局麻药注入硬膜外间隙后,沿硬膜外间隙进行上下扩散,部分经过毛细血管进入静脉;一些药物渗出椎间孔,产生椎旁神经阻滞,并沿神经束膜及软膜下分布,阻滞脊神经根及周围神经;有些药物也可进入根蛛网膜下隙,从而阻滞脊神经根;尚有一些药物直接透过硬膜及蛛网膜,进入脑脊液中。所以目前多数意见认为,硬膜外阻滞时,局麻药经多种途径发生作用,其中以椎旁阻滞、经根蛛网膜绒毛阻滞脊神经根以及局麻药通过硬膜进入蛛网膜下隙产生延迟的脊麻为主要作用方式。鉴于局麻药在硬膜外腔中要进行多处扩散分布,需要比蛛网膜下隙阻滞大得多的容量才能导致硬膜外阻滞,所以容量是决定硬膜外阻滞量的重要因素,大容量局麻药使阻滞范围广。而浓度是决定硬膜外阻滞质的重要因素,高浓度局麻药使神经阻滞更完全,包括运动、感觉及自主神经功能均被阻滞。相反可通过稀释局麻药浓度,获得分离阻滞,这种分离阻滞尤其适用于术后镇痛,即仅阻滞感觉神经而保留运动神经功能。硬膜外阻滞可在任何脊神经节段处穿刺,通过调节局麻药的量和浓度来达到所需的阻滞平面和阻滞程度。

(三)椎管内麻醉对机体的影响

椎管内麻醉,无论是蛛网膜下隙阻滞还是硬膜外阻滞,均是通过阻滞脊神经,从而阻滞交感、感觉、运动神经纤维。椎管内麻醉对全身系统的影响,主要取决于阻滞的范围及阻滞的程度。

1.对循环系统的影响

局麻药阻滞胸腰段(T_1～L_2)交感神经血管收缩纤维,产生血管扩张,继而发生一系列循环动力学改变,其程度与交感神经节前纤维被阻滞的平面高低相一致,表现为外周血管张力、心率、心排出量及血压均有一定程度的下降。外周血管阻力下降系由阻力血管及容量血管扩张所致。心率减慢系由迷走神经兴奋性相对增强及静脉血回流减少,右房压下降,导致静脉心脏反射所致;当高平面阻滞时,更由于心脏加速神经纤维(cardio accelerater fiber T_1～T_4)被抑制而使心率减慢加重。心排出量的减少与以下机制有关:①T_1～T_4脊神经被阻滞,心脏的交感张力减小,使心率减慢,心肌收缩性降低。②静脉回心血量减少。低平面阻滞时,心排出量可下降 16%,而高平面阻滞时可下降 31%。心排出量下降,使血压降低,产生低血压。如果阻滞平面在 T_5 以下,循环功能可借上半身未阻滞区血管收缩来代偿,使血压降低幅度维持在20% 以下。血压下降的程度与年龄及阻滞前血管张力状况有关,例如老年人或未经治疗的高血压的患者,血压降低的幅度更为明显。

硬膜外阻滞与蛛网膜下隙阻滞对血压的影响与给药方式及麻醉平面有关,但与阻滞方法本身无关。一般说来连续硬膜外阻滞对血压的影响是逐渐的、温和的,但单次大剂量注入局麻药对血压的影响亦较大,有报道表明 10mg 地卡因脊麻与同一穿刺点的 1.5% 利多卡因 20～25mL 硬膜外阻滞,后者血压降低的幅度更大。椎管内麻醉时由于单纯交感神经阻滞而引起的血压下降幅度有限,可能在临床上仅出现直立性低血压,治疗时需把患者体位调整为头低位,妊娠后期的患者把子宫推向一侧减轻子宫对腔静脉压迫以增加回心血量。但如果合并血管迷走神经过分活跃,患者可迅速出现严重的低血压甚至心搏骤停,这种情况仅见于清醒的患者而不会见于接受全麻的患者。下腔静脉阻塞或术前合并有低血容量的患者,椎管内麻醉也容易导致严重的低血压。椎管内麻醉引发的低血压是由交感神经阻滞所致,可用拟交感药物来处理。

2.对呼吸系统的影响

椎管内麻醉对呼吸功能的影响,取决于阻滞平面的高度,尤以运动神经阻滞范围更为重要。高平面蛛网膜下隙阻滞或上胸段硬膜外阻滞时,运动神经阻滞导致肋间肌麻痹,影响呼吸肌收缩,可使呼吸受到不同程度的抑制,表现为胸式呼吸减弱甚至消失,但只要膈神经未被麻痹,就仍能保持基本的肺通气量。如腹肌也被麻痹,则深呼吸受到影响,呼吸储备能力明显减弱,临床多表现不能大声讲话,甚至可能出现鼻翼扇动及发绀。有时虽然阻滞平面不高,但术前用药或麻醉辅助药用量大,也会发生呼吸抑制。此外,尚需注意因肋间肌麻痹削弱咳嗽能力,使痰不易咳出,有阻塞呼吸道的可能。有关硬膜外阻滞对支气管平滑肌的影响,存在意见分歧。一般认为支配支气管的交感神经纤维来自 $T_{1～5}$,上胸段硬膜外阻滞引起相应节段的交感神经麻痹,迷走神经兴奋性增强,可出现支气管痉挛,但有文献报道用硬膜外阻滞治疗顽固性哮喘,取得缓解的效果。

3.对胃肠道的影响

椎管内麻醉另一易受影响的系统为胃肠道。由于交感神经被阻滞,迷走神经兴奋性增强,胃肠蠕动亢进,容易产生恶心呕吐。据报道,有 20% 以上的患者术中出现恶心呕吐。由于血压降低,肝脏血流也可能减少,肝血流减少与血压降低有一定关系但不成正比。硬膜外阻滞时胃黏膜内 pH 升高,术后持续应用硬膜外阻滞对胃黏膜有保护作用。

4.对肾脏的影响

肾功能有较好的生理储备,椎管内麻醉时虽然肾血流减少,但没有临床意义。椎管内麻醉使膀胱内括约肌收缩及膀胱逼尿肌松弛,使膀胱排尿功能受抑制导致尿潴留,患者常常需要使用尿管。

第二节　硬膜外间隙阻滞

一、概述

硬膜外间隙阻滞是将局部麻醉药注入硬膜外间隙,阻滞脊神经根,使其支配的区域产生暂时性麻痹,简称为硬膜外麻醉。现代硬膜外麻醉主要是连续硬膜外麻醉,单次法已经使用很少,因为此法可控制性太差,易发生意外,根据病情手术范围和时间,分次给药,使麻醉时间得以延长,并发症明显减少。连续硬膜外阻滞是临床上常用的麻醉方法之一。

(一)高位硬膜外阻滞

于 $C_{5\sim6}$ 之间行穿刺,阻滞颈部及上胸段脊神经,适应甲状腺、颈部和胸壁手术。

(二)中位硬膜外阻滞

穿刺部位在 $T_6\sim T_{12}$ 之间,常用于胸壁和上中腹部手术。

(三)低位硬膜外阻滞

穿刺部位在 $L_1\sim L_{4,5}$ 之间,常用于下腹、下肢、盆腔手术。

(四)骶管阻滞

经骶裂孔穿刺阻滞神经,适合于肛门、会阴部手术。

二、解剖

椎管内硬膜称为硬脊膜,在枕骨大孔处与枕骨骨膜相连,从此以下分为内、外两层,形成间隙。硬脊膜相当于内层及其在枕骨大孔向下延续部分,形成包裹脊髓的硬脊膜囊并抵止于骶椎。

因此,通常所说的硬脊膜实际上是指硬脊膜的内层,俗称为硬膜。硬膜附着枕骨大孔的边缘,这可防止麻醉药从硬膜外腔进入颅脑。硬脊膜的外层是由椎管内壁的骨膜和黄韧带融合而组成。内、外两层之间的腔隙即为硬膜外腔。

硬膜外腔包含有疏松的网状结缔组织、脂肪、动静脉、淋巴管和脊神经。其中血管以丰富静脉丛为主,这些静脉没有瓣膜,它们与颅内和盆腔的静脉相通,因而如将局麻药或空气注入这些静脉丛,可立即上升到颅内。硬脊膜外腔后方(背间隙)从背正中或黄韧带至硬脊膜之间的距离上窄下宽,下颈部 $1.5\sim2mm$;中胸部 $3\sim4mm$;腰部最宽 $5\sim6mm$,成人硬脊膜外腔容积约 $100mL$(骶部占 $25\sim30mL$)。

三、硬脊膜外阻滞的机制及生理影响

(一)作用方式

局麻药是经多种途径发生阻滞作用,其中以椎旁阻滞、经根蛛网膜绒毛阻滞脊神经根以及局麻药弥散过硬膜进入蛛网膜下隙产生"延迟"的脊麻为主要作用方式。

(二)局麻药在硬膜外腔的扩散

1.局麻药的容量和浓度:容量越大阻滞范围越广,所以容量是决定硬膜外阻滞的"量"的重要因素;浓度越高阻滞就越完善,所以浓度是决定硬膜外阻滞的"质"的重要因素。硬膜外阻滞麻醉要达到满意效果,既要有足够的阻滞范围,又要阻滞得完善(完全),质与量应并重,不能偏向一面。

2.从理论上讲药物注射速度越快,就越有利于局麻药在硬膜外腔扩散,就可获得宽广的麻醉阻滞平面。在临床工作中大多数学者认为注药速度过快,增加血管对局麻药的吸收,易导致中毒,而且由于注入药物量受到限制,所以平面扩散节段增加也有限,普遍认为注药速度以0.3～0.75mL/s 为好。

四、硬膜外腔压力

有关硬脊膜外腔穿刺时出现的压力的发生机制,虽然说法很多,但至今仍无一个明确定论。现归纳几种学说如下。

1.硬脊膜被穿刺针推向前方,间隙增大而产生负压。

2.胸膜腔内负压通过椎问孔或椎旁静脉系统传递至硬脊膜外腔。

3.脊柱屈曲使硬脊膜外腔增大产生负压。

4.穿刺时穿刺针尖顶黄韧带,黄韧带弹性回缩时形成负压。颈部和胸部硬膜外腔负压发生率为96%,腰部发生率为88%,骶管则不出现负压。

五、硬膜外阻滞的影响

(一)对中枢神经系统的影响

注药后引起一过性脑压升高,临床上患者感头晕。局麻药进入血管内引起毒性反应,严重时患者抽搐或惊厥。局麻药长时间在体内积累,当它在血液中的浓度超过急性中毒阈值时,引起毒性反应。硬膜外麻醉对中枢神经系统间接影响是阻滞后低血压所引起的,如低血压引起脑缺氧,导致呕吐中枢兴奋从而发生呕吐。

(二)对心血管系统的影响

1.神经因素

(1)交感神经传出纤维被阻滞,致阻力血管和容量血管扩张。

(2)硬膜外麻醉平面超 T_4 时,心脏交感纤维阻滞,心率减慢,心输出量减少。

2.药理因素

(1)局麻药吸收入血后,对平滑肌产生抑制,对 β 受体进行阻滞,而导致心排出量减少。

(2)肾上腺素吸收后,兴奋 β 受体,心排出量增加,周围阻力下降,因此在临床上局麻药液中加入肾上腺素,则肾上腺素的药理作用能对抗局麻药对机体造成的药理因素方面的影响。

3.局部因素

局麻药注射过快,引起脑脊液压力升高(短时),而致血管张力和心输出量反射性升高。

(三)对呼吸系统的影响

对呼吸的影响主要取决于阻滞平面高度,尤其是运动神经被阻滞范围更为重要。

1.药物浓度的高低直接关系到运动神经是否被阻滞。在中低位硬膜外麻醉时可使用常规浓度,如利多卡因,浓度为1.5%~2%;在高位硬膜外麻醉时禁止使用正常或高浓度局麻药,否则必定会造成运动神经被阻滞,而使呼吸肌和辅助呼吸肌麻痹,致患者呼吸停止。临床应用药物中发现,0.8%~1%利多卡因和0.25%布比卡因对运动神经纤维影响最小,常使用在高位硬膜外麻醉中。

2.老年人、体弱者、久病或过度肥胖患者,这些患者本身存在通气储备下降,如遇阻滞平面高,对呼吸影响就会更大,甚至不能维持正常通气,必须辅助或控制呼吸。

(四)对内脏的影响

硬膜外麻醉对肝、肾功能没有直接影响,而是由于麻醉过程引起血压下降,间接影响到肝、肾功能,此轻微而短暂的影响对正常人来讲无重要临床意义。血压下降至7.98~9.31kPa(60~70mmHg)以下时,肝血流量减少26%,随着血压恢复,肝血流也恢复至正常;肾小球滤过率下降9%,肾血流减少15%,随着血压恢复,肾功能恢复至正常。

(五)对肌张力发生影响的作用机制

1.运动神经传入纤维被阻滞。

2.局麻药选择性阻滞运动神经末梢,而使肌肉松弛,临床工作中腹部手术硬膜外麻醉时,肌肉松弛程度不比应用肌松药松弛腹肌的效果差,但是值得注意的是部分患者在硬膜外麻醉时,运动神经阻滞是不全的。

六、临床应用

(一)适应证

主要适用腹部手术,凡是适合于蛛网膜下隙阻滞的下腹部及下肢手术,均可采用硬膜外腔麻醉。颈部、上肢和胸部手术也可应用,但应加强对呼吸和循环的管理。

(二)禁忌证

严重高血压、冠心病、休克及心脏代偿功能不全者,重度贫血、营养不良者,穿刺部位有感染者,脊柱严重畸形或有骨折、骨结核、椎管内肿瘤者,凝血障碍、中枢神经疾病者禁忌使用。

七、穿刺技术

(一)穿刺点的选择

根据手术切口部位和手术范围,取支配手术区范围中央的脊神经相应棘突间隙为穿刺点。各部位穿刺点的选择,为了确定各棘突间隙位置,可参考下列体表解剖标志:①颈部最明显突起的棘突为第 7 颈椎棘突。②两侧肩胛冈连线为第 3 胸椎棘突。③两侧肩胛下角连线高于第 7 胸椎棘突。

(二)体位

临床上常用侧卧位,具体要求与蛛网膜下隙阻滞相同。

(三)穿刺方法

硬脊膜外腔穿刺可分为直入法和侧入法两种。

1.直入法

在选定的棘突间隙作一皮丘,再作深层次浸润。目前临床上应用 16G 或 15G 硬膜外穿刺针,该针尖呈勺状,较粗钝,穿过皮肤有困难,可先用 15～16G 锐针刺破皮肤,再将硬膜外穿刺针沿针眼刺入,缓慢进针,针的刺入到达棘上韧带时,针应刺入其韧带中心位置,并固定穿刺针,是直入穿刺成功的重要因素。针的刺入位置及到达硬膜外腔位置必须在脊柱的正中矢状线上。穿刺针在经过皮肤→皮下组织→棘上韧带→棘间韧带→黄韧带→到达硬脊膜外腔。针尖到达硬脊膜外腔被确定后,即可通过穿刺针置入硬膜外导管并固定好。

2.侧入法也称旁正中法

对直入法穿刺有困难,胸椎中下段棘突呈叠瓦状,间隙狭窄,老年人棘上韧带钙化等情况可应用侧入法。棘突间隙中点旁开 1.5cm 处进针,避开棘上韧带和棘间韧带,直接经黄韧带进入硬脊膜外腔,局部浸润麻醉后,用 15G 锐针刺破皮肤,硬膜外穿刺针眼进入,穿刺针应垂直刺入并推进穿刺针直抵椎板,然后退针约 1cm,再将针干略调向头侧,针尖指向正中线,沿椎板上缘经棘突间孔突破黄韧带进入硬膜外腔。

(四)硬膜外腔的确定

当穿刺针刺破黄韧带时,阻力突然消失,负压同时出现,回抽无脑脊液流出,即能判断穿刺已进入硬膜外腔。具体判断方法如下。

1.阻力骤减

穿刺针抵达黄韧带时,术者可感到阻力增大,并有韧性感。这时将针芯取下,接上盛有生理盐水和1mL左右空气的注射器;推动注射器芯,有回弹感觉,同时气泡缩小,液体不能注入。表明针尖已抵达黄韧带,此时可继续慢进针并推动注射器芯作试探,一旦突破黄韧带,即有阻力顿时消失的"落空感",此时注射器内空气即被吸入,同时注气或生理盐水没有任何阻力,表示针尖已进入硬脊膜外腔。值得注意的是针尖位于椎旁疏松组织中,阻力也不大,易误认为在硬膜腔。鉴别方法:注入空气时,手感到穿刺部位皮下组织肿胀,置入导管,如遇阻力就说明针尖不在硬膜外腔。

2.负压现象

临床上常用负压现象来判断硬膜外间隙。当穿刺针抵达黄韧带时,拔除针芯,在针蒂上悬挂一滴局麻药或生理盐水。当针尖破黄韧带而进入硬膜外腔对,可见悬滴液被吸入,此即为悬滴法负压试验。此法试验缺点是妨碍顺利进针。

3.其他

进一步证明针尖进入硬膜外腔的方法如下。

(1)抽吸试验,接上注射器反复轻轻抽吸,无脑脊液流出(吸出),证明针尖确已在硬膜外腔。

(2)气泡外溢试验,接上装2mL生理盐水和2mL空气的注射器,快速注入后取下注射器,见针蒂处有气泡外溢则可证实。

(3)置管试验,置入导管顺利,提示针尖确在硬膜外腔。

(五)连续硬膜外阻滞置管方法

1.皮肤至硬膜外腔距离是穿刺针的全长(成人用穿刺针长10cm,小儿用穿刺针长7cm)减去针蒂至皮肤距离。

2.置管麻醉者以左手背贴于患者背部,以拇指和示指固定针蒂,其余3指夹住导管尾端;用右手持导管的头端,经针蒂插入针腔,进至10cm处,可稍有阻力,说明导管已达针尖斜面,稍用力推进,导管即可滑入硬膜外腔,继续插入3~5cm,导管一般插至15cm刻度停止。不宜置管太深,除去针干长度(10cm),硬膜外腔实际留管一般3~5cm,临床经验证明导管在硬膜外腔少于2cm,药物扩散效果较差,导管在硬膜外腔长于5cm易在硬外腔打折或弯曲,影响药物扩散吸收。

3.拔针

调整导管深度,应一手拔针,一手固定导管并保持导管往针干里推进,以免导管在拔针时被带出过多,而致置管失败。置管后,将导管尾端与注射器相连接,回吸无回血或脑脊液,注入少许空气或生理盐水无阻力表明导管通畅,位置正确,即可固定导管。

4.注意事项

置管遇有阻力需重新置管时,必须将管连同穿刺针一并拔出,否则导管有被斜口割断的危险;如插入时觉得导管太软,不宜使用管芯作为引导,以免导管穿破硬膜外腔而进入蛛网膜下隙,置管过程中患者有肢体感觉异常或弹跳,提示导管已偏于一侧椎间孔刺激脊神经根,应重新穿刺置管。

导管内有血流出说明导管进入静脉丛，少量出血可用含肾上腺素的生理盐水冲洗。如果无效果，应避免注药，重新换间隙穿刺。

八、硬膜外麻醉管理

(一)常用麻醉药物

1.利多卡因

作用迅速，穿透力和弥散力都较强，麻醉阻滞较完善，应用浓度为 1%～2%，起效时间为 5～12min，作用时效为 60～80min，最大用量为 400mg。该药的缺点是久用后易出现快速耐药性。临床应用利多卡因与丁卡因配成 1.6% 混合溶液(丁卡因 0.2%)，与布比卡因配成混合液(利多卡因 1.5%～1.6%，布比卡因 0.25%～0.3%)。

2.丁卡因

常用浓度为 0.2%～0.3%，用药后 10～15min 时产生镇痛作用，需 20～30min 时麻醉开始完善，作用时效为 3～4h，一次最大用量为 60mg。因为该药毒性较大，临床上不单独应用于硬膜外麻醉，常与利多卡因混合应用，其浓度一般为 0.2%～0.25%，最高浓度最好控制在0.33%以内，以免引起毒性增加。

3.布比卡因

常用浓度为 0.5%～0.75%，4～10min 起效，可维持 4～6h，但肌肉松弛效果只有 0.75%溶液才满意。

4.罗哌卡因

用法同布比卡因，但运动阻滞差，常用于硬膜外镇痛及无痛分娩。

(二)局麻药浓度选择

硬膜外麻醉的深度和作用时间主要取决于麻醉药物浓度。对手术部位和手术要求不同，对局麻药浓度应作一定选择，并具有一定的原则性。颈部手术需选择 1%利多卡因、0.25%布比卡因；胸部手术需选择 1%～1.2%利多卡因、0.25%布比卡因，浓度不宜过高，否则膈神经被阻滞，或其他呼吸肌受影响，而致通气锐减，严重者可致呼吸停止。为了达到腹肌松弛要求，腹部手术需较高药物浓度，如应用 1.6%～2%利多卡因、0.5%～0.75%布比卡因；下肢手术镇痛需较高浓度局麻药，如 0.75%布比卡因才能达到良好镇痛效果。此外，虚弱或年老患者浓度要偏低。

(三)局麻药的混合使用

临床上是将长效和短效、起效慢和起效快的局麻药配成混合液，以达到起效快、作用时效长、减少局麻药毒性反应的目的。

(四)注药方法

一般拟采用下列程序进行。

1.试验剂量：注入局麻药 3～5mL，观察 5min，(排除误入蛛网膜下隙)。

2.每隔 5min 注药 3～5mL，直至 12～18mL，此为初始剂量。药物首次总量以达到满意阻滞效果为止，用药量限制在最大用量范围内，争取以最少局麻药达到满意麻醉效果。

3.根据每种药物作用时效，到时间按时追加首次总量 1/2～1/3 局麻药，直至手术结束。随着手术时间延长，用药总量增大，患者对局麻药耐受性将降低，临床工作中应慎重给药。

九、硬膜外腔阻滞失败

(一)阻滞范围达不到手术要求的原因

①穿刺点离手术部位太远,内脏神经阻滞不全,牵拉内脏出现疼痛。②多次硬膜外阻滞致硬膜外腔出现粘连,局麻药扩散受阻等。

(二)阻滞不全原因

①硬膜外导管进入椎间孔致阻滞范围受限。②导管在硬膜外腔未能按预期方向插入。③麻醉药物浓度和容量不够。

(三)完全无效原因

①导管脱出或误入静脉。②导管扭折或被血块堵塞,无法注入药物。③导管未能插入硬膜外腔。

(四)硬膜外穿刺失败原因

①患者体位不当,脊柱畸形,过分肥胖,穿刺点定位困难。②穿刺针误入椎旁肌群,或其他组织未能发现。

凡是遇有下列情况,从安全角度考虑,应放弃硬膜外麻醉:①多次穿破硬脊膜。②穿刺针误伤血管,致较多量血液流出。③导管被折断、割断而残留硬外腔。

十、硬膜外麻醉的意外及并发症

(一)穿破硬膜

硬膜外穿刺是一种盲探性穿刺,因此穿刺者应熟悉解剖层次,穿刺时缓慢进针,仔细体会各椎间韧带不同层次刺破感觉,并边进针边试阻力消失和负压现象,以避免穿破硬脊膜致发生全脊麻和脊髓损伤。麻醉者思想麻痹大意,求快而进针过猛,有时失误而致硬膜穿破。穿刺针斜面过长,导管质地过硬,都增加穿破硬膜可能性,这种穿破有时不易及时发现。多次施行硬膜外阻滞患者,硬膜外腔由于反复创伤出血,药物化学刺激硬膜外腔使其粘连而变窄,严重者甚至闭锁,易穿破硬膜。脊柱畸形或病变、腹内巨大肿瘤或腹腔积液、脊柱不易弯曲、穿刺困难、反复穿刺,易穿破硬膜。老年人韧带钙化,穿刺时需用力过大,可致穿破。小儿硬膜外腔较成人窄,如小儿没施行基础麻醉或药量不足,穿刺时稍动,就可致硬膜穿破。

处理:一旦穿破应改用其他麻醉方法,如穿刺在 L_2 间隙以下,手术区域在下腹部、下肢或肛门、会阴区,改脊麻。

(二)穿刺针或导管误入血管

硬膜外间隙有丰富血管,有时发生穿刺针或导管误入血管,发生率据文献报道为 0.2%～0.3%,尤其是足月孕妇,因硬膜外腔静脉怒张故更易发生。若经针干或硬膜外导管里出血较少,经调整针和导管位置,用生理盐水冲洗后,再没血液流出,可注入 2% 利多卡因 1～2mL,观察有无局麻药毒性反应,5～10min 后无毒性反应,可继续给药。如针干或硬膜外导管里出血量较多,应用 1:400000 肾上腺素生理盐水冲洗硬膜外腔后,改另一间隙穿刺。若再发生出血应禁用硬膜外麻醉。

(三)空气栓塞

硬膜外穿刺,利用空气行注气试验以利判断穿刺针是否进入硬膜外腔是常用的鉴别手段,但是空气常随损伤血管而进入循环,致空气栓塞的发生率为 20%～45%。临床上应用空气

1~2mL,不致引起明显症状,如注气速度达 2mL/(kg·min),进入血液空气超过 10mL,就可能致患者死亡。空气栓塞临床表现有气体交换障碍(肺动脉栓塞),缺氧和发绀,继而喘息性呼吸,意识迅速丧失,呼吸停止,随后血压下降,心跳停止。

1.处理

取头低左侧卧位,防止气栓进入脑,又可使气栓停留在右心房被心搏击碎,避免形成气团阻塞。心跳停止患者可剖胸行心室内抽气,心脏复苏。

2.预防

尽可能减少注入空气到硬膜外腔,限制在 2mL 以内。

(四)广泛阻滞

硬膜外麻醉时常用量局麻药造成异常广泛阻滞平面,有以下三种可能性:①局麻药误入蛛网膜下隙产生全脊麻。②局麻药误入硬膜下间隙引起广泛阻滞。③局麻药在硬膜外腔出现异常广泛阻滞平面。

1.全脊麻

发生率为 0.10%~0.05%,临床上表现为全部脊神经支配区域均被阻滞,意识消失,呼吸、心跳停止。

处理:维持患者循环和呼吸功能。气管插管行机械呼吸支持患者呼吸,循环以扩容和血管收缩药物支持,使循环稳定,患者可在 30min 后苏醒。心跳停止按心肺复苏处理。预防十分重要,硬膜外麻醉必须试验给药,用药量应不大于 3~5mL,注药后仔细观察病情 5~10min,如出现麻醉平面广泛,下肢运动神经被阻滞现象应放弃硬膜外麻醉,并支持患者循环和呼吸至平稳为止。

2.异常广泛阻滞

注入常规剂量局麻药以后,出现异常广泛的脊神经阻滞现象,但不是全脊麻。阻滞范围广,但仍有节段性,腰部和骶神经支配区域仍正常。特点:多发生于注入局麻药后 20~30min,前驱症状有胸闷、呼吸困难、烦躁不安,然后出现呼吸衰竭甚至呼吸停止。血压多出现明显下降,有的病例血压下降不明显。脊神经被阻滞常达到 12~15 节段。

处理:支持呼吸和循环。预防:硬膜外麻醉应遵循分次给药方法,以较少用药量达到满意阻滞平面,忌一次注入大容量局麻药(8~15mL),以免造成患者广泛脊神经被阻滞。异常广泛的脊神经阻滞的两种可能性是硬膜外间隙广泛阻滞与硬膜下间隙广泛阻滞。

(五)脊神经根或脊髓损伤

1.神经根损伤

硬膜外阻滞穿刺都是在背部进行,脊神经根损伤主要为后根,临床症状主要是根痛,即受损伤神经根分布的区域疼痛,表现为感觉减退或消失。根痛症状的典型伴发现象是脑脊液冲击症,即咳嗽、喷嚏或用力憋气时疼痛加重。根痛以损伤后 3 天之内疼痛最剧烈,随时间推移,症状逐渐减轻,2w 左右大多数患者疼痛可缓解或消失,遗留片状麻木区可达数月以上。处理:对症治疗,预后均较好。

2.脊髓损伤

损伤程度有轻有重,如导管直接插入脊髓或局麻药直接注入脊髓,可造成严重损伤,甚至贯穿性损害。临床患者感到剧痛并立即出现短时意识消失,随即出现完全性、松弛性截瘫,部分患者因局麻药溢出至蛛网膜下隙而出现脊麻或全脊麻,暂时不会出现截瘫症状。脊髓横贯性伤害时血压偏低而不稳定。严重损伤患者多死于并发症或残废生存。

脊髓损伤早期与神经根损伤的鉴别:①脊髓损伤时患者出现剧痛而神经根损伤当时有"触电"感或痛感。②神经根损伤后感觉缺失仅限于1~2根脊神经支配的皮区,与穿刺点棘突平面相一致;而脊髓损伤感觉障碍与穿刺点不在同一平面,颈部低1节段,上胸部低2个节段,下胸部低3个节段。脊髓损伤重点在于预防,但是一旦发生要积极治疗,重点在于治疗早期的继发性水肿。主要应用大剂量皮质类固醇,以防止溶酶体破坏,减轻脊髓损伤后的自体溶解;应用脱水治疗,减轻水肿对血管内部压迫,减少神经元的损害;应用大剂量B族维生素,以促进神经组织康复。中后期治疗可应用针灸、推拿按摩、理疗行康复治疗,经治疗后部分病例可望基本康复。

(六)硬膜外血肿

硬膜外间隙有丰富的静脉丛,穿刺出血率为2%~5%,但出现血肿形成的患者并不多见。①诊断:硬膜外麻醉出现背部剧痛基本可诊断。行椎管造影、CT或磁共振对于诊断及明确阻塞部位很有帮助。②治疗:及早手术治疗,在血肿形成后8h内行椎板切除减压,均可恢复。手术延误必将导致永久性残废,故争取时间尽快采取手术减压是治疗关键。预防措施:对有凝血功能障碍患者和正在使用抗凝治疗的患者应避免应用硬膜外麻醉,穿刺时有出血病例应用生理盐水冲洗,每次5mL,待回流液颜色变浅后,改全身麻醉。

(七)感染

硬膜外脓肿。患者除出现剧烈背部疼痛,还出现感染中毒症状如发热、白细胞总数和中性粒细胞明显升高。治疗早期(8h内)行椎板切除减压引流,应用大剂量抗生素治疗,一般患者康复,延误治疗可致永久性截瘫。

第三节　蛛网膜下隙阻滞

蛛网膜下隙阻滞系把局麻药注入蛛网膜下隙,使脊神经根.背根神经节及脊髓表面部分产生不同程度的阻滞,简称脊麻。脊麻至今有近百年历史,大量的临床实践证明,只要病例选择得当,用药合理,操作准确,脊麻不失为一简单易行、行之有效的麻醉方法,对于下肢及下腹部手术尤为可取。

一、适应证和禁忌证

一种麻醉方法的适应证和禁忌证都存在相对性,蛛网膜下隙阻滞也不例外。在选用时,除参考其固有的适应与禁忌外,还应根据麻醉医师自己的技术水平、患者的全身情况及手术要求等条件来决定。

(一)适应证

1.下腹部手术

如阑尾切除术、疝修补术。

2.肛门及会阴部手术

如痔切除术、肛瘘切除术、直肠息肉摘除术、前庭大腺囊肿摘除术、阴茎及睾丸切除术等。

3.盆腔手术

包括一些妇产科及泌尿外科手术,如子宫及附件切除术、膀胱手术、下尿道手术及开放性前列腺切除术等。

4.下肢手术

包括下肢骨、血管、截肢及皮肤移植手术,止痛效果可比硬膜外阻滞更完全,且可避免止血带不适。

(二)禁忌证

1.精神病、严重神经官能症以及小儿等不能合作的患者。

2.严重低血容量的患者:此类患者在脊麻发生作用后,可能发生血压骤降甚至心搏骤停,故术前访视患者时,应切实重视失血、脱水及营养不良等有关情况,特别应衡量血容量状态,并仔细检查,以防意外。

3.凝血功能异常的患者:凝血功能异常者,穿刺部位易出血,导致血肿形成及蛛网膜下隙出血,重者可致截瘫。

4.穿刺部位有感染的患者:穿刺部位有炎症或感染者,脊麻有可能将致病菌带入蛛网膜下隙引起急性脑脊膜炎的危险。

5.中枢神经系统疾病,特别是脊髓或脊神经根病变者,麻醉后有可能后遗长期麻痹,疑有颅内高压患者也应列为禁忌。

6.脊椎外伤或有严重腰背痛病史者,禁用脊麻。脊椎畸形者,使解剖结构异常,也应慎用脊麻。

二、穿刺技术

(一)穿刺前准备

1.麻醉前用药

麻醉前用药用量不宜过大,应让患者保持清醒状态,以利于进行阻滞平面的调节。常于麻醉前1小时肌内注射苯巴比妥钠0.1g(成人量),阿托品或东莨菪碱可不用或少用,以免患者术中口干不适。除非患者术前疼痛难忍,麻醉前不必使用吗啡或哌替啶等镇痛药。氯丙嗪或氟哌利多等药不宜应用,以免导致患者意识模糊和血压剧降。

2.麻醉用具

蛛网膜下隙阻滞应准备的用具有:20G和22G以下的蛛网膜下隙阻滞穿刺针各一根,1mL和5ml注射器各一副,25G和22G注射针头各一枚,消毒钳一把,无菌单4块或孔巾1块,40mL药杯两只,小砂轮1枚,棉球数只,纱布数块。集中在一起包成脊麻穿刺包,用高压蒸气消毒备用。目前还有一次性脊麻穿刺包市售可供选择。在准备过程中,认真检查穿刺针与针芯是否相符,有无破损,与注射器衔接是否紧密。对各种用药的浓度、剂量必须认真核对,并把手术台调节到需要的位置。准备好给氧装置、人工通气器械及其他急救用品,以备紧急使用。

(二)穿刺体位

蛛网膜下隙穿刺体位,一般可取侧位或坐位,以前者最常用。

1.侧位

取左侧或右侧卧位,两手抱膝,大腿贴近腹壁。头尽量向胸部屈曲,使腰背部向后弓成弧形,棘突间隙张开,便于穿刺。背部与床面垂直,平齐手术台边沿。采用重比重液时,手术侧置于下方,采用轻比重液时,手术侧置于上方。

2.坐位

臀部与手术台边沿相齐,两足踏于凳上,两手置膝,头下垂,使腰背部向后弓出。这种体位需有助手协助,以扶持患者保持体位不变。如果患者于坐位下出现头晕或血压变化等症状,应立即平卧,经处理后改用侧卧位穿刺。鞍区麻醉一般需要取坐位。

(三)穿刺部位和消毒范围

蛛网膜下隙常选用 $L_{3\sim4}$ 棘突间隙,此处的蛛网膜下隙最宽,脊髓于此也已形成终丝,故无伤及脊髓之虞。确定穿刺点的方法是:取两侧髂嵴的最高点作联线,与脊柱相交处,即为第4腰椎或 $L_{3\sim4}$ 棘突间隙。如果该间隙较窄,可上移或下移一个间隙作穿刺点。穿刺前须严格消毒皮肤,消毒范围应上至肩胛下角,下至尾椎,两侧至腋后线。消毒后穿刺点处需铺孔巾或无菌单。

(四)穿刺方法

穿刺点用 0.5%～1% 普鲁卡因作皮内、皮下和棘间韧带逐层浸润。常用的蛛网膜下隙穿刺术有以下两种。

1.直入法

用左手拇、示两指固定穿刺点皮肤。将穿刺针在棘突间隙中点,与患者背部垂直,针尖稍向头侧作缓慢刺入,并仔细体会针尖处的阻力变化。当针穿过黄韧带时,有阻力突然消失的落空感觉,继续推进常有第二个落空感觉,提示已穿破硬膜与蛛网膜而进入蛛网膜下隙。如果进针较快,常将黄韧带和硬膜一并刺穿,则往往只有一次落空的感觉。

2.旁入法

于棘突间隙中点旁开 1.5cm 处做局部浸润。穿刺针与皮肤成 75°角,进针方向对准棘突间孔刺入,经黄韧带及硬脊膜而达蛛网膜下隙。本法可避开棘上及棘间韧带,特别适用于韧带钙化的老年患者或脊椎畸形或棘突间隙不清楚的肥胖患者。

针尖进入蛛网膜下隙后,拔出针芯即有脑脊液流出,如未见流出可旋转针干180°或用注射器缓慢抽吸。经上述处理仍无脑脊液流出者,应重新穿刺。穿刺时如遇骨质,应改变进针方向,避免损伤骨质。经3～5次穿刺而仍未能成功者,应改换间隙另行穿刺。

三、常用药物

(一)局麻药

蛛网膜下隙阻滞较常用的局麻药有普鲁卡因、丁卡因、布比卡因、地布卡因和利多卡因。其作用时间取决于脂溶性及蛋白结合力。上述药物的作用时间从短至长依次为:普鲁卡因、利多卡因、布比卡因、丁卡因及地布卡因。所以短时间的手术可选择普鲁卡因,中等时间的手术(如疝修补术及下肢截肢术)常选择利多卡因,而长时间的手术(膝或髋关节置换术及下肢血管手术)可用布比卡因、丁卡因及地布卡因。普鲁卡因成人用量为 100～150mg,常用浓度为 5%,麻醉起效时间为 1～5 分钟,维持时间仅 45～90 分钟。利多卡因一般用量为 100mg,最高剂量为 120mg,常用浓度为 2%～3%,起效时间为 1～3 分钟,维持时间为 75～150 分钟。布比卡因常用剂量为 8～12mg,最多不超过 20mg,一般用 0.5%～0.75% 浓度,起效时间需 5～10 分钟,可维持 2～2.5 小时。丁卡因常用剂量为 10～15mg,常用浓度为 0.33%,起效缓慢,需 5～20 分钟,麻醉平面有时不易控制,维持时间 2～3 小时,丁卡因容易被弱碱中和沉淀,使麻醉作用减弱,须注意。地布卡因常用剂量为 5～10mg,常用浓度为 0.3%,起效时间可长达 10～30 分钟,使麻醉平面不易如期固定,另一缺点是毒性大,即使是一般剂量,也应注意其不良反应,故用于蛛网膜下隙阻滞存在顾虑。

(二)血管收缩药

血管收缩药可减少局麻药的血管吸收,使更多的局麻药物浸润至神经中,从而使麻醉时间延长。常用的血管收缩药有麻黄碱、肾上腺素及去氧肾上腺素(新福林)。常用麻黄碱(1:1000)200～500μg(0.2～0.5mL)或去氧肾上腺素(1:100)2～5mg(0.2～0.5mL)加入局麻药中。但目前认为,血管收缩药能否延长局麻药的作用时间,与局麻药的种类有关。利多卡因、丁卡因可使脊髓及硬膜外血管扩张、血流增加,把血管收缩药加入至利多卡因或丁卡因中,可使已经扩张的血管收缩,因而能延长作用时间,而布比卡因使脊髓及硬膜外血管收缩,药液中加入血管收缩药并不能延长其作用时间。麻黄碱、去氧肾上腺素作用于脊髓背根神经元 α-受体,也有一定的镇痛作用,与其延长麻醉作用时间也有关。因血管收缩药用量小,不致引起脊髓缺血,故常规与局麻药合用。

(三)药物的配制

除了血管收缩药外,尚需加入一些溶剂,以配成重比重液、等比重液或轻比重液以利药物的弥散和分布。重比重液其比重大于脑脊液,容易下沉,扩散与体位有关,常通过加 5% 葡萄糖溶液制成,重比重液是临床上应用最多的脊麻液。轻比重液其比重小于脑脊液,但由于轻比重液阻滞平面调节较难掌握;可能导致阻滞平面过高,目前已很少采用。5% 普鲁卡因重比重液配制方法为:普鲁卡因 150mg 溶解于 5% 葡萄糖液 2.7mL,再加 0.1% 肾上腺素 0.3mL。利多卡因重比重液常用 2% 利多卡因 60～100mg,加入 5% 葡萄糖液 0.5mL 及 0.1% 肾上腺素 0.25mL 混匀后即可应用。丁卡因重比重液常用 1% 丁卡因、10% 葡萄糖液及 3% 麻黄碱各 1mL 配制而成。布比卡因重比重液取 0.5% 布比卡因 2mL 或 0.75% 布比卡因 2mL,加 10% 葡萄糖 0.8mL 及 0.1% 肾上腺素 0.2mL 配制而成。

四、影响阻滞平面的因素

阻滞平面是指皮肤感觉消失的界限,麻醉药注入蛛网膜下隙后,须在短时间内主动调节和控制麻醉平面达到手术所需的范围,且又要避免平面过高。这不仅关系到麻醉成败,且与患者安危有密切关系,是蛛网膜下隙阻滞操作技术中最重要的环节。

许多因素影响蛛网膜下隙阻滞平面,其中最重要的因素是局麻药的剂量及比重,椎管的形状以及注药时患者的体位。患者体位和局麻药的比重是调节麻醉平面的两个主要因素,局麻药注入脑脊液中后,重比重液向低处移动,轻比重液向高处移动,等比重液即停留在注药点附近,所以坐位注药时,轻比重液易向头侧扩散,使阻滞平面过高;而侧卧位手术时(如全髋置换术),选用等比重液或轻比重液可为非下垂侧提供良好的麻醉。但是体位的影响主要在 $5\sim10$ 分钟内起作用,超过此时限,药物已与脊神经充分结合,体位调节的作用就会无效。脊椎的四个生理弯曲在仰卧位时,L_3 最高,T_6 最低,如果经 $L_{2\sim3}$ 间隙穿刺注药,患者转为仰卧后,药物将沿着脊柱的坡度向胸段移动,使麻醉平面偏高;如果在 $L_{3\sim4}$ 或 $L_{4\sim5}$ 间隙穿刺,患者仰卧后,大部药液向骶段方向移动,骶部及下肢麻醉较好,麻醉平面偏低,因此于腹部手术时,穿刺点宜选用 $L_{2\sim3}$ 间隙;于下肢或会阴肛门手术时,穿刺点不宜超过 $L_{3\sim4}$ 间隙。一般讲,注药的速度愈快,麻醉范围愈广;相反,注药速度愈慢,药物愈集中,麻醉范围愈小(尤其是低比重液)。一般以每 5 秒注入 1mL 药物为适宜,但利多卡因容易扩散,注射还可以减慢,鞍区麻醉时,注射速度可减至每 30 秒 1mL,以使药物集中于骶部。穿刺针斜口方向(Whiteacare 针)对麻醉药的扩散和平面的调节有一定影响,斜口方向向头侧,麻醉平面易升高;反之,麻醉平面不易过多上升。局麻药的剂量对阻滞平面影响不大,Lambert 观察仰卧位时应用不同剂量的局麻药,由于重比重液的下沉作用,均能达到相同的阻滞平面,但低剂量的阻滞强度和作用时间都低于高剂量组。

具体实际操作中,有人建议以 L_1 阻滞平面为界,阻滞平面在 L_1 以上,应选择重比重液,因这些患者转为水平仰卧位时,由于重力作用局麻药下沉到较低的胸段(T_6),可达满意的阻滞效果,而需阻滞 L_1 以下平面,可选用等比重液,因局麻药停留在注药部位,使阻滞平面不致过高,在确定阻滞平面时,除了阻滞支配手术部位的皮区神经外,尚需阻滞支配手术的内脏器官的神经,如全子宫切除术,阻滞手术部位皮区的神经达 T_{12} 即可,但阻滞支配子宫的神经需达 T_{10}、T_{11},而且术中常发生牵拉反射,而阻滞该反射,阻滞平面需达 T_6,所以术中阻滞平面达 T_6,方能减轻患者的不适反应。

五、麻醉中的管理

蛛网膜下隙阻滞后,可能引起一系列生理扰乱,其程度与阻滞平面有密切关系。平面愈高,扰乱愈明显。因此,须切实注意平面的调节,密切观察病情变化,并及时处理。

(一)血压下降和心率缓慢

蛛网膜下隙阻滞平面超过 T_4 后,常出现血压下降,多数于注药后 $15\sim30$ 分钟发生,同时伴心率缓慢,严重者可因脑供血不足而出现恶心呕吐、面色苍白、躁动不安等症状。这类血压下降主要是由于交感神经节前神经纤维被阻滞,使小动脉扩张,周围阻力下降,加之血液淤积于周围血管系,静脉回心血量减少,心排出量下降而造成。心率缓慢是由于交感神经部分被阻滞,迷走神经呈相对亢进所致。血压下降的程度,主要取决于阻滞平面的高低,但与患者心血管功能代偿状态以及是否伴有高血压、血容量不足或酸中毒等情况有密切关系。处理上应首先考虑补充血容量,如果无效可给予血管活性药物(麻黄碱、间羟胺等),直到血压回升为止。对心率缓慢者可考虑静脉注射阿托品 $0.25\sim0.3mg$ 以降低迷走神经张力。

(二)呼吸抑制

因胸段脊神经阻滞引起肋间肌麻痹,可出现呼吸抑制表现为胸式呼吸微弱,腹式呼吸增强,严重时患者潮气量减少,咳嗽无力,不能发声,甚至发绀,应迅速有效吸氧。如果发生全脊麻而引起呼吸停止,血压骤降或心搏骤停,应立即施行气管内插管人工呼吸、维持循环等措施进行抢救。

（三）恶心呕吐

诱因有三：①血压骤降，脑供血骤减，兴奋呕吐中枢。②迷走神经功能亢进，胃肠蠕动增加。③手术牵引内脏。一旦出现恶心呕吐，应检查是否有麻醉平面过高及血压下降，并采取相应措施；或暂停手术以减少迷走刺激；或施行内脏神经阻滞，一般多能收到良好效果。若仍不能制止呕吐，可考虑使用异丙嗪或氟哌利多等药物镇吐。

六、连续蛛网膜下隙阻滞

蛛网膜下隙阻滞多为单次法给药，如果老年患者或衰竭患者，不能耐受血流动力学波动，应尽量避免单次法给药，可选用蛛网膜下隙置管连续给药。因为局麻药是通过导管分次给药，连续蛛网膜下隙阻滞每次给药量少，对循环干扰少，阻滞时间可随意控制，尚可用做术后镇痛；但连续蛛网膜下隙阻滞置管困难，术后头痛发生率高，而且有神经损伤、出血、感染的潜在危险。由于置管困难，既往都是使用 17G 或 18G 的穿刺针，未免使头痛发生率增高，随着工艺的改进，使导管通过 22G、25G 或 26G 穿刺针已成为可能，通过使用这种小号的穿刺针及导管，使术后头痛发生率降低。置管困难的原因尚不清楚，可能与大量的脑脊液外溢使导管推入困难或硬膜妨碍导管的推入，轻轻转动穿刺针或使穿刺针前进或后退一点可能克服这些困难。一旦置管成功后，把导管置入蛛网膜下隙中 3～4cm，待导管固定好，体位调节好再给药。偶尔也碰到拔管困难，有导管折断的危险，此时应把患者重新置于侧卧位，最大限度弯曲脊柱，使导管受脊柱的压迫得到改善，可以顺利拔出导管。

第四节　脊椎硬膜外联合麻醉

一、复合麻醉穿刺法

20 世纪 90 年代始，蛛网膜下隙和硬膜外联合阻滞麻醉已广泛应用临床，并取得满意效果。复合脊麻－硬膜外阻滞适合于 8 岁以上患者的 T_7 以下平面任何外科手术。脊麻与硬膜外联合阻滞麻醉可选用双穿刺点法（DST），也可采用单穿刺点法（SST），即向蛛网膜下隙注药，同时也经此穿刺针置入硬膜外导管。

两点穿刺法先于 T_{12}～L_1 或 $L_{1～2}$ 行硬膜外穿刺置入硬膜外导管，然后再于 $L_{3～4}$ 或 $L_{2～3}$ 或 $L_{4～5}$ 行蛛网膜下隙穿刺，注入局麻药液行脊麻；一点穿刺法经 $L_{3～4}$ 间隙穿刺，目前国内不少厂家专门设计和制造 CSEA 配套穿刺针并广泛应用临床，应用特制的联合穿刺针，针的样品都是针套针方式，即先用一根带刻度的 17G 或 18G Tuohy Weiss 针（即硬膜外穿刺针）进入硬膜外腔；然后用一根 29G Quineke 或 27G Whitacre 穿刺针（即蛛网膜下隙穿刺针）套入上述硬膜外穿刺针内，穿过并超出 Tuohy 针尖 11～13mm，就完全可以穿破硬膜（在 L_3 处穿刺自黄韧带至硬膜距离为 5～20mm）而进入蛛网膜下隙。如出现针尖顶着硬膜的帐篷现象（Tenting），则将 Tuohy 针（硬膜外穿刺针），亦包括脊麻针，向内推进少许（3～6mm），以将硬膜穿破，穿过硬膜时，常有一种"啪"穿破感觉。针确定在蛛网膜下隙后，注药并退出脊麻针，再经硬膜外针（tuohy）置入硬膜外导管（在硬膜外腔深度为 4～5cm），该导管作为补充脊麻或延长麻醉时间用，也可作为术后镇痛。这种复合麻醉方法的麻醉效果基本上可达 95% 以上，据有关资料统计应用 SST 时脊麻的失败率达 16%,应用 DST 时其失败率仅 3%～4%。

二、应用单穿刺点法或双穿刺点法存在的问题

1.因为患者在进行穿刺时都取侧卧位,而脊麻先注药,若应用重比重药液,注药后不能立即仰卧,还须行硬膜外置管。如置管顺利也需 1～2min,如置管不顺时间达 5min 以上,局麻药在蛛网膜下隙发生作用,而容易发生单侧性或偏重单侧性脊麻。如侧卧位时患者体位不当,头或骶偏高或偏低,容易造成麻醉平面过高或过低。

2.SST 法很容易损坏脊麻穿刺针的前端,如穿刺针质量不好,损坏的微小金属片脱落下来进入硬膜外腔或蛛网膜下隙。破损的脊麻针的前端在穿破硬脊膜时,会使硬膜损伤更大。

3.在应用 SST 时硬膜外针要正确处于正中位置,否则前端偏斜,则在应用脊麻穿刺针进行穿刺时也会跟着发生偏斜,甚至引导脊麻针进入硬膜外腔的侧硬膜囊。应用 CSEA 时在已经产生脊麻的麻醉平面基础上,硬膜外麻醉每扩展阻滞 1 个节段约需局麻药液 1.5～3mL,比单纯应用硬膜外麻醉阻滞 1 个节段的药量要少,因此麻醉应小剂量给药。

三、CSEA 常用药物剂量和浓度

目前临床上脊麻多采用重比重药液,有的学者也应用等比重药液,但等比重药液需坐位穿刺,又容易引起麻醉平面过低,达不到麻醉需求。现分别介绍。

(一)重比重药液

脊麻药配制时加 10% 葡萄糖溶液 0.5～1mL,即为重比重液。脊麻用 0.5% 布比卡因 1.6～2.0mL(8～10mg),0.33% 丁卡因 1.8～2.0mL;硬膜外用 0.5% 布比卡因 10～15mL。

(二)等比重药液

脊麻用 0.33% 丁卡因 1.8～2.0mL;硬膜外用 1% 利多卡因和 0.25% 布比卡因 8～10mL,或 0.25% 布比卡因 10～12mL,硬膜外麻醉追加药量为首次量的 1/3～1/2。CSEA 优点是作用起效快,麻醉效果确实,肌肉松弛比单纯脊麻或硬膜外麻醉都好。少量脊麻用药达到骶丛的阻滞,明显减少了硬膜外麻醉用药量,降低毒性反应发生率。值得探讨的问题是脑脊液不出、置硬膜外导管困难、单侧脊麻、麻醉平面过广、硬膜外导管误入蛛网膜下隙。

第五节　骶管麻醉

骶管阻滞是经骶裂孔穿刺,注局麻药于骶管以阻滞骶神经。它也是硬膜外阻滞的一种方法,适用于直肠、肛门及会阴手术,也用于婴幼儿及学龄前儿童的腹部和下肢手术。

一、穿刺部位

其定位方法是:一般取侧卧位或俯卧位。侧卧位时,腰背应尽量向后弓曲,双膝关节屈向腹部;俯卧位时,髋关节下需垫一厚枕,显露并突出骶部。穿刺者位于患者一侧,穿刺之前先定好位,从尾骨尖沿中线向头方向摸至 4cm 处(成人),可触及一有弹性的凹陷骶裂孔,在孔的两旁可触到蚕豆大的骨质隆起,即为骶角,两骶角连线中点即为穿刺点。髂后上棘连线在第 2 骶椎平面,是硬脊膜囊的终止部位,骶管穿刺时不宜越过此连线,否则有误入蛛网膜下隙发生全脊麻的危险。

二、穿刺与注药

于骶裂中心作皮内小丘,但不作皮下浸润,否则易使骨质标志不清,妨碍穿刺点定位,将穿刺针垂直刺进皮肤,并刺破骶尾韧带时可有阻力消失感觉。此时将针干向尾侧倾斜,与皮肤呈30°~45°,然后再将针向前刺入 2cm 即可到达骶管腔,抽吸注射器,无脑脊液和血液回流,注入生理盐水和少量空气无阻力,也无皮肤隆起。证实针尖在骶管腔,即可注入试验剂量,观察5min 后,没有蛛网膜下隙阻滞现象,注入首次用药总量。

三、穿刺时注意问题

穿刺时如针与皮肤角度过小,即针体过度放平,针尖可在骶管的后壁受阻;若角度过大,针尖常可触及骶管前壁,穿刺如遇骨质,不宜用暴力,应退针少许,调整针体倾斜度后再进针,以免引起剧痛和损伤骶管静脉丛。骶管有丰富的静脉丛,除容易穿刺损伤出血外,对局麻药吸收也较快,故较易引起程度不同局麻药毒性反应。穿刺如抽吸时回流血量较多则放弃骶管阻滞,改用硬膜外麻醉,局麻用药浓度和剂量:1%~2%利多卡因 10~20mL,最大用量 400mg;25%~0.5%布比卡因 10~20mL,最大用量 100mg。

第十二章　局部麻醉

第一节　局部浸润麻醉

沿手术切口线分层注射局麻药,阻滞组织中的神经末梢,称为局部浸润麻醉。

一、常用局麻药

根据手术时间长短,选择应用于局部浸润麻醉的局麻药,可采用短时效(普鲁卡因或氯普鲁卡因);中等时效(利多卡因、甲哌卡因或丙胺卡因)或长时效局麻药(布比卡因或依替卡因)。

二、操作方法

取 24～25G 皮内注射针,针头斜面紧贴皮肤,进入皮内以后推注局麻药液,造成白色的桔皮样皮丘,然后取 22G 长 10cm 穿刺针经皮丘刺入,分层注药,若需浸润远方组织,穿刺针应由,上次已浸润过的部位刺入,以减少穿刺疼痛。注射局麻药液时应加压,使其在组织内形成张力性浸润,与神经末梢广泛接触,以增强麻醉效果。

三、注意事项

1.注入局麻药要深入至下层组织,逐层浸润,膜面、肌膜下和骨膜等处神经末梢分布最多,且常有粗大神经通过,局麻药液量应加大,必要时可提高浓度。肌纤维痛觉神经末梢少,只要少量局麻药便可产生一定的肌肉松弛作用。

2.穿刺针进针应缓慢,改变穿刺针方向时,应先退针至皮下,避免针干弯曲或折断。

3.每次注药前应抽吸,以防局麻药液注入血管内。局麻药液注毕后须等待 4～5 分钟,使局麻药作用完善,不应随即切开组织致使药液外溢而影响效果。

4.每次注药量不要超过极量,以防局麻药毒性反应。

5.感染及癌肿部位不宜用局部浸润麻醉。

第二节　表面麻醉

将渗透作用强的局麻药与局部黏膜接触,使其透过黏膜而阻滞浅表神经末梢所产生的无痛状态,称为表面麻醉。

表面麻醉使用的局麻药,难以达到上皮下的痛觉感受器,仅能解除黏膜产生的不适,因此表面麻醉只能对刺激来源于上皮组织时才有效。黏膜细胞的指状突起与邻近细胞交错形成功能性表面,局麻药容易经黏膜吸收,皮肤细胞排列较密,外层角化,吸收缓慢而且吸收量少,故表面麻醉只能在黏膜上进行。但一种复合表面麻醉配方 EMLA(eutectic mixture of local anesthetics)为 5%利多卡因和 5%丙胺卡因盐基混合剂,皮肤穿透力较强,可用于皮肤表面,可以减轻经皮肤静脉穿刺和置管的疼痛,也可用于植皮,但镇痛完善需 45～60 分钟。

一、表面麻醉药

目前应用于表面麻醉的局麻药分两类:羟基化合物和胺类。

临床上应用的羟基化合物类表面麻醉药是芳香族和酯类环族醇,为苯甲醇、苯酚、间苯二酚和薄荷醇等,制成洗剂、含漱液、乳剂、软膏和铵剂,与其他药物伍用于皮肤病、口腔、肛管等治疗,与本章表面麻醉用于手术、检查和治疗性操作镇痛的目的并不一致。

本节讨论的胺类表面麻醉药,分为酯类和酰胺类。酯类中有可卡因、盐酸已卡因、苯佐卡因、对氨基苯甲酸酯和高水溶性的丁卡因。酰胺类包括地布卡因和利多卡因。另外尚有既不含酯亦不含酰胺的达克罗宁和盐酸普莫卡因,达克罗宁为安全的可溶性表面麻醉药,刺激性很强,注射后引起组织坏死,只能作表面麻醉用。

混合制剂 TAC(tetracaine,adrenaline,cocaine)可通过划伤皮肤而发挥作用,由 0.5% 丁卡因,10%～11.8% 可卡因,加入含 1:200000 肾上腺素组成,在美国广泛用于儿童皮肤划伤须缝合时表面麻醉,成人最大使用安全剂量为 3～4mL/kg,儿童为 0.05mL/kg。TAC 不能透过完整皮肤,但能迅速被黏膜所吸收而出现毒性反应。为避免毒性反应及成瘾性,研究不含可卡因的替代表面麻醉剂,发现丁卡因—去氧肾上腺素的制剂与 TAC 一样可有效用于皮肤划伤。

二、操作方法

(一)眼科手术

角膜的末梢神经接近表面,结合膜囊可存局麻药 1～2 滴,为理想的给药途径。具体方法为患者平卧,滴入 0.25% 丁卡因 2 滴,令患者闭眼,每 2 分钟重复滴药 1 次,3～5 次即可。麻醉作用持续 30 分钟,可重复应用。

(二)鼻腔手术

鼻腔感觉神经来自三叉神经的眼支,它分出鼻睫状神经支配鼻中隔前 1/3;筛前神经到鼻侧壁;蝶腭神经节分出后鼻神经和鼻腭神经到鼻腔后 1/3 的黏膜。筛前神经及鼻神经进入鼻腔后都位于黏膜之下,可被表面麻醉所阻滞。

方法:用小块棉布先浸入 1:1000 肾上腺素中,挤干后再浸入 2%～4% 利多卡因或 0.5%～1% 丁卡因中,挤去多余局麻药,然后将棉片填贴于鼻甲与鼻中隔之间约 3 分钟。在上鼻甲前庭与鼻中隔之间再填贴第二块局麻药棉片,待 10 分钟后取出,即可行鼻息肉摘除、鼻甲及鼻中隔手术。

(三)咽喉、气管及支气管表面麻醉

声裂上方的喉部黏膜,喉后方黏膜及会厌下部的黏膜,最易诱发强烈的咳嗽反射。喉上神经侧支穿过甲状舌骨膜,先进入梨状隐窝外侧壁,最后分布于梨状隐窝前壁内侧黏膜上,故梨状隐窝处施用表面麻醉即可使喉反射迟钝。

软腭、腭扁桃体及舌后部易引起呕吐反射,此处可以使用喷雾表面麻醉,但应控制局麻药用量,还应告诫患者不要吞下局麻药,以免吸收后发生毒性反应。咽喉及声带处手术,施行喉上神经内侧支阻滞的方法是:用弯喉钳夹浸入局麻药的棉片,慢慢伸入喉侧壁,将棉片按入扁桃体后梨状隐窝的侧壁及前壁 1 分钟,恶心反射即可减轻,可行食管镜或胃镜检查。

咽喉及气管内喷雾法是施行气管镜、支气管镜检查,或施行气管及支气管插管术的表面麻

醉方法。先令患者张口,对咽部喷雾 3~4 下,2~3 分钟后患者咽部出现麻木感,将患者舌体拉出,向咽喉部黏膜喷雾 3~4 下,间隔 2~3 分钟,重复 2~3 次。最后用喉镜显露声门,于患者吸气时对准声门喷雾,每次 3~4 下,间隔 3~4 分钟,重复 2~3 次,即可行气管镜检或插管。

另一简单方法是在患者平卧头后仰时,在环状软骨与甲状软骨间的环甲膜作标记。用 22G 3.5cm 针垂直刺入环甲膜,注入 2% 利多卡因 2~3mL 或 0.5% 丁卡因 2~4mL。穿刺及注射局麻药时嘱患者屏气、不咳嗽、吞咽或讲话,注射完毕鼓励患者咳嗽,使药液分布均匀。2~5 分钟后,气管上部、咽及喉下部便出现局麻作用。

(四)注意事项

1.浸渍局麻药的棉片填敷于黏膜表面之前,应先挤去多余的药液,以防吸收过多产生毒性反应。填敷棉片应在头灯或喉镜下进行,以利于正确安置。

2.不同部位的黏膜吸收局麻药的速度不同。一般说来在大片黏膜上应用高浓度及大剂量局麻药易出现毒性反应,重者足以致命。根据 Adriani 及 Campbell 的研究,黏膜吸收局麻药的速度与静脉注射相等,尤以气管及支气管喷雾法,局麻药吸收最快,故应严格控制剂量,否则大量局麻药吸收后可抑制心肌,患者迅速虚脱,因此事先应备妥复苏用具及药品。

3.表面麻醉前须注射阿托品,使黏膜干燥,避免唾液或分泌物妨碍局麻药与黏膜的接触。

4.涂抹于气管导管外壁的局麻药软膏最好用水溶性的,应注意其麻醉起效时间至少需 1 分钟,所以不能期望气管导管一经插入便能防止呛咳,于清醒插管前,仍须先行咽、喉及气管黏膜的喷雾表面麻醉。

第三节　静脉局部麻醉

肢体近端上止血带,由远端静脉注入局麻药以阻滞止血带以下部位肢体的麻醉方法称静脉局部麻醉。静脉局部麻醉首次由 August Bier 于 1908 年介绍,故又称 Bier 阻滞,主要应用于成人四肢手术。

一、作用机制

肢体的,周围神经均有伴行血管提供营养。若以一定容量局麻药充盈与神经伴行的静脉血管,局麻药可透过血管而扩散至伴行神经而发挥作用。在肢体远端缚止血带以阻断静脉回流,然后通过远端建立的静脉通道注入一定容量局麻药以充盈肢体静脉系统即可发挥作用,通过这种方法局麻药主要作用于周围小神经及神经末梢,而对神经干作用较小。

二、适应证

适用于能安全放置止血带的远端肢体手术,受止血带限制,手术时间一般在 1~2 小时内为宜,如神经探查、清创及异物清除等。如果合并有严重的肢体缺血性血管疾患则不宜选用此法。下肢主要用于足及小腿手术,采用小腿止血带,应放置于腓骨颈以下,避免压迫腓浅神经。

三、操作方法

1.在肢体近端缚两套止血带。

2.肢体远端静脉穿刺置管:据 Sorbie 统计,选择静脉部位与麻醉失败率之间关系为肘前>

前臂中部、小腿＞手、腕、足。

3.抬高肢体 2～3 分钟,用弹力绷带自肢体远端紧绕至近端以驱除肢体血液。

4.先将肢体近端止血带充气至压力超过该侧肢体收缩压 100mmHg,然后放平肢体,解除弹力绷带。充气后严密观察压力表,谨防漏气使局麻药进入全身循环而导致局麻药中毒反应。

5.经已建立的静脉通道注入稀释局麻药,缓慢注射(90 秒以上)以减轻注射时疼痛,一般在 3～10 分钟后产生麻醉作用。

6.多数患者在止血带充气 30～45 分钟以后出现止血带部位疼痛。此时可将远端止血带(所缚皮肤已被麻醉)充气至压力达前述标准,然后将近端止血带(所缚皮肤未被麻醉)放松。无论在何情况下,注药后 20 分钟内不可放松止血带。整个止血带充气时间不宜超过 1～1.5 小时。若手术在 60～90 分钟内尚未完成,而麻醉已消退,此时须暂时放松止血带,最好采用间歇放气,以提高安全性。恢复肢体循环 1 分钟后,再次充气并注射 1/2 首次量的局麻药。

四、局麻药的选用与剂量

利多卡因为最常用的局麻药,为避免药物达到极量又能使静脉系统充盈,可采用大容量稀释的局麻药。以 70kg 患者为例,上肢手术可用 0.5% 利多卡因 50mL,下肢手术可用 0.25% 利多卡因 60～80mL,一般总剂量不要超过 3mg/kg。丙胺卡因和布比卡因也成功用于静脉局部麻醉。0.25% 布比卡因用于 Bier 阻滞,松止血带后常可维持一定程度镇痛,但有报道因心脏毒性而致死亡的病例。丙胺卡因结构与利多卡因相似,且入血后易分解,故其 0.5% 溶液亦为合理的选择。氯普鲁卡因效果亦好,且松止血带后氯普鲁卡因可被迅速水解而失活,但约 10% 患者可出现静脉炎。

五、并发症

静脉局部麻醉主要并发症是放松止血带后或漏气致大量局麻药进入全身循环所产生的毒性反应。所以应注意如下。

1.在操作前仔细检查止血带及充气装置,并校准压力计。

2.充气时压力至少超过该侧收缩压 100mmHg 以上,并严密监测压力计。

3.注药后 20 分钟以内不应放松止血带,放止血带时最好采取间歇放气法,并观察患者神志状态。

第四节　神经及神经丛阻滞

一、颈神经丛阻滞

(一)解剖

颈神经丛由 $C_{1～4}$ 脊神经前支组成。第 1 颈神经主要是运动神经,支配枕骨下角区肌肉,后 3 对颈神经均为感觉神经,出椎间孔后,从后面横过椎动脉及椎静脉,向外延伸,到达横突尖端时分为升支及降支,这些分支与上下相邻的颈神经分支在胸锁乳突肌之后连接成网状,称为颈神经丛。

颈神经丛分为深丛及浅丛,还形成颈襻,与 C_5 部分神经纤维形成膈神经。颈浅神经丛在胸锁乳突肌后缘中点形成放射状分布,向前即颈前神经,向下为锁骨上神经,向后上为耳大神经,向后为枕小神经,分布于颌下、锁骨、整个颈部及枕部区域的皮肤浅组织,呈披肩状。颈深神经丛主要支配颈前及颈侧面的深层组织。

(二)药物及药物配制

由于颈部供血丰富,颈神经丛阻滞较其他部位神经阻滞持续时间短,因此在局麻药安全剂量范围内选用中效或长效局麻药。采用两种局麻药混合液以求达到起效迅速,维持时间长,如1%利多卡因与0.15%丁卡因混合液,1%利多卡因与0.25%布比卡因混合液。颈深神经丛阻滞常采用较高浓度局麻药,如1.5%利多卡因或0.5%布比卡因,以取得较好的运动阻滞。亦可在局麻药中加用1:200000肾上腺素,延长作用时间。

(三)适应证

颈浅神经丛阻滞可用于锁骨上颈部表浅手术,而颈部较深手术,如甲状腺手术、颈动脉内膜剥脱术等,尚需行颈深神经丛阻滞。但由于颈部尚有后四对脑神经支配,故单纯行颈神经丛阻滞效果不完善,可用辅助药物以减轻疼痛。

(四)标志

第6颈椎横突结节(又称 chassaignac 结节)是颈椎横突中最突出者,位于环状软骨水平,可以扪及。由乳突尖至第6颈椎横突作一连线,在此连线上乳突下约1.5cm为第2颈椎横突,第2颈椎横下约3cm为第4颈横突,位于颈外静脉与胸锁乳突肌后缘交叉点附近,第3颈椎横突位于$C_{2,4}$横突之间。

(五)操作步骤

1.颈深神经丛阻滞

(1)患者仰卧去枕,头偏向对侧,分别在第2、3、4颈椎横突处作标记,常规消毒皮肤后在横突标记处作皮丘。

(2)先从第4颈椎横突开始,用22G长3.5cm穿刺针从颈椎侧面经皮丘垂直穿刺,方向轻微偏尾侧以避免损伤椎动、静脉,若遇有坚实骨质感而进针深度在2~3cm之间表明已触及横突,此时患者有酸胀感,回抽无血或脑脊液,即可注入3~4mL局麻药。

(3)以同样方法在第2,3颈椎横突面上各注3~4mL局麻药,若手术不涉及颈上部和颌下部可不阻滞第2颈神经。

2.颈浅神经丛阻滞

(1)于第4颈椎横突处作标记,或采取颈外静脉与胸锁乳头肌后缘交点,常规消毒后在标记处作皮丘。

(2)由标记处垂直刺入皮肤,缓慢进针,遇一刺破纸样落空感后表明针尖已穿过颈阔肌,将局麻药注射至颈阔肌和皮下,亦可在颈阔肌表面向横突、锁骨和颈前方作浸润注射,以阻滞颈浅丛各分支,一般每侧药量10mL左右。

3.肌间沟阻滞法

体位同颈前阻滞法,在甲状软骨上缘平面,扪及胸锁乳突肌外侧缘,手指下滑至前斜角肌上缘,再向外即可摸及前中斜角肌的肌间沟。穿刺针由肌间沟垂直刺入,方向略向后向下,遇异感即可停止进针,若无异感,调整方向再行探刺,但穿刺方向不宜超过横突水平。出现异感后回抽无血或脑脊液即可注入局麻药,为促使药液向上扩散而阻滞颈神经丛,可采取头低位或压迫穿刺针下方的肌间沟。

(六)并发症

1.局麻药毒性反应

主要是穿刺针误入颈部血管而未及时发现所致,因此注药前应抽吸,证明针尖深度在横突部位;如果注药压力过大,速度过快,亦会因局麻药迅速大量吸收而导致中毒。

2.高位硬膜外阻滞或全脊麻

穿刺针进针过深或进针方向偏内,均可致针尖进入硬膜外腔,甚至蛛网膜下隙。使用短针,进针切勿过深,注药2~3mL后观察无脊麻反应后再注入余液,即可预防。

3.膈神经阻滞

膈神经主要由第4颈神经组成,同时接受第3.5颈神经的小分支。颈深丛阻滞常易累及膈神经,双侧受累时可出现呼吸困难及胸闷,故应避免进行双侧颈深丛阻滞。

4.喉返神经阻滞

针刺过深,注药压力太大均可使患者迷走神经阻滞,而致患者声音嘶哑、失音,甚至呼吸困难,此症状一般在1小时内缓解。

5.Horner综合征

颈交感神经被阻滞后出现同侧眼睑下垂、瞳孔缩小、眼球内陷、眼结膜充血、鼻塞、面微红及不出汗等症状,短期内可自行缓解。

二、臂神经丛阻滞

(一)解剖

1.臂丛神经组成

臂神经丛由$C_{5\sim8}$及T_1脊神经前支组成,有时亦接受C_4及T_2脊神经前支发出的小分支,主要支配整个手、臂运动和绝大部分手、臂感觉。组成臂丛的脊神经出椎间孔后在锁骨上部,前中斜角肌的肌间沟分为上、中、下干。上干由$C_{5\sim6}$前支,中干由C_7前支,下干由C_8和$T_{1,2}$脊神经前支构成。三支神经干从前中斜角肌间隙下缘穿出,伴锁骨下动脉向前、向外、向下方延伸,至锁骨后第1肋骨中外缘每个神经干分为前、后两股,通过第1肋和锁骨中点,经腋窝顶进入腋窝。在腋窝各股神经重新组合成束,三个后股在腋动脉后方合成后束,延续为腋神经及桡神经;上干和中干的前股在腋动脉的外侧合成外侧束,延续为肌皮神经和正中神经外侧根;下干的前股延伸为内侧束,延续为尺神经.前臂内侧皮神经、臂内侧皮神经和正中神经内侧根。

2.臂丛神经与周围组织的关系

臂丛神经按其所在的位置分为锁骨上、下两部分。

(1)锁骨上部:主要包括臂丛的根和干。①臂丛各神经根分别从相应椎间孔穿出走向外侧,其中$C_{5\sim7}$前支沿相应横突的脊神经沟走行,通过椎动脉的后方。然后,臂丛各根在锁骨下动脉第二段上方通过前、中斜角肌间隙,在穿出间隙前后组成三束。②臂丛三束在颈外侧的下部,与锁骨下动脉一起从上方越过第1肋的上面,其中上、中干行走于锁骨下动脉的上方,下干行于动脉的后方。臂丛三束经过前中斜角肌间隙和锁骨下血管一起被椎前筋膜包绕,故称为锁骨下血管周围鞘,而鞘与血管之间则称为锁骨下血管旁间隙。臂丛干在颈外侧区走行时,表面仅被皮肤、颈阔肌和深筋膜覆盖,有肩胛舌骨肌下腹、颈外静脉、颈横动脉和肩胛上神经等经过,此处臂丛比较表浅,瘦弱者可在体表触及。臂丛三束至第 1 肋外侧缘时分为六股,经锁骨后进入腋窝,移行为锁骨下部。

(2)臂丛锁骨下部:臂丛三束随腋动脉行于腋窝,在腋窝上部,外侧束与后束位于腋动脉第一段的外侧,内侧束在动脉后方。到胸小肌深面时,外侧束、内侧束与后束分别位于第二段的外、内侧面和后面。三束及腋动脉位于腋鞘中,腋鞘与锁骨下血管周围鞘连续,腋鞘内的血管旁间隙与锁骨下血管旁间隙相连通。

(3)臂丛鞘:解剖上臂丛神经及颈丛神经丛颈椎至腋窝远端一直被椎前筋膜及其延续的筋膜所围绕,臂丛神经实际上处于此连续相通的筋膜间隙中,故从腋鞘注入药液,只要量足够便可一直扩散至颈神经丛。

(二)药物

1%～1.5%利多卡因可提供 3～4 小时麻醉,若手术时间长,布比卡因或罗哌卡因可提供 4～8 小时麻醉,若加用 1:200000 肾上腺素,麻醉时间可延长至 8～12 小时。臂丛阻滞药物不必用太高浓度,而较大容量(40～50mL)便于药物鞘内扩散,50mL 1%利多卡因或 0.5%布比卡因是成人可用最大量。

(三)经颈路臂丛阻滞法

1.体位

仰卧去枕,头偏向对侧,手贴体旁。

2.定位

令患者抬头,暴露胸锁乳突肌,在锁骨上 4cm 及胸锁乳突肌外缘 2cm 交叉点,为穿刺点。经此穿刺点垂直皮肤刺入即可探及异感,若未出现异感,则调整方向在该穿刺点四周环外半径0.5cm 范围内可探到异感。

3.操作

探及异感,回抽无血即可注入 30mL 局麻药。注药后患者可诉整个上肢发麻、无力,麻醉范围包括肩及肱骨上段区。

4.优缺点。

(1)优点:①易于掌握。②小容量药液可阻滞上臂及肩部。③异感表浅。④不易出现中毒反应。⑤不会出现气胸。⑥不会引起硬膜外及蛛网膜下隙阻滞。⑦颈下部手术也可应用。

(2)缺点:①尺神经有时阻滞起效延迟。②不宜同时双侧阻滞。③可出现一过性 Horner综合征。④少数患者可出现膈神经阻滞。

(四)肌间沟阻滞法

1.体位

仰卧去枕,头偏向对侧,手臂贴体旁,手尽量下垂以暴露颈部。

2.定位

颈神经丛肌间沟阻滞法关键是要找到前、中斜角肌间的肌间沟,肌间沟上窄下宽,沿沟向下,于锁骨上约 1cm 处可触及细条横向走行肌肉,即肩胛舌骨肌,该肌与前、中斜角肌共同构成一个三角,该三角靠肩胛舌骨肌处即为穿刺点。遇有肥胖颈短肩胛舌骨肌不清楚,可以锁骨上 2cm 的肌间沟为穿刺点或经环状软骨水平线与肌间沟交点为穿刺点。若沿沟下摸,在锁骨上窝触及锁骨下动脉搏动,并向间沟内深压,患者诉手臂麻木、酸胀或异感,进一步证实定位无误。

3.操作

常规消毒,穿刺点处作皮丘,以 3～4cm 22G 穿刺针垂直刺入,略向脚侧推进,直至出现异感或触及横突为止,回抽无血和脑脊液,注入 25～30mL 局麻药。注药时压迫穿刺点上部肌间沟,可促使药液向下扩散,则尺神经阻滞可较完善。

4.优缺点

(1)优点

1)易于掌握,对肥胖或不合作小儿也适用。

2)上臂、肩部及桡侧阻滞好。

3)高位阻滞不会引起气胸。

(2)缺点

1)尺神经阻滞起效迟,有时需增加药液容量才被阻滞。

2)有误入蛛网膜下隙或硬膜外间隙的危险。

3)有损伤椎动脉可能。

4)不宜同时双侧阻滞,以免双侧膈神经或喉返神经被阻滞。

(五)锁骨上臂丛阻滞法

1.传统锁骨上阻滞法

(1)定位:仰卧位患侧肩下垫一薄枕,头偏向对侧,上肢紧贴体旁并尽量下垂,锁骨中点上方 1～1.5cm 处即穿刺点。

(2)操作:穿刺针刺入皮肤后水平进针直到上肢出现异感或触及第 1 肋骨,然后穿刺针沿第 1 肋骨骨面前后移动寻找异感,出现异感后回抽无血、气体,即可注入 20mL 局麻药。由于臂丛在此处神经干最粗大,故阻滞完善但起效迟。

(3)优缺点:定位简单,但血胸、气胸发生率高。

2.锁骨下血管旁阻滞法

该法为 Winnie 于 1964 年根据臂丛鞘解剖对传统锁骨上入路的改进。Winnie 认为:①传统锁骨上入路经锁骨中点上 1cm 进针,在第 1 肋面上寻找异感,容易产生气胸(发生率可达1%)。②传统方法针刺方向为向内、向脚端及向后,从臂丛鞘的解剖关系分析也不尽合理,因为锁骨下血管间隙在第 1 肋上方为一扁三角腔,传统方法进针正好经过该腔最狭窄处,注射过程中只轻微移动,便会使穿刺针脱出鞘外,使局麻药阻滞膈神经、迷走神经及喉返神经。③传统方法利用穿刺针沿第 1 肋不同部位寻找异感也不合理,因为臂丛神经干是上下重叠越过第 1 肋,并不是水平排列在第 1 肋面上。

(1)定位:体位同传统方法,摸及前中斜角肌间隙向下移动于锁骨上窝处可及锁骨下动脉搏动。

(2)操作:从锁骨下动脉搏动点外侧朝下肢方向直刺,方向不向内也不向后,沿中斜角肌内侧缘缓慢推进可体会到刺破臂丛鞘感觉并可探及异感。若无异感,可调整方向,使针稍偏内偏后,即针刺方向偏向对侧足跟,常易获异感。回抽无血或气体即可注药。

(3)优缺点:可以较小剂量局麻药取得较高水平臂丛阻滞;并有上肢外展困难者穿刺中不必移动上肢;误注入血管可能性小;不致发生误入硬膜外间隙或蛛网膜下隙。但该方法仍有气胸可能,不能同时进行双侧阻滞,穿刺时若无异感,失败率可高达15%。

3.铅锤法(Plumb-bob法)

该法是根据臂神经丛经过第1肋时位于锁骨下动脉后上方及肺尖上方,这样经锁骨上方向垂直于水平面穿刺,往往在触及第1肋或肺尖前先探及异感。体位同传统锁骨上入路,以锁骨上胸锁乳突肌外侧缘为穿刺点,垂直缓慢刺入,即可找到异感,因形成铅锤重力线故得名。若未探及异感,可调整方向,偏头侧约20°刺入,仍无异感可将穿刺针偏脚侧约20°刺入探及异感,若未探及异感而触及第1肋,则可用传统锁骨上径路。

(六)锁骨下臂丛阻滞法

1.体位

仰卧去枕,头偏向对侧,阻滞侧上肢外展90°。

2.定位

第6颈椎横突结节(Chassaighacis结节)与腋动脉连线代表臂神经丛在锁骨下部的走向,此连线多经过锁骨中点附近。

3.操作

以锁骨中点下缘2.5cm为穿刺点,用10cm长22G穿刺针往穿刺点刺入,然后沿臂丛神经走向,向外、向后,稍向脚侧刺入,直至探及异感或用神经刺激仪定位。穿刺深度与患者体形及针方向有关。若体形瘦小且穿刺针与皮肤角度大,深度2.5~3cm;若身材高大肥胖或穿刺针角度小,深度可达10cm。一旦定位准确,回抽无血,可注入局麻药25~30mL,亦可放置留置针或导管行连续阻滞。

4.喙突下臂丛阻滞法

臂丛神经出第1肋后,从喙突内侧走向外下,成人臂丛距喙突最近处约2.25cm,儿童约1.19cm,于喙突内下方通过胸小肌深面时,迂回绕腋动脉行于腋鞘,位置较集中,走行方向与三角肌、胸大肌间沟基本一致。

(1)定位:测量喙突至胸外侧最近距离(通常为第2肋外侧缘),并作一连线为喙胸线。喙胸距离(mm)×0.3+8所得数值即为喙突下进针点。

(2)操作:由上述穿刺点垂直刺入,刺破胸大、小肌可有二次突破感,当针尖刺入胸小肌与肩胛下肌,患者可感有异感向肘部传导。小儿则以突破感及针头随动脉搏动为指征。

(3)优缺点:避免损伤肺及胸膜,但穿刺角度过于偏内或肺气肿患者亦有可能发生气胸;可用于上臂、肘及肘以下手术。由于穿刺部位较深,有误入血管可能。

(七)腋路臂丛阻滞法

1.体位

仰卧头偏向对侧,阻滞侧上肢外展90°,肘屈曲,前臂外旋,手背贴床且靠近头部作行军礼状,以充分暴露腋窝。

2.定位

先在腋窝触摸腋动脉搏动,再沿动脉上行摸到胸大肌下缘动脉搏动消失处,略向下取动脉搏动最高点作穿刺点。

3.操作

取 4.5cm 长 22G 穿刺针在腋动脉搏动最高点与动脉呈 10°～20°夹角刺入皮肤,然后缓慢进针直至出现刺破鞘膜的落空感。松开持针手指,针随动脉搏动而摆动,即认为针已入腋鞘内。此时患者若有异感可更明确,但不必强求异感。注射器回抽无血后可注入 30～35mL 局麻药。若穿刺针刺入动脉,此时可继续进针穿过动脉后壁直至回吸无血,注入局麻药 20～40mL,每注入 5mL 应回抽一次,此法易至血管痉挛及血肿形成。

经腋路阻滞时肌皮神经和肋间臂神经常不能阻滞。故在上述注药完毕后,改变穿刺针方向,使针头位于腋动脉上方并与皮肤垂直进针,直至触及肱骨,然后针尖向上移动 30°,呈扇形注入局麻药 5mL,以阻滞喙肱肌内的肌皮神经;或注药时应用橡胶止血带扎于腋鞘的远端,加以压迫,然后注入较大容量局麻药(40mL),注药完毕后立即收回上肢,以利局麻药上行扩散,即使如此仍有 25%肌皮神经阻滞不完善。将 5mL 局麻药注入腋动脉下方腋窝下缘皮下即可阻滞肋间臂神经,该神经阻滞对成功应用止血带是至关重要的。

4.成功标志

(1)针随腋动脉搏动而摆动。

(2)回抽无血。

(3)注药后呈梭形扩散。

(4)患者诉上肢发麻。

(5)上肢尤其前臂不能抬起。

(6)皮肤表面血管扩张。

5.优缺点

(1)优点

1)置表浅,动脉搏动明显,易于阻滞。

2)不会引起气胸。

3)不会阻滞膈神经、迷走神经、喉返神经。

4)无误入硬膜外间隙或蛛网膜下隙危险。

5)三角肌以下手术较好。

6)可放入留置针或导管行连续阻滞。

(2)缺点

1)上肢不能外展、骨折无法移动或腋窝有感染、肿瘤的患者不能应用本法。

2)局麻药毒性反应发生率较其他入路高,可达 1%～10%。

3)不可进行双侧同时阻滞。

4)个别病例可产生动静脉瘘。

(八)臂丛阻滞入路选择

上述五种臂丛入路阻滞效果因各部位解剖不同而异,而上肢各部位神经支配亦各异,因此应根据手术部位神经支配选择最恰当阻滞入路。

1.各入路臂丛阻滞效果

根据五种臂丛阻滞方法的阻滞效果,尤其要参考操作者的经验和习惯。

2 上肢手术对神经根阻滞的要求

根据臂丛神经对上肢各部位的支配范围,结合上肢手术部位。

3 上肢手术臂丛入路的选择

(1)肩部手术:肩部神经支配为 C_3 至 C_6 神经根,来自颈神经丛 $C_{3,4}$ 发出分支支配肩项皮肤;其余皮肤和深层组织受 $C_{5,6}$ 支配,故肩部手术应阻滞 C_3 至 C_6 包括颈神经丛和臂神经丛,故又称颈臂丛阻滞,可进行植皮、裂伤缝合等浅表手术。由于颈丛和臂丛相互连续阻滞,局麻药可以在第 6 颈椎平面向上向下扩散,故颈入路和肌间沟入路为肩部手术首选。由于 $C_{3,4}$ 在锁骨上和锁骨下入路之外,故较少选用此两入路。行锁骨上肩区深部手术(含肩关节手术),需阻滞 $T_{1,2}$ 神经,故常须在腋后线加第 2 肋间神经阻滞。

(2)上臂及肘部手术:该部手术须阻滞 $C_{5\sim8}$ 和 T_1 神经,故最佳入路为锁骨上或锁骨下入路。肌间沟入路常不能阻滞到 C_8 和 T_1,腋入路常不能阻滞肌皮神经和肋间臂神经,均为失当选择。

(3)前臂手术:前臂手术需阻滞 $C_{5\sim8}$ 和 T_1 神经根形成臂丛所有分支,以锁骨下入路为最佳选择,因为局麻药可在神经束平面阻滞所有的神经,也易于阻滞腋部的肋间臂神经,有助于缓解上肢手术不可少的止血带所引起的痛苦,而其他入路不能达到此效果。

(4)腕及手部手术:臂丛阻滞对腕部手术有一定困难,因为支配该区域的神经非常丰富,而且相互交叉支配,腋入路最常失败为拇指基底部阻滞效果不良,此处有来自前外侧的正中神经、后外侧的桡神经及上外侧的肌皮神经支配,故锁骨上入路和肌间沟入路为拇指基底部手术首选。而腕尺侧、正中神经或手指手术,腋入路常可阻滞完善。

三、上肢神经阻滞

上肢神经阻滞主要适应于前臂或手部的手术,也可作为臂丛神经阻滞不完全的补救方法。主要包括正中神经阻滞、尺神经阻滞和桡神经阻滞,可以在肘部或腕部阻滞,若行手指手术,也可行指间神经阻滞。

(一)尺神经阻滞

1.解剖

尺神经起源于臂丛内侧,在腋动脉内侧分出,主要由 C_8 和 T_1 脊神经纤维组成。尺神经在上臂内侧沿肱二头肌与三头肌间隔下行,于肱中段穿出间隔,向内向后方入肱骨内上髁与尺骨鹰嘴间沟内(尺神经沟),然后在尺侧腕屈肌二头之间进入前臂,再下行至腕部,位于尺侧腕屈肌与指深屈肌之间,在尺动脉内侧进入手掌。尺神经具有运动支和感觉支。

尺神经阻滞后出现:①环指尺侧及小指掌面,并由此上沿至肘关节以下,又自中指尺侧、环指及小指背面并上沿至肘关节以下,感觉减退,以手内侧缘感觉缺失为最明显(腕部阻滞时,无前臂麻木)。②手指不能分开并拢,环指、小指的指间关节只能屈不能伸,掌指关节过伸。

2.肘部尺神经阻滞

(1)标志:前臂屈曲 90°,在尺神经沟内可扪及尺神经,按压尺神经患者多有异感。

(2)操作:在尺神经沟下缘相当于尺神经部位作皮丘,取 23G 穿刺针刺入皮肤,针保持于神经干平行,沿沟向心推进,遇异感后即可注入局麻药 5～10mL。

3.腕部尺神经阻滞

(1)定位:从尺骨茎突水平横过画一直线,相当于第 2 腕横纹,此线于尺侧腕屈肌桡侧交点即为穿刺点,患者掌心向上收缩屈腕肌时该肌腹部最明显。

(2)操作:在上述穿刺点作皮丘,取 23G 穿刺针垂直刺入出现异感即可注入局部麻药 5mL,若无异感,在肌腱尺侧穿刺,或向尺侧腕屈肌深面注药,但不能注入肌腱内。

(二)正中神经阻滞

1.解剖

正中神经主要来自于 C_6～T_1 脊神经根纤维,于胸小肌下缘由臂丛神经的内侧束和外侧束分出,两束的主支形成正中神经的内、外侧根。正中神经开始在上臂内侧伴肱动脉下行,先在肱动脉外侧,后转向内侧,在肘部则从肱骨内上髁与肱二头肌腱中间,穿过旋前圆肌进入前臂,走行于屈指浅肌与屈指深肌之间,沿中线降至腕部,在掌横韧带处位置最表浅,在桡侧腕屈肌与掌长肌之间的深处穿过腕管,在掌筋膜深面到达手掌。

正中神经阻滞出现:①大鱼际肌、拇指、示指、中指及环指桡侧感觉消失。②手臂不能旋前,拇指和示指不能屈曲,拇指不能对掌。

2.肘部正中神经阻滞

(1)标志:肘部正中神经在肱二头肌筋膜之下,肱骨内髁与二头肌腱内侧之中点穿过肘窝。肱骨内、外上髁之间画一横线,该线与肱动脉交叉点的内侧 0.7cm 处即正中神经所在部位,相当于肱二头肌腱的外缘与内、上髁间的中点,在此处作皮丘。

(2)操作:取 22G 穿刺针经皮丘垂直刺入,直至出现异感,或作扇形穿刺以探及异感,出现异感后即可注入局麻药 5mL。

3.腕部正中神经阻滞

(1)标志:腕部桡骨茎突平面横过腕关节画一连线,横线上桡侧腕屈肌腱和掌长肌腱之间即为穿刺点,握拳屈腕时,该二肌腱更清楚。

(2)操作:取 22G 穿刺针经穿刺点垂直刺入,进针穿过前臂深筋膜,继续进针约 0.5cm,即出现异感,并放射至桡侧,注局麻药 5mL。

(三)桡神经阻滞

1.解剖

桡神经来自臂神经丛后束,源于 $C_{3～8}$ 及 T_1 脊神经。桡神经在腋窝位于腋动脉后方,折向下外方,走入肱骨桡神经沟内。达肱骨外上髁上方,穿外侧肌间隔至肱骨前方,在肘关节前方分为深、浅支。深支属运动神经,从桡骨外侧穿旋后肌至前臂背面,在深浅伸肌之间降至腕部;浅支沿桡动脉外缘下行,转向背面,并降至手臂。

桡神经阻滞后出现:①前臂前侧皮肤、手背桡侧皮肤、拇指、示指及中指桡侧皮肤感觉减退(腕部阻滞时无前臂麻木)。②垂腕。

2.肘部桡神经阻滞

(1)标志:在肱骨内、外上髁作一连线,该横线上肱二头肌腱外侧的处即为穿刺点。

（2）操作：取 23G 穿刺针经穿刺点垂直刺入，刺向肱骨，寻找异感，必要时行扇形穿刺，以寻找异感，探及异感即可注入局麻药 5mL。

3.腕部桡神经阻滞

腕部桡神经并非一支，分支细而多，可在桡骨茎突前端作皮下浸润，并向掌面及背面分别注药，在腕部形成半环状浸润即可。

（四）肌皮神经阻滞

1.解剖

肌皮神经来自臂神经丛外侧束，由 $C_{5\sim7}$ 神经纤维组成，先位于腋动脉外侧，至胸小肌外侧缘脱离腋鞘，穿过喙肱肌到肌外侧，在肱二头肌与肱肌之间降至肘关节上方，相当于肱骨外上髁水平穿出臂筋膜延续为前臂外侧皮神经，沿前臂外侧行至腕部。

2.肘部肌皮神经阻滞

利用桡神经阻滞与桡神经阻滞完毕后，将穿刺针稍向外拔出，刺向肱二头肌腱与肱桡肌之间，注入局麻药 10mL。

（五）指间神经阻滞

1.解剖

手指由臂丛神经的终末支指间神经支配，可从手指根部阻滞指间神经。

2.操作

在指间以 25G 穿刺针刺入手指根部，靠近骨膜缘边抽边注，缓慢注药 2～3mL。一般针由手指侧部穿入再逐步进入近手掌部，注药由近掌部到手背部，在穿刺时避免感觉异常，因感觉异常是神经受压表现。药液中禁止加用肾上腺素，为防止血管收缩导致缺血。

3.应用指征

可用手指手术或单个手指再造术，也可用于臂丛阻滞不全时的辅助阻滞。一般需 10～15分钟阻滞完善。

四、下肢神经阻滞

支配下肢的神经主要来自腰神经丛和骶神经丛。腰丛由 T_{12} 前支的一部分，$L_{1\sim3}$ 前支和 L_4 前支的一部分组成。腰丛上端的三支神经是髂腹下神经（L_1）、髂腹股沟神经（L_1）和生殖股神经，这三支神经向前穿过腹肌，支配髋部和腹股沟区皮肤；腰神经丛下端的三支神经为股外侧皮神经（$L_{2\sim3}$）、股神经（$L_{2\sim4}$）和闭孔神经（$L_{2\sim4}$）。骶丛由腰骶干（L_4 的余下部分及 L_5 前支合成）及骶尾神经前支组成，重要分支有臀上神经（$L_4\sim S_1$）、臀下神经（$L_5\sim S_2$）、阴部神经（$S_{2\sim4}$）、坐骨神经（$L_4\sim S_3$）及股后皮神经。下肢神经支配为：大腿外侧为股外侧皮神经，前面为股神经，内侧为闭孔神经和生殖股神经，后侧为骶神经的小分支；除前内侧小部分由股神经延缘的隐神经支配，小腿和足绝大部分由坐骨神经支配。

（一）腰神经丛阻滞

1.解剖

腰神经出椎间孔后位于腰大肌后内方的筋膜间隙中，腰大肌间隙前壁为腰大肌，后壁为第1～5 腰椎横突、横突间肌与横突间韧带，外侧为起自腰椎横突上的腰大肌纤维及腰方肌，内侧是第1～5 腰椎体、椎间盘外侧面及起自此面的腰大肌纤维。腰大肌间隙上界平第 12 肋，向下沿腰骶干至骨盆的骶前间隙。其中有腰动静脉、腰神经前支及由其组成的腰丛。将局麻药注入腰大肌间隙以阻滞腰丛,称为腰大肌间隙腰丛阻滞。

包裹腰丛的筋膜随脊神经下行,延伸至腹股沟韧带以下,构成股鞘。其内侧壁为腰筋膜,后外侧壁为髂筋膜,前壁为横筋膜。在腹股沟股鞘处注药以阻滞腰丛,称为腹股沟血管旁腰丛阻滞。可通过一次注药阻滞腰丛三个主要分支(股外侧皮神经、股神经及闭孔神经),故又称三合一阻滞,但闭孔神经常阻滞不完善。

2.腰大肌间隙腰丛阻滞

(1)定位:患者俯卧或侧卧,以髂嵴连线向尾侧 3cm,脊柱外侧 5cm 处为穿刺点。

(2)操作:经皮垂直刺入,直达 L_4 横突,然后将针尖滑过 L_4 横突上缘,再前进约 0.5cm 后有明显落空感后,表明针已进入腰大肌间隙,或用神经刺激器引发股四头肌颤搐确认腰丛,注入局麻药 35mL。

3.腹股沟血管旁腰丛阻滞(三合一阻滞)

(1)定位:仰卧在腹股沟韧带下方扪及股动脉搏动,用手指将其推向内侧,在其外缘作皮丘。

(2)操作:由上述穿刺点与皮肤呈 45°向头侧刺入,直至出现异感或引发股四头肌颤搐,表明已进入股鞘,抽吸无血可注入局麻药 30mL,同时在穿刺点远端加压,促使局麻药向腰神经丛近侧扩散。

(二)骶神经丛阻滞

骶丛为腰骶干及 $S_{1\sim3}$ 神经组成,在骨盆内略呈三角形,尖朝向坐骨大孔,位于梨状肌之前,为盆筋膜所覆盖,支配下肢的主要分支为坐骨神经和股后皮神经。坐骨神经是体内最粗大的神经,自梨状肌下孔出骨盆后,行于臀大肌深面,经股骨大转子和坐骨结节之间下行到大腿后方,在腘窝处浅行,在该处分为胫神经和腓总神经。胫神经沿小腿后部下行,穿过内踝后分为胫前、胫后神经,支配足底及足内侧皮肤。腓总神经绕过腓骨小头后分为腓浅、深神经,腓浅神经为感觉神经,行走于腓肠肌外侧,在外踝处分为终末支,支配前部皮肤;腓深神经主要是足背屈运动神经,行走于踝部上缘,同时也分出感觉支配趾间皮肤;腓肠神经为胫神经和腓总神经发出的分支形成的感觉神经,在外踝之下通过,支配足外侧皮肤。股后皮神经前段与坐骨神经伴行,支配大腿后部的皮肤,坐骨神经阻滞麻醉同时也阻滞该神经。

(三)坐骨神经阻滞

1.传统后侧入路

(1)定位:置患者于 Sims 位(侧卧,阻滞侧在上,屈膝屈髋)。由股骨大转子与髂后,上棘作一连线,连线中点作一条垂直线,与股骨大转子与骶裂孔连线的交点即穿刺点。

(2)操作:10cm 22G 穿刺针由,上述穿刺点垂直刺入至出现异感,若无异感而触及骨质(髂骨后壁),针可略偏向内侧再穿刺,直至滑过骨面而抵达坐骨切迹。出现异感后退针数毫米,注入局麻药 20mL,或以神经刺激仪引起坐骨神经支配区肌肉的运动反应(腘肌或腓肠肌收缩,足屈或趾屈)作为指示。

2.膀胱截石位入路

(1)定位:仰卧,由助手协助患者,使髋关节屈 90°并略内收,膝关节屈 90°,股骨大转子与坐骨结节连线中点即为穿刺点。

（2）操作：由上述穿刺点刺入，穿刺针与床平行，针向头侧而略偏内，直至出现异感或刺激仪引起运动反应后，即可注药 20mL。注药时压迫神经远端以促使药液向头侧扩散。

3.前路坐骨神经阻滞

（1）定位：仰卧，连结同侧髂前上棘与耻骨结节称上线，并将其三等分，然后由股骨大转子作一平行线称下线，由上线中内 1/3 交界处作一垂直线，该垂直线与下线交点处即为穿刺点。

（2）操作：由上述穿刺点垂直刺入直至触及股骨，调整方向略向内侧以越过股骨，继续刺入 2～3cm 出现异感或用刺激仪定位。

（3）该入路适用于不能侧卧及屈髋患者，但因穿刺部位较深，穿刺成功率低于以上两种入路。

4.腘窝坐骨神经阻滞

患者俯卧，膝关节屈曲，暴露腘窝边缘，其下界为腘窝皱褶，外界为股二头肌长头，内侧为重叠的半膜肌腱和半腱肌腱。作一垂直线将腘窝等分为内侧和外侧两个三角形，该垂直线外侧 1cm 与腘窝皱褶的交点即为穿刺点，穿刺针与皮肤呈 45°～60°角度刺入，以刺激仪定位，一旦确定即可注入局麻药 30～40mL。

（四）股神经阻滞

1.解剖

股神经是腰丛最大分支，位于腰大肌与髂肌之间下行到髂筋膜后面，在髂腰肌前面和股动脉外侧，经过腹股沟韧带的下方进入大腿前面，在腹股沟韧带附近，股神经分成若干束，在股三角区又合为前组和后组，前组支配大腿前面沿缝匠肌的皮肤，后组支配股四头肌、膝关节及内侧韧带，并分出隐神经伴随着大隐静脉下行于腓肠肌内侧，支配内踝以下皮肤。

2.定位

在腹股沟韧带下面扪及股动脉搏动，于股动脉外侧 1cm，相当于耻骨联合顶点水平处作标记为穿刺点。

3.操作

由上述穿刺点垂直刺入，缓慢前进，针尖越过深筋膜触及筋膜下神经时有异感出现，若无异感，可与腹股沟韧带平行方向，向深部作扇形穿刺至探及异感，即可注药 5～7mL。

（五）股外侧皮神经阻滞

1.解剖

股外侧皮神经起源于 $L_{2～4}$ 脊神经前支，于腰大肌后下方下行经闭孔出骨盆而到达大腿，支配大腿外展肌群、髋关节、膝关节及大腿内侧的部分皮肤。

2.定位

以耻骨结节下 1.5cm 和外侧 1.5cm 处为穿刺点。

3.操作

由上述穿刺点垂直刺入，缓慢进针至触及骨质，为耻骨下支，轻微调节穿刺针方向使针尖向外向脚侧进针，滑过耻骨下支边缘而进入闭孔或其附近，继续进针 2～3cm 即到目标。回抽无血后可注入 10mL 局麻药，退针少许注局麻药 10mL，以在闭孔神经经过通道上形成局麻药屏障。若用神经刺激仪引发大腿外展肌群颤搐来定位，可仅用 10mL 局麻药。

(六)隐神经阻滞

1.解剖

隐神经为股神经分支，在膝关节平面经股薄肌和缝匠肌之间穿出至皮下，支配小腿内侧及内踝大部分皮肤。

2.操作

仰卧，在胫骨内踝内侧面，膝盖上缘作皮丘，穿刺针由皮丘垂直刺入，缓慢进针直至出现异感。若遇到骨质，便在骨面上行扇形穿刺以寻找异感，然后注药 5～10mL。

(七)踝关节处阻滞

单纯足部手术，在踝关节处阻滞，麻醉意外及并发症大为减少，具体方法如下。

1.先在内踝后 1 横指处进针，作扇形封闭，以阻滞胫后神经。

2.在胫距关节平面附近的拇伸肌内侧进针，以阻滞胫前神经。

3.在腓骨末端进针，便能阻滞腓肠神经。

4.用不含肾上腺素的局麻药注于两踝关节之间的皮下，并扇形浸润至骨膜，以阻滞许多细小的感觉神经。

(八)足部趾神经阻滞

与上肢指间神经阻滞相似，用药也类同。

(九)适应证

全部～下肢麻醉需同时阻滞腰神经丛和骶神经丛。因需多注药且操作不方便，故临床应用不广。然而，当需要麻醉的部位比较局限或禁忌椎管内麻醉时，可以应用腰骶神经丛阻滞。另外，腰骶神经丛阻滞还可作为全身麻醉的辅助措施用于术后镇痛。

1.虽然腰神经丛阻滞复合肋间神经阻滞可用于下腹部手术，但临床很少应用。髂腹下神经与髂腹股沟神经联合阻滞是简单而实用的麻醉方法，可用于髂腹下神经与髂腹股沟神经支配区域的手术(如疝修补术)。

2.髋部手术需阻滞除髂腹下和髂腹股沟神经以外的全部腰神经，最简便方法是阻滞腰神经丛(腰大肌间隙腰丛阻滞)。

3.大腿手术需麻醉股外侧皮神经、股神经、闭孔神经及坐骨神经，可行腰大肌间隙腰丛阻滞，联合坐骨神经阻滞。

4.大腿前部手术可行股外侧皮神经和股神经联合或分别阻滞，亦可以采用三合一法，单纯股外侧皮神经阻滞可用于皮肤移植皮区麻醉，单纯股神经阻滞适用于股骨干骨折术后止痛、股四头肌成形术或髌骨骨折修复术。

5.股外侧皮神经和股神经联合阻滞再加坐骨神经阻滞，通常可防止止血带疼痛，这是因为闭孔神经支配皮肤区域很少。

6.开放膝关节手术需要阻滞股外侧皮神经、股神经、闭孔神经和坐骨神经，最简便的方法是实施腰大肌间隙腰神经丛阻滞联合坐骨神经阻滞。采用股神经、坐骨神经联合阻滞也可满足手术要求。

7.膝远端手术需阻滞坐骨神经和股神经的分支隐神经，踝部阻滞可适用于足部手术。

五、躯干及会阴神经阻滞

(一)肋间神经阻滞

1.解剖

$T_{1\sim12}$脊神经前支均行走于相应肋间,肋间血管下方,肋间内肌与肋间外肌之间,通称肋间神经。支配肋间肌与腹壁前外侧肌,以及躯干前外侧(胸骨角平面以下至腹股沟)与上臂内侧皮肤感觉。

由于肋间神经在腋中线分出外侧皮支,故应在腋中线以后行肋间神经阻滞。又由于距脊柱正中 8cm 处最易摸清肋骨,穿刺点通常取此处。$T_{1\sim5}$肋骨被肩胛骨遮着,将上肢外展,使肩胛骨向外侧分开有利于定位。

2.后路肋间神经阻滞

(1)体位:一侧阻滞可采用侧卧位,阻滞侧在上;双侧阻滞宜选俯卧位,前胸处垫枕,双下肢垂于手术台边或举臂抱头。

(2)定位:距脊柱中线旁开 8cm 处作与脊柱平行的直线,在此线上摸清肋骨,在肋骨接近下缘处作皮丘。

(3)操作:取长 3cm 22G 穿刺针由皮丘直刺肋骨骨面,并注入 0.5mL 局麻药。然后将穿刺针沿肋骨面向肋骨下缘移动,使针尖滑过肋骨下缘,再入针 0.2~0.3cm 即穿过肋间肌,此时有落空感,令患者屏气,回抽无血和气体后注入局麻药 3~4mL。

(4)按手术所需阻滞相应肋间神经,胸壁手术需阻滞双侧 $T_{6\sim12}$肋间神经,若须开胸手术,尚须行腹腔神经节阻滞。

3.腋中线肋间神经阻滞

腋中线肋间神经阻滞扩大主要适用于不能侧卧或俯卧患者,具体操作同后路。

4.并发症

气胸是肋间神经阻滞可能发生的并发症,是穿刺过深刺破胸膜或肺组织所致。另一并发症为局麻药误注入血管或局麻药用量过大快速吸收而引起全身毒性反应。

(二)胸膜腔麻醉

1.解剖

壁层胸膜与脏层胸膜之间存在间隙,将局麻药注入此间隙称胸膜腔麻醉。在壁层胸膜外侧为一层菲薄的胸内筋膜,此膜封贴在肋骨内面,再靠外即肋间内肌。肋间内肌由前胸往后胸过程中肌纤维逐渐减少,至肋角处由肋间内膜所代替。肋间内膜是一种腱膜,较有韧性。

2.操作步骤

(1)体位:侧卧位,阻滞侧在上。

(2)定位:先摸清第 7、8 肋,在第 7 肋下缘找到肋角,定位于第 11 肋上缘的肋角处,距中线 7~8cm。

(3)操作:由上述标记处刺入皮肤,与皮肤呈 40°,刺向中线略朝向第 7 肋下缘,缓慢进针,刺破肋间肌群到达肋间内膜及胸内筋膜时有微弱阻力,稍用力有突破感,停止进针,固定针身,拔出针芯,接 5mL 注射器,内装 2mL 生理盐水,稍稍深入则穿破壁层胸膜进入胸膜腔,此时可出现注射器内液面自行下降。

固定针与注射器,注药时无阻力,进一步确证在胸膜腔,可注入局麻药20～30mL。

(4)连续胸膜腔阻滞:采用18G硬膜外穿刺针,操作方法同上,到达胸膜腔后,置入硬膜外导管入胸膜腔5～8cm,置管过程中尽量减少空气进入胸膜腔。

3.作用机制

目前为止,胸膜腔麻醉作用机制尚未阐明。可能与以下两方面相关。

(1)局麻药可透过薄的壁层胸膜、胸内筋膜,作用于肋间神经,由于局麻药量较大,上下扩散可阻滞相邻几个肋间神经。

(2)局麻药沿胸膜腔向内扩散透过纵隔胸膜进入后纵隔,作用于内脏大神经、内脏小神经等,产生内脏镇痛作用。

(三)椎旁神经阻滞

在胸或腰脊神经从椎间孔穿出处进行阻滞,称为椎旁脊神经根阻滞。可在俯卧位或侧卧位下施行,但腰部椎旁阻滞取半卧位更便于操作。

1.解剖

胸椎棘突由上至下逐渐变长,并呈叠瓦状排列,胸脊神经出椎间孔后进入由椎体、横突及覆盖其上的胸膜在肋间围成的小三角形内,胸椎旁阻滞时注药入此三角内,穿刺方向偏内可避免损伤胸膜。胸部棘突较长,常与下一椎体横突位于同一水平。腰椎棘突与同一椎体横突位于同一水平。

2.胸部椎旁阻滞

(1)定位:标记出需阻滞神经根上一椎体棘突,在此棘突上缘旁开3cm作皮丘。

(2)操作:以10cm 22G穿刺针经皮丘垂直刺向肋骨或横突,待针尖遇骨质感后,将针干向头侧倾斜45°,即向内向下推进。可以将带空气的注射器接于针尾,若有阻力消失感则表明已突破韧带进入椎旁间隙,回抽无血、液体及气体即可注入局麻药5～8mL。

3.腰部椎旁阻滞

(1)定位:标记出需阻滞神经根棘突,平棘突上缘旁开3～4cm处作皮丘。

(2)操作:取10cm 22G穿刺针由皮丘刺入,偏向头侧10°～30°,进针2.5～3.5cm可触及横突,此时退至皮下,穿刺针稍向尾侧刺入(较前方向更垂直于皮肤),进针深度较触横突深度深1～2cm即达椎旁间隙,抽吸无血或液体即可注入局麻药5～10mL。

(四)会阴区阻滞

1.解剖

会阴区有三对神经支配,如下。

(1)髂腹股沟神经。

(2)股后皮神经。

(3)阴部神经。

阴部神经是会阴部神经中最粗大神经,由$S_{2～4}$脊神经前支组成,经过坐骨大孔的梨状肌下孔穿出骨盆腔,位于梨状肌与尾骨肌之间,然后绕过坐骨棘背面,再经坐骨小孔进入会阴,并发出分支。此神经在坐骨结节后内侧易被阻滞。Klink认为女性髂腹股沟神经及股后皮神经很少延伸至会阴部,故无须阻滞,只须阴部阻滞神经便可达到会阴无痛及盆底松弛。

2.阴部神经阻滞

(1)经会阴阻滞:取截石位,摸及坐骨结节的内侧缘作皮丘。取长 8～12cm 22G 穿刺针,在坐骨结节后内缘进针,刺入 2.5cm 注入局麻药 5mL,再前进直抵达坐骨直肠窝注局麻药 10mL。

(2)经阴道阻滞:手指伸入阴道摸出坐骨棘及骶棘韧带,以两者交界处为穿刺目标。穿刺针沿手指外侧刺进阴道黏膜,抵达坐骨棘,注入局麻药 2～3mL。再将针向内侧,在坐骨棘后向前刺过韧带达其后面的疏松组织,注入局麻药 8～10mL。

(3)阴部神经阻滞的并发症

1)针刺入直肠。

2)血肿形成。

3)大量局麻药误入血管内引起毒性反应。

六、交感神经阻滞

(一)星状神经节阻滞

1.解剖

星状神经节由颈交感神经节及 T_1 交感神经节融合而成,位于第 7 颈椎横突与第 1 肋骨颈部之间,常在第 7 颈椎体的前外侧面。靠近星状神经节的结构尚有颈动脉鞘、椎动脉、椎体、锁骨下动脉、喉返神经、脊神经及胸膜顶。

2.操作

患者仰卧,肩下垫小枕,取头部轻度后仰。摸清胸锁乳突肌内侧缘及环状软骨,环状软骨外侧可触及第 6 颈椎横突前结节,过此结节作一条直线平行于前正中线,线下 1.5～2cm 作一标记,该标记即为第 7 颈椎横突结节,取 22G 5cm 长穿刺针由该标记处垂直刺入,同时另一手指将胸锁乳突肌及颈血管鞘推向外侧,进针约 2.5～4.0cm 直至触到骨质,退针 2mm,回抽无血后注入 2mL 局麻药,观察有无神志改变,若无改变即可注入 5～10mL 局麻药。若阻滞有效,在 10 分钟内会出现 Horner 综合征,上臂血管扩张,偶有鼻塞。

3.适应证

可用于各种头痛、雷诺氏病、冻伤、动静脉血栓形成、面神经麻痹、带状疱疹、突发性听觉障碍、视网膜动脉栓塞症等。

4.并发症

(1)药物误注入血管引起毒性反应。

(2)药液误注入蛛网膜下隙。

(3)气胸。

(4)膈神经阻滞。

(5)喉返神经麻痹。

(6)血肿。

(二)腰交感神经阻滞

1.解剖

交感神经链及交感神经节位于脊神经之前,椎体前外侧面。腰交感神经节中第 2 交感神经节较为固定,位于第 2 腰椎水平,只要在 L2 水平注入少量局麻药即可阻滞支配下肢的所有交感神经节。

2.直入法

(1)定位:俯卧,腹部垫枕,使腰部稍隆起,扪清 L2 棘突上、下缘,由其中点作一水平线,中点旁开 5cm 即为穿刺点,一般位于第 2、3 腰椎横突。

(2)操作:取 10～15cm 22G 穿刺针由上述穿刺点刺入,与皮肤呈 45°,直到触及横突,记录进针深度。然后退针至皮下,调整方向,使针更垂直于皮肤刺入,方向稍偏内,直至触及椎体,此时调整方向,使针稍向外刺入直到出现滑过椎体并向前方深入的感觉,即可停针,回抽无血和液体,注入试验剂量后 3 分钟,足部皮温升高 3℃ 左右,然后注入 5～10mL 局麻药。

3.侧入法

为减少以上操作方法对 L_2 脊神经根损伤可采取侧入法。取 15cm 22G 穿刺针由 L_2 棘突中点旁开 10cm 朝向椎体刺入,触及骨质后,调整方向,稍向外刺入,直到出现滑过椎体而向前方深入的感觉,即可停针。用药方法同上。

4.适应证

可用于治疗下肢、盆腔或下腹部恶性肿瘤引起的疼痛。

5.并发症

与椎旁阻滞相同。

(三)腹腔神经节阻滞

1.解剖

自 $T_{5\sim12}$ 的交感神经节发出的节前纤维沿自身椎体外侧下行,分组组成内脏大神经、内脏小神经,各自下行至第 12 胸椎水平,穿膈脚入腹腔形成腹腔神经节。

2.定位

摸清第 1 腰椎及第 12 胸椎棘突并作标记,摸清第 12 肋,在其下缘距正中线 7cm 处为穿刺点。

3.操作

取 22G 15cm 长穿刺针自上述穿刺点刺入,针尖朝向第 12 胸椎下方标记点,即穿刺点与标记点连线方向,与皮肤呈 45°,缓慢进针,遇到骨质感后,记下进针深度,退针至皮下,改变针与皮肤角度,由 45° 增大到 60°,再次缓慢进针,若已达前次穿刺深度,继续进针 1.5～2.0cm,滑过第 1 腰椎椎体到达椎体前方,回抽无血液,即可注入试验剂量,若无腰麻症状出现即注入 20～25mL 局麻药。由于穿刺较深,最好在 X 线透视下进行。阻滞完成后,容易出现血压下降,应作血压监测,并及时处理。

4.适应证

可用于鉴别上腹部疼痛来源,缓解上腹部癌症引起的疼痛。

第十三章　眼部美容整形

第一节　美容性重睑术

　　眼睑成形手术无论在东方还是西方国家均为最常见的美容外科手术,尤其对于单睑较多见的东方女性,重睑术一直居于美容外科手术的首位,占门诊手术总数的60%以上。重睑术能形成较宽的上睑皱襞、去除多余松垂的皮肤和上睑臃肿的脂肪。配合内眦赘皮矫正术,令睑裂增大、睫毛上翘、眼更有立体感,常可明显改善眼的外貌,并赋予眼这一"心灵的窗口"更多灵性。近年来,随着重睑术患者数量的逐年增多,开展美容性重睑术的医院和美容诊所也日趋增多,同时对手术效果的要求也不断提高,各种创新的、改良的重睑成形手术方法亦层出不穷,但所遵循的基本原理和操作要点是基本一致的。

　　虽然重睑术的手术操作并不复杂,但也是出现并发症较多的一类手术,想达到满意的手术效果,对整形美容外科医师无论从技术细节到审美观上都有较高的要求。本节重点从重睑形成的原理,重睑术的适应证、禁忌证,重睑皱襞的设计原则,手术方法,并发症及防治等几方面做了介绍和总结。

一、重睑的解剖学特点及重睑形成的机制

(一)东、西方民族重睑形成的解剖学特点及外形差异

　　了解具有重睑人群的上睑解剖学特点有助于理解重睑形成的机制。西方人几乎均为重睑,少见单睑者;而东方人中则单睑和重睑均较常见。这是由西方高加索人种和东方蒙古人种上睑的解剖学差异造成的。

　　1.西方民族眼睑解剖学特点及眼睑外形特点

　　睑板宽10～12mm,睑裂长30～34mm。提上睑肌有垂直和放射形肌纤维附着于睑板上缘并穿过眼轮匝肌附着于睑板前的皮肤。眶隔紧密,眶隔内脂肪少。多缺乏内眦赘皮,因此西方人大多数有明显而宽大深在的上睑皱襞。睑裂大、眼睑薄、上眶区凹陷。睫毛角度上翘,内眦间距小,睑缘与眉弓间距较近。

　　2.东方民族眼睑解剖学特点及眼睑外形特点

　　睑板窄,宽7～9mm。50%人缺少提上睑肌肌纤维伸展至睑板前方的皮肤面。上睑脂肪丰富,存在于上睑皮下、眶隔膜内、眼轮匝肌下及睑板前。50%东方人于内眦部有垂直向并部分掩盖泪阜的皮肤皱褶—内眦赘皮。因而东方民族多半上睑肥厚,50%缺少上睑皱襞。睑裂细小,有内眦赘皮。两眼内眦间距较宽,睫毛角度较平,睑缘与眉弓间距较远。

(二)重睑形成的重要解剖学因素

　　目前认为重睑是否形成及重睑的形态、高低与上睑的局部解剖结构,特别与提上睑肌纤维与皮肤的附着情况,及眶隔与提上睑肌的融合位置有密切关系。

1.提上睑肌与睑板前皮肤的附着情况

提上睑肌自眶尖总腱环发出,在上直肌上方沿眶上壁向前走行,至上眶缘处呈扇形展开为提上睑肌腱膜,提上睑肌腱膜有4个附着点。

(1)大部分纤维附着于整个睑板上缘,并伸展到睑板前面中1/3和下1/3交界处。

(2)在高加索民族有大股垂直、放射形纤细的纤维穿过眼轮匝肌,附着于上睑皮下,睁眼时提上睑肌收缩,附着线以下的皮肤被牵引向上张力增大,而附着线以上皮肤则悬垂向下折成皮肤皱襞,外观上形成重睑(俗称双眼皮)。东方民族却缺乏这样的纤维附着。

(3)提上睑肌的肌鞘附着在上穹隆的结膜。

(4)提上睑肌向眶外侧延伸形成其内外角。前两点与重睑的形成有密切关系。

若提上睑肌部分纤维未能穿过眼轮匝肌附着于上睑皮下,或者提上睑肌力量不足(如上睑下垂患者),当睁眼时提上睑肌纤维主要牵拉睑板向上,而上睑皮肤不被牵引,则呈单睑外观。

2.眶隔与提上睑肌腱膜的融合部位

眶隔与提上睑肌腱膜融合部位在睑板上缘上方,这样腱膜前间隔的眶脂肪向下扩展受到限制,不影响提上睑肌腱膜纤维穿过眶隔及眼轮匝肌而附着于上睑皮下,从而形成重睑。反之,眶隔与提上睑肌腱膜的融合部在睑板前面,或接近睑缘,眶脂肪下垂至睑板前从而影响了提上睑肌腱膜与上睑皮下的联系,从而形成单睑。

(三)东方人重睑皱襞形成机制的相关争议

一些学者通过对东方人上睑的深入解剖学研究,认为东、西方人重睑皱襞形成机制可能不尽相同。上睑提肌腱膜纤维穿过眼轮匝肌附着于睑板前方皮肤,肌肉收缩,睑板前方皮肤随之上提,形成重睑皱襞,这一理论适合于高加索人种,不完全适合蒙古人种。他们在对重睑尸体进行组织切片染色检查中未发现提上睑肌有肌纤维分布至上睑皮肤皱褶处。重睑的皱襞的形成可能是由于上睑皮肤、眼轮匝肌在眶部和睑板前部两者间的质地、薄厚差异及眶隔脂肪的凸起和睑板前组织相对平坦间的差异而形成。

(四)美容术形成重睑的原理

1.美容性重睑术的原理是根据单睑与重睑的解剖学特点形成的

(1)通过手术使提上睑肌腱膜纤维或睑板与上睑重睑线处皮肤粘连固定,在睁眼时,提上睑肌收缩将睑板与粘连线以下的皮肤提起,而粘连线以上的皮肤则松弛下垂并折叠形成皱襞,出现重睑。

(2)切除眼轮匝肌及去除睑板前及眶隔内脂肪,使单睑更接近重睑的解剖学特点。

2.根据双重睑形成的机制,双重睑成形术的操作要点

(1)将睑板前眼轮匝肌剪去一些,使睑板前的皮肤能与睑板黏着或靠近。

(2)将上睑皮肤真皮与提上睑肌的腱膜或睑板缝合固定,缝合时采用皮肤-睑板-皮肤或皮肤-腱膜-皮肤的方式。

(3)对于下移至睑板上缘之下或睑板前面的眶隔脂肪,进行适当剪除。

二、适应证与禁忌证

(一)适应证

1.凡身体健康、精神正常、无心理障碍的求美者,由于睑裂细小、上睑皮肤悬垂于睑缘、睫

毛平直,或上睑臃肿的单睑,主动要求手术者。

2.原为重睑者,由于上睑皮肤、肌肉和眶隔松弛,眶脂下垂,原重睑皱襞下方皮肤松弛,呈多层皱襞,重睑皱襞变浅者。

3.原本是重睑者,但重睑皱襞窄、浅,睫毛平直,眼睑缺少立体感。

4.两眼不对称,表现在先天性上睑皱襞一无一有,或两眼皱襞宽窄不一,睑裂大小不一。

5.轻度上睑内翻倒睫者。

(二)禁忌证

1.精神不正常或有心理障碍,对自身眼睑条件缺乏认定,而一味追求不切合实际的重睑形态者。

2.有出血倾向的疾病和高血压病,以及心、肺、肝、肾等重要器官的活动性和进行性疾病的患者,尚未控制的糖尿病和传染性疾病患者。

3.先天性弱视,内眼或外眼及眼周有急、慢性感染疾病尚未被控制和自愈者。

4.面瘫睑裂闭合不全者。

5.各种原因的眼过突,或眼睑退缩者。

6.家属坚决反对者。

7.睑下垂者。

三、术前检查和准备

1.术前应仔细观察睑裂的大小及形状、眼睑是否臃肿,眼睑和眼周皮肤的质地及松弛情况、睑板的宽度、睑缘到眉弓的距离、外上眶缘和眉弓是否过突、泪腺有无脱垂以及有无内眦赘皮。需做术前摄影,以待与术后情况比较。

2.如有结膜炎、睑缘炎、严重沙眼者,必需治愈后才能手术,眼周有炎症者暂缓手术。术前1d滴抗生素眼药水,2次/d。

3.详细了解手术者的年龄、职业、心理状态和对手术的要求。

4.询问健康情况,对有出血倾向病史的受术者要检查血小板计数和出、凝血时间,对中、老年手术者必要时需测血压和心电图,如有轻度异常,在术前要对症用药。

5.避开月经期。

6.妊娠前期(3个月)和妊娠后期(3个月)暂缓手术。

7.术前7~10d停服类固醇激素和阿司匹林等抗凝药物。

四、重睑皱襞的设计原则

重睑皱襞线的设计要根据受术者的脸型、睑裂高度、职业、社会环境、化妆习惯及个人要求等原因综合考虑,但可遵循一些基本的设计原则。

(一)重睑皱襞的宽度

重睑皱襞的宽度取决于睑板的宽度。东方人的上睑板宽度7~9mm,故重睑皱襞不宜做得太宽,给人以不自然的感觉。一般女性取6~8mm,男生取5~6mm。

1.对于年轻人,皮肤不松弛者,测量时令受术者轻闭双眼,上睑皮肤不可绷紧,取自然状态。这一点很重要,由于上睑皱襞在皮肤绷紧情况下测量,和在自然状态下测量,因皮肤弹性会有1~2mm的误差。

2.对于上睑皮肤松弛者,测量时应将上睑皮肤轻轻抚平,否则在松弛状态下测量,皱襞的宽度会比测量的数据宽的多,术后发生上睑皱襞过高,或上睑皱襞虽不高,但在切口下方的皮肤过于松弛,睫毛不能向前上外翘,重睑不完美。

(二)重睑皱襞的弧度及长度

1.皱襞线的内端离内眦角 5mm,睑裂的内中 1/3 交界处为最宽点,外眦部的皱襞线距睑缘还应再宽 1～2mm,即呈广尾形(或称开扇形),以利于淋巴回流,减少术后水肿。

2.皱襞线应与上睑缘弧度平行,且与睑缘全长一致。上睑皮肤松弛者,因要切除一条松弛皮肤,故皱襞线在外眦部可略作延伸,一般情况下最好不要超过外眦隐裂(即眶缘),否则重睑术的瘢痕不能隐没在皱襞中,会在外眦部显露。

(三)重睑皱襞线的形态

一般分广尾形、新月形、平行形 3 种类型。在切开法重睑成形术中,广尾形适用于绝大多数单睑手术者。新月形往往设计于埋线法和缝线法术式中,对睑裂细短,有轻度内眦赘皮者,可设计平行形皱襞线,及皱襞线之内端越过赘皮约 1mm,位于赘皮上外方,但是皱襞宽度一定不能太宽,一般 5～6mm,而且内眦皮肤必定要与睑板内端上缘固定。

五、重睑手术操作技术

重睑成形术的手术方法有数十种,但归纳起来可分为 3 类:切开睑板固定法、缝线法和埋线法。

(一)切开睑板固定法

优点:能调节和改变上睑各层次的组织结构,可以解决眼睑存在的许多复杂问题,如上睑皮肤松弛、睫毛内翻、上睑臃肿、眶脂下垂、眶隔松弛、泪腺脱垂、外上眶缘隆突等;形成后的重睑稳固而又持久、皱襞深、富有立体感。

缺点:需要熟悉眼睑解剖,施术者要有整形外科手术操作的基础,一旦出现不良的手术效果和并发症,很难做到尽善尽美的矫正;手术后切口线的瘢痕 3～6 个月内比较明显,随着时间的推延而逐渐消退;上睑肿胀时间较长。

1.手术设计

标画切口线,用亚甲蓝或甲紫根据重睑皱襞设计原则画出切口线标志。一般年轻人的单睑手术者不需要切除一条上睑皮肤,只有在以下 4 种情况下才需要切除。

(1)上睑皮肤松弛,悬垂于上睑缘前,睫毛平直。

(2)典型的蒙古人种上睑,俗称肿泡眼。

(3)上睑板窄 6～7mm,而受术者要求重睑皱襞略宽些。

(4)眉弓隆突,眉毛下垂,眼凹陷者。

对年轻人的上睑,如果需要去除皮肤,一般都在 2～3mm。测量方法:令受术者取坐位,将一根回形针适当弯曲后,内折第一条切口线皮肤到睑板上缘水平,见皱襞上方的皮肤悬垂于回形针前面,将悬垂的皮肤在皱襞水平做一标记,一般在标记线下 2mm,与第一条切口线平行,画出第二条线,然后夹持两条标记线之间的皮肤,以睫毛略有翘动为度。如此反复测试,精确确定切除上睑皮肤的量。

2.麻醉

手术在 1% 利多卡因加适量肾上腺素局部浸润麻醉下进行。

注意事项:局部麻醉药液不宜过多和注射过深,一般做切口线全长肌下注射 1.5～2.0ml。如注射过多过深,会导致上睑提肌被麻醉而出现一过性睑下垂,影响术中对两眼上睑皱襞宽度和弧度的对比观察。

3.切口

用 11 号尖刀片沿重睑线切开皮肤。如需行皮肤切除者则同时切开第二条切口线。

注意事项:除需切除一条上睑全长松弛皮肤者外,一般切口都不需要切到内眦尽头,因为内眦容易生长瘢痕,内眦部的眼轮匝肌可以通过皮下隧道剪除。

4.分离

提起切口线下方皮肤,在肌肉和皮下组织之间分离,两侧达内、外眦,下方之睑板上缘 2mm 左右位置。

注意事项:①皮肤不能分离过于菲薄,更不能将皮肤洞穿,否则由于皱襞下方皮肤收缩,会影响皱襞宽度;②分离达睑缘时注意勿损伤睑缘部的毛囊和睫毛肌,如损伤会导致睫毛脱落和生长错乱,一般要离开睑缘 1～2mm;③眼睑血供丰富,以压迫和血管钳钳夹或电凝进行止血,除有较大的动脉性出血,一般不用结扎,以免线头引起肉芽增生。

5.修剪眼轮匝肌和睑板前组织

将分离好的切口下方皮肤向下翻转,暴露睑板前眼轮匝肌,剪除一条睑板前眼轮匝肌。

注意事项:①避免肌肉在过度提起状态下剪除,以致误伤提上睑肌腱膜,引起术后睑下垂;②修剪后睑板上应留有薄薄一层结缔组织,因为睑板一旦裸露,会使皮肤与睑板固定缝合时有困难,而且睑板前方皮肤与裸露的睑板贴合,虽然形成的重睑皱襞比较深而稳固,但有矫揉造作之感。

6.切取眶脂

去除眼轮匝肌后即暴露眶隔,如眶脂肪饱满则行眶脂肪切除。一般轻压眼球于眶脂最突出部,剪开一 0.3～0.5cm 的眶隔切口,上眼睑有内、中两个脂肪球,剪开脂肪球包膜,轻压眼球,黄色晶莹的脂肪会自动疝出。用血管钳夹住疝出的眶脂肪,切除眶脂肪后止血。眶隔不需缝合。

注意事项:①打开和修剪眶隔时,注意避免提上睑肌腱膜损伤;②眶脂不宜做过分提拉,疝出多少,剪除多少,不能过多切除,以免上睑凹陷;③眶隔创面应隐藏于眼轮匝肌下,以免皮肤和眶隔粘连而形成皱褶和张眼时有牵拉感;④去除外侧脂肪时,需仔细与脱垂的泪腺鉴别,避免泪腺损伤。

7.切口缝合

以上操作完毕,用压迫或电凝仔细止血,然后缝合,缝合方法有两种。

(1)第一种方法:用 5-0 丝线或 6-0 尼龙线在上睑中、内 1/3 交界处,即睑裂最宽处缝合第一针,缝针先穿过睑缘侧皮肤,然后扣住睑板上缘下 1mm 处的上睑提肌腱膜,缝针再从另一侧创缘上穿出皮肤。调节皱襞宽度及睫毛上翘情况均较适宜后,可按睑板上缘的弧度逐次如第一针一样缝合,一般缝合 5～6 针。

(2)第二种皮肤缝合方法:与第一种相同,只是皮缘的真皮与睑板上缘下 1mm 处的腱膜固定,一般也是缝 5~6 针,采用的是 6-0 可吸收缝线。表皮可用 7-0 尼龙线间断或连续缝合。

注意事项:

1)扣着腱膜的高度之所以要在睑板上缘下 1mm,是因为睑板上缘为 Müller 肌的附着部位,具有丰富的血管网,缝合时一旦穿破血管,血肿进入 Miller 肌内,会引起暂时性睑下垂,一般持续几周到 3 个月才能恢复。

2)扣着腱膜的宽度约 1mm,扣除过宽,术后淋巴回流障碍,水肿明显,消退迟缓。

3)缝合时带的皮肤越少越好,这样术后上睑皱襞瘢痕纤细不明显。

4)缝针扣着腱膜的高度略高于皱襞宽度 1~2mm,睫毛可以上翘,但不会外翻,这样更能增添眼部的美感。

5)应明确重睑皱襞的宽度,不在于手术前设计的睑板前皮肤的宽度,而关键在于扣着上睑提肌腱膜的高度。

6)外眦末端的一针,除外眦皮肤严重松弛外,一般不与眶外侧缘骨膜固定。因为固定后上睑皱襞线条生硬不自然,而且上睑有沉重感。

8.术后处理

术毕切口涂少量眼膏,覆盖敷料,加压 24h,手术当天嘱冷敷。术后 5~6d 拆线时要仔细,不能有线头残留。

(二)缝线法

1.适应证和优缺点

适应证:该法适用于睑裂大、眼睑薄、无臃肿、上睑皮肤无松弛或轻度松弛而无内眦赘皮者。

优点:操作简单,便于初学者掌握;不做切口,术后无明显瘢痕,容易为受术者接受。

缺点:由于眼睑组织全层被结扎,淋巴回流障碍,故术后水肿明显,不过一旦拆线,水肿会很快消退。手术不能切除松弛的上睑皮肤和眶脂,因而对"肿眼泡"者不适用。适应证范围小。

2.原理

此方法形成的重睑是依靠组织对缝线的反应,在睑板上缘上睑提肌腱膜与皮肤之间形成由内上到外下的斜向纤维粘连,但形成的纤维往往是多少不一。

少者一旦瘢痕松解,皱襞即变浅或消失;多者常致皱襞过高,难以改低,如果贯通结扎的位置过高,限制了上提睑肌和 Müller 肌的活动度,可导致睑下垂,眼易疲劳,睁眼费力。

3.手术操作

(1)设计:皱襞宽度一般取 8mm,若皮肤有轻度松弛者,可设计为 9mm。将设计的皱襞线等分为内、中、外 3 组或 4 组,每组宽 3~4mm。

(2)麻醉:眼睑皮下浸润麻醉,1%利多卡因加适量肾上腺素。穹隆部结膜面可应用 1%丁卡因表面麻醉,或在结膜下做少量浸润麻醉。

(3)手术操作:以亚甲蓝针刺各设计点。翻开上睑,暴露睑板上缘,用 6*14 的三角双针穿 1 号丝线,一根针从睑板上缘睑结膜进针,通过眼睑组织全层,由皱襞皮肤标记点出针。另一根针自同一组的另一点的睑板上缘黏膜面进针,同样通过眼睑全层,从相应的皮肤点出针。如此形成一个"U"形褥式缝合,当第三或第四针褥式缝合完毕,为了促进粘连牢固,将每组缝线如拉锯样抽动十余次,以增加创伤,为防止缝线勒破皮肤,嵌入皮下,可在打结前镶入一根棉条或橡皮条,这样有利于拆线方便。术后7d拆线。

(三)埋线法

1.适应证和优缺点

(1)适应证:该法适用于睑裂大、眼睑薄、无臃肿、眼睑皮肤无松弛而张力正常、无内眦赘皮的年轻人。

(2)优点:操作简单,易于掌握;创伤小,结扎线固定于上睑真皮和睑板前或睑板上缘上睑提肌腱膜间,皱襞外形自然;无切口,术后组织反应小,不影响工作,易于被受术者接受。一旦失败尚可用原法或改用切开法弥补修整,不留后遗症。

(3)缺点:上睑皱襞容易变浅、变窄;如病例选择不当,或技巧掌握不好,上睑皱襞容易消失;线结容易松脱,导致手术失败;线结埋入过浅,易外露或形成小囊肿;病例选择范围较切开法狭窄。

如果上睑轻度臃肿,受术者坚决要求埋线法术式,则可以先在上睑皱襞外1/3处做小切口,去除眶脂。

2.埋线法原理

是利用缝线将提上睑肌腱膜或睑板与皮下组织结扎粘连固定而形成重睑。

3.手术技术与步骤

埋线重睑法方法繁多,有一针法、三针法、四针法等间断埋线法及连续编织法等,但原理基本相同。在众多埋线方法中进行选择时,除应考虑重睑必须持久外,留在菲薄的上睑组织中的缝线异物反应越少越好。现仅列举两种。

(1)连续埋线法

1)定点画线。基本原则与切开法相似,一般皱襞高度定在7~8mm。最高点定在睑裂正中线之外2mm处。内侧点起自内眦角上方,外侧点定在外眦角上方3~4mm处。根据此三点位置画出一条自然的弧线。

2)用尖刀在画线处做4~5个长约2mm皮肤小切口。

3)用7-0尼龙线做返回式褥式缝线。首先从外侧点皮肤切口进针,缝线稍挂睑板,再从第二个皮肤切口出针。依次缝针穿出内侧点后,再从原点进针返回至外侧点出针。最后将线结打在皮肤切口下,皮肤小切口只做对合不必缝合。

(2)间断埋线法

1)将欲做睑皱襞处画A-B、C-D及E-F 6个点。

2)与连续埋线法相同,只是埋线间断进行。即:缝针从A皮肤穿入,挂经睑板再从B穿出。又从B穿入,经皮下再从A穿出。依次完成C-D及E-F的缝线。缝线打结同上。

(四)小切口切开法

小切口切开法具有切开法和埋线法的双重优点,即双重睑形成可靠而持久,且术后反应较轻,瘢痕不明显。亦被很多整形医师和患者选择。

1.适应证

上睑较饱满、皮肤不松弛者。

2.手术技术与步骤

(1)切口线设计及麻醉同切开法重睑术。

(2)做小切口：在设计线的近内眦、外眦及中间两点各做 1 条 3mm 长的小切口。

(3)剪除部分眼轮匝肌：用有齿镊提起切口周围的眼轮匝肌，并予以剪除。

(4)切除部分眶脂肪：将眼球向后上方轻压使眶隔突出于切口下，用有齿镊提起眶隔，剪开眶隔。轻压眼球使眶脂肪突至切口，提起眶脂肪，予以剪除。一般在内眦部及中间的外侧切口切除眶脂肪即可。

(5)缝合：用 5－0 丝线或 7－0 尼龙线缝合切口，每个切口缝合 1 针。缝针先通过切口下唇，然后在切口，上方 1～2mm 处横过深层组织再从切口，上唇皮肤出针。4 针完成后结扎缝线，结扎时，根据双重睑的弧度、高度及两侧重睑对称情况调节结扎的松紧，直到满意为止。

六、术后并发症及防治

重睑术虽然操作简单，但却是并发症发生率最高的手术之一，了解各种并发症发生的原因并学会正确处理，对重睑术术者来说至关重要。

(一)切开法重睑术并发症

1.感染

总的来说，由于眼睑血供丰富，抗感染力强，感染是比较少见的。

原因：受者有严重的沙眼、结膜炎、睑缘炎，以及术区周围有疖肿等皮肤感染灶；术区消毒不严密；手术粗暴、手术时间过长；术后血肿、术后护理不当等。

处理：一旦有感染征兆，必须及时行局部引流，尽早拆线，并全身应用抗生素。

2.水肿、血肿及球后血肿

(1)水肿：术后眼睑瘀青和水肿是难免的，一般 1 周即消退。

(2)血肿

1)原因：手术粗暴、创伤大；术中止血不彻底、术后未注意加压包扎和冷敷；患者有凝血机制障碍而术前未做充分准备。血肿机化后眼睑皮下有硬结，影响手术效果。

2)预防：预防为主，术中严格止血，轻柔操作。

(3)球后出血

1)原因：切除眶脂肪时未能彻底止血，术后残端退缩至眶内而致眶内出血，严重者可致失明。

2)预防及处理：术中切除眶脂肪要止血。一旦发生，处理困难。可采取常规止血措施，应用高渗药等降低眶压。若症状加重者，应拆除缝线，引出积血。

3.眼睑瘢痕

(1)原因：不良的切割技术和粗糙的缝合都会造成明显瘢痕。

(2)预防：加强术中切割和缝合技术；瘢痕体质的求美者，美容手术应慎重。

4.上睑凹陷

(1)原因：主要原因是眶脂肪大量被切除，上睑皮肤薄而呈眶凹。凹陷最明显处在上睑沟中央部,眼球上转时凹陷更加深,面容显苍老。

(2)预防:避免重睑术中切除过多眶隔脂肪,疝出多少,切除多少。

(3)处理:严重凹陷者可手术矫正。可取自体同侧或对侧眼睑眶隔内脂肪,切成脂肪颗粒进行充填,也可采用自体脂肪、真皮等进行填充。但游离组织充填后,术后吸收较多,常需多次充填。

5.睑下垂

(1)原因:①患者原有轻度睑下垂,术前检查疏忽,术后重睑皱襞一宽一窄,缺陷显露;②术中在去眼轮匝肌和打开眶隔时,损伤了提上睑肌腱膜。或是腱膜与眶隔有广泛粘连。

(2)处理:轻度下垂可试将眶隔和腱膜粘连松解,如无效,按外伤性睑下垂处理。术后早期发现,可打开切口找到提上睑肌断端进行缝合固定;晚期发现,于术后3～6个月做睑板切除术或睑板－结膜－Müller肌或睑板－腱膜切除术;中度下垂者可做上睑提肌短缩术。

6.睑裂闭合不全

(1)原因:对松弛皮肤切除的量估计错误,皮肤切除过多;或因设计的皱襞宽度低,而皮肤切口与睑板上缘腱膜固定的位置过高,可造成上睑外翻。

(2)处理:轻者通过上睑按摩和时间推移会逐步恢复正常;重者应重行手术调整。

7.上睑回缩和上睑出现除皱襞线外的不规整皱褶

(1)原因:眶隔分离过于广泛,眶隔被修剪的创面与腱膜及皱襞线皮肤粘连。

(2)预防:在修剪松弛下垂的眶隔时,应保留眶隔的后唇,将其创面置于眼轮匝肌的覆盖下。

8.角膜损伤及眼球贯通伤

原因:术者操作失误,可致眼球贯通伤,亦可因视网膜血管栓塞,造成球后血肿而引起术后失明,是十分严重且十分罕见的并发症。

9 上睑皱襞消失或变浅

(1)原因:①如在拆线后即刻出现此类情况,大多是由于操作时误将睑下垂认为正常上睑而行重睑术;②如数周或数月后消失或变浅,尤其在内、外眦部。是因为睑板前脂肪和筋膜组织未去除或修剪不足,睑板前皮肤和睑板间未能牢固贴附黏着;③也可能是皱襞线皮肤未能与上睑提肌腱膜扣着固定,而是扣着了眼轮匝肌或低垂的眶隔。

(2)处理:对于术前即为睑下垂的患者可行睑下垂矫正术。对于睑板前组织修剪不足者,可再次行重睑术,去除残留的睑板前组织,重新固定皮肤与提上睑肌腱膜。

10.重睑皱襞过高

(1)原因:①重睑线设计高度过高;②缝合固定腱膜的高度不是在睑板上缘而是完全在腱膜上;③眶隔修剪过多,眶隔与腱膜及皮肤粘连。因此除重睑皱襞过高,上睑外形不自然且怪异外,还表现为睁眼费力,并呈轻度上睑下垂。

(2)处理:手术矫正。①沿应按正常皱襞宽度取6～7mm,切开皮肤,视情况可切除新切口与原切口间的皮肤及瘢痕组织;②将原皱襞处皮肤、眼轮匝肌、眶隔及上睑提肌腱膜间的组织粘连彻底松解,直至睁眼时皮肤皱襞消失为止,尤其要松解眶隔和腱膜间的粘连,嘱睁眼平视时,上睑缘可上提达正常位置;③打开眶隔,松解出眶脂,以其下缘可抵达皮肤切口为度;④用

6－0可吸收线穿经切口下缘真皮,与从眶隔后缘分离下来的腱膜断端和脂肪下缘,间断缝合3～4针,然后间断缝合皮肤。

利用脂肪组织形成位于上睑提肌与眼轮匝肌及皮肤之间的隔膜,加以阻断粘连,以稳定疗效。如在第一次重睑术时做过眶隔脂肪切除,只能取自体筋膜或真皮或脂肪做隔膜,但往往由于移植物的纤维化而难获得理想的上睑外形。

11.皱襞过窄

(1)原因:由于皱襞线设计过窄或切口皮肤与腱膜固定位置过低,或因上睑松弛皮肤未切除,悬垂于皱襞线前下方。

(2)处理:手术矫正。矫正手术可切除上睑松弛皮肤,将切口皮肤固定到睑板上缘。

12.皱襞宽度两眼不对称

(1)原因:与皱襞的画线设计、切割技术、固定睑板的高度有关。但由于手术创伤、血肿、术后水肿等情况,在近期也能出现两眼重睑皱襞不对称。

(2)处理:不要急于矫正,一般术后3～6个月排除一切不稳定因素后,才可考虑第二次手术。

(二)缝线法术后并发症及处理

1.水肿

术后水肿明显,一旦拆线,水肿很快消退。

2.感染

多为线头感染,一旦发现,应尽早拆线。

3 上睑皱襞变浅或消失

因缝线黏合点的瘢痕松解所致,可用同法或切开睑板固定法再次做重睑成形术。

4.皱襞高低不平

由于几组缝线结扎力量不均匀所致,或缝线的结点和皮肤相应点不在同一平面,或同组的两个结膜针刺点不在同一平面所引起。

5 上睑皱襞过高

因上睑皱襞宽度测量时的错误或睑板上缘结膜的穿针点过高所致,如早期发现,应尽早松解,用切开法重行重睑术。如粘连已很牢固,则按切开睑板固定法中上睑皱襞过高的并发症处理。

(三)埋线法术后并发症及处理

1.重睑线变浅或消失

重睑线变浅或消失为较常见并发症。可因缝线未能确实扣着睑板前腱膜;埋入缝线的线结过紧,"割断"已挂住的腱膜;线结松脱或缝线断裂等原因。可用同法或其他方法再次做重睑术,一般不留后遗症。

2.皮下囊肿

多为线结埋入过浅;结扎时将上皮组织嵌入皮下形成表皮囊肿;或线结周围感染等原因所致。可去除线结,有感染者,尽早切开排脓。

3.角膜损伤

操作不熟练,容易擦伤角膜。

4.血肿

操作不熟练、粗暴,尤其在内眦部容易刺破内眦血管丛引起皮下血肿。需立即压迫,嘱术后冷敷,3d后改为热敷。

第二节　内眦赘皮矫正术

一、概述

内眦赘皮是内眦部垂直向的皮肤皱襞,将内眦角遮盖。赘皮的存在遮掩了内眦的正常外形甚至部分视野,患者的内眦间距明显加宽,即内眦间距大于两瞳孔间距的一半,或内眦角在鼻正中线到瞳孔中心连线中点的外侧,往往显现鼻梁宽阔,有损容貌。19世纪和20世纪初都认为内眦赘皮是内眦部皮肤过多所致,曾有人仅将内赘部梭形和箭头样皮肤切除,结果疗效不佳,不久局部又形成瘢痕,赘皮复发。目前一般认为内眦赘皮是内眦部皮肤垂直方向缩短紧张所致,所以问题的症结在于组织的重新排列,而不在于切除赘皮本身,合理的矫正手术是用皮瓣转位来加大垂直方向皮肤长度,缓解垂直方向的张力,这是内眦赘皮外科治疗方法上的一个突破。

二、内眦赘皮的分类

内眦赘皮的分类分为先天性和后天性两种,临床以先天性多见。

(一)先天性内眦赘皮

先天性内眦赘皮是一种常见病,多为双侧性,具有人种特点,是蒙古人种的种族特征,属显性遗传。赘皮常伴有典型的蒙古人种型上睑,上睑臃肿,无上睑皱襞,上睑皮肤悬垂于眼睑边缘的前方,遮盖睑缘 $0.5\sim1mm$,眼平视时睫毛下垂,睑缘与眉弓间距离远。Uchida统计日本成年人赘皮发生率为60%,马来西亚华人为50%,以小儿较多见,随着年龄增长和鼻部发育,内眦赘皮逐渐减轻,至10岁左右渐稳定,一般无须治疗。只有在青春期仍留有明显内眦赘皮者,而且影响了容貌外观、患者有治疗要求时,才需手术矫正。

先天性内眦赘皮的分型可分为4型如下。

1.睑型赘皮:起自上睑,经过内眦到下睑,与鼻颊皱襞融合一起。

2.睑板型赘皮:起自上睑皱襞,至内眦部消失。

3.眉形赘皮:起自眉弓部,向～下延伸至泪囊皮肤。

4.倒向型赘皮:起自下睑,经过内眦向上延伸到上睑。

倒向型内眦赘皮常合并睑下垂,它不会随着鼻梁发育而消失,所以在矫治睑下垂前,必须先矫正此型赘皮。这种睑下垂的原因,部分是因为上睑提肌发育不全,部分是因为睑裂缩小,与倒向型赘皮的机械牵引所致。如果不解除这种拉力,单纯行睑下垂矫正术则很难成功。

(二)后天性内眦赘皮

后天性内眦赘皮多由于各种外伤所致,形成粗大条索状或蹼状瘢痕,也可由局部感染所致。

三、内眦赘皮的手术治疗

(一)手术时机

1~3 型内眦赘皮常常单独存在,幼年较显著,随鼻梁发育渐减轻或消失,因此手术一般在青春期后(12~14 岁)进行。程度比较轻,外貌影响不大者,可不考虑手术。对于合并睑下垂的倒向型内眦赘皮,可提前在 2 岁后进行内眦赘皮矫正,5 岁左右行睑下垂矫正。

(二)麻醉与体位

患者取仰卧位,成年人多可用局部麻醉,儿童因配合程度较差,多全身麻醉或基础麻醉加局部麻醉。

(三)手术方法与步骤

1.“Z”成形术

“Z”成形术适用于轻度内眦赘皮,缺点是“Z”改形术后有斜形瘢痕通过内眦部,由于瘢痕挛缩,可能产生新的由手术引起的外伤性内眦赘皮。

手术步骤:用亚甲蓝标记内眦赘皮的纵轴线,在线两端各设计一方向相反呈 60°的三角瓣。麻醉后,沿标记切开皮肤及皮下组织,并进行剥离。分离完成后,两个皮瓣互相换位,用 5-0 丝线缝合。术后加压包扎 24h,口服抗生素,术后 7d 拆线。

2.“V-Y”成形术

“V-Y”成形术适用于较严重的内眦赘皮及内眦间距增宽者。

手术步骤:在内眦部做“Y”形切口,“Y”的两臂与上下睑缘平行,“Y”长轴在内眦角平面,向鼻侧延伸,其长度依赘皮程度而定(“Y”形两短臂应超过赘皮纵形皱褶线)。切开后皮下分离。将“Y”形切口缝成“V”形,可行皮下缝合以减少皮肤张力。术后加压包扎 24h,口服抗生素,术后 7d 拆线。

3.双“Z”成形术

双“Z”成形术适用于较严重的内眦赘皮,也可矫正倒向型内眦赘皮。

手术步骤:沿内眦赘皮皱襞切开皮肤及皮下组织,在内眦角处向内向上、向下做垂直上下睑缘的切口,长度为 1/2 皱襞。在皱襞切口上、下端各做一斜向上、下睑的切口,其长度亦为 1/2 皱襞。所形成的双“Z”皮瓣,分离后转位缝合。术后加压包扎 24h,口服抗生素,术后 7d 拆线。

4.墨氏内眦赘皮矫正术

墨氏内眦赘皮矫正术适用于严重的内眦赘皮。对于有明显内眦间距增宽和睑下垂及小睑裂综合征者,此法可为当前效果最好的方法之一。其缺点是手术后内眦部瘢痕较明显,但大多数于 1 年后趋向不明显。

手术步骤:原位注视时,瞳孔中央与鼻梁中线连线的中点为设计的内眦所在部位 P 点。将内眦赘皮皮肤拉向鼻侧,使赘皮消失,以内眦角为 P' 点。连接 P-P',在此连线中点 O,向上下睑各做一 60°的直线,其长度短于 P-P' 连线 2mm;于此二直线末端向鼻梁各做一 45°的直线,长度也短于 P-P' 线 2mm,然后从内眦角距睑缘 3mm 向上下睑做短于 P-P' 线 2mm 的弧线。沿标记线切开皮肤深达眼轮匝肌,游离皮瓣。将 4 块组织瓣适当修剪,互换位置,先将 P、

P'点缝合,余做间断缝合。对于伴有睑下垂的先天性小眼症患者,应先行内眦韧带缩短和墨氏内眦赘皮矫正术以及外眦成形术,增大睑裂横径。2～6 个月后,再行上睑下垂矫正术,以增大睑裂高度。术后加压包扎 24h,口服抗生素,术后 7d 换药。

第三节　上睑松弛

一、概述

上睑松弛最多见的为中、老年者,由于眼睑皮肤增龄老化,发生组织学上的变化,如皮肤松弛下垂,超过睑缘,遮盖部分睑裂,影响视野。松弛严重者睑缘被推移内翻,导致倒睫。过多的松弛皮肤堆积,上睑呈重力性下垂,眼睑皮肤变薄,无弹性,出现皱褶,外眦下垂致睑裂呈三角形。眼轮匝肌变薄,眶隔松弛,眶内脂肪膨出,上睑显现臃肿。另外亦常伴有泪腺脱垂,某些病例由于眶隔内脂肪萎缩,上睑沟和眉下区凹陷。也可因为外侧脂肪垫未萎缩退化,覆盖于外侧眶缘上,于上睑外眦部形成檐盖状膨隆。眶周组织也因老化而眉下垂,外眦出现鱼尾纹和鸡爪纹。眼睑皮肤松弛,下垂和臃肿,可由多种原因引起,也可发生于任何年龄。如局部变态反应、月经周期的影响、遗传因素、饮酒过度、过多或过少的睡眠,以及甲状腺、心脏、肾疾病等,均可引起眼睑皮肤松弛,但其往往不稳定且为非进行性。中、老年者上睑松弛的矫正不仅能够改善眼部外形、减轻老态,尚有拓宽视野、矫正倒睫等治疗意义。

1.术前需了解患者的一般情况,有无高血压、糖尿病、心脑血管等疾病史,术前 1 周禁用扩血管、抗凝血药物、激素等,血压应控制在 150/98mmHg 以下。

2.检查上睑皮肤松弛程度及皮肤弹性。

3.脂肪是脱垂还是萎缩。

4.了解有无眉下垂,上睑缘和眉毛间的距离。

5.检查上睑提肌肌力是否正常。

6.检查有无泪腺脱垂。

二、上睑松弛皮肤切除量的测定

这是上睑整形术成败的关键之一。首先要标出皱襞线的高度。因为老年人皮肤弹性差,所以在测皱襞宽度时必须将上睑皮肤略提紧。如不做重睑术,皱襞宽度取 7～8mm;若需做重睑术,取 6～7mm,因为中、年老者重睑需自然。测定皮肤松弛的方法:第一标志线标记:以亚甲蓝标记皱襞线,皱襞线内端起自内眦,最高点位于上睑内中 1/3 交界处,然后平行于睑缘,达外眦部时应略斜向颞上方,顺鱼尾纹方向,根据皮肤松弛情况,比年轻人需去皮者略做延长,但不能超过眶外侧缘 5mm 或眉梢,此线即为一波浪形曲线;第二标志线标记有两种方法。

1.用无齿镊夹持皱襞线上方上睑皮肤,以睫毛略有挑动为度,画出第二条标志线,此线方向与第一条线一致,外眦部呈弧形。

2.设计第一条皱襞线后,局部麻醉下按标志线切开皮肤,锐性分离切口线下方皮肤达睑缘,剪除睑板前眼轮匝肌,修剪部分睑板前筋膜,暴露睑板的上下缘。眶隔松弛、眶脂肪脱垂者,可切除眶脂脱垂部分,不做过度提切,修剪松弛的眶隔。然后令受术者睁眼平视,将切口上方眼睑皮肤轻轻抚平,以自然状态覆于切口上,由此可以显示出上睑皮肤多余的量。

三、手术方法

单纯的上睑皮肤松弛,原为重睑的患者,应以原有的重睑皱襞线为基线,切除皱襞线上方的松弛皮肤。如原有的重睑皱襞过窄,皱襞线下方的皮肤可重新设计皱襞宽度,一般取 7～8mm。在新设计的皱襞线上方切除一条松弛皮肤,于睑板上缘剪除一条眼轮匝肌,适量去除膨出的眶隔脂物将切口下缘真皮和睑板上缘腱膜固定 3～4 针,切口直接用 7-0 尼龙线间断缝合,术后 5～7d 拆线。

上睑皮肤松弛的单睑患者,可设计 7～8mm 高的皱襞线,切除松弛皮肤,一切操作步骤按切开重睑成形术进行。

如有泪腺脱垂,应将脱垂之泪腺复位到眶外,上方泪腺窝内,将泪腺包膜与眶骨骨膜固定 1～2 针。如为上睑提肌肌力不足,老年性睑下垂者,需行上睑提肌缩短术。

年老或体质较弱的、晨起上睑常有水肿的患者,如上睑皮肤严重松弛,皮肤弹性差而原为单睑,本人要求术后眼睑形态自然,恢复快,则可行不做睑板固定的重睑术。手术要点是设计 7～8mm 高的皱襞线,切除皱襞线上方松弛皮肤,分离切口线下方皮肤直达睑缘,剪除睑板前方眼轮匝肌,充分暴露睑板,修剪睑板前方筋膜和上睑提肌腱膜达睑板上缘,睑板上仅留一薄层平整的结缔组织,使睑板前方的皮肤能与睑板平整地、良好地帖服。如有眶脂肪脱垂,可切除眶脂肪,如有眶脂肪萎缩,上睑沟凹陷,可同时将自体脂肪颗粒充填于眼轮匝肌和眶隔之间。切口直接间断缝合,术后 5～7d 拆线。

如果内眦皮肤松弛,皱褶较多,内眦可设计成燕尾形。为减少内眦部瘢痕,燕尾形切口用 7-0 尼龙线缝合,术后 5～7d 拆线。如内眦有明显的皮肤松弛型赘皮,可于内眦部做新月形、三角形或"W"形皮肤切除。

外眦下垂,除切除松弛多余的皮肤外,还可在外眦部设计"Z"成形,以增强手术效果。

如仅有上睑皮肤松弛,则切除上睑松弛皮肤,于上睑外眦部设计一块三角瓣,按"Z"成形原则,将外眦角上提,进行交叉缝合;如仅有下睑皮肤松弛,可按下睑成形术方法切除一条松弛的下睑皮肤,上睑按常规皱襞线画线,于外眦部做一附加切口,形成外眦部两块对偶三角瓣,交位缝合;如上下睑皮肤都有松弛,先按常规标志出松弛皮肤切除之外形线,然后设计一斜臂,连接上下眼睑设计线。按设计线切除多余皮肤,外眦两个三角瓣按"Z"成形原则,交位缝合。

(一)术中注意要点

1.切开皮肤无脂肪饱满前凸者,不要强行提出脂肪,以免术后眼窝凹陷。

2.加强缝合眶隔时,注意不要牵带提肌腱膜。

(二)术后处理

1.术后前 2d 用生理盐水清除切口线处血痂,然后涂少量金霉素眼膏,一般无须包扎。

2.加压包扎者 24h 后去除包扎绷带。

3.7d 后拆线。

四、术后并发症及处理

(一)水肿

中、老年尤其是皮肤弹性差的手术者,重睑术后淋巴回流迟缓,肿胀时间可长达数月才能恢复自然。

(二)上睑凹陷

老年人眶内脂肪萎缩常见,只是眶脂肪因为眶隔松弛而脱垂,所以如眶脂肪回纳有困难,只能将脱垂部分剪除,而不能向眶隔内过度提拉剪切。

(三)眼睑紧缩,眼干燥

术后 2 周左右,少数患者会出现眼干燥,眼睑有紧缩感。这是由于手术瘢痕挛缩所致,2~3 个月后会自行消退,可嘱患者行局部按摩和热敷,加速消除症状。

(四)眼睑瘀斑

为手术创伤所致,1 周左右消退。如患有高血压,长期服用抗凝药物,瘀斑严重,常会波及整个眼周甚至颊部,球结膜下也有出血,则消退较慢。

(五)睑外翻、闭合不全、重睑皱襞过宽

都是由于皱襞线测量时上睑皮肤未做抚平提紧,以及切除上睑皮肤过多所致。

(六)球后出血

球后出血为罕见的并发症。原因有操作粗暴、止血不彻底、眶脂包膜血管损伤或脂肪球内大血管损伤等。术后患者眼睛胀痛,眼球突出,应及时打开眶隔,消除血肿和止血,否则后果严重,会因视神经受压而致失明。

第四节　眼袋整复术

眼袋(palpebral bags,eyelid pouches)是指因眶脂肪向前膨出而形成的袋状眼睑畸形(baggy eyelids deformity),上下眼睑均可发生,但以下睑最为常见。通常所说的眼袋一般指下眼袋。眼袋多见于 40 岁以上中、老年人,男、女均可发生,常伴有下睑皮肤松弛。部分年轻人也可发生,多与家族遗传有关,一般下睑皮肤松弛不明显。眼袋的出现是中面部衰老的主要特征之一,因此一些中老年人希望去除眼袋,以期恢复年轻的容貌;一些年轻患者更希望去除眼袋,以免显得早衰。社会需求的增加,促进了眼袋整复术的发展。目前,眼袋整复术已成为国内外最常开展的美容手术之一,而且随着对眼袋成因认识的不断深入,新的眼袋整复术式亦在不断出现。

一、眼袋的形成原因

早期人们认为,眼袋的形成是眶隔脂肪过多和下睑皮肤松弛所致。近年来,一些学者的研究提示,眼袋的发生是眶脂肪量与下睑支持结构之间的正常平衡关系遭受破坏的结果。眼眶为容纳眼球及其附属器的锥形空腔,前口大、后端尖,四壁为骨性结构,眶口为软组织所覆盖。由于重力作用,眶脂肪有向前疝出的倾向,但在眶脂肪量正常的年轻人,这种倾向被强韧有力的下睑支持结构(包括外眦腱、睑板、眶隔、眼轮匝肌、皮肤等)所阻止,故不致形成眼袋。当眶脂肪过多或眶脂肪不多但下睑支持结构随衰老变得松弛薄弱时,支持结构便不足以阻止眶脂肪疝出,于是眼袋形成。由此可见,先天性眶脂肪过多可导致眼袋形成;眶脂肪不多,甚至减少,但衰老引起的下睑支持结构松弛薄弱也可导致眼袋形成。近年来,有学者提出眼球支持结

构随衰老而发生的张力下降在眼袋形成中起着一定的作用。因为眼球支持结构张力下降可致眼球下沉,使其与眶下壁之间的间隙变小,结果压迫眶脂肪向前疝出。最近,又有人提出眶颧韧带松弛亦参与了眼袋的形成。眶颧韧带起源于眶缘下,穿过眼轮匝肌止于脸颊移行处皮肤的真皮层。随着衰老,松弛的下睑皮肤、肌肉、眶隔和眶脂肪悬垂于相对固定的眶颧韧带上从而形成袋状畸形。基于上述研究,有学者将眼袋分为原发性与继发性两类。前者主要由先天性眶脂肪过多所致,多见于年轻人,在眼袋病例中所占比例少于 10%。后者主要由下睑支持结构老化所引起,多见于 40 岁以上的中老年人。

二、眼袋的临床表现

皮肤老化通常从 30 岁开始,随年龄增长而日趋明显。其老化速度具有明显的个体差异,并受到内外环境因素综合作用的影响。眼睑皮肤是人体最薄皮肤之一,眼又是处于人体最显露的部位,所以眼睑皮肤的老化症状最容易被察觉和受到人们的重视。

由于下睑皮肤、眼轮匝肌、眶隔和眦韧带等结构的薄弱、松弛及张力减退。因而在下睑外观上呈现异常和畸形。临床表现为下睑皮肤松弛、堆积,眶内脂肪脱出垂挂呈袋状,外眦位置下移,下睑缘与眼球贴合不紧密,下睑缘弧度增加,下泪点外移溢泪。皮肤松弛严重者,由于重力可导致睑球脱离,下睑外翻;也可因下睑缩肌(下睑筋膜、腱膜和 Müller 肌的总称)无力,眶隔和下睑皮肤松弛,不能对抗睑板前眼轮匝肌收缩而使睑缘内卷、倒睫。因此下睑整形术和上睑整形术同样居中、老年者整形术之首位。

三、眼袋整复术术前准备

因为眼袋整形术大多为中、老年者,所以要与上睑整形一样详细询问老年病病史,并在术前 1 周禁用类固醇激素、扩血管和抗凝血药物。检查下睑皮肤、眼轮匝肌松弛程度及脂肪突出的位置。一般脂肪突出最明显的为中、内两个脂肪球,大部分青、中年者外侧脂肪球无明显突出。

由于眼袋的临床表现呈多种形式,如以皮肤肌肉松弛为主要特征的下睑垂挂畸形,或以眶内脂肪突出为主要特征的下睑臃肿。不同的具体情况,应采用不同的手术方法,但手术的目的都是使松弛的各层组织得以修复和加强。

(一)经结膜入路眶脂肪切除法

1.适应证

本法仅适应下睑眶脂肪脱垂而皮肤松弛不显著者。

2.手术步骤

(1)翻转下睑,1%利多卡因 1ml 下穹隆结膜下浸润麻醉后距睑板缘 2~3mm 处切开结膜 1~1.5cm。

(2)用小弯剪分离切缘结膜,即可见浅黄色眶脂肪膨出。

(3)剪开眶脂肪外膜,轻牵出各组眶脂肪,对年轻患者,眶脂肪确实过多者,分别去除,仔细止血。

(4)以 7-0 丝线间断缝合结膜切口 1~2 针。也可不缝合切口,于下穹隆内涂抗生素眼膏即可。

3.术后处理

(1)结膜囊内涂少量金霉素眼膏后加压包扎24h。

(2)每日滴抗生素眼液1～2次。

(3)4d拆除结膜切口缝线,拆线时可滴1%丁卡因1～2滴。

(二)经皮肤入路皮瓣法

1.适应证

下睑有眶脂肪膨出体征,同时皮肤皱纹较多,但无明显眼轮匝肌松弛和泪槽畸形的患者。

2.手术步骤

(1)自下泪点下2～3mm处平行睑缘画线,至外1/2时略间下移,至外眦时此线约距外眦4mm,然后折向外下方鱼尾纹方向伸延4～5mm,此为切口线。

(2)以1%利多卡因浸润麻醉下睑切口及下睑待分离区域。

(3)沿切口线切开皮肤、皮下组织。

(4)以细弯剪,在皮肤与眼轮匝肌间潜行剥离至下眶缘水平,止血。

(5)下牵切口皮肤,显露睑板下区,在标记的凸出部,分开眼轮匝肌纤维,显露眶隔。

(6)于眼轮匝肌瓣中部横行剪开,显露眶隔。

(7)打开眶隔,轻轻按压眼球,去除过多的脂肪。

(8)缝合眶隔(过松弛者可加强缝合;眶隔无明显松弛者,可不缝合眶隔)。

(9)眼轮匝肌松弛者,可于近睑缘处去除1条眼轮匝肌或做眼轮匝肌的折叠缝合。

(10)嘱患者睁眼向上看,使分离的下睑皮肤平铺于眼轮匝肌上,去除超出切口线部分的皮肤。为准确去除多余皮肤,防止去除过多,可先在中、外1/3交界处剪开预切皮肤,其宽度以尽力向上看时,下睑切缘缝合无张力为度。然后再由一端沿上切缘弧度剪除多余皮肤。

(11)6-0/7-0丝线间断缝合皮肤。

3.术后处理

切口涂少量抗生素眼膏,加压包扎。24h后去除敷料,7d后拆线。

4.术中注意要点

(1)勿在中央和内侧组间隙处做锐性深层分离,以免损伤下斜肌肌纤维及腱膜。

(2)下睑皮肤的去除应坚持"宁少勿多"原则。切除皮肤时务必使患者双眼向上看(此为下睑皮肤最大需要量),或切除前试缝1针,以向上看时无睑球分离为度,然后切除缝线间皮肤。切除过量,矫正将十分困难。

(三)经皮肤入路肌皮瓣法

1.适应证

下睑有眶脂肪膨出体征,伴有明显的皮肤肌肉松弛表现,但无泪槽畸形存在的患者。

2.手术步骤

同"经皮肤入路皮瓣法",除步骤(4)分离时直接在眼轮匝肌下分离而不做眼轮匝肌与皮肤间的分离。

3.术后处理

同"经皮肤入路皮瓣法"。

(四)经皮肤入路眶脂肪保留、眶隔重置法

1.适应证

下睑眶脂肪膨出、皮肤肌肉松弛和泪槽与睑颊沟畸形同时存在的患者。

2.手术步骤

(1)以 1%利多卡因局部浸润麻醉后,经睫毛下皮肤切口,切开皮肤与眼轮匝肌,在眼轮匝肌与眶隔之间进行剥离,向下到眼轮匝肌下缘,向外达颧突,形成皮肤－肌肉瓣。

(2)用眼睑拉钩将皮肤－肌肉瓣向下牵拉,暴露眶隔与眶下缘,然后用手指经上睑皮肤轻压眼球,观察下睑眶脂肪疝出的状况。

(3)沿眶下缘剪开眶隔,释放眶脂肪,再次用手指经上睑皮肤轻压眼球,观察眶脂肪经切开的眶隔下缘向外疝出的状况,如眶脂肪过多,做部分切除。

(4)将眶隔下缘连带释放出的眶脂肪下端缝合固定于眶下缘下方 3～5mm 处的骨膜上,以缩紧眶隔和填充眶下缘前方的凹陷区,然后嘱患者睁眼向上凝视并最大限度地张口,此时若出现下睑缘外翻或退缩,则将眶隔重置位置适当上移,直至做上述动作时不出现下睑外翻和退缩时为止,以免术后发生下睑易位。

(5)再次用手指经上睑皮肤轻压眼球,观察是否仍有眶内脂肪自眶隔疝出,如有,将该处眶隔剪一小口,切除多余的脂肪后再予缝合。

(6)切除多余的皮肤肌肉,将外眦下方的眼轮匝肌用 5－0 尼龙线固定于眶外侧结节前方的眶缘骨膜上,然后缝合皮肤切口。

(7)术后下睑轻压包扎。

3.术后处理

切口涂少量抗生素眼膏,加压包扎。24h 后去除敷料,7d 后拆线。

4.术中注意要点

打开眶隔后应谨慎操作,避免损伤下斜肌肌纤维及腱膜。

(五)经结膜入路眶脂肪保留、眶隔重置法

1.适应证

本法仅适应下睑眶脂肪膨出、皮肤肌肉松弛和泪槽与睑颊沟畸形同时存在而皮肤松弛不显著者。

2.手术步骤

(1)翻转下睑,以 1%利多卡因下穹隆结膜下浸润麻醉后距睑板缘 2～3mm 处切开结膜 2～3cm。

(2)用小弯剪分离切缘结膜,即可见浅黄色眶脂肪膨出。

(3)于眶脂肪的间隙由后向前下方分离,达眶隔后眶下缘水平。向两侧分离,显露眶下缘。

(4)沿眶下缘剪开眶隔,释放眶脂肪,并自下眶缘在眼轮匝肌下分离 4～5mm,用手指经上睑皮肤轻压眼球,观察眶脂肪经切开的眶隔下缘向外疝出的状况,如眶脂肪过多,做部分切除。

(5)以 7－0 丝线间断缝合结膜切口 1～2 针。也可不缝合切口,于下穹隆内涂抗生素眼膏即可。

3.术后处理

(1)结膜囊内涂少量抗生素眼膏后加压包扎 24h。

(2)每日滴抗生素眼液 1～2 次。

(3)4d 拆除结膜切口缝线,拆线时可滴 1％丁卡因 1～2 滴。

4.术中注意要点

在眶隔后分离时应谨慎操作,避免损伤下斜肌肌纤维及腱膜。

四、术后并发症及处理

(一)眼干燥

由于下睑缘伤口瘢痕收缩,下睑轻度退缩,睑裂轻度闭合不全所致。一般数月后随着瘢痕松解,症状会逐渐好转和消退。在这段时间内应白天滴抗生素眼药水,睡前涂抗生素眼膏。术中注意操作要细致和轻柔,避免过多应用电刀和电凝。

(二)溢泪

由于伤口水肿和收缩,对泪液排流产生机械性干扰所致,一般发生在术后数天,症状随局部水肿消退而消失。

(三)角膜损伤

主要是由于手术不细致而引起的误伤。因此术中要注意用湿棉球轻压止血,忌用大块干纱布擦血。对手术操作不熟练者,使用电刀时可用湿棉球保护角膜。

(四)血肿

可以发生在皮下、肌肉内和眶隔内。皮下瘀血多见于下睑做皮下和眼轮匝肌之间锐性分离者。肌肉内出血多见于分离下睑肌皮瓣或眼轮匝肌松弛矫正术后。眶隔内出血多因去眶脂时止血不完善引起。当术后受术者有眼球胀痛、局部肿胀瘀血严重,下睑穹隆结膜有瘀血、上抬等情况时,都要警惕眶隔内出血,必须及时打开眶隔清除血凝块和止血,否则血液渗入球后可能会因血肿压迫视神经而导致失明。皮下和肌肉内血肿也会因机化形成硬结,影响手术效果。所以术中仔细止血是关键。

(五)下睑凹陷

发生原因和处理方法如下。

1.由于眶脂去除过多,包括切除了部分球后脂肪。

2.受术者本身是深凹的眼型,有比较隆突的下眶缘,术前未做仔细检查(这种眼型的受术者不应去除眶脂),应该将隆突的眶缘修整,即于下睑板下缘切开眼轮匝肌,暴露眶下缘,切开和剥离眶下缘骨膜,用球形骨钻将隆突的下眶缘修整。对下眼袋明显,眶下缘凹陷以眶下缘的中、内侧为更显著者,可按常规眼袋整形术式暴露眶隔膜,在眶隔膜和眼轮匝肌之间进行锐性分离,清晰和完整地暴露眶下缘,在眼轮匝肌深面紧贴眶下缘骨膜向下分离达眶下孔平面。轻压眼球,眶隔向前膨隆呈弓状,于膨隆高点处横形切开眶隔膜,可见多余的眶隔脂肪自然疝出。如脂肪过多,可做少量切除,大部分保留,稍游离,将它铺平,充填于眶下缘 5mm 范围内。如眶下缘中、内侧的凹陷明显,充填量可多些,用 5-0 丝线将脂肪与眶下缘稍下方(不超过 5mm 范围内)的骨膜缝合固定,其余眼轮匝肌瓣的提紧、多余眼轮匝肌和皮肤的切除及切口缝合,都按常规操作。

(六)外眦粘连

这是由于设计的切口在外眦部不是平行下睑缘并转向外下,而是延向外上,以致术后瘢痕增生的结果。一旦发生需做赘皮切除"Z"成形术整复。

(七)睫毛脱落

眼袋整形术的切口应在下睑缘下 1~1.5mm,如过于贴近睫毛缘,会因损伤毛囊而致睫毛脱落或生长错乱。

(八)下睑皱襞

下睑缘出现像重睑样皱襞,这是由于下睑板前眼轮匝肌被切除,皮肤与睑板粘连之故。

(九)下睑退缩

由于眶隔修剪过度和缝合过紧,睑缘向后方牵拉的角度过大所致。正常人在原位注视时,下方角膜恰与下睑缘平齐,下睑退缩时下方巩膜部分暴露,如退缩明显应将眶隔缝合松解。

(十)感染

因眼睑血供丰富,感染较为少见,但一旦发生,后果是严重的,应该全身用药以控制感染,局部应尽早拆线及引流。

(十一)睑球脱离、下睑外翻

睑球脱离、下睑外翻是最常见的并发症,容易发生在巨大型眼袋受术者或老年性皮肤弹性差的受术者。所以在下睑松弛切除量的测定时必须细致、慎重,并经反复确认后再进行裁剪,对经验不足者以定点分段切除为稳妥。一旦发生,轻微者可局部按摩以促使下睑皮肤松解,一般数月后即可复原。中度者,可做下睑灰线劈开,前层和后层各切除一块三角形组织后创口行相嵌缝合,收紧下睑;或将眼轮匝肌瓣向外上眶缘提吊固定;或利用上睑旋转皮瓣、鼻侧皮瓣、额部皮瓣矫正外翻,严重者需游离植皮矫正之。

(十二)双眼不对称、切口偏低、瘢痕显露、手术效果不佳等

这些都是因为手术切口设计不对称、设计不当、缝合粗糙和脂肪球切除过多或不足,或对松弛皮肤的切除量估计不足、下睑前壁提紧不足等原因所造成。

第五节　睑下垂矫正术

一、睑下垂的定义、病因及分类

(一)定义

通常来讲,正常人在无额肌参与情况下双眼自然平视时,上睑覆盖角膜上方 1.5~2mm。因各种先天或后天因素造成的上睑睑缘位置低于此界线,即可诊断为睑下垂。上睑下垂时,由于上睑部分或全部遮盖视野,患者往往通过将额肌过度收缩或仰视来摆脱这一干扰,结果常导致额部皱纹增加,眉缘距增宽,久而久之甚至引起颈部肌肉或颈椎的畸形。因此,睑下垂不仅对患病者的视觉功能造成很大的影响,还会影响患者的外观,也给患者带来巨大的心理负担。

(二)按病因分类

睑下垂从不同角度有多种分类方法。无论何种分类各有其优缺点。

1.先天性睑下垂

单纯性睑下垂是由于提上睑肌发育异常而致其功能减弱,甚至丧失,不伴有外肌功能障碍以及眼睑或其他部位畸形的睑下垂。临床大部分先天性睑下垂属于此类。另外,临床上尚有一些除睑下垂外合并有其他异常的患者,如睑下垂伴上直肌部分麻痹者,此类患者据文献报道,有5%~6%的提上睑肌发育不良者伴有上直肌功能下降。先天性小睑裂综合征,即除睑下垂外,还伴有小睑裂、倒向型内眦赘皮,内眦间距增宽,也有人称为 Komoto 综合征。下颌一瞬目综合征(Marcus-Gunn 综合征),即静止时一侧眼睑下垂,当咀嚼、张口或下颌朝向对侧移动时,下垂的上睑突然上提,甚至超过对侧高度。

2.后天性睑下垂

(1)神经源性

1)动眼神经麻痹可因动眼神经的病变所致。这种睑下垂可单独存在,但更多的还伴有眼外肌麻痹和瞳孔异常。其病变的性质可以是发育异常,也可以是外伤、肿瘤、炎症、血管病变所致。

2)后天获得性 Horner 综合征为交感神经麻痹的部分症状,多见于颈部手术、外伤与甲状腺病症患者。因 Müller 肌的交感神经受到损害,导致 Müller 肌麻痹而睑轻度下垂,此类患者通常同时患有小睑裂、眼球内陷以及瞳孔缩小。此4种症状构成 Horner 综合征,或称之为交感性上睑下垂。

(2)肌源性

1)重症肌无力此类在肌源性睑下垂中最为常见。是神经肌肉交接处神经递质传递发生障碍。睑下垂通常为首发症状,可以是单侧或双侧,睑下垂有典型的"昼轻夜重"和"疲劳"现象,新斯的明试验或 Tensilon 试验可做鉴别。

2)进行性肌营养不良症是一种由遗传因素引起的慢性进行性疾病,眼疾型仅仅是其5型临床分型中较为少见的一种,呈进行性双眼睑下垂和眼外肌麻痹。

(3)腱膜性睑下垂由各种原因所致的提上睑肌腱膜损伤都可导致睑下垂,统称为腱膜性睑下垂。这是临床上多见的一种睑下垂,可由外伤及老年腱膜的退行性病变所致,后者见于老年人皮肤松弛、腱膜弹性减退、眶隔薄弱等情况。

(4)机械性睑下垂上睑肿瘤中最为常见的有神经纤维瘤、血管瘤、淋巴管瘤等都可使上睑重量增加,引起机械性睑下垂。

(5)假性睑下垂由于眼眶内容量减少,如眼球萎缩、眼球摘除、眶底骨折造成眼球后陷等,导致上睑缺乏支撑而下垂。外观显示睑呈下垂状态,但客观检查提示提上睑肌功能正常,上睑的真实位置也正常。

(三)按睑下垂程度分类

睑下垂分轻、中、重度,一般采用测量睑缘高度或瞳孔被遮挡程度两种方法判断。

1.按睑裂高度分

除去额肌作用,测量双眼在平视位、向上看和向下看三个不同位置的睑裂高度,如果双眼差别在2~4mm 为轻度下垂,5~7mm 为中度下垂,>7mm 为重度下垂。

2.按上睑遮挡瞳孔的程度划分

除去额肌力量,正常人睑缘位于瞳孔上缘和角膜上缘之间。若上睑缘位于瞳孔上缘,其下垂量为 1～2mm,称为轻度下垂;上睑缘遮盖瞳孔上 1/2,下垂量为 3～4mm,称为中度睑下垂;如果上睑缘下落到瞳孔中央水平线,其下垂量为 4mm 或 4mm 以上者,称为重度睑下垂。

二、睑下垂相关的应用解剖和生理

(一)提上睑肌

提起上睑的肌肉主要是提上睑肌、Müller 肌,额肌可看作是提上睑肌的协同肌,有一定的提上睑作用。各种原因引起的提上睑肌或 Müller 肌功能不全或丧失均可导致不同程度的睑下垂。

提上睑肌为起自眶尖肌肉总腱环之上方,在上直肌的上方,额神经的下方沿眶上壁向前行走,并逐渐呈扇形散开,形成提上睑肌腱膜。在到达上睑板上缘时(东方人往往在睑板前面),与眶隔纤维互相融合。腱膜的大部分纤维附着于睑板前面,并延伸到睑板中 1/3 与下 1/3 交界处。部分腱膜纤维通过眼轮匝肌与上睑皮下发生联系,即产生上睑皱襞,俗称双眼皮。睑下垂的患者,由于提上睑肌肌力差,往往无上睑皱襞。

提上睑肌近上眶缘处,其肌鞘增厚形成上横韧带,又称节制韧带或称 Whitnall 韧带,它通常位于提上睑肌前面,也可包围着肌肉。韧带的颞侧部分扩展到眶部泪腺,鼻侧部分与滑车筋膜相连,在一定程度上起着限制上睑过分运动的作用,同时也是提肌肌腹与腱膜移行部的标志,还可以改变提上睑肌收缩力的方向,使之由后前向转为上下向,有利于上睑上提。

(二)Müller 肌的解剖与生理

Müller 肌是很薄小的平滑肌,上下睑各一,肌肉在眶隔深层。上睑平滑肌较宽,它起自上睑板上缘上方约 12mm 处提上睑肌腱膜后面,止于上睑板上缘,此肌肉受交感神经支配,其作用是协助提上睑肌开大睑裂。在惊恐、愤怒时此肌收缩,使睑裂明显开大,麻痹或受炎症侵袭时,可导致上睑呈轻度下垂状态。交感神经疾病也可引起 Müller 肌功能受损导致轻度睑下垂,称为 Horner 综合征。

(三)额肌的解剖与生理

额肌是帽状腱膜的延续部分,通过帽状腱膜与枕肌相连。额肌止于眉部皮肤深层,没有骨性附着点,其肌纤维呈纵行走向。在睑下垂的情况下,额肌是提高上睑的重要肌肉,但它提上睑的作用,必须通过皮肤、皮下组织和眶隔的传递,所以在提高上睑时眉毛一起上抬,眉部与发际间的距离变短。而各种利用额肌的睑下垂矫正术,则是使额肌直接与睑板发生联系,从而达到并加强其提上睑作用。额肌由面神经支配,如果面神经麻痹,则不能选用利用额肌的手术。

(四)眼轮匝肌的解剖与生理

眼轮匝肌是眼睑的括约肌,眼轮匝肌可看作为提上睑肌的拮抗肌,眼轮匝肌痉挛时可引起假性睑下垂。眼轮匝肌根据部位不同可分为睑板前轮匝肌、眶隔前轮匝肌及眶部轮匝肌。

三、睑下垂的术前检查和测量

(一)睑下垂病因学检查

(1)新斯的明试验或 Tensilon 试验以确定是否为重症肌无力所致。用新斯的明 0.5～1mg 肌内注射或颞侧皮下注射。30min 至 1h 肌力明显恢复者,即可确定诊断。Tensilon 试验:静脉注射 tensilon 2mg(15min 前注射 1mg 阿托品)1min 后观察上睑高度,如配合肌电图检查效果更显著。

(2)可卡因和肾上腺素试验或 10% 去氧肾上腺素试验可除外交感神经性下垂和测试 Müller 肌功能。

(3)咀嚼下颌运动试验用以排除 Marcus—Gunn 综合征,当将口张开,或下颌移向对侧时,睑裂开大;反之,睑下垂。

(4)排除全身情况,必要时需请神经内、外科医师会诊,或借助 B 超、X 线、CT、磁共振等影像学检查。

(二)提上睑肌肌力的测定

提上睑肌肌力的大小对手术方式的选择具有重要作用,因此,正确测量提上睑肌肌力十分重要。提上睑肌肌力测量方法如下:用拇指向后压住患侧眉部,嘱患者尽量向下注视,用直尺零点对准上睑缘,再嘱患者尽量向上看,睑缘从下向上提高的幅度(mm 表示)即为提上睑肌肌力。

根据临床手术选择的需要。可将肌力分为 3 级:良好(≥10mm);中等(4~9mm);弱(≤4mm)。一般来说,肌力越差,下垂越明显。

(三)睑下垂量的测定

首先必须明确通常情况下,正常人在自然睁眼原位注视时,上睑睑缘位于瞳孔上缘与角膜上缘之间中点水平,即上睑缘覆盖上方角膜 1.5~2.0mm。对单侧眼患者来说,下垂量的测定很简单:测量原位时的两侧睑裂高度,两者之差即为下垂量。

(四)上睑迟滞

正常人当眼球下转时,上睑随着眼球下转而下落。在先天性睑下垂患者,由于提上睑肌外角、内角或上横韧带太紧,或提上睑肌纤维化,当眼球下转时上睑不能随之下落,即为上睑迟滞。这种情况只出现在先天性睑下垂的患者,而其他类型患者无此现象。因此,可作为与其他类型睑下垂鉴别的重要依据。值得注意的是,这种现象手术后不会消失可造成睡眠时睑裂闭合不全,这时,手术矫正量要保守一些。

(五)上直肌及其他眼外肌检查

先天性睑下垂常伴有上直肌麻痹或不全麻痹,或同时有下斜肌功能不全,以至 Bell 现象消失。遇此情况手术纠正量要减少一些,尽可能减轻或消除手术后的眼睑闭合不全。外伤性或神经源性睑下垂还可以伴有其他眼外肌麻痹而出现复视,这时,下垂的上睑会掩盖复视症状,如要矫正睑下垂,则需先解除复视症状,否则,睑下垂矫正后患者复视更趋明显。

(六)额肌肌力的测定

嘱患者向下看,额肌伸展放松,将直尺零点置于眶缘眉弓下缘处,再嘱其尽力向上看,额肌收缩,眉部上提,观察眉下缘上提毫米数,即额肌运动幅度。

测定额肌的力量,可预测利用额肌的手术后效果,一般情况下,额肌肌力>7mm 者,预后较好;<7mm 则较差,额肌肌力很差或面神经受损造成的面瘫或周围性面瘫,均不能选择利用额肌的手术。

（七）Müller 肌功能测定

将浸有 1:1000 肾上腺素和 5% 可卡因的小棉片置于上穹隆，或 10% 去氧肾上腺素滴于上穹隆，10min 后如上睑提高，说明 Müller 肌有功能。为了除外下睑 Müller 肌兴奋致下睑下移而造成对睑裂宽度的影响，可测量试验前后瞳孔中央反光点至上睑缘的距离。

（八）下颌－瞬目联带运动现象

下颌－瞬目联带运动现象是一种特殊类型的先天性睑下垂，特征是在静止时一侧睑下垂，当患者咀嚼、张口或下颌朝向对侧方向移动时，下垂的上睑可突然上提，甚至超过对侧的高度。其原因可能是由于三叉神经核的翼外神经部分与提上睑肌神经核区域间存在着异常联系，或三叉神经与动眼神经之间在周围发生运动支的异常联系。

（九）Bell 现象的检查

当闭合双眼时，眼球自动向上或向外，上方偏斜，是一种正常生理保护现象，称 Bell 现象。有些情况下，术前 Bell 现象存在，术后由于疼痛，眼轮匝肌不收缩，Bell 现象可暂时消失。先天性睑下垂常伴有上直肌麻痹，或同时伴有下斜肌功能不全，以致 Bell 现象消失，遇此情况，手术量要保守。

四、上睑下垂手术时机的选择

由于睑下垂引发的病因、程度、发生时间及单侧或双侧，视力受损程度等不同情况，手术时间选择不尽一样。

（一）先天性上睑下垂手术时间的选择

1.先天性重度睑下垂

一般以在 3～5 岁以后手术为宜；若双侧者为预防仰视抬颌，脊柱后弯畸形发生及视力下降和弱视形成可考虑在 1 岁左右手术；单侧者如不伴有其他必须提前矫正的畸形可推迟到入学前手术。

2.先天性中度睑下垂

提上睑肌尚存在部分功能，瞳孔未被眼睑全部遮挡，视物可用额肌替代提高上睑，视力一般较好，可在入学前手术治疗。但为了改善外观及减少精神上的负担，也可早些时候手术。

3.先天性轻度睑下垂

眼外观无明显影响和无视力障碍，手术可等到患者能在局部麻醉下接受手术或待年龄更大些给予手术矫正。

4 上睑下垂伴有眼外肌麻痹

患眼视力尚可，要考虑术后有否复视发生可能，一般应先矫正斜视后再行睑下垂矫正术。

5.先天性睑下垂伴有眼部或其他部位异常者

Komoto 综合征应分期手术，一般最好先矫正内眦赘皮、小睑裂、塌鼻梁等畸形，待后期行睑下垂矫正。但特殊情况下也可各种畸形一次矫正完成。Marcus－Gunn 综合征大部分随年龄增长症状逐渐减轻或消失，如青春期以后睑下垂仍无改善，方可考虑手术治疗。

（二）后天性睑下垂的手术时间的选择

1.因全身疾病所造成的睑下垂

必须检查原因并予以治疗，全身疾病痊愈或病情稳定在 6～12 个月以上方可考虑手术治疗。

2.动眼神经麻痹性睑下垂

在系统的非手术治疗 1 年左右认为确无恢复可能时才可考虑手术治疗。伴有眼外肌麻痹术后可发生复视者,应先矫正斜视,再考虑矫正睑下垂。

3.外伤性睑下垂

提上睑肌撕裂或断离、骨折移位压迫应立即手术;如果顿挫伤性或血肿压迫伤及神经末梢或提上睑肌等,应该经过一段时间的非手术治疗,一年以上病情稳定,确实无自行恢复可能后才可以手术治疗。

4.重症肌无力性睑下垂

经全身药物治疗病情停止稳定,睑下垂固定不变,1 年后在考虑手术。

5.机械性和老年性睑下垂

视情况采取积极态度,在治疗原发病基础上,同时解除睑下垂症状。

五、睑下垂手术方式的选择

(一)睑下垂手术的目的

矫正睑下垂的目的在于提高上睑,恢复正常的睑裂高度,使视轴摆脱下垂上睑的干扰,在考虑功能同时尽可能达到美容目的。理想的手术结果应达到下列要求。

1.两侧上睑在原位注视时及运动时基本对称,包括上睑皱襞及睑缘弧度自然对称,双侧眉毛高度一致等。

2.视轴完全暴露,并保持正常的眼睑开闭及瞬目。

3.睡眠时眼睑闭合正常。

4.睫毛不因手术而变得杂乱或被破坏,无睑内翻或睑外翻,无结膜脱垂。

5.术后不干扰泪液分泌。由于患者情况各不相同,而且每一种术式都有其优点和不足之处,所以实际工作中很少能达到完全理想的程度。

(二)手术方式的选择

任何一种矫正睑下垂的手术方式都不可能适合于所有睑下垂病例。因此,在认真做好术前检查,掌握好手术时机的基础上,更重要的是选择一种最适合于患者的手术方式。手术方式的选择主要根据患者的提上睑肌肌力,参考下垂量来决定。

1.提上睑肌肌力<4mm 时,应选择利用额肌力量的手术。此类手术方法繁多,悬吊的材料也多种多样,目前最常采用的额肌瓣悬吊术和阔筋膜悬吊术。

2.提上睑肌肌力 4～9mm 时,应选择做提上睑肌缩短术。

3.提上睑肌肌力≥10mm 时,既可做提上睑肌缩短术,也可选择做提上睑肌折叠术。

六、睑下垂手术方法

(一)利用提上睑肌力量的手术方法

利用提上睑肌力量的手术适用于所有类型的提上睑肌功能良好的患者。提上睑肌力量的手术方法包括:提上睑肌短缩术和提上睑肌折叠术。

1.提上睑肌短缩术

适用于有少量提上睑肌功能的肌源性睑下垂。在切除腱膜的时候可以同时切除其下方的

Müller 肌。切除量取决于眼睑下垂的程度以及提上睑肌的功能。

这些仅仅是一般的参照标准,对于经验少的医师比较实用,但也需要针对特殊的患者进行适当的调整。需要清楚的是,切除的量越大,导致术后"兔眼"以及上睑迟滞现象就越严重。提上睑肌短缩术有两种手术入路,下面介绍具体手术方法。

2.经皮肤切口的提上睑肌短缩术

(1)2%的利多卡因加适量的肾上腺素局部浸润麻醉。

(2)皮肤切口:用亚甲蓝画出上睑重睑线,沿画线位置切开皮肤、皮下组织,直达眼轮匝肌表面。

(3)切除睑板前轮匝肌:皮肤切开后,稍许分离,于切口下切除睑板前一条宽 3～5mm 眼轮匝肌。

(4)暴露睑板前提上睑肌腱膜和眶隔膜。

(5)剪开眶隔膜,暴露提上睑肌腱膜和节制韧带。

(6)分离提上睑肌,于睑板上缘横向切断提上睑肌(腱膜)和 Müller 肌。

(7)在反复比照好睑裂高度后,缩短提上睑肌至适当位置,并打活结固定,再次嘱患者平视,观察睑裂高度至满意。切除多余的提上睑肌。

(8)皮肤缝合形成重睑。

术后处理:①术后 2d 首次换药,观察伤口及睑位矫正;②7d 拆线;③术后酌情应用抗生素,止血药。

3.经结膜切口提上睑肌缩短术

(1)麻醉方法,同经皮肤切口法。

(2)用眼睑拉钩和睑缘牵引缝线翻转上睑,充分暴露上穹隆部结膜。

(3)在睑板上缘上 2～3mm 处水平剪开穹隆部结膜并沿结膜与 Müller 肌之间向上仔细分离,直达穹隆顶部。

(4)于结膜切口两端分别纵行将 Müller 肌和提上睑肌腱膜剪一小口,用剪刀从一侧小切口伸进,在腱膜表面向另一侧做钝性分离。继而用蚊氏钳从切口一端伸进,另一端穿出,将提上睑肌腱膜和 Müller 肌夹住。

(5)在睑板上缘与蚊氏钳之间横行剪断腱膜和 Müller 肌,用剪刀分离,使腱膜与眶隔膜完全分开至所需高度。

(6)剪断节制韧带内外角使提上睑肌完全松动。

(7)测量出所需切除提上睑肌的长度。在准备切除处上方 2mm 处,做内、中、外三对从后向前引出的三对褥式缝线,切除多余之肌肉。将三对褥式缝线从后斜向前下穿过上方睑板,经眼睑于皮肤面相当于重睑线处穿出。将缝线结扎于小橡皮片上。

(8)穹隆部结膜切口用丝线连续缝合。

(二)利用额肌力量的手术评价及方法介绍

1.额肌瓣悬吊矫正术

额肌瓣矫正手术,是将额肌下端游离制成额肌组织瓣并将其下移,直接与上睑板缝合固定,直接利用额肌收缩,抬举上睑达到矫正下垂目的。

适应证:提上睑肌功能极差(肌力在 4mm 以下)或完全丧失的各类先天性和后天性重度睑下垂以及其他术式失败等,只要额肌功能良好者均适用。

手术方法如下。

(1)上眼睑切口,按重睑手术设计并做上睑皮肤切口,深达上睑板表面,并切除切口下宽约 4mm 一条轮匝肌,露出睑板。

(2)自上睑皮肤切口处沿轮匝肌表面向上分离,达眶缘后继续向上在额肌与皮下组织间剥离,直达眉毛上方 20~25mm 处,宽 25~35mm。

(3)在眼睑皮肤切口处,用拉钩将切口,上缘向眉部牵拉,在切口内于眉部下缘将额肌横行切开,直达肌下骨膜表面,宽 15~20mm。然后沿额肌深面与骨膜之间向上分离,将额肌自骨面分开掀起,将额肌与骨膜分离。

(4)剪开额肌两侧制成额肌舌状瓣,瓣长一般为 20~25mm,宽 15~20mm。

(5)将额肌舌状组织瓣通过轮匝肌肉下隧道,下移引至睑板中部,调整适当高度,用 3-0 丝线将肌瓣与睑板褥式缝合固定三针。观察上睑缘位置和弧度,一般使上睑缘位于角膜上缘上 1~2mm 为宜。术中观察满意后,可适当再增加缝线加强固定。

(6)缝合上睑皮肤切口,形成重睑。

2.提上睑肌腱膜瓣—额肌吻合术

本法通过术中制作提上睑肌腱膜瓣和额肌片状组织瓣并将两者吻合固定,利用额肌收缩,抬举上睑,达到矫正睑下垂目的。是利用额肌瓣的改进术式,术中额肌剥离范围小,损伤轻,术后重睑形成自然美观、效果可靠持久。

适应证:①提上睑肌肌力完全或近于完全消失的先天性重度睑下垂。②外伤性或眶部手术后并发的重度睑下垂。③其他矫正术或失败者。④Marcus-Gunn 综合征。

手术方法如下。

(1)按重睑术设计上睑皮肤切口线,单侧者依据需要或按健侧重睑线设计。

(2)制作提上睑肌腱膜瓣:按设计切开上睑皮肤、分离皮下达眼轮匝肌表面,暴露睑板前表面。将皮肤切口,上缘向上拉开,暴露睑板上缘及眶隔附着缘,横行剪开眶隔,沿提上睑肌腱膜表面向上分离,直到充分暴露节制韧带(Whitmall 韧带)。

(3)在节制韧带下缘横行切开提上睑肌腱膜,宽约 15mm,自此切口在提上睑肌腱膜、Müller 肌与结膜之间向下分离,达睑板上缘附近。然后于切口两端向睑板上缘方向斜形切开,形成"舌"形提上睑肌腱膜瓣。

(4)制作额肌片状组织瓣:参照额肌瓣悬吊术方法制作额肌片状瓣,只是额肌瓣制作不必过长。

(5)提上睑肌腱膜瓣与额肌吻合固定,牵引提上睑肌腱膜瓣,通过眶隔膜后隧道向上与额肌瓣相吻合,牵拉提上睑肌腱膜瓣达适当高度,观察睑缘位置与弧度,一般使上睑提高,睑缘位于角膜缘上 1~2mm 为宜。然后用 3-0 丝线将提上睑肌腱膜瓣与额肌瓣褥式缝合固定。

(6)缝合皮肤切口,形成重睑。可做下睑牵引缝线;向上牵引下睑,遮闭睑裂,以防止暴露性角膜炎发生。

七、睑下垂手术后的并发症及处理

睑下垂矫正术后常见并发症有以下几种。

(一)矫正不足

在先天性睑下垂病例,矫正不足甚为常见,可能由于手术方式选择不当,如提上睑肌肌力阙如,而选提上睑肌缩短术,术后会逐渐出现矫正不足,或者在提上睑肌缩短术中缩短量不足;又如利用额肌的手术,缝线固定位置不好,或术后轮匝肌强烈收缩(见于不合作儿童)都可造成缝线松动,导致矫正不足。

预防矫正不足的关键在于术前做详细的检查,根据检查结果选择合适的手术方式。切忌用单一的手术方式治疗不同提上睑肌肌力的各种类型睑下垂。适当的过度矫正也是预防睑下垂手术矫正不足的一种方法。

(二)矫正过度

矫正过度也是睑下垂手术比较常见的并发症。如果出现矫正过度,可做以下处理。

1.术后 2 周内发现矫正过度,可用手向下按摩上睑,或嘱患者闭眼后用手压住上睑,再努力睁眼,如此反复训练 2～3 个月,常能奏效。

2.如矫正过度超过 3mm,特别是出现角膜并发症时,需及时手术。手术后早期,可将创口打开将提上睑肌或额肌瓣或筋膜固定于睑板上的缝线,向上移位,结扎缝线时松一些,如仍不能矫正可按上睑退缩手术做巩膜移植术或提上睑肌延长手术。

3.如果术后 3 个月仍存在矫正过度,可采用内路睑板-腱膜切断术予以处理:用眼睑拉钩翻转上睑,在睑板上缘下 2mm 水平全长切开睑结膜及睑板,深度超过提上睑肌及眶隔,再于睑缘置一牵引缝线,向下牵拉上睑,使切口裂开,裂开的高度应比上睑所要求下降的高度大 1 倍。用胶布将牵引线固定于颊部,次日换药时观察上睑高度,调整缝线牵引力量。

(三)眼睑闭合不全

利用额肌的手术以及缩短量大的提上睑肌缩短术,手术后必然会出现眼睑闭合不全,而腱膜修复手术、睑板-Müller 肌切除术、腱膜折叠术及小量提上睑肌缩短术,一般不会出现眼睑闭合不全。轻度眼睑闭合不全,往往在睡眠时出现,如 Bell 现象有或在手术时做 Frost 缝线,一般不致造成角膜炎的发生。但如术前检查即发现患者 Bell 现象不存在,或者术后患者因疼痛眼轮匝肌不收缩,可使 Bell 现象暂时消失,遇到这些情况,眼睑闭合不全可能产生角膜炎并发症。为了避免角膜炎并发症的发生,术前检查及选择适当的手术方式,尤其是术后的护理至关重要,睡前涂大量抗生素眼膏,固定 Frost 缝线辅助闭合睑裂。随着时间的推移,眼睑闭合不全会逐渐改善或消失。对 Bell 现象缺失者,手术矫正量应保守。

(四)暴露性角膜炎

造成暴露性角膜炎的原因为眼睑闭合不全、Bell 现象缺失、泪液分泌减少,后者主要见于老年人或医源性睑下垂病例。如有内翻倒睫更易造成角膜损害。暴露性角膜炎多出现在下方角膜。一旦出现角膜炎症,下睑做 Frost 缝线,涂大量抗生素眼膏,经非手术治疗 1～2d 后如病情未见好转,应果断将上睑复位,使眼睑能自然闭合,3 个月后再考虑手术矫正。

(五)上睑迟滞

利用额肌的手术及大量提上睑肌缩短术后,都必然会出现上睑迟滞现象。在先天性睑下垂中,大多数患者术前就已存在上睑迟滞现象,术后更加明显,随着时间推移上睑迟滞会有所改善,但不会完全消失,也无治疗方法。

(六)睑内翻倒睫

各种额肌悬吊术、提上睑肌缩短术以及睑板－Müller肌切除术都可能出现睑内翻倒睫,特别是内侧眼睑的内翻倒睫,这多由于提上睑肌腱膜在睑板上的附着点或筋膜、额肌瓣在睑板上的附着点太低所造成。预防的方法是将在睑板上的缝线,缝在中、上 1/3 处,结扎时不宜过紧。另外上睑皮肤切口宜低些,关闭皮肤切口,特别是内侧要与睑板上缘带一针,使内侧睑缘略呈外翻状,此外,在有内翻倾向的患者,可在近内侧睑缘皮肤做一褥式牵引缝线,在组织肿胀而造成内翻时,牵引此缝线,用胶布固定在额部。待组织肿胀消退后,这种由于手术反应所造成的睑内翻也会消退。

(七)睑外翻

睑外翻是睑下垂矫正手术中少见的并发症,往往由于穹隆部结膜水肿脱垂、外眦成形术后外眦韧带离断,眼睑水平张力过低,以及提上睑肌腱膜或额肌瓣在睑板上的固定缝线结扎过紧所致。轻者产生睑球分离,明显者可产生真正外翻。如发生睑外翻,需调整缝线并处理脱垂的结膜。

(八)穹隆部结膜脱垂

穹隆部结膜脱垂见于提上睑肌缩短术,如果缩短量大,分离超过上穹隆部,破坏了上穹隆悬韧带,加之手术造成组织水肿、出血致使结膜脱垂。预防方法是手术时不要过度分离结膜与提上睑肌腱膜。手术结束前检查穹隆,结膜有无脱垂,如有明显脱垂可用 5－0 号可吸收缝线在穹隆部做 2～3 对褥式缝线穿至切口皮下结扎。严重者需剪除部分脱垂的结膜。

(九)上睑重睑线不对称

由于画线时两侧高低不对称,或由于缝合皮肤切口时,缝线穿过皮下组织高低不一致,或结扎缝线时松紧不一所造成。更多见的原因是单侧上睑下垂,虽然画线高低两侧基本对称,但由于矫正不足,致使下垂眼双重睑过宽,因此,手术前应正确估计术后矫正效果。

(十)睑缘成角畸形或弧度不佳

在筋膜悬吊术中,筋膜各臂的牵引力不均匀或固定于睑板上的位置不当,或穿过层间睑板缝线跨度过长,而结扎时又太紧都会造成睑缘弧度不佳或成角畸形。为此,在任何睑下垂手术结束前,一定要检查睑缘的弧度。如发现不理想,必须耐心地调整缝线或筋膜的牵引力。直至满意为止。

(十一)其他

可能发生感染、睫毛丧失及血肿形成。如用线做悬吊材料,还可出现迟发型感染。睫毛丧失主要由于分离睑板时太接近睑缘,破坏了睫毛毛囊。血肿形成主要见于额肌瓣悬吊术,由于术中制作做额肌瓣时损伤眶上血管或其分支所造成。因此,在制作额肌瓣时注意避免损伤周围血管。

第十四章　鼻部整形美容

第一节　隆鼻术

隆鼻术就是通过植入适当材料来改变鼻的高度和形态,使之与面部其他部位相协调。隆鼻术占鼻部手术的大部分。隆鼻会使面部看起来比较狭窄,而且给人的印象也会不同。隆鼻材料有多种,自体肋软骨、耳软骨、自体骨、自体筋膜、聚膨体四氟乙烯(ePTEF)、medpore、玻尿酸等。固体硅胶假体具有良好的生物相容性、稳定性和价格优势,至今仍是隆鼻术的主要假体材料。

一、适应证

隆鼻术适应证为低鼻、直鼻、宽粗鼻、轻度驼峰鼻、波浪鼻、鼻尖低垂鼻、鼻根低平鼻、鼻孔横卧鼻、外伤畸形鼻、隆鼻术后继发畸形鼻和唇裂术后继发畸形鼻等。

二、临床表现

低鼻患者主要表现为外鼻高度的不足,鼻额角过大、鼻尖突出度过低等。高度的不足可以是鼻根、鼻背以及鼻尖任何一个部位或几个部位的高度不足。需要注意的是,尽管低鼻患者的鼻背高度较低,但仍有可能合并鼻背中部局部突起的驼峰,需在手术中注意或加以矫正。Binder综合征以面中部的发育不全或凹陷为主要临床表现,其治疗方法除了进行隆鼻术之外还需根据情况进行上颌骨畸形的矫正。

三、手术方法

隆鼻术主要依靠植入自体或人工的材料来达到增大鼻部高度的目的。目前常用的植入体包括自体组织如软骨和真皮等,人工材料包括固硅胶、膨体聚四氟乙烯等;注射材料有透明质酸等。

(一)手术前准备

1.患者做好心理准备,消除恐惧心理。

2.手术前面部不能有任何的(带细菌)病灶:如毛囊炎、疖肿、痤疮、急性眼炎、鼻窦炎、鼻炎、鼻前庭疖等。

3.为防止感染和出血,妇女月经期不能做手术。

4.剪鼻毛和清洁鼻腔。

5.术前照相。

(二)切口入路

上唇齿龈沟或鼻前庭切口入路。

(三)麻醉

局部浸润麻醉或全身麻醉。

(四)硅胶假体隆鼻术

1.手术设计

隆鼻手术取得成功的关键是隆鼻模型的设计,隆鼻模型的制备是一个十分重要的步骤,必须考虑到受术者鼻部情况和鼻周围面部的其他特点,如两眼内眦之间的距离,面颧、额部的情况,面部的大小、形态以及鼻翼、鼻孔的情况等,方能使整个鼻部协调匀称。假体鼻模型的起点是两内眦连线的中点与两眉头连线中点的连线的中点。对鼻根部极低的鞍鼻受术者,在设计时可将此点略上移,反之下移。X线片上鼻尖软骨阴影最下端为终点,起点与终点之间为假体模型长度。从鼻起点做与通过该点的垂线 30 度角左右的直线,此线与鼻背阴影间的距离为假体的厚度。此角度要根据具体情况,即预定的理想鼻梁高度增减。如不需抬高鼻尖高度,只需增加鼻背的高度时,可采用柳叶形假体;如鼻尖及鼻背高度都需增加时,则应采用"L"形假体。

2.手术过程

采用一侧鼻前庭鼻孔缘切口或上唇齿龈沟切口。先用眼科剪从切口向鼻尖方向剥离,并转至鼻背深层。再用隆鼻剥离子在鼻背筋膜下紧贴鼻骨向上分离,注意不要从鼻背软骨与鼻骨之间穿入鼻腔。在假体鼻模的起点附近剪开骨膜,将骨膜连同鼻背筋膜一并掀起,以使假体上端嵌入。剥离时注意不能偏斜,不要把鼻翼软骨分开。用"L"形假体充填鼻梁时,要在鼻小柱中央分离直至鼻前棘。置入假体后用手触摸假体是否平整、端正、稳定,尖端是否进入剪开的骨膜下切口之中,否则应取出重放,必要时需修整假体形状。在用"L"形假体时注意拐角不要折曲,鼻头要端正、不能过高,以防增加对鼻尖皮肤的张力。检查鼻小柱是否偏斜。检查移植体植入位置正确、鼻背皮肤张力合适后缝合切口。缝合前最好经患者照镜确认外形满意再闭合。

3.手术后处理

(1)术后初期局部冷敷,减轻肿胀,术后第 3 天,根据情况作局部热敷,促进恢复。术后一周拆除缝线。

(2)单纯隆鼻术者,可不住院,但是应该口服抗生素预防感染。

(3)术后一周内不要触摸、挤压、碰击局部。尤其是一个月内不能戴眼镜。

(4)术后如长期不适,应排除鼻假体过敏、排异可能。

(5)避免抽烟、酗酒等行为。

四、并发症及处理

(一)感染

主要由于无菌操作不严格或器械、假体消毒不严格;术前颜面部存在感染灶;术后伤口浸水,拆线时逆行感染;切口愈合不良,假体外露。

(二)皮肤溃烂

假体局部张力过大,致皮肤破溃假体外露;液体硅胶注射隆鼻术后皮肤破溃,目前由于禁用已少见。

(三)鼻歪斜

原因为患者鼻梁轴线不正,鼻中隔歪曲,鼻小柱歪斜;术中分离假体植入腔不正;假体植入腔分离不彻底;假体雕刻不对称,轴线不正;隆鼻术后护理不当加压包扎两侧压力不等。

(四)鼻外形不美观

表现为鼻梁过高,鼻梁过窄,额鼻角缺乏弧度,鼻体曲线不够显得生硬。主要由于假体雕刻不适合所致。

(五)假体轮廓阴影

由于植入腔过浅,假体与骨面衔接不良,假体背侧过于陡峭,假体两边过厚,多见于硅胶假体隆鼻术后。

(六)手术后排异反应

表现为术后不消肿,切口不愈合并有黄色液体流出,皮肤发红,多见于高敏体质者。

五、软组织充填材料隆鼻术

在科学技术飞速发展的年代里,人们对隆鼻的要求越来越高了,不仅要求材料安全,外形漂亮自然,同时要求手感也可以达到以假乱真的效果。隆鼻材料除硅胶假体外,临床上常用的还有膨体聚四氟乙烯(expanded polytetrafluoroethylene,ePTFE)、异体脱细胞真皮(allogenic acellular dermal matrix,allo—ADM)和生物膜补片(Grandhope)等生物材料。

(一)隆鼻材料的塑形

手术中所用的鼻假体材料以戈尔(GORE—TEX ©)5.0cm×10.0cm×0.2cm 膨体聚四氟乙烯材料软组织补片(下简称:e—PTFE)为例。设计鼻假体的长度:测量患者两眉连线和两眼连线的中点(亦称为黄金点)至鼻小柱唇鼻角的长度。将 ePTFE 按照测量的长度,切取宽度为 0.8~1.2cm 条状补片 2~4 条备用。根据患者鼻的高低、宽窄及凸凹程度,结合患者的脸型和心理要求,将长短不同、宽窄不一的条状 e—PTFE 软组织补片按顺序叠加,用可吸收缝线锁边缝合,将数片条状补片固定成型。

(二)手术方法

术前在鼻根部"黄金点"位置画横线标志,在鼻尖,鼻根正中设计正中线。麻醉采用 2% 利多卡因加 1:10 万肾上腺素局部浸润麻醉,或静脉应用异丙芬加局部浸润麻醉。手术采用右鼻翼内侧缘切口。在鼻翼软骨软骨膜上腱膜下剥离,在鼻骨与鼻外侧软骨交界处,用剥离器在骨膜下沿鼻正中线分离至鼻根"黄金点"标记处,形成一个隧道。在特制的导引器的导引下,将一端固定在成型假体上的导引线,经隧道在眉间皮肤穿出。假体另一端的导引线,经鼻小柱隧道由唇鼻角处穿出。用专用夹持钳夹持成型的假体置入隧道,在导引线的牵拉下,将假体送入确定的位置。挤压排出隧道内积血,检查假体的位置无误,查看隆鼻后外形满意后缝合切口。

(三)同时矫正鼻尖低平的隆鼻

手术均采用两侧鼻前庭内侧缘切口,皮下分离鼻尖及两侧鼻翼,使鼻翼软骨充分游离。沿鼻背筋膜下向上分离,在鼻尖至鼻根黄金点之间形成一个隧道。单爪拉钩拉起切口上缘皮肤,暴露鼻翼软骨内侧角和体部,3/0 尼龙线横褥式将两侧鼻翼软骨拉拢缝合,使鼻尖抬高、鼻翼内收。按上法置入修整成形的 ePTFE 假体。

(四)软组织充填材料隆鼻的优点和注意事项

1.ePTFE 是由多孔膨体聚四氟乙烯化合物制成的软组织补片,在整形外科的应用已有近 30 年的历史,因其良好的生物相容性及物化性质被广泛应用于整形外科手术。Owsley 报告 106 例应用 PTFE 隆鼻,无排斥反应发生。ePTFE 具有多微孔结构,植入体内后,这种直径约

30 微米微孔结构容许血管组织长入,使材料可以固定而无纤维囊形成,这样的成型假体可以和人体组织相容共处,并恢复其正常功能。eFFFE 软组织补片质地非常柔软,其弹性和硬度与软组织相似,易塑形,亦没有吸收,术后,鼻型稳定自然,手感逼真。

2.allo－ADM 和 Grandhope 去除了引发宿主免疫排斥的生物组织等抗原成分,因此无抗原性,无排异反应。allo－ADM 和 Grandhope 保留了原生物组织内的胶原纤维、弹力纤维和网状纤维等结构和成分,具有原生物细胞外基质相同结构、成分,保留有完整性的基底膜,与受体这种吸附紧密无皱褶,并可以在受体组织内永久存货,促进身受体的纤维细胞在原生物组织支架下生长,并同化成为自体组织。

3.软组织补片非常柔软,这也给假体的塑形和植入带来困难。将宽度为 0.8～1.2cm 条状补片,根据患者鼻的高低、宽窄及凸凹程度修剪成型。将长短不同、宽窄不一的条状软组织补片按顺序叠加,用可吸收缝线锁边缝合,使数片条状补片固定为一个成形鼻假体。在导引线的引导下,用专用夹持钳夹持成型的假体,可以顺利地将假体平整准确地送入确定的位置。

4.隆鼻术后拥有一个稳定柔软和理想的鼻尖是隆鼻手术理想的境界。对于硅胶等硬质材料,在鼻尖塑形和鼻尖顶穿的预防上,Yoshikazu、Richard、Waldman 等学者提出很多可行的建议,但鼻尖的塑形仍然是一个值得探索的课题。软组织补片是一种软质材料,而且在置入早期就有细胞的浸润,28 天有大量的血管和纤维组织长入。在鼻尖置入多层软组织补片,可以有效地改善鼻尖的长度和高度,而不会导致假体穿出。有些患者鼻尖过于低平、鼻小柱较短,常规隆鼻手术往往难以达到预期效果,我们采用两侧鼻翼软骨横褥式拉拢缝合,使鼻尖抬高、鼻翼内收,同时将多层软组织补片置入缝合固定的鼻翼软骨上方和前面,可以有效地抬高鼻尖,延长鼻的长度。

5.任何一种移植材料都有发生感染的可能,ePTFE 软组织补片也不例外。因为 ePTFE 有微孔,一旦细菌进入微孔将很难清除,因此无菌操作非常重要。我们在假体的塑形的整个过程中,均在消毒溶液浸泡下进行,假体塑形完毕后置入注射器等盛有消毒溶液的容器内,加压使消毒溶液渗满假体材料的微孔中,不给细菌有进入微孔的机会。充分地覆盖移植体有利于减少感染的发生,假体放置过浅有可能外露从而诱发感染,我们将假体材料送入鼻背骨膜下,使假体表面覆盖充分厚度的组织。另外,挖鼻孔和挤压鼻部皮肤,易造成鼻部组织感染,有时会引起假体的继发性感染,因此叮嘱患者避免挖鼻孔和挤压鼻部皮肤,也是防止感染的一个重要举措。

6.对于感染,ADM 和 Grandhope 软组织补片就幸运很多,应用 ADM 和 Grandhope 软组织补片隆鼻很少发生感染。但少数 ADM 受术者对植入物的吸收,是这种材料的美中不足。笔者遇到一病例,应用 ADM 软组织补片隆鼻,4 个月后所植入 3 层 ADM 软组织补片均被吸收,由于对该材料隆鼻后的效果和手感非常满意,再次接受 4 层 ADM 软组织补片隆鼻,3 月后隆鼻的材料又被吸收殆尽。因此,应用 ADM 软组织补片隆鼻,应告知患者该材料有被吸收的可能。Grandhope 软组织补片已在外科临床广泛应用很多年,没有排异和吸收情况发生,但在鼻部这个组织较为浅表的区域应用时间尚短,还有待于进一步观察。

第二节　鼻尖整形术

鼻是面部最为突出的一个地方,尤其是鼻尖,鼻尖不美会严重影响鼻部整体美感,通过鼻尖整形术能有效的改善鼻尖形态,使鼻尖变得完美。

一、适应证

1.鼻尖方宽、圆钝。

2.鼻尖低平及鼻尖不正。

3.鼻尖过高和鼻尖下垂。

4.先天性鼻尖畸形。

二、手术前准备

1.患者做好心理准备,消除恐惧心理。

2.手术前面部不能有任何感染病灶:如毛囊炎、疖肿、痤疮、急性眼炎、鼻窦炎、鼻炎、鼻前庭疖等。

3.为防止感染和出血,月经期不能做手术。

4.剪鼻毛和清洁鼻腔。

5.术前照相。

三、切口入路

鼻前庭鼻翼缘切口或鼻翼缘鼻小柱蝶形切口。

四、麻醉

局部浸润麻醉或全身麻醉。

五、手术方法

(一)鼻尖方宽、圆钝

包括鼻翼软骨内侧脚及过渡段缝合、穹隆内缝合、跨穹隆部缝合、外侧脚缝合、内侧脚固定缝合、鼻尖旋转缝合、内侧脚板缝合及外侧脚弯曲调节缝合。其目的是要直接对各种各样的鼻尖进行重新塑形与定位。术前对鼻翼软骨各个微小结构的分析及不同解剖部位的缝合会带来不同的术后效果:跨穹隆部缝合使穹隆部变窄,外侧脚突出减少;穹隆部内缝合使鼻尖对称有力,穹隆部间距也相应减少;外侧脚垫式缝合有利于减少外侧脚突出度;鼻小柱一中隔缝合使鼻尖旋转,高耸,有力,鼻小柱得以悬吊修正。皮肤软组织厚度异常也会导致鼻尖圆钝。鼻尖部的皮肤厚度超过4mm,要考虑同时辅以软骨切除,皮下划痕和去脂手术。如果厚度为3mm或3mm以下,用软骨缝合的手术方法则非常有效。如果皮肤厚度少于2.5mm,在切除软骨后,其断端会从皮肤显现出来。

(二)鼻尖低平及鼻尖不正

鼻尖手术前有两个重要特征值得分析。

1.鼻尖是否达到一定高度。

2.鼻翼软骨外侧脚是否位置不正。比如短鼻孔者,其鼻翼软骨支架往往不能有效突出鼻孔的长度与外形,鼻尖高度不够突出。可在鼻小柱处鼻翼软骨内侧脚间填入支架物并在两侧穹隆部进行缝合,不但改善鼻孔长度,同时突出鼻尖美观度。鼻位不正的纠正不能仅仅去分离鼻翼软骨前部,可以选择内切口,横向切割偏离的鼻翼软骨外侧脚。倘若合并鼻尖高度的缺乏,可对鼻翼外侧脚进行切割塑形,辅以上颌骨充填等。东方人鼻翼软骨菲薄,难以塑形,即使用类似于伞状软骨块植入法,也必须使用支撑软骨,让其下端抵达鼻前棘的骨面才行,这样可供的软骨量会不足。而植入法多用自体软骨填充于鼻尖部以达到抬高鼻尖的目的,常用术式有伞状软骨块植入,节段性软骨片填充,碎软骨砂袋法和成形鼻翼软骨支架法,后者更适合东方人。这些方法往往牵涉到软骨的来源及量的问题,额外损伤不可避免。在 L 形硅胶鼻模假体的成角处加以 PTFE 帽,用于鼻尖成形,结合两者优点,与患者鼻骨契合度好,不易穿孔。对于翼软骨发育不良或组合不良引起的鼻尖不正,不少国内学者选择充分暴露两侧鼻翼软骨,患侧鼻翼软骨复位后固定于健侧鼻翼软骨上,同时用自体软骨植入鼻小柱及患侧鼻翼软骨上方,加强发育不良的鼻翼软骨。如果因鼻中隔弯曲、歪斜或鼻小柱畸形引起的鼻尖不正,应先矫正原发病因。

(三)鼻尖过高和鼻尖下垂

鼻尖过高,经鼻尖 Y-V 切口后,相应切除鼻翼软骨外侧脚外侧的部分软骨以及中间脚穹隆段部分软骨,其程度取决于鼻尖高耸程度。缝合穹隆段切缘两端软骨后,以降低鼻尖高度。鼻尖多余的皮肤,可予以切除或行 Y-V 推进整复。鼻尖下垂,长脚 L 形硅胶填充可以突出鼻尖,使鼻尖皮肤组织变薄。对轻度鼻尖下垂可将两侧鼻翼软骨向上拉拢缝合,固定于鼻背软骨及鼻中隔软骨鼻梁缘上,可获良好效果。较重的鼻尖下垂者可切除部分鼻翼软骨的上缘或切除鼻中隔软骨。用悬吊固定的方法使下垂的鼻尖得到矫正。除软骨之外,周围韧带在一定程度上也影响鼻尖下垂程度。

六、手术后处理

1.术后尽量减少活动,防止假体移位。

2.术后严禁用手碰触手术切口,并避免切口沾水。

3.鼻内缝线 7 天拆除。

4.术后一个月避免暴力冲击。

5.禁食辛辣刺激性食物。

七、并发症及处理

(一)不适感

主要表现为呼吸不畅,这是由于切口肿胀和上呼吸道感染或过敏的结果,但这是暂时的。如果症状持续,应该进一步治疗。

(二)出血

主要是由于切口渗血导致,出现这种情况应及时更换鼻孔内填塞敷料,防止感染。

(三)感染

主要是由于鼻部皮肤条件不好,局部存在感染灶,或手术消毒不彻底导致。因此要避免在患者感冒期间或有过敏反应时进行手术。一旦出现感染,应及时取出鼻假体。

第三节 鼻翼整形术

鼻翼整形术主要是针对一些鼻翼部位有缺陷的现象而展开的一项整形美容手术。常见的鼻翼缺陷主要表现在鼻翼肥厚、鼻翼下垂、鼻翼塌陷、鼻翼上缩等方面,一旦出现鼻翼缺陷问题都会影响面部容貌。

一、适应证

主要适应证有假性小柱内陷畸形(鼻翼下垂)、鼻翼肥厚、鼻翼上缩、鼻翼边缘缺损等。

二、手术前准备

1.患者做好心理准备,消除恐惧心理。

2.为防止感染和出血,月经期不能做手术。

3.剪鼻毛和清洁鼻腔。

4.术前照相。

三、麻醉

局部浸润麻醉或全身麻醉。

四、手术方法

(一)鼻翼下垂

主要选择边缘切除法;鼻翼软骨外侧脚及中隔软骨下缘修整法;鼻翼衬里部分切除法加以矫正。采用鼻翼沟切口,并在切口上缘做一等腰三角形切除区,游离鼻翼复合体,提升鼻翼,使鼻翼基底高于鼻小柱,使鼻尖和鼻小柱前突,矫正下垂的鼻翼畸形。

(二)鼻翼肥厚

对鼻翼肥大的术前评估,要着重注意鼻翼外侧脚与鼻小柱的关系;鼻翼肥厚的程度及方向;鼻孔的大小及形状;鼻翼宽度与面部的比例等因素。在鼻翼肥厚的同时往往伴有鼻翼下垂,可切除肥厚及下垂的鼻翼组织。

鼻尖、鼻翼肥大多数患者是并存的,手术应优先鼻尖软骨的整形,然后根据鼻尖软骨整形后鼻孔、鼻翼的大小,调整鼻翼切除的量。

(三)鼻翼上缩

手术方法是作鼻前庭上方或鼻翼外侧基部切口,潜行分离鼻翼缘,在外鼻皮肤与前庭皮肤之间分离出一容纳植入体的腔隙,于鼻翼软骨外侧脚上方切取一椭圆形或长方形软骨,将其植入上缩鼻翼处分离之腔隙内,褥式固定移植物并留线向下牵引,用胶布固定。

五、手术后处理

1.术后7天之内,避免手术部位沾水。

2.清洁切口,防止感染。

3.局部冷敷压力不宜过大,以免损伤手术部位。

4.避免进食刺激性食物。

5.口服抗生素。

六、并发症及处理

(一)出血

主要是由于切口渗血导致,出现这种情况应及时更换鼻孔内填塞敷料,防止感染。

(二)感染

一般是由于术后护理不当导致。应加强术后护理,有分泌物及时清理。

总之,对于患者而言,鼻部微创整形是所有整形手术中收效最大的一种。很少有手术可以像鼻整形这样,不仅可以明显的改善一个人的面容,而且会带给其自信。对于术者,鼻整形手术是一个雕刻三维艺术品的过程,且要求其结果完美,没有瑕疵。可以说,鼻整形手术是一种纯粹的快乐,每一步都会有所收获,但必须时时小心细致,避免错误发生。鼻整形手术是值得患者一试,医师尝试的一种艺术。

参考文献

[1]王萍主编.普通外科疾病诊治策略[M].长春:吉林科学技术出版社.2020.

[2]王凯峰著.普外科常见病及周围血管疾病诊疗学[M].北京:中国纺织出版社.2020.

[3]杨军.神经外科诊疗基础与手术实践[M].北京:中国纺织出版社.2021.

[4]徐冬,肖建伟,李坤等.韩玉堂责编.实用临床外科疾病综合诊疗学[M].青岛:中国海洋大学
出版社.2021.

[5]任建军.胆胰外科常见术式优化操作经验与技巧[M].北京:人民卫生出版社.2020.

[6]赵继宗责编;高一鹭.神经外科诊疗常规[M].北京:中国医药科学技术出版社.2020.

[7]袁磊编著.普通外科基础与临床[M].天津:天津科学技术出版社.2020.

[8]门秀东主编.普通外科诊疗思维[M].天津:天津科学技术出版社.2020.

[9]马同强主编.现代外科诊疗精要[M].北京:科学技术文献出版社.2020.

[10]安宏伟编著.神经外科疾病学[M].天津:天津科学技术出版社.2020.

[11]徐文忠主编.临床心胸外科疾病诊疗[M].沈阳:沈阳出版社.2020.

[12]简学仲主编.临床肝胆外科疾病诊治[M].沈阳:沈阳出版社.2020.

[13]程伟才主编.现代外科手术新进展[M].哈尔滨:黑龙江科学技术出版社.2020.

[14]李志鸿编.外科疾病综合诊疗学[M].昆明:云南科学技术出版社.2020.

[15]王昆鹏主编.临床神经外科疾病诊断与治疗[M].南昌:江西科学技术出版社.2020.

[16]陈世杰编.脊柱外科与骨科疾病诊疗指南[M].昆明:云南科学技术出版社.2020.

[17]张娟子主编.临床普外科常见病诊疗[M].北京:科学技术文献出版社.2020.

[18]赵海旺主编.现代肝胆外科手术与微创应用[M].天津:天津科学技术出版社.2020.

[19]李辉主编.新编外科常见病的诊断与治疗[M].沈阳:沈阳出版社.2020.

[20]范明峰主编.新编肛肠外科疾病手术实践[M].沈阳:沈阳出版社.2020.